エビデンスに基づく

検査診断
実践マニュアル！

市原 清志　河口 勝憲 編・著
山口大学大学院教授　川崎医科大学附属病院

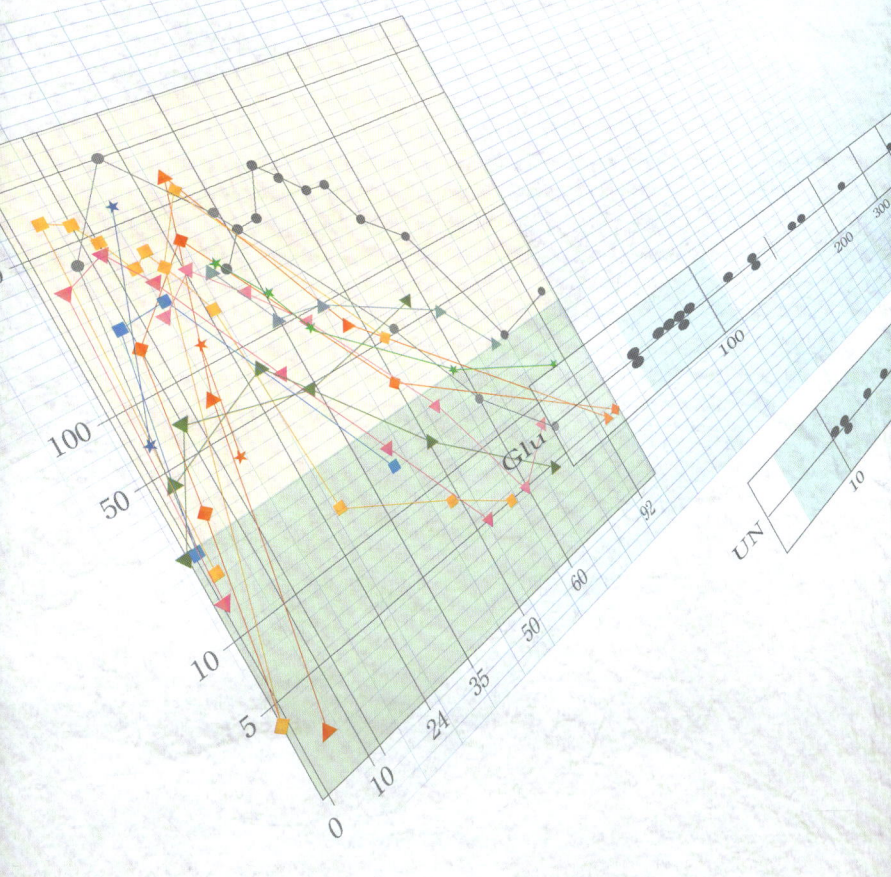

はじめに

臨床検査を診断に正しく利用するには、その病態変動のみならず、病態以外の要因で変動する場合(生理的変動と測定技術誤差)について熟知しておく必要がある。臨床検査診断学のテキストはこれまで多数存在するが、いずれもその病態や検査値に関する記載が記述的("定性的")であり、臨床の現場で、検査値をきめ細かく読んで解釈("定量的"に評価する)するに足る情報を提供してはいない。

編者らは、過去16年にわたり、検査値に影響を与える要因を、様々な観点から実験的に分析し、かつ健常者を対象とした疫学調査(基準値調査研究)から分析、その膨大な情報を順次蓄積してきた。また、EBLM(evidence based laboratory medicine)の必要性を早くから認識し、その実践に向け、臨床検査が診断的に威力を発揮する疾患について、その典型例の臨床所見・検査所見を記録しデータベース化してきた。

本マニュアルは、それら実験・調査結果と疾患データベースから得た情報(evidence)を、定量的な形で図式化し、使いやすい形に整理してまとめたものである。すなわち、**検査項目編**では、主要な検査につき、その測定値が、生理的・検査技術的変動要因および病態要因でどのように変化するかを、定量的に把握できるように工夫した。また、**疾患編**では、典型的な臨床症状や所見がどの程度の頻度で見られ、基本的検査・特殊検査の値が、各基準範囲との対比で、どの範囲に広がるかを一目で把握できるようにした。さらに、**変動要因編**、性、年齢、肥満、飲酒など臨床検査の主要な変動要因について、どのような検査がどの程度影響できるかを、グラフ化し定量的に示した。

なおデータベースに登録した症例のデータは、治療の影響を除外するため、一部の慢性疾患を除き、いずれも、初診時、未治療の状態での臨床症状と検査所見に限定した。このため、各症例の病期(重症度)は、比較的軽症や中等症のもの(主にプライマリケアの段階で発見される病態)が多く、進行例や末期例の割合は少ない。従って、検査値の広がりは、疾患の全ステージを表すものではないことにご留意頂きたい。

いずれにしろ、EBLMの実践に役立つグラフや画像を満載した本マニュアルが、臨床医が検査値をきめ細やかに解釈するのを助け、また、臨床検査技師や臨床検査医が検査の変動要因を熟知し、より的確な精度保証と臨床支援を行うことに役立てば幸いである。

平成23年6月
監　修　　山口大学大学院教授　医学系研究科　市原清志
　　　　　川崎医科大学中央検査部技師長補佐　河口勝憲

監修
　市原清志　山口大学大学院教授 医学系研究科保健学系学域　生体情報検査学
　河口勝憲　川崎医科大学附属病院中央検査部技師長補佐

執筆
　市原清志　山口大学大学院教授 医学系研究科保健学系学域［全般］
　河口勝憲　川崎医科大学附属病院中央検査部技師長補佐［検査項目編、付録］
　河口宏美　おさふねクリニック、岡山県［検査項目編、付録］
　大澤　進　九州大学大学院教授 医学系研究科保健学系学域 検査技術科学［測定法］
　野島順三　山口大学大学院教授 医学系研究科保健学系学域［凝固検査、自己免疫疾患］
　大倉　貢　川崎医科大学附属病院中央検査部　主任［血液検査］

データ提供
　桑　克彦　産業技術総合研究所　計測標準研究部門バイオメディカル標準研究室［標準化］
　片岡浩巳　高知大学医学部附属病院医療情報部［検査統計情報、蛋白電気泳動］
　金光房江　倉敷中央病院臨床検査科　前技師長［基準範囲］
　日高宏哉　信州大学医学部保健学科検査技術科学　助教授［基準範囲］
　池田昌伸　JA長野厚生連 佐久総合病院臨床検査科［基準範囲］
　大倉みつえ　松本医師会センター検査部［基準範囲］
　武田京子　聖路加国際病院 臨床検査科科長［基準範囲］
　渡邊正一　ベックマン・コールター（株）ダイアグノスティックス学術統括部門部門長［基準範囲］
　松原朱實　広島大学病院診療支援部検査部門副部門長［個体内変動図］
　岡野こずえ　山口大学大学院准教授 学系研究科保健学系学域［血液疾患病型分類］
　日野啓介　川崎医科大学教授　肝胆膵内科［肝硬変内視鏡画像］
　泉　礼司　川崎医科大学附属病院中央検査部技師長補佐［心電図検査］
　高橋睦夫　山口大学大学院教授 医学系研究科保健学系学域［病理画像］
　鐵原拓雄　川崎医療短期大学准教授　臨床検査科［病理画像］

デザイン
　石田千鶴　阿知須共立病院 医療技術部臨床検査科
　岡原由紀　デザイナー

編集協力
　佐藤和孝　社団法人日本医師会日医総研研究員
　佐藤正一　千葉県救急医療センター検査部検査科検査科長
　古川聡子　川崎医科大学附属病院中央検査部
　山下哲平　滋慶医療科学大学院大学医療管理学研究科

CONTENTS

第 I 章 総　論

1　臨床検査の役割と分類 … 3
　1.1　臨床検査の役割 … 3
　　1）臨床検査の機能分類 … 3
　　2）臨床検査(検体検査)の分類 … 4

2　基準範囲、基準値と臨床判断値 … 7
　2.1　はじめに … 7
　2.2　基準範囲の定義 … 7
　2.3　基準個体の定義 … 8
　2.4　基準値の3つの意味 … 9
　2.5　臨床判断値の定義と分類 … 9
　2.6　基準範囲と臨床判断値の比較(表1) … 10

第 II 章 各　論：検査項目編

1	総蛋白	15
2	アルブミン	19
3	グロブリン	23
4	A/G比	26
5	クレアチニン	28
6	尿素窒素	33
7	尿酸	37
8	ビリルビン	41
9	AST(GOT)	46
10	ALT(GPT)	50
11	乳酸脱水素酵素	54
12	アルカリフォスファターゼ	59
13	γ-GT	64
14	コリンエステラーゼ	68
15	アミラーゼ	72
16	クレアチンキナーゼ	75
17	ナトリウム	78
18	カリウム	82
19	クロール(塩化物)	88
20	カルシウム	91
21	無機リン(リン酸塩)	96
22	鉄	101
23	グルコース(ブドウ糖、血糖)	104
24	総コレステロール	108

25	中性脂肪、トリグリセリド	114
26	HDLコレステロール	118
27	赤血球数	122
28	ヘモグロビン	127
29	ヘマトクリット	132
30	赤血球恒数	135
31	血小板数	137
32	白血球数	141
33	プロトロンビン時間	146
34	活性化部分トロンボプラスチン時間	151
35	フィブリノゲン	157
36	免疫グロブリン	160
37	補体成分	164
38	反応性蛋白	167
39	赤血球沈降速度（赤沈、血沈）	170

第III章 各 論：疾患編

	疾患別症例データベースについて	175
1	急性ウイルス肝炎	178
2	肝硬変	182
3	肝細胞癌	186
4	急性膵炎	189
5	膵癌	192
6	胃癌	195
7	潰瘍性大腸炎	199
8	急性糸球体腎炎	201
9	慢性腎不全	204
10	IgA腎症	207
11	ネフローゼ症候群	210
12	妊娠中毒症	217
14	骨髄異形成症候群	220
15	急性白血病	227
16	慢性骨髄性白血病	238
17	悪性リンパ腫	241
18	成人T細胞性白血病/リンパ腫	245
19	多発性骨髄腫	248
20	伝染性単核球症	252
21	急性心筋梗塞	254
22	肺塞栓	259
23	閉塞性動脈硬化症	261
24	肺気腫}	263
25	特発性間質性肺炎	266

26	肺癌	269
27	全身性エリテマトーデス	273
28	皮膚筋炎・多発性筋炎	277
29	シェーグレン症候群	280
30	強皮症（進行性全身性硬化症）	283
31	関節リウマチ	286
32	甲状腺機能亢進症	289
33	甲状腺機能低下症	293
34	Cushing症候群	296
35	原発性副甲状腺機能亢進症	300
36	原発性アルドステロン症	303
37	卵巣癌	305
38	骨粗鬆症	308
39	熱傷	310
40	多発外傷・筋挫滅症候群	312
41	パラコート中毒	314

第IV章　各　論：変動要因編

1	臨床検査の生理的変動要因とその分析	319
2	性差・年齢差	320
	TP	320
	Alb	320
	Glb	321
	A/G	321
	CRE	322
	UN	322
	UA	323
	T-Bil	323
	AST	324
	ALT	324
	LD	325
	ALP	325
	γGT	326
	ChE	326
	AMY	327
	CK	327
	Na	328
	K	328
	Cl	329
	Ca	329
	IP	330
	TCho	330
	RBC	331

		Hb	331
		Ht	332
		PLT	332
		WBC	333
	3	喫煙習慣	334
	4	飲酒習慣	335
	5	栄養状態（肥満・過食の影響）	336
	6	日内リズム	338
	7	運動	344
	8	体位	346
	9	食事	349
	10	溶血	350
	11	駆血圧と前腕運動	351
	12	血漿と血清の差	355
	13	検体容器の形状と無栓放置	356
	14	保存条件（全血の短期保存）	357
	15	保存条件（血清の長期保存）	360

第V章 各論：付録

1	基準範囲一覧	365
2	基準範囲とモル濃度比較図	368
3	個体内変動の個体差	369
4	主要検査項目の分類と測定意義（年度別）	381
	感染マーカ	386
	自己抗体検査	398
	腫瘍マーカ	402
	臓器マーカ	408
	ホルモン関連	413
	血液・凝固検査	417
	代謝マーカ	419
	免疫・炎症マーカ	423
5	採血管の種類と主な用途	427
6	疾患別症例データベース作成用症例カード	430
文献		446

索引

451

第 I 章

総 論

1　臨床検査の役割と分類

臨床検査の役割

　臨床検査の役割は、日常診療において「病気の診断」に役立つ情報を提供することにある。広義に「病気の診断」には、**(1) 疾患名の診断**（狭義の診断）、**(2) 診療経過の把握**（自然経過、治療効果の把握）、**(3) 予後の推定**（病態の展開に関する予測）の3つが含まれる。(1)のうち、自覚、他覚症候が出る以前の場合には、発症前診断（予測）や早期診断と呼ばれ、臨床検査が担う役割の中でも診療上重要なものと言える。臨床検査には、実に多種多様なものがあり、その総数は年々増加の一途を辿っており、その全体像を把握するのは、容易ではない。本書の巻頭にあたり、臨床検査を敢えてその機能的な側面で分類するとともに、被験物質の分子特性や血中濃度などの観点でも整理する。なお、臨床検査法の発展経過は、各検査法の健康保険への適用（保険収載）の過程を、経年的に眺めるとわかりやすい。本書では、それを付録として年表形式で記したので、参照されたい。

1) 臨床検査の機能分類

　臨床検査は、表1に示すごとく、**生理機能検査**と**検体検査**の2つに大別される。生理機能検査は、生体の外部から、非観血的に生体内部の生理的情報を取り出して検査するのに対して、検体検査は、生体内部の情報を、血液、尿、便、唾液、生検試料などの形で取り出して検査する。**生理機能検査**はさらに、生体内部活動の物理的信号を**基礎計測**するものと、ある条件下の身体活動に伴う物理的信号の変化を捉える**負荷計測**に分かれる。一方、**検体検査**は、被験物質（analyte, measurand）の特性により、**基本検査**（多くの病態で変化するため、病気のスクリーニングや全身状態の把握のため、一次的に利用される検査）と**特殊検査**（その多くは、病態生理学的な特異性、臓器特異性、疾患特異性があり、疾患の確定診断や治療効果の判定に利用される二次的な検査）に分かれる。

表1：臨床検査の分類

1. 生理機能検査（専門科特殊検査を除く）

1) 基礎計測
   - 単点計測：体重、体温、血圧、ABI、経皮的動脈血酸素飽和度
   - 経時計測（波形検査）
     - 生体電気モニター：心電図、脳波、筋電図
     - 生体磁気モニター：脳磁図
     - 多重モニター：睡眠ポリソムノグラフィー
   - 多次元計測（機能画像）
     - サーモグラフィー、脳電図

2) 負荷計測（機能検査：検体検査を含まないものに限定）
   - スパイロメトリー
   - 負荷脳波（睡眠・光刺激）
   - 負荷心電図（トレドミル）
   - 一酸化炭素拡散試験（DLCO）

2. 検体検査

1) 基本検査（一次検査、スクリーニング検査）
   - 血算（CBC）：WBC、RBC、PLT
   - 電解質検査：Na、K
   - 酵素検査：LD、ALP、CK
   - 脂質検査：TG、HDL-C、LDL-C
   - 栄養マーカ：Alb、尿酸
   - 代謝マーカ：尿素、クレアチニン、HbA1c、1,5-AG
   - 免疫・炎症マーカ：CRP、C3、IgG

2) 特殊検査（二次検査、確定診断検査）

   ⅰ) 病態マーカ
   - 糖代謝マーカ
   - 脂質代謝マーカ
   - 鉄代謝マーカ
   - 栄養マーカ
   - 免疫マーカ
   - 炎症マーカ

   ⅱ) 臓器マーカ
   - 心臓
   - 肺
   - 骨
   - 腎臓
   - 膵臓
   - 肝臓

   ⅲ) 疾患マーカ
   - 内分泌検査
   - 腫瘍マーカ
   - 自己抗体検査
   - アレルギー検査
   - 凝固・線溶マーカ
   - 感染マーカ
   - 遺伝子検査
   - 病理検査

2）臨床検査（検体検査）の分類

i）基本検査（一次検査）

「基本検査」に含めた下記の検査は、その検査値が多様な病態で変化する。一般に、単独では疾患特異性を持たず、臨床症状や他の検査所見と合わせて利用される。日常診療では、病気の振り分け（スクリーニング）のための**一次検査法**となる。また、その一部（アルブミンや電解質検査）は全身状態を反映するため、疾病によらず病態の重症度の把握にも利用される。(詳細は表1参照)

表2には、ある大学病院における2010年における検査依頼総件数の上位60の検査項目名を示す。依頼頻度は、最上位にある血算 (CBC) の依頼件数を1とした場合の相対頻度で示している。これから、基本検査項目（色づけしたもの）が、検査依頼のほとんど上位30を占め、それ以下の検査の割合が少ないことが分かる。

表2：検査依頼件数上位検査項目

順位	検査項目	比率	順位	検査項目	比率	順位	検査項目	比率
1	CBC	1.00	21	尿定性	0.44	41	IgG	0.05
2	CRE	0.91	22	Ca	0.43	42	IgA	0.05
3	UN	0.91	23	WBC分類	0.33	43	出血時間	0.05
4	AST(GOT)	0.91	24	PT	0.26	44	IgM	0.05
5	ALT(GPT)	0.90	25	IP	0.21	45	Fib	0.04
6	γGT	0.86	26	尿沈査	0.21	46	PSA	0.04
7	LD	0.85	27	TG	0.15	47	Rh	0.03
8	ALP	0.85	28	Mg	0.14	48	ABO	0.03
9	TBil	0.81	29	HDL-C	0.14	49	Fe	0.03
10	Glu	0.79	30	LDL-C	0.13	50	RPR	0.03
11	Na・K・Cl	0.77	31	CEA	0.13	51	リパーゼ	0.03
12	CK	0.76	32	HbA1c	0.13	52	動脈血ガス	0.03
13	TP	0.76	33	APTT	0.12	53	ANA	0.02
14	ALB	0.74	34	TSH	0.07	54	C3	0.02
15	UA	0.73	35	FT4	0.07	55	C4	0.02
16	TCho	0.63	36	HBsAg	0.06	56	CH50	0.02
17	CRP	0.63	37	FT3	0.06	57	トロンボテスト	0.02
18	ChE	0.62	38	HCVAb	0.06	58	クレアチン	0.01
19	AMY	0.55	39	ESR	0.06	59	便Hb	0.01
20	DBil	0.47	40	TPHA	0.05	60	RA	<0.01

これら基本検査は、主要な疾患で変化しやすいことから、人間ドック（精密検診）や入院時のセット検査として、疾患スクリーニング（振り分け）や、病態の重症度（診療経過）をモニターするのに利用される。

表3は、筆者らが収集した疾患別症例データベースの中の主要疾患について、基本検査31項目の検査結果のうち、入院初回の未治療時に、基準範囲を外れる率が高いものに色づけ（低値側青系統、高値側赤系統、両方向）したものである。これから、臨床検査の有用性が高い疾患群では、それらの基本検査の多くが異常値を示すことがわかり、基本検査からそれら主要病態のほとんどをスクリーニングできることが分かる。

表 3: 代表的な疾患における、基本的検査の病態変動

著明低下 ← 不定 → 著明上昇

ii) 特殊検査 (二次検査)

特定の病態、臓器、疾患の関与を想定して、その確認のため二次的に行う検査である。その多くは、病態のメカニズムを判断したり、臓器障害の有無を確認したり、特定疾患の診断に利用される。実際上、特殊検査で調べられる被験物質の多くは、①病態生理学的意義、②臓器局在性、③疾患特性、のいずれかの観点から特異性の高い物質が対象であることが多い。この意味で、本書では、それぞれに対応する特殊検査を、①**病態マーカ**、②**臓器マーカ**、③**疾患マーカ**と呼んで整理した (表 4)。③のうち、自己抗体検査の一部は、特に疾患に対する特異度が高い (偽陽性が少ない) 抗体があることが多い。この場合、その検査対象の抗体は、疾患標識抗体と呼ばれ、その検査が陽性であれば、その自己免疫病であると見なされる (例: 抗 CCP、抗 TRAb)。

基本検査も一部、特異的な意味を持つものもあるが、むしろスクリーニング的に用いられることが主体と言える。

表4: 主な特殊検査（基本検査に含めたものは除外）

1）病態マーカ

○糖代謝マーカ

HbA1c	過去1～3ヶ月の平均血糖
1,5AG	最近の平均尿糖
グリコアルブミン	過去数週間の平均血糖

○脂質代謝マーカ

アポリポ蛋白	脂質異常症病態解析
sdLDL	動脈硬化マーカ
Lp(a)	動脈硬化マーカ
RLP-C	動脈硬化マーカ

○鉄代謝マーカ

UIBC	貧血の鑑別
Tf	鉄の結合蛋白、炎症で低下
フェリチン	貯蔵鉄量

○栄養マーカ

RBP	栄養状態に比例して変化
TTR（プレアルブミン）	栄養状態に比例して変化

○免疫マーカ

IgG・IgA・IgM	抗体産生能・慢性炎症
C3・C4	急性・慢性炎症に伴う補体活性の変化
IgE	即時型アレルギー

○炎症マーカ

IL-1	炎症性疾患病態解析
IL-6	炎症性疾患病態解析
TNF-α	炎症性疾患病態解析
SAA	感染症・組織破壊にともなう炎症

2）臓器マーカ

○心臓

H-FABP	心筋障害
トロポニンT	心筋障害
ANP	心不全
BNP	心不全

○肺

KL-6	間質性肺炎
SP-D	間質性肺炎
SP-A	間質性肺炎

○骨

NTx	骨吸収マーカ
骨型ALP（BAP）	骨形成マーカ
オステオカルシン	骨形成マーカ

○腎臓

シスタチンC	腎機能障害
NAG	尿細管障害
尿中アルブミン	糸球体障害
ペントシジン	腎機能障害

○膵臓

リパーゼ	膵炎・膵癌
エラスターゼ1	膵炎・膵癌
トリプシン	膵炎・膵癌

○肝臓

NH3	解毒作用
P-Ⅲ-P	線維化マーカ
Ⅳ型コラーゲン	線維化マーカ

3）疾患マーカ

○内分泌検査

FT4・FT3・TSH	下垂体－甲状腺系
コルチゾール, ACTH	下垂体－副腎系
E2・LH・FSH	下垂体－性腺系
GH	成長ホルモン系
プロラクチン	乳腺刺激
PTH	副甲状腺ホルモン
インスリン	血糖降下作用
テストステロン	男性ホルモン
レニン・アルドステロン	腎・副腎ホルモン（血圧異常）

○腫瘍マーカ

CEA・CA19-9	腺癌（膵癌・胃癌・大腸癌・肺癌など）
CA125	卵巣癌・腺癌
CA15-3	乳癌
AFP・PIVKAⅡ	肝癌
SCC	扁平上皮癌
PSA	前立腺癌
NSE・proGRP	神経系腫瘍（肺小細胞癌、神経芽腫）
PTHrP	悪性腫瘍性高Ca血症
カルシトニン	甲状腺髄様癌

○自己免疫疾患マーカ

RF	RA（関節リウマチ）
抗CCP抗体	RA（関節リウマチ）
抗ガラクトース欠損IgG抗体	RA（関節リウマチ）
抗Sm・抗dsDNA	SLE
抗SS-A・抗SS-B	シェーグレン症候群
抗Scl-70	強皮症（進行性全身性硬化症）
抗Jo-1	皮膚筋炎
抗U1-RNP	混合型結合組織病（MCTD）
TBII・TSAb	バセドウ病（甲状腺機能亢進症）
抗Tg抗体、抗TPO	橋本病・バセドウ病
抗Ach受容体抗体	重症筋無力症
抗ミトコンドリア抗体	原発性胆汁性肝硬変
pANCA、cANCA	抗好中球細胞質抗体：血管炎症候群

○アレルギー検査

特異IgE	アレルゲン別マーカ

○凝固・線溶マーカ

PIC	線溶亢進マーカ
TAT	凝固系活性化マーカ
FDP・D-Dダイマー	フィブリン分解産物（線溶機能）
β-TG・PF-4	血小板特異蛋白

○感染マーカ

HBs抗原・HBs抗体	B型肝炎ウイルス
HCV抗体	C型肝炎ウイルス
HIV抗原	AIDS
抗HTLV抗体	成人T細胞白血病
インフルエンザ抗原	
アデノウイルス抗原	
ロタウイルス抗原	
ノロウイルス抗原	
β-D-グルカン	真菌
結核菌特異抗原	
カンジダ抗原	
大腸菌O157LPS抗原	腸管出血性大腸菌O157
尿素呼気試験	ヘリコバクター・ピロリ
TPHA、FTA-ABS	梅毒

○遺伝子検査

HBV-RNA	B型肝炎ウイルス
HCV-RNA	C型肝炎ウイルス
HIV-PCR	AIDS
MTB-PCR・MAC-PCR	連鎖球菌感染症
クラミジア・トラコマチス抗原	
淋菌抗原	

○病理検査

細胞診
組織診

2 基準範囲、基準値と臨床判断値
Reference intervals, reference value and clinical decision limits

はじめに

基準範囲は、一定の条件を満たす健常者から求めた検査値を解釈するための目安となる範囲（測定値分布の中央95％の値が入る範囲）である。検査結果を基準範囲と対比させて、病態の診断や治療の経過の判断が行われる。一方、**臨床判断値**（clinical decision limit）は、特定の病態をそれと判別すべき状態（病態）とを分ける臨界値（cut off）で、似ているようで、いくつかの観点で異なる。一方、日本では、メタボリックシンドロームの早期発見と予防を目指した**特定健診**が、平成20年4月から実施されているが、その診断のため検査の臨床判断値が**基準値**の名称で利用されている。これが**基準範囲**と似ており、かつ基準値（reference value）は、臨床検査医学の分野ではもともと別の定義があるため、3つの用語が互いに混同して利用されており、診療上も大きな問題となっている[1]。この節では、基準範囲、基準値、臨床判断値の定義を明確に述べ、それぞれの用語の意義を整理しその混乱を取り除きたい。

基準範囲の定義

基準範囲（reference interval）脚注とは、健常者から下記の条件で選んだ個体（基準個体）から測定された、検査値の分布の中央95％の領域（95％信頼区間）を指す。この用語は定量検査に限って用い、定性検査の場合には適用しない。ただし、定量検査でも、その検査値の病態変動が、低値側または高値側に限られる場合は、分布の下側または上側5％点のみを持って、片側限界だけの基準範囲を設定しうる。この場合、**基準値**（reference value）と呼ぶことが多い。

基準範囲は、臨床検査値の変動域を知る目安（道標）として設定されるものであり、正常・異常を区別したり、特定の疾患の有無を区別したりする値ではない[2]。

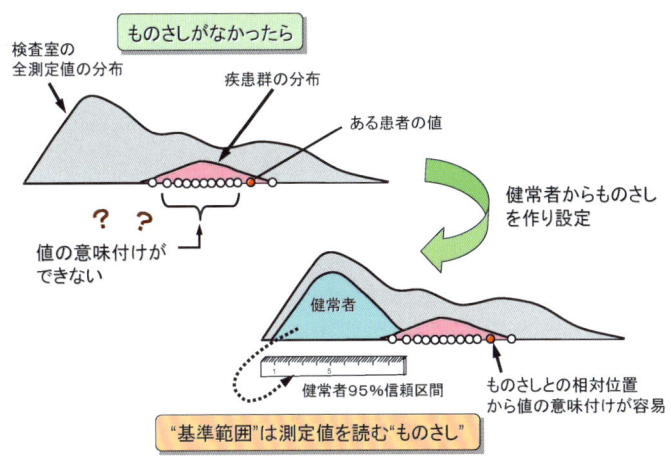

このことは、**基準範囲**は、その設定において、基準個体群の測定値分布のみに注目し、特定の疾患群の分布を対比させてはいないことからも明白である。また、**基準範囲**を正常・異常の区別に用いようとすると、次項に示すような矛盾が生じる[3]。すなわち、①もともと基準個体の5％は、基準範囲設定の統計的方法から、健常でもその範囲を外れる。また②基準個体の絶対的な定義はなく、基準個体が潜在病態を有することを否定できない。③疾患特異性の高い検査でも、疾患群に属する個体が基準範囲内の値をとることは十分あり、基準範囲内であれば病気でないとは言えない。④基準範囲は、基準個体集団全体としての検査値の広がりの目安に過ぎず、各個人の検査値の分布は、一般にそれよりずっと狭い範囲の値しかとらない。従って、個人単位に検査値を判定する場合、基準範囲は正常と異常を分ける値であるとは言えない。さらに⑤基準範囲は、その設定に際し、測定誤差の影響を受けるため、測定精度によって基準範囲の幅が変化する。

注) reference interval という用語は、もともと米国臨床検査標準化協議会（CLSI、旧 NCCLS）が出版した、基準範囲に関する用語と設定法の指針[2]の中で使われたもので、基準範囲はその日本語訳として生まれた用語である。

これらの矛盾点から、基準範囲を検査診断に利用する際には、それを正常と異常を分ける値と考えるのは妥当でない。あくまで、基準範囲は、検査値を読む物差しに過ぎず、それとの相対的な位置が診断の目安になると考える必要がある。

基準範囲を正常・異常の区別に利用することの矛盾点

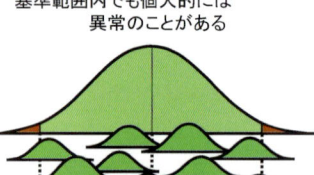
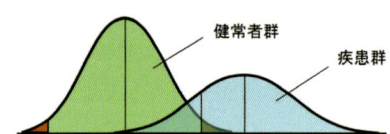
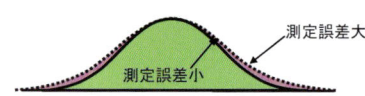

基準個体の定義

　基準個体とは、健常者のうち当該検査値に明瞭な影響を与えうる、生理的変動や病態変動の存在が否定された個体を指し、基準範囲の設定対象となる。これは臨床検査の専門用語で、CLSI の基準範囲に関する用語と設定の指針の中で使われた **reference individual** の日本語訳である。

　生理的変動は、さらに個体間変動要因と個体内変動要因にわけて考える必要があり、**個体間変動要因**には、生活環境・人種・年齢・性・遺伝（血液型）・運動習慣・喫煙習慣・飲酒習慣など、**個体内変動要因**には、長期・短期の運動・食事・飲酒・ストレスに伴う変動や、日内リズム、妊娠・生理周期による変動などがある。どの変動要因をどの程度考慮すべきかは、予備調査や・過去の研究報告に基づき、検査項目毎に個別に考慮される必要がある。実際上、個体内変動要因については、試料採取（採血）条件の問題となるので、事前に熟知しておく必要がある。一方、個体間変動要因については、その判定に多数例からの解析が必要で、実際的には、基準範囲の設定作業と、個体間要因分析とは、同時に進行せざるを得ない。そして、調査後の解析結果から、必要に応じて基準範囲の層別化 (partition) が必要となる。

　基準個体の候補となる健常者が、当該検査に影響しうる病態を有していないかどうかの判断には、医師による問診・診察を通した判断が必要となる。また、CLSI のガイドラインでは、基本的な身体計測値、偏った生活習慣の有無、薬剤やサプリメントの服用状況などを問診票（質問票）で調べることが求められており、それを基準に一定の除外基準を設定することになる。またより厳密には、基本検査に異常値のないことも、基準個体の選定規準として利用される[4)5)6)]。

基準値の3つの意味

基準値は、現在その用語が大きく次の3つの意味で用いられ、臨床検査の現場で混乱を生じている。

(1) 基準個体から得られた個々の測定値

基準値の分布から基準範囲が設定される。臨床検査の専門用語で、CLSIの基準範囲に関する用語と設定の指針の中で使われた reference value の日本語訳である。

(2) 病態変動が低値側または高値側に限定される場合の基準範囲下限または上限値

(3) 臨床的に診断、治療、予後の判断を下す限界値（閾値）

診断閾値（カットオフ値）、治療閾値、予防医学的閾値などが、それに相当する用語で、総称して**臨床判断値** clinical decision limit と呼ぶことができる。

臨床検査の領域では、**基準値を（1）または（2）の意味で用いる**ことは、**基準範囲**の概念から許容される。しかし、日常診療では（3）の意味で広く使われる傾向にあり、混乱が生じている。例えば「高脂血症の診断基準値」、「高尿酸血症の診断基準値」といった使われ方であるが、（2）の**基準範囲**という概念と（3）の「診断閾値」の概念が、混同されることになる。「臨床判断値」の概念および設定法は、下記に示す。両者の違いは12頁の表に整理したとおりである。

臨床判断値の定義と分類

臨床判断値は、**臨床的に診断、治療、予後の判断を下す限界値（閾値）**であり、基準値の（3）の意味に相当する。臨床的意義と値の設定法から、次の3つに大別できる。

■**診断閾値** diagnostic threshold（カットオフ値 cutoff value）

病気があると診断する検査閾値で、通常は特殊検査、特に疾患に特異的な検査（診断的検査）に対して設定される。対象疾患が決まっているので、症例対照研究により、疾患群と非疾患群の検査値の分布を調べ、最適な位置に設定される。どの位置が最適かは、対象疾患の有病率と、偽陰性・偽陽性のコストによって変化する[7]。このため、設定値は、検査を実施する施設によって変化し、普遍性を持たない。

■**治療閾値** treatment threshold

医学的な介入を必要とする検査の臨界値で、緊急を要する場合は**パニック値**と呼ばれる[8]。その設定値は、通常多数例の臨床経過の観察から、経験的に定まっており、医学的な常識となっていることが多い。設定値は、測定値が標準化されていれば、施設間で共有可能である。例えば、腎不全に対し透析を施行すべきクレアチニン値、溶血性貧血で交換輸血すべき総ビリルビン値、すぐに是正すべき血糖値、輸血すべきヘモグロビン値、補正すべき低・高カリウム値、等々がある。

■**予防医学的閾値** prophylactic threshold

疫学的調査研究の結果から、将来の特定の疾患の発症が予測され、予防医学的な見地から一定の対応が要求される検査の臨界値。診断閾値とは異なり、特殊検査である必要はないが、対象疾患は特定される。その閾値は、コホート研究などにより、検査値のレベルと発症率との関係から設定される。設定値は、対象人口層が合致していれば、普遍性を持つが、保健行政のポリシーによって、調整しうる。**特定健診の検査値について基準値として記されてる値は、この予防医学的閾値に相当する。**

基準範囲と臨床判断値の比較 (表、12頁参照)

■設定対象となる検査と研究デザイン

　基準範囲は、健常者に生理的に認められ、その値が様々な病態で変化する検査（一般検査）に対して設定される。化学スクリーニング検査、末梢血検査などの基本検査、止血検査、電解質検査など、大多数の検査がその対象となる。その設定には、特定の病態を指定することなく、健常者から明らかな病気を持つ者（慢性・急性疾患で治療中）や生活習慣や身体計測値に極端な偏りを有するものを除外する形で基準個体を選別し、その値の分布から基準範囲を設定する。その研究デザインは、いわゆる実態調査 field survey（1標本抽出型の横断的研究）に該当する。

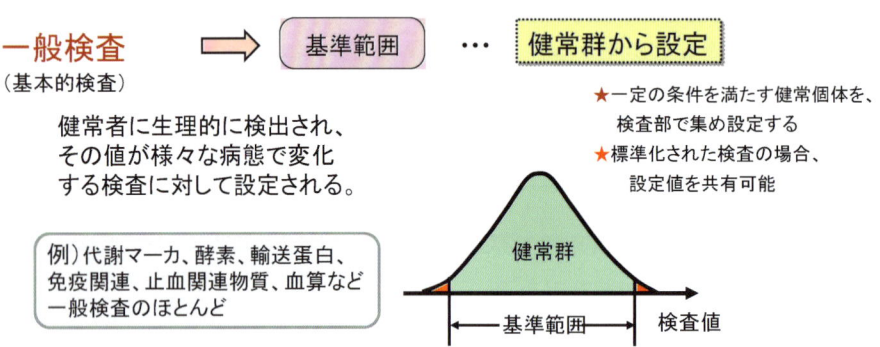

　一方、臨床判断値の中の**診断閾値（カットオフ値）**は、検査が対象とする病態がはっきり特定されており、その病態の有無を判別するために設定される。通常は、ある特定の疾患に特異的な検査（疾患特異検査）、例えば、健常者では微量しか検出できない、腫瘍マーカ、自己抗体検査、感染マーカなどに対して設定される。設定には**症例対照研究**が必要となり、その疾患の有無を絶対的な基準 (gold standard) で区別して集めた疾患群と非疾患群について、検査値の分布を比較して行う。ただし、一般的な検査でも、検査対象とする疾患群を特定すれば設定できる。"最適"な診断閾値は、検査が利用される状況（有病率）と偽陽性・偽陰性のコストに対する認識に応じて変化するので、施設によらず普遍的な値を得ることは困難である[9]。

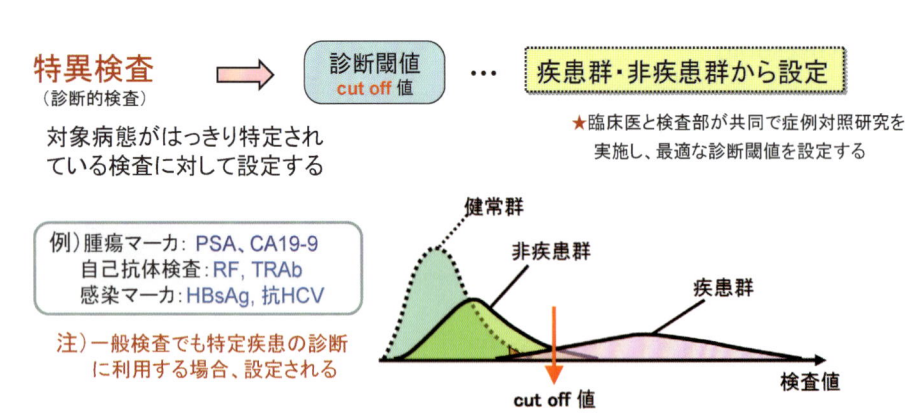

臨床判断値の中の**治療閾値**は、その値が、あるレベルに達すると治療的介入が必要となる検査、例えば、K、Ca、NH₃、CRE、Glu、Hb、WBC、PLT などの緊急検査が設定対象となる。治療閾値は通常経験的に定まり、新しい検査についても、倫理的な観点から、臨床研究による直接的な設定・検証は困難で、症例報告の集積から、専門家のコンセンサスにより導かれる。この意味で、研究デザインは、症例集積研究ということになる。

緊急検査 ⇒ 治療閾値 … 医学的経験、症例集積研究から設定

その値が、あるレベルに達すると治療的介入が必要となる検査に対して設定する

★臨床研究による直接的な設定・検証は困難で、症例報告の集積から、専門家のコンセンサスにより導かれる

例）K, Ca, CRE, NH3、Glu, Hb, WBC, PLTなど

- 心・筋障害のリスクの高いK,Ca値
- 透析導入の必要なCRE値
- 交換輸血すべきTBil値
- 肝性昏睡のリスクの高いNH3値
- 感染リスクの高い好中球数
- 出血リスクの高い血小板数
- ワーファリン療法時のPT-INR限界値
- 糖尿病昏睡となる血糖値

　臨床判断値の中の**予防医学的閾値**は、生活習慣病などの頻度の多い疾患のリスク因子と見なされる検査に対して設定される。例えば、メタボリックシンドロームに対する、ALT、γGT、HDL-C、TG、UA などの検査がそれにあたる。設定には、特定の疾患を将来起こしうる集団を経時的に観察し、検査値のレベルと発症率の関連を調査する必要がある。従って、研究デザインとしては、コホート研究が要求される。

発症予測検査 ⇒ 予防医学的閾値 … コホート研究から設定

生活習慣病など、頻度の多い疾患のリスク因子と見なされる検査に対して設定される

例）特定健診に含まれるALT、GGT、HDL-C、TG、UA、等

★特定の疾患を将来起こしうる集団を経時的に観察し、検査値のレベルと発症率の関連を調査して設定
★予防医学のポリシーが合致し、測定値が標準化されておれば、設定値を共有できる。

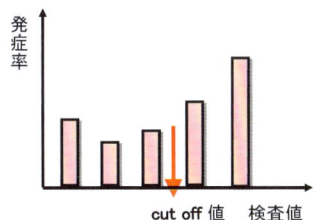

■設定値の一般性

　基準範囲は、診断の目安として利用され、特定の疾患の識別を前提としたものではない。このため、設定値は一般性を持つ。一方、臨床判断値の中の**診断閾値（カットオフ値）**と**予防医学的閾値**は、設定対象とした疾患に対してのみ有効で、他の疾患群では別の閾値が問題となり一般性を持たない。しかし、**治療閾値**は、検査値がそのレベルにあること自体が要介入の病態であり、設定値は原疾患に依存せず一般性を持つ。

■設定値の共有性

　基準範囲は、測定値が標準化されており、測定値に地域差がなければ共有可能である。そうでない場合も、比例計算で値の伝達は可能である。一方、臨床判断値のうち、**診断閾値（カットオフ値）**は、検査を利用する施設の患者特性・ポリシーによって変化するため、そのまま共有できるとは限らない。また、**治療閾値**は、測定値が標準化されていれば、共有可能である。同じく、**予防医学的閾値**は、予防医学のポリシーが合致し、測定値が標準化されていれば、設定値を共有できる。

基準範囲と臨床判断値の比較

	基準範囲	臨床判断値		
		診断閾値	治療閾値	予防医学的閾値
概念	検査を判読する際の目安となる、健常者の測定値の分布幅。	特定の疾患群と非疾患群とを判別するための、検査の最適なカットオフ値。"最適"の目安は、検査実施のポリシー（有病率、偽陽性・偽陰性率のコストに依存）により変わる。	医学的な介入を必要とする検査の閾値。緊急を要する場合、パニック値と呼ばれる。	疫学調査研究から将来の発症が予測され、予防医学的な見地から一定の対応が要求される検査の閾値。
設定値の一般性（対象疾患）	設定値は特定の疾患の識別を前提としたものではなく、一般性を持つ。	設定値は、特定された疾患に対してのみ有効である。	検査値がそのレベルにあること自体が要介入病態であり、原疾患に依存しないという意味で一般性を持つ。	設定値は、特定された疾患に対してのみ有効である。
対象検査	健常者に生理的に認められ、その値が様々な病態で変化する検査（一般検査）に対して設定される。なお、ホルモン検査は、対象疾患が限定される場合もあるが、生理的に認められるので、基準範囲が設定される。	検査が対象とする、病態がはっきり特定されており、それに対する特異的な検査（疾患特異検査）の場合に設定する。例えば、健常者では微量しか検出できない、腫瘍マーカ、自己抗体検査、感染マーカなど。ただし、一般的な検査でも、検査対象とする疾患群を特定すれば設定できる。	その値が、あるレベルに達すると治療的介入が必要となる検査。緊急検査の多くでその設定が必要となる。例えば、Ca、NH3、CRE、Glu、Hb、WBC、PLTなど。	生活習慣病など、頻度の多い疾患のリスク因子と見なされる検査に対して設定される。例えば、コレステロール、中性脂肪、尿酸、HbA1c、γGTなど。
設定対象集団（研究デザイン）	健常者から一定の除外基準を設けて抽出した基準個体。（実態調査field survey）	特定の病態の有無を絶対的な基準(gold standard)で区別して集めた疾患群と非疾患群。（症例対照研究）	なし。倫理的な観点から、臨床研究による直接的な設定・検証は困難で事例報告から判断。（症例集積研究）	特定の疾患を将来起こしうる集団を経時的に観察し、検査値のレベルと発症率の関連を調査。（コホート研究）
算出法	基準個体の測定値の95％信頼区間。	検査の感度・特異度、疾患群の有病率、偽陽性・偽陰性のコストを考慮して設定。	医学的経験則（多数の臨床事例から要介入と判断される検査の閾値を専門家が経験的に設定）。	検査値のレベルで層別化して求めた相対リスクから、専門家が決定。
設定値の共有性	測定値の標準化により設定値を共有できる。標準化されていない場合も、比例計算で値の伝達は可能である。	設定値は、検査を利用する施設の患者特性・ポリシーによって変化するため、そのまま共有できるとは限らない。	測定値の標準化により設定値を共有できる。	予防医学のポリシーが合致し、測定値が標準化されていれば、設定値を共有できる。

第 II 章

各 論
検査項目編

臨床検査の中でも最も高頻度に利用される基本検査39項目を取り上げ、その測定意義、測定原理、測定値の生理的・測定技術変動ならびに病態変動を整理した。イラストや写真はいずれも独自に制作・収集したものである。測定値変動に関する定量表示グラフは、筆者らが行った実験や調査の結果に基づいている。さらに、病態変動の定量表示グラフは、次章の「疾患編」の基となった「疾患別症例データベース」に記録された発症時・未治療時点での検査値に基づいたものである。

なお本章で取り扱わなかった特殊検査の情報については、本書巻末の付録を参照いただきたい。

1 総蛋白
Total protein : TP

物質の特性・由来と測定意義

蛋白は20種類のアミノ酸が多数重合してできた高分子化合物で、遺伝子に記された情報に基づいて細胞内で作られる。構成アミノ酸数が少ないものはペプチドと呼ばれ、構造は単純で細胞内、細胞間での情報伝達に関与する。これに対し、蛋白は数百以上のアミノ酸から構成され、その機能に応じた複雑で特異な立体構造を持つ。その役割は、生体構造の形成（コラーゲン等）、生体内化学反応の制御（酵素等）、免疫反応の制御（抗体、補体等）、物質の輸送（アルブミン等）、生体情報の伝達（ホルモン、受容体）など多種多様である。

総蛋白検査は、血清中に含まれる蛋白の総濃度を求めるもので、ペプチドと特異的に反応するビウレット試薬を用いた呈色反応により計測する。総蛋白は、大きくアルブミンとグロブリンに分類される。その濃度は様々な病態で変動するが、一般に栄養状態が悪いと低下し、炎症反応が強く抗体産生量が増えると増加する。生理的変動で異常値となることは少ないので、病態の有無やその重症度を大まかに把握するのに役立つ。実際にどの蛋白が変動したかを判断するには、蛋白電気泳動検査が有用である。

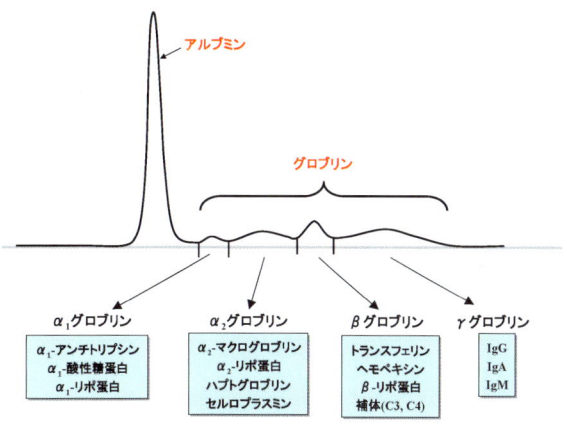

図 1-1 蛋白電気泳動の正常パターン
アルカリ性の緩衝液に浸したセルロースアセテート膜に血清を塗布し、電流を流すと蛋白がその荷電状態と分子の形状に応じて膜上を移動し特有のパターンが得られる。陽極に向かって、アルブミン、α_1-, α_2-, β-, γ-グロブリンの順で移動する。各々の割合は、およそ 65, 3, 7, 10, 15 %である。

■主要な血清蛋白

	プレアルブミン	甲状腺ホルモン、Vit-A の輸送
	アルブミン	膠質浸透圧維持、小分子の輸送
α_1	α_1 酸性糖蛋白	急性相反応物質
	α_1 アンチトリプシン	蛋白分解酵素の抑制
α_2	ハプトグロビン	ヘモグロビンと結合
	α_2 マクログロブリン	蛋白分解酵素の抑制
	セルロプラスミン	銅と結合
β	ヘモペキシン	ヘムと結合
	トランスフェリン	鉄の輸送
	補体	主成分は C3, C4
α,β	リポ蛋白	主成分は HDL(α) と LDL(β)
β,γ	抗体	主成分は IgG, A, M

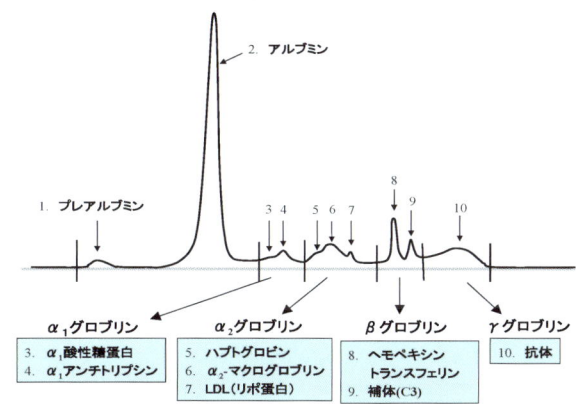

図 1-2 キャピラリー電気泳動の正常パターン
キャピラリー電気泳動法は、ゲルなどの担体を用いずに溶液状態で行う電気泳動法。泳動用緩衝液を満たした細い管（壁面に水酸基を配置した溶融シリカキャピラリー）の両側から高電圧をかけると、内壁は負に帯電する。血清を流すと、各蛋白は負荷電の程度とサイズ（イオン半径）に応じて互いに異なる速度で陽極に流され分離される。通常のセルロースアセテート膜を用いる方法よりも高速でより細かな分離結果が得られる。

測定原理・測定法

■ビウレット法

ビウレット試薬 ($CuSO_4$、$NaOH$、$KNaC_4H_4O_6 \cdot 4H_2O$、KI) は試料中の3つ以上のアミノ酸よりなるペプチドと反応し、強アルカリ性の条件下で第二銅イオン (Cu^{2+}) と錯イオンを生成して赤紫色を呈する（ビウレット反応）。この呈色反応物を比色測定 (545nm) し、総蛋白濃度を求める。

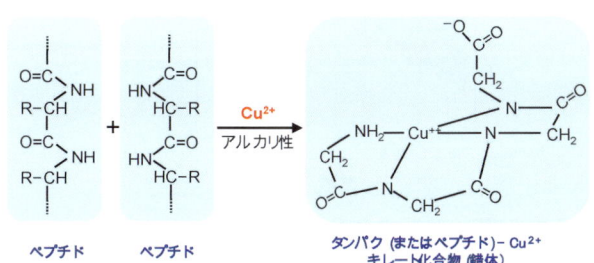

図 1-3 ビウレット法による総蛋白の測定

基準範囲と生理的・技術的変動要因

■基準範囲

| 男女 | 6.5〜8.0 g/dl (IU: 65〜80 g/L) |

標準化対応項目ではないが、測定値は全国的にほぼ揃っており、基準範囲もこの値がよく使われる。基本的に健常者では、異常値をとることは少なく、基準範囲の上下限から 0.3g/dl 以上はずれることはまれ。

■個体間変動

性差	20〜50歳はやや男性高値
年齢	新生児・乳幼児期低値
	成人では加齢変化なし (Alb↓、Glb↗)
喫煙習慣	低下 (IgG↓ による)

■個体内変動

| 体位 | 立位↑、臥位↓ |
| 妊娠 | 初・中期↓、後期⇓ |

食事性変化は少なく、日内リズム認めず。

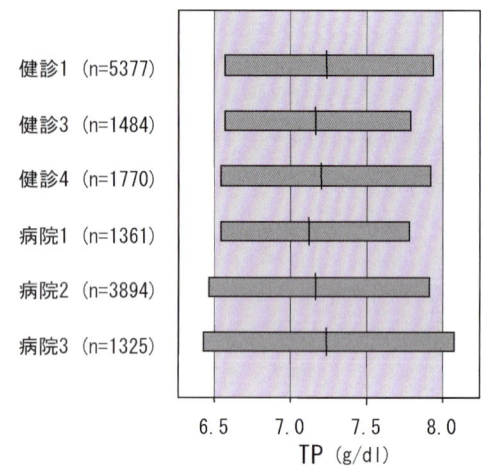

図 1-4 TP 基準範囲の比較

基準範囲の設定値はほぼ一致。

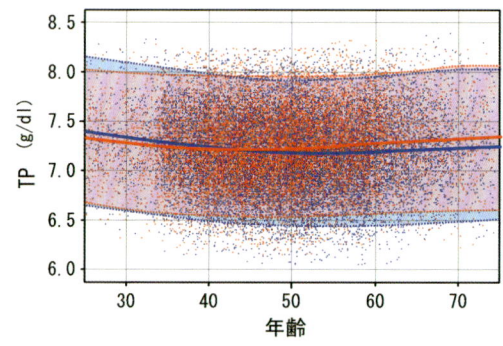

図 1-5 成人における TP の経年変化

成人では加齢変化を認めない。アルブミンは男性で軽度加齢低下を示すが、γグロブリンが加齢で増加するので打ち消される。

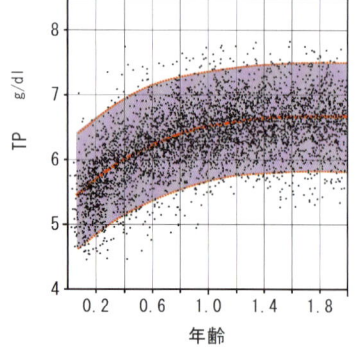

図 1-6 乳幼児期の TP の経時変化

乳児期アルブミン、グロブリンがともに低値で、TP は明瞭な低値を示すが 1 歳まで共に急速に増え、2 歳までに成人に近い値となる。

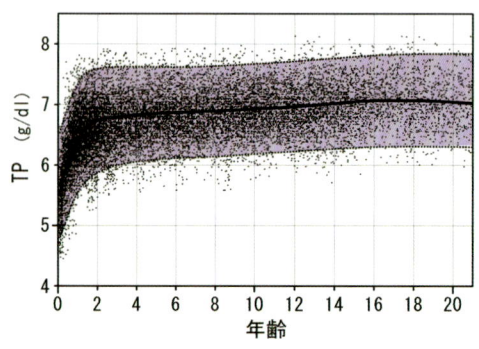

図 1-7 小児期の TP の経年変化

乳幼児期低値であるが、2 歳以降成人に近い値となる。

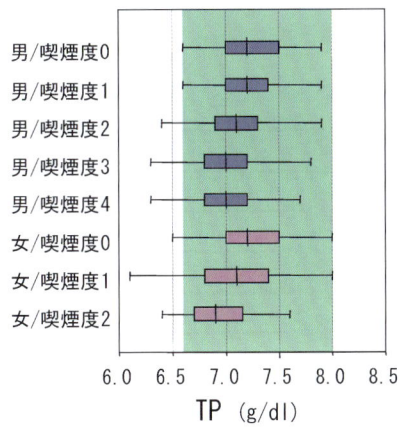

図 1-8 喫煙習慣による TP の変動
喫煙度は、1 日あたりの本数×喫煙年数で 5 段階に分類した。喫煙習慣により IgG が低下するため TP 濃度が低下。

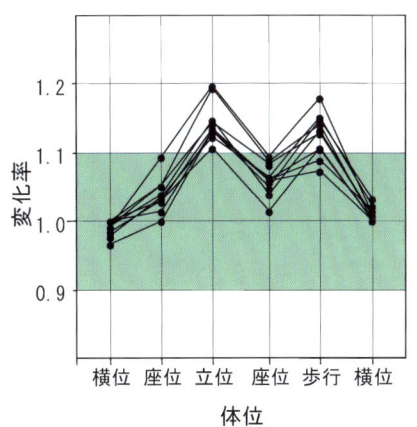

図 1-9 体位による TP の変化
縦軸は変化率。ある程度個体差はあるが、臥位採血で明瞭に低下、立位採血で上昇。歩行後はその程度がやや弱い。個々の蛋白も一様に同様の体位変動を示す。

■検査技術変動

採血	長時間駆血 ↗
	血漿＞血清 (血清では、フィブリノゲンなど凝固因子が消費されているため)
	溶血 ↗ (血球内蛋白が遊出する)
保存	冷凍保存で長期安定

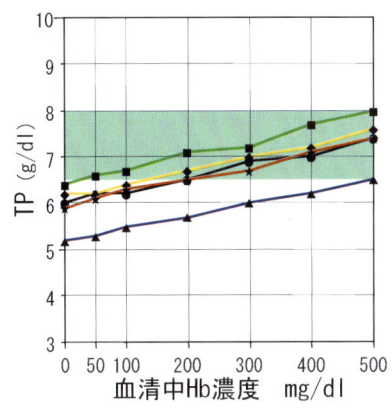

図 1-10 溶血による TP の変化
5 患者試料に、溶血液を 6 段階で添加。血球内蛋白が正誤差をもたらす。

主な病態変動

■上昇

血液濃縮	脱水、失血
グロブリン↑	抗体産生増加を伴う**強い慢性炎症**（難治性感染症、膠原病等）**M 蛋白血症**（骨髄腫）、肝硬変

アルブミンの増加は、上昇原因とはならない。

■低下

アルブミン↓	低栄養・肝機能障害で産生低下
	体液の血管外喪失、ネフローゼ
グロブリン↓	免疫抑制による抗体産生能の低下
	低栄養、体液の血管外喪失

ほとんどの病態で、疾患の重症度が強いと総蛋白は低下する。特に入院患者では、臥位採血するために、外来での採血時と比べ、5〜10 %値が低下することに注意。

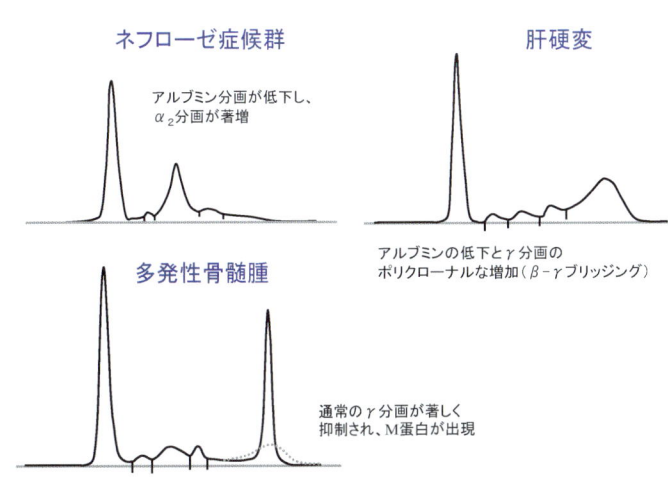

図 1-11 蛋白電気泳動の代表的な病態パターン
総蛋白に大きな変化を来す 3 つの代表的な疾患の蛋白電気泳動のパターンを示す。**ネフローゼ症候群**は、アルブミンの著減と α_2 分画の増加を示す。**肝硬変**では、アルブミンの低下と、肝における慢性炎症を反映した γ グロブリンの増加を特徴とする。**多発性骨髄腫**では、M 蛋白の突出と、その隣接蛋白分画の低下を特徴とする。

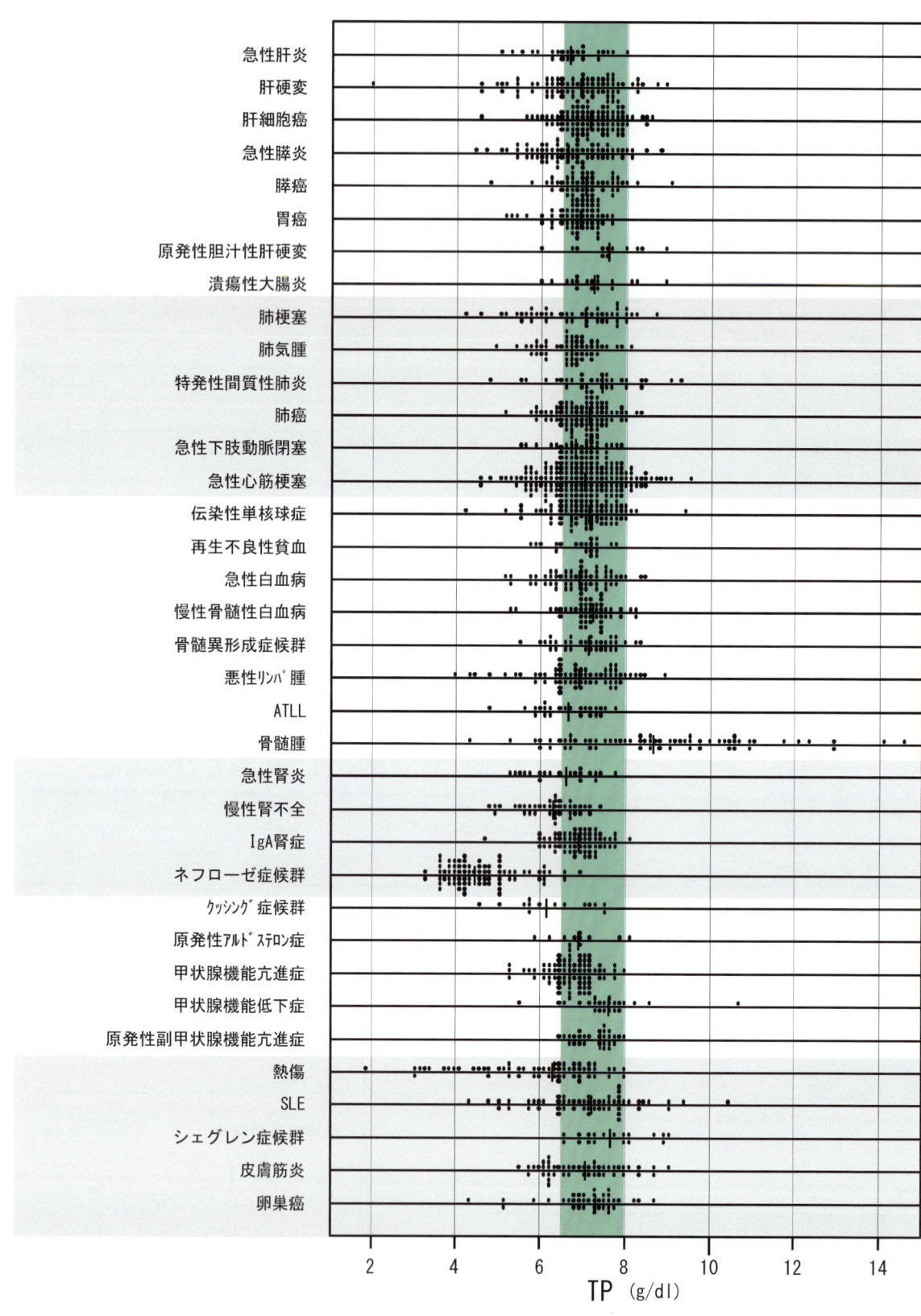

図 1-12 総蛋白の病態変動

多くの病態で TP 値はその重度に応じて低下する。これは入院時の臥位採血による部分もあるが、多くは、低栄養による Alb の低下が原因である。最も低下が強いのは、**ネフローゼ**で、次いで体液の血管外漏出が明瞭に起こる**熱傷**、**肺塞栓**でより強く低下する。一方、TP が増える病態はいずれも、免疫グロブリンが明確に増える病態、すなわち**多発性骨髄腫**や一部の SLE の症例である。肝硬変では、Alb が下がり、Glb が増えるので、互いに打ち消し合って TP にはあまり変化がない。

2 アルブミン
Albumin : Alb

物質の特性・由来と測定意義

アルブミンは血清中で最も多く含まれる蛋白（総蛋白の約7割）で、肝臓で産生される。また、血中濃度は膠質浸透圧の維持に重要で、低下すると血管内に水分を保持できず、浮腫を引き起こす。遊離脂肪酸・ビリルビン・カルシウム・薬物など、様々な物質の血中輸送の担体となる。蛋白代謝を反映し、栄養状態の指標となる。

■化学特性

分子量 66,458 の糖鎖を持たない均質な球状蛋白（586aa）。沈降定数は 4.4S、等電点は 4.8 で血液中では陰性に荷電している。半減期 17〜23 日。

測定原理・測定法

■ BCG 法

検体中の Alb は pH4.0 付近でブロムクレゾールグリーン (bromocresol green: BCG) と結合して、Alb-BCG 複合体を生じ、メタクロマジー現象により色素は青色を呈する (628nm)。その吸光度を測定することによって Alb 濃度を換算する。Alb 以外の蛋白（主に急性反応タンパク）とも反応するため特異性に欠ける。免疫学的方法に比べて 3.5g/dl では 0.1〜0.3g/dl 高めに測定される。

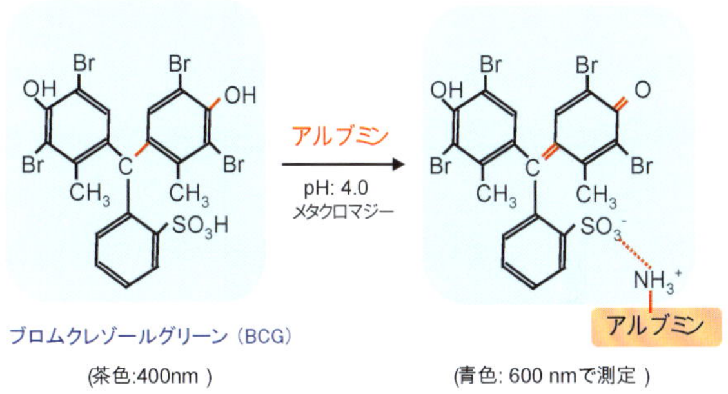

■ BCP 改良法

Alb は界面活性剤の存在下でブロムクレゾールパープル (bromocresol purple: BCP) と結合して、Alb-BCP 複合体を生成する。この生成した青色を比色測定することにより濃度を換算する。グロブリンと交差反応性は認められず、Alb に特異的である。従来の BCP 法は HMA（ヒトメルカプトアルブミン）と HNA（ヒトノンメルカプトアルブミン）の反応性に差があり問題とされていたが、改良法によりこの差は解消された。

■標準化対応と測定値の方法間差法

IFCC 血漿蛋白国際標準品 IRMM(ERM-DA470k) を校正標準物質とする。

図 2-1 BCG 法によるアルブミンの測定

■電気泳動法

蛋白電気泳動では、分離した蛋白は発色剤 (ポンソー 3R) で染色され、デンシトメーターで各分画の割合が求められる。従って、総蛋白濃度からアルブミン濃度を換算できる。しかし、同染色液によるグロブリンの着色がアルブミンより弱いため、測定値は BCG 法よりも高く測定される。

基準範囲と生理的・技術的変動要因

■基準範囲

男女	3.8〜5.0 g/dl (IU: 38〜50 g/L)

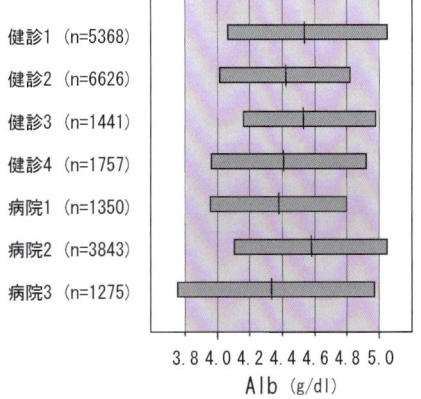

図 2-2 Alb 基準範囲の比較

アルブミンの測定値は外部精度管理調査ではよく合致するが、基準範囲の設定値には施設間差を認めることが多い。

■ 個体間変動

性差	20〜50歳はやや男性高値
年齢	新生児・乳児期低値 成人男性で軽度加齢低下

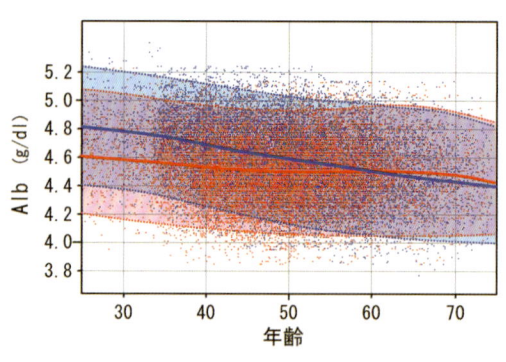

図 2-3 成人における Alb の経年変化

緩やかに漸減する経年変化を認めるが、男性でより顕著。

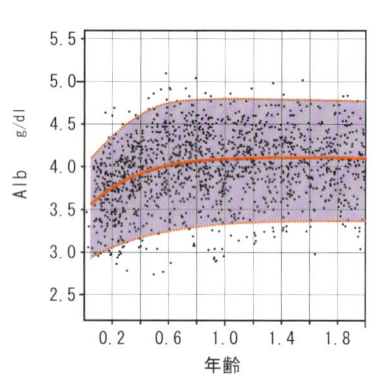

図 2-4 乳幼児期の Alb の経時変化

新生児期明瞭に低値であるが、1歳まで漸増しその後は一定。

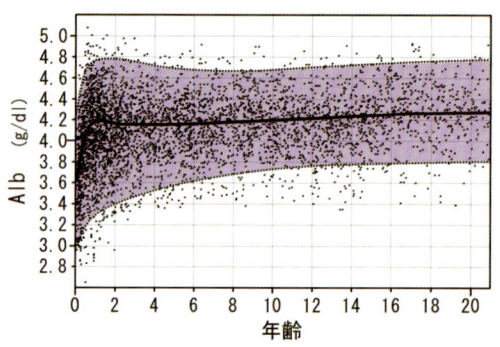

図 2-5 小児期の Alb の経年変化

乳児期に低値であるが、1歳までにほぼ成人の値に達する。

■ 個体内変動

体位	立位↑、臥位↓
妊娠	初・中期↓、後期⇓

食事性変化は少なく、日内リズム認めず。

■ 検査技術変動

採血時	長く駆血すると上昇 (他の蛋白も全て同じ)
保存	冷凍保存で長期安定 BCP法ではアルブミンが保存により酸化されると測定値が上昇

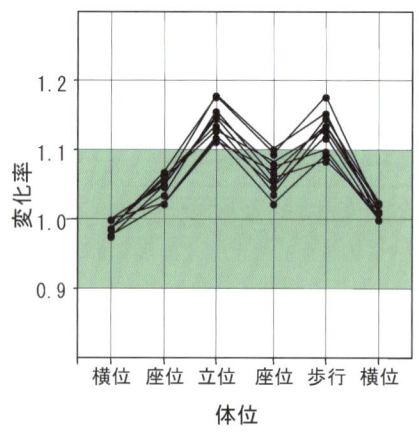

図 2-6 体位による Alb の変化

臥位を基準に、座位では平均5％、立位では平均13％高値になる。

主な病態変動

■上昇
血液濃縮、脱水、失血で一過性に値が上昇する。それ以外では、臨床的に上昇が問題になることは少ない。

■低下

生成低下	肝細胞障害：肝硬変、肝癌、急性肝炎
先天性	無アルブミン血症
吸収障害	吸収不良症候群（胃腸管切除、Chron病、アミロイドーシス）、慢性下痢
摂取不足	低栄養状態、消耗性疾患
体外漏出	ネフローゼ症候群、蛋白漏出性胃腸炎、イレウス、大量出血
血管外漏出	胸水、腹水、心嚢水の貯留
異化亢進	癌、全身性熱性疾患、慢性炎症

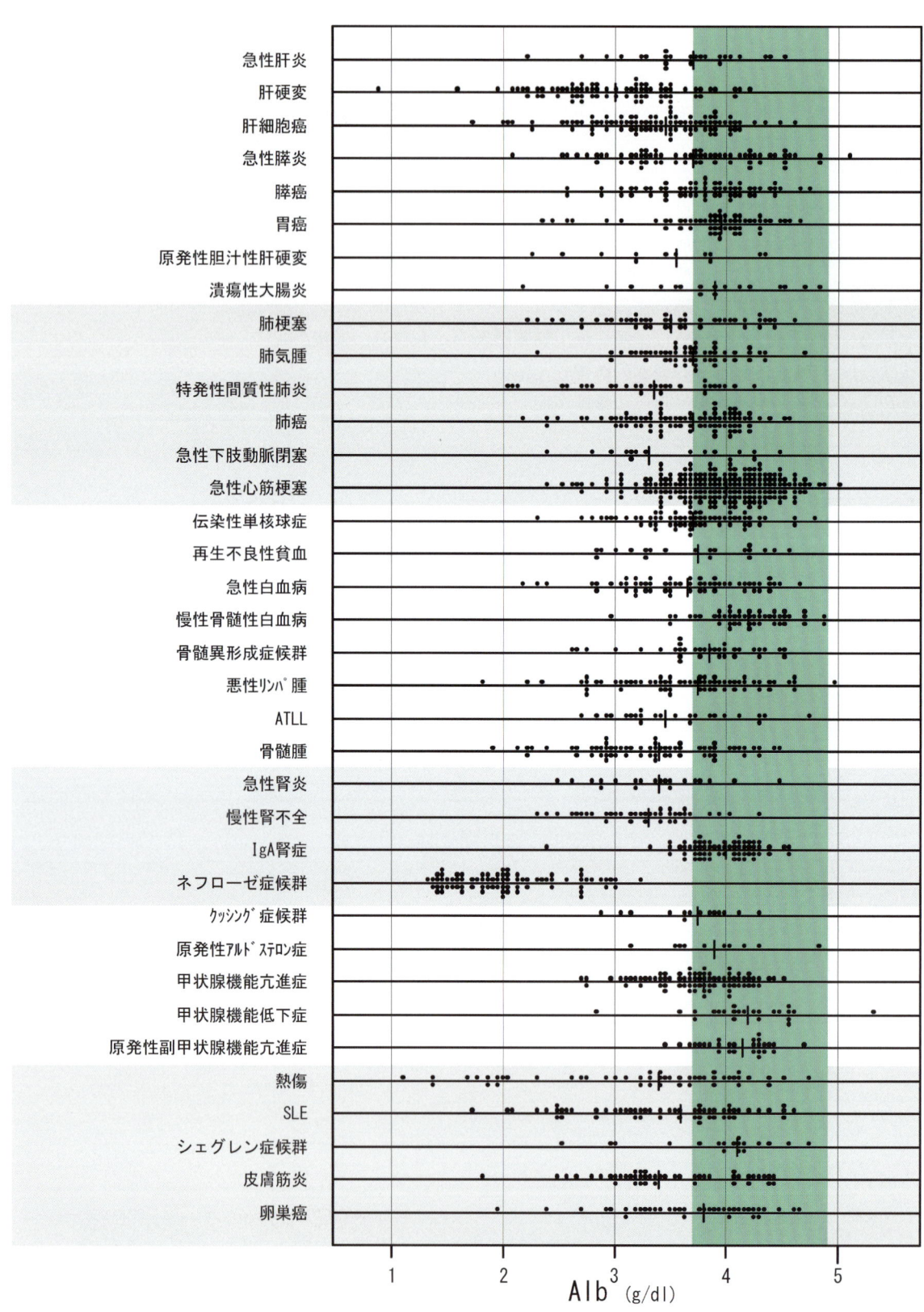

図 2-7 アルブミンの病態変動

上昇を特徴とする疾患はない。ほとんどの疾患で低下傾向を認めるが、原疾患による栄養状態の低下と、入院中の仰臥位採血の割合が多いことも関係している。特に著明な低下を示すのは、産生低下と門脈圧亢進による体液喪失が原因の肝硬変、著明な体液喪失の起こる重症膵炎や熱傷であるが、特発性間質性肺炎・骨髄腫・慢性腎不全でも強く低下する症例が多い。

3 グロブリン
Globulin : Glb

物質の特性・由来と測定意義

血清総蛋白からアルブミンを引いた残り全ての蛋白の濃度。免疫グロブリン (IgG、IgA、IgM 等)、輸送蛋白 (トランスフェリン、セルロプラスミン等)、炎症関連蛋白 (補体成分、CRP 等)、酵素 (アミラーゼ、リパーゼ等) など多種多様な蛋白よりなるが、濃度的には、免疫グロブリンが約半数を占めるので、主に全身的炎症反応の強さを反映する。

測定原理・測定法

総蛋白濃度、アルブミン濃度をそれぞれ測定し、次式から計算で求める。電気泳動法の分画比率と総蛋白濃度から算出すると、グロブリンの染色性がアルブミンに比して低いため低めの値となる。

グロブリン＝総蛋白 − アルブミン

基準範囲と生理的・技術的変動要因

■基準範囲

| 男女 | 2.3〜3.5 g/dl (IU: 23〜35 g/L) |

■個体間変動

性差	男＜女 (喫煙習慣の差で見かけ上認める)
年齢	新生児、乳幼児↓
	高齢↗(主に免疫グロブリン)
喫煙習慣	低下 (IgG↓による)
個体差	大きい

性差は喫煙習慣の違いと考えられる。

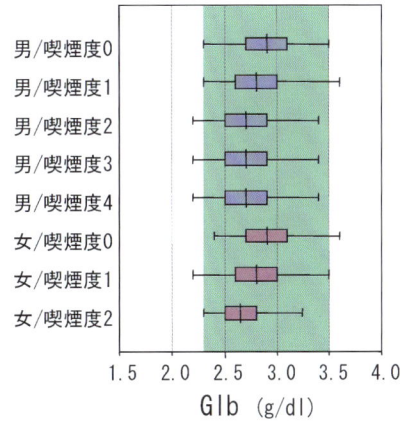

図 3-1 喫煙習慣による Glb の変動
グロブリンの中で最も濃度の高い IgG が、喫煙習慣の程度に応じて低下する。なお、喫煙度は 1 日当たりの本数×喫煙年数で5段階に分類した。

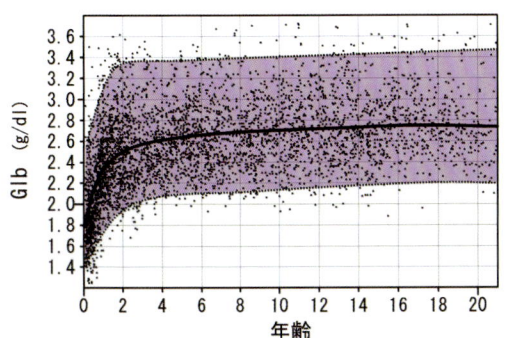

図 3-2 小児期の Glb の経年変化
生下時明瞭に低いが急増、2 歳以降は緩徐に増加。思春期に成人の値となる。

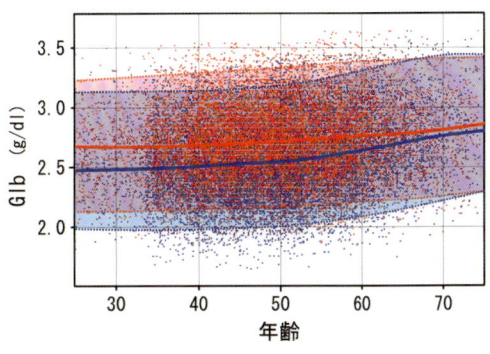

図 3-3 成人における Glb の経年変化
男性で低いのは喫煙率の違いのためと考えられる。50 歳以降、特に男性で漸増傾向を認める (喫煙率の減少も関係)。

■ 個体内変動

体位	立位↑、臥位↓
妊娠	初・中期↓、後期⇓*

* 妊娠中血液は希釈され、かつ免疫グロブリンの産生が抑制される。食事性変化少なく、日内リズム認めず。

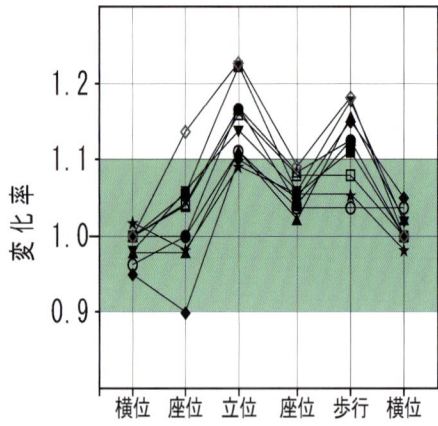

図 3-4 体位による Glb の変化
立位採血で明瞭に上昇するが、歩行後はその程度がやや弱い。

■ 検査技術変動

基本的にはアルブミンと総蛋白の測定技術誤差に依存する。溶血で上昇するのは血球内蛋白が遊出するため。長時間駆血での上昇は他の蛋白でも全て同じ。

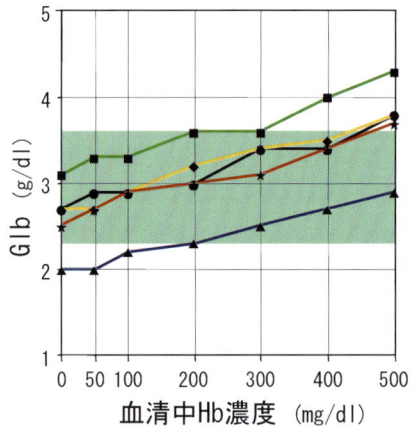

図 3-5 溶血による Glb の変化
アルブミンは変動しないが、血球内の蛋白（ヘモグロビン）が逸脱し上昇。

主な病態変動

■ 上昇

慢性炎症	持続性細菌感染：肺炎、結核 特発性間質性肺炎、潰瘍性大腸炎など 肝硬変（線維化の進行に伴いγグロブリン分画が著増） 自己免疫 (SLE、慢性関節リウマチ、橋本病など)
血液疾患	多発性骨髄腫（抗体産生細胞の腫瘍化） 悪性リンパ腫、伝染性単核症、AIDS（B 細胞機能異常） 骨髄異形成症候群、再生不良性貧血（免疫能低下）

■ 低下

遺伝性	無γグロブリン血症
免疫抑制	副腎皮質ホルモン、免疫抑制剤
体外漏出	蛋白漏出性腸炎、ネフローゼ症候群（軽度：γGlb 以外は増加）

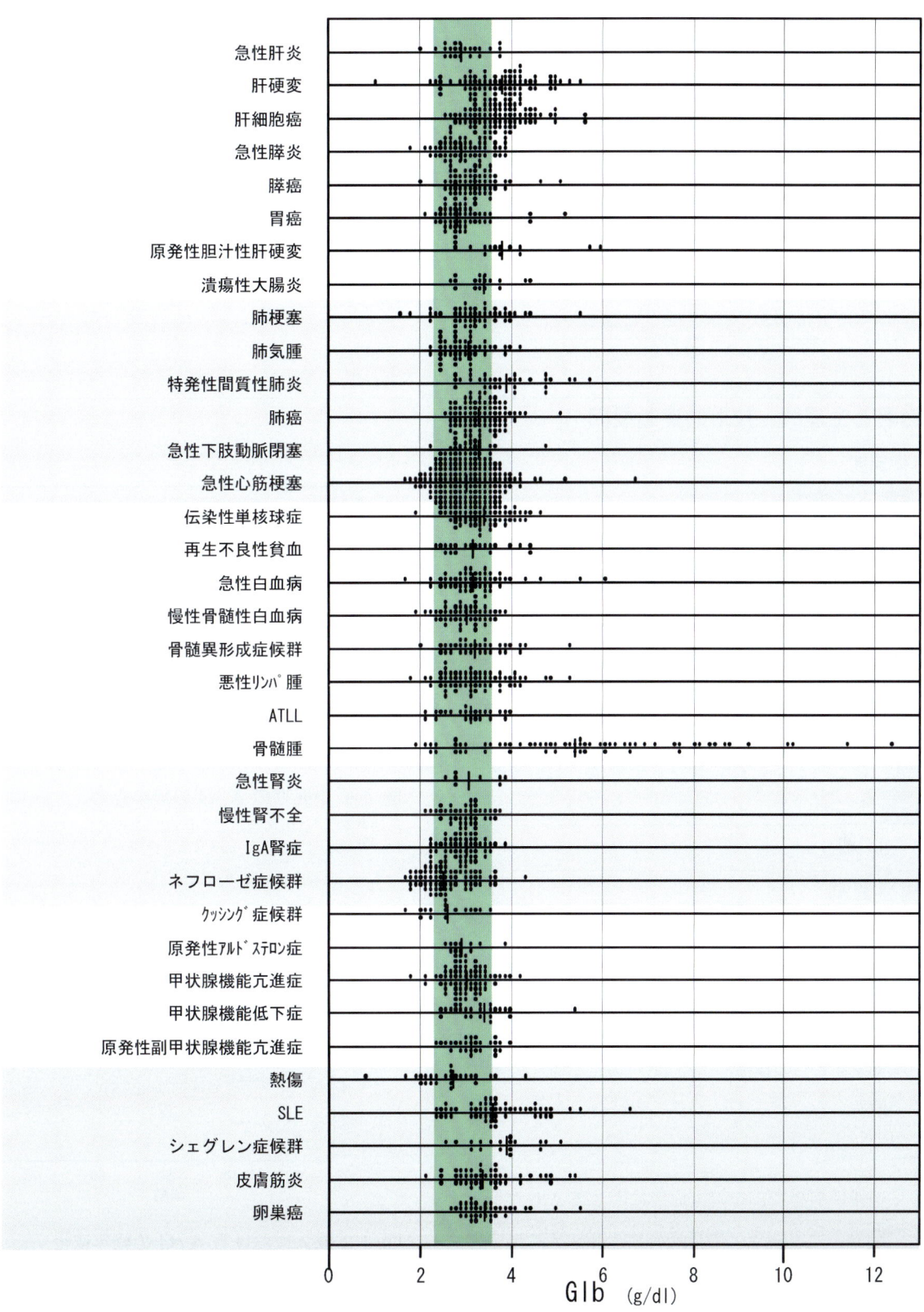

図 3-6 グロブリンの病態変動

アルブミンに比し、低下をきたす疾患は少ない。**熱傷**での低下は浸出液による血管からの喪失を、**ネフローゼ症候群**での低下は主に IgG の腎から喪失を表す。増加する疾患の代表例は、上から**肝硬変・肝細胞癌、原発性胆汁性肝硬変、特発性間質性肺炎、骨髄腫、SLE、シェグレン症候群**がある。その他にも軽度上昇を示す疾患をいくつか認める。

4 A/G比
Albumin/Globulin ratio

物質の特性・由来と測定意義

アルブミンとグロブリンの比。多くの消耗性疾患ではアルブミンが低下し、それに炎症反応を伴うと、グロブリンは増加する。従って、その低下の程度は、全身状態の悪化、特に全身的な炎症反応の強さや持続性を反映する。

測定原理・測定法

総蛋白値とアルブミン値から次式により計算する。蛋白分画の結果から算出しうるが、定量法で求めた値よりも高値となる。

$$A/G = \frac{アルブミン}{グロブリン} = \frac{アルブミン}{総蛋白 - アルブミン}$$

基準範囲と生理的・技術的変動要因

■基準範囲

男女	1.3〜2.2

■個体間変動

性差	男＞女：(喫煙率の差で見かけ上認める)
年齢	高齢で低下 (Alb が軽度低下し Glb が軽度増加)
喫煙習慣	上昇

■個体内変動

妊娠	低下 (Alb も Glb も低下するが、Alb がより強く低下)

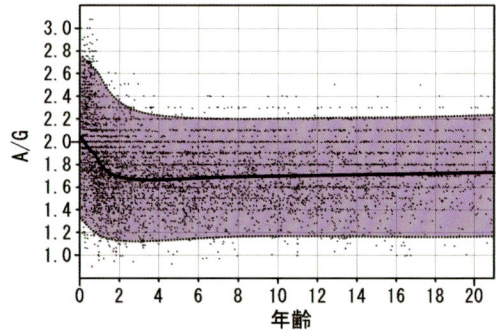

図 4-1 小児期の A/G の経年変化
乳幼児期は、Alb の低下よりも Glb の低下がより強く、A/G 比は高値となるが、2 歳以降はほぼ成人の値となる。

主な病態変動

■上昇

病態変動として上昇することは少ない。Alb が上昇することはまれで、Glb 特に IgG が低下する病態ということになり、もっとも可能性が高いのは**免疫抑制剤（副腎皮質ホルモンなど）の投与**による IgG の産生抑制であるが、特殊な病態として無γグロブリン血症でも上昇しうる。

■低下

多くの慢性疾患で、その重症度に応じて Alb が低下するため低値となる。また慢性炎症により、Glb 分画に属する炎症反応性の蛋白（免疫グロブリン、フィブリノゲン、α_1 酸性糖蛋白など）の増加が加わると、より強く低下する。従って、両方の変化が起こる、**肝硬変**、**骨髄腫**で極端な低下が見られる。また一般に、慢性炎症反応の強い、**膠原病**では低下する例が多い。当然ながら、**ネフローゼ症候群**では、Alb の極端な低下により、A/G 比は一様に低下する。

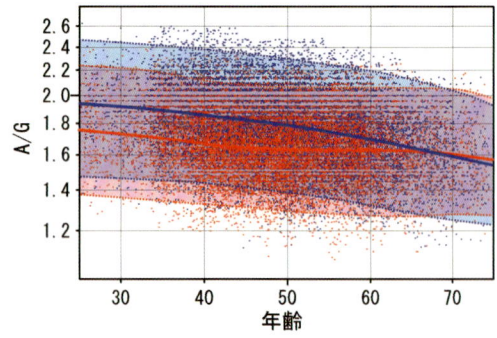

図 4-2 成人における A/G の経年変化
男女とも加齢低下を認めるが、男性の低下がより明瞭なのは Alb の加齢低下がより強く、加齢で喫煙率が減り Glb の相対的増加が起こるためと解釈される。

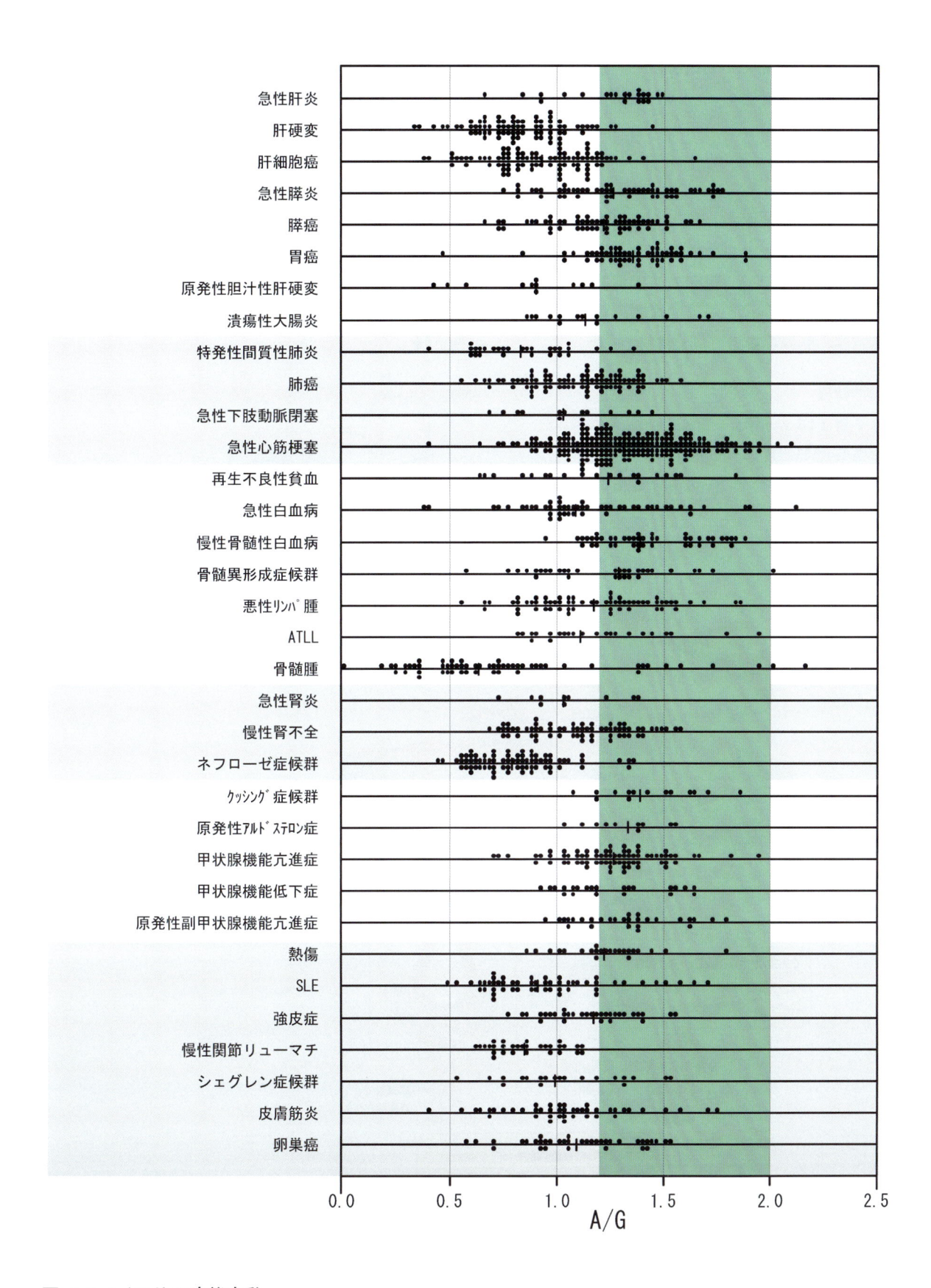

図 4-3 A/G 比の病態変動

A/G 比は基本的に、病態の重症度に応じて分子のアルブミンが低下するので、A/G 比は低値となる。従って、ほとんど全ての病態で A/G 比は低下している。これに加えて、グロブリン分画に属する抗体など各種炎症反応性蛋白が増加する病態では、分母が大きくなるため A/G 比はさらに低値となる。従って、両者が組み合わさる、**肝硬変・肝細胞癌**、**多発性骨髄腫**で顕著な低下が見られる。また、炎症反応性蛋白の増加する**自己免疫疾患**の多くで、明瞭な低下を認める。逆に、増加するのは、免疫抑制療法などの場合に起こりえるが、いずれの病態も基本的に、未治療の状態で検査されているので、増加例を認めない。

5 クレアチニン
Creatinine: CRE

物質の特性・由来と測定意義

　肝臓で生成されたクレアチンは主に筋肉細胞に取り込まれ、高エネルギー物質として、筋肉活動で利用される。その一部が、非可逆的にクレアチニンとなり老廃物として血中に放出される。血液が腎臓を一回通るだけで、そのほとんどが濾過されて尿に出るので、**腎臓の濾過機能の障害や腎血流の変化を鋭敏に表す**。その基礎値は、筋肉の大きさに影響される。

■化学特性

　分子量113の非蛋白性窒素成分、水溶性で塩酸過熱処理によりクレアチンが分子内縮合してクレアチニンができる。分子内に活性メチレン基を持ち、ピクリン酸とアルカリ性で発色（Jaffe反応）する。

図 5-1 クレアチンの分子構造とクレアチニンの生成

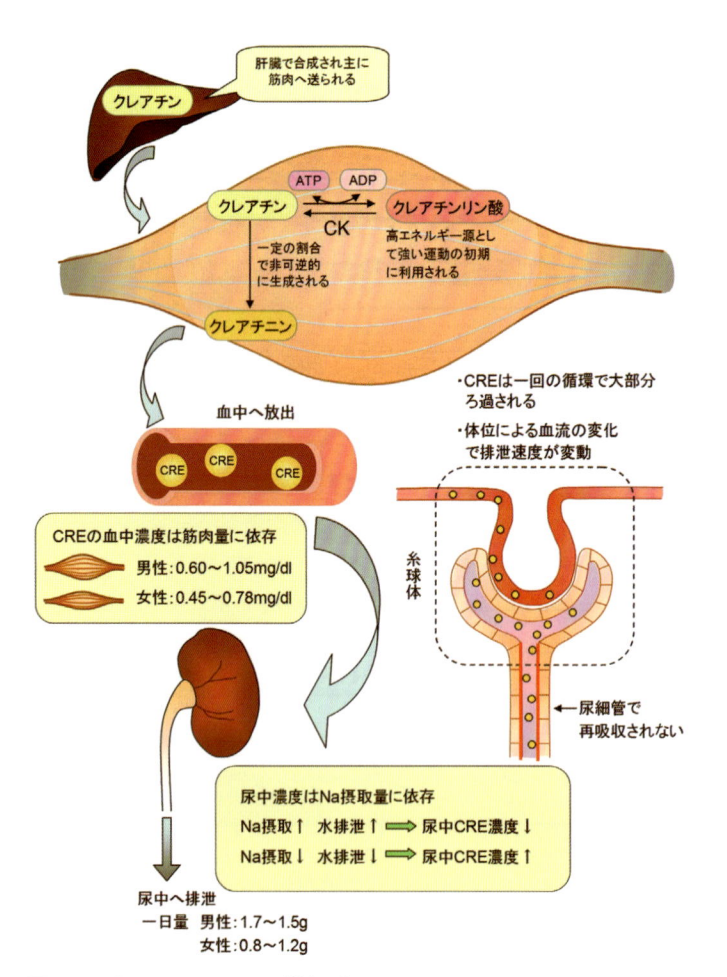

図 5-2 クレアチンの代謝経路

肝臓で生成されたクレアチンは主に筋肉細胞に取り込まれ、ATPよりもより高いエネルギーリザーバとして、急激な筋肉労作の初期に短期的に利用される。何度も再利用されるが、一定の割合で非可逆的に5員環構造を取り、老廃物として、糸球体で濾過され、尿細管で再吸収されることなく尿中に排泄される。このため、血清CREは腎血流の変化に応じて鋭敏に反応する。一方尿中CRE濃度は（他の尿中物質同様）、Na濃度に応じて尿量が変化するので、大きく変動する。

測定原理・測定法

■基準測定操作法: ID-MS法

■HPLC法：JSCC(日本臨床化学会)勧告法

TCA除蛋白液の上清を、強酸性陽イオン交換樹脂を用いてクレアチニンを分離し、紫外部で検出する。

■酵素法

クレアチニンデアミナーゼ法とクレアチニンアミドヒドロラーゼ(クレアチニナーゼ)法がある。前者は、クレアチニンに酵素を作用させて、アンモニアを生成し比色法で測定する。後者は、クレアチニンをクレアチナーゼでクレアチンに変えて、このクレアチンにサルコシンオキシダーゼとペルオキシダーゼを作用させるとキノン色素(赤紫色)を生成し、これを比色定量する(555nm)。前者は感度が低い点やアンモニア汚染の影響があるため利用されてない。

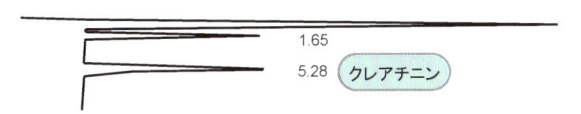

図 5-3 JSCC勧告法によるCREのHPLCクロマトグラム

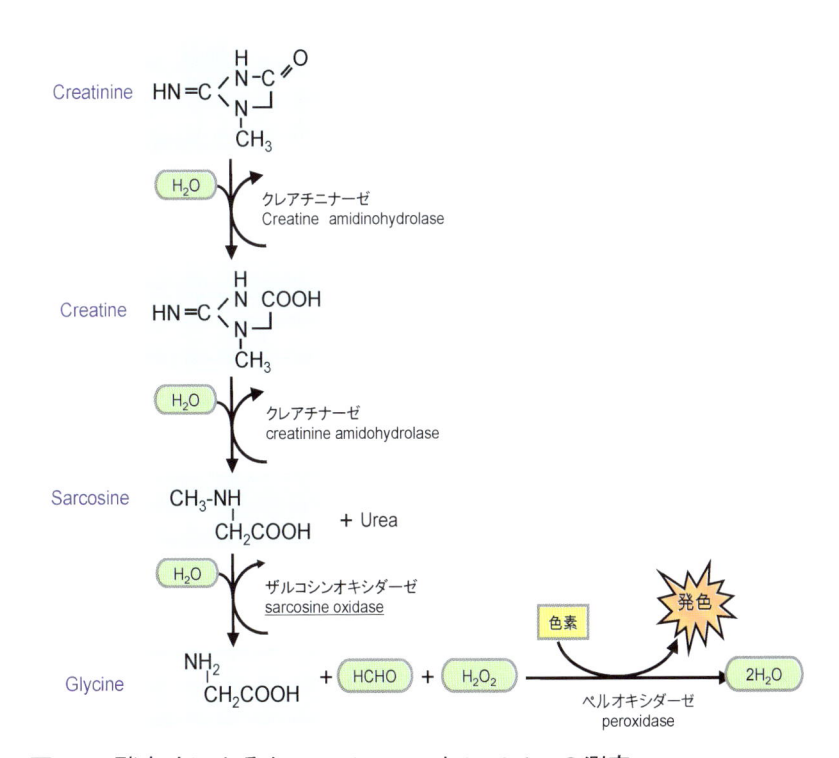

図 5-4 酵素法によるクレアチニン・クレアチンの測定

■ヤッフェ (Jaffe) 法

クレアチニンの分子内活性メチレン基はアルカリ溶液中でピクリン酸と反応すると赤橙色を呈する。515nmで比色定量するが、最大吸収は490nmにある。ただし、クレアチニン同様にピルビン酸、ブドウ糖、蛋白、ビリルビン、アスコルビン酸なども反応するため、真のクレアチニンの値よりも高値を示す。そのため、酵素法に比べて、正常濃度域で0.1〜0.2mg/dlほど高値を示す。

ヤッフェ反応の原理

図 5-5 ヤッフェ法によるクレアチニンの測定

■ 標準化対応と測定値の方法間差法

含窒素・グルコース常用標準物質 JCCRM 521(常用) や NIST(SRM967) を校正標準物質として使用する。

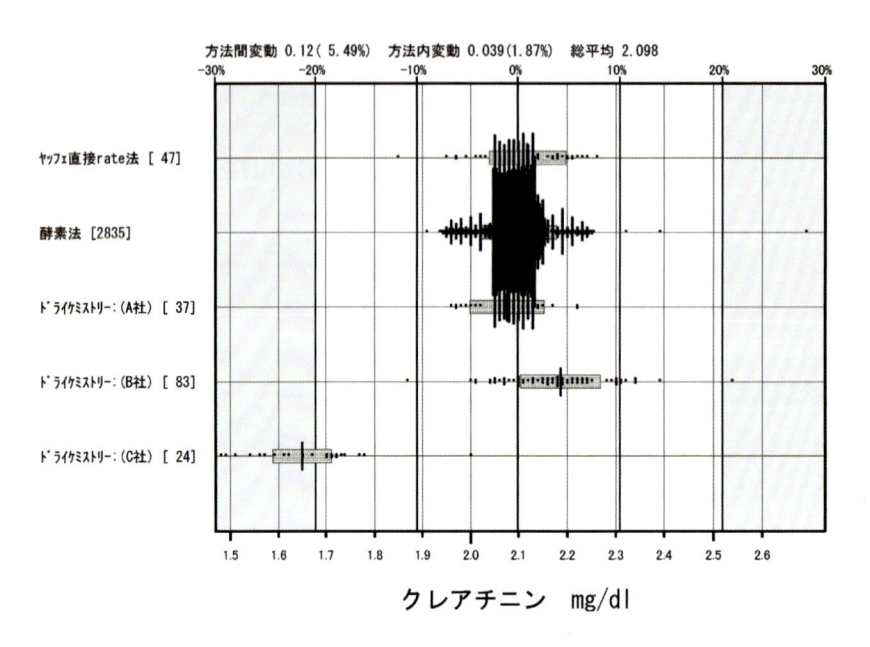

図 5-6 クレアチニン値の全国統一度 (日医調査 2007)
酵素法が主流となり、ヤッフェ法の利用は1割程度になった。濃度によらず、ヤッフェ法は、酵素法より 0.2mg/dl 程度高値となる。

基準範囲と生理的・技術的変動要因

■ 基準範囲

男	0.69〜1.07 mg/dl (IU: 61〜94 μmol/L)
女	0.47〜0.80 mg/dl (IU: 42〜71 μmol/L)

国際単位への変換係数=88.50

■ 個体間変動

性差	男＞女 （筋肉量の違いを反映）
年齢	小児期明瞭に低値（新生児期〜青年期に漸増） 高齢者 ↗（腎機能の加齢低下） *

* 加齢による筋力低下のため、腎機能低下を必ずしも反映しない。

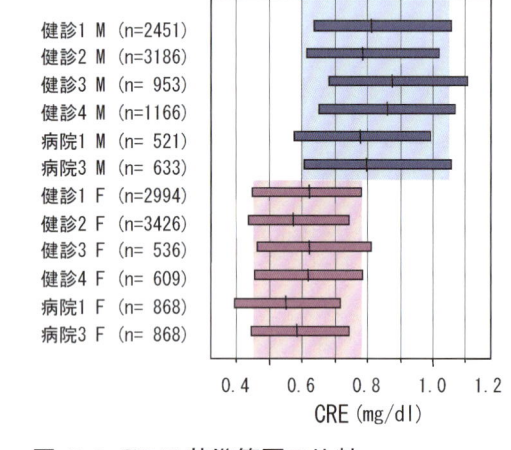

図 5-8 CRE 基準範囲の比較
健常対象集団の特性によらず基準範囲は合致しやすい。

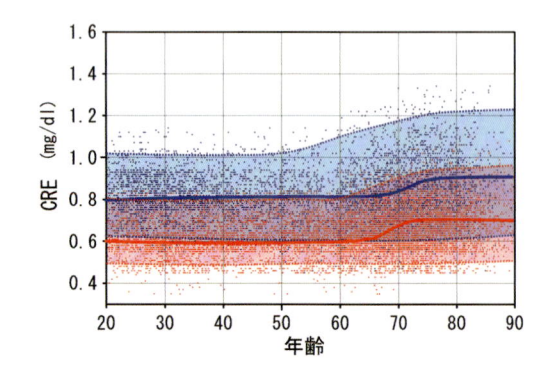

図 5-7 成人における CRE の経年変化
変化する時期は異なるが男女とも軽度の加齢増加を認める。

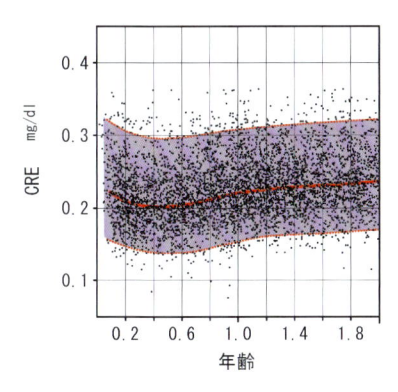

図 5-9 乳幼児期の CRE の経時変化
新生児期やや高値であるが、その後6ヶ月までやや低下し、以降は緩やかに漸増する。

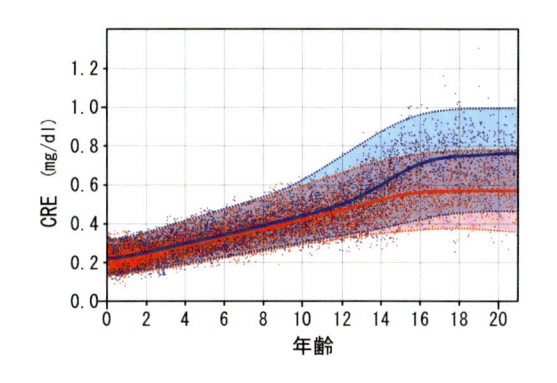

図 5-10 小児期の CRE の経年変化
乳幼児期を最低値として男女とも同じ経過で漸増するが、9歳を境に、男性が女性を上回り次第に差が広がってゆく。成人のレベルに達するのは、女性が16歳、男性は18歳である。

■個体内変動

体位	座位を基準にすると、臥位 ↗、歩行 ↗（体位や運動で腎血流が変化）
運動	外来＞入院（筋萎縮を反映）
妊娠	軽度低下

食事性変化は少なく、日内リズム認めず。

■検査技術変動

保存	冷凍保存で長期安定
測定干渉	ヤッフェ法では、溶血・黄疸・一部薬剤により正誤差
	酵素法では、還元性薬剤（アスコルビン酸）により負誤差

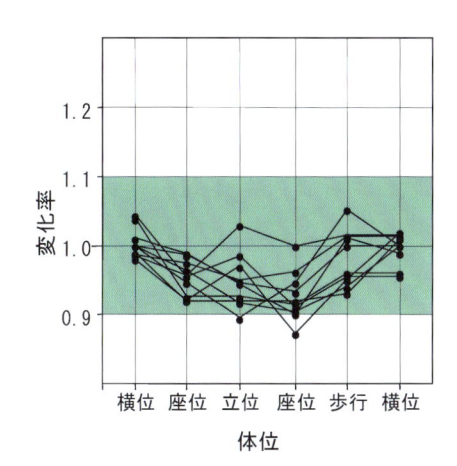

図 5-11 体位による CRE の変化
臥位よりも座位・立位の方が値が低いのは、腎血流が増加（歩行では低下）する可能性が示唆される。

主な病態変動

■上昇

腎実質障害	糸球体腎炎、尿路閉塞、腎毒性薬剤
腎血流の低下	降圧剤過剰、循環不全、脱水状態
薬物性	アンギオテンシン阻害薬（降圧剤）…頻度高い
	アルドステロン阻害薬

■低下

| 筋肉の萎縮 | 長期臥床、高齢者、甲状腺機能亢進症、筋萎縮性疾患 |

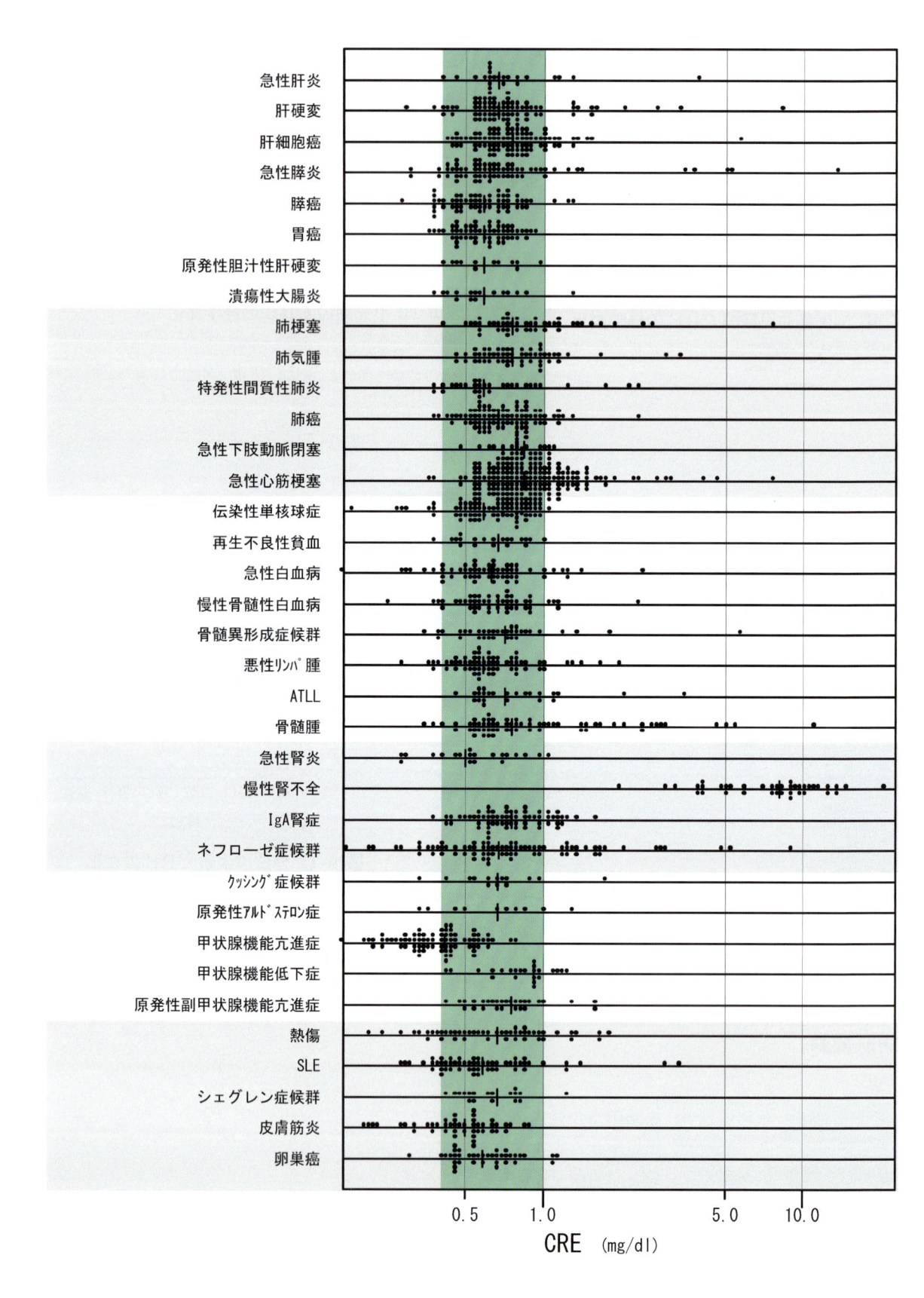

図 5-12 クレアチニンの病態変動

CRE が増加するのは、循環不全のため腎血流が低下する**肝硬変、重症膵炎、肺塞栓、ショックを伴う心筋梗塞、ネフローゼ症候群**、一部の**熱傷**がある。また腎障害が主な原因で増えるのは、**骨髄腫、慢性腎不全、ネフローゼ症候群**の一部である。一方、CRE の低下が起こるのは、筋力低下を来す**甲状腺機能亢進症**や**皮膚筋炎**である。なお、伝染性単核球症やネフローゼの一部で CRE が低いのは、小児の症例が多く含まれるためである。

6 尿素窒素
Urea nitrogen：UN, blood urea nitrogen：BUN

物質の特性・由来と測定意義

尿素 urea は、蛋白の代謝過程で生じる有毒なアンモニア (NH_3) を、無毒化して排泄するのに必要な代謝産物で、肝臓において2分子の NH_3 から合成される。肝以外の細胞内で発生した NH_3 は、すぐにグルタミンまたはアラニン (筋肉細胞) に組み込まれるが、その余剰部分は肝臓に運ばれ尿素に変換される。尿素は老廃物として血中に放出され、その大部分が腎臓から排泄される。尿素の血中濃度は通常その窒素含量として表し、検査項目名も、尿素窒素 (UN：Urea nitrogen) と呼ばれる。UN は蛋白分解の亢進 (異化亢進) など生体内での NH_3 の産生過剰状態を反映する。また UN の血中濃度は腎臓の排泄能に影響されるため、腎機能を鋭敏に反映する。特に脱水など腎血流の低下で上昇しやすい。健常者では、UN に異常値を認めることはほとんど無い。

■化学特性

尿素は、血中、尿中に存在する非蛋白性窒素化合物 (クレアチニン、尿酸、アミノ酸など) の中で最も多く、2分子の NH_3 と CO_2 が結びついた化合物 (**分子量60**)。親水性が高く、尿素1gは水1mlに溶解する。尿素濃度に変換するには、尿素窒素濃度を2.14倍すればよい。

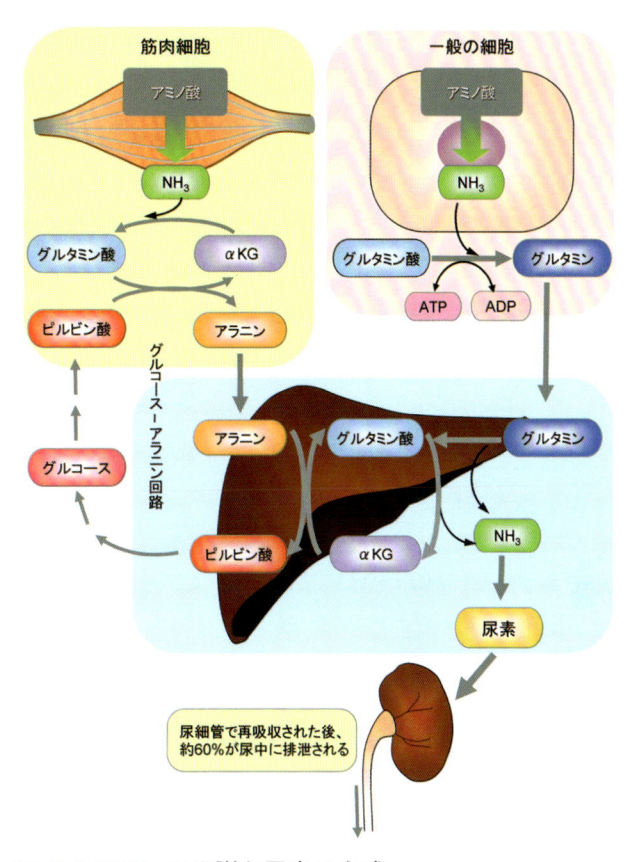

図 6-2 NH_3 の代謝と尿素の合成

アミノ酸の代謝の過程で発生する NH_3 は、グルタミン (筋肉ではアラニン) に組み込まれて肝臓に運ばれる。肝細胞ではグルタミンやアラニンから NH_3 が取り出され、2分子当たり1分子の尿素が合成される (この反応系は、尿素回路またはオルニチン回路と呼ばれる)。生成した尿素は主に腎から排泄されるが、一部尿細管で再吸収され、便中や汗の中からも排泄される。

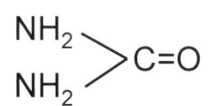

図 6-1 尿素窒素の分子構造

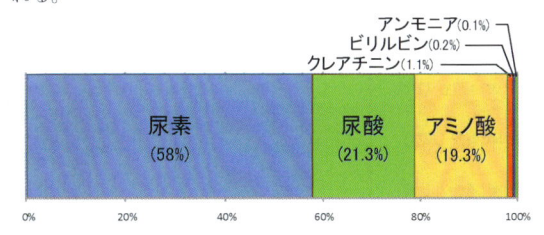

図 6-3 健常成人の血中非蛋白性含窒素化合物

血中の蛋白以外の窒素化合物のモル濃度比を示す。

測定原理・測定法

■基準測定操作法：ID-MS 法

■酵素法 (ウレアーゼ GLD・UV 法：アンモニア消去)

ウレアーゼ反応によって尿素をアンモニアに分解し、生じたアンモニアをグルタミン酸脱水素酵素 (GLD) により補酵素 (NADPH) の存在下で2-オキソグルタル酸 (a-KG) と反応させ、補酵素の変化量を340nmで測定。なお、内因性のアンモニアを消去するため、NADP イソクエン酸脱水素酵素 (ICD) 系による NADPH リサイクル反応を用いる。

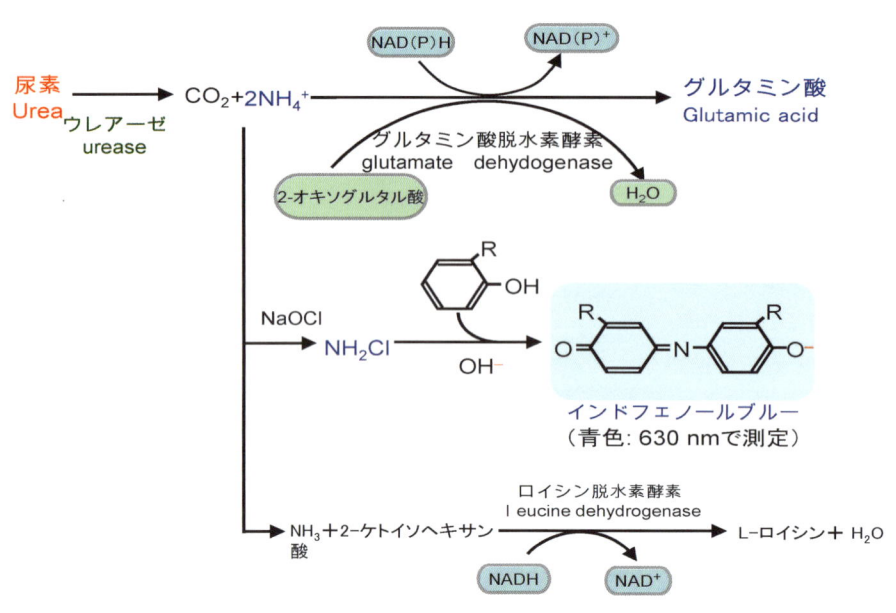

図 6-4 酵素法による尿素窒素の測定

■酵素法 (ウレアーゼ GLD・UV 法:アンモニア未消去)

前記で、内因性のアンモニアの消去を行わないもの。通常の患者検体の測定では影響が少ないが、管理用試料や尿では正誤差を生じることがある。

■酵素法 (ウレアーゼ GLD・UV 法 (LED・NH_3 回避))

尿素にウレアーゼが反応して発生したアンモニアに、ロイシンジヒドロゲナーゼ (LED) が反応する反応速度を UV でモニターし尿素濃度を定量する。内因性のアンモニアは、レート法であるため、分別され測定に影響しない。

■標準化対応と測定値の方法間差法

含窒素・グルコース常用標準物質 JCCRM 521(常用) を校正標準物質として使用する。

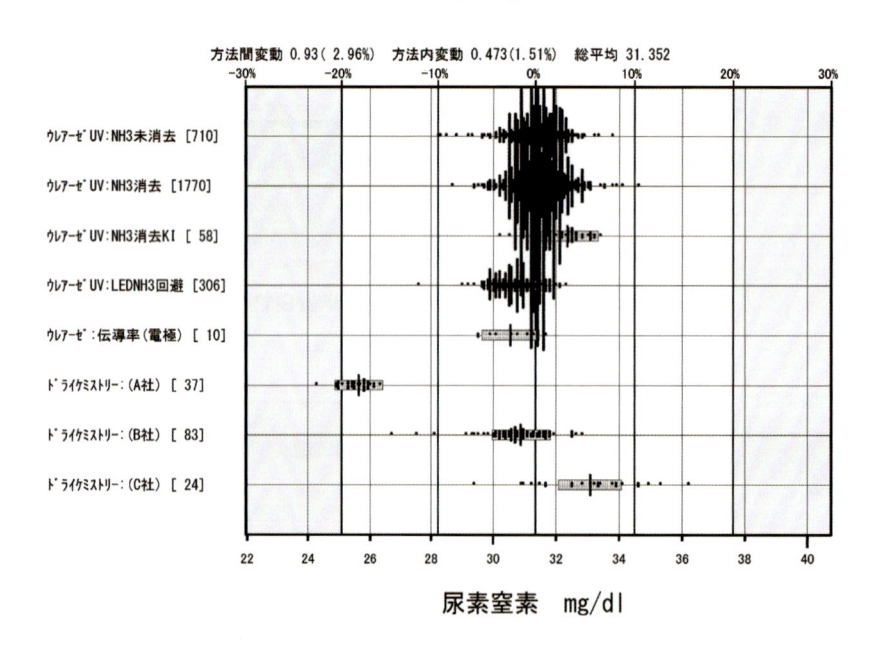

図 6-5 尿素窒素値の全国統一度 (日医調査 2007)

わずかながら測定法によって値に差異が見られる。内因性の NH_3 を除去・回避する方法が増加しつつある。

基準範囲と生理的・技術的変動要因

■基準範囲

男女	8.6〜20.4 mg/dl (IU: 3.1〜7.4 mmol/L)

国際単位への変換係数=0.3633

尿素濃度換算値としては 18.4〜43.7mg/dl

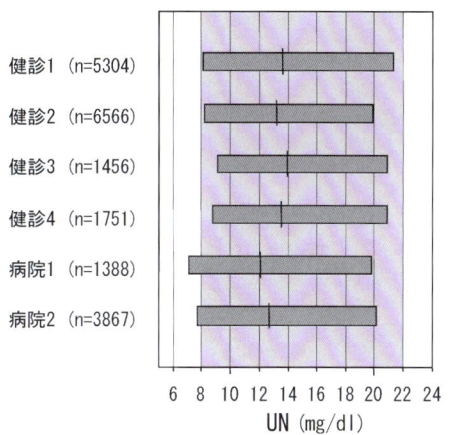

図 6-7 UN 基準範囲の比較

健常対象集団によらず基準範囲は合致しやすい。

■個体間変動

性差	成人で軽度女性＜男性の傾向
年齢	乳幼児期低値、その後一定、高齢者↑

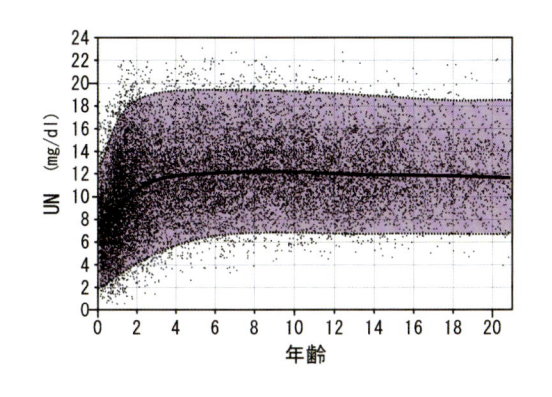

図 6-6 小児期の UN の経年変化

0〜2 歳は低値、その後一定となり成人の値を取る。

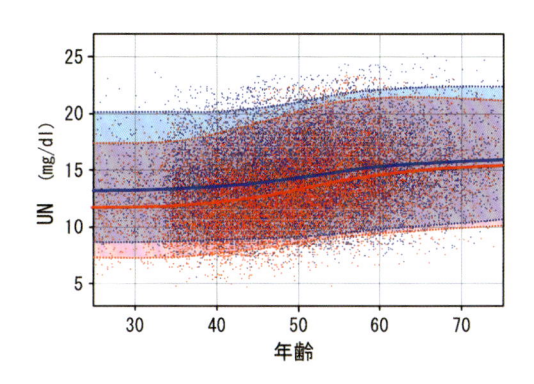

図 6-8 成人における UN の経年変化

40 歳以降軽度ながら、男女とも加齢上昇を認める。

■個体内変動

妊娠	中期↓、後期⇓

■検査技術変動

保存	凍結保存で安定性高い
測定干渉	試料の NH_3 汚染 (特に尿や管理血清)

主な病態変動

■上昇

腎実質障害	糸球体腎炎、尿路閉塞
腎血流の低下	脱水状態 (嘔吐下痢)、利尿剤過剰投与、循環不全 (ショック、心拍出の低下)
NH_3 過剰発生	大量消化管出血 (腸内細菌が蛋白を分解し NH_3 過剰産生・吸収される)
異化亢進	体組織の崩壊、多臓器不全、死亡直前 (全身で細胞のアポトーシスが生じる)

■低下

低栄養状態	低蛋白食、強制多尿 (尿崩症、マンニトール利尿)
劇症肝炎	尿素生成障害

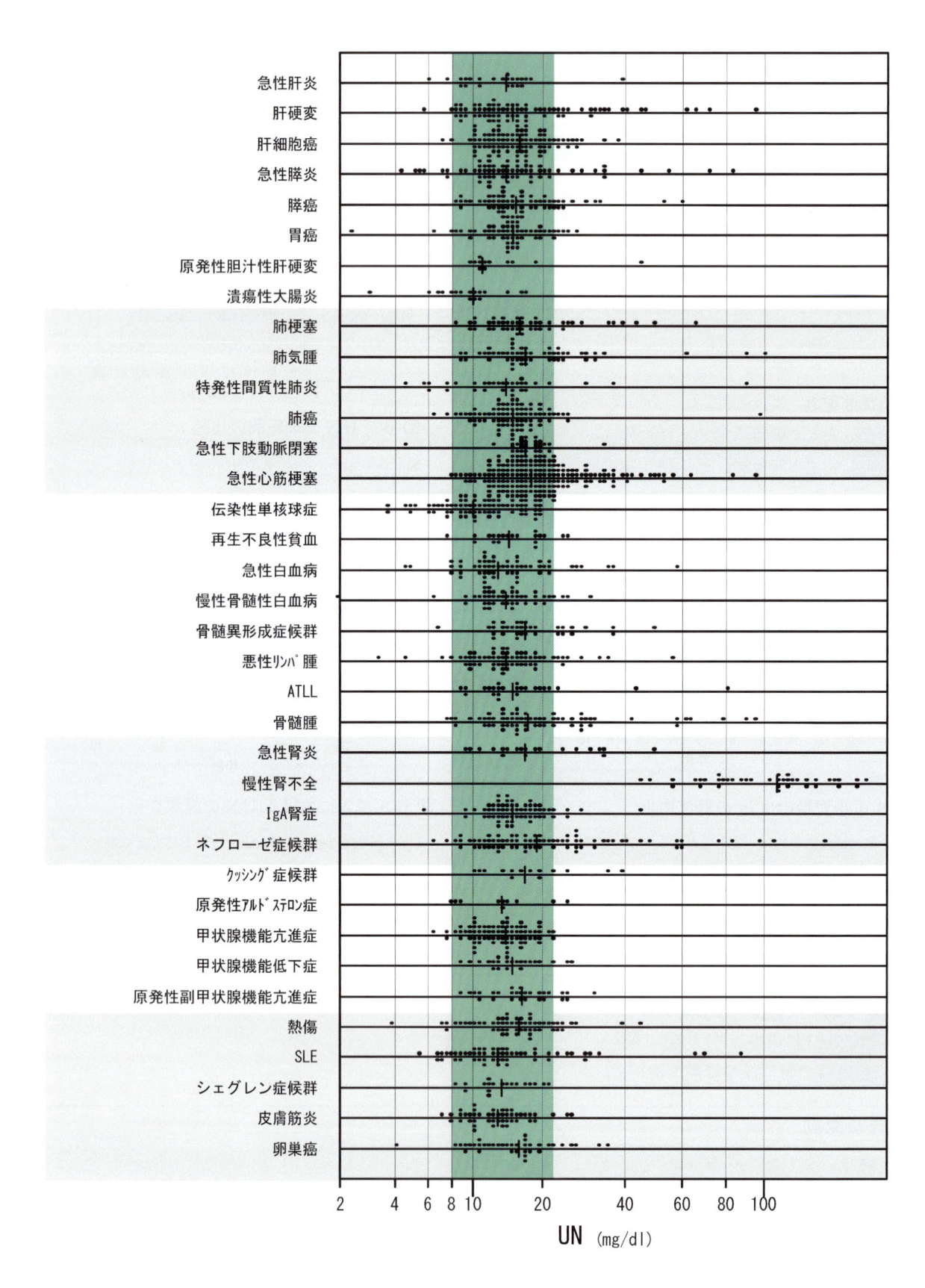

図 6-9 尿素窒素の病態変動

腎機能障害を起こす病態（骨髄腫、SLE）での増加は当然であるが、強い浮腫や循環器不全を伴う病態で明瞭に上昇する。典型例は肝硬変、重症急性膵炎、肺塞栓、急性心筋梗塞後、ネフローゼ症候群。肝硬変での著増例は、大量の消化管出血による。低値となるケースは少ないが、伝染性単核症は幼小児例が含まれるので低い。

7 尿酸
Uric acid(urate)：UA

物質の特性・由来と測定意義

核酸を構成する塩基は、プリン体(adenine、guanine、inosine 等)とピリミジン体(thymine、cytosine、uracil 等)に分かれるが、尿酸はプリン体に共通の最終代謝産物である。尿酸の血中濃度が高くなると、結晶化しやすくなり痛風や尿管結石を引き起こす。血中尿酸の8割は主に肝臓・骨髄・筋肉で生成され、残りは食物中の核酸から小腸細胞で合成される。いずれも主に腎臓より尿中に排泄される。血中尿酸値は、**栄養マーカと見なされ、食事による摂取過多で上昇、栄養状態が悪いと低下**する。高尿酸血症の他の要因として、腎機能障害や腎血流の低下による排泄遅延、骨髄増殖症による核酸代謝亢進、抗癌剤による細胞破壊などがある。

図 7-1 尿酸の分子構造

■化学特性

分子量 168 の非蛋白性窒素化合物。水に微溶で血清では 7mg/dl が飽和濃度とされる。強い還元性を示す。

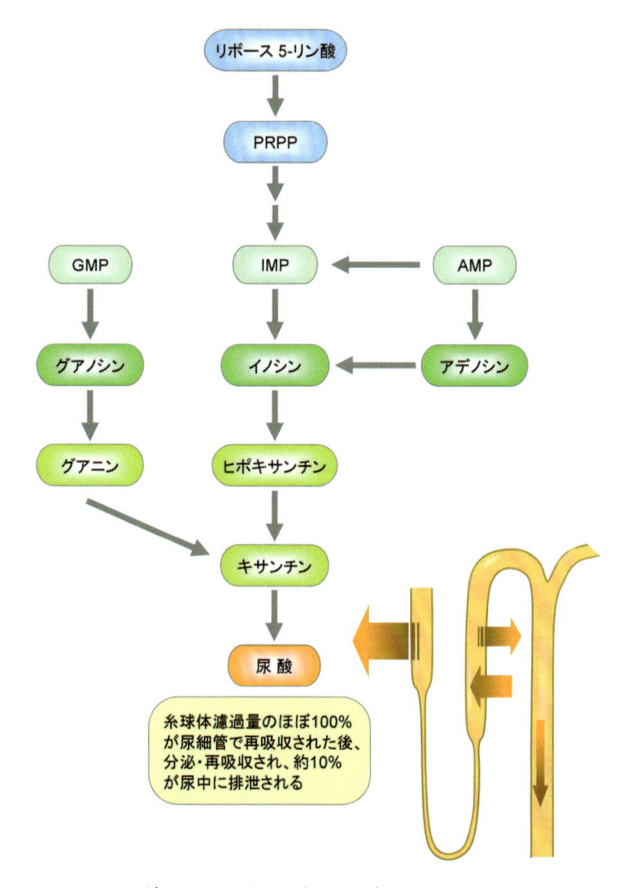

図 7-2 リボヌクレオチドの尿酸への異化過程

AMP や GMP は、脱アミノ化されキサンチンを介して、尿酸に異化され排泄される。

測定原理・測定法

■基準測定操作法：ID-MS 法

■ HPLC 法：JSCC（日本臨床化学会）勧告法

血清を過塩素酸で除蛋白し、上清中の尿酸を逆相カラムで分離し、紫外部(280nm)で検出する。

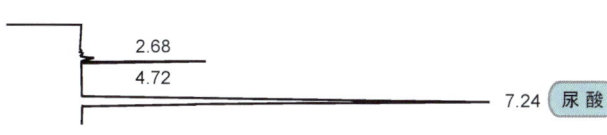

図 7-3 JSCC 勧告法による尿酸の HPLC クロマトグラム

■ 酵素法（ウリカーゼ POD 法）

ウリカーゼにより尿酸から生成された H_2O_2 と EHSPT（N-エチル-2-ヒドロキシ-N-トルイジン）、4AA（4-アミノアンチピリン）をペルオキシダーゼ（POD）の存在下で酸化縮合させ、赤紫色キノン色素を生成させる。これを 546nm で比色する。

■ 酵素法（ウリカーゼ・UV 法）

ウリカーゼによる尿酸の変化量を、直接その吸光度（280nm）の変化量としてモニターして濃度換算する。広い濃度域で直線性が保たれている。通常の生化学分析装置では利用できない。

■ 標準化対応と測定値の方法間差法

含窒素・グルコース常用標準物質 JCCRM 521(常用) を校正標準物質として使用する。

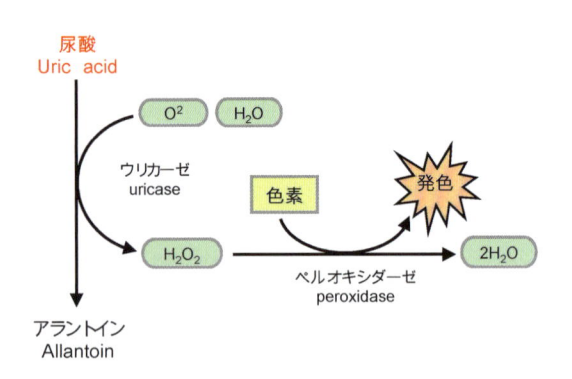

図 7-4 酵素法による尿酸の測定

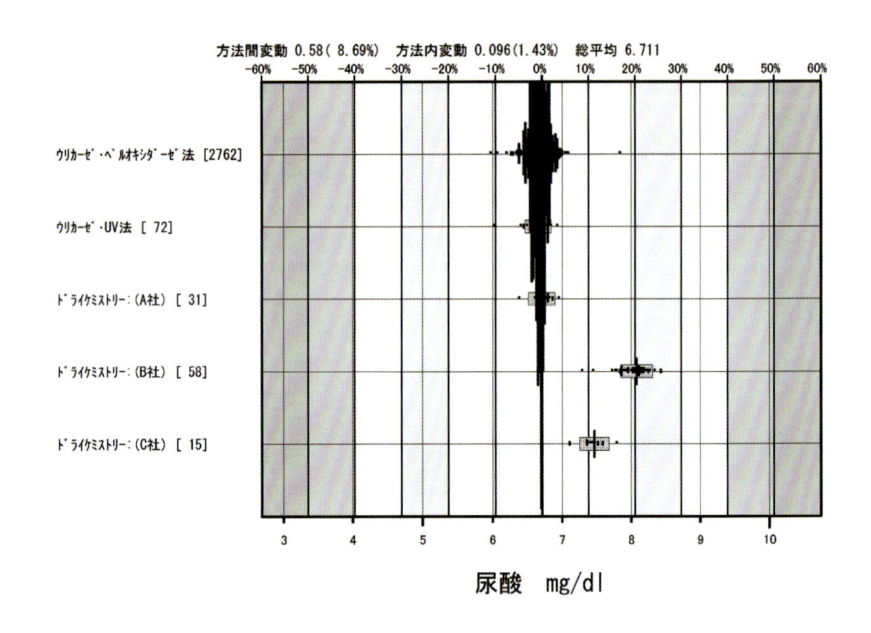

図 7-5 尿酸値の全国統一度（日医調査 2007）
ドライケミストリーを除き全国的に測定値はよく揃っている。

基準範囲と生理的・技術的変動要因

■ 基準範囲

| 男 | 3.7〜7.7 mg/dl (IU: 220〜458 μmol/L) |
| 女 | 2.5〜5.4 mg/dl (IU: 149〜321 μmol/L) |

国際単位への変換係数=59.52

プリン・核酸代謝学会の診断基準濃度
男女：7.0 mg/dl 以上を異常と判定。

■ 個体間変動

性差	男＞女（平均 1.5mg/dl）(エストロゲンが尿酸排泄を促進)
年齢	乳幼児低値、2 歳以降は一定、ただし男児は 10〜16 歳に漸増、中年以降女性は漸増し男女差が縮小
食習慣	肥満・過食↑高プリン体食↑*
飲酒習慣	上昇
個体差	大きい

* プリン体が多い食品：レバー、アンキモ、魚の干物、干し椎茸、カツオ、マイワシ、大正エビなど。

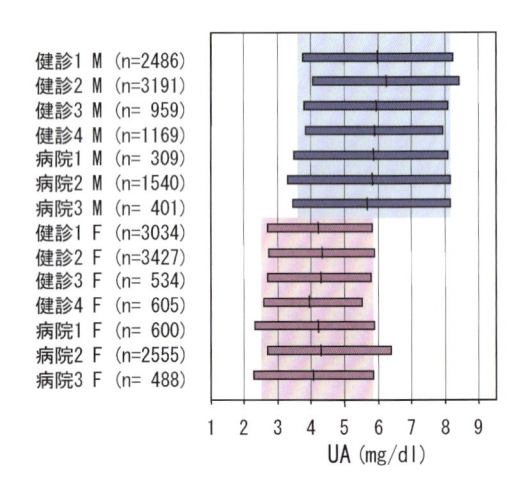

図 7-6 UA 基準範囲の比較

健常対象集団の特性によらず基準範囲は合致しやすい。

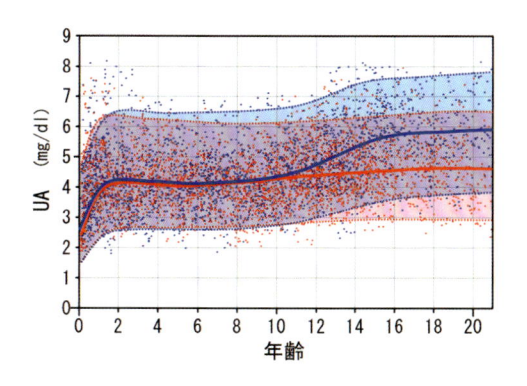

図 7-7 小児期の UA の経年変化
幼小児期から漸増、女児は 2 歳以降成人の値に。男児は 10〜16 歳に再び漸増した後に成人の値となる。

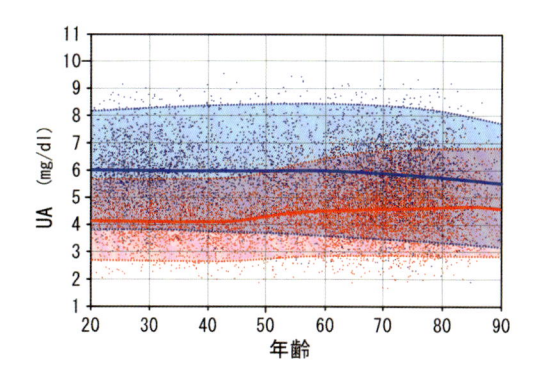

図 7-8 成人における UA の経年変化
明瞭な男女差があるが、女性は更年期以降上昇し、男女差縮まる。

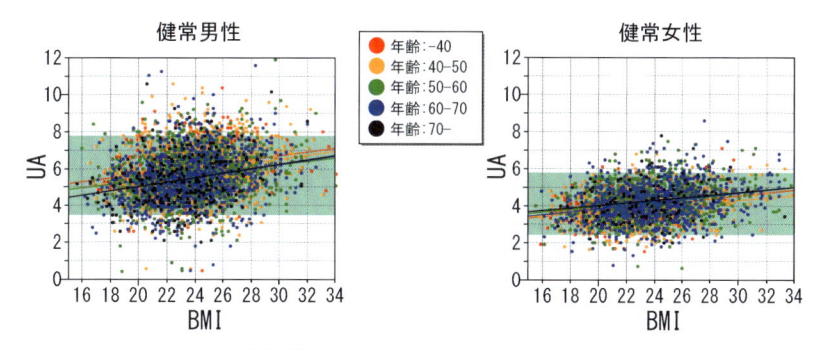

図 7-9 UA と BMI の関連 (男女別・年齢層別比較)
男女とも年代を問わず、肥満と UA の間に明瞭な正の相関を認める。

■個体内変動

飲酒	過度の飲酒で上昇 (エタノールが尿酸の腎臓からの排泄を抑制)
運動	筋力トレーニングで上昇 (運動後数時間)

体位、食事、妊娠に伴う変動少ない。

■検査技術変動
保存に安定

主な病態変動

■上昇

排泄障害	腎実質障害 (腎不全)、過度の飲酒
	腎血流低下 (ショック、脱水状態)
過剰産生	痛風、尿路結石
1 次性	特発性、先天性産生酵素障害
2 次性	プリン体過剰摂取 (過栄養)
	抗癌剤使用後の細胞破壊、広汎な筋挫滅
	核酸代謝亢進 (骨髄増殖症：白血病など)
	薬剤 (サイアザイド系利尿剤)

■低下

低栄養状態	慢性消耗性疾患、末期癌など
先天性	キサンチン酸化酵素欠乏症など
高度肝障害	肝不全

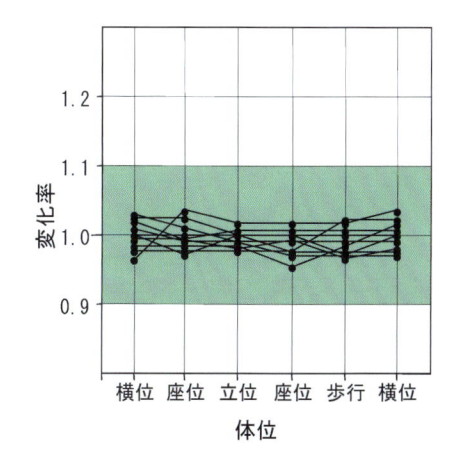

図 7-10 体位による UA の変化
小分子の尿酸は、体位の影響を全く受けない。

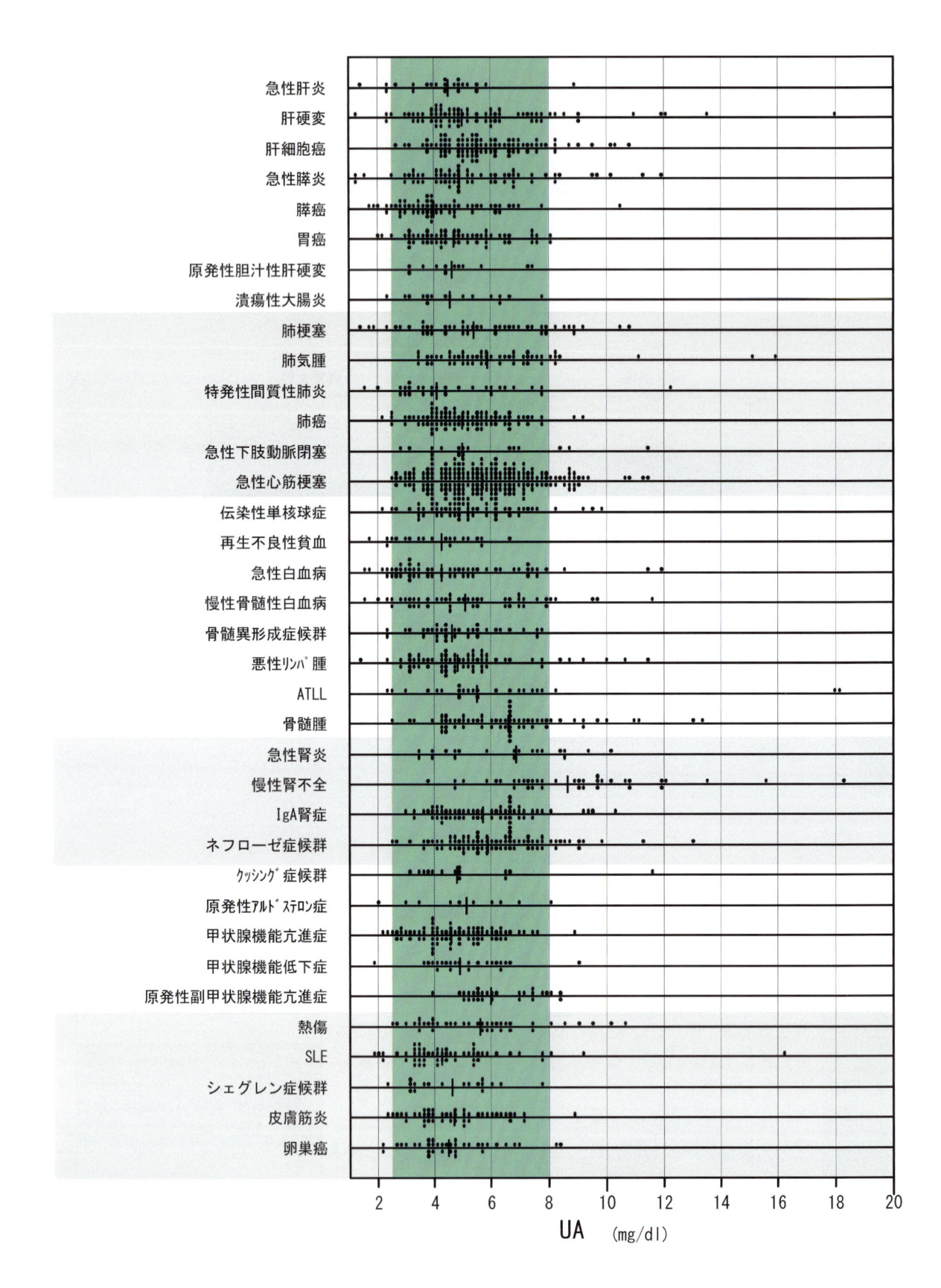

図 7-11 尿酸の病態変動

腎機能障害を起こす病態と循環不全を起こす病態で上昇するが、UN ほど鋭敏には変化しない。UN と異なり、栄養低下を鋭敏に表すが、図の上ではそのような症例は少ないように見える。しかし、基準範囲下限に女性の下限値を表示しているため分かりにくいだけで、栄養状態の低下した男性例はかなり存在する。なお、小児期は低いので、小児症例を多く含む疾患ではその点を考慮する必要がある。

8 ビリルビン
Bilirubin: Bil

物質の特性・由来と測定意義

赤血球が寿命に達して崩壊すると、その中に含まれるヘモグロビンが分解され、heme色素が血中に放出される。heme色素は直ちに鉄と**非抱合型ビリルビン**（間接ビリルビン）に分解され、アルブミンと結合して肝臓に運ばれ**抱合型ビリルビン**（直接ビリルビン:Bcnj）に変換される。胆道を通して小腸に排泄されたBcnjは、大腸で腸内細菌により**ウロビリノーゲン**（Ub）に変換される。Ubの一部は大腸で吸収されて門脈に入り、さらにその一部が腎臓から尿Ubとして尿中に排泄される。尿中のUbはさらに**ウロビリン**（U）に変換されるが、尿の淡黄色は主にUの色である。

一方大腸中のUbはさらに**ステルコビリン**（Sb）に転換され、便中に排泄される。便の褐色は主にこのSbの色である。実際上、閉塞性黄疸で、腸管にビリルビンが到達しなくなると、便の色は灰白色となり、かつ胆汁酸が無いため脂肪の分解が進まず、油ぎった便となる。この場合、Bcnjは胆管から血中に逆流し、全身の組織は黄〜褐色を呈す（黄疸）。またBcnjは水溶性のため腎から排泄され、ビリルビン尿（ウーロン茶やコーラ様着色）をもたらす。また血中ビリルビンが上昇すると黄疸を呈する。Bcnjの一部はアルブミンと共有結合してδビリルビンとなり、測定に干渉する。

■化学特性

分子量585、光により分解され緑色のビリベルジンとなる。クロロホルム中での極大吸収は450nm、ジアゾ試薬により2分子のアゾ色素が生成する。

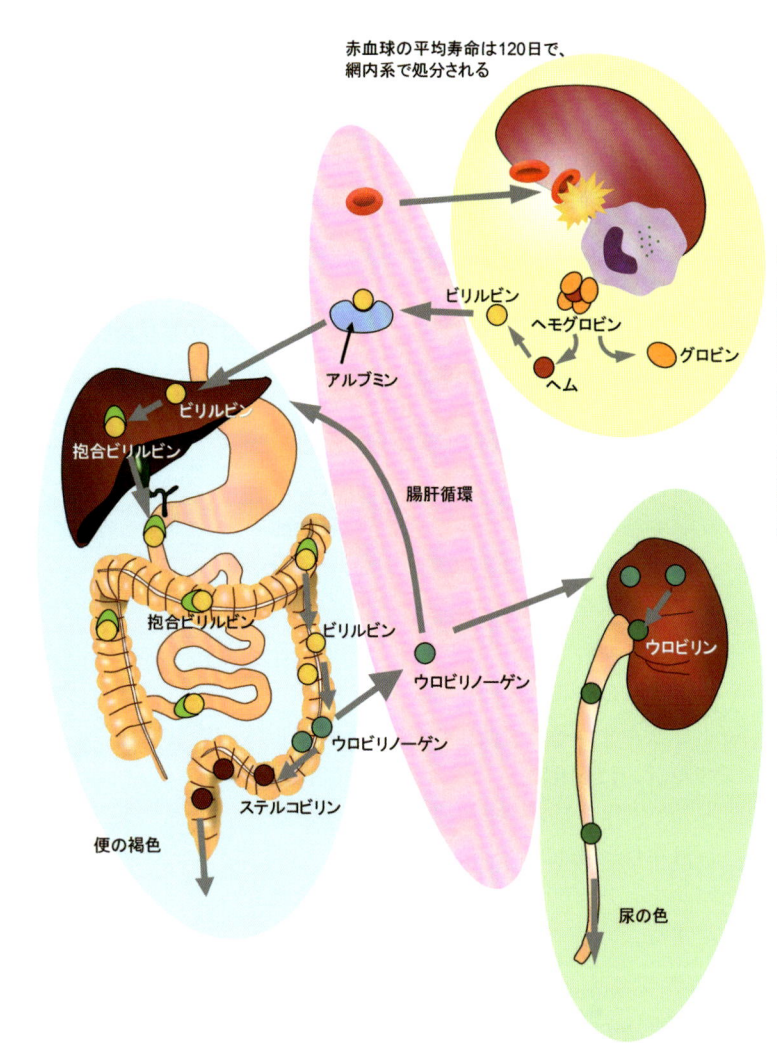

図 8-1 ビリルビンの代謝経路

図 8-2 ビリルビンの分子構造

測定原理・測定法

■ HPLC法

血清を除蛋白してから、非抱合ビリルビン、モノおよびジグルクロン酸抱合ビリルビン、δビリルビンの4種を分離定量する。比較対照法であり、基準法とはならない。

HPLC分画	名称	分子形態	ジアゾ反応	水溶性	尿中排泄
α	ビリルビン	非抱合ビリルビン	間接	−	−
δ	δビリルビン	Albと共有結合	直接	+	−
β	モノグルクロナイドビリルビン	抱合ビリルビン	直接	+	+
γ	ジグルクロナイドビリルビン	抱合ビリルビン	直接	+	+

4つのビリルビン分子の比較

■ ジアゾ法

ビリルビンをジアゾベンゼンスルホン酸でジアゾ化し、生じるアゾビリルビンの発色を比色定量する。直接型は直ちに反応するが、間接型は反応促進剤(界面活性剤)を加えないと反応しないことを利用して、両者を区別して定量できる。

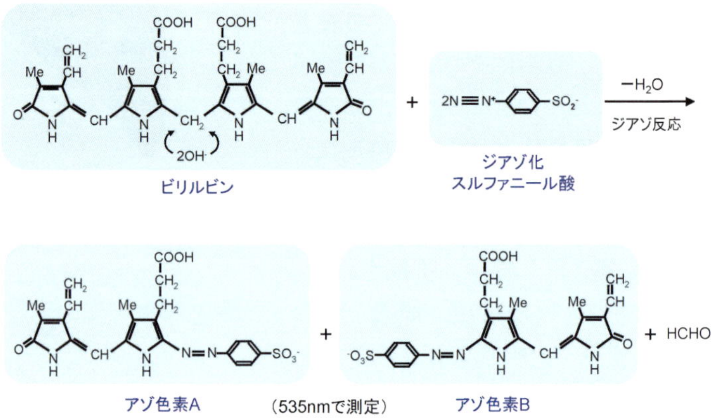

■ 化学酸化法

ビリルビンを酸化剤により緑色のビリベルジンに変化させて検出する。酸化剤として、バナジン酸を用い、直接ビリルビンは中性、総ビリルビンは酸性の条件でビリルビンを酸化し、450nmの退色を測定する。

図 8-3 ジアゾ法によるビリルビンの測定

■ 酵素法 (ビリルビンオキシダーゼ法)

ビリルビンオキシダーゼ(BOD)はビリルビンを酸化してビリベルジンに変化させる。総ビリルビンをpH7.2、直接ビリルビンをpH3.7の条件でBODを反応させると、吸光度の減少量からそれぞれが求められる。分画特異性はジアゾ法に合わせてあるが、抱合ビリルビンを特異的に測定できる酵素法がある。

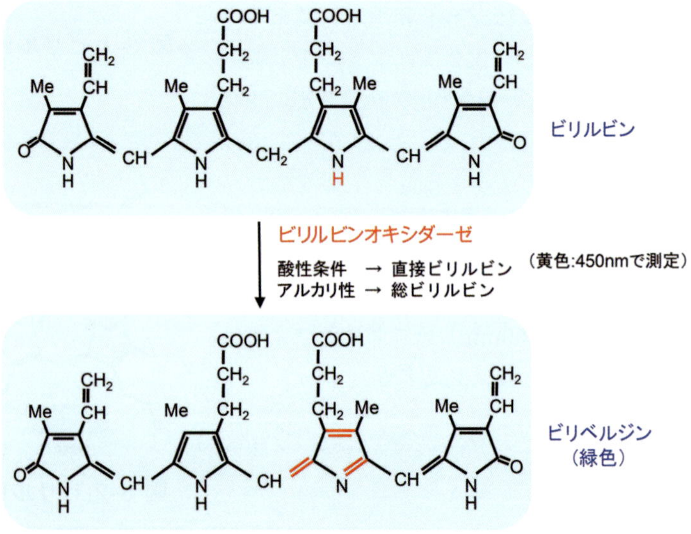

■ 標準化対応と測定値の方法間差法

ビリルビンは血中に様々な形で存在し、実用的な標準物質はなく、適当な基準測定操作法も存在しない。

図 8-4 酵素法によるビリルビンの測定

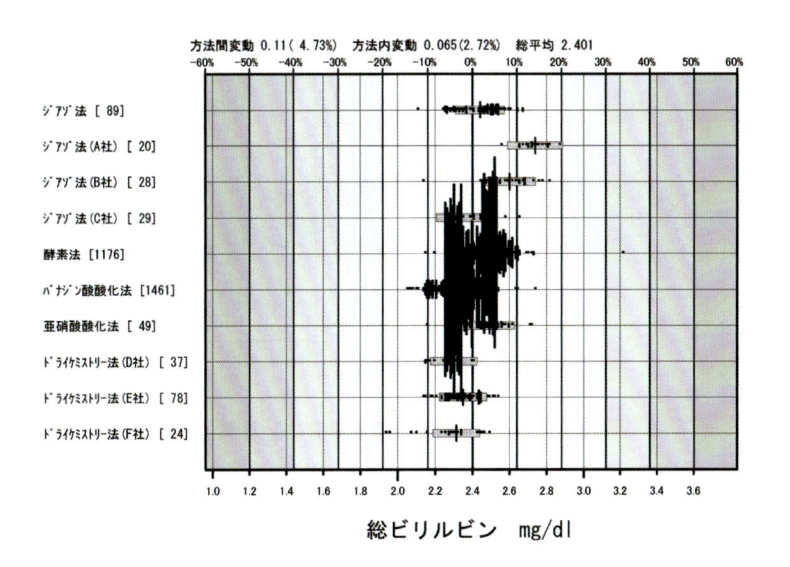

図 8-5 総ビリルビン値の全国統一度(日医調査 2007)
測定原理により値が若干異なるが臨床的には無視しうる。酵素法と化学酸化法が主流で、ジアゾ法の利用は減りつつある。

基準範囲と生理的・技術的変動要因

■基準範囲

| 男女 | 0.3～1.5 mg/dl (IU: 5.5～27.5 nmol/L) |

国際単位への変換係数=18.315

■個体間変動

性差	男性がやや高値(活動差)
年齢	新生児期 ↑↑(生理的黄疸)～ 乳児期に急激に低下、その後漸増 14歳以降成人値となり以降加齢変化なし
遺伝	体質性黄疸(病態変動の項を参照)

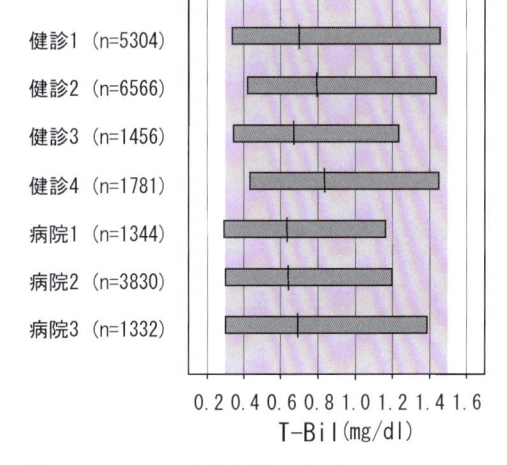

図 8-6 T-Bil 基準範囲の比較

健常対象集団の特性によらず、基準範囲は合致しやすい。

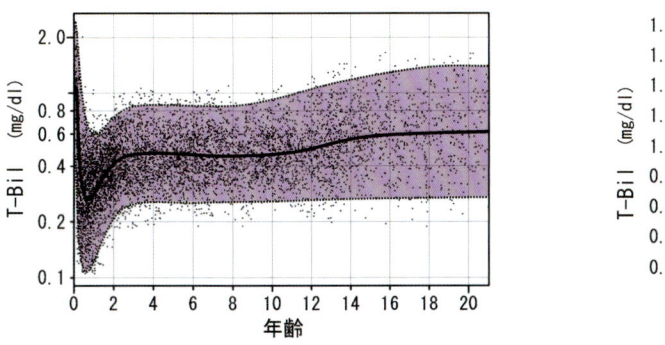

図 8-7 小児期の T-Bil の経年変化
肝臓のビリルビン処理能が未発達で生理的黄疸を認めるが、乳児期に極低値となる。その後漸増し、14歳頃にほぼ成人の値となる。

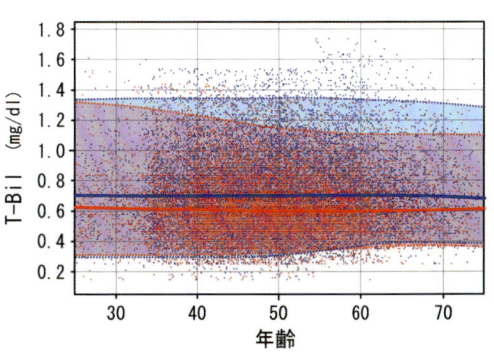

図 8-8 成人における T-Bil 値の経年変化
男性がやや高値、男女とも経年変化は認めない。

■ 個体内変動

食事	断食（長期絶食で間接型が上昇）
運動	激しい筋肉労作で長期上昇
妊娠	不変
日内リズム	午前中高く午後低い明瞭なリズム

図 8-9 体位による T-Bil の変化
立位での軽度上昇、歩行後の強い上昇の機序は不明。

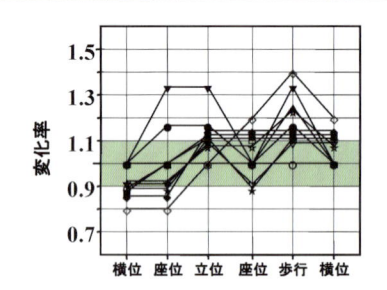

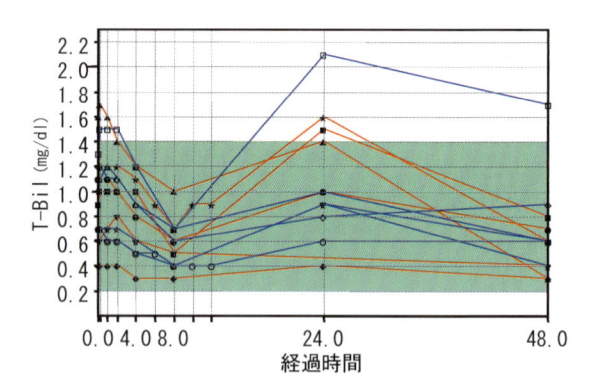

図 8-10 5km 走前後の T-Bil の変動
強い筋肉労作の直後に上昇し、その後数日以上にわたり日内リズムの増強が見られる。

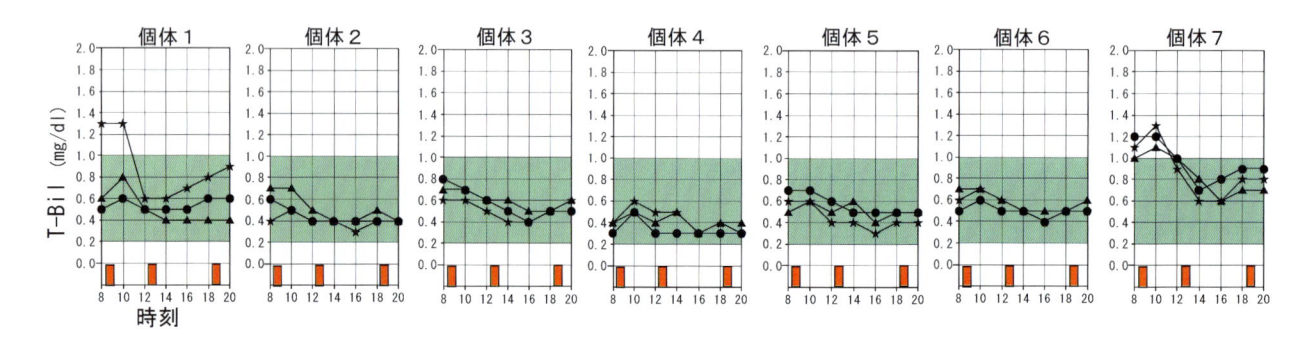

図 8-11 T-Bil の日内変動パターン
Fe やトランスフェリン同様、午前中高く、午後低い日内リズムが見られる。

■ 検査技術変動

採血	溶血で値が上昇または低下（酵素法では影響なし）
保存	遮光し速やかに測定
測定干渉	δビリルビンが化学酸化法・ジアゾ法で直接ビリルビンとして計測される
直射日光	短時間で分解し値が低下（酸化されビリベルジン、ジピロールなどへ変化）

主な病態変動

■ 上昇

肝前性黄疸	溶血性黄疸、血腫の存在、無効造血（悪性貧血、サラセミア、鉛中毒）
肝細胞性黄疸	急性ウイルス性肝炎、肝硬変、肝細胞癌、肝不全（多臓器不全）
閉塞性黄疸	胆石症、胆管癌、膵臓癌、急性膵炎
体質性黄疸	間接型増加：Gilbert 症候群 *、Crigler-Najjar 症候群
	直接型増加：Dubin-Johnson 症候群 *、Rotor 症候群

* 黄疸軽度（5mg/dl 以下）で無症状のことが多い。

■ 低下

慢性腎不全で低値をとるが、他は特記すべき病態なし。

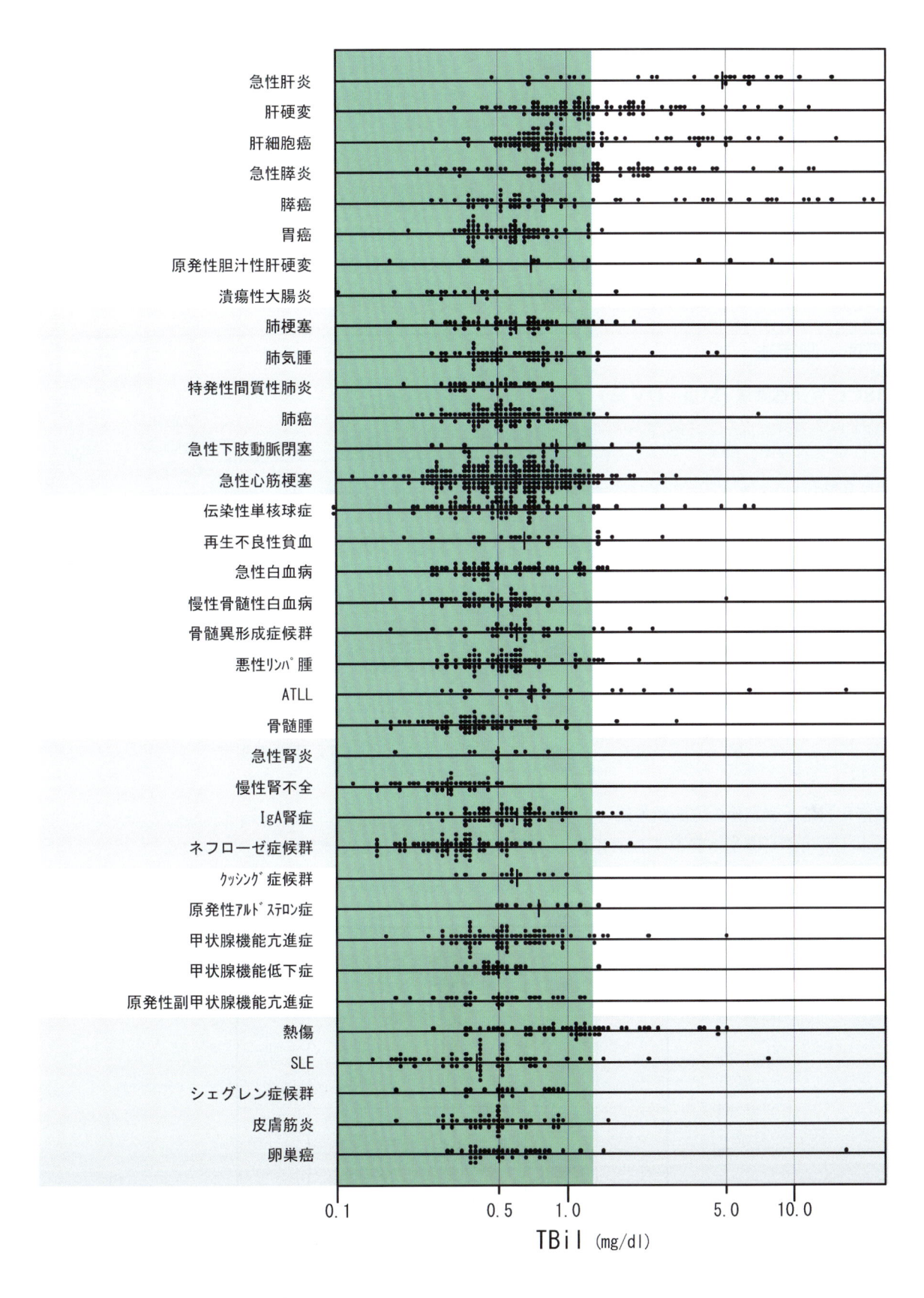

図 8-12 総ビリルビンの病態変動

急性肝炎で最も高い。肝硬変では非代償例が多く高値となる割合が多い。肝細胞癌の上昇率は低いが、進行例では強い上昇を示す例がある。膵炎や肝癌の膵頭部癌では上昇率が高い。伝染性単核症では肝炎の強い例で上昇、熱傷では多臓器不全例で上昇が見られる。あまり注目されないが、慢性腎不全とネフローゼ症候群では明瞭な低下傾向がある。

9 AST (GOT)
Aspartate aminotransferase (glutamic oxaloacetic transaminase)

物質の特性・由来と測定意義

アスパラギン酸・2-オキソグルタル酸とグルタミン酸・オキサロ酢酸との間のアミノ基転移を行う酵素。心筋、肝臓、骨格筋、腎など多数の臓器に存在、その細胞が崩壊すると、血中に遊出するので、それぞれの臓器の障害度を表す。

■化学特性

細胞質に存在するs-ASTとミトコンドリアに存在するm-ASTの2つのアイソザイムがあり、それぞれの分子量は約120kD、100kD。血中半減期はs-ASTが14-20時間、m-ASTは10時間でいずれも、ALTより短い。

測定原理・測定法

■ JSCC 常用基準法 (MD・UV 法)

ASTは2-オキソグルタル酸の2-ケト基とL-アスパラギン酸のアミノ基の転移反応を触媒して、オキサロ酢酸とグルタミン酸を生成する。この反応に共役して、リンゴ酸脱水素酵素 (MD) は生成したオキサロ酢酸の存在下で、NADHをNADに変える。この時のNADHの減少速度を波長340nmで測定することにより、AST活性値を求める。反応温度は37℃。IFCC法はJSCC法にピリドキサルリン酸が加えられている。

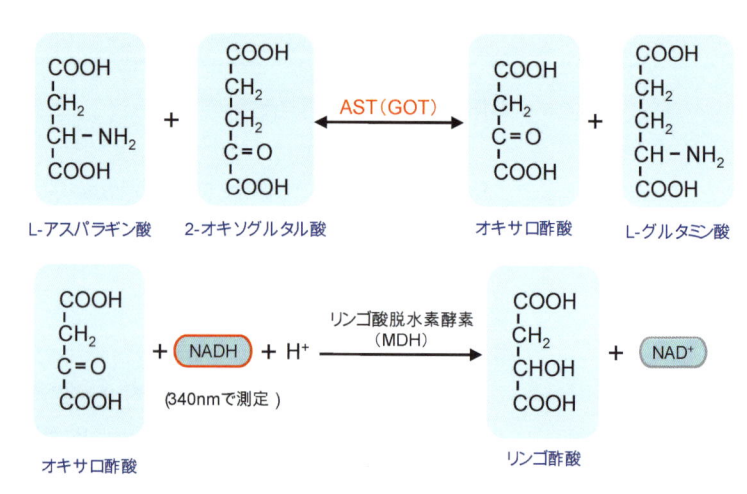

図 9-1 JSCC 法による AST 活性の測定

■標準化対応と測定値の方法間差法

日本・常用酵素標準物質 JCCLS(CRM-001) を校正標準物質として使用する。

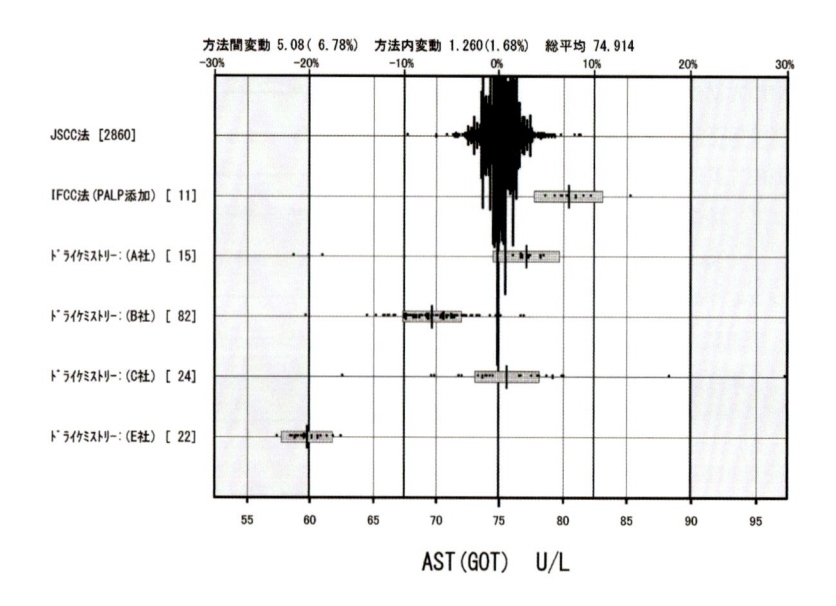

図 9-2 AST 値の全国統一度 (日医調査 2007)
全国の95%以上の施設で、JSCCの標準化対応法が使われている。ドライケミストリーは、調査試料の組成が必ずしも新鮮血清のそれと合致せず、値がずれることが多い。

基準範囲と生理的・技術的変動要因

■基準範囲 (JSCC法)

男	17〜34 U/L
女	15〜29 U/L

■個体間変動

性差	男＞女
年齢	新生児↑、小児期↑ 男女とも40才以降上昇
食習慣	過食により上昇*
飲酒習慣	量に応じて上昇*

* ALTと比べ過食・過飲酒の影響を受けにくい。

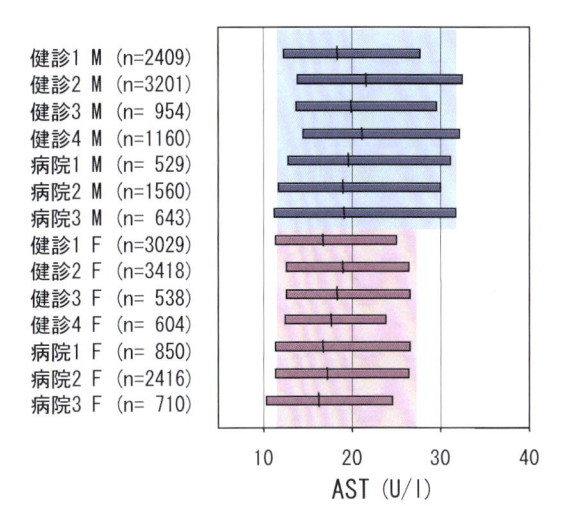

図 9-3 AST 基準範囲の比較
ALTの場合と異なり、生活習慣の影響を受けにくいため、健常対象集団が異なっても基準範囲の差異は少ない。

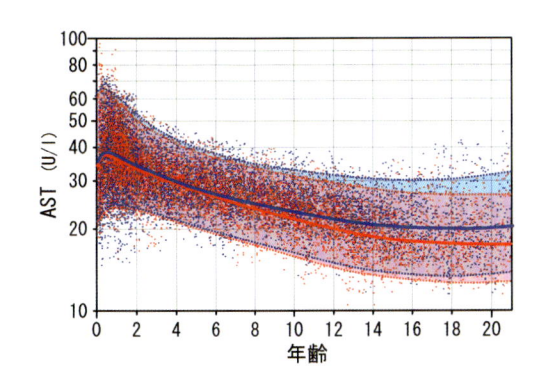

図 9-4 小児期のASTの経年変化
乳幼児期明瞭に高く、思春期まで漸減して成人の値となる。12歳以降男女差が見られる。

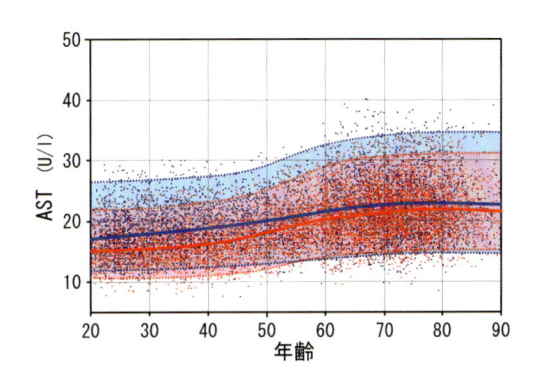

図 9-5 成人におけるASTの経年変化
男女とも40歳以降緩やかに漸増するが女性でよりその傾向が強い。

■個体内変動

体位	立位↑、臥位↓
運動	激しい運動で長期↑ (骨格筋に多く含まれるため)

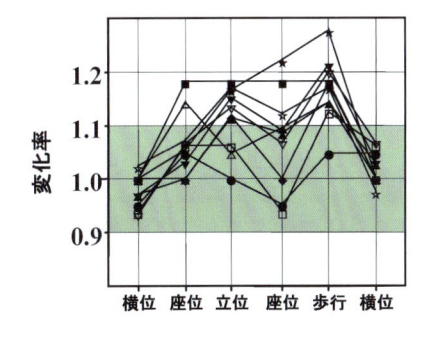

図 9-6 体位によるASTの変化
基本的には他の蛋白と同様の体位変動であるが、LDと同様に、直立立位の場合と比べ、30分歩行後は、筋肉労作で逸脱するためか、より強く上昇する。

■検査技術変動

採血時	溶血↑（血清：赤血球内＝1：80）
保存	長期凍結保存での安定性高い

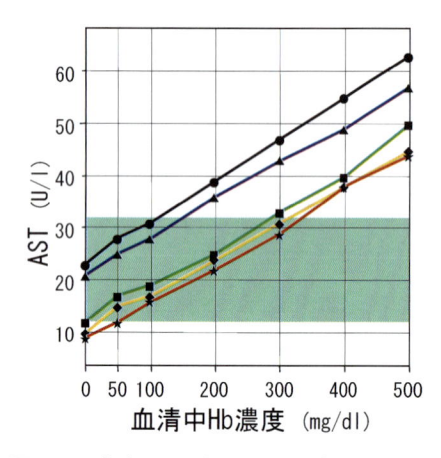

図 9-7 溶血による AST の変化
赤血球内の AST が多く含まれるため、溶血により上昇する。しかし、LD やカリウムに比べてその変化率は低く、強溶血でないとその変化はあまり目立たない。

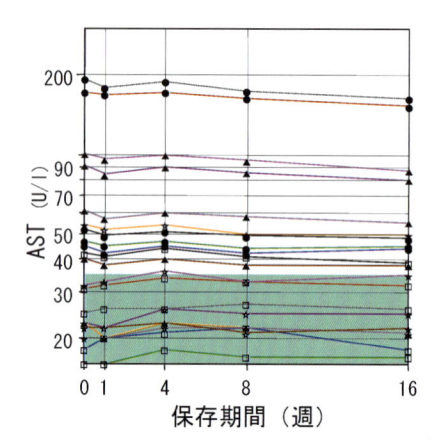

図 9-8 AST の長期保存 (−30 ℃) に対する安定性
ALT とは異なり、凍結長期保存に対して比較的安定である。

主な病態変動

■上昇

肝細胞障害	ウイルス性肝炎、アルコール性肝炎、肝硬変、肝細胞癌、脂肪肝 過食性肝障害、うっ血性心不全、ショック後の中心静脈周囲壊死
閉塞性黄疸	胆道閉塞、薬剤性肝炎、急性膵炎
心筋障害	心筋梗塞
骨格筋障害	筋挫滅症候群、筋ジストロフィー、多発性筋炎
溶血亢進	各種溶血性貧血
代謝遅延	甲状腺機能低下症

■低下

血液透析患者では全般に低値傾向を示すが、それ以外には、特記すべき低下病態はない。

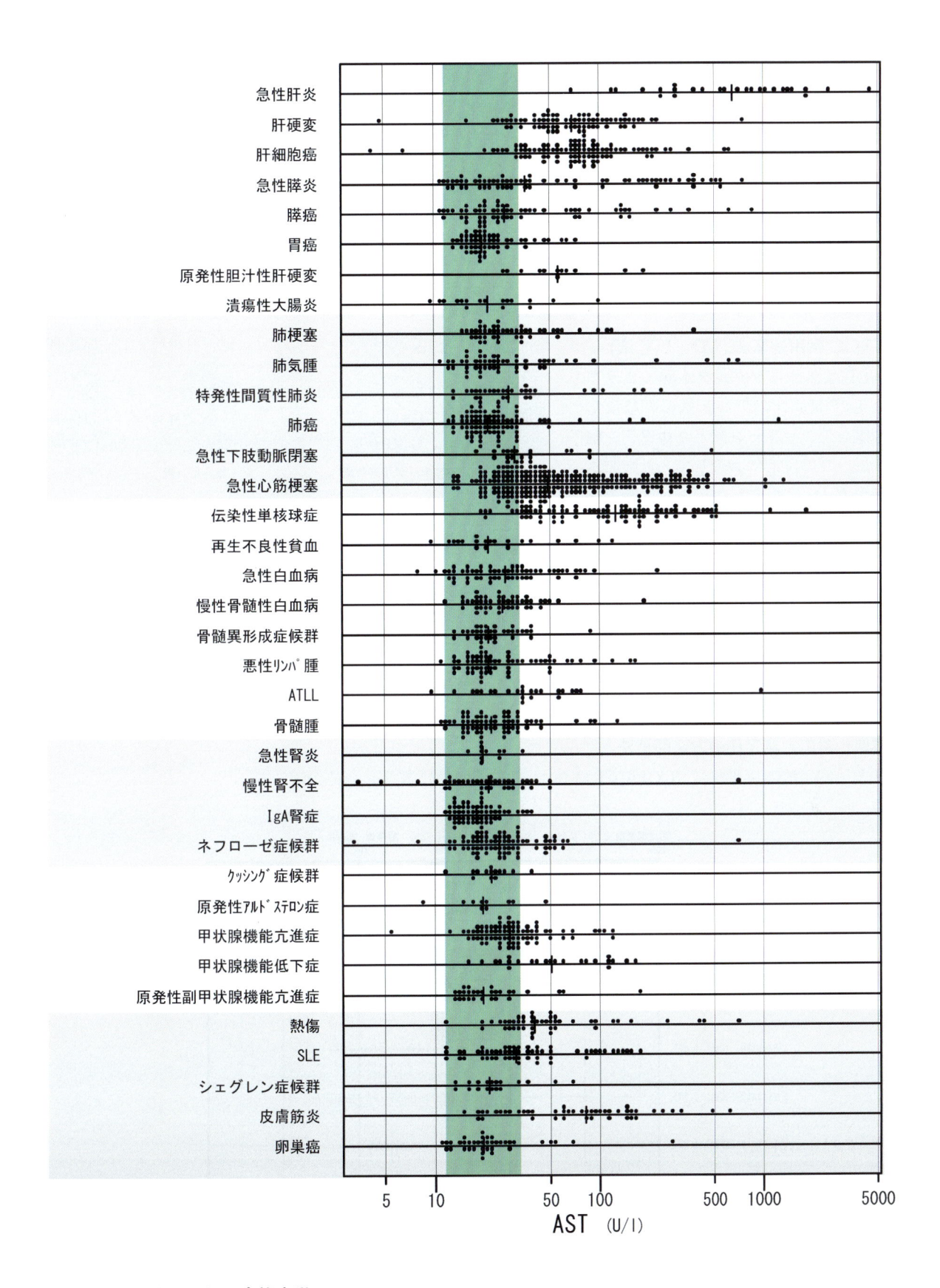

図 9-9 AST(GOT) の病態変動

肝細胞の炎症性破壊のみられる、**急性肝炎、伝染性単核症**で明瞭に上昇する。肝硬変や肝細胞癌では、ALT よりもより強く上昇する。急性膵炎、膵癌、肺梗塞などでは2次的な肝細胞障害により上昇する例が多い。**心筋梗塞**では心筋細胞からの逸脱で典型的に高値を取るが、循環不全による肝細胞障害でも上昇する。皮膚筋炎では骨格筋の細胞障害に肝障害が加わって明瞭に上昇する。熱傷では、筋肉の骨格筋の破壊と2次的な肝不全でも上昇する。**甲状腺機能低下症**での上昇は代謝の遅延が、甲状腺機能亢進症では過食性の肝障害も上昇の一因である。それ以外にも上昇例が多いが原因は明らかでないことが多い。

10 ALT (GPT)
Alanine aminotransferase (glutamic pyruvic transaminase)

物質の特性・由来と測定意義

アラニン・2-オキソグルタル酸とグルタミン酸・ピルビン酸との間のアミノ基転移酵素で、肝臓・腎臓に多く存在。ASTに比べ、肝臓特異性が高く、血中半減期も長いため、肝細胞の障害をより的確に反映する。

■化学特性

分子量約115kD。血中半減期は2日でASTより長い。従って、肝細胞の一過性の急性壊死では、ASTよりも正常化に時間を要する。

測定原理・測定法

■JSCC常用基準法（LD・UV法）

ALTは2-オキソグルタル酸の2-ケト基とL-アラニンのアミノ基の転移反応を触媒して、ピルビン酸とグルタミン酸を生成。この反応に共役して、乳酸脱水素酵素（LD）は生成したピルビン酸の存在下でNADHをNADに変える。この時のNADHの減少速度を波長340nmで測定することにより、ALT活性値を求める。反応温度は37℃。IFCC法はJSCC法にピリドキサルリン酸が加えられている。

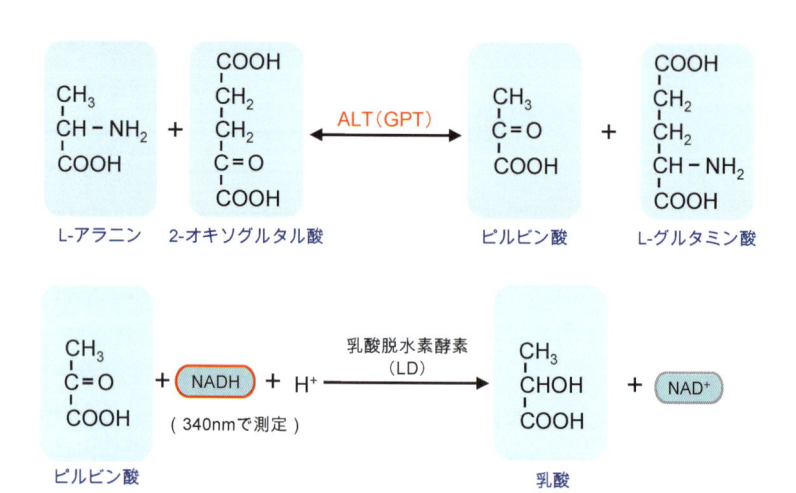

図 10-1 JSCC法によるALT活性の測定

■標準化対応と測定値の方法間差法

日本・常用酵素標準物質JCCLS(CRM-001)を校正標準物質として使用する。

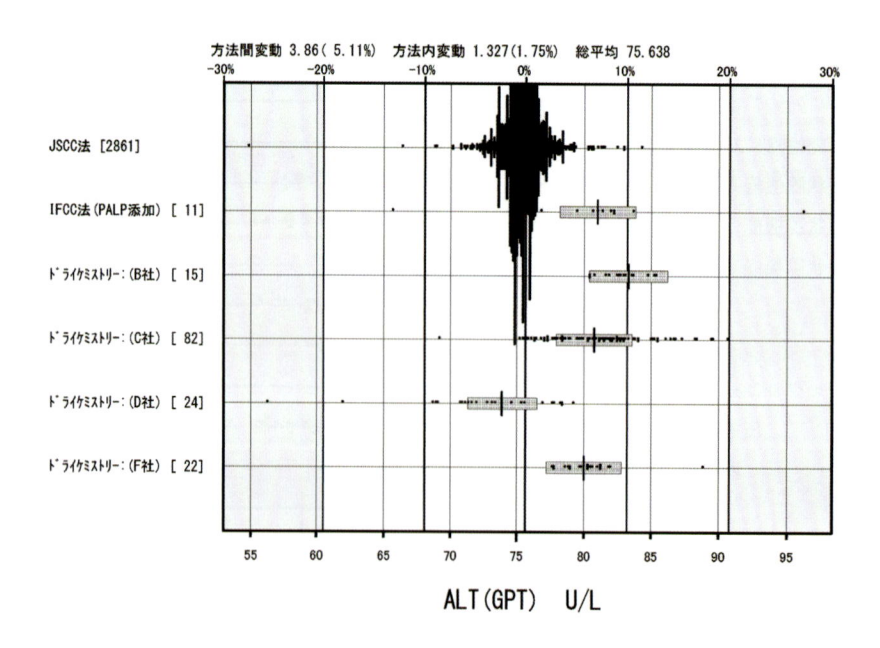

図 10-2 ALT値の全国統一度（日医調査2007）

全国の95%以上の施設で、JSCCの標準化対応法が使われている。ドライケミストリーは、調査試料の組成が必ずしも新鮮血清のそれと合致せず、値がずれることが多い。

基準範囲と生理的・技術的変動要因

■基準範囲（JSCC法）

男	12～41 U/L
女	10～26 U/L

■個体間変動

性差	男＞女
年齢	新生児↑、女性は加齢↑
食習慣	過食、肥満↑
飲酒習慣	量に応じて上昇

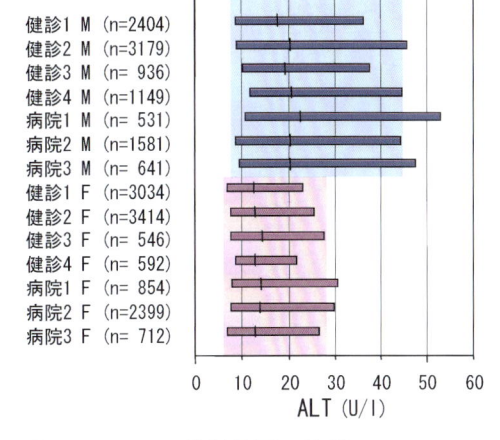

図 10-3 ALT 基準範囲の比較
生活習慣の影響を受けやすく、健常対象集団をどのように選択するかで基準範囲が変動しやすい。

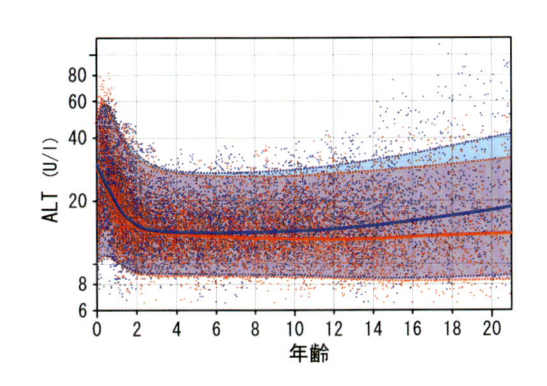

図 10-4 小児期の ALT の経年変化
乳幼児期高値であるが、2歳以降ほぼ成人の値となる。ただし男性では思春期以降上下限とも軽度上昇し男女差が生じる。

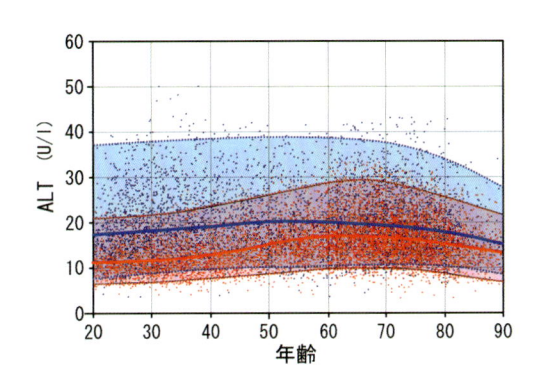

図 10-5 成人における ALT の経年変化
男性では加齢変化をほとんど認めないが、女性では中高年で明瞭に上昇する。ただし、高齢者では男女ともやや低下する。

■個体内変動

体位	立位↑、臥位↓

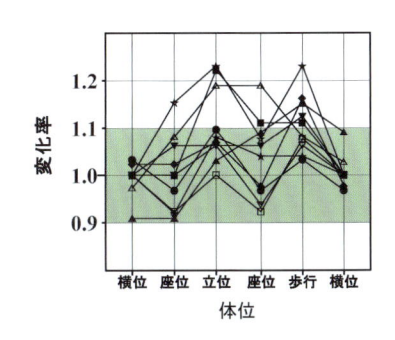

図 10-6 体位による ALT の変化
ある程度個体差があるが、臥位採血で低下、立位採血で上昇する。

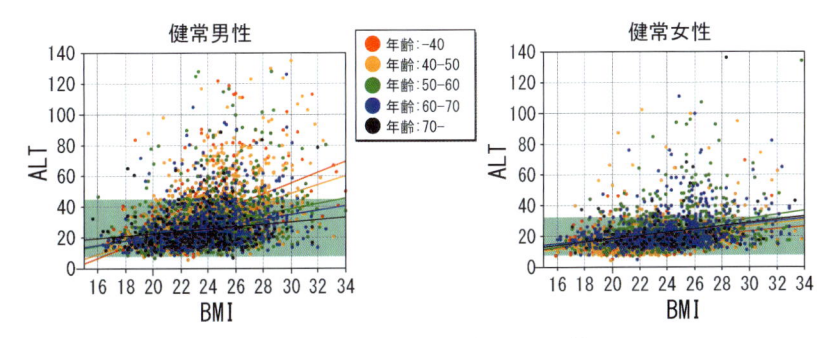

図 10-7 ALT と BMI の関連（男女別・年齢層別比較）
男性では、50歳未満の年代で BMI と関連して明瞭に ALT が上昇する。

第2章 各論：検査項目編

■検査技術変動

| 保存 | 冷蔵、凍結保存で低下（ASTに比し不安定） |

ASTと異なり溶血の影響を受けない。

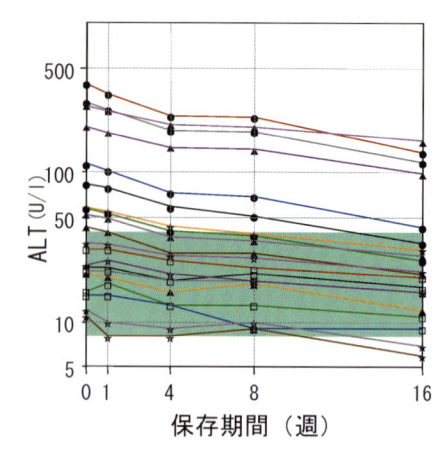

図 10-8 ALT の長期保存 (−30 ℃) に対する安定性

通常の凍結保存では不安定であるが、−70 ℃では比較的安定。

主な病態変動

■上昇

肝細胞障害	ウイルス性肝炎、アルコール性肝炎、肝硬変、肝細胞癌 脂肪肝・非アルコール性脂肪肝炎（過食性または偏食性肝障害） うっ血性心不全、ショック後の中心静脈周囲壊死
閉塞性黄疸	胆道閉塞、薬剤性肝炎、急性膵炎
代謝遅延	甲状腺機能低下症

■低下

血液透析患者では全般に低値傾向を示すが、それ以外には特記すべき低下病態はない。

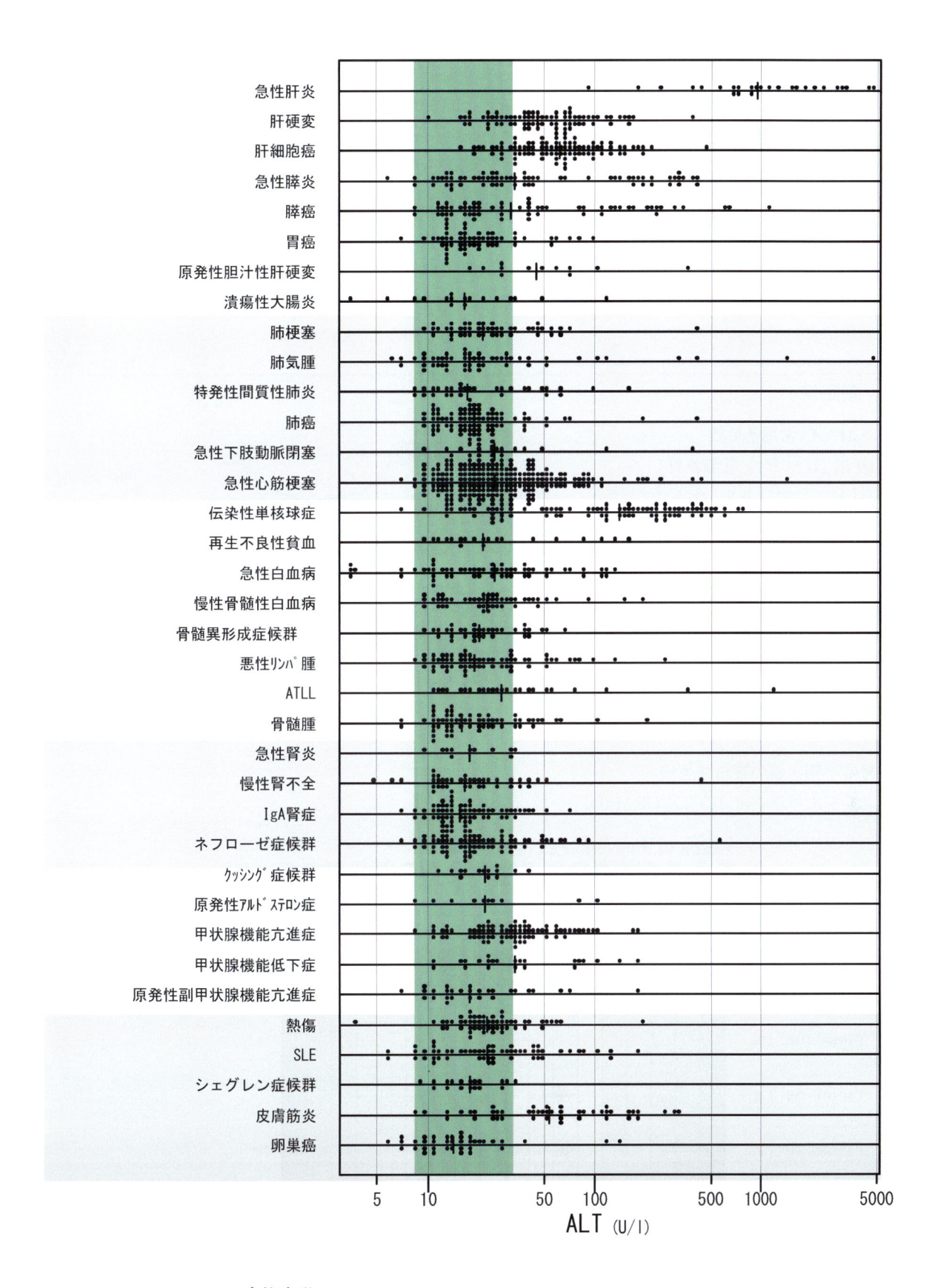

図 10-9 ALT(GPT) の病態変動

肝細胞の炎症性破壊のみられる、**急性肝炎、伝染性単核症**で明瞭に上昇する。肝硬変や肝細胞癌では、軽〜中等度の上昇が見られるが、AST よりも上昇度は低い。急性膵炎、膵癌、肺梗塞などでは２次的な肝細胞障害により上昇する例が多い。心筋梗塞による上昇例は循環不全による肝細胞障害か過食性の肝障害による。皮膚筋炎では２次的な肝障害が加わって上昇する。熱傷での上昇は循環不全による肝障害で上昇する。甲状腺機能亢進症では過食性の肝障害で上昇するケースが多い。他の疾患でも上昇例が多いが、原因は様々である。

11　乳酸脱水素酵素
Lactate dehydrogenase : LD, LDH

物質の特性・由来と測定意義

乳酸脱水素酵素 LD は、解糖系の最終段階に働く酵素で、L-乳酸とピルビン酸との可逆反応を触媒する。生理的な状態では、ピルビン酸から乳酸産生の方向が優位になっている。体中に広く分布し、細胞障害により血中に遊出する。臓器特異性はないが、そのアイソザイムのパターンは臓器によって異なるので、鑑別診断上重要となる。

■化学特性

分子量約140kD で、M（muscle）と H（heart）の2つのサブユニットから成る4量体。M と H の組み合わせで、5つのアイソザイムが存在する。血中半減期はアイソザイムにより異なるため、病期によりそのパターンが異なる。

測定原理・測定法

■ JSCC・IFCC 常用基準法
(UV-Rate 法（L → P）・乳酸基質)

試料中の LD の作用により、ジエタノールアミン酸緩衝液 (pH8.8) 中で乳酸 (L) はピルビン酸 (P) に酸化され、NAD は NADH に還元される。この NADH の増加速度を 340nm で計測し、吸光度の増加から試料中の LD の量を求める (LD の酵素作用は、pH で決まり、JSCC 法では L から P への反応を利用)。反応温度は 37 ℃。

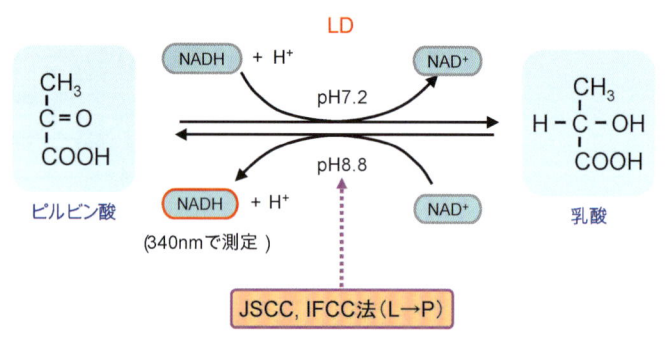

図 11-1 JSCC,IFCC 法による LD 活性の測定

■標準化対応と測定値の方法間差法

日本・常用酵素標準物質 JCCLS(CRM-001) を校正標準物質として使用する。

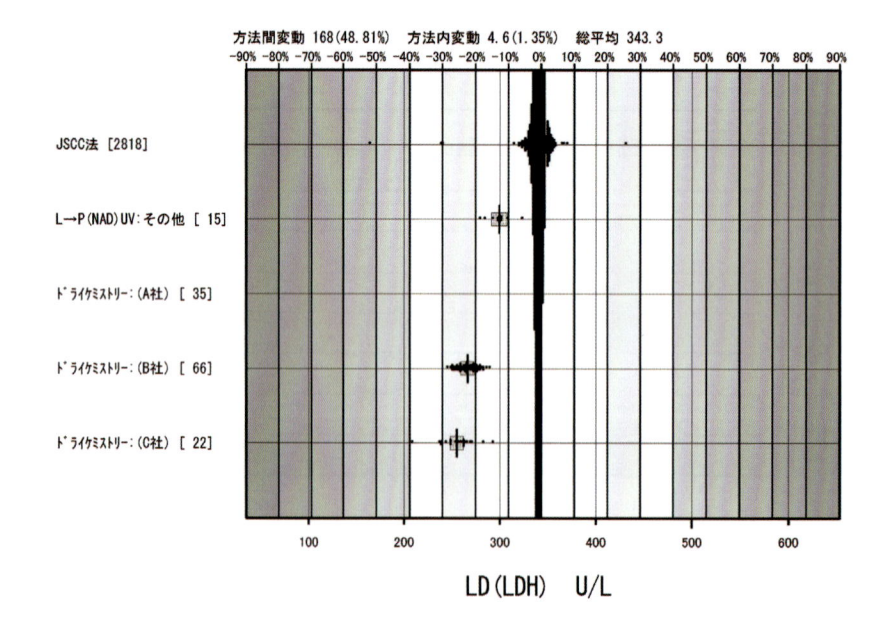

図 11-2 LD 値の全国統一度 (日医調査 2007)
JSCC の標準化対応法の利用が約 83％で、ヨーロッパの学会の方法を利用しているところも多い。現在はより JSCC への移行が進んでいる。ドライケミストリーは、調査試料の組成が必ずしも新鮮血清のそれと合致せず、値がずれることが多い。

基準範囲と生理的・技術的変動要因

■基準範囲（JSCC 法）

男女 (20-60 才)	151～262 U/L
男性 (20-60 才)	155～268 U/L
女性 (20-49 才)	150～255 U/L
女性 (50 才～)	155～260 U/L

■個体間変動

性差	男＞女（閉経後：男＜女）
年齢	小児期↑（乳幼児期～思春期まで漸減）
	成人は加齢で↑（特に女性閉経後）
個体差	大きい

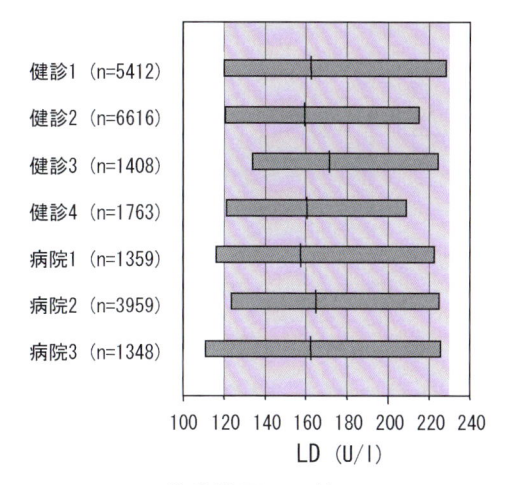

図 11-3 LD 基準範囲の比較

健常対象集団の特性によらず基準範囲は合致しやすい。

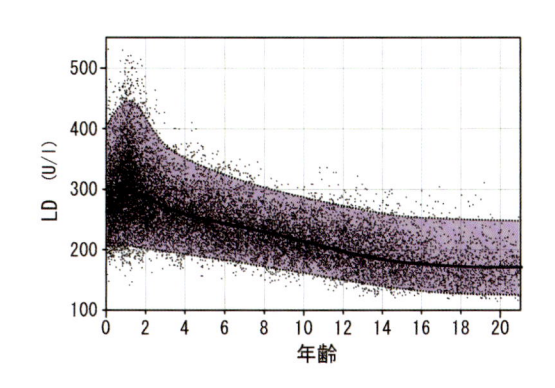

図 11-4 小児期の LD の経年変化

乳幼児期は明瞭に高く、その後漸減し、18 歳以降成人の値となる。

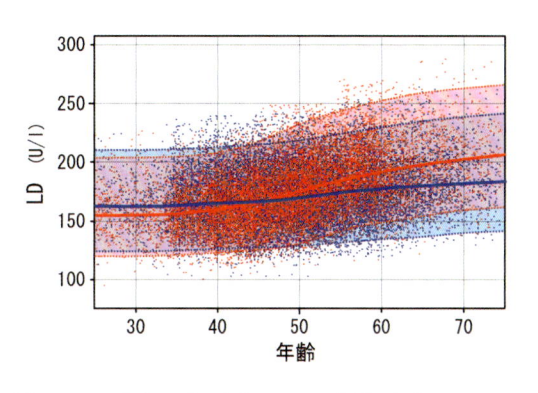

図 11-5 成人における LD の経年変化

男性では緩やかな加齢変化であるが、女性では中年以降明瞭に増加する。

■個体内変動

体位	立位↑、臥位↓
食事	影響なし
喫煙	低下↘
運動	激しい筋肉労作で上昇（数日以上影響）⇑
妊娠	妊娠後期⇑（胎盤からの遊出）

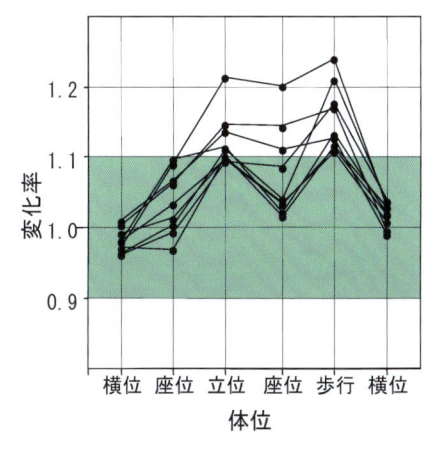

図 11-6 体位による LD の変化

基本的には他の蛋白と同様の体位変動であるが、直立立位に比べ、30 分歩行後は筋肉労作でより強く上昇する。

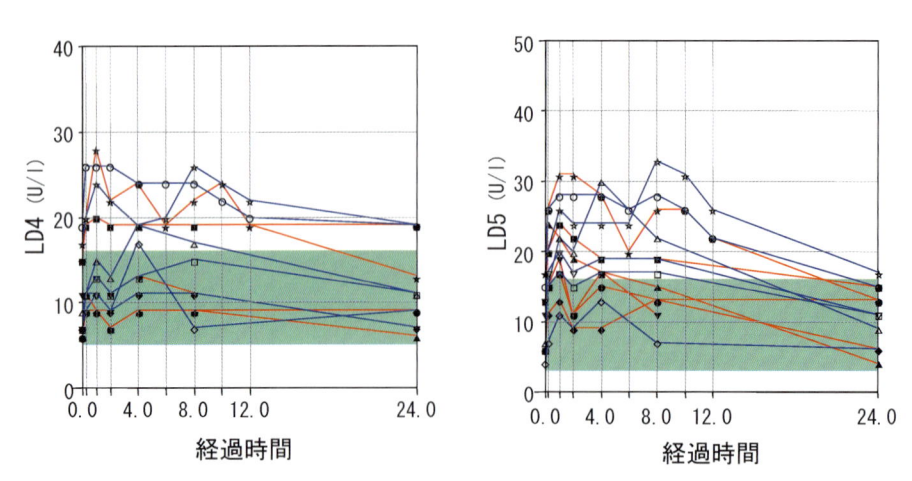

図 11-7 5km 走前後の LD アイソザイムの変動

主に骨格筋由来の LD4、LD5 が上昇する。

■検査技術変動

採血時	溶血 ↑↑（血清：血球内 ＝ 1：200）
直前の喫煙	ニコチンが酵素活性を阻害し低下
保存	LD4、5 は冷蔵・凍結保存で明瞭に低下

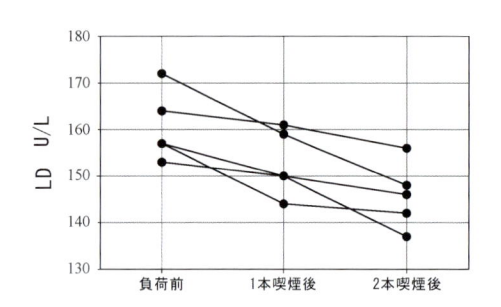

図 11-8 採血直前の喫煙による LD の変動

5 時間禁煙後、喫煙前、煙草 1 本吸って 10 分後、更に 2 本吸って 10 分後の 3 点で LD を測定。

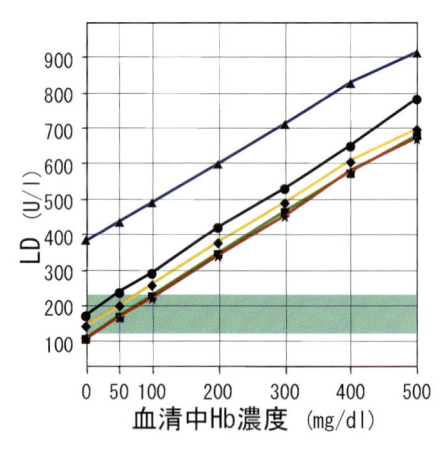

図 11-9 溶血による LD の変化

わずかの溶血でも、LD の値は明瞭に増加する。

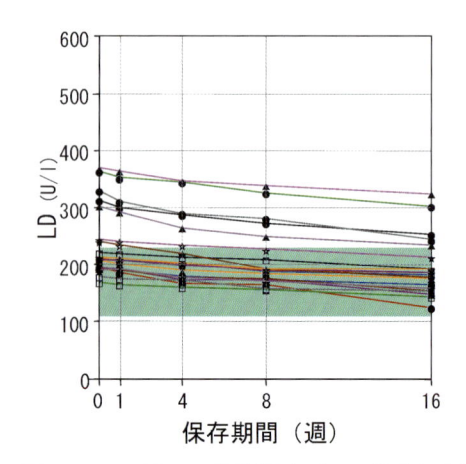

図 11-10 LD の長期保存（−30 ℃）に対する安定性

LD4, LD5 の失活により、LD 活性は漸減する。−70 ℃では安定。

アイソザイムの分布と変動要因

H型サブユニット：心筋 (Heart) 型
M型サブユニット：骨格筋 (Muscle) 型
この2つのサブユニットが種々組み合わさって4量体のLD分子が形成される。

LD1	H-H-H-H	心筋、赤血球
LD2	H-H-H-M	心筋、赤血球
LD3	H-H-M-M	肺組織
LD4	H-M-M-M	肝臓、骨格筋
LD5	M-M-M-M	肝臓、骨格筋

LD1, LD2の上昇	溶血、心筋障害、悪性貧血、セミノーマ
LD2, LD3の上昇	長期の酸欠状態（特に肺疾患）、白血病、多くの悪性腫瘍の末期 多発性筋炎、筋ジストロフィー
LD4, LD5の上昇	肝細胞、骨格筋の壊死（横紋筋融解症）

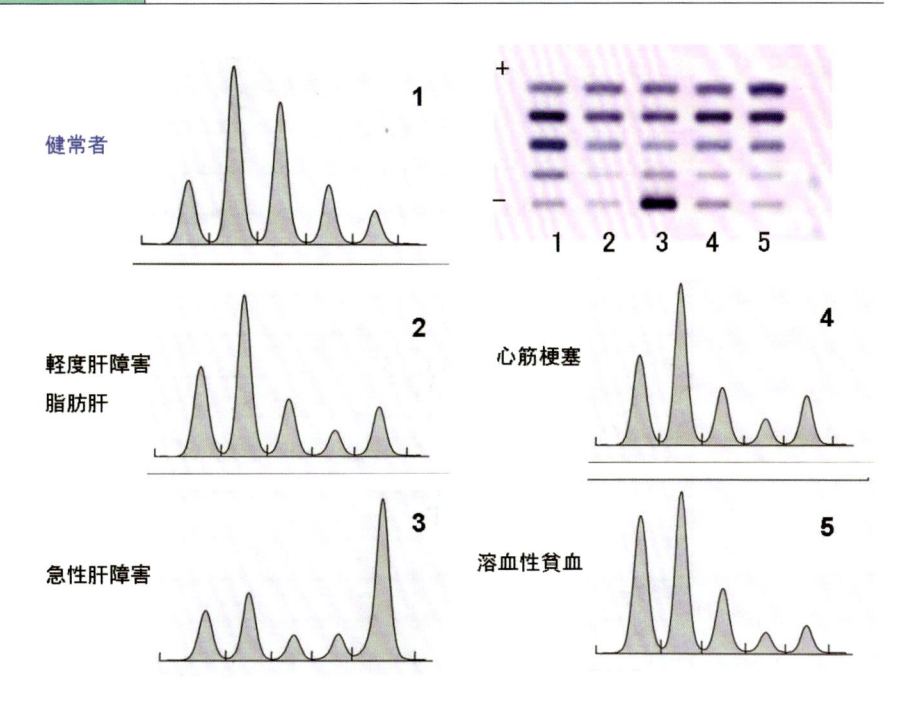

図 11-11 主要な LD のアイソザイムパターン
　1は健常パターンで LD2、LD3 が優位；2は LD5 が軽度肝障害を伴うが健常に近い；3は急性肝炎で LD5 が著明に上昇；4は心筋壊死により LD1 の上昇が見られる；5は溶血により LD1 の顕著な上昇を認める。

主な病態変動

■上昇

心筋障害	心筋梗塞
溶血	溶血性貧血、大きな血腫、大量輸血
循環障害	心停止後、心臓・肺の術後
血液疾患	白血病、悪性リンパ腫、悪性貧血
悪性腫瘍	小細胞癌、末期癌、セミノーマ
肝細胞障害	肝炎、肝硬変、肝癌
骨格筋障害	多発性筋炎、交通事故外傷、四肢動脈の閉塞性壊死

■低下

　低下が問題になることは少ない。稀な病態として、Hサブユニット欠損症、活性阻害免疫グロブリンの出現、免疫抑制剤治療後などで低下することがある。

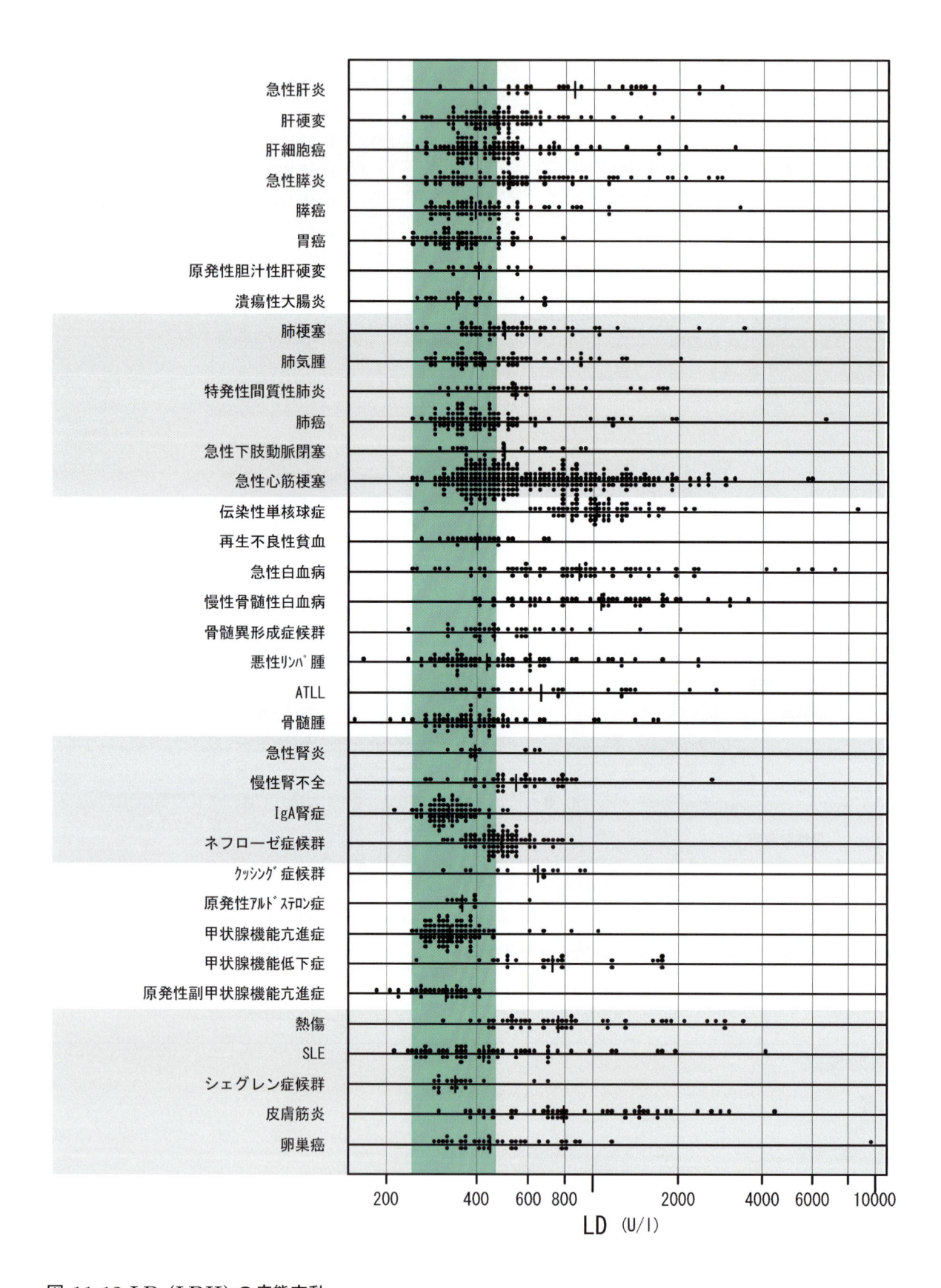

図 11-12 LD（LDH）の病態変動

多種多様な病態で値が上昇するが、低下を特徴とする病態を認めない。**急性肝炎、伝染性単核症**では肝由来の LD が明瞭に上昇、肝硬変・肝細胞癌でも主に肝由来の LD が上昇する。**急性膵炎、熱傷**では、組織破壊や循環不全など様々な要因で明瞭に上昇する。**心筋梗塞**では心筋細胞障害と循環不全により著明に上昇する。また肺梗塞や肺気腫では循環・呼吸不全に伴い上昇する。腫瘍では、血液系腫瘍とくに**白血病**では明瞭な高値を示す例が多い。膵癌・卵巣癌での上昇は進行例が多いが、肺癌のうち**小細胞癌**は初期から明瞭な高値となる。**甲状腺機能低下症**では、代謝遅延で血中濃度が上昇する。**皮膚筋炎**では骨格筋障害に肝障害が加わって明瞭に上昇する。腎不全・ネフローゼ・SLE で軽〜中等度上昇する例が多いが、その機序は明らかでない。

12 アルカリフォスファターゼ
Alkaline phosphatase：ALP

物質の特性・由来と測定意義

ALP はアルカリ側（pH が 9.8 付近）に至適活性をもつリン酸モノエステル類を加水分解する酵素である。γGT、LAP とともに、肝胆道系酵素と呼ばれ、閉塞性黄疸や肝内胆汁うっ滞の指標となるが、肝内占拠性・浸潤性病変でも上昇し、広く肝胆疾患の指標となっている。一方、骨の活動性とも強く関係しており、小児期の ALP の主体は骨性 ALP である。その時期、成人より明瞭に高いので診断上注意が必要となる。その他、胎盤や小腸でも産生され、ALP の上昇原因を調べるには、アイソザイムの測定が必要となる。

■化学特性

分子量 120〜160kD で、活性中心に亜鉛をもつ金属酵素、活性化剤として Mg イオンが必要。臓器や病態により 6 つの異なるアイソザイムが認められ、鑑別診断上、重要である。血中半減期は 3〜7 時間。

測定原理・測定法

■ JSCC 常用基準法 (4-ニトロフェニルリン酸法・EAE 緩衝液)

血清中の ALP は、4-ニトロフェニルリン酸に作用して 4-ニトロフェノールを遊離する。この 4-ニトロフェノールの生成速度を測定し血清中の ALP 活性を求める。本酵素はモノリン酸エステルの水解と同時に生成したリン酸転移作用もあり、受容体である緩衝液の種類により活性速度（単位）が変わる。反応温度は 37 ℃。

＜ALP の加水分解活性＞

$O_2N-C_6H_4-OPO_3H_2 + H_2O \xrightarrow[Mg^{2+}]{ALP} O_2N-C_6H_4-OH + H_3PO_4$

4-ニトロフェニールリン酸 (4-NPP) → 4-ニトロフェニール (4-NP)

＜ALP のリン酸基転移活性＞

$O_2N-C_6H_4-OPO_3H_2 + HN\langle{CH_2CH_2OH \atop CH_2CH_3} \xrightarrow[Mg^{2+}]{ALP} O_2N-C_6H_4-OH + HN\langle{CH_2CH_2OPO_3H_2 \atop CH_2CH_3}$

4-ニトロフェニールリン酸 (4-NPP) ＋ エチルアミルエタノール (EAE) → 4-ニトロフェニール (4-NP) ＋ エチルアミルエタノールリン酸 (EAE-リン酸)

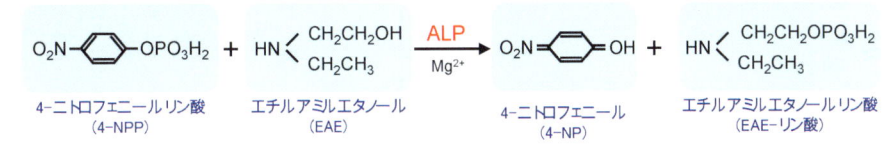

図 12-1 JSCC 法による ALP 活性の測定

■標準化対応と測定値の方法間差法

日本・常用酵素標準物質 JCCLS(CRM-001) を校正標準物質として使用する。

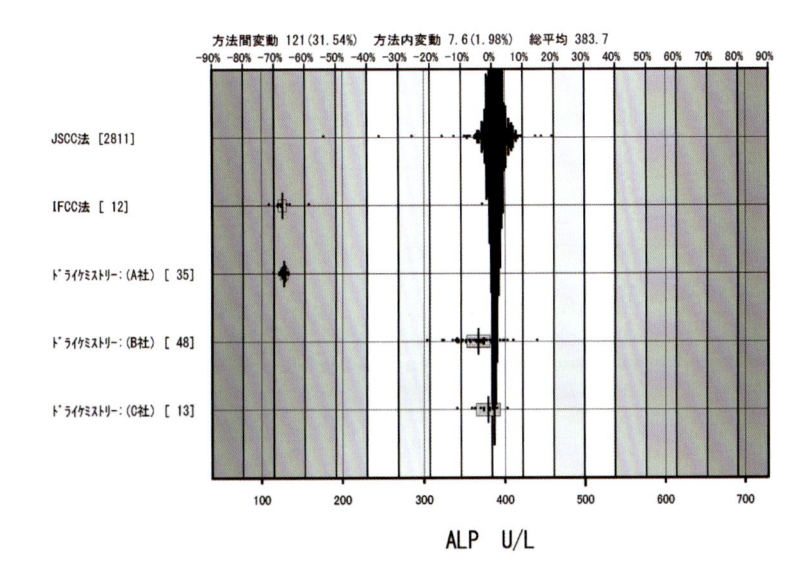

図 12-2 ALP 値の全国統一度（日医調査 2007）
JSCC の標準化対応法の利用が約 90%以上となり、ヨーロッパの方法は減少した。ドライケミストリー法では、値の変動やずれが大きい。

基準範囲と生理的・技術的変動要因

■基準範囲（JSCC法）

男女 (20-60才)	116〜342 U/L
男性 (20-60才)	134〜371 U/L
女性 (20-49才)	110〜309 U/L
女性 (50才〜)	130〜380 U/L

■個体間変動

性差	男＞女（高齢、男＜女）
年齢	新生児〜思春期 ⇈⇈⇈ （成人の3〜5倍：骨型ALP3の上昇） 成人男性は加齢変化なし、女性は閉経後 ↑ （肝、骨型ALP2,3共に上昇）
個体差	大きい
血液型	B・O型＞A・AB型（ALP5型の違い）

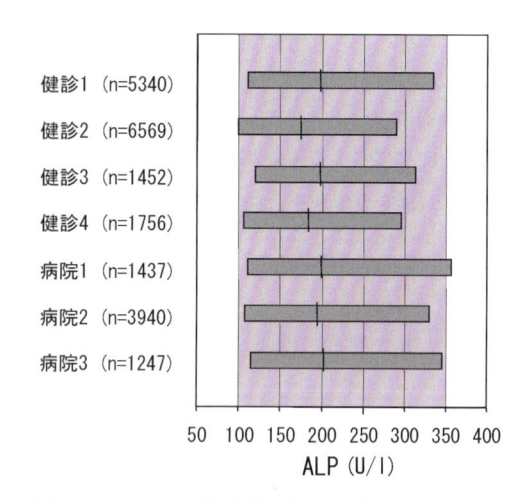

図12-3 ALP基準範囲の比較

健常対象集団の特性にあまり依存せず、基準範囲は合致しやすい。

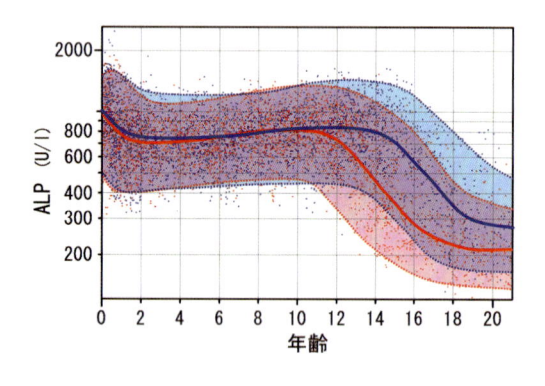

図12-4 小児期のALPの経年変化

小児期は全般に高値であるが、乳幼児期でより高値となる。思春期の変化には明瞭な男女差がある。これは思春期を過ぎ、骨端線が閉じて骨の成長が止まる時期が、男女で異なるためである。細かく見ると、思春期の骨成長が加速する時期にALPはより上昇する。

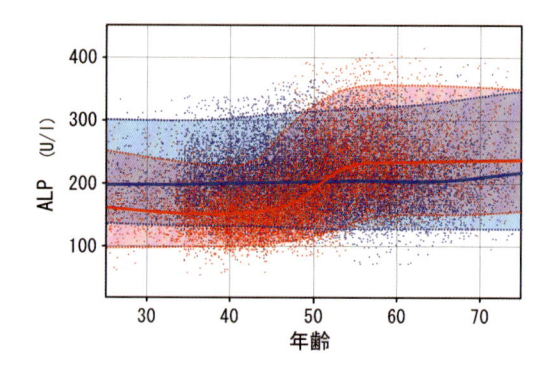

図12-5 成人におけるALPの経年変化

男性ではほとんど加齢変化を認めないが、女性では閉経後に顕著な加齢変化を認める。

■個体内変動

体位	立位↑、臥位↓
食事	血液型B・O型で食後軽度上昇（小腸型ALP5）
妊娠	妊娠後期 ⇈（胎盤型ALP4）

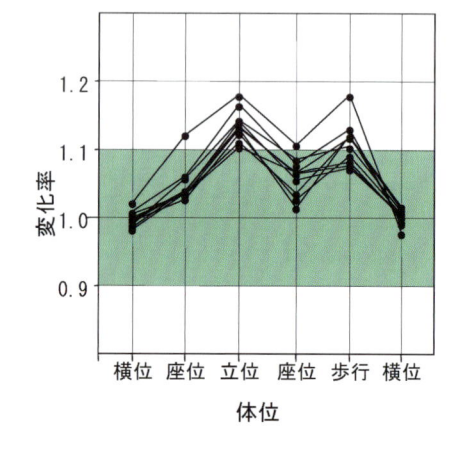

図12-6 体位によるALPの変化

臥位を基準に座位で平均5％、立位では平均13％高値となる。

■検査技術変動

| 保存 | 血清の室温放置 ⇑(CO_2 が抜けて pH 上昇)
凍結保存で安定 |

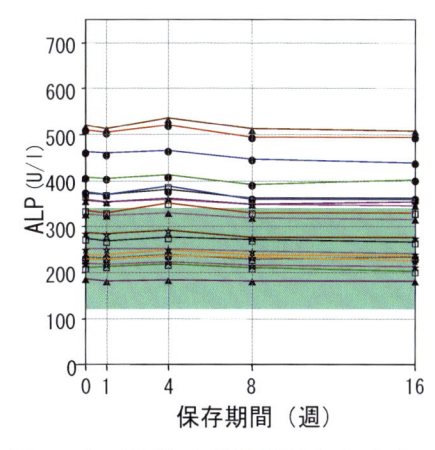

図 12-7 ALP の長期保存 (−30 ℃) に対する安定性

室温保存で上昇するが、凍結保存すれば安定。

アイソザイムの分布と変動要因

ALP1	肝由来の高分子の膜結合性 ALP で、胆管内圧上昇で胆汁中に排泄される。 閉塞性黄疸で上昇するが、健常者の血中には検出されない。
ALP2	肝細胞に由来し、胆管閉塞では著明に上昇。ALP3 と共に成人血清の主分画である。
ALP3	骨芽細胞に由来し、小児血清の主分画 である、骨型 ALP と呼ばれる。 PTH の上昇や骨新生が高まる病態、造骨性の骨転移 (前立腺癌、胃癌等) で上昇。 甲状腺機能亢進症ではこの分画が明瞭に上昇。
ALP4	胎盤に由来し、妊娠中明瞭に漸増。熱に対して安定で、耐熱性 ALP と呼ばれる。 悪性腫瘍で上昇することがある。
ALP5	小腸に由来し、脂肪の吸収に伴って小腸粘膜から胸管リンパを経て大循環系に入る。 特に 血液型が B、O 型の人に認められ、食後上昇する。 肝硬変や腎不全では、その代謝が遅延し上昇する。
ALP6	骨または肝由来の ALP が 免疫グロブリンと結合 したもの。 潰瘍性大腸炎の極期に出現しやすい。

アイソザイムを測定できない場合も、肝性の上昇では γGT、LAP、ビリルビンの上昇を伴いやすいことから、要因をかなり特定できる。なお、アルコール性の肝障害では、γGT は上昇しても、ALP の変化は乏しい。

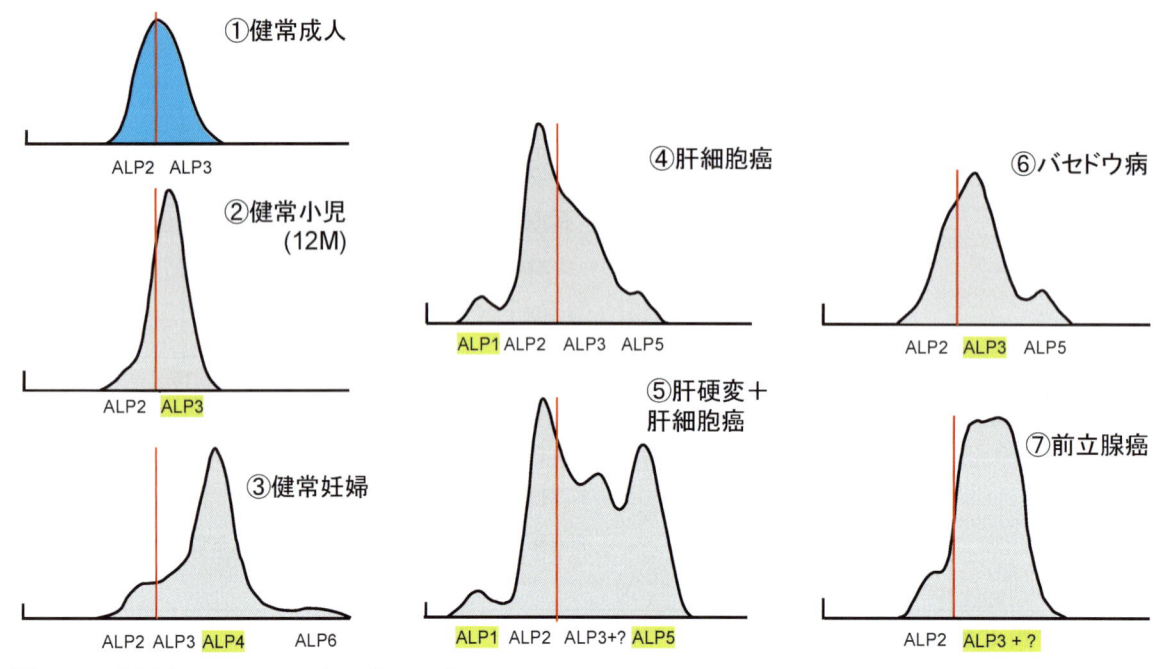

図 12-8 主要な ALP のアイソザイムパターン

アイソザイムのピーク位置を揃えて表示し、総面積が概ね ALP の総活性に比例するように調整して表示しているが、④、⑦では極端に活性が強いため、高さを抑制して病態している。比較の目安となるよう、ALP2 と ALP3 のピークの泳動位置の中間に赤いガイド線を示した。

①健常者では、ALP2、ALP3 が同程度で約半数で ALP5 を認める。②小児期 (この例は 1 才) では、ALP3 が優位である。③妊娠後期では胎盤からの ALP4 が出現している。この例での ALP6 は、免疫グロブリン結合型の ALP が偶然存在していることを示唆している。④、⑤の肝細胞癌の症例では、閉塞性黄疸を認めるため、ALP2 の増加に加え、ALP1 が出現している。⑤の ALP5 の明瞭な突出は、肝硬変で見られることが多い。⑥甲状腺機能亢進症では特徴的な ALP3 の上昇がみられる。⑦は前立腺癌で広範な骨転移を伴う症例であるが、ALP3 の極端な高値を認め、原因不明であるが、この例ではそれが幅広のピークとなっている。

主な病態変動

■上昇

肝疾患	肝炎・肝癌 (主に ALP2 の増加)、肝硬変 (ALP2 と ALP5 が増加)
胆道障害	閉塞性黄疸 (ALP1、ALP2 の増加)
薬剤性	一部薬剤[*1] 誘導され上昇 (ALP2 の増加)、薬物アレルギー性肝炎
骨疾患[*2]	くる病、骨軟化症、骨肉腫、癌の造骨性骨転移、骨折の治癒期
	副甲状腺機能亢進症、慢性腎不全 (2 次性副甲状腺機能亢進症による)
その他	甲状腺機能亢進症 (骨代謝速度の亢進で ALP3 が増加[*2])
	リンパ性悪性腫瘍

*1: フェノバルビタール、フェニトイン、ジアゼパムなどの向精神薬剤で肝ミクロソームが刺激されて上昇。薬物アレルギー性肝炎では、閉塞性黄疸の形を示す。
*2: 骨代謝マーカであるオステオカルシンが同時に増加する例が多い。

■低下

通常、低下側が問題になることはないが、稀な病態として、先天性低 ALP 血症がある。

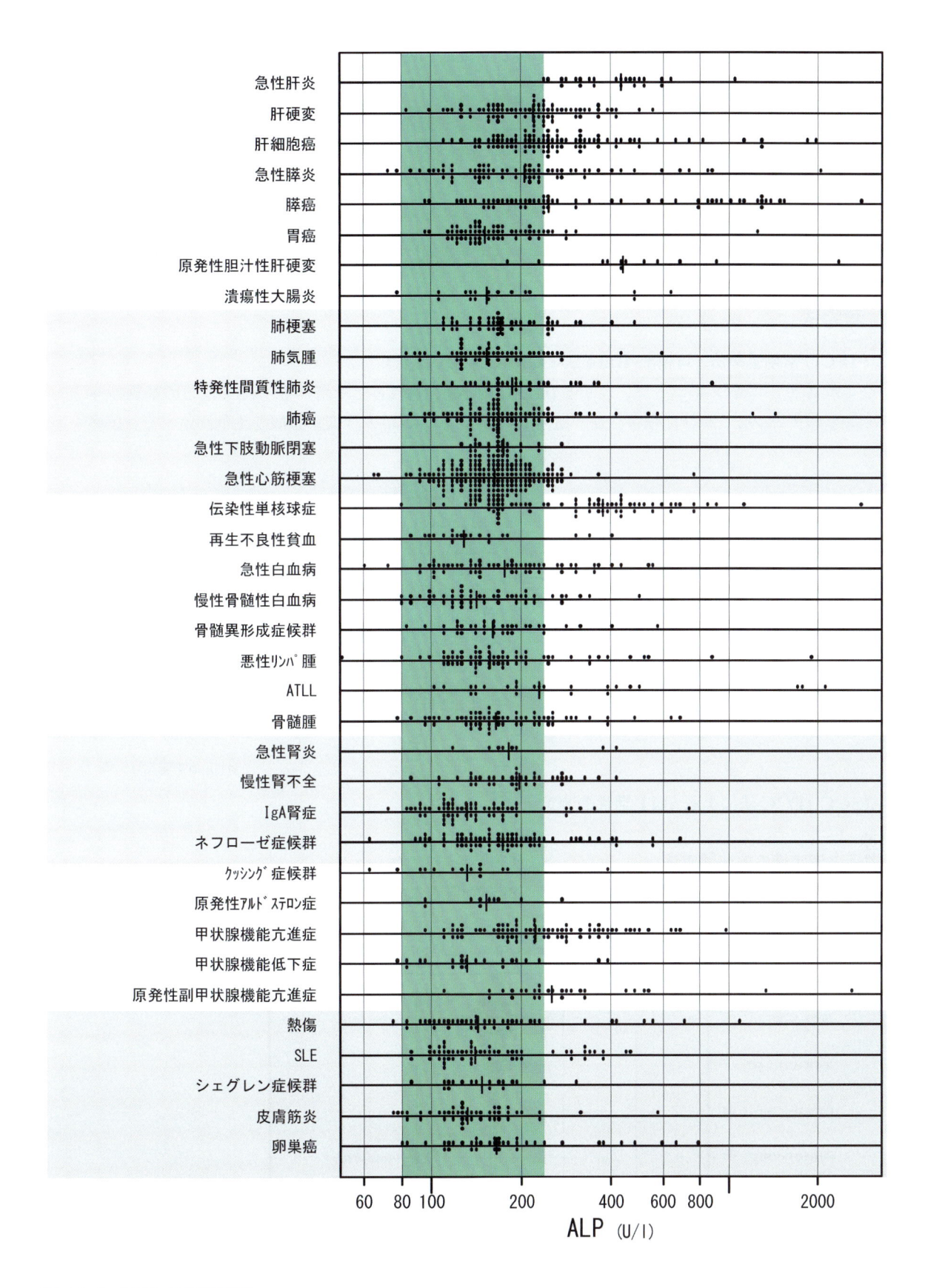

図 12-9 ALP の病態変動

低下を特徴とする病態は見られない。**急性肝炎と伝染性単核症**で上昇するが、後者では小児例が多いので年齢変動を考慮する必要がある（急性白血病、急性腎炎、ネフローゼ症候群も同様）。肝硬変での上昇は、ALP1 や 2 のこともあるが ALP5 の上昇も起こりやすい。**原発性胆汁性肝硬変**では、特徴的に強く上昇する。**肝細胞癌**では上昇するケースが多い。膵炎や膵癌での上昇は胆管への炎症波及による。**甲状腺機能亢進症**では、典型的に ALP3 が高値となり、バセドウ病では治療後さらに一定期間より強い上昇を示す。**原発性副甲状腺機能亢進症**でも典型的に ALP3 の上昇が見られる。慢性腎不全での上昇も 2 次性副甲状腺機能亢進症が主な原因である。なお、悪性リンパ腫や ATLL で明瞭に高値を示す例が多い。通常 γGT と相関しており肝障害が関係しているが、腫瘍からの PTHrP 産生により ALP3 が上昇する例もある。他の腫瘍でも、高 Ca 血症を伴う例では ALP は高値になりやすい。

13 γGT
γ-glutamyl transferase

物質の特性・由来と測定意義

γ-glutamyl transferase の γ-glutamyl 基をアミノ酸またはペプチドへ転移する酵素。肝内胆管上皮、腎など全身に分布するが、血中のものはほとんど肝臓由来であり、肝・胆道系の病変を表す。肝臓では、胆管側細胞膜表面およびミクロソーム膜上に存在する。後者はグルタチオンの薬物代謝に深く関与しており、多くの物質の抱合、解毒、排泄に重要な役割を果たしている。アルコールは、肝ミクロソームを賦活化するので、γGT を明瞭に上昇させる。

測定原理・測定法

■ JSCC・IFCC 常用基準法（可視部-Rate 法・Glu-CANA 基質）

γ-グルタミル-3-カルボキシ-4-ニトロアニリド (Glu-CANA) を基質として用いる。γGT はこの基質の γ-グルタミル基をグリシルグリシンに転移させ、遊離した 5-アミノ-2-ニトロ安息香酸を比色測定する。反応温度は 37 ℃。

図 13-1 JSCC,IFCC 法による γGT 活性の測定

■標準化対応と測定値の方法間差法

日本・常用酵素標準物質 JCCLS(CRM-001) を校正標準物質として使用する。

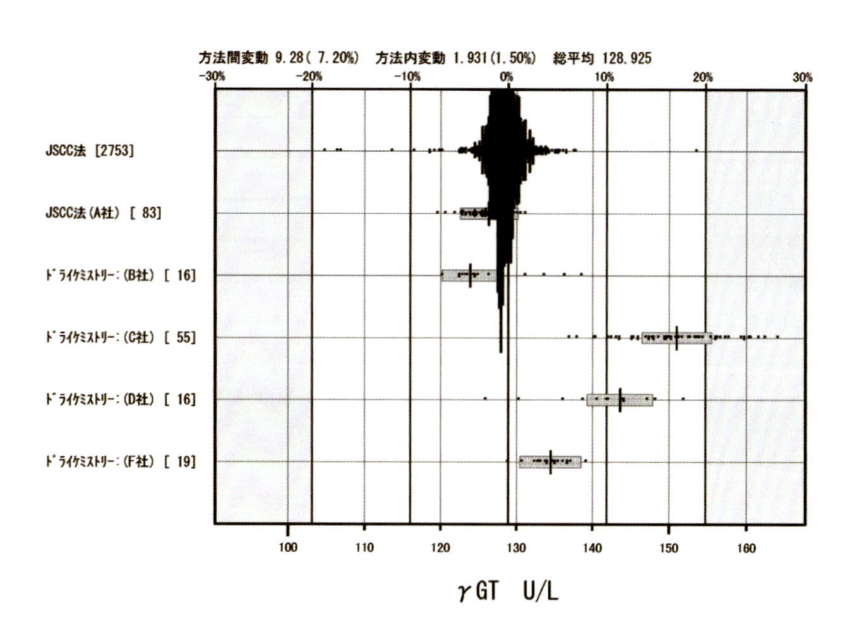

図 13-2 γGT 値の全国統一度（日医調査 2007）
　　JSCC の標準化対応法の利用が約 95% となり、全国の方法はほぼ統一された。ドライケミストリーは、調査試料の組成が必ずしも新鮮血清のそれと合致せず、値がずれることが多い。

基準範囲と生理的・技術的変動要因

■ 基準範囲（JSCC 法）

男	15〜66 U/L
女	15〜44 U/L

■ 個体間変動

性差	男＞女
年齢	新生児・乳児期↑
食習慣	過食↑
飲酒習慣	飲酒量と期間に応じ↑ （特に40代以降）
個体差	大きい

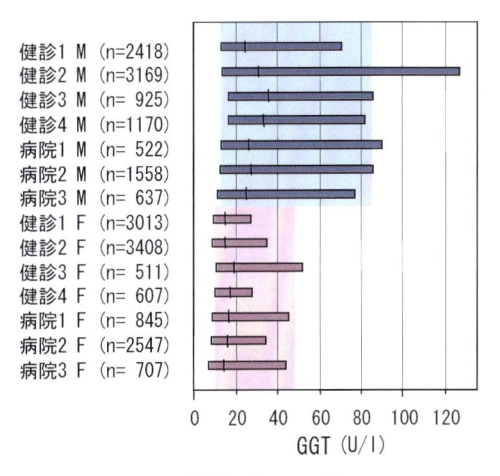

図 13-3 γGT 基準範囲の比較

健常対象集団の特性に応じて、基準範囲に差異を生じやすい。

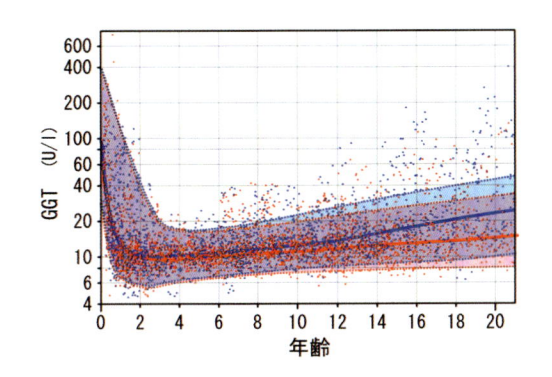

図 13-4 小児期の γGT の経年変化

乳幼児期に高値であるが3歳までに急激に低下し、以降女性はほぼ一定であるが、男性では思春期以降緩やかに漸増し成人の値に達する。

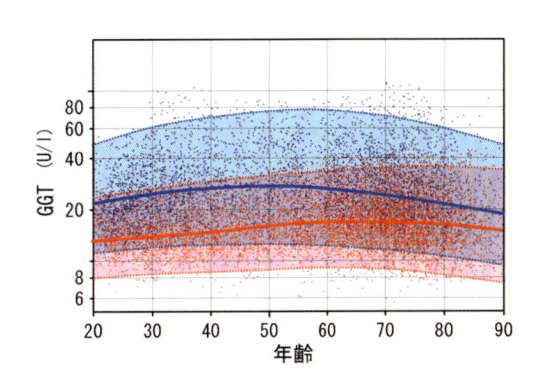

図 13-5 成人における γGT の経年変化

男性では中年をピークに緩やかに漸増・漸減する。女性では、緩やかながら加齢による漸増が認められる。

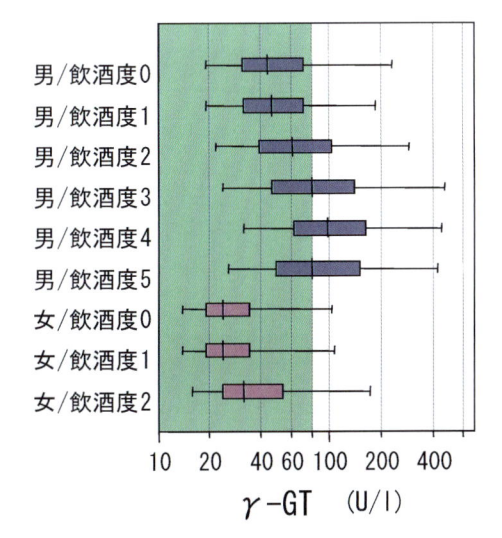

図 13-6 飲酒習慣による γGT の変動

日本酒換算で飲酒度を 1＝1 合未満、2＝1〜2 合、3＝2〜3 合、4＝3〜4 合、5＝4 合以上とした。健診検査結果の単純集計で、潜在異常値除外を行っていない。

■個体内変動

体位	立位↑、臥位↓
短期飲酒	上昇
妊娠	後期↓

食事、運動の影響少ない。

■検査技術変動

保存	室温、4℃、凍結いずれも安定性高い

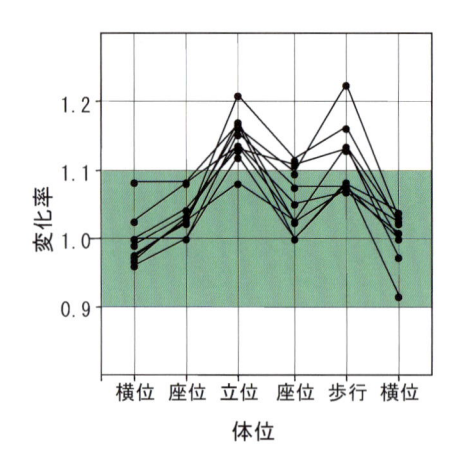

図 13-7 体位による γGT の変化
ある程度個体差はあるが、臥位採血で明瞭に低下、立位採血で上昇する。

主な病態変動

■上昇

胆管上皮への刺激	胆道の炎症・内圧の増加、肝炎
アルコール誘導	アルコール性肝障害
薬剤性	一部薬剤*で誘導され上昇、薬物アレルギー性肝炎
栄養障害	脂肪肝、非アルコール性脂肪肝炎（過食性または偏食性肝障害）

閉塞性黄疸・薬剤誘導による上昇では ALP やビリルビンの上昇を伴うことが多い。一方、アルコール性・過食性の肝障害では、ALP の上昇はなく、ALT と TG、UA の上昇を伴いやすい。肝癌では、大分子型のアイソザイムが産生され増加することがある。
* フェノバルビタール、フェニトイン、ジアゼパムなどの向精神薬剤で肝ミクロソームが刺激されて上昇。薬物アレルギー性肝炎では、閉塞性黄疸の形を取る。

■低下
　通常、低下側が問題になることはない。

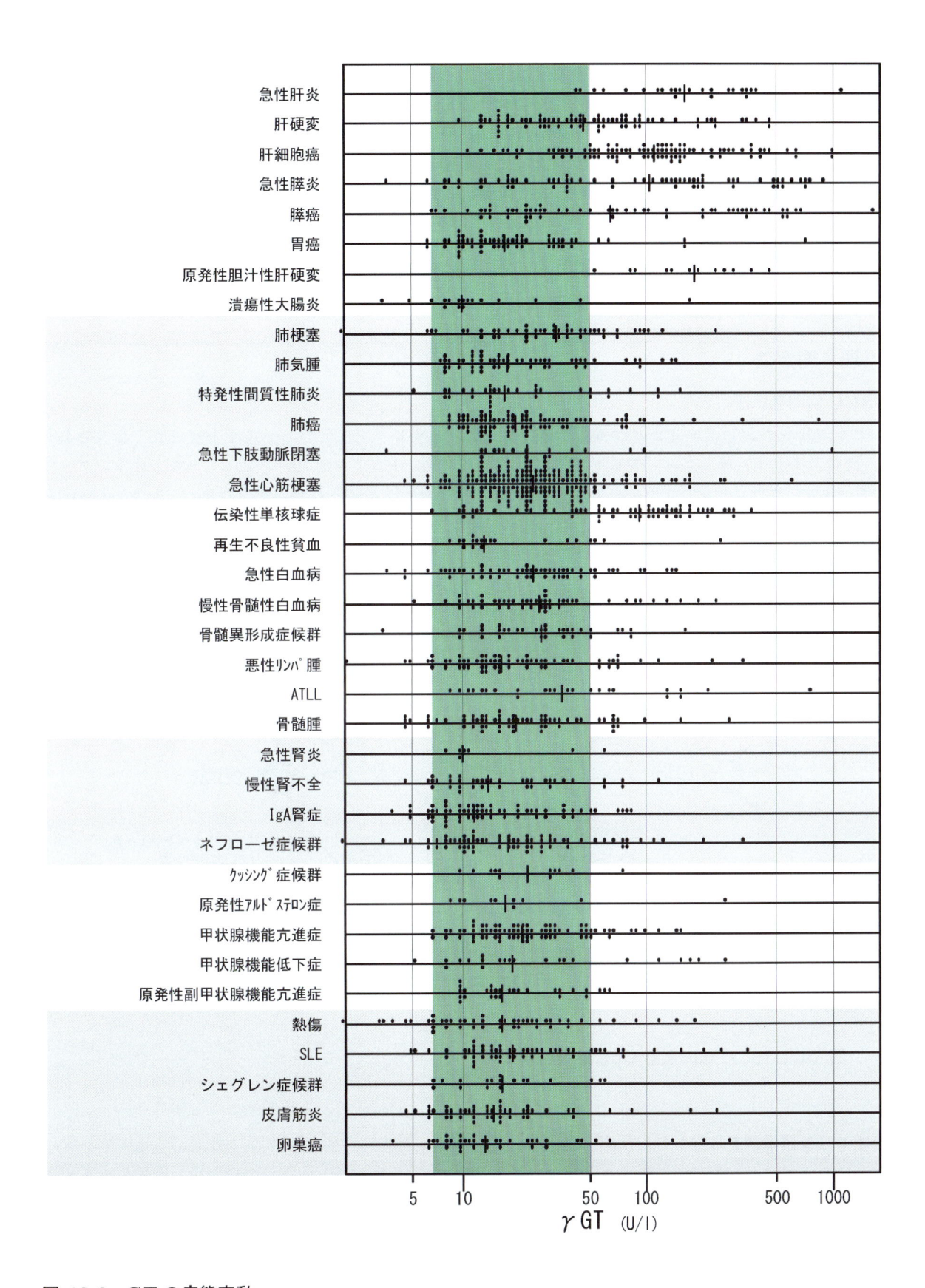

図 13-8 γGT の病態変動

低下を特徴とする病態は見られない。**急性肝炎と伝染性単核症**で上昇する。肝硬変、肝細胞癌での上昇例が多いが、**原発性胆汁性肝硬変**では、特徴的に強く上昇する。膵炎や**膵癌**での上昇は胆管への炎症波及による。悪性リンパ腫や ATLL での上昇は、ALP の上昇と強く関連している。SLE では、上昇する例が比較的多く、低栄養による肝障害が考えられる。**甲状腺機能亢進症**での上昇は、過食性の肝障害が原因と考えられ、中年以降の発症では上昇しない。他の疾患でも上昇例が散見されるが、特徴的なものはないと思われる。

14 コリンエステラーゼ
Cholinesterase : ChE

物質の特性・由来と測定意義

生体内には、アセチルコリンを分解する特異的 ChE(acetylcholine esterage) と非特異的な ChE(pseudo-choline esterage) がある。前者は、神経組織、赤血球、筋肉内に存在する。一方後者は、主に肝臓で産生され、肝臓の蛋白合成能力を表す。臨床検査で測定されるのは後者の ChE である。一種の栄養マーカであり、アルブミンの半減期2〜3週間よりも短いので、栄養状態の変化をより鋭敏に表す。また、分子量が大きいため、腎臓の糸球体に障害があっても、アルブミンとは異なり、尿中にはほとんど漏出しない。

■化学特性
分子量35万と大きく、半減期は1-2週間

測定原理・測定法

■ JSCC 常用基準法

4-ヒドロキシベンゾイルコリンを加水分解してコリンと 4-ヒドロキシベンゾエイトを生成する（第1反応）。次いで4-ヒドロキシベンゾエイトは NADPH の存在下、4-ヒドロキシベンゾエイトヒドロキシラーゼにより、3,4-ジヒドロキシベンゾエイト（プロトカテキン酸）に変換される（第2反応）。このとき酸化される NADPH を 340nm の吸光度の減少でとらえ、ChE 活性を求める。

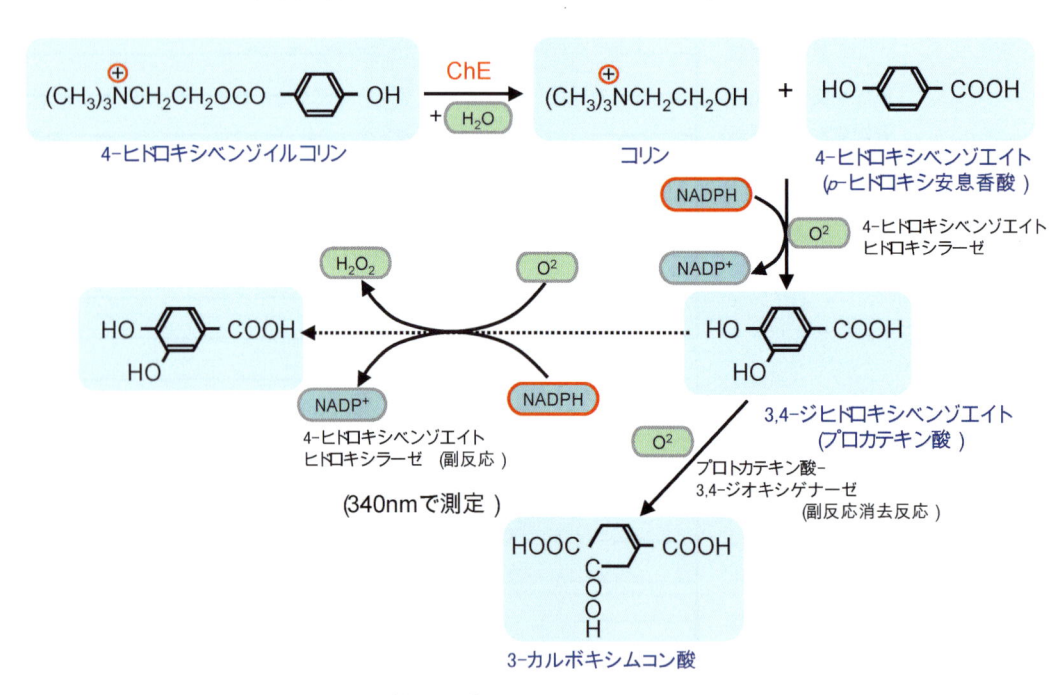

図 14-1 JSCC 法による ChE 活性の測定

■チオコリン誘導体を基質とした反応
アセチルチオコリンやブチルチオコリンなどを基質として ChE(酵素) を作用させた後、遊離したチオコリンを発色させて比色定量する。

■酢酸の生成による測定
アセチルコリン(基質) に ChE を作用させると加水分解によって酢酸が生じる。このことによる反応液の pH 低下を測定する。

■ 標準化対応と測定値の方法間差法

日本・常用酵素標準物質 JCCLS(CRM-002) を校正標準物質として使用する。

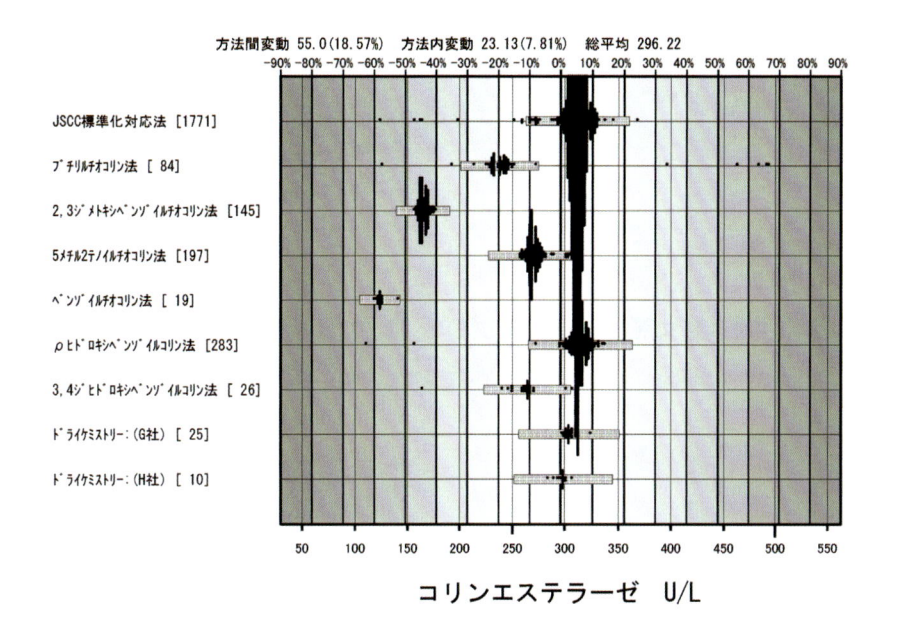

図 14-2 ChE 値の全国統一度 (日医調査 2007)
多様な方法が存在し、測定値は互いに桁違いに異なる。しかし、JSCC の標準化対応法が公開され徐々に普及しつつある。

基準範囲と生理的・技術的変動要因

■ 基準範囲 (JSCC 法)

| 男女 | 210〜470 U/L |

■ 個体間変動

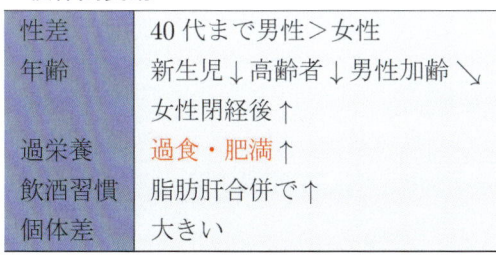

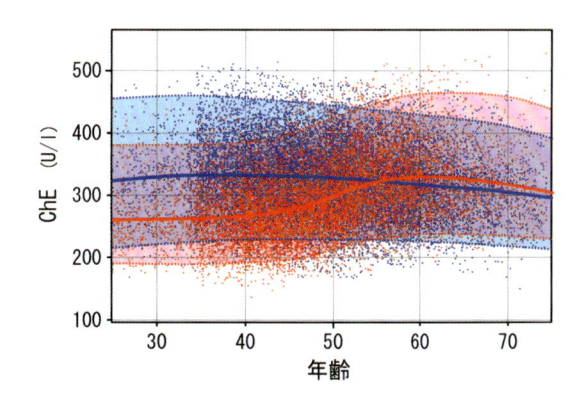

性差	40 代まで男性＞女性
年齢	新生児↓高齢者↓男性加齢↘ 女性閉経後↑
過栄養	過食・肥満↑
飲酒習慣	脂肪肝合併で↑
個体差	大きい

図 14-3 成人における ChE の経年変化
男性は 30〜50 代で上限値が高まるが、全体として加齢変化は乏しい。女性では、閉経以降明瞭な上昇が見られる。

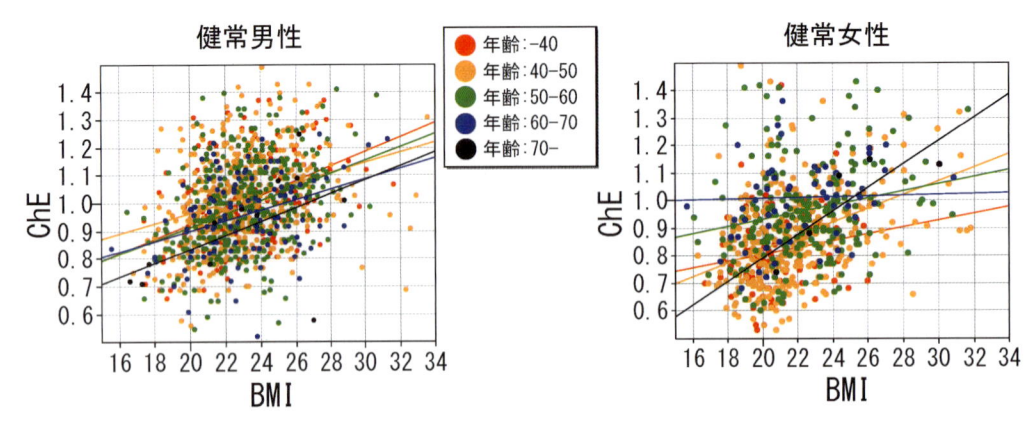

図 14-4 ChE と BMI の関連（男女別・年齢層別比較）

男性では、年代によらず ChE は BMI(肥満度) と明瞭な正相関を認めるが、女性では余り明確な相関を認めない。

■個体内変動

体位	立位↑、臥位↓
妊娠	変化なし (Alb と対照的)

■検査技術変動

採血	溶血↑(ベンゾイルコリン基質の場合は影響なし)
保存	各温度条件で安定性高い
抗凝固剤	ヘパリン以外を用いると、ChE 活性低下 (Ca^{2+}↓のため)

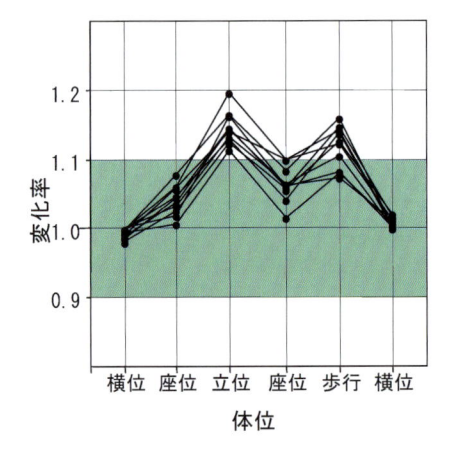

図 14-5 体位による ChE の変化

立位採血で明瞭に上昇するが、歩行後はその程度がやや弱い。

主な病態変動

■上昇

産生過多	ネフローゼ症候群 (Alb の喪失で肝臓での産生増加)
過栄養状態	肥満、脂肪肝、糖尿病

■低下

肝の蛋白合成障害	肝硬変、肝癌、劇症肝炎
栄養障害	慢性消耗性疾患、急性熱性疾患
ChE 阻害薬	サリン、有機リン中毒で著減
遺伝性 ChE 欠損症	麻薬時の筋弛緩剤 (サクシニルコリン) を水解できず作用増強の危険

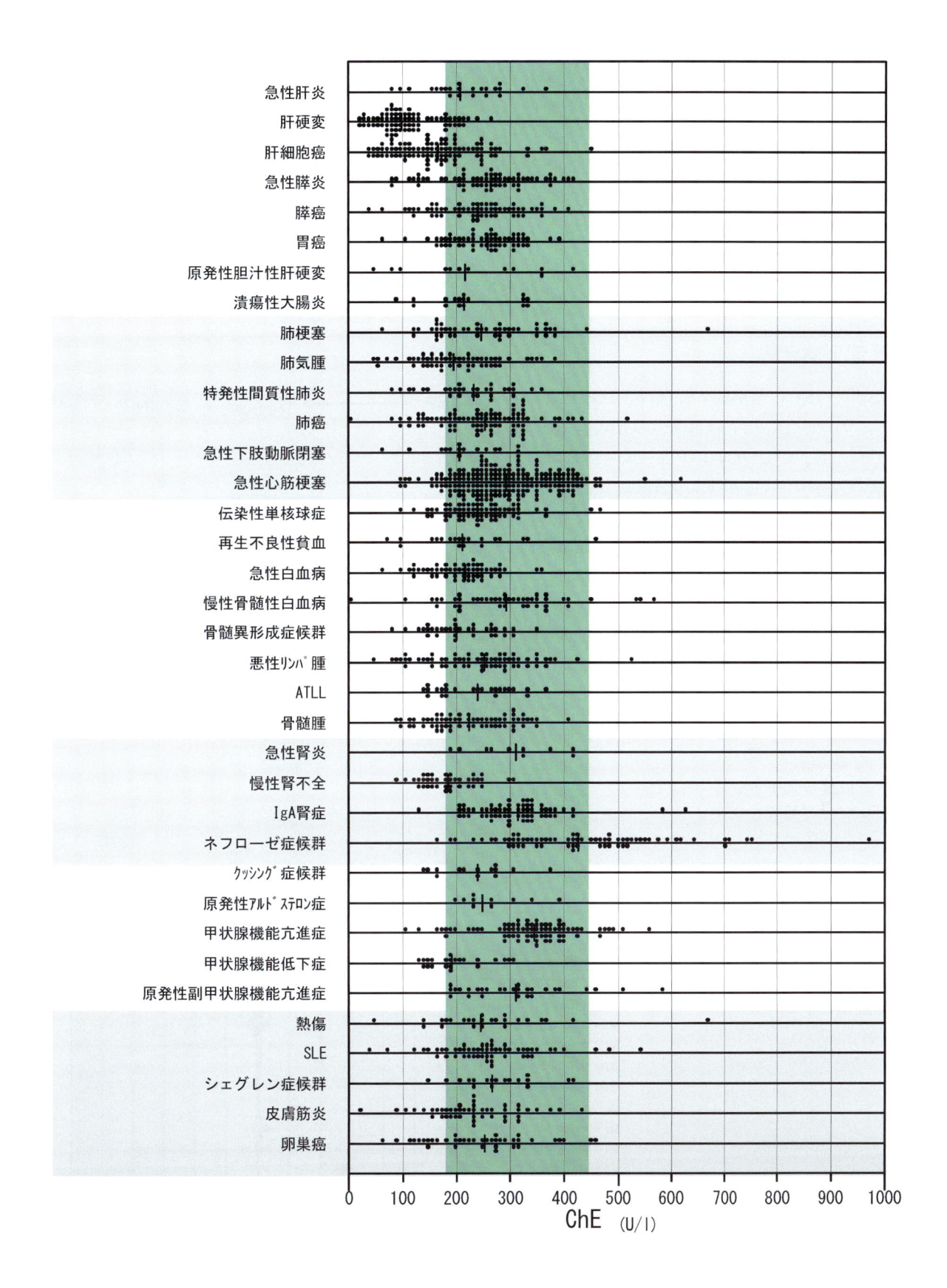

図 14-6 ChE の病態変動

Alb と同様に、病態の重症度に応じて低下する。肝臓で産生されるため、**肝硬変や肝細胞癌**での低下はより顕著であるが、全体に低下の程度は低栄養状態を表す。特に**肺気腫や慢性腎不全**では低下例が多い。一方、上昇を特徴とする疾患では、唯一**ネフローゼ症候群**が挙げられる。一般には、脂肪肝など過栄養状態で上昇するが、このデータでは、そのためと思われる上昇例が散見されるだけである。

15 アミラーゼ
Amylase：AMY

物質の特性・由来と測定意義

澱粉、グリコーゲンなどの多糖類を加水分解する酵素で、ヒトでは α-1,4-結合を分解する α-アミラーゼが存在。膵臓由来のP型と唾液由来S型が主であるが、肺など他の臓器にも存在。分子量が小さいために、血中に遊出しても腎臓からすぐに排泄される。1/3は腎から排泄される。P型のほうが尿に出やすい。

■化学特性

膵型(P型)と唾液腺型(S型)の2種類のアイソザイムが存在し、P型は糖鎖を含まず分子量54kD。S型は糖鎖の含量で分子量約62kDと56kDの2種がある。健常では両者は、4:6の割合で存在。P型は膵臓特異的、S型は唾液腺の他、卵巣、肺、肝、小腸にも存在する。血中半減期3～10時間。

測定原理・測定法

■JSCC・IFCC 常用基準法 (G7-PNP 基質)

アミラーゼ（AMY）は試薬中のEt-G7-4NPに作用し、G2-4NP～G4-4NPを生成させる。生成したG2-4NP～G4-4NPに試薬中のα-グルコシダーゼが作用し4NP(4-ニトロフェノール)が生成される。生成された4NPの吸光度増加を測定し、試料中のAMY活性値を求める。

$$G7\text{-}4NP \xrightarrow{\text{アミラーゼ}} G2\text{-}4NP + G3\text{-}4NP + G4\text{-}4NP$$
$$\downarrow \alpha\text{-グルコシダーゼ}$$
$$4NP(4\text{-ニトロフェノール}) + G1n_x$$
(400nmで測定)

図 15-1 JSCC,IFCC 法によるアミラーゼ活性の測定

■合成基質法

4-ニトロフェニル・マルトヘプシドなどの合成発色基質にα-アミラーゼ、α-グルコシダーゼを作用させ、遊離した4-ニトロフェノールを比色定量する。

■アミロクラスチック法

デンプン（基質）をアミラーゼで加水分解し、ヨードデンプン反応を利用してデンプン量を測定、アミラーゼの活性をみる。

■標準化対応と測定値の方法間差法

日本・常用酵素標準物質JCCLS(CRM-001)を校正標準物質として使用する。

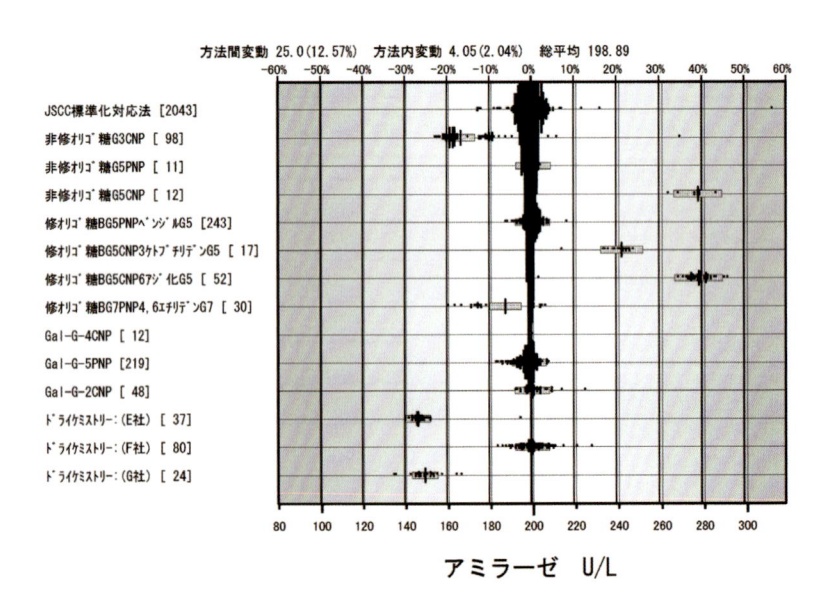

図 15-2 アミラーゼ値の全国統一度 (日医調査 2007)

多様な方法が存在し、測定値は互いに大きく異なっていたが、JSCCの標準化対応法が急速に普及しつつある。

基準範囲と生理的・技術的変動要因

■基準範囲

男女	47 〜 134 U/L

■個体間変動

性差	やや女性高値（喫煙率の違い）
年齢	新生児↓、乳幼児↓
肥満	低下↓（主にS型が低下）
飲酒習慣	P型低下↓
喫煙習慣	低下↓（P、S型が共に低下）
個体差	大きい

■個体内変動

体位	立位↑、臥位↓
飲酒	多量飲酒↓

妊娠の影響は少ない。

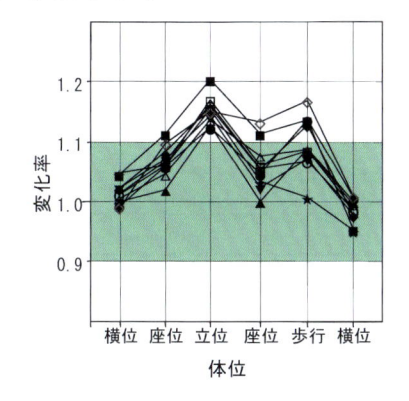

図 15-5 体位による AMY の変化
立位採血では明瞭に上昇するが、歩行後はその程度がやや弱い。

■検査技術変動

採血時	長く駆血すると上昇
保存	各種温度条件で安定性が高い 唾液の混入に注意

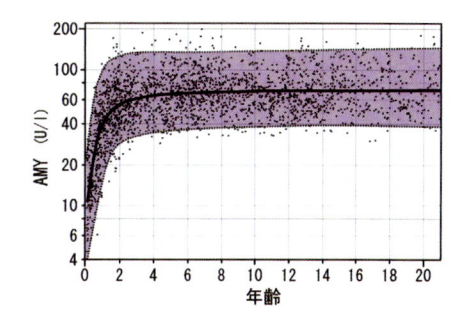

図 15-3 小児期の AMY の経年変化
乳幼児期に急激に血中レベルが上昇し、5歳以降ほぼ成人のレベルに達する。

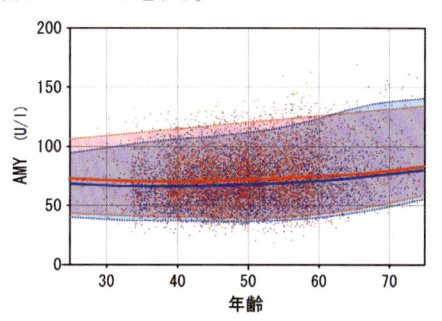

図 15-4 成人における AMY の経年変化
50歳以降、軽度ながら男女とも加齢上昇を認める。

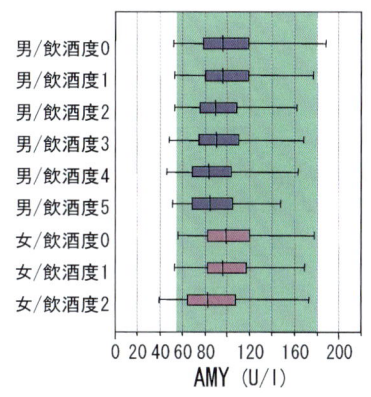

図 15-6 飲酒習慣による AMY の変動
軽度ながら、飲酒度に応じて AMY が低下する傾向を認める。

主な病態変動

■上昇

P型の増加	急性膵炎、慢性膵炎、膵臓癌膵細胞の破壊
S型の増加	唾液腺疾患、人工心肺を用いた手術後、急性循環不全（ショック・熱傷）
P/S型の増加	慢性腎不全（排泄遅延）
マクロアミラーゼ血症	免疫グロブリン（主にIgA）と結合したアミラーゼ（P型+S型）、腎から排泄されず増加

■低下

栄養低下	著明な全身状態の悪化
膵臓の破壊	膵全摘、膵実質の広範な破壊、唾液腺摘出

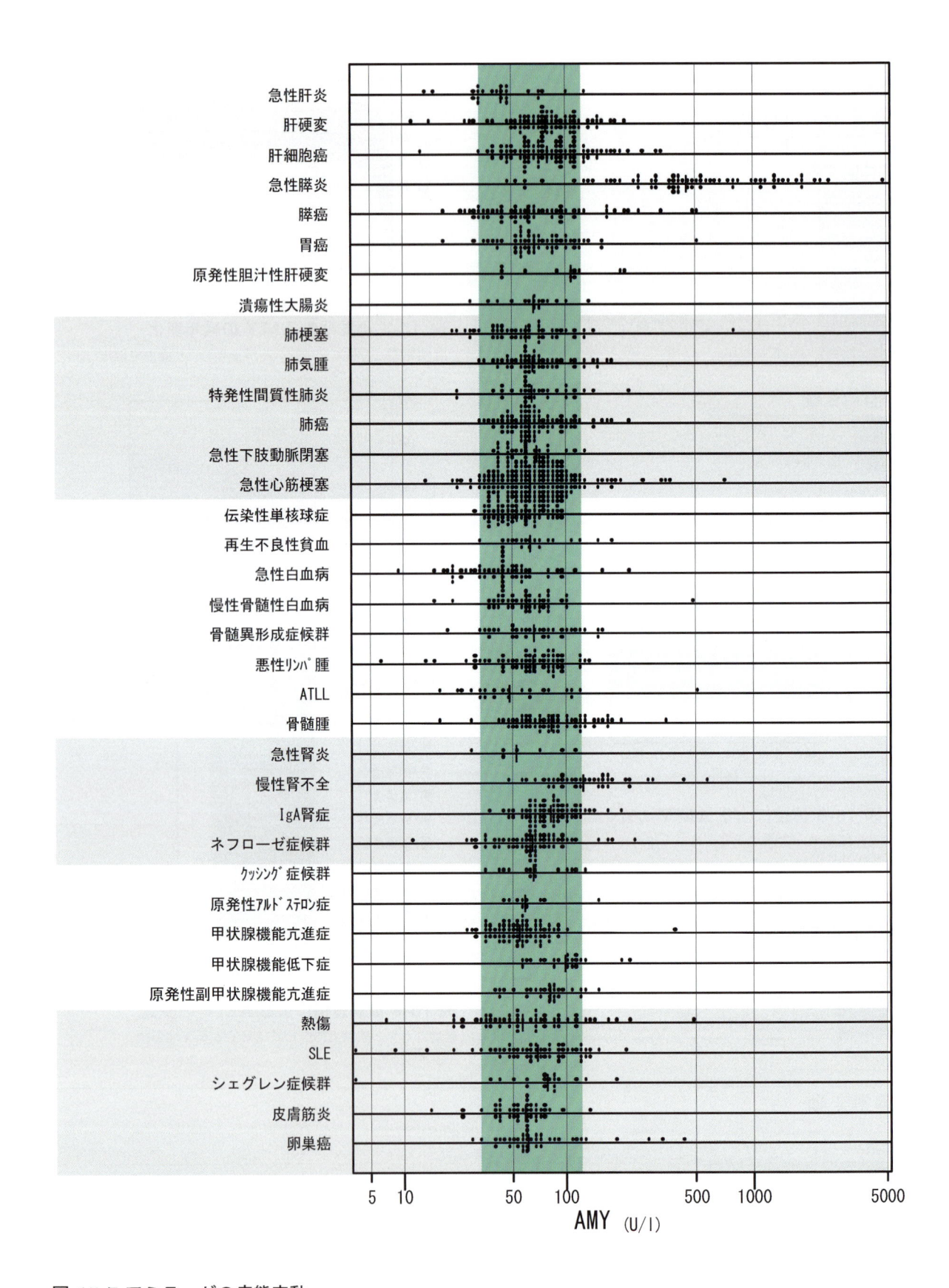

図 15-7 アミラーゼの病態変動

AMY が高値となりやすい疾患は、**急性膵炎・膵癌と慢性腎不全**であり、前者は膵臓の破壊、後者は、排泄遅延のためである。**急性心筋梗塞**や**熱傷**などで見られる上昇は、強い循環不全の結果、肺由来の s-AMY の産生が増えるためである。一方、AMY の低下するケースが散見されるが、栄養状態の強い低下や膵実質の荒廃などが原因と考えられる。

16 クレアチンキナーゼ
Creatine Kinase：CK

物質の特性・由来と測定意義

CKはクレアチンリン酸とADPからATPとクレアチンとを可逆的に生成する転移酵素で、筋肉のエネルギー代謝上重要な役割を果たしている。骨格筋、心筋、脳実質に由来するが、アイソザイムが臓器により異なる。

■化学特性

分子量約82kDで、M（muscle型）とB（brain型）の2つのサブユニットから成る2量体。MとBの組み合わせで、3種類のアイソザイムが存在する。MM 94％以上、MB 5％以下、BB 1％以下。

測定原理・測定法

■ JSCC常用基準法（クレアチンリン酸ADP・UV法）

クレアチンリン酸とADPにCKを作用させ（pH7.4）、生成したATPにグルコースの存在下でヘキソキナーゼ（HK）を作用させる。グルコース-6-リン酸（G-6-P）が生成されるので、さらに、NADPの存在下でグルコース-6-リン酸脱水素酵素（G6PDH）を作用させると6-ホスホグルコン酸とNADPHが生成される。このNADPHの増加を340nmで測定する。反応温度は37℃。

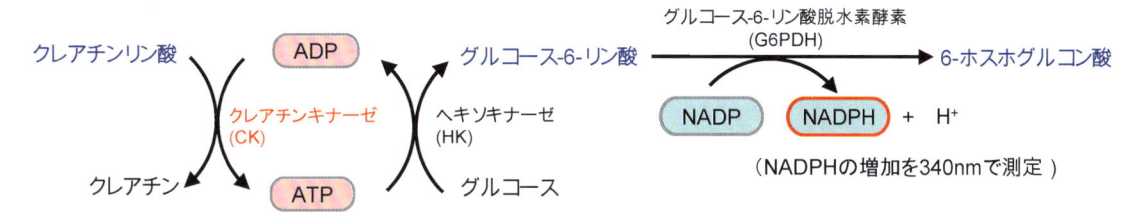

図16-1 JSCC法によるCK活性の測定

■標準化対応と測定値の方法間差法

日本・常用酵素標準物質 JCCLS(CRM-001)を校正標準物質として使用する。

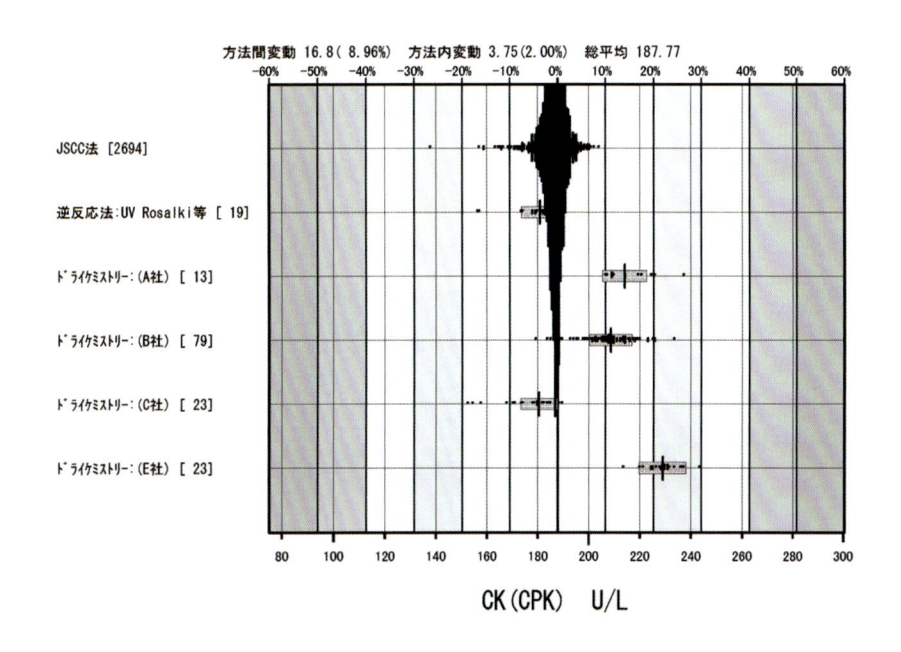

図16-2 CK値の全国統一度（日医調査2007）
　JSCCの標準化対応法の利用が約95％となり、全国の方法はほぼ統一された。ドライケミストリーは、調査試料の組成が必ずしも新鮮血清のそれと合致せず、値がずれることが多い。

基準範囲と生理的・技術的変動要因

■基準範囲

男	60 〜 263 U/L
女	40 〜 135 U/L

■個体間変動

性差	男＞女
年齢	新生児↑、幼小児期に漸減
個体差	大きい（骨格筋量により変動）

■個体内変動

体位	立位↑、臥位↓
運動	激しい運動↑(数日以上に上昇) スポーツ選手は基礎値↑ 筋肉注射後↑

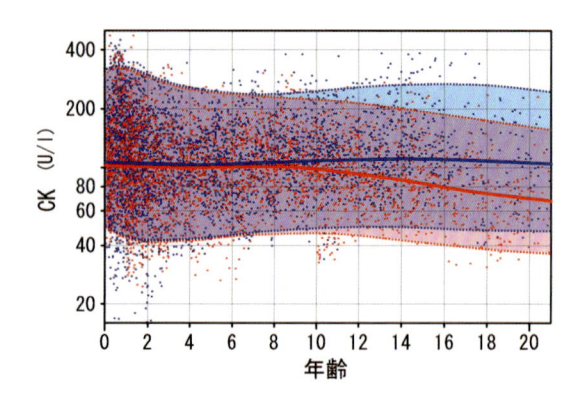

図 16-3 小児期の CK の経年変化

乳幼児期に高値をとるが、3歳以降ほぼ一定。思春期以降女性はやや低下し、男女差が明確となる。

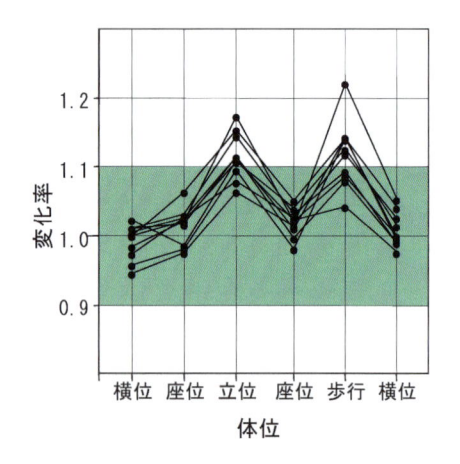

図 16-5 体位による CK の変化

臥位採血で明瞭に低下、立位採血で上昇する。

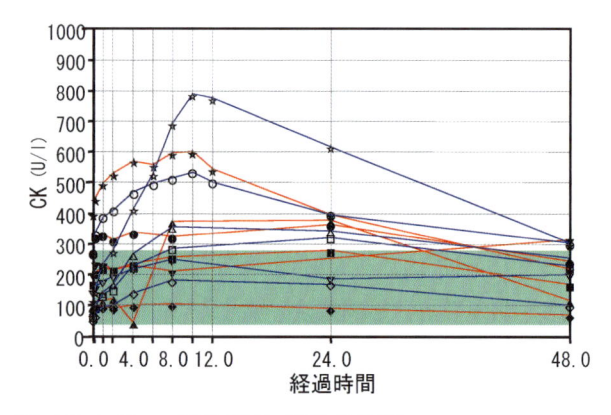

図 16-4 5km 走前後の CK の変動

強い筋肉労作後、運動習慣がない場合 6 例では数日間上昇、習慣のある 5 例では 48 時間後には元に復した。

■検査技術変動

保存	全血室温・冷蔵放置↓ 凍結保存でも漸減*

*CK が失活しても、測定反応液中に SH 試薬 (N-アセチルシステイン (NAC)、ジチオスライトール (DTT)、還元型グルタチオン) が添加されていると、完全に活性が回復。

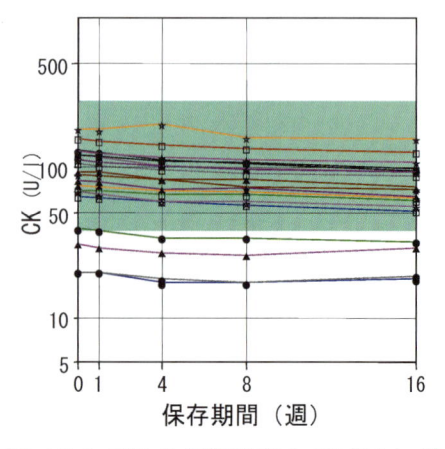

図 16-6 CK の長期保存 (−30 ℃) に対する安定性

緩やかであるが、経過と共に少しずつ活性が低下する。

主な病態変動

■上昇

骨格筋障害	慢性炎症・変成：多発性筋炎、筋ジストロフィー
	急性筋肉壊死：筋挫滅症候群、高度熱傷、下肢閉塞性動脈硬化症
	薬剤性：横紋筋融解症
心筋障害	心筋梗塞、心筋炎、心外膜炎
代謝遅延	甲状腺機能低下症

■低下

筋肉萎縮性疾患	重症筋無力症、甲状腺機能亢進症、廃用性筋萎縮

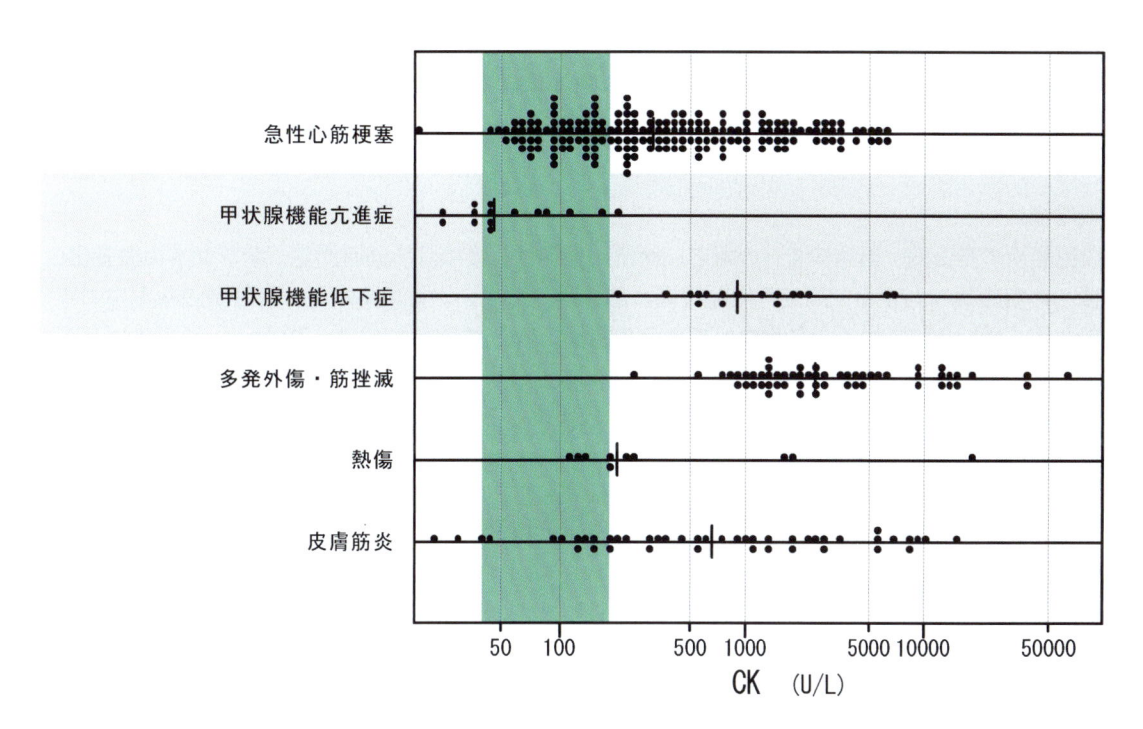

図 16-7 CK の病態変動
CK は通常一次検査としてオーダされることは少なく、限られた疾患の情報しかない。**急性心筋梗塞**では MB 分画の増加で上昇するが、軽症例や超早期の症例も多いため、上昇する割合や程度も軽い。甲状腺機能亢進症では、筋萎縮を反映し、CRE と同様に低下する傾向がある。**甲状腺機能低下症**では、代謝遅延を反映して、極端な高値となる。**皮膚筋炎、熱傷、多発外傷**では MM 分画が著明に上昇する。

17 ナトリウム
Sodium ： Na

物質の特性・由来と測定意義

Naは細胞外液に含まれる陽イオン中で最も多く、普段は塩化物イオンとともに食塩として摂取される。体液量の調節で中心的な役割を果たす。細胞内濃度は、5mEq/Lと血清の1/28と少ない。大部分は尿と一緒に排泄され、糞便や汗などの水分としても失われる。

測定原理・測定法

■炎光光度法：実用基準法

実用基準法ではあるが、ガスボンベの使用などの実用面の制約がある。噴霧粒子を細かく一定にしてバーナに送り込み、燃焼ガス高エネルギーを与えたときの炎色反応によって発せられた橙黄色の輝線スペクトル（589nm）を測定し、Na$^+$量を求める。内部標準法と外部標準法があるが、内部標準法がよく使われる。内部標準法とは、試料、標準液に一定量の内部標準物質（リチウムまたはセシウム）を共存させ、Na$^+$の炎光と同時に内部標準物質により炎光した強度を電気的補償回路に導き、その信号の比で補正して測定する。

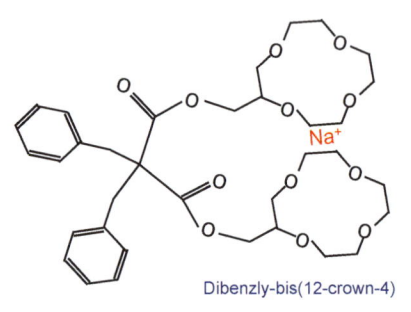

図17-1 イオン選択電極によるナトリウムの測定
Dibenzly-bis(12-crown-4)

■イオン選択電極法

安全性、設置場所の自由度、緊急検査への対応、簡便な操作性、多項目の同時測定、サンプルの微量化、自動分析装置への組み込みが容易で測定可能な待機状態を作りやすい、省エネルギー化等が主な理由で実用法として現在広く用いられている。**クラウンエーテル電極**：Na$^+$に選択性が高い12-crown-4と呼ばれる化合物が添加された液膜電極で、Na$^+$が液膜に対して内外で平衡に達した時の膜電位を測定。**ガラス膜電極**：Na$^+$がガラス膜に対して内外で平衡に達したときの膜電位から濃度換算。

■標準化対応と測定値の方法間差

標準品として、NIST(SRM956)やJCCRM121,122(実用)が利用される

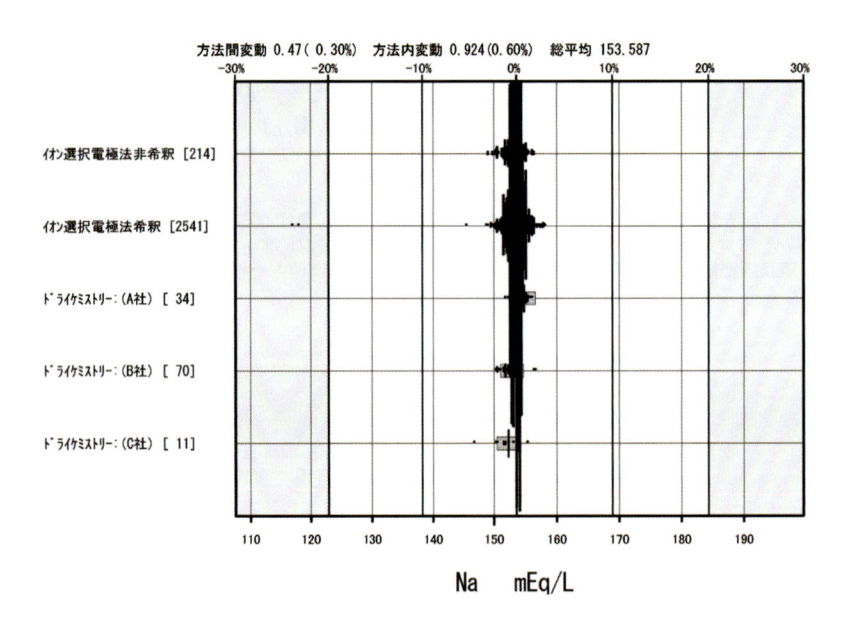

図17-2 ナトリウム値の全国統一度 (日医調査 2007)
全てイオン選択電極を使った方法で、測定法によらず値が良く合致している。

基準範囲と生理的・技術的変動要因

■基準範囲

男女	139〜146 mEq/L

■個体間変動

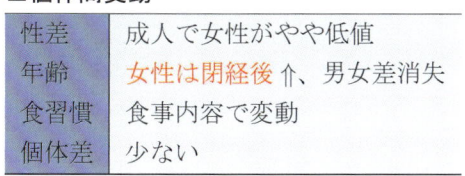

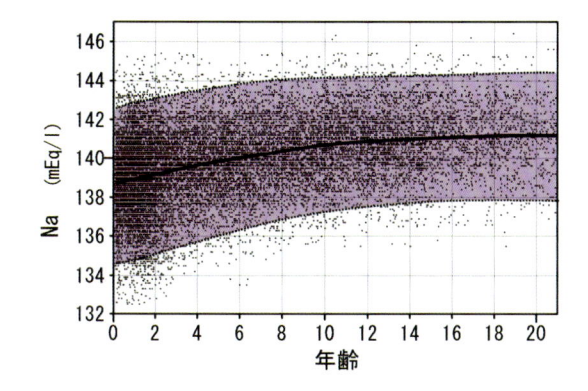

性差	成人で女性がやや低値
年齢	女性は閉経後⇑、男女差消失
食習慣	食事内容で変動
個体差	少ない

図 17-3 小児期の Na の経年変化

乳幼児期に低値をとるが、3歳以降ほぼ一定。思春期以降女性はやや低下し、男女差が明確となる。

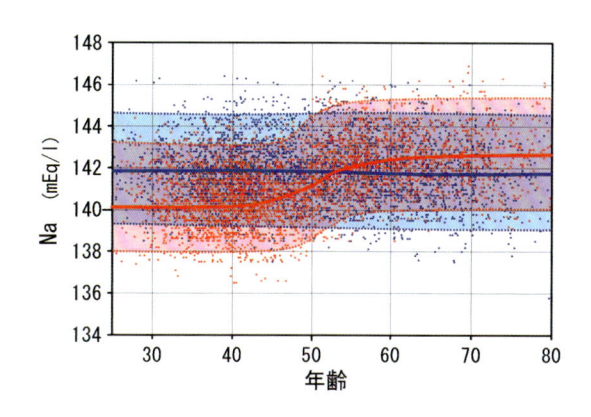

図 17-4 成人における Na の経年変化

男性では加齢変化を認めないが、女性では閉経後明瞭に上昇する。

■個体内変動

体位	不変
妊娠	やや低下
月経周期	生理中↑

■検査技術変動

採血時	拳・前腕運動↑
保存	安定
測定干渉	高蛋白、高脂質血症↓

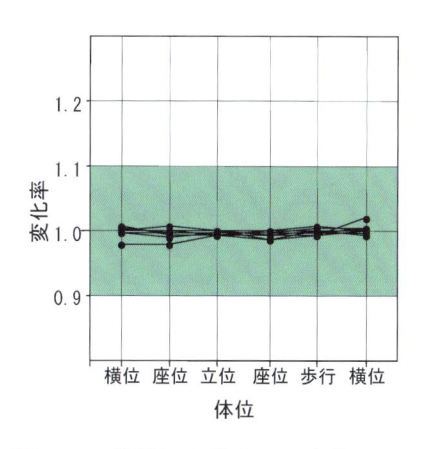

図 17-5 体位による Na の変化

体位による変動を全く認めない。

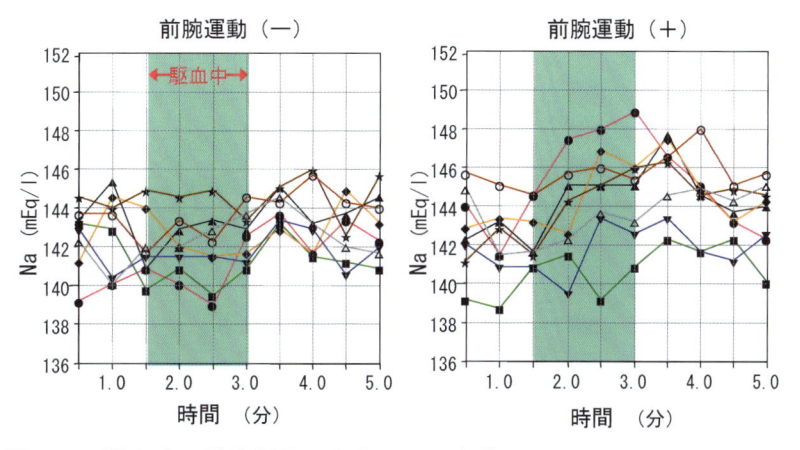

図 17-6 採血時の前腕運動による Na の変動

K に比べると程度は軽いが、駆血帯を巻いたまま拳を握りしめると上昇する。

主な病態変動

■上昇

水摂取不足	高調性脱水
水の喪失	ADH不足（尿崩症）、浸透圧利尿薬の投与
過剰摂取・投与	過剰な塩分補液
その他	アルドステロン症、本態性高Na血症

■低下

偽性低Na血症	高血糖、高脂血症、高蛋白血症（浸透圧維持のため代償的に低下）
摂取量の減少	栄養状態の低下を反映
腎からの喪失	利尿薬、Addison病、
消化管からの喪失	嘔吐、下痢
皮膚からの喪失	過度の発汗
ADH過剰分泌	ADH分泌異常症候群（SIADH）
全身性浮腫	ネフローゼ症候群、肝硬変、うっ血性心不全、腎不全

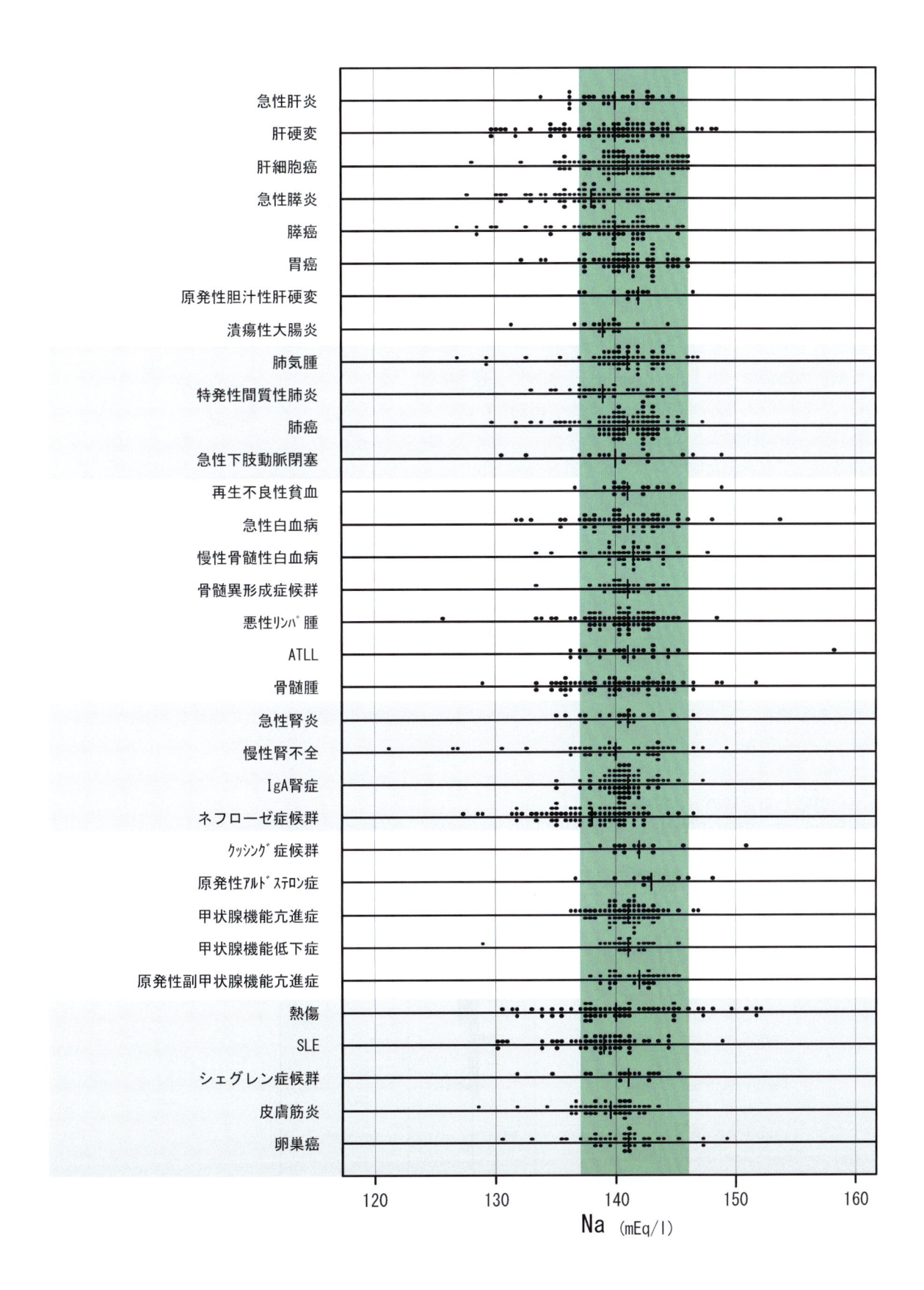

図 17-7 ナトリウムの病態変動

多くの病態で低下例が見られるが、体液喪失を起こしやすい**急性膵炎**や**ネフローゼ症候群**でその頻度が多い。また、**腎不全**や**SLE**でも低下例が多い。一方、**肝硬変**、**骨髄腫**、**熱傷**では、低張性と高張性の2通りの脱水が起こり、低値側にも高値側にも異常値が見られる。症例数は少ないが、原発性アルドステロン症では少し高い傾向が見られる。

18 カリウム
Potassium ： K

物質の特性・由来と測定意義

生体のKの90%は細胞内に存在し、細胞内濃度は150mEq/Lで血清の35倍である。細胞内では、酵素の活性化に関与したり、細胞膜電位の調節に関わっている。また細胞外液中では、Na同様、血漿浸透圧やpHの調節に関与している。

測定原理・測定法

■炎光光度法：実用基準法

実用基準法ではあるが、ガスボンベの使用などの実用面の制約がある。噴霧粒子を細かく一定にしてバーナに送り込み、燃焼ガス高エネルギーを与えたときの炎色反応によって発せられた紫色の輝線スペクトル（766nm）を測定し、K^+量を求める。内部標準法と外部標準法があるが、内部標準法がよく使われる。内部標準法とは、試料、標準液に一定量の内部標準物質（リチウムまたはセシウム）を共存させ、K^+の炎光と同時に内部標準物質により炎光した強度を電気的補償回路に導き、その信号の比で補正し測定する。

Bis(benzo-15-crown-5)

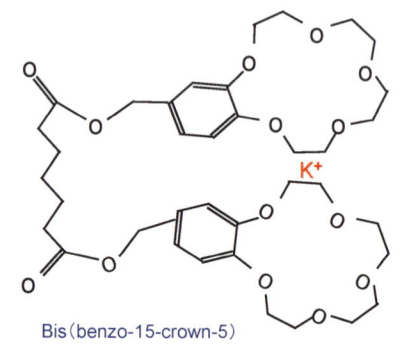

図 18-1 イオン選択電極によるカリウムの測定

■イオン選択電極法

安全性、設置場所の自由度、緊急検査への対応、簡便な操作性、多項目の同時測定、サンプルの微量化、自動分析装置への組み込みが容易で測定可能な待機状態を作りやすい、省エネルギー化等が主な理由で実用法として現在広く用いられている。**クラウンエーテル電極**：リガンドとしてK^+に選択性が高い15-crown-5と呼ばれる化合物が添加された液膜電極でK^+が液膜に対して内外で平衡に達したときの膜電位を測定。**バリノマイシン電極**：リガンドとしてバリノマイシンがK^+と選択的に複合体をつくる性質を利用して、バリノマイシンを添加した液膜電極。

■標準化対応と測定値の方法間差

標準品として、NIST(SRM956)やJCCRM121,122(実用)が利用される。

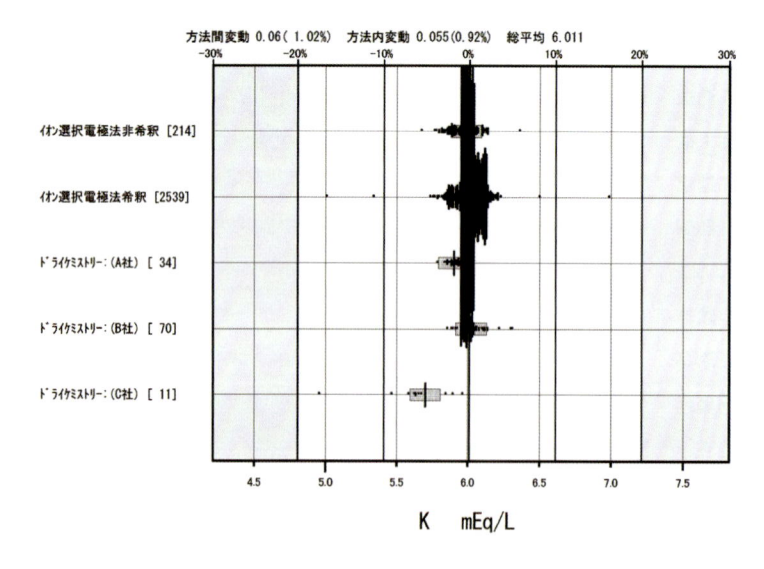

図 18-2 カリウム値の全国統一度（日医調査 2007）

全てイオン選択電極を使った方法で、測定法によらず値がよく合致している。

基準範囲と生理的・技術的変動要因

■基準範囲

男女	3.7〜4.7 mEq/L（血清）
	3.4〜4.6 mEq/L（血漿）

■個体間変動

性差	なし
年齢	新生児・乳幼児期↑、その後漸減し3歳以降で成人値に
食習慣	地域差あり食事内容の影響を受ける　多量の発汗を伴う作業で低下
個体差	同じ人口層内では、個体差少ない

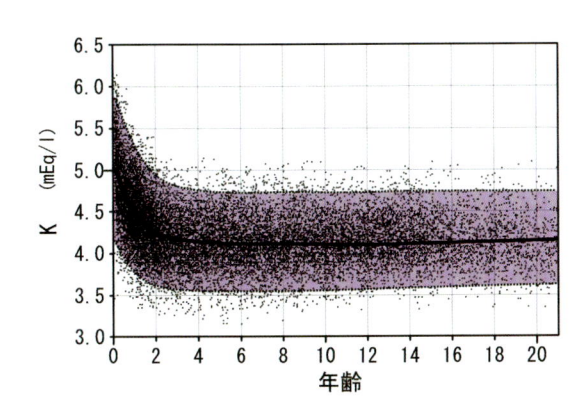

図 18-3 小児期の K の経年変化
新生児・乳幼児期に高く、漸減して3歳以降成人のレベルに達する。

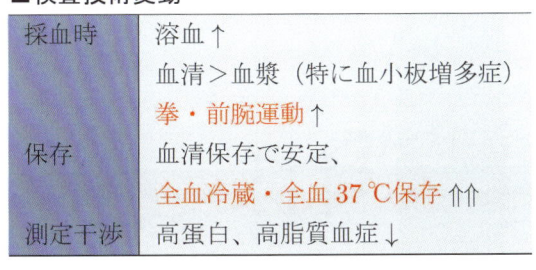

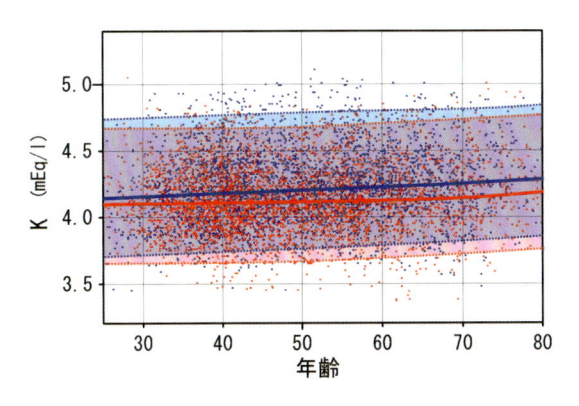

図 18-4 成人における K の経年変化
加齢変化をほとんど認めず、男女差も無視しうる。

■個体内変動

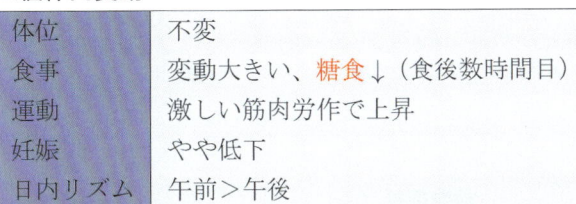

体位	不変
食事	変動大きい、糖食↓（食後数時間目）
運動	激しい筋肉労作で上昇
妊娠	やや低下
日内リズム	午前＞午後

■検査技術変動

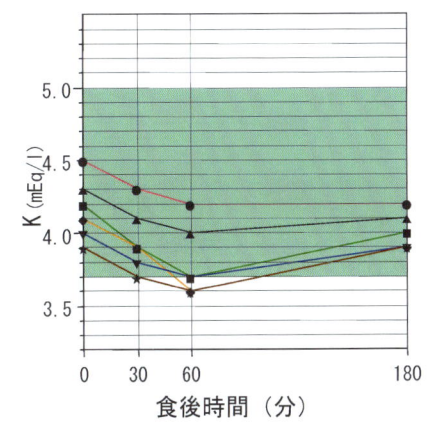

採血時	溶血↑
	血清＞血漿（特に血小板増多症）
	拳・前腕運動↑
保存	血清保存で安定、
	全血冷蔵・全血37℃保存⇈
測定干渉	高蛋白、高脂質血症↓

図 18-5 糖食による K の変動
健常者6名が大盛りの山かけうどんの食べる前後で経時的に血清 K を測定した。血糖上昇に応じて、インスリンが分泌されて、細胞内へカリウムが移行して、約1時間目に明瞭な低カリウム血症が起こっている。

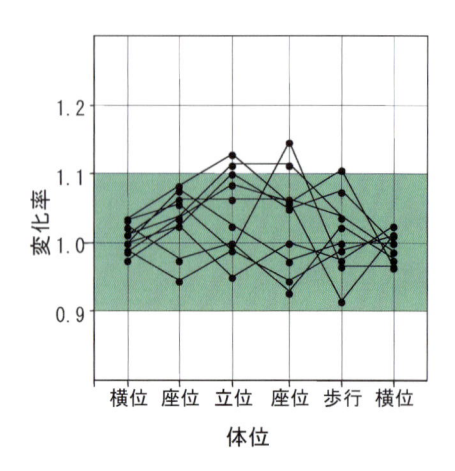

図 18-6 体位による K の変化
0.1mEq/l 刻みで測定値が記録されるので、4〜5mEq/l の試料値は、もともと数%の誤差変動を伴う。しかし、それを考量しても体位によらないランダム変動を認める。

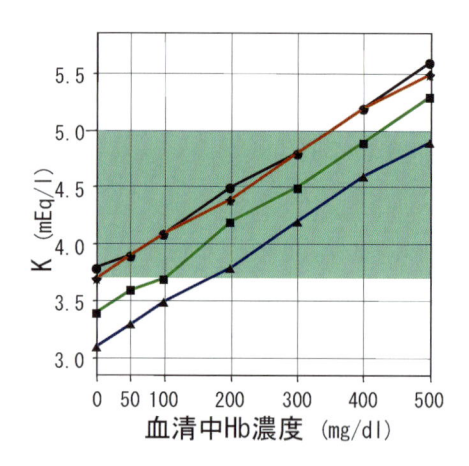

図 18-7 溶血による K の変化
4 患者試料に溶血液を段階的に添加して血清 K を測定した。溶血程度に応じて K の値は上昇するが、LD に比べその程度は弱い。

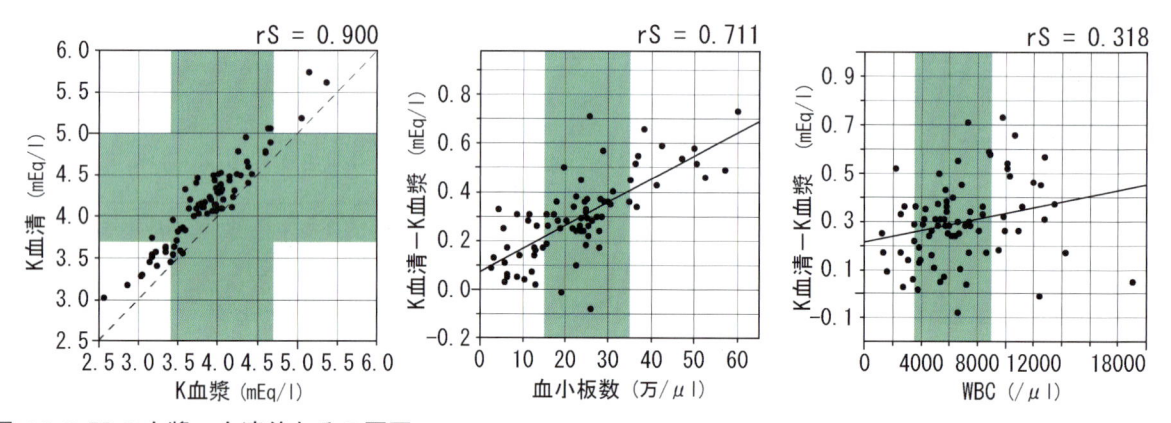

図 18-8 K の血漿・血清差とその要因
左端図は、患者試料 80 例を対象に、血漿カリウム (X) と血清カリウム値 (Y) の相関をみたもの。点線は Y=X で、Y が平均的に X より約 0.3mEq/l 高い。中央の図は、偏差 Y-X と血小板数との相関を見たもので、血小板数が多いほど偏差 Y-X が大きいことが分かる。これに対して、右端図から白血球数との関連は弱い。よって、血漿・血清差は、血液凝固で血小板が崩壊し、細胞内カリウムが遊出した結果生じると推論される。

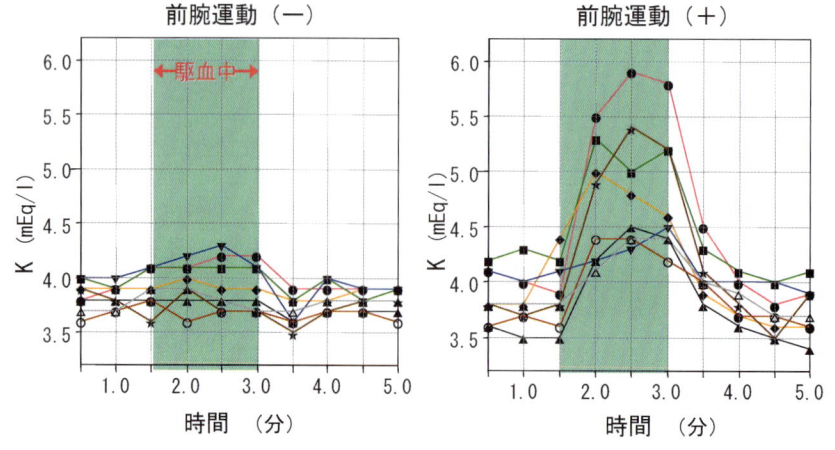

図 18-9 採血時の前腕運動による K の変動
駆血帯を巻いたまま手を強く握りしめると、筋肉からその活動に応じて K が放出される。

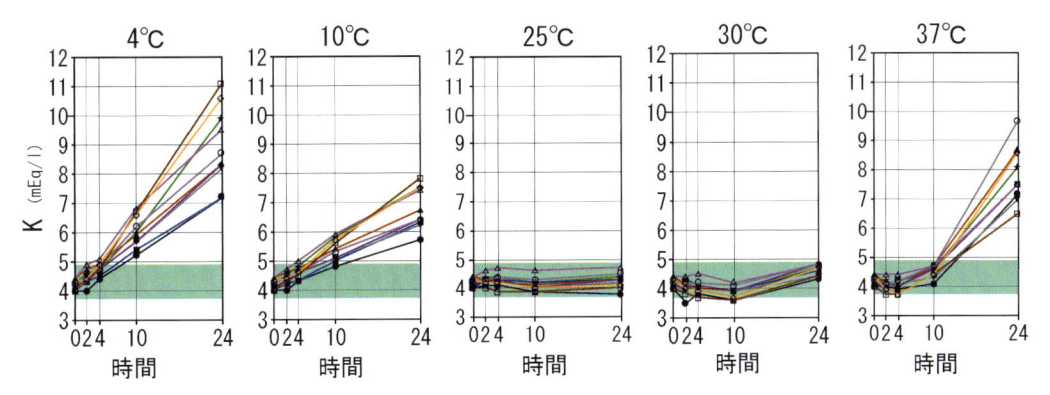

図 18-10 全血放置による K の変動と温度

全血のまま血清分離せずに検体を放置したときに、温度に応じて赤血球内に豊富にある K が遊出し、血清濃度が高まる。低温では細胞膜にある Na-K ポンプが失活するため、赤血球内の K が逆流し血清濃度が徐々に上昇する。一方 37 ℃では、最初は変化しないが、12 時間以上放置すると、ポンプのエネルギー源としてのブドウ糖が消費され、逆流が始まる。

主な病態変動

■上昇

偽性高 K 血症	血小板・白血球増多症
K の過剰負荷	K の過剰摂取、保存血の大量輸血
K 排泄の低下	腎不全、アルドステロン拮抗薬、Addison 病
	降圧剤（アンギオテンシン転換酵素阻害薬、アンギオテンシン受容体拮抗薬）
細胞外への移行	アシドーシス（H^+ が細胞内に入り、それと交換に K^+ が細胞外へ出る）
細胞崩壊	急激な組織崩壊（重度熱傷、筋挫滅）、過度の溶血

心電図異常：T 波の増高。

■低下

摂取量の減少	低栄養状態、偏食
消化管からの喪失	嘔吐、下痢、下剤の乱用
腎からの喪失	アルドステロン症*、クッシング症候群（特に異所性 ACTH 産生腫瘍）
	サイアザイド系利尿剤、尿細管性アシドーシス、Batter 症候群
細胞内への移行	アルカローシス（嘔吐・重曹投与など）
	インスリンの投与、周期性四肢麻痺
薬剤性	甘草、強力ミノファーゲン

心電図異常：ST 低下と U 波の出現。

*アルドステロンは、腎の遠位尿細管に作用して Na を再吸収し K を排泄するため。

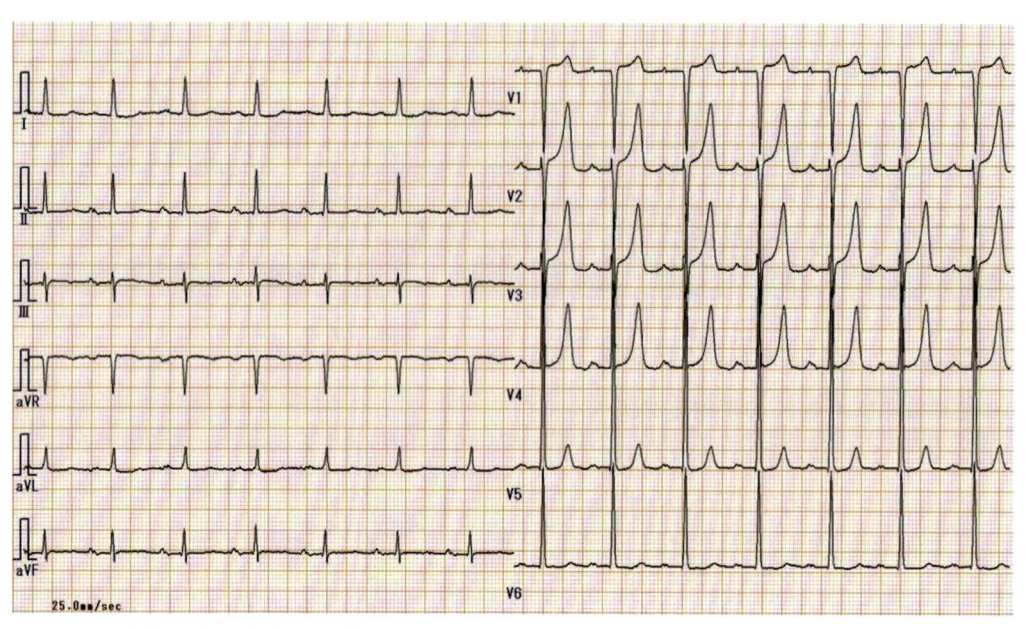

図 18-11 高カリウム血症の心電図所見

胸部誘導で、著明なテント状 T 波が見られる。

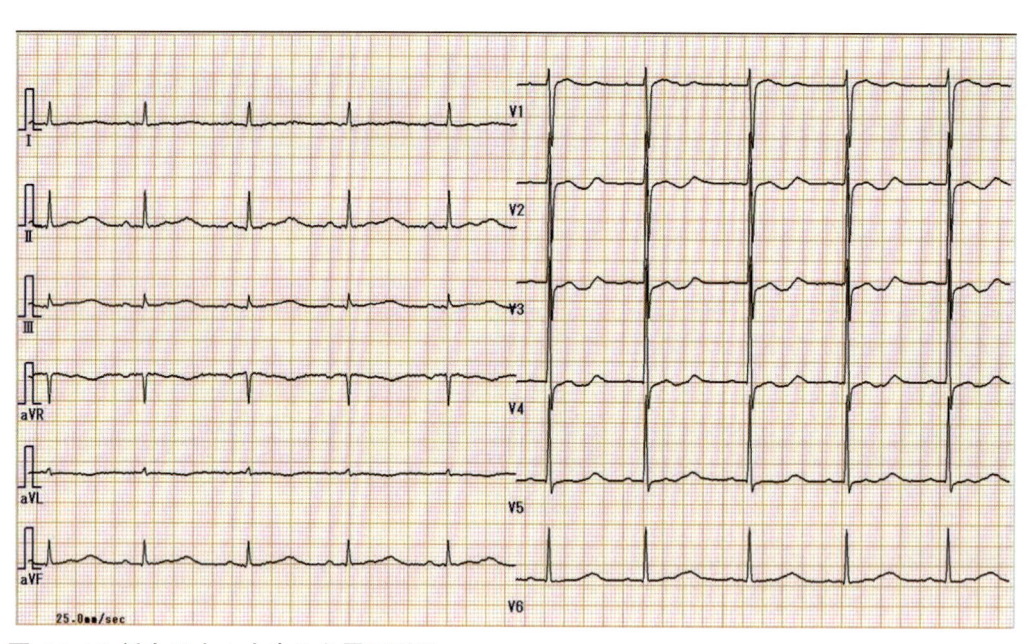

図 18-12 低カリウム血症の心電図所見

四肢・胸部誘導で、ST の低下と、T 波の直後に明瞭な U 波が見られる。

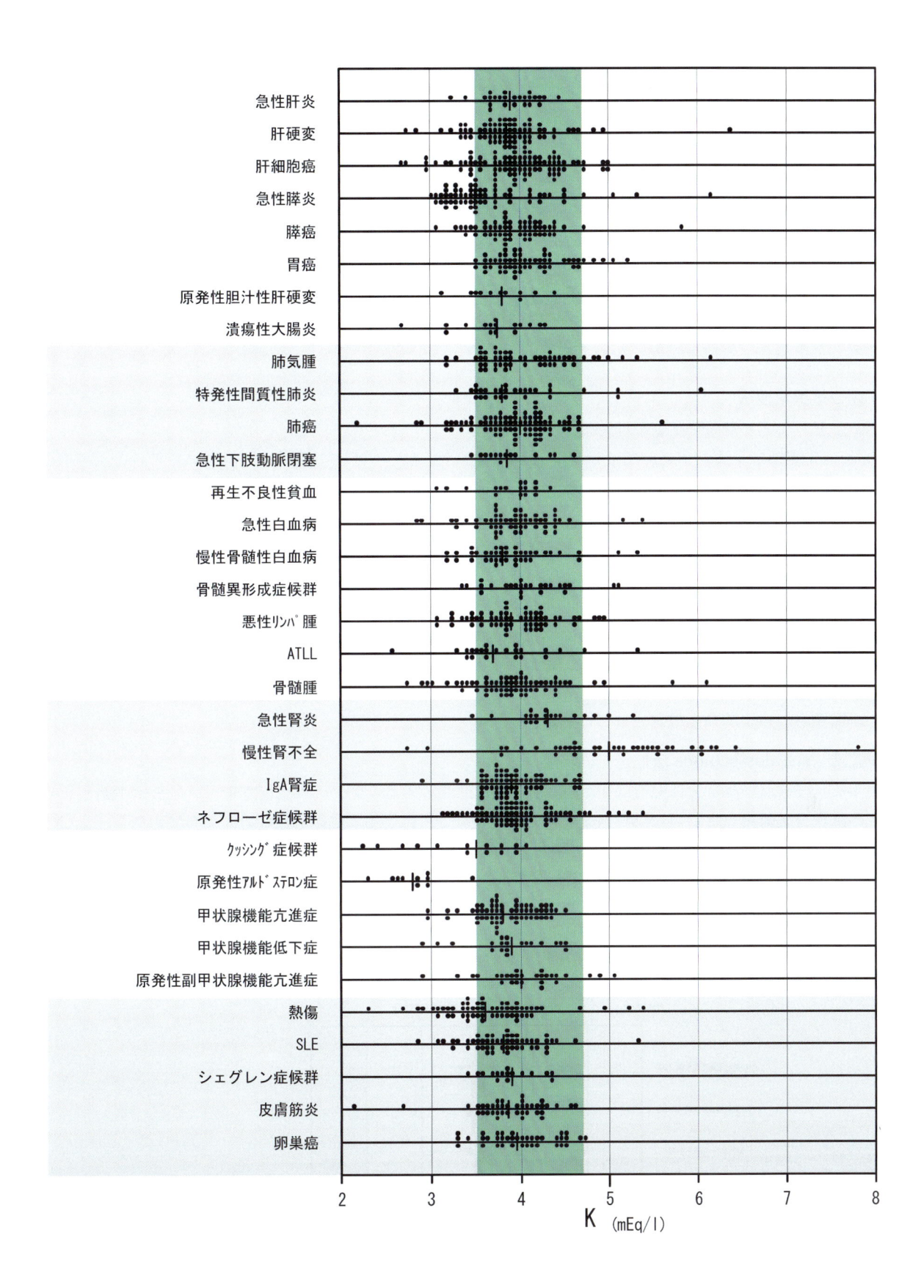

図 18-13 カリウムの病態変動

上昇する病態として、**慢性腎不全**などアシドーシスを来すものが挙げられる。一方低下する例は多く認められ、一般に栄養状態が低下すると下がるケースが多い。特に**急性膵炎**、**熱傷**では低下しやすい。特異なものとして、**原発性アルドステロン症**では、明瞭な低下が見られる。

19 クロール(塩化物)
Chloride : Cl

物質の特性・由来と測定意義

Clは細胞外液に最も多く存在する陰イオン。細胞内は細胞外の約4％(4.3mEq/L)。細胞外はNa濃度に比例して変動(Na:Cl=14:10)し、浸透圧の保持、体液のpH調節に関与している。また胃酸の成分としても重要である。

測定原理・測定法

■電量滴定法（クロライドメータ法）：実用基準法

試薬中の電解用銀線と銀電極間に電流を流すと溶出したAg^+は、試料中のCl^-と瞬時に反応し、塩化銀の白色沈殿を生成する。従って、試料中の塩素量は電解によって発生したAg^+により、Cl^-がなくなるまでに要した電気量（電流×時間）から求める。

■イオン選択電極法

Na^+、K^+などとの同時測定が可能なことから急速に普及。Cl電極はリガンドとして4級アンミニウム塩を超積層固定化分子配向膜にして用いる。この膜に対して内外で平衡に達したときの膜電位から濃度換算する。電量滴定法にしばしば見られるような電極部の汚れが少ないという利点がある。しかし、Cl電極は、Na、K電極に比べイオン選択性が悪く、同属イオンを含む薬剤（Br）などの影響を受けることなどが知られている。また電極寿命においてもNa、K電極の約3割と短い。最近はより選択性の高い電極（グリーン電極）が開発され電極寿命も改善されている。

図 19-1 イオン選択電極によるクロールの測定

■滴定法（schales-schales法）

用手法。終末点の測定を目視で行うため、精度面に問題がある。ジフェニールカルバゾンを指示薬として加えた試料を硝酸第二水銀($Hg(NO_3)_2$)で滴定していくと、塩化第二水銀($HgCl_2$)が形成されていく。Cl^-が消費され、Hg^{2+}が過剰になってくると紫色の錯塩を生じてくるのでここを滴定の終点とし、硝酸第二水銀の消費量からCl^-量を求める。廃液に注意する必要がある。

■標準化対応と測定値の方法間差法

標準品として、JCCRM121,122(実用)が利用される。

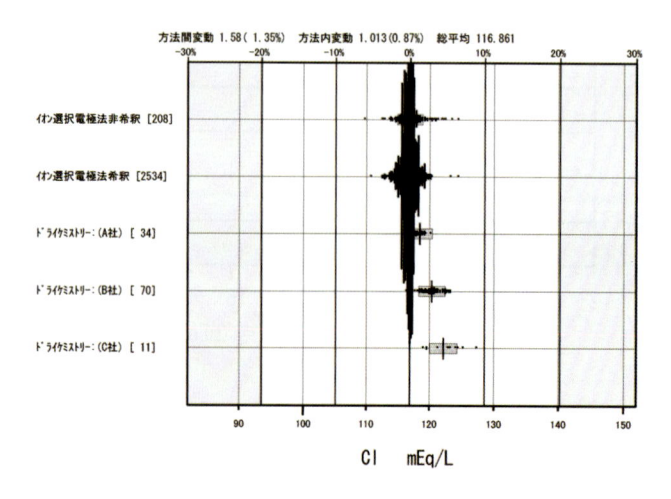

図 19-2 クロール値の全国統一度 (日医調査 2007)

全てイオン選択電極を使った方法で、測定法によらず値がよく合致している。

基準範囲と生理的・技術的変動要因

■基準範囲

男女	101〜108 mEq/L

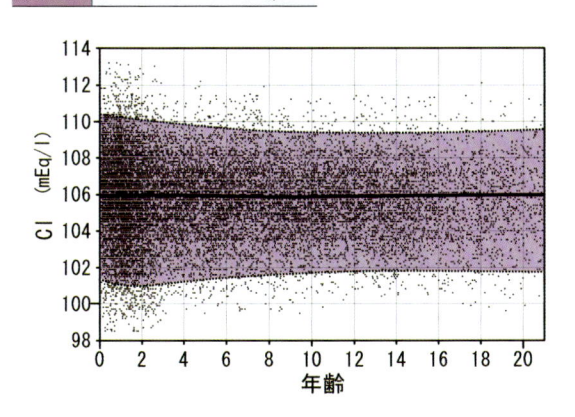

図 19-3 小児期の Cl の経年変化

加齢変化を認めない。

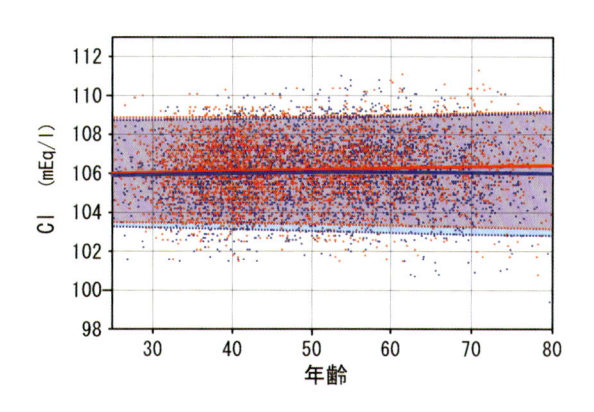

図 19-4 成人における Cl の経年変化

加齢変化を認めず、男女差も認めない。

■個体間変動

性差	なし
個体差	少ない

■個体内変動

体位	不変
食事	塩分摂取過剰↑
妊娠	不変

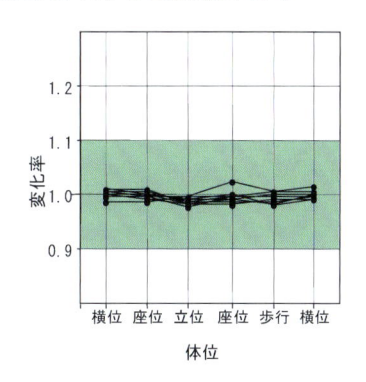

図 19-5 体位による Cl の変化

体位による変動を全く認めない。

主な病態変動

■上昇

水摂取不足	意識障害、痴呆症
水の喪失	ADH 不足（尿崩症）、浸透圧利尿剤の投与
過剰摂取・投与	食塩を多く含む補液
副甲状腺機能亢進症	リンの尿中排泄増加に伴い上昇
代謝性アシドーシス	anion gap が正常な場合：尿細管障害・炭酸脱水酵素阻害薬・下痢などによる
呼吸性アルカローシス	過換気症候群

■低下

胃液喪失	嘔吐、胃液吸引
摂取量の減少	栄養状態の低下を反映
腎からの喪失	利尿薬、Addison 病、
消化管からの喪失	下痢
腔水症：胸水、腹水	急性膵炎、膵癌、肺癌、卵巣癌
皮膚からの喪失	過度の発汗
呼吸性アシドーシス	慢性閉塞性肺疾患（肺気腫、慢性気管支炎）
ADH 過剰分泌	ADH 分泌異常症候群（SIADH）

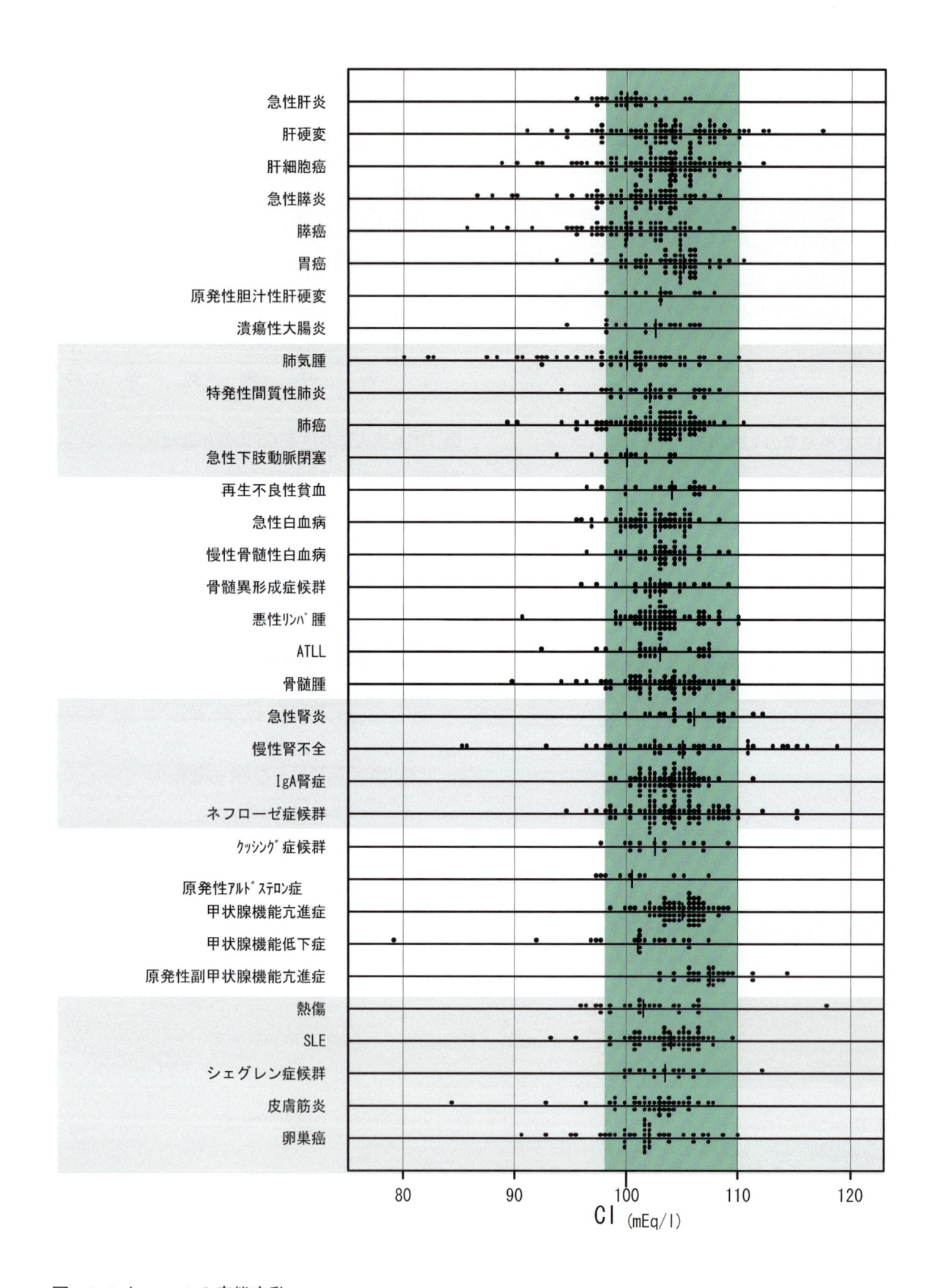

図 19-6 クロールの病態変動

腎不全と、肝硬変の一部など Na 上昇を伴う脱水症で上昇する。一方、嘔吐下痢を伴う**急性膵炎**、腹水症を来す**膵癌**や**卵巣癌**、呼吸性アシドーシスを来す**肺気腫**や**肺癌**で低値となる。

20 カルシウム
Calcium : Ca

物質の特性・由来と測定意義

生体内のCaは大部分が骨や歯など硬組織の構成成分として存在する。細胞内のCa濃度は細胞外の1万分の1 (0.1mmol/l) と極端に少ないが、酵素の活性化、細胞膜の透過性の調節など、細胞内代謝で重要な役割を果たしている。特に筋肉・心臓細胞で刺激伝導に関与し、血液凝固でも重要な役割を担っている。ビタミンDやPTH(副甲状腺由来)、カルシトニン(甲状腺傍濾胞細胞由来)が、血中Ca濃度の調節に関与している。血中Caの約半分は、アルブミンに結合しているため、総Ca濃度はその変動に影響されるので、アルブミン濃度で補正するか、イオン化Caを測定して診断する必要がある。

測定原理・測定法

■原子吸光法：実用基準法

物質を加熱して目的元素を基底状態に解離させ、同種元素から放射された光が吸収されることを利用して濃度を換算する。原子によって吸収される光の幅は非常に狭く、このため原子吸光法は吸光分析法よりも選択性がよく、高感度である。原子吸光法は原子化の方法によって、フレーム法とフレームレス法に分類される。フレーム法（化学炎）ではバーナーを用いる。霧状にした試料、燃料ガスと助燃ガスを混合しバーナーで燃焼して原子化する。フレームレス法では黒鉛管あるいはタンタル、タングステンフィラメントに試料を入れ、電流を通じて原子化する。

■比色法（o-CPC法）

Ca^{2+}とo-クレゾールフタレインコンプレクソン(o-CPC)のキレート結合によって生じた化合物(深紅色)を比色定量(575nm)する。Mg^{2+}の影響を防ぐため、8-ヒドロキシキノリンを添加する。溶血の影響を受ける可能性があり、また低濃度での直線性に問題がある。

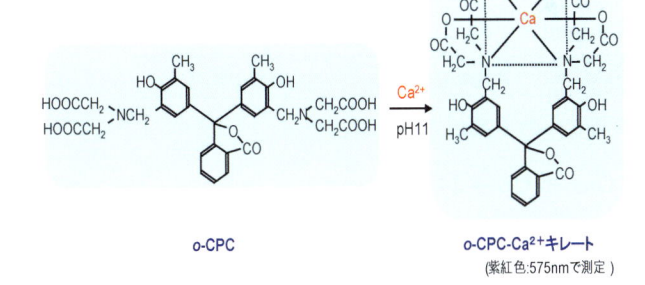

図 20-1 o-CPC法によるカルシウムの測定

■比色法（MXB法）

Ca^{2+}とメチルキシレノールブルー(MXB)のキレート結合によって生じた化合物(青色)を比色定量(610nm)する。o-CPC法に比べ低濃度まで直線性が保たれて、溶血の影響を受けにくい。

■比色法（アルセナゾIII法）

検体中のカルシウムは、中性条件下で、アルセナゾIIIとキレート錯体を形成し、青色を呈する。この発色を比色定量することにより、検体中のカルシウム量を求める。o-CPC法やMXB法試薬はアルカリ性のため、空気中の炭酸ガスの影響を受けるのに対して、本試薬はpHが中性域にあるため、安定性が優れている。

■比色法（クロロホスフォナゾIII法）

カルシウムとクロロホスフォナゾIIIは酸性条件（pH5）でキレート錯体を形成し、青色に呈する。この発色を比色定量することにより、検体中のカルシウム量を求める。本法はpH5で測定するため、試薬安定性に優れMgイオンを測り込まない。また、ガドリニウムを使用した造影剤による影響も受けない優れた方法である。

■酵素法

アミラーゼはクロールイオンとカルシウムイオンにより酵素が活性化される。測定試薬にアミラーゼ、基質とクロールイオンを十分量添加すると、カルシウムイオン濃度に応じた酵素反応速度が得られる。この反応速度からカルシウムイオン濃度を求める。

図 20-2 酵素法によるカルシウムの測定

■ 標準化対応と測定値の方法間差法

標準品として NIST(SRM956) や JC-CRM321 のものを利用できる。

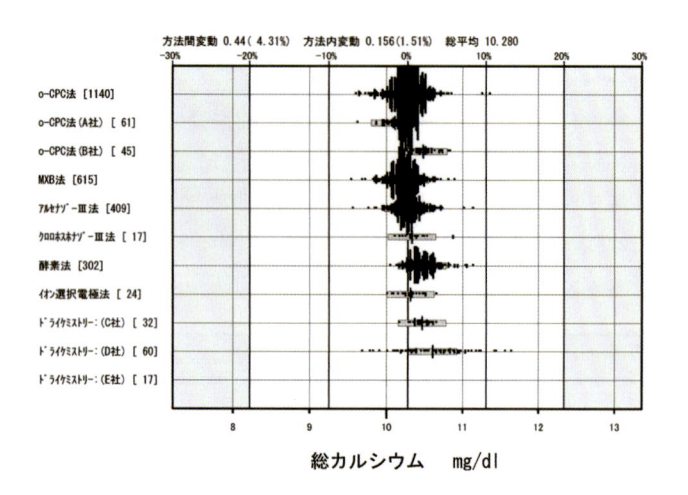

図 20-3 カルシウム値の全国統一度（日医調査 2007）
o-CPC が最も広く利用されている。試薬の安定性が良いアルセナゾIII法が最近急速に普及している。酵素法は約 0.5mg/dl 高値となる。

基準範囲と生理的・技術的変動要因

■ 基準範囲

| 男女 | 8.8〜9.9 mg/dl (IU: 4.4〜5.0 mEq/L) |

国際単位への変換係数＝0.25

補正 Ca＝総 Ca ＋ (4 − Alb)

例）総 Ca＝7.5 mg/dl Alb＝2.0 g/dl のとき
補正 Ca＝7.5 ＋ (4−2)＝9.5mg/dl

厳密には、補正 Ca＝総 Ca ＋ (4 − Alb) × 0.9 としたほうが、精度がよい（下図参照）。

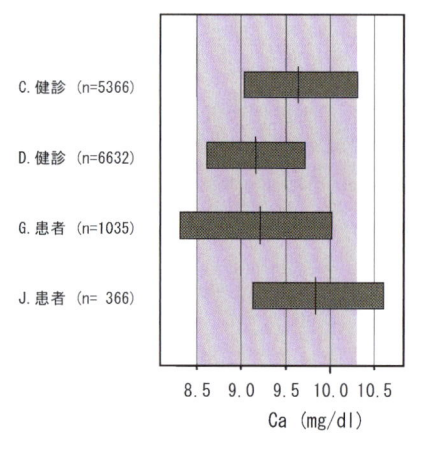

図 20-4 Ca 基準範囲の比較
健常対象集団の特性によって、基準範囲が変化しやすい。

ある病院の約 2 万例の患者データについて、Alb と Ca の散布図を作成し、回帰直線（標準主軸回帰）を求めた。黄緑の領域は基準範囲（基準範囲は、8.2〜10.0 mg/dl）である。回帰直線の傾きはほぼ 0.9 であり、アルブミンが 1g/dl 変化すると、Ca は 0.9mg/dl 変わると予測できる。

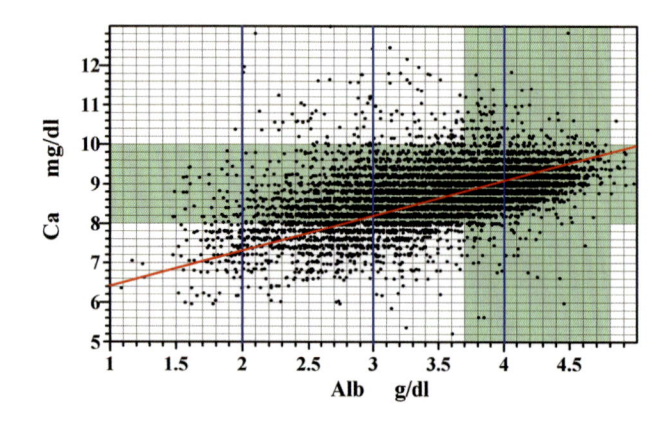

図 20-5 総カルシウム値のアルブミン依存性

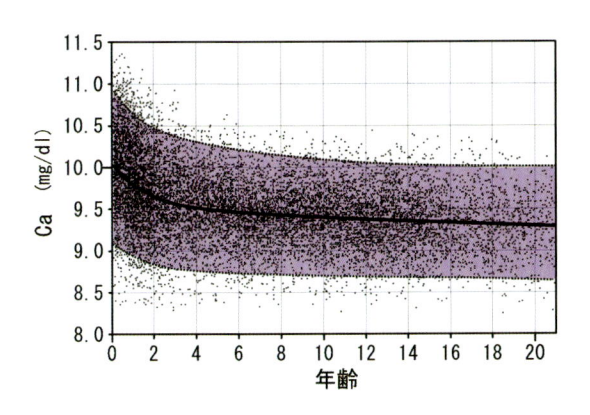

図 20-6 小児期の Ca の経年変化
新生児をピークとして乳幼児期に漸減し、ほぼ 3 歳以降成人の値に達する。

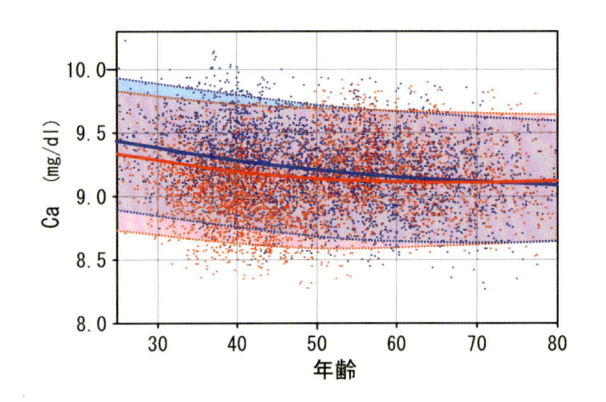

図 20-7 成人における Ca の経年変化
緩やかに漸減するが、これはアルブミンの低下による。実際上アルブミンの加齢低下の強い男性でその程度がやや強くなっている。

■ 個体間変動

性差	20〜50 才で男性が高値
年齢	乳幼児期↑成人期 加齢↓（Alb の変化を反映）
食習慣	Ca を多く含む食品の過剰摂取で上昇
個体差	少ない

■ 個体内変動

体位	立位↗（アルブミン濃度の体位性変化で変動）
食事	影響は少ない
妊娠	進行とともに漸減

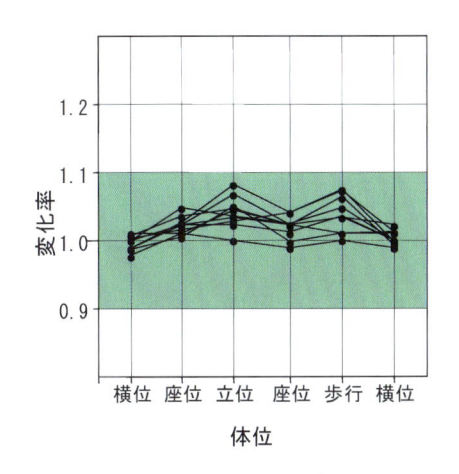

図 20-8 体位による Ca の変化
臥位に比べ、座位や立位で明瞭に上昇するが、その程度は血漿蛋白のそれより少ない。

■ 検査技術変動

採血時	長時間駆血↗ 拳・前腕運動↗
保存	安定

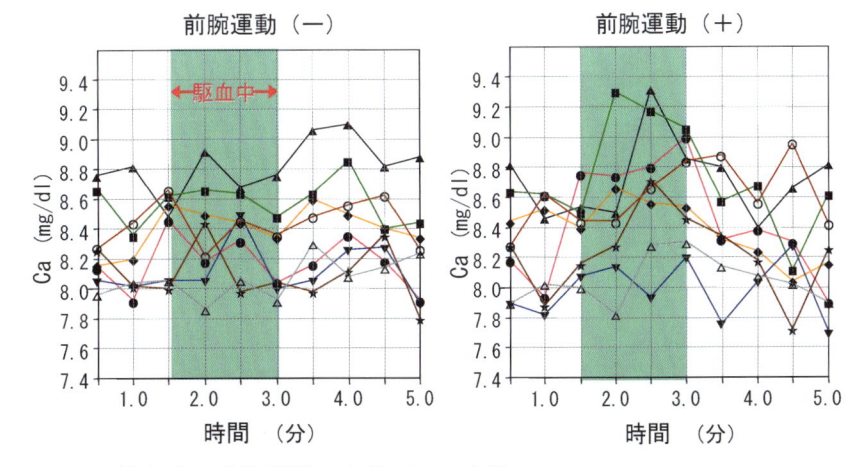

図 20-9 採血時の前腕運動による Ca の変動
K に比べると、程度は軽いが、駆血帯を巻いたまま拳を握りしめると上昇する例がある。

主な病態変動

■上昇

臨床所見 ⟹ 食欲低下、易疲労感、傾眠、多飲・多尿、筋力低下、ECG（QT短縮）

内分泌性	原発性副甲状腺機能亢進症
薬剤性	ビタミンD過剰投与（骨粗鬆症の女性に長期投薬される例が多く、高頻度に発生する）
悪性腫瘍	多発性骨髄腫、PTHrPまたはIL-6を過剰産生する腫瘍*（いずれも破骨活性が高まる）
その他	ミルク・アルカリ症候群、サルコイドーシス

* 悪性腫瘍に伴う液性高Ca血症の原因で、特にATLL、肺癌、乳癌、腎癌に合併することが多い。

■低下

臨床所見 ⟹ しびれ感、テタニー、筋力低下、不眠、ECG（QT延長）

内分泌性	副甲状腺機能低下症
ビタミンD不足	摂食不足、慢性腎不全（活性化障害）
呼吸性アルカローシス	過換気症候群（過呼吸によりpH上昇しAlbとCaの結合率が増えイオン化Ca低下、痙攣発作を生じる　しかし総Caは不変）
その他	急性膵炎（脂肪組織が消化され、Caが脂肪酸と反応して消失）

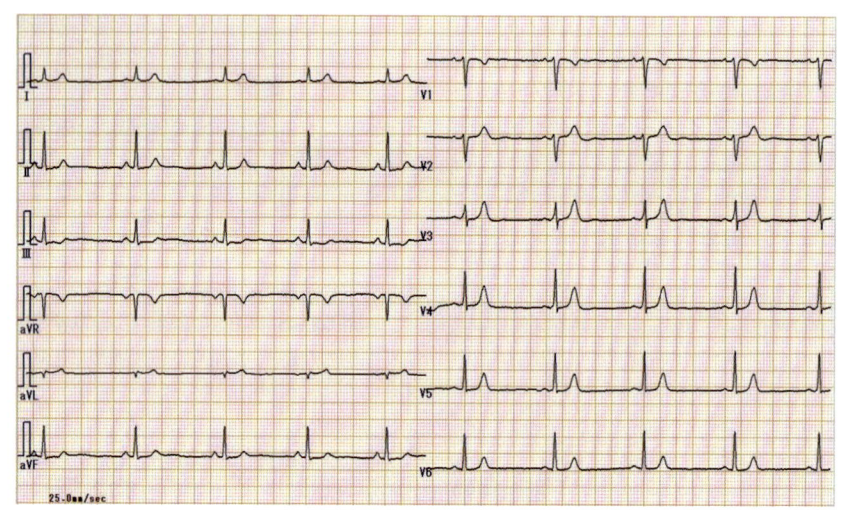

図20-10 高カルシウム血症の心電図所見：QT時間の短縮

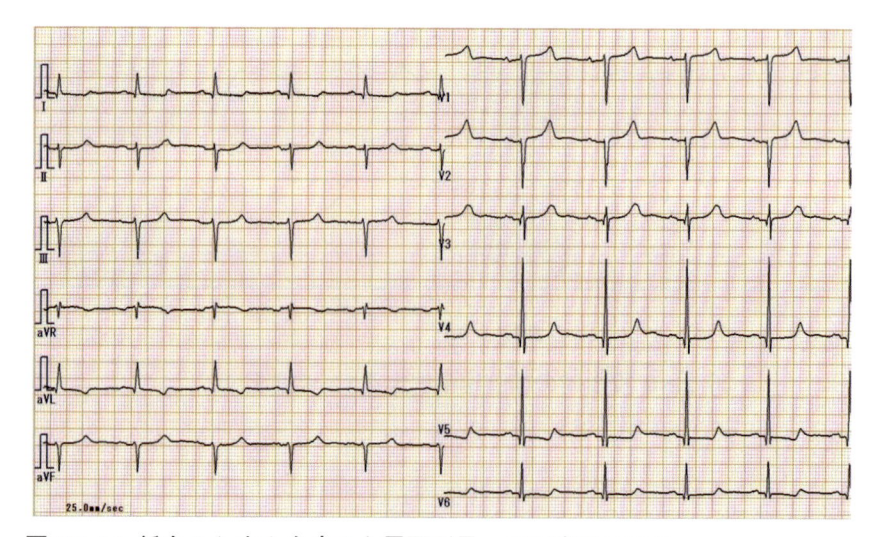

図20-11 低カルシウム血症の心電図所見：QT時間の延長

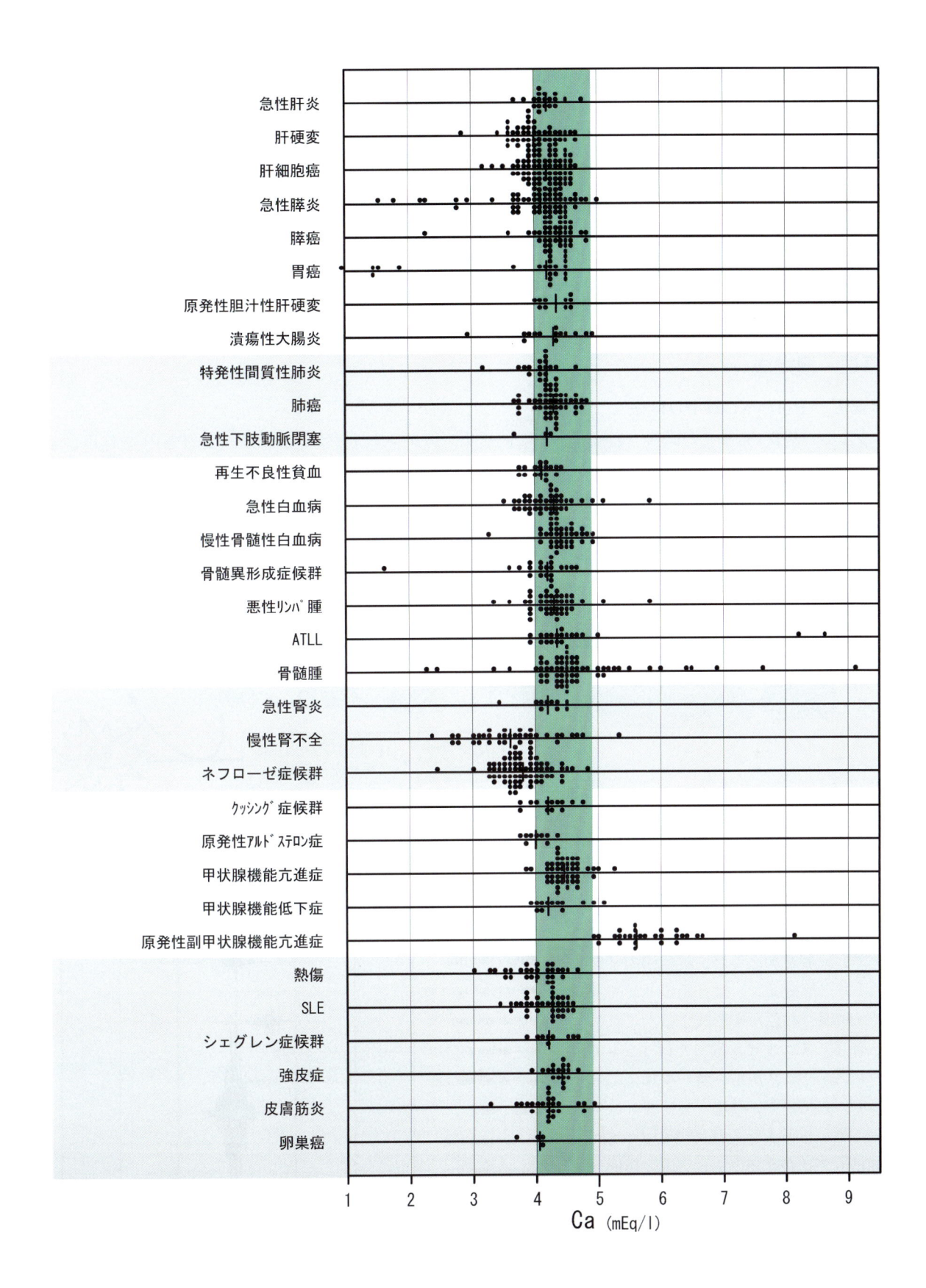

図 20-12 カルシウムの病態変動

多くの病態で、Alb が低下しているため、全般に低値側にシフトしていることを考慮する必要がある。特にネフローゼ、肝硬変、熱傷での低下はそのためである。特徴的な低下が見られるのは、鹸化現象で Ca が失われる**急性膵炎**と腎からの喪失が起こる**慢性腎不全**である。一方、上昇する疾患で、もっとも典型的なのは、副甲状腺機能亢進症と骨破壊が明確に起こる**多発性骨髄腫**である。早期の症例が多いため頻度は少ないが、腫瘍性の高 Ca 疾患を起こしやすい **ATLL** や悪性リンパ腫で一部上昇例が見られる。

21 無機リン（リン酸塩）
Inorganic phosphate : IP

物質の特性・由来と測定意義

体内でリンはCa同様、その大部分が硬組織（骨・歯）に分布している。軟部組織では、蛋白・脂質・糖と結合して存在するとともに、ATP、NADP、クレアチニンリン酸などの形で高エネルギー結合を形成する。血中のリンは全体の1%未満で、その30%が無機リン、他が有機リン（主にリン脂質）である。**無機リンには、4つの形**（$H_3PO_4, H_2PO_4^-, HPO_4^{2-}, PO_4^{3-}$）で存在し、その割合は血液のpHで変動する。無機リンは、主にATPで利用されて、ADPやAMPになるときに生じ、その**血中レベルは体の活動性に応じて変動する**。一方、無機リンの**血中濃度は、ビタミンDとPTHにより調節される**。すなわち、ビタミンDはその腸管からの吸収を促進し、PTHは糸球体で濾過された無機リンの尿細管からの再吸収を抑制することでその排泄を促進する。

測定原理・測定法

■酵素法：PNP-XOD-POD法

イノシン（基質）を加えた試料（無機リン）に、プリンヌクレオシドホスホリラーゼ（PNP）を作用させるとヒポキサンチンが生成される。生成したヒポキサンチンはキサンチンオキシダーゼ（XOD）の作用により、尿酸とH_2O_2となる。さらに、H_2O_2はペルオキシダーゼ（POD）によって4-アミノアンチピリン（4-AA）とN-エチル-N-（3-スルホプロピル）n-アニシジン（ESPAS）を酸化縮合し、生じたキノン色素を540nmで比色定量する。また、キサントシンを基質として用いる方法もある。

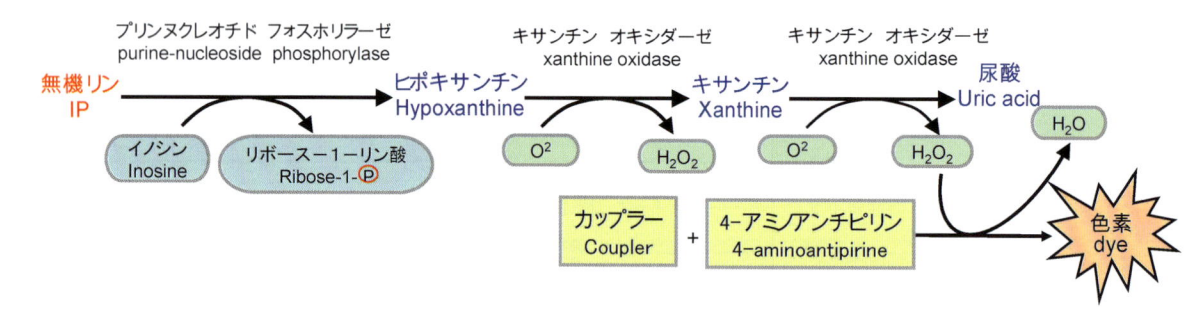

図21-1 酵素法による無機リンの測定

■モリブデン酸（モリブデンブルー）法

あらかじめTCAで除蛋白した試料にモリブデン酸を加えると、試料中のリン酸イオン（無機リン）は6価のリンモリブデン酸塩（黄色）を形成する。これに還元剤（アスコルビン酸または1,2,4-アミノナフトールスルホン酸）を加えて3価のリンモリブデン酸塩（モリブデンブルー）にすると青色を呈するので、660～750nmで比色することにより、無機リン濃度を換算する。

■標準化対応と測定値の方法間差法

4種の無機リンがあり、その割合が一定せず、適切な標準品はないが、NISTからのものが利用される。

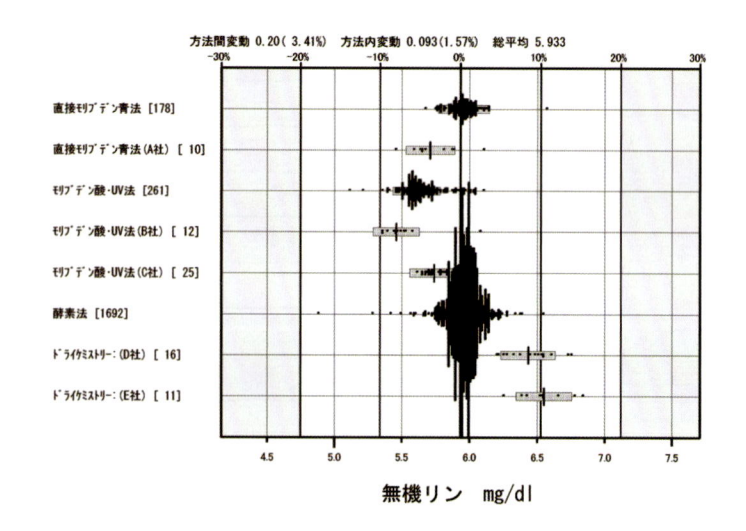

図21-2 無機リン値の全国統一度（日医調査2007）
酵素法の利用が最も多いが、モリブデン酸法の利用もなお多い。モリブデン酸UV法とドライケミストリー法では、測定値の偏りが見られる。

基準範囲と生理的・技術的変動要因

■基準範囲

男女	2.8〜4.8 mg/dl (IU: 0.9〜1.5 mmol/L)

国際単位への変換係数=0.323

■個体間変動

性差	女性＞男性
年齢	乳幼児期 ↑↑（特に新生児期）
	男性：思春期〜高齢期 ↘
	女性：思春期〜更年期 ↘、閉経後 ↑
個体差	少ない

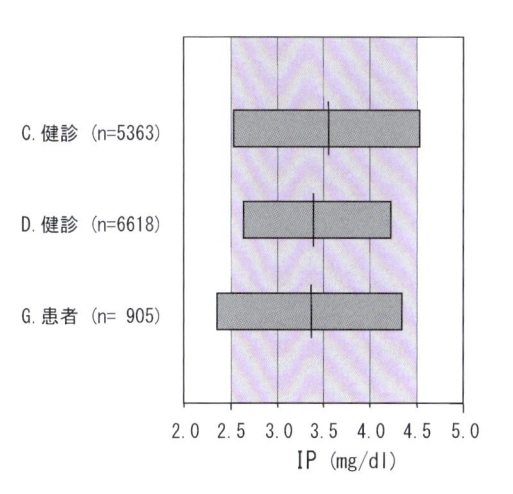

図 21-3 IP 基準範囲の比較
健常対象者の選び方により、基準範囲が変動しやすい。

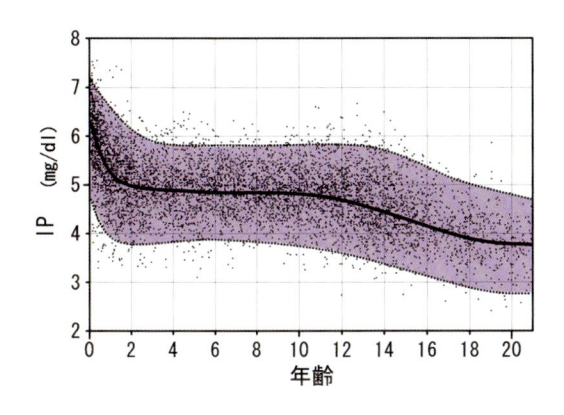

図 21-4 小児期の IP の経年変化
乳幼児期高値で2歳まで漸減、その後思春期まで一定であるが、思春期に漸減し成人の値となる。

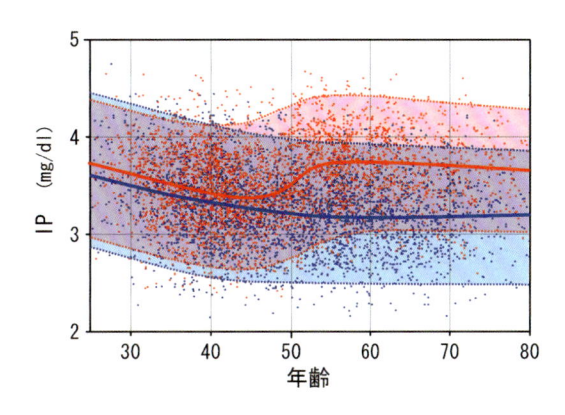

図 21-5 成人における IP の経年変化
青年期高値であるが、男性は漸減、女性は更年期以降明瞭な上昇反応を認める。

■個体内変動

体位	不変
運動	体動 ↑（採血前は要安静）
妊娠	上昇
日内リズム	午前中低く、午後高い明瞭なリズム

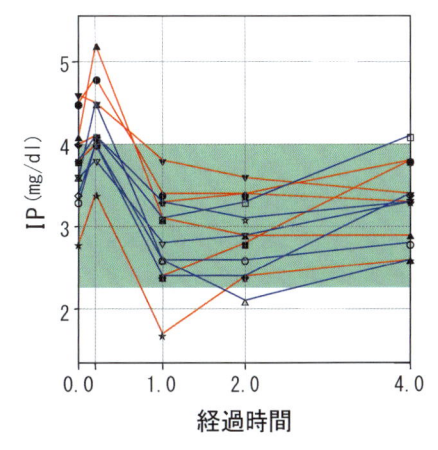

図 21-6 5km 走前後の IP の変動
運動直後明瞭な上昇反応、1時間後には逆に低下する二相性の動きを示す。

第2章 各論：検査項目編

097

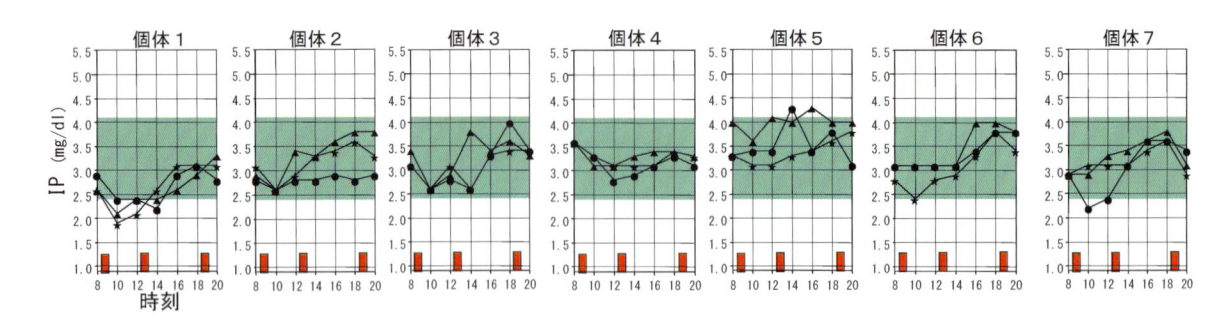

図 21-7 IP の日内変動パターン

午前中低く午後高い、明瞭な日内リズムを認める。

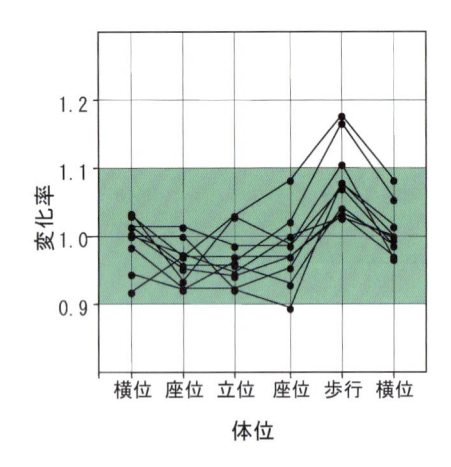

図 21-8 体位による IP の変化

体位による変化は乏しいが、歩行ではエネルギー代謝亢進で明瞭に上昇する。

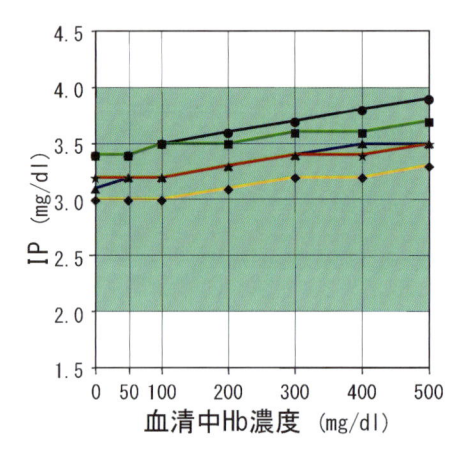

図 21-9 溶血による IP の変化

5 患者試料で調べたが、溶血液の添加による上昇はわずかである。

■検査技術変動

採血時	長時間駆血↑、溶血 ↗、血清＞血漿
保存	全血室温放置↑、37℃で⇑

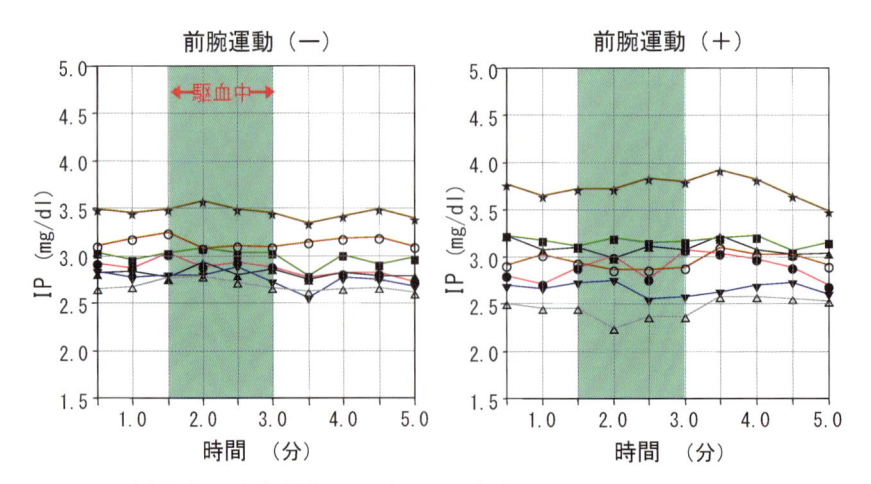

図 21-10 採血時の前腕運動による IP の変動

活動の影響を受けると期待されたが、駆血中の前腕運動の影響を受けなかった。

第2章 各論：検査項目編

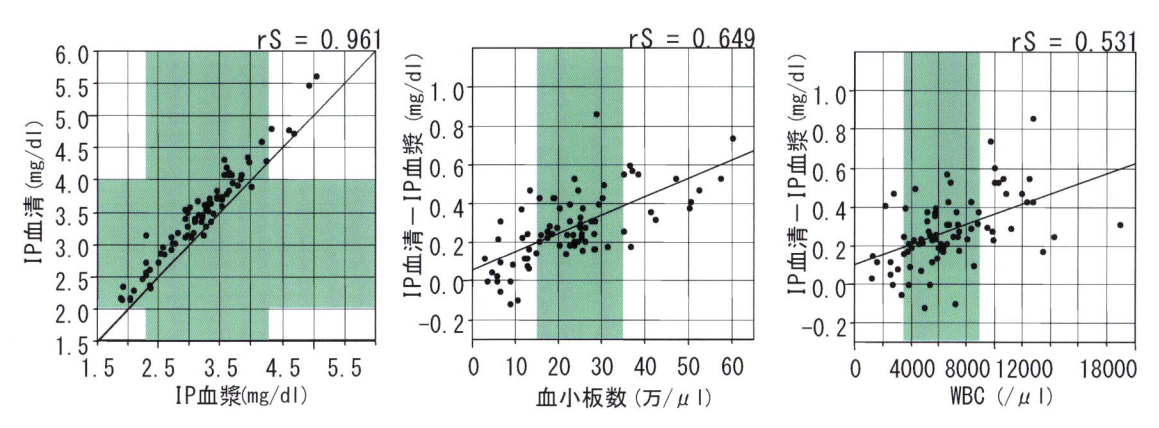

図 21-11 IP の血漿・血清差とその要因

左端図は、患者試料 80 例を対象に、血漿 IP(X) と血清 IP 値 (Y) の相関をみたもの。点線は Y=X で、Y が平均的に X より約 0.25mg/dl 高い。中央の図は、偏差 Y-X と血小板数との相関を見たもので、血小板数が多いほど偏差 Y-X が大きいことが分かる。少し相関が悪いが右端図、白血球数のレベルとも関連が見られる。よって、血漿・血清差は、血液凝固で血小板や一部の白血球の活性化・崩壊によると推論される。

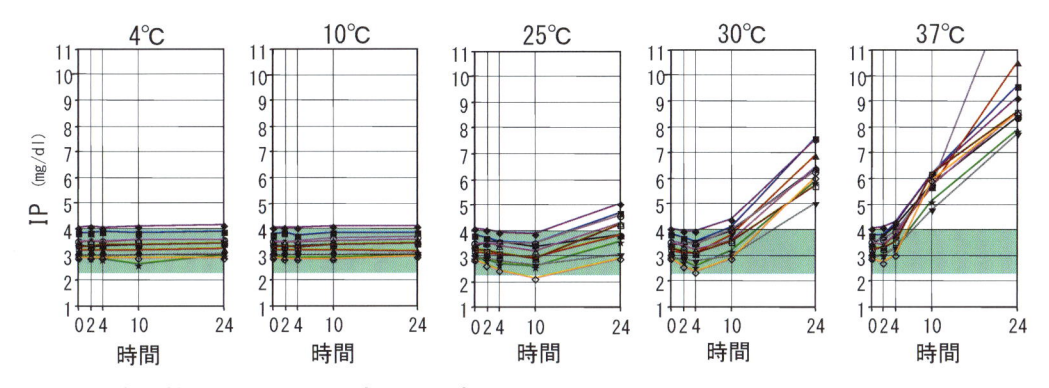

図 21-12 全血放置による IP の変動と温度

全血のまま血清分離せずに検体を放置したときに、低温では問題はないが、30 ℃で 10 時間、37 ℃で 4 時間以上放置すると、ブドウ糖が消費されて ATP の産生が低下し、無機リンが利用されずに上昇する。

主な病態変動

■上昇

内分泌性	副甲状腺機能低下症、成長ホルモン過剰
排泄障害	腎不全
骨破壊	骨髄腫、破骨性骨転移
薬剤性	ビタミン D 過剰、一部の抗生物質など
代謝亢進	甲状腺機能亢進症、発熱性疾患、苦痛を伴う疾患

■低下

ビタミン D 不足	骨軟化症（くる病）
内分泌性	副甲状腺機能亢進症
摂食不足	低栄養状態、吸収不良症候群
薬剤性	高カロリー輸液、マンニトール、副腎皮質ステロイド、リン吸着剤、インスリン、下剤連用、制酸剤など

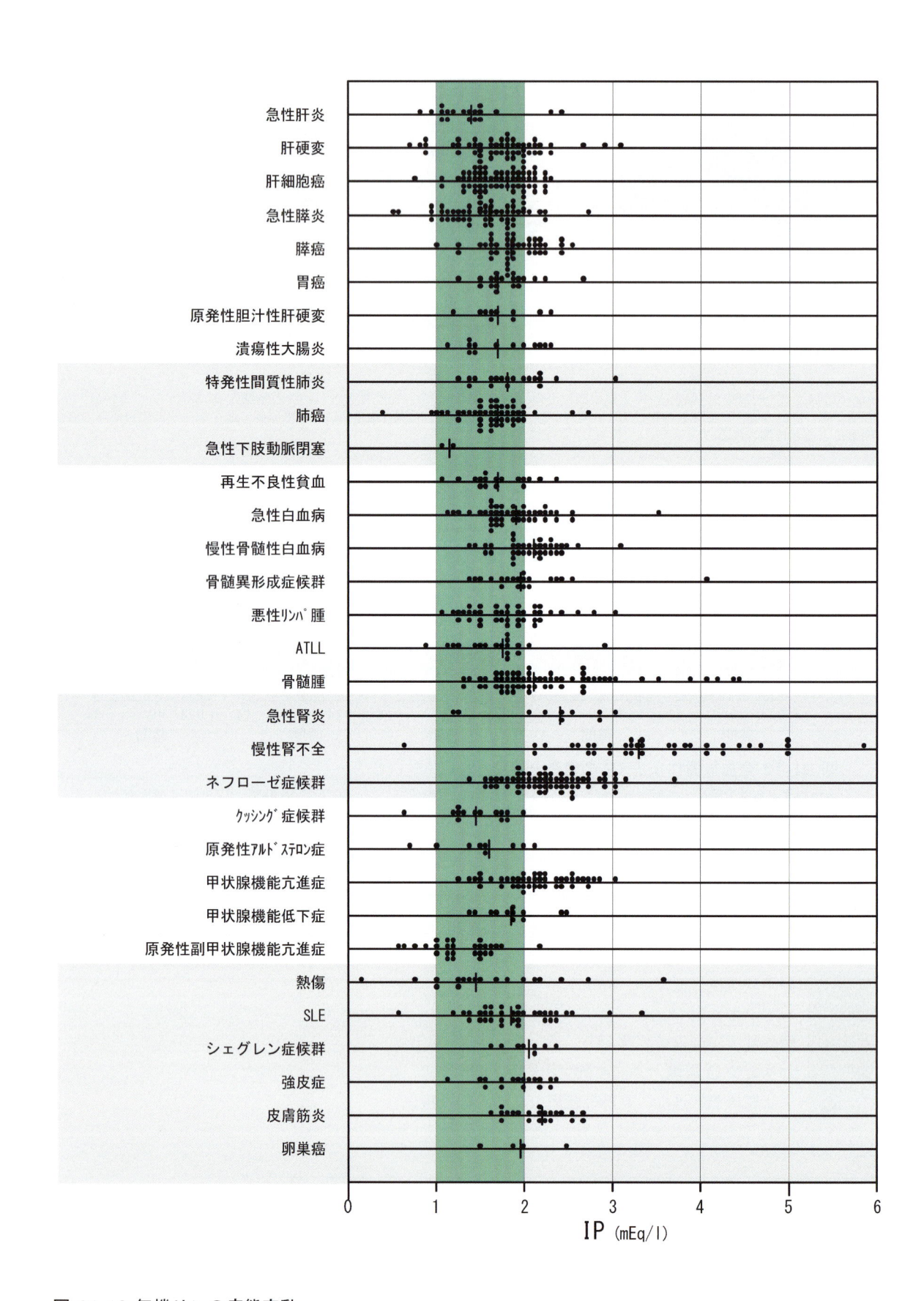

図 21-13 無機リンの病態変動

IP は衰弱状態で低下するが、この症例群は初診例のものが多く、IP 低下例は少ない。ただ、典型的に**副甲状腺機能亢進症**で低下している。一方上昇例は多く、腎機能の低下する症例、特に**腎不全**では典型的に増加する。一方身体活動が高まる**甲状腺機能亢進症**や体動や強い痛みを伴う病態で上昇しやすい。なお、小児期は高値であるので、小児を多く含む疾患ではもともと高めになっているので注意を要する。

22 鉄
Iron : Fe

物質の特性・由来と測定意義

人体内には 4g 前後の鉄が存在し、機能鉄・貯蔵鉄に大別される。機能鉄の大部分はヘム鉄として存在しており、そのほとんどが赤血球内のヘモグロビン（全体の 60〜70%）や筋肉内のミオグロビン (4%) の形をとる。また貯蔵鉄は、肝臓や脾臓の網内系に、**フェリチン**の形で存在する。鉄は血中では、**トランスフェリン**によって各組織に運ばれるが、その結合関係は次のように表される。

総鉄結合能 (TIBC) ＝不飽和鉄結合能 (UIBC)＋血清鉄

測定原理・測定法

■松原法（除蛋白比色法）：実用基準法

血清に塩酸を加えて加熱し、蛋白を変性させるとともに血清鉄を遊離させる。さらに、トリクロロ酢酸（TCA）を添加して除蛋白し、トランスフェリンから Fe^{3+} を遊離させる。上清中の Fe^{3+} を Fe^{2+} に還元するためアスコルビン酸を加えた後、バソフェナンスロリンスルホン酸ナトリウムの酢酸溶液で酸化、発色させ、赤色を 535nm で比色定量する。バソフェナンスロリンスルホン酸の代わりにフェロジンまたはフェレン（主波長 580〜620nm、副波長 650〜800nm）や 2-ニトロソ-5-(N-プロピル-N-スルホプロピルアミノ)-フェノール (Nitroso-PSAP)(主波長 750nm、副波長 600nm) を用いる方法もある。

■直接比色法

血清中のトランスフェリンに Tween20 などの界面活性剤を加えて Fe^{3+} を遊離させ、蛋白溶存のまま測定を行う。以下の操作は松原法と同じ。

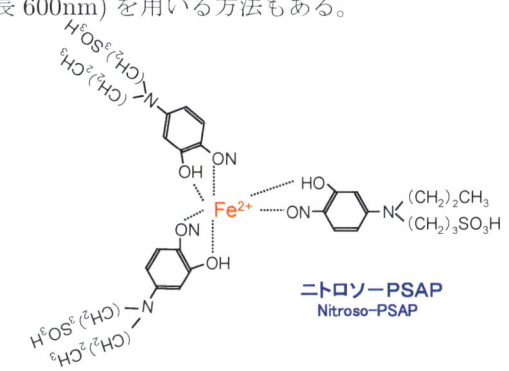

図 22-1 ニトロソ法による鉄の測定

■標準化対応と測定値の方法間差

標準品として JCCRM322(参照) を利用できる。

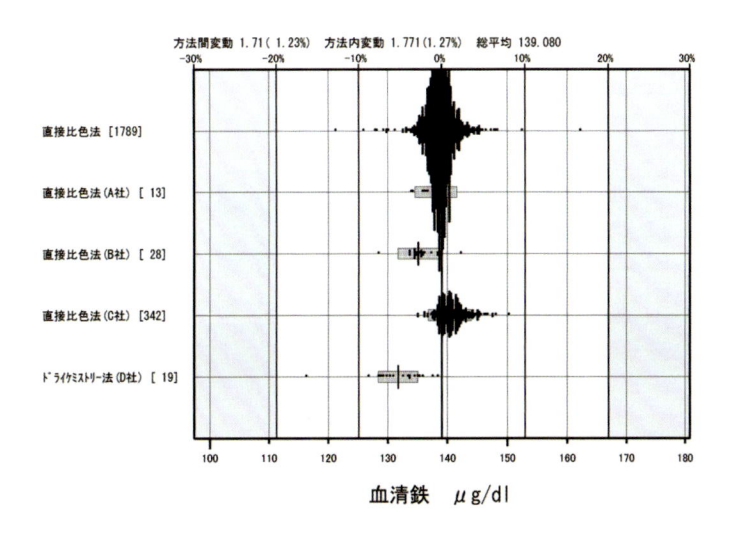

図 22-2 血清鉄の全国統一度（日医調査 2007）
直接比色法が大半を占め、全国の値は良く揃っている。

基準範囲と生理的・技術的変動要因

■基準範囲

男	47〜191 μg/dl (IU: 8〜34 μmol/L)
女	25〜189 μg/dl (IU: 4〜34 μmol/L)

国際単位への変換係数＝0.1792

■個体間変動

性差	男＞女（閉経後、男女差無し）
年齢	女性は加齢で増加、高齢者↓
食習慣	過剰摂取で上昇
個体差	大きい

図 22-4 5km 走前後の Fe の変動
強い運動（5km 走）の翌日、運動習慣がないグループで、朝の値が上昇する傾向を認めた。

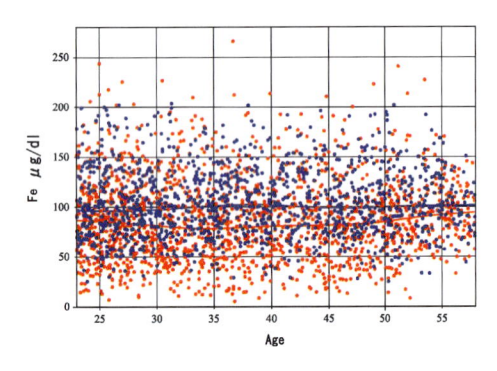

図 22-3 成人における Fe の経年変化
女性の生理的な鉄喪失により若年層で明瞭な男女差を認めるが、閉経後でその差が縮まる。

■個体内変動

体位	不変
運動	激しい筋肉労作で上昇（長期的）
妊娠	進行とともに漸減
日内リズム	午前中高く、午後低下

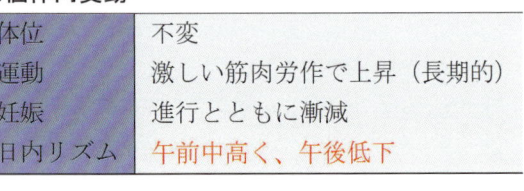

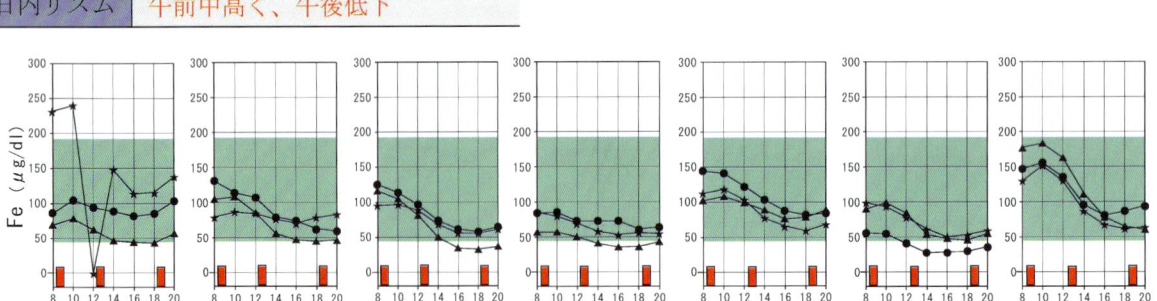

図 22-5 Fe の日内変動パターン
午前中に高い明瞭な日内変動を認める。血清亜鉛やトランスフェリンも同様の変化を示す。

■検査技術変動

採血時	鉄剤服用↑、溶血↑、検体容器の鉄汚染↑
保存	変動少ない

主な病態変動

■上昇

多量輸血	鉄の組織沈着（ヘモシデローシス）
	進行すると多臓器障害（ヘモクロマトーシス）
骨髄低形成	再生不良性貧血
無効造血	巨赤芽球性貧血、鉄芽球性貧血、骨髄異形成症候群（MDS）、赤白血病
溶血性疾患	溶血性貧血、悪性貧血、血液型不適合輸血
肝実質性障害	急性肝炎

■低下

摂取不足	偏食、低栄養状態
腸吸収障害	胃切除後、吸収不良症候群
慢性失血性疾患	消化管出血、月経過多（特に子宮筋腫）
慢性全身性疾患	感染症、悪性腫瘍、膠原病（異化亢進、体液性制御機構の異常）
トランスフェリン減少	ネフローゼ症候群
需要過多	妊娠、真性多血症（貯蔵鉄の減少）

23 グルコース（ブドウ糖、血糖）
Glucose：Glu, BS

物質の特性・由来と測定意義

細胞のエネルギー源で、でんぷんが分解され生じる。食後上昇するが、膵臓のインスリンにより細胞内に取り込まれ低下する。ストレス・運動により、副腎皮質ホルモン・カテコラミン・グルカゴン・成長ホルモンなどの血糖上昇ホルモンが出て、増加する。

■化学特性

分子量180、分子式 $C_6H_{12}O_6$ で表される甘みを持つ有機化合物。水に溶けやすく、アルコールには溶けにくい。水溶液中では、3種類の異性体（α-グルコース・鎖式グルコース・βグルコース）が一定の割合で存在する平衡状態となっている。

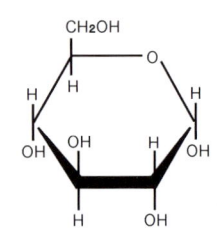

図 23-1 グルコースの分子構造

測定原理・測定法

■除蛋白・酵素法 (HK·G-6-PDH 法)：実用基準法（JSCC 勧告法）

ATP およびマグネシウムの共存下でグルコースにヘキソキナーゼ（HK）を作用させ、グルコース-6-リン酸 (G-6-P) とし、この G-6-P に $NADP^+$ の共存下で G-6-PDH(glucose-6-phosphate dehydrogenase) を作用させ、生成した NADPH に由来する 340nm での吸光度増加量からグルコース濃度を求める。最も特異性の高い方法である。

■酵素法・電極法 (GOD 法)

試料中のブドウ糖を、グルコースオキシダーゼ (GOD) と反応させると、グルコン酸と H_2O_2 を生じる。この H_2O_2 を様々な方法で定量する。現在、GOD 固定化膜を用い、発生した H_2O_2 の濃度を測定する方法や消費される酸素濃度を酸素電極で換算する方法が広く用いられている。

■酵素法 (GDH 法)

グルコース脱水素酵素（GDH）を用い、グルコースを D-グルコース-δ-ラクトンに転換し、$NAD^+(P)$ → NAD(P)H の変化を 340nm で測定する。

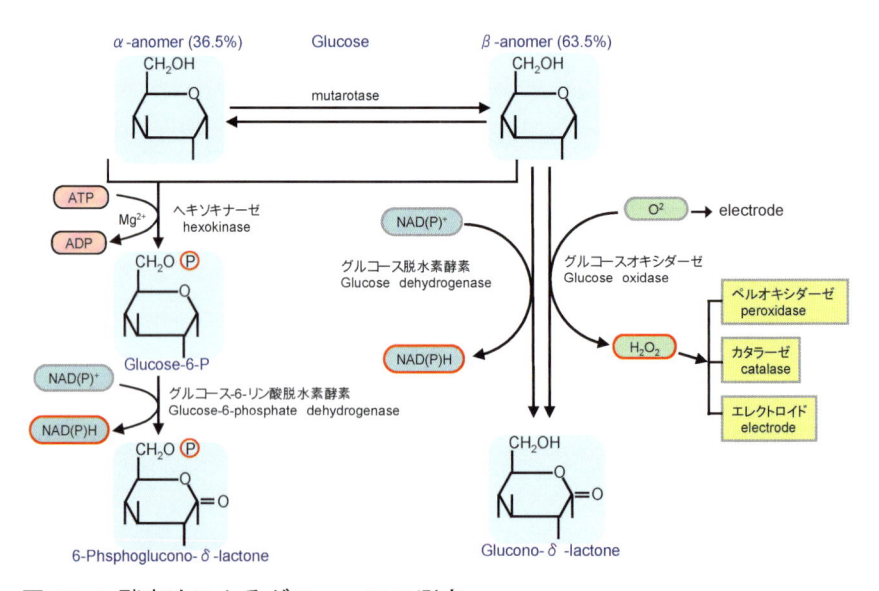

図 23-2 酵素法によるグルコースの測定

■ 標準化対応と測定値の方法間差法

標準品として NIST (SRM965) や JCCRM521(常用) のものを利用できる。

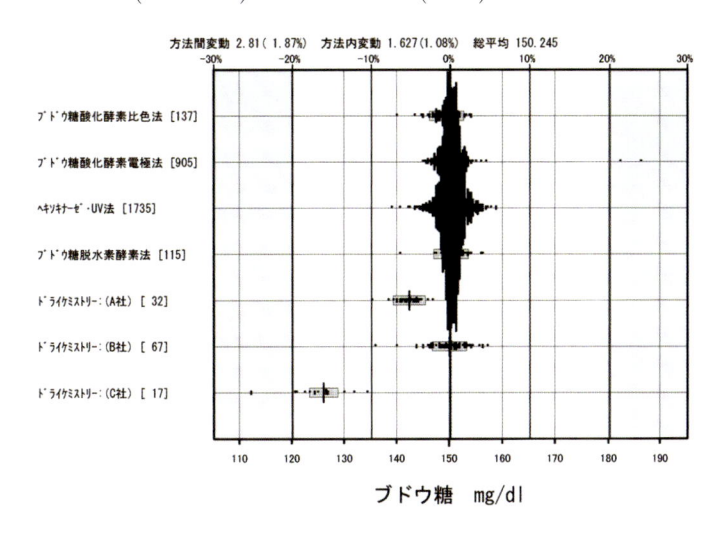

図 23-3 グルコース値の全国統一度 (日医調査 2007)

最も特異性の高いヘキソキナーゼ法の利用が最も多い。測定法によらず値はよく揃っている。

基準範囲と生理的・技術的変動要因

■ 基準範囲

| 男女 | 74〜108 mg/dl (IU:4.1〜6.0 mmol/L) |

国際単位への変換係数=0.05556

■ 個体間変動

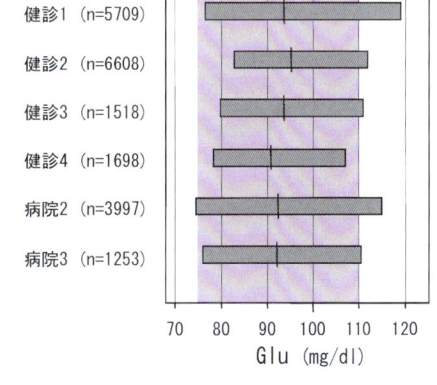

性差	なし
年齢	新生児↓、空腹時血糖は加齢↗ 食後上昇は加齢により増強
過食	肥満↑

図 23-4 Glu 基準範囲の比較

採血条件の厳密さにより基準範囲上限が異なる。

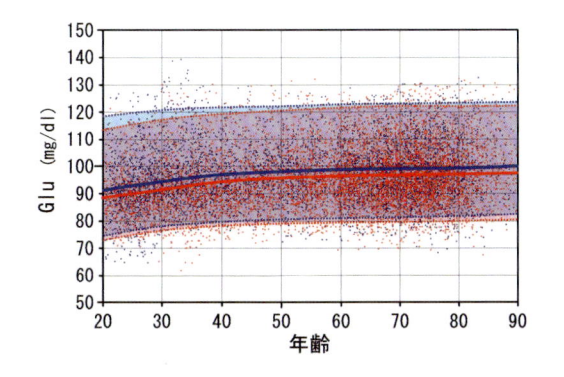

図 23-5 成人における Glu の経年変化

20〜50 歳にかけて緩やかな上昇を認める。

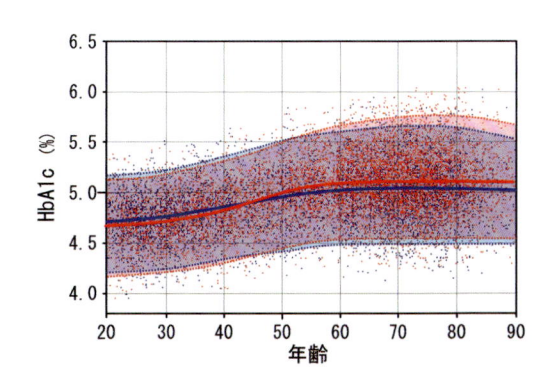

図 23-6 成人における HbA1c の経年変化

耐糖能の加齢低下を反映して、Glu と比べ明瞭な加齢上昇を認める。

■個体内変動

体位	不変
食事	食後↑↑（特に夕食後）
飲酒	アルコール単独摂取↓
喫煙	喫煙で↑
運動	運動中〜直後↑
妊娠	低下しやすい
日内リズム	朝↓、夜↑（耐糖能は夜間↓）*

* 糖負荷試験を午後に実施すると、上昇反応が増強する。

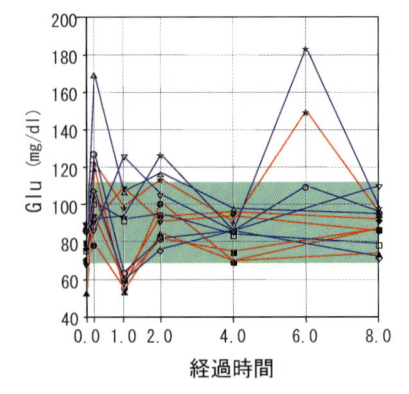

図 23-7 5km 走前後の Glu の変動
朝の強い運度 (5km 走) で運動直後高血糖となり、夕食後の上昇反応が増強する。

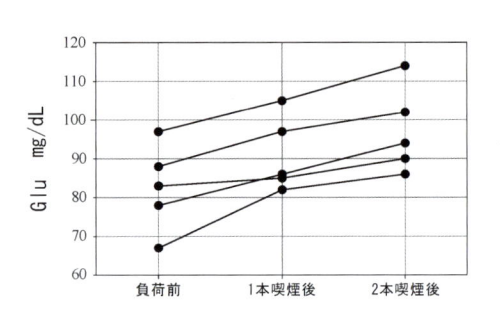

■検査技術変動

採血	直前の体動や喫煙、採血時の痛みで上昇
	動脈血＞毛細管血＞静脈血
保存	NaF(解糖阻止剤) 入り容器に採取
	直ちに分離すれば血清測定可 (全血放置↓)

図 23-8 採血直前の喫煙による Glu の変動
5 時間禁煙後、喫煙前、煙草 1 本吸って 10 分後、更に 2 本吸って 10 分後の 3 点で Glu を測定。

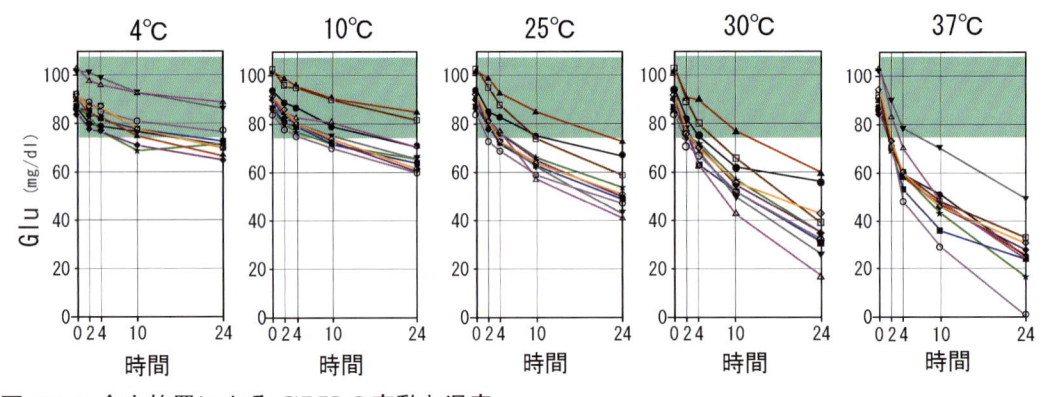

図 23-9 全血放置による GLU の変動と温度
NaF を加えずに全血を放置すると、温度が高いほど Glu が消費され、その血中濃度がより急速に低下する。

主な病態変動

■上昇

インスリン作用↓	2型糖尿病
内分泌性	褐色細胞腫、クッシング症候群、甲状腺機能亢進症
強いストレス・苦悶	心筋梗塞、熱傷、急性膵炎、外傷
膵臓組織の破壊	1型糖尿病、慢性膵炎、膵臓癌
肝不全	肝硬変

■低下

インスリン過剰	インスリン産生腫瘍、医原性（血糖降下剤、インスリン）
ダンピング症候群	胃切除後、糖質の吸収が早まり食後一過性高血糖→インスリン分泌→低血糖となりやすい

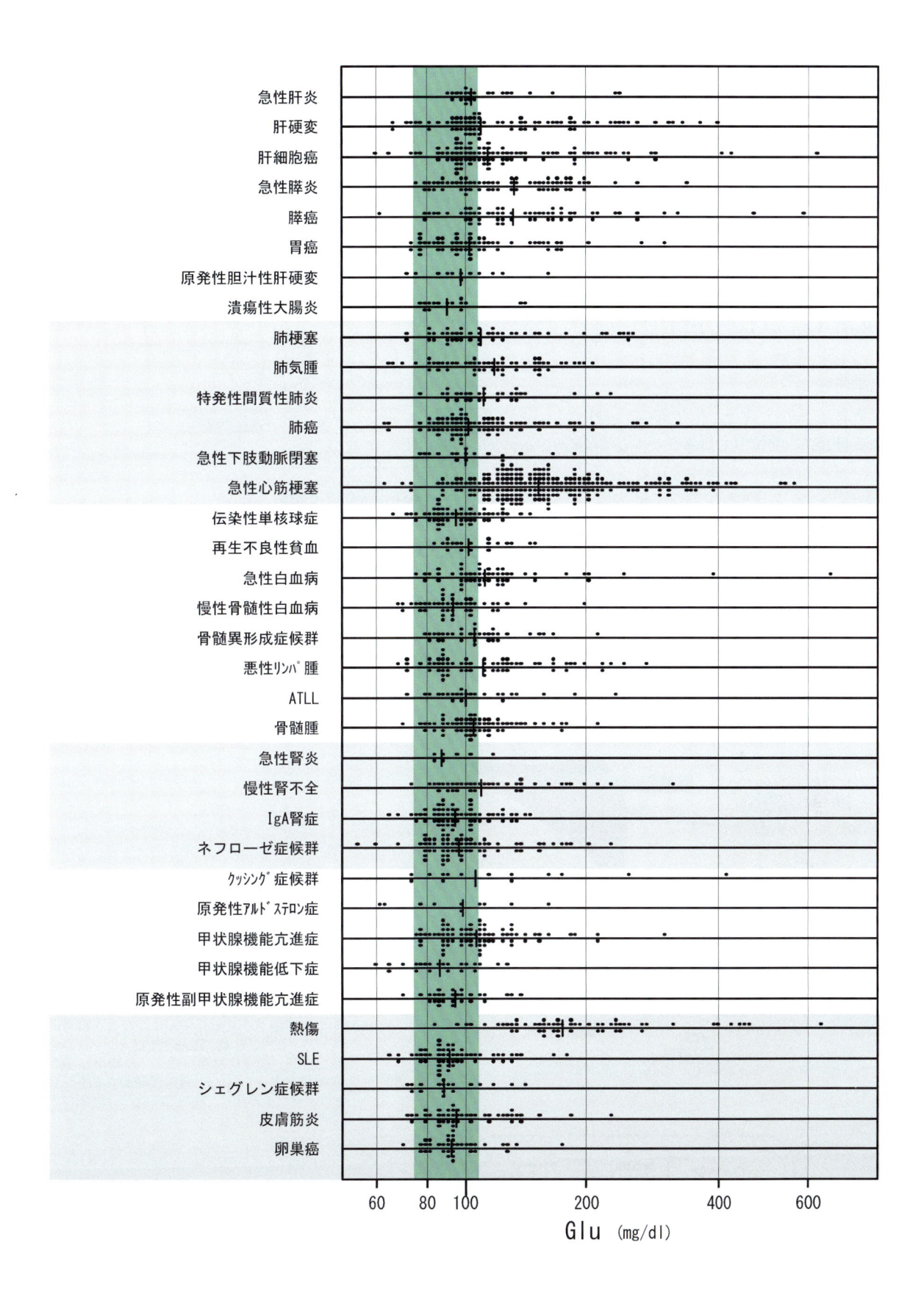

図 23-10 グルコースの病態変動

症例のほとんど全てが、入院初診時未治療の状態で採血されたものであるが、救急で搬入されたものも多く、安静空腹時でないものも多い。このため、ほとんどの疾患で、血糖値が明瞭に上昇している症例が多い。特に上昇率の高いのは激しい疼痛を伴う病態としての、急性膵炎、急性心筋梗塞、熱傷が挙げられる。また、肝硬変、肝細胞癌、膵癌ではインスリン作用の低下で耐糖能が低下しやすく、甲状腺機能亢進症やクッシング症候群ではホルモン過剰で耐糖能が低下する。

24 総コレステロール
Total cholesterol：TCho

物質の特性・由来と測定意義

　血中のコレステロールの総量で、カイロミクロン（CM）、超低比重リポ蛋白（VLDL）、低比重リポ蛋白（LDL）、高比重リポ蛋白（HDL）の4つのリポ蛋白に含まれるものを全て集めて測定。その70％は1つの遊離脂肪酸とエステル結合（EC）しており、他は遊離型コレステロール（FC）の型で存在する。FCは、肝臓で胆汁酸に変換されるか、胆汁の一部としてそのまま排泄される。栄養状態を反映するが、リポ蛋白の遺伝的な異常や肝臓での合成排泄の異常でも変動する。動脈硬化性疾患のリスクとなるのは、LDLに含まれるコレステロール（LDL-C）で、その濃度は、HDLコレステロール（HDL-C）と、中性脂肪（TG）の濃度から、次式で近似計算される（Friedewald式）。

$$\text{LDL-C} = \text{TCho} - \text{HDL-C} - \frac{\text{TG}}{5}$$

■化学特性

　ステロイドの一種で、化学式は$C_{27}H_{46}O$で分子量387。生体内ではスクアレンからラノステロールを経て生合成される。

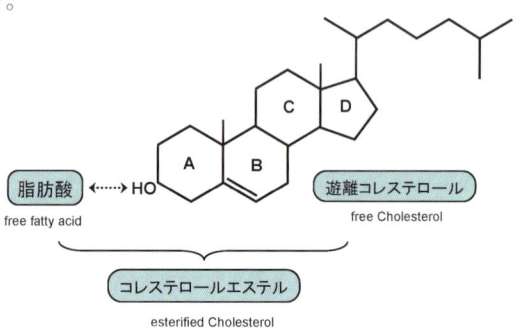

図 24-1 コレステロールの分子構造

脂肪の消化、カイロミクロンの合成と代謝

　凡例に示すごとく、リポ蛋白を構成する脂質成分は、リン脂質（PL）、中性脂肪（TG）、コレステロール（C）の3種類に分かれる。PLは2本の脂肪酸がグリセロールと結合し、それにリンを介してコリンやレシチンが結合する構成である。TGは、3本の脂肪酸がグリセロールに結合した構造になっている。また、Cは、遊離型FCとエステル型ECに分かれ、後者には脂肪酸が一つ結合している。リポ蛋白表面には、1層の脂肪膜があり、PLとFCがそれを形作り、膜内部にはTGとECが様々な割合で存在する。

　食事から摂取された脂質は、十二指腸以降膵酵素により消化され、さらに胆汁酸により細かくミセル化され、最終的に、コレステロールC、遊離脂肪酸FFA、グリセロールGLに分解されて小腸後半の回腸から吸収される。小腸上皮細胞では、C、FFA、GLを原料に、TG、C、PLが再生され、それにアポ蛋白B-48が加えられてカイロミクロンCMが作られる。CMはリンパ管に分泌され、胸管から血管に入るが、その過程でCM内部のTGやCが内皮細胞により摂取され、最終的に肝臓でCMレムナントの形で取り込まれる。

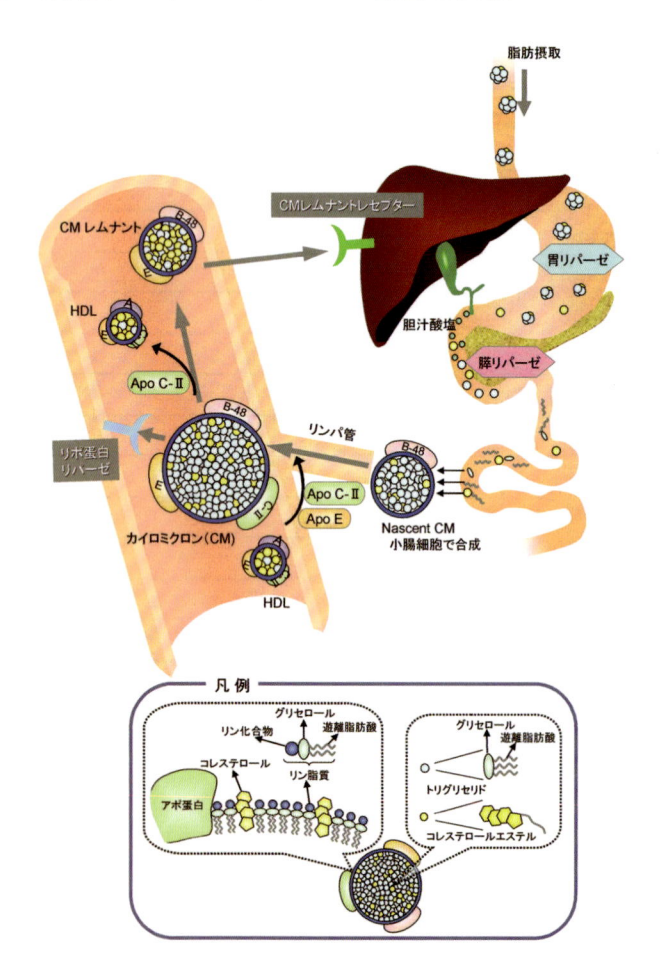

図 24-2 小腸における消化・吸収された脂肪の代謝過程

肝臓によるリポ蛋白の合成とその代謝

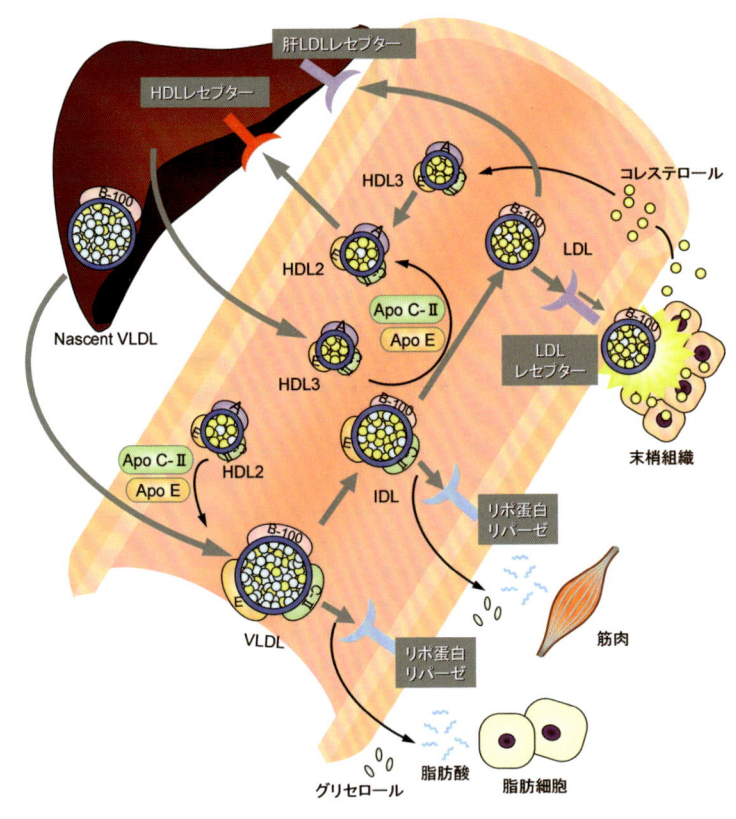

図 24-3 肝臓による各種リポ合成とその代謝過程

肝臓で合成された、超低比重リポ蛋白 VLDL は血中に放出され、血管内皮細胞表面のリポ蛋白リパーゼによりその中身が摂取され、次第に中間比重リポ蛋白 IDL を経て低比重リポ蛋白 LDL へと変化し、LDL 受容体により末梢組織または肝臓に取り込まれる。肝臓で作られた高比重リポ蛋白 HDL は、FC の EC への転換、アポ蛋白の VLDL へ付与、末梢組織からの C の回収などの脂質代謝の調整役として働いている（略称は前頁の図を参照）。

測定原理・測定法

■酵素法 (コレステロールデヒドロゲナーゼ法)：実用基準法

コレステロールエステラーゼで処理してから、遊離コレステロールにコレステロールデヒドロゲナーゼ (CD) を作用させ、この際の NAD-NADH 反応を利用して 340nm で測定する。

■酵素法 (コレステロールオキシダーゼ法)

血中のエステル型コレステロールはコレステロールエステラーゼ (CE) の作用で、結合している脂肪酸を遊離して遊離型コレステロールとなる。このエステル型コレステロールに由来する遊離型コレステロールと、もともと存在する遊離型コレステロールは、コレステロールオキシダーゼ (COD) によって酸化分解されて H_2O_2 を生成する。生成した H_2O_2 にペルオキシダーゼ (POD) が作用すると 4-アミノアンチピリン (4-AA) と N-(2-ヒドロキシ-3-スルホプロピル)-3, 5-ジメトキシアニリン (HDAOS) を酸化縮合するので、生じるキノン色素を比色測定 (505nm) することにより総コレステロール濃度を求める。

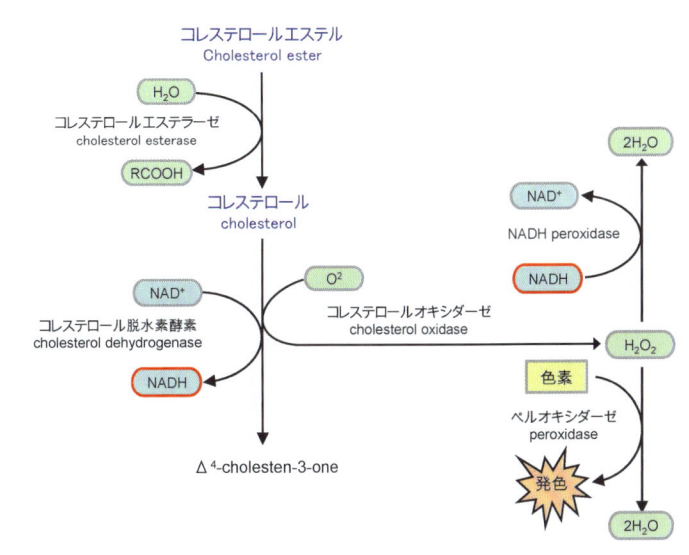

図 24-4 酵素法による総コレステロールの測定

第2章 各論：検査項目編

■ 標準化対応と測定値の方法間差法

一次標準品として JCCRM223,224(常用) や NIST(SRM1951,1952) を利用する。

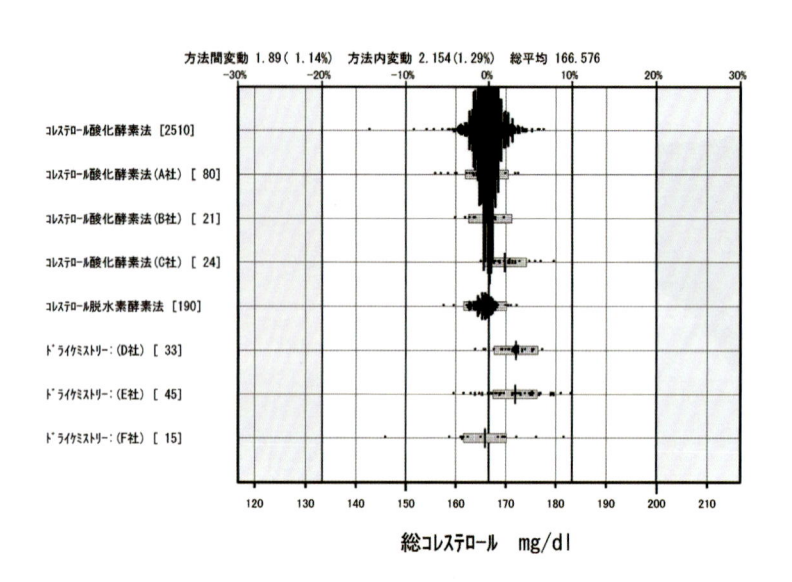

図 24-5 総コレステロール値の全国統一度 (日医調査 2007)
コレステロール酸化酵素法が 90% 近くを占める。測定法によらず値はよく揃っている。

基準範囲と生理的・技術的変動要因

■ 基準範囲

| 男女 | 137〜260 mg/dl (IU: 3.6〜6.7 mmol/L) |

国際単位への変換係数＝0.02584

■ 個体間変動

性差	50 才以降は女＞男
年齢	小児期低値、男女とも中年以降漸増（特に女性は閉経後 ⇑）
食習慣	過食・肥満 ⇑
個体差	大きい

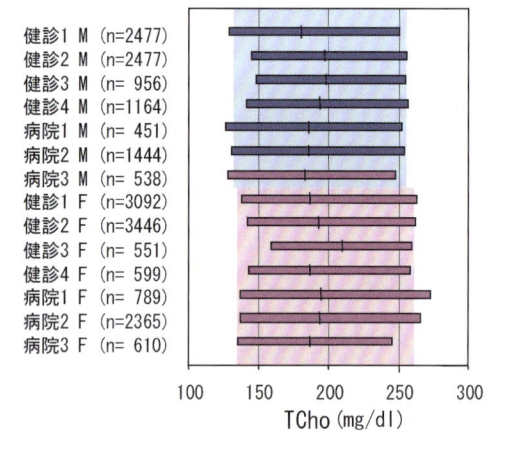

図 24-6 TCho 基準範囲の比較
健常対象集団の特性に応じて、基準範囲に差異を生じやすい。

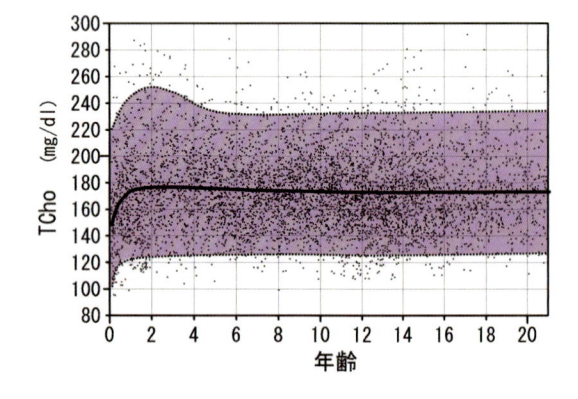

図 24-7 小児期の TCho の経年変化
乳幼児期低値であるが、1 歳以降 20 代の値となり経年変化を認めない。

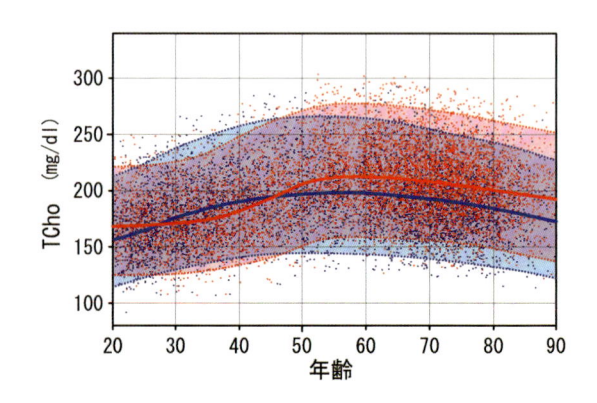

図 24-8 成人における TCho の経年変化
20 代から漸増し、女性は 40 代からより明瞭な増加を認める。男女とも 60 歳以降、値が減少に転ずる。

■個体内変動

体位	立位↑、臥位↓
食事	食事の短期的な影響は少なく、日内変動はほとんどない しかし、中・長期的な変動が大きい*
運動	運動後は低値傾向
妊娠	漸増

＊ 高コレステロール血症の診断には、期間をあけて複数回の測定で判断する必要がある。

■検査技術変動

採血時	長時間駆血↗
保存	凍結による長期保存で軽度低下

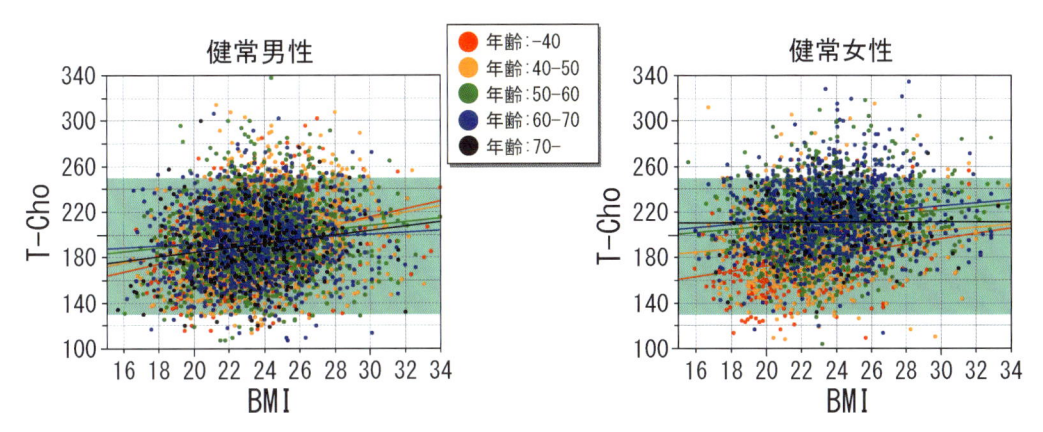

図 24-9 TCho と BMI の関連（男女別・年齢層別比較）

男性では、年代によらず BMI と TCho の間に関連を認めるが、相関の程度は弱い。

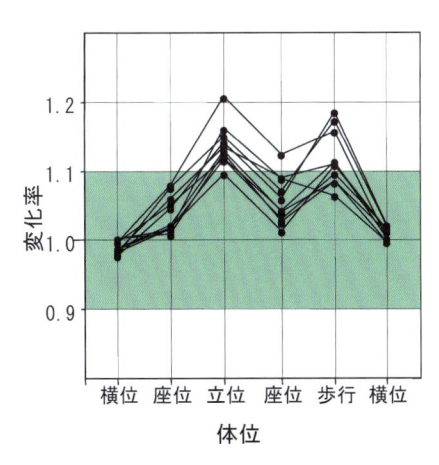

図 24-10 体位による TCho の変化

臥位を基準に座位では平均 5 %、立位では平均 10 %高値となる。

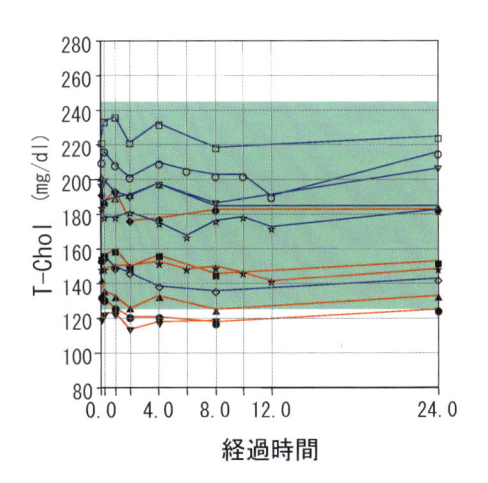

図 24-11 5km 走前後の TCho の変動

強い運動 (5km 走) 直後、漸減傾向を認めた。

主な病態変動

■上昇

過栄養状態	肥満、糖尿病、痛風
遺伝性	家族性高コレステロール血症（Ⅱa、Ⅱb型）*
	家族性複合型高脂血症（Ⅱb、Ⅲ型）
	リポ蛋白リパーゼ(LPL)欠損症（Ⅴ型）
内分泌性	クッシング症候群、末端肥大症
排泄遅延	胆石、急性膵炎、膵癌（胆道からの排泄障害）
代謝遅延	甲状腺機能低下症
薬剤性	経口避妊薬、エストロゲン、副腎皮質ステロイド
その他	ネフローゼ症候群（腎からのAlb喪失により、肝でリポ蛋白が過剰産生）

* WHOの高脂血症の表現形分類

■低下

低栄養状態	慢性消耗性疾患、癌性疾患
吸収障害	吸収不良症候群、腸管切除
肝実質障害	肝硬変、肝癌、劇症肝炎
代謝亢進	甲状腺機能亢進症
医原性	薬剤性（脂質降下剤過剰投与）

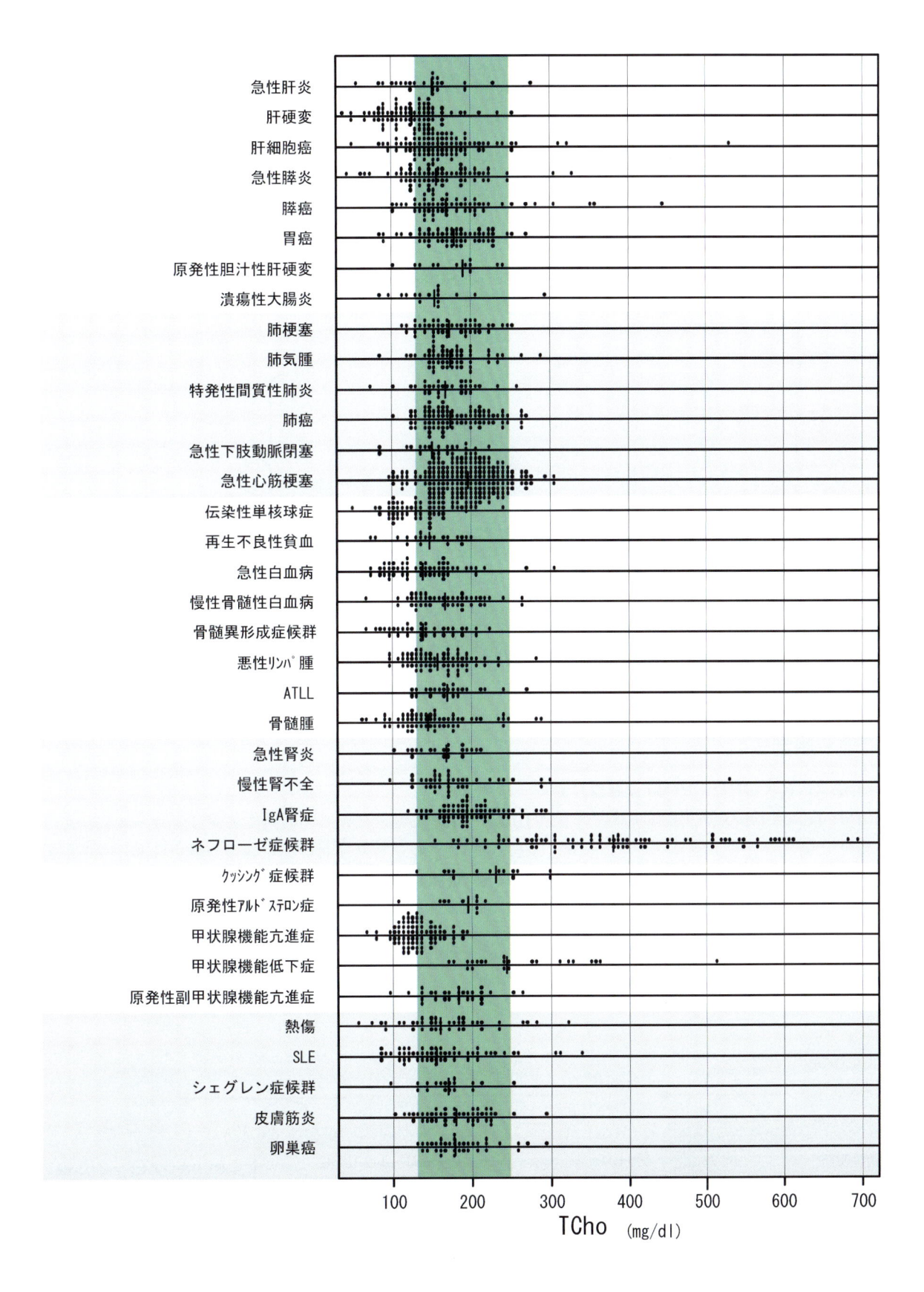

図 24-12 総コレステロールの病態変動

栄養マーカであり、基本的に病態の重症度に応じて、TCho は低下する。特に明瞭な低下を認めるのは、肝臓での脂質代謝が障害される**肝硬変**や**肝細胞癌**、急性膵炎、伝染性単核症、代謝亢進による**甲状腺機能亢進症**であるが、他にも栄養状態の低下の強い病態・症例で低下している。一方、増加する疾患で、代表的なものは、リポ蛋白合成が亢進する**ネフローゼ症候群**、代謝遅延による**甲状腺機能低下症**が挙げられる。肝細胞癌や膵癌の一部で上昇しているのは、強い**閉塞性黄疸**に伴う排泄ブロックが関係している。

25 中性脂肪，トリグリセリド
Triglyceride : TG

物質の特性・由来と測定意義

脂肪酸 fatty acid(FA) は、脂質分子の基本構成要素であるとともに、ブドウ糖とともに生体エネルギーの根源となっている。中性脂肪 (TG) は、FA の貯蔵分子としての役割を持ち、3 つの脂肪酸がグリセリンで結びついた構造を取っている。その分子形は、脂肪酸の種類により異なる。食事に含まれる TG は、小腸末端でいったん脂肪酸に分解されてから吸収される。その後 TG は、小腸細胞で再構成され、カイロミクロン (CM) に封入されて、リンパ管から全身に供給される。一方、肝臓は、内容の残った CM のレムナント (CL) も含め、血中のリポ蛋白を統括しており、TG は肝臓で新たに生成され、コレステロールとともに VLDL の中に封入されて、全身に供給される。その血中レベルは、遺伝的・後天的なエネルギー代謝異常を診断する上で重要となる。

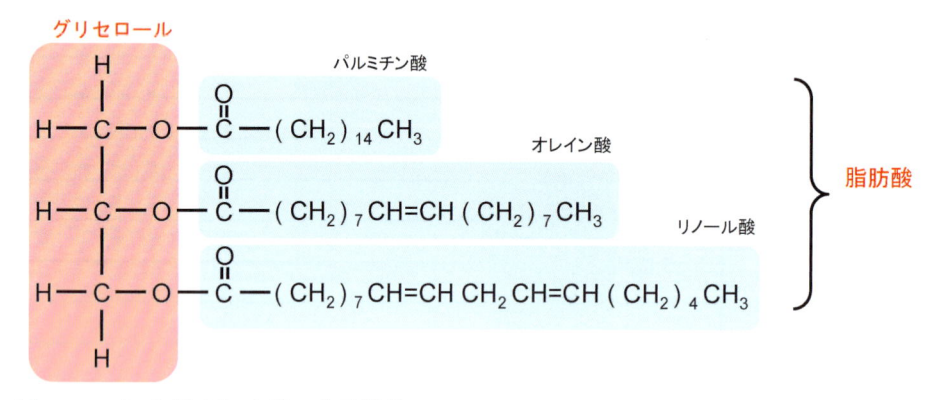

図 25-1 トリグリセリドの分子構造
中性脂肪における脂肪酸構成はその由来によって様々であるが、人の脂肪組織では、オレイン酸（1価不飽和脂肪酸 C18）が多く、次いで、パルミチン酸（飽和脂肪酸 C16）やリノール酸（2価不飽和脂肪酸 C18）が多い。

測定原理・測定法

■酵素法（GK・GPO・POD 遊離グリセロール消去法）

血中の TG にリポプロテインリパーゼ (LPL) が作用することによって遊離するグリセロールに、ATP と Mg^{2+} の存在下でグリセロールキナーゼ (GK) を作用させるとグリセロール-3-リン酸 (G-3-P) が生成。さらに G-3-P はグリセロール-3-リン酸オキシダーゼ (GPO) によって酸化分解されて H_2O_2 を生じる。生じた H_2O_2 にペルオキシダーゼ (POD) が作用すると 4-アミノアンチピリン (4-AA) と 5-ジメトキシリアニリン (HDAOS) を酸化縮合するので、生じるキノン色素を比色測定することにより、TG 濃度を求める。なお、検体中にあらかじめ存在する遊離グリセロール (FG) は GK、GPO、カタラーゼの作用により無発色消去される。

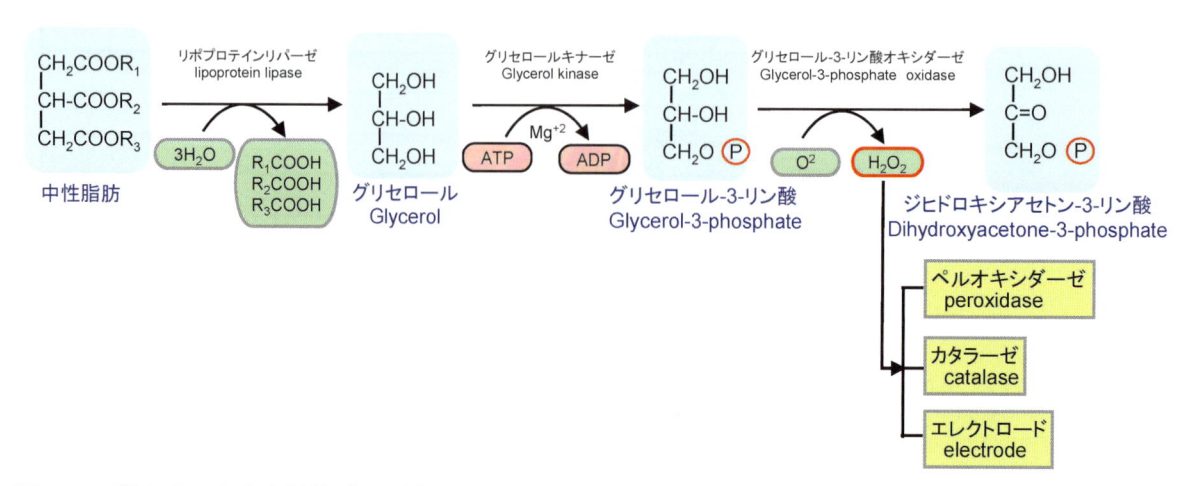

図 25-2 酵素法による中性脂肪の測定

■酵素 UV 法（グリセロール消去法）
内因性のグリセロールを処理しないもので、最近は利用が減少傾向にある。

■標準化対応と測定値の方法間差法
常用標準品として JCCRM223,224(常用) や NIST(SRM1951) を利用する。

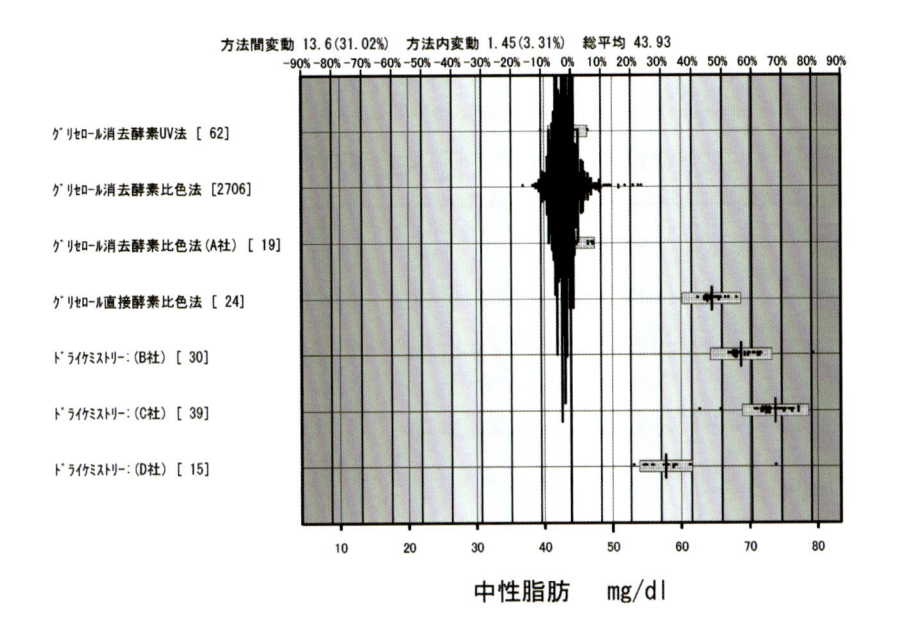

図 25-3 中性脂肪値の全国統一度（日医調査 2007）
ドライケミストリーで若干のずれはあるが、値はよく揃っている。

基準範囲と生理的・技術的変動要因

■基準範囲

男	42〜193 mg/dl (IU: 0.48〜2.18 mmol/L)
女	35〜124 mg/dl (IU: 0.39〜1.40 mmol/L)

国際単位への変換係数=0.0113

■個体間変動

性差	男＞女
年齢	中年期↑
食習慣	過食・肥満⇑
飲酒習慣	飲酒量に応じて上昇
個体差	大きい

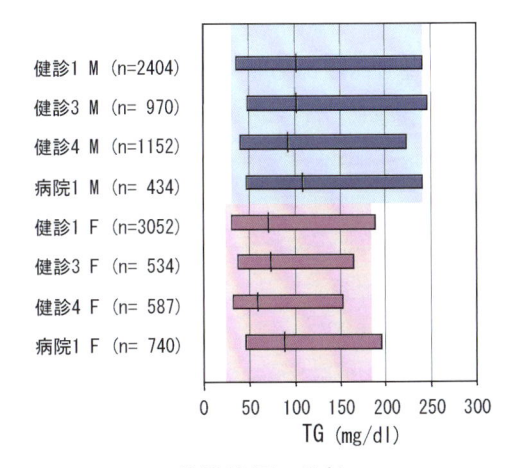

図 25-4 TG 基準範囲の比較
健常対象の選び方と採血条件により、基準範囲が変動しやすい。

治療方針の原則	カテゴリー		脂質管理目標値（mg/dl）		
		LDL-C以外の主要危険因子※	LDL-C	HDL-C	TG
一次予防 まず生活習慣の改善を行った後、薬物治療の適応を考慮する	Ⅰ（低リスク群）	0	<160	≧40	<150
	Ⅱ（中リスク群）	1〜2	<140		
	Ⅲ（高リスク群）	3以上	<120		
二次予防 生活習慣の改善とともに薬物治療を考慮する	冠動脈疾患の既往		<100		

脂質管理と同時に他の危険因子（喫煙、高血圧や糖尿病の治療など）を是正する必要がある。

※LDL-C値以外の主要危険因子
　加齢（男性≧45歳、女性≧55歳）、高血圧、糖尿病（耐糖能異常を含む）、喫煙、冠動脈疾患の家族歴、低HDL-C血症（<40mg/dl）

・糖尿病、脳梗塞、閉塞性動脈硬化症の合併はカテゴリーⅢとする。
・家族性高コレステロール血症については別基準を参照のこと。

図 25-5 動脈硬化性疾患予防ガイドライン（日本動脈硬化学会 2007 年）

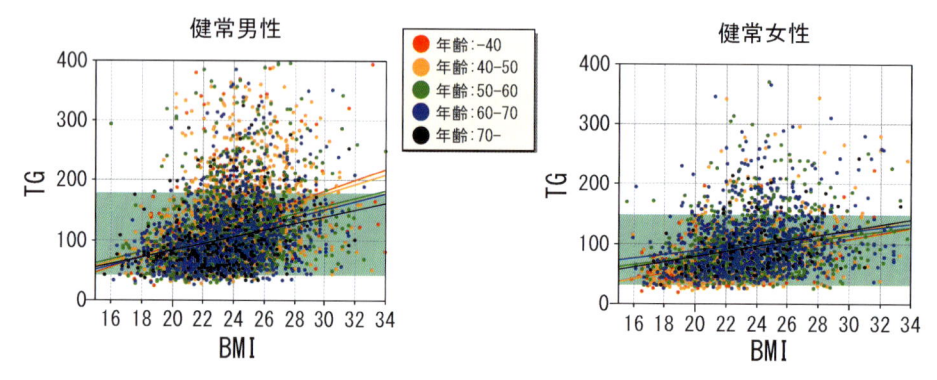

図 25-6 TG と BMI の関連（男女別・年齢層別比較）

男女とも BMI に比例して TG が増加する傾向。男性では 40 代、50 代でよりその傾向が強い。

■個体内変動

体位	立位↑、臥位↓
食事	食後長時間⇑
飲酒	過剰飲酒↑
運動	運動中↓直後↑
妊娠	漸増
日内リズム	朝↓、夜↑

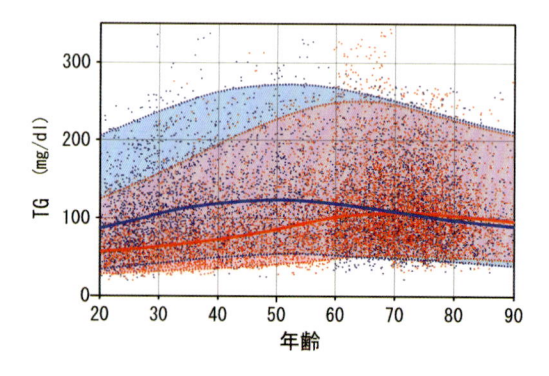

図 25-7 成人における TG の経年変化

男性では中年をピークに緩やかに漸増、漸減する。女性では 60 歳まで漸増傾向を示し、高齢者では男女差が消失する。

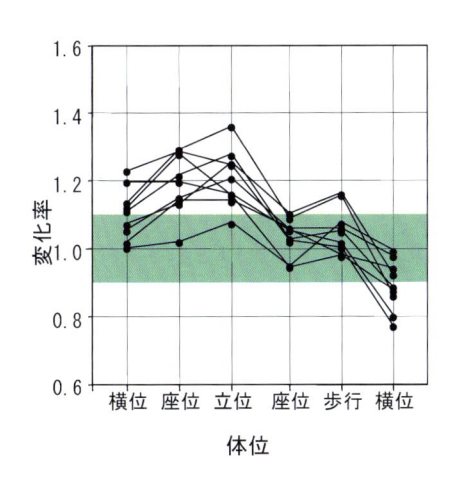

図 25-8 体位による TG の変化

TG はリポ蛋白の中に封入されて、血中をまわり、明瞭な体位の変化を受ける。ただ空腹下 30 分おきに体位を変えるため、「立位」以降の変化が、TG の消費により抑制されている。特に「歩行」後は、絶食下での運動により TG の減少が著しい。

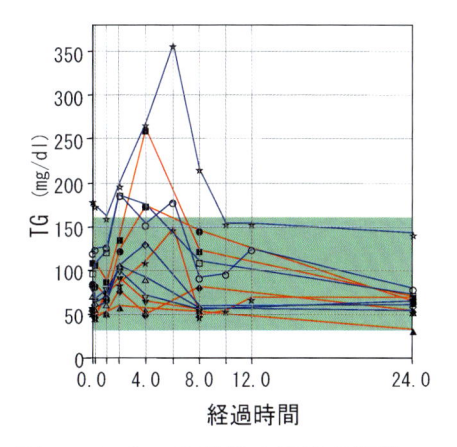

図 25-9 5km 走前後の TG の変動

強い運動 (5km 走) 直後に上昇、その後漸減傾向を認めた。

■検査技術変動

採血時	採血前 12 時間以上の絶食
保存	不安定、凍結による長期保存で低下

主な病態変動

■上昇

過栄養状態	肥満、糖尿病、痛風
脂肪肝	アルコール依存症、偏食・飢餓
遺伝性	家族性高トリグリセライド血症 (Ⅰ、Ⅳ、Ⅴ型)*
	家族性複合型高脂血症 (Ⅱb、Ⅲ型)
	リポ蛋白リパーゼ (LPL) 欠損症 (Ⅰ、Ⅴ型)
内分性	クッシング症候群
代謝遅延	甲状腺機能低下症
薬剤性	経口避妊薬、エストロゲン、副腎皮質ホルモン
その他	ネフローゼ症候群（リポ蛋白過剰産生）

* WHO の高脂血症の表現形分類

■低下

低栄養状態	慢性消耗性疾患、癌性疾患
吸収障害	吸収不良症候群、腸管切除
肝実質障害	肝硬変、肝癌、劇症肝炎
代謝亢進	甲状腺機能亢進症
医原性	薬剤性（脂質降下剤過剰投与）

26 HDLコレステロール
High density lipoprotein : HDL-C

物質の特性・由来と測定意義

血中のコレステロールは、主に超低比重、低比重、高比重リポ蛋白 (VLDL, LDL, HDL) の中に含まれて存在する。その内訳は、60〜70%がLDL、20〜30%がHDL、10〜20%がVLDLであり、HDLに含まれるものをHDLコレステロール (HDL-C) と呼ぶ。HDLは、一般に血管壁など組織に沈着した過剰なコレステロールを取り除く機能がある。従って、HDL-Cを定量すれば、HDLの機能状態を知ることができ、そのレベルが高いほど、動脈硬化などの高脂血症に伴う障害が起こりにくいことを表す。これに対して、LDLに含まれるコレステロール (LDL-C)* は、組織に沈着しやすく、動脈硬化の主要因と考えられている。

*LDL-Cは、TChoの項で記した、Friedewald式を用いると、TCho、HDL-C、TGから計算で求まるが、TGが高いと近似が悪く、最近測定が可能となったLDL-C直接測定法で血中濃度を求める。

測定原理・測定法

■超遠心法
分離用超遠心器で比重の差によってHDL分画を分離し、そのコレステロールを測定する。また、超遠心と沈殿法を併用した方法が、アメリカCDCのレファレンス法となっている。

■電気泳動法
セルロースアセテート膜やアガロースゲルなどを支持体として電気泳動を行いリポタンパクを分離した後、酵素法により各リポタンパクのコレステロールを発色させデンシトメトリーで百分率で算出し、総コレステロール値をかけて各分画を定量する。

■沈殿法
ポリアニオンと2価の陽イオンによってLDL、VLDLなどを不溶性沈殿物として除去し、上清中のHDLのコレステロールを測定する方法である。ポリアニオンとしてヘパリン、デキストラン硫酸、リンタングステン酸、ポリエチレングリコール6000などが、2価の陽イオンとしてMn^{2+}、Mg^{2+}、Ca^{2+}などが用いられる。

■直接法（協和）
活性化ポリエチレングリコールと反応させてLDLコレステロールに対する相反応性を低下させた修飾コレステロールエステラーゼと修飾コレステロールオキシダーゼを用い、さらに反応液中にシクロデキストリンとデキストラン硫酸を添加して、カイロミクロンおよびVLDL中のコレステロールの修飾酵素に対する反応性を抑えることにより、選択的にHDL-Cを測定する。

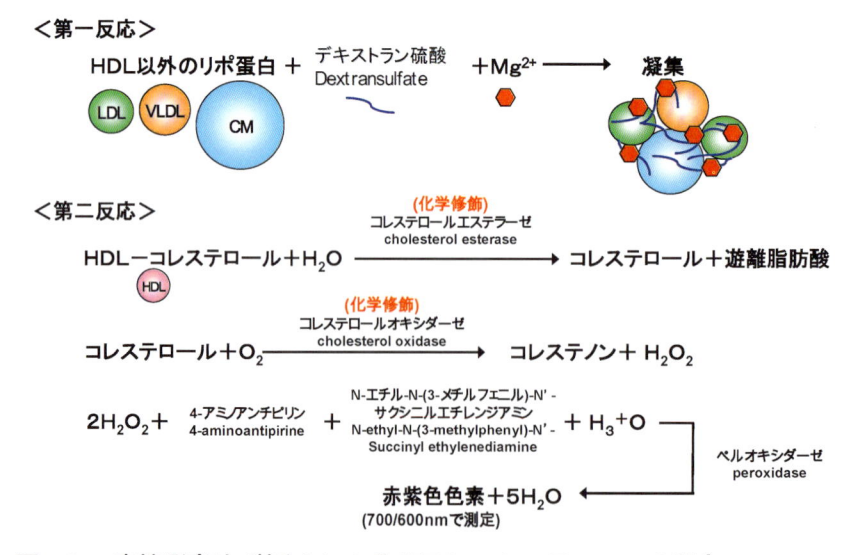

図 26-1 直接測定法 (協和) による HDL-コレステロールの測定
ＰＥＧ修飾酵素および硫酸化αシクロデキストリンを用いてＨＤＬ以外のリポタンパクコレステロール反応を阻害してHDL-Cのみを測定する（阻害法）。

■直接法（セキスイ）

　HDL 以外のリポタンパクとは複合体を形成してコレステロールエステラーゼ (CHER)/コレステロールオキシダーゼ (CHOD) の作用を抑制するが、HDL は選択的に可溶化して酵素作用を促進するような界面活性剤を反応液中に加えて、選択的に HDL-C を酵素的に測定する。

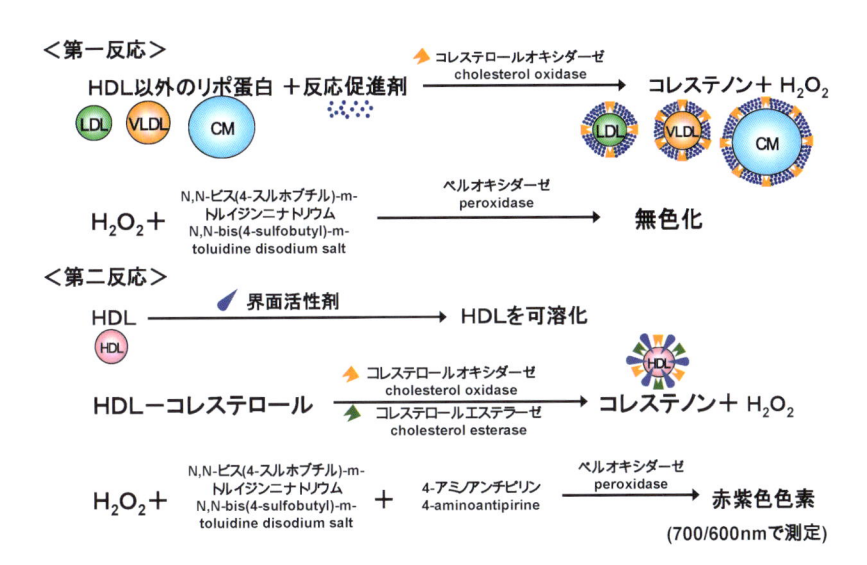

図 26-2 直接測定法 (セキスイ) による HDL-コレステロールの測定
HDL と HDL 以外のリポ蛋白に対して異なる作用を示す特殊な界面活性剤を使用することにより、HDL-C が選択的に可溶化されて HDL-C が酵素反応によって導かれる。

■標準化対応と測定値の方法間差法

　常用標準品として JCCRM223,224(常用) を利用する。

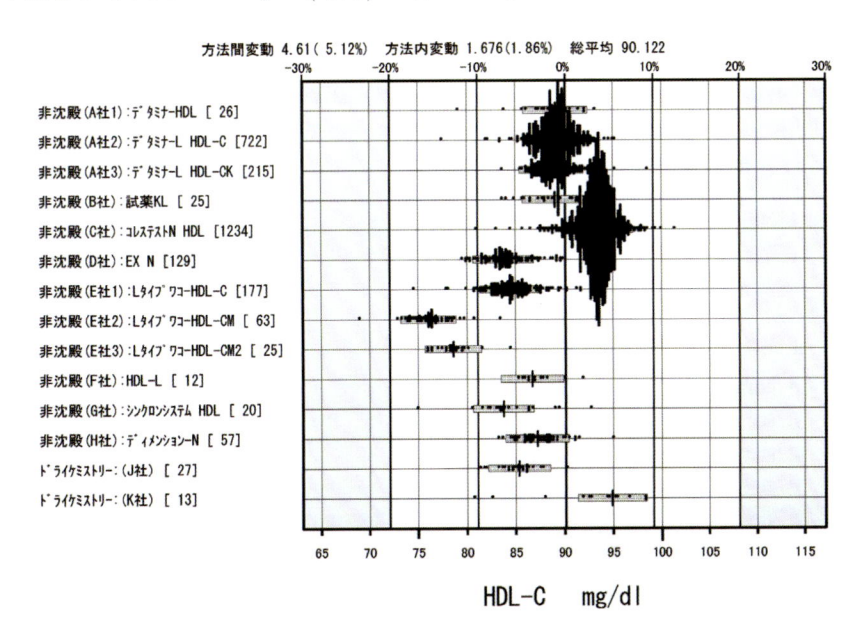

図 26-3 HDL-コレステロール値の全国統一度 (日医調査 2007)
測定法によって値に差異が見られるが、同一測定試薬群内の変動は比較的小さい。

基準範囲と生理的・技術的変動要因

■ 基準範囲

| 男 | 33〜82 mg/dl (IU: 0.85〜2.12 mmol/L) |
| 女 | 41〜97 mg/dl (IU: 1.06〜2.50 mmol/L) |

国際単位への変換係数＝0.02584

■ 個体間変動

性差	男＜女
年齢	新生児↓
食習慣	肥満⇓
飲酒習慣	適度の飲酒⇑
喫煙習慣	喫煙量に比例↓
運動習慣	定期的な運動↑
人種	日本人＞欧米人、白人＜黒人
個体差	大きい

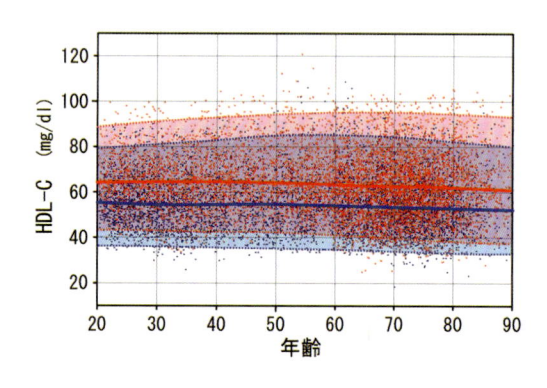

図 26-4 成人における HDL-C の経年変化

女性が高値、男女とも経年変化を認めない。

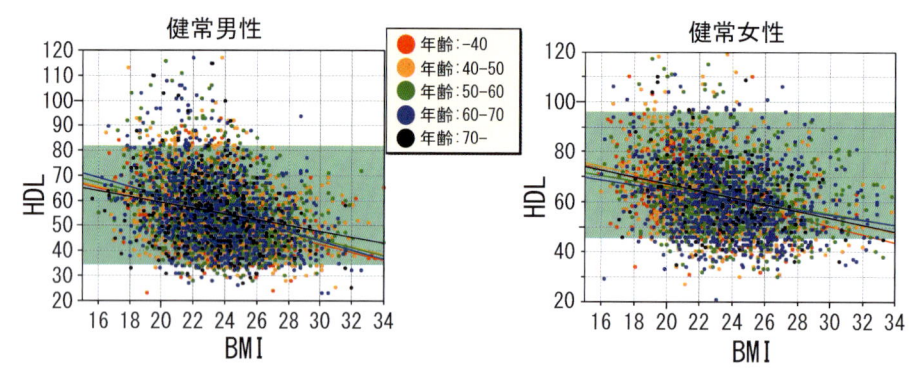

図 26-5 HDL-C と BMI の関連（男女別・年齢層別比較）

男女とも年代によらず、BMI に逆比例して HDL-C が低下する傾向を明瞭に認める。

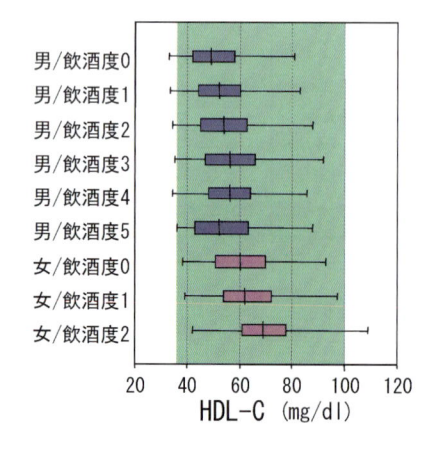

図 26-6 飲酒習慣による HDL-C の変動

日本酒換算で、1日3合までは飲酒量に比例して HDL-C が上昇する傾向を認める。

■個体内変動

体位	立位↑、臥位↓
食事	影響なし
飲酒	飲酒↑
運動・ストレス	適度の運動↑
妊娠	上昇

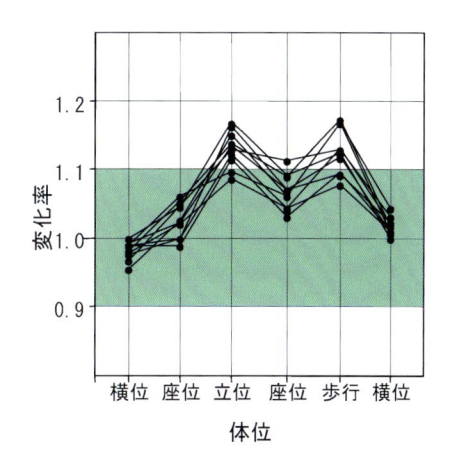

図 26-7 体位による HDL-C の変化

臥位採血で明瞭に低下、座位、立位採血で上昇する。

■検査技術変動

保存	変動は少ない

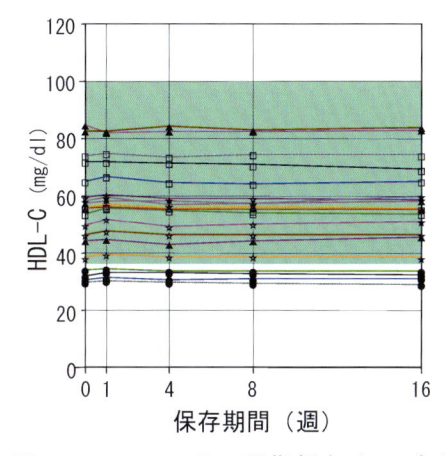

図 26-8 HDL-C の長期保存 (−30 ℃) に対する安定性

凍結長期保存に対して比較的安定である。

主な病態変動

■上昇

遺伝性	家族性高 HDL 血症（長寿症候群） コレステリルエステル転送蛋白 (CETP) 欠損症

■低下

過栄養状態	肥満、高脂血症、糖尿病
遺伝性	HDL 欠損症 (Tangier 病)、LCAT 欠損症、アポ A-I 欠損症、アポ C-II 欠損症

27 赤血球数
Red blood cell : RBC

物質の特性・由来と測定意義

赤血球は骨髄で赤芽球が増殖・分化して生じ、その成熟過程で細胞質内に大量のヘモグロビンを貯め込んだ後に核が消失し、末梢血管に送り出される。その血中での**平均寿命は約120日**で、時期が来ると網内系で処理される。健常成人末梢血液中の赤血球数（RBC）は 1 μl 当たり、男性で約 500 万個、女性で 440 万個と極めて多数存在する。白血球数（1 μl 当たり約 5000 個）と比較するとその比率は 1000：1 となる。直径は 7～8 μm で**扁平な円盤状**を呈しており、辺縁部の厚みは約 2.2 μm で**中央が陥没**して約 0.8 μm と薄くなっている。このような形状は球状よりも表面面積が広くなり、ガス交換時の効率が良くなる。また浸透圧や物理的変化に対して壊れにくく微細血管を通過する際にも有効な形状と言える。赤血球の主たる機能は酸素と二酸化炭素のガス交換（肺から酸素を取り込んで末梢組織に運搬、逆に末梢組織で発生する二酸化炭素を取り込んで肺に運搬しその排出に関与する）である。単位容積中の数の減少を貧血と呼び、増加を多血（増多症）と呼ぶが、細かい病態把握のためには後述するヘモグロビン（Hb）やヘマトクリット（Ht）の同時測定が必須となる。さらに RBC、Hb、Ht の 3 つの指標から**赤血球恒数**を求めると赤血球の平均容積（MCV）や平均 Hb 量（MCH）と平均 Hb 濃度（MCHC）が求まり、検査値の総合判定が容易となる。

測定原理・測定法

用手法と専用自動分析機器による測定法がある。用手法は白血球の場合と同様であるが、赤血球数算定用の専用希釈液には、ホルマリン・クエン酸水溶液を用い、数が多いため希釈倍率を 200 倍とする。

■血球数計測の測定原理

血球数の計測は全血を一定量吸引後専用希釈液にて希釈した後、直流電流（または直流電流&高周波電流）のかかった電極が設置された測定容器中に入れられる。血球はプラス極とマイナス極間に設けられた細孔（アパチャー）を通過する際に血球の容積に応じて変化する電気抵抗を電気パルスに変換し計数測定を行うものである（図 27-1）。電気パルスの大きさは血球の容積に比例するので電気的閾値を設定することで容積別に血球数を計測する。またこの設定された閾値によりゴミや血小板のような小さい細胞が選別可能となる（図 27-2）。

細孔を血球が通過する際に同時通過が起こるため同時通過補正式が考案されているが、計数の測定は補正可能となっても血球の大きさを補正する方法が無い。その欠点を補うため**シース・フロー方式**が考案され血球計測の正確度と再現性が向上し、同時通過時の是正と精度良く血球サイズの測定が可能となった。

平均赤血球容積（mean corpuscular volume; MCV）は、赤血球の電気パルスの高さから得られた体積の平均であり、ヘマトクリット（Ht）は赤血球数と MCV から以下の式から算出される。

$$Ht(\%) = MCV(fl) \times 赤血球数（\times 百万/\mu l）/ 10$$

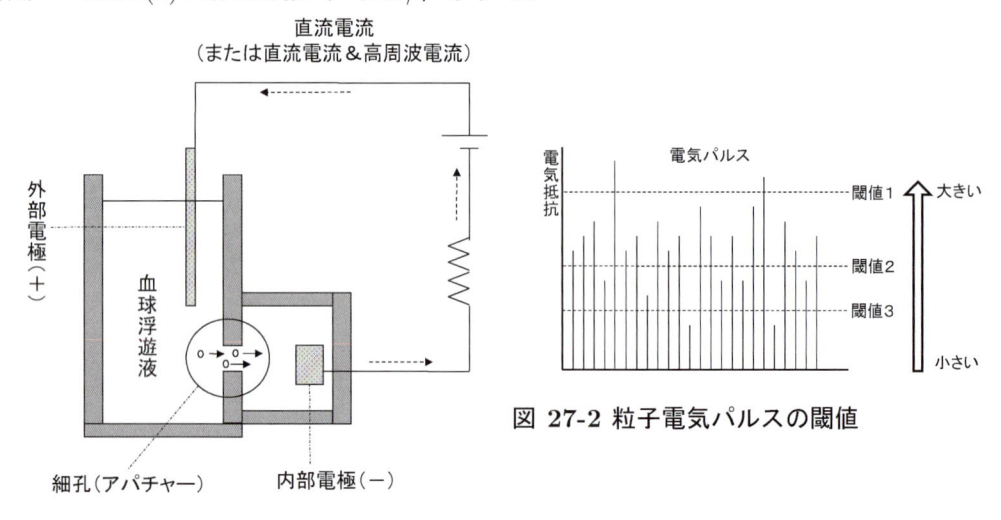

図 27-1 血球数計測の測定原理

図 27-2 粒子電気パルスの閾値

■測定値の方法間差

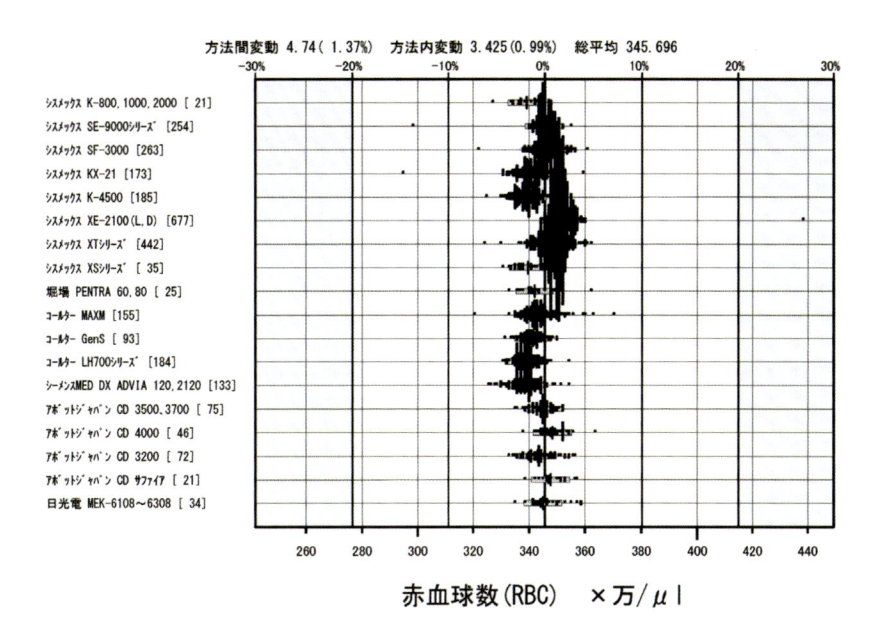

図 27-3 赤血球数の全国統一度 (日医調査 2007)

機種間差、施設間差も少なく、測定値はよく揃っている。

基準範囲と生理的・技術的変動要因

■基準範囲

全国的に統一された基準範囲はないが次の範囲に設定されていることが多い。

男	420〜560 万/μl
女	380〜490 万/μl

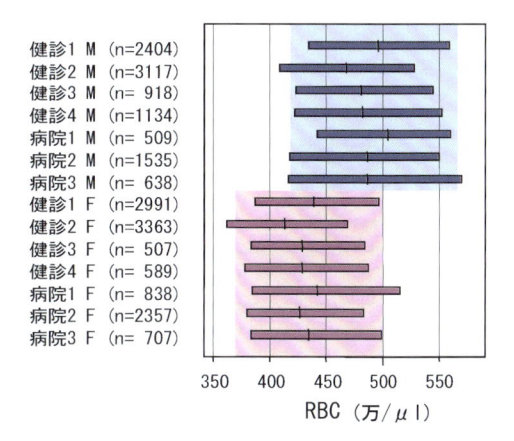

図 27-4 RBC 数基準範囲の比較

健常対象の選び方により、基準範囲が変動しやすい。

■個体間変動

性差	思春期以降、一貫して男＞女
年齢	乳幼児期：新生児高値、乳幼児期低値、1歳以降一定 小児期：8歳以降男女差が生じ、男性漸増、女性漸減 成人期：男性は加齢で漸減、女性は60歳以降漸減
過食	肥満で明瞭に増加、睡眠時無呼吸症候群にも関係
喫煙習慣	煙中の CO が Hb と結合、代償的に Hb, RBC が増加

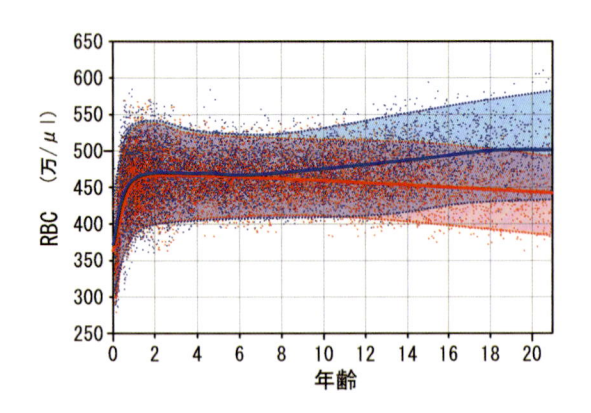

図 27-5 小児期の RBC 数の経年変化
乳幼児期低値であるが、1 歳までに成人の値となりその後一定。8 歳を境界として男性は漸増、女性が徐々に低下し、明瞭な男女差を生じる。

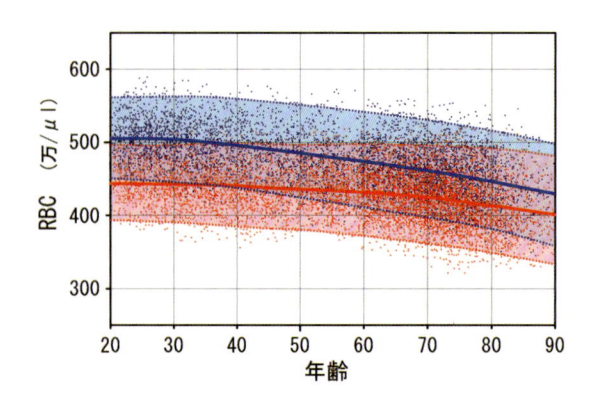

図 27-6 成人における RBC 数の経年変化
男女とも加齢低下を認めるが、男性でより明瞭である。このため高齢では男女差は消失する。

■ 個体内変動

体位	臥位採血↓、立位採血↑
気圧	酸素の薄い高地に滞在後上昇
妊娠	低下（血液希釈による）

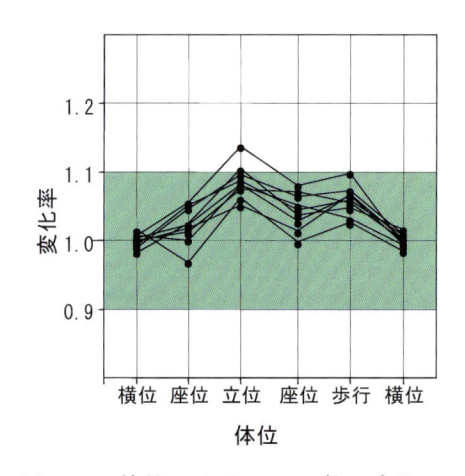

図 27-7 体位による RBC 数の変化
臥位に比べ、座位や立位で明瞭に増加するが、その程度は血漿蛋白のそれよりも少ない。

■ 検査技術変動

採血部位で変動	耳朶＞静脈血＞指頭血
測定干渉で偽高値	クリオグロブリン、クリオフィブリノゲン血症
測定干渉で偽低値	自己凝集、部分凝固、溶血・火傷（小型・破砕血球）

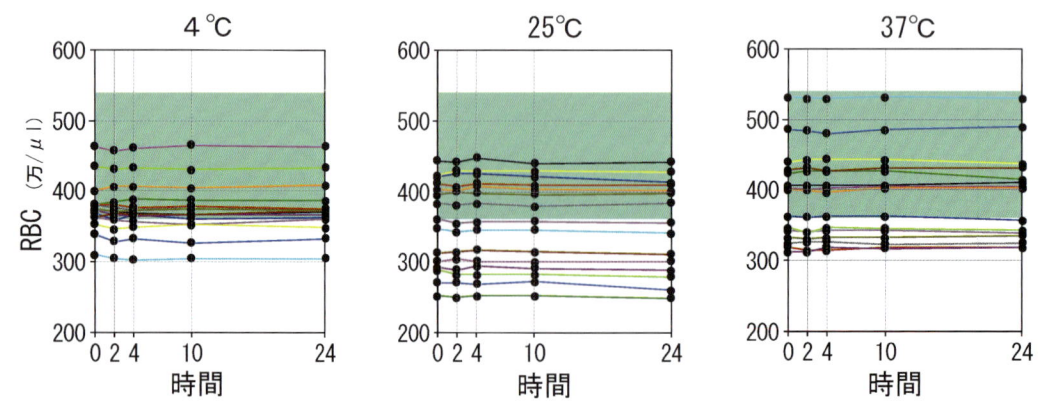

図 27-8 全血放置による RBC 数の変動と温度
各温度で異なる患者試料を用いて試料の安定性を検討、4、25、37 ℃いずれも 24 時間内では有意な変化を認めない。ただし、凍結すると溶血するため負の誤差を生じることに注意。

主な病態変動

■上昇

造血過剰	真性多血症、エリスロポエチン過剰産生（腎血管狭窄、水腎症、産生）
低酸素血症	心弁膜症（左心→右心シャント）、高所居住
	慢性閉塞性肺疾患、睡眠時無呼吸症候群
酸素結合障害	ヘビースモーカー（CO中毒）、メトヘモグロビン血症（ヘム鉄の酸化）
体液喪失	多量の嘔吐・下痢・発汗による脱水、熱傷に伴う体液移行

■低下

赤血球産生低下	
産生因子低下	Fe, VitaminB12、葉酸、エリスロポエチンの不足
栄養状態低下	二次性貧血（慢性消耗性疾患、悪液質）
無効造血	再生不良性貧血、骨髄異形成症候群、サラセミア
赤血球の喪失・破壊	
出血性疾患	外傷、消化管出血、出血傾向、月経異常（子宮筋腫）
赤血球寿命短縮	溶血性貧血（鎌状赤血球症、球状赤血球症、抗赤血球抗体など）
骨髄の破壊	骨髄占拠性病変（多発性骨髄腫、広範な骨転移）

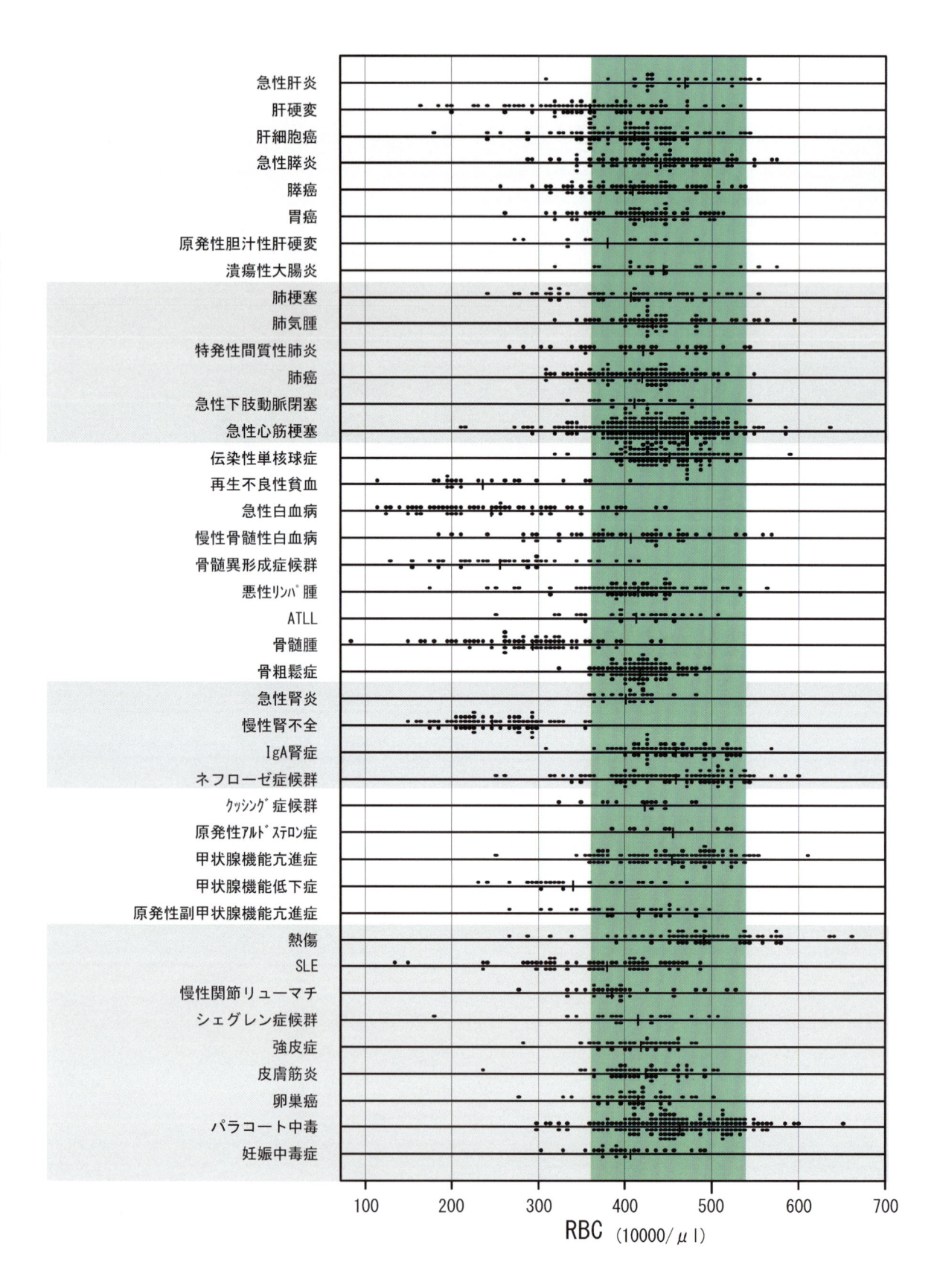

図 27-9 赤血球数の病態変動

ほとんどの慢性疾患で低下するが、特に赤血球産生障害の起こる、**慢性腎不全、再生不良性貧血、骨髄異形成症候群、急性白血病、骨髄腫**で低下が著明である。肝硬変症での低下は、食道静脈瘤の破裂など出血症状を伴った例が多いことによる。熱傷急性期の増多は、多量の浸出液が生じ血液濃縮が起こった結果である。

28 ヘモグロビン
Hemoglobin：Hb

物質の特性・由来と測定意義

　ヘモグロビン (Hb) は酸素 (O_2) 運搬蛋白で赤血球のみに存在する。分子量は約 65,000 で、**2 種類のポリペプチド鎖（グロビン）が 2 分子ずつ組み合わさった 4 量体構造**をとる。**1 種類は常に** α **鎖**で他は β、δ、γ 鎖のいずれかであり、正常では $α_2β_2$、$α_2δ_2$、$α_2γ_2$ の 3 種類が存在する。それぞれ、HbA、HbA2、HbF と呼ばれる。健常成人では、ヘモグロビンの約 97 ％が HbA で、HbA2 が 2 ％、HbF が 1 ％の割合となっている。一方、胎児ではヘモグロビンは全て HbF の形で存在し、生後 4 週間でほとんど成人型の HbA に置き換わる。

　なお、糖尿病の管理指標として広く利用される HbA1c は、HbA にグルコースが結びついたもので、2 つの β グロビンの N 端に 1 分子ずつ結合しうる。健常者では全 HbA の 4～5.6% が HbA1c 分画に属する。

　個々のグロビン分子の中心には 2 価の鉄イオン (Fe^{2+}) とプロトポルフィリンからなるヘムという化合物が配置され、酸素との結合部位を形成する。Hb の O_2 に対する親和性は①酸素分圧が高いとき、② pH が上昇したとき、③赤血球内 2,3-BPG(bisphosphoglycerate) が減少したときなどで高くなり、逆に CO_2 が血球内に生じ放出しやすくなる。一方、①酸素分圧が低いとき、② pH が低下したとき、③赤血球内 2,3-BPG が増加したときには、O_2 親和性が低下して組織に O_2 を放出しやすくなり、逆に CO_2 が血球内に溶け込みやすくなる。

　Hb は O_2 と結びついている場合オキシヘモグロビン (HbO_2)、一酸化炭素 CO と結びついている場合カルボキシヘモグロビン (HbCO) と呼ばれる。また、何らかの中毒や遺伝疾患により一部の鉄が酸化され 3 価鉄となった状態の Hb をメトヘモグロビン (Hi) とよぶ。HbCO と Hi は、O_2 と結合できないので、その割合が増えると呼吸困難を引き起こす。

　赤血球の寿命が来ると Hb は網内系の細胞で直接処分されるが、血管内で溶血すると Hb は一旦、肝臓で作られる血中のハプトグロビン (α グロブリン) と結びつき、そのまま網内系に運ばれて処分される。従って溶血性貧血では、ハプトグロビンの血中濃度が低下し、その変化は LDH の上昇と共に溶血の指標となる。

タイプ	構成		胎児	成人	備考
HbA	$ααββ$	$(α_2β_2)$	0 %	97 %	4～6 %がブドウ糖結合型の HbA1c
HbA2	$ααδδ$	$(α_2δ_2)$	0 %	2 %	
HbF	$ααγγ$	$(α_2γ_2)$	100 %	0～1 %	胎児期 Hb、生後 4 週内に HbA へ移行

測定原理・測定法

　Hb 分子は、単体では不安定なため、試薬と結合させて安定な誘導体としてから測定する。用いる誘導体の種類によって①シアンメトヘモグロビン（HiCN）法、②オキシヘモグロビン法、③アザイドヘモグロビン法、④ラウリル硫酸ナトリウム（SLS）法などがある。自動分析装置による方法と用手法があるが、いずれも一定量の血液とヘモグロビン試薬とを混合させたのち比色定量する。シアンメトヘモグロビン法が 1964 年国際標準化委員会により標準法として採択された。しかし、日常検査では環境問題の観点から、現在非シアン系試薬が広く使われている。

■シアンメトヘモグロビン法

　フェリシアン化カリウム ($K_3(Fe(CN)_6)$) と Hb が反応してメトヘモグロビン (Hi) が生じ、それにシアン化カリウム (KCN) が反応して、シアンメトヘグロビン (HiCN) が生じるので、その量を比色計で計測して濃度換算する。

$$Hb + K_3(Fe(CN)_6) \longrightarrow Hi$$

$$Hi + KCN \longrightarrow HiCN \quad (540\text{nm で比色})$$

■ラウリル硫酸ナトリウム（SLS）法

　SLSを全血に加えるとその界面活性作用により赤血球は溶血する。遊離したHb分子内のFeは、溶血後直ちに酸化されて2価から3価に変換し、Hb-SLSが生成するので、それを540nmで比色定量する。なお、HiのFeはすでに3価なので同じくHb-SLSを形成するが、HbCO内のFeは酸化されにくくあまり反応しない。シスメックス社の自動血球分析装置で利用されている。

■測定値の方法間差

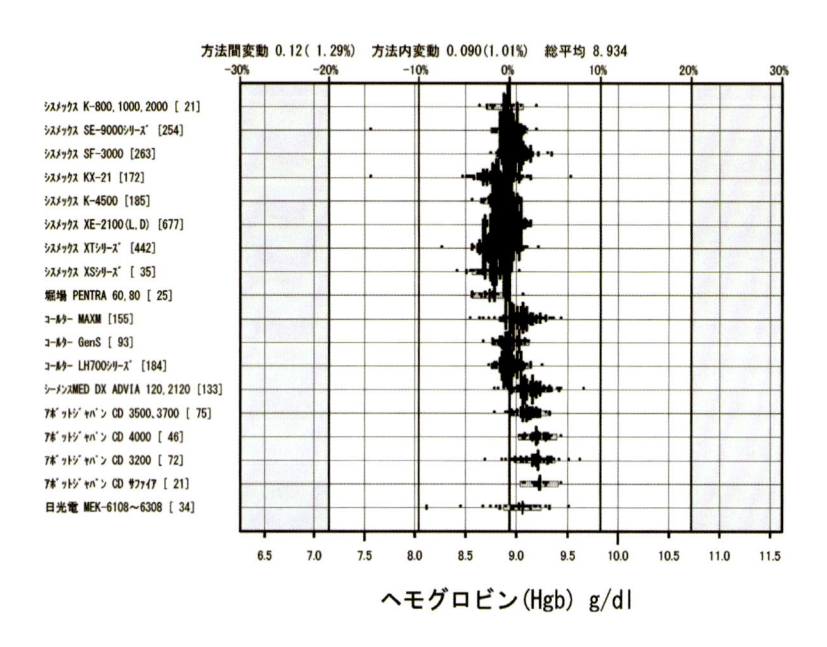

図 28-1 ヘモグロビン値の全国統一度（日医調査 2007）
機種間差、施設間差も少なく、測定値はよく揃っている。

基準範囲と生理的・技術的変動要因

■基準範囲

　全国的に統一された基準範囲はないが次の範囲に設定されていることが多い。

男	13.5〜16.8 g/dl
女	10.8〜14.9 g/dl

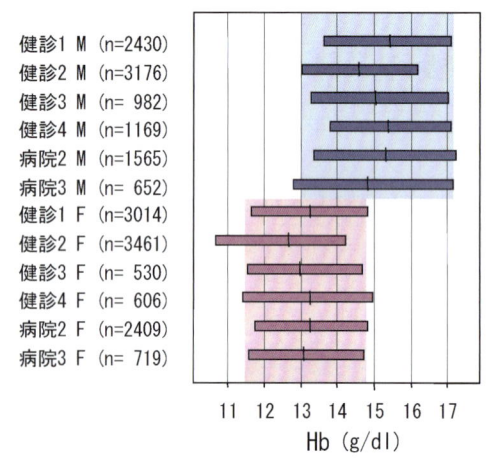

図 28-2 Hb 基準範囲の比較
健常対象の選び方により、基準範囲が変動しやすい。

■ 個体間変動

性差	思春期以降、一貫して男＞女
年齢	乳幼児期：新生児高値、乳幼児期低値、1歳以降一定
	小児期：8歳以降男女差が生じ、男性漸増、女性漸減
	成人期：男性は加齢で漸減、女性は60歳以降漸減
過食	肥満で明瞭に増加、睡眠時無呼吸症候群にも関係
喫煙習慣	煙中のCOがHbと非可逆的に結合、代償的にHb,RBCが増加

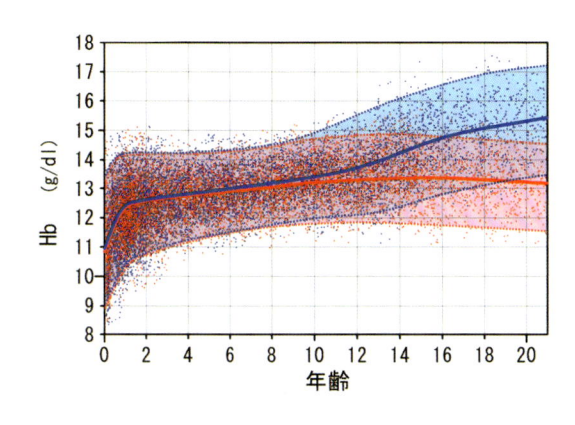

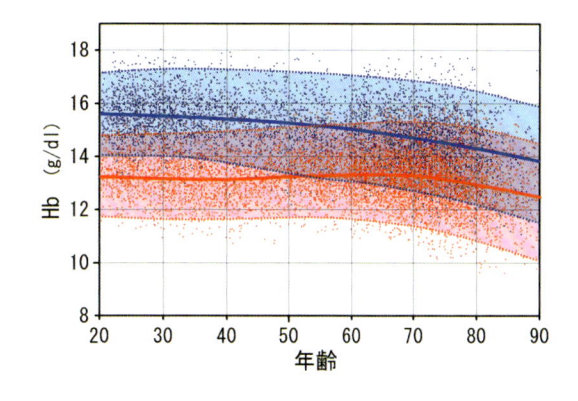

図 28-3 小児期のHbの経年変化

乳幼児期低値であるが、1歳までにほぼ成人女性の値に達する。8歳を境界として男性は漸増し、明瞭な男女差を生じる。

図 28-4 成人におけるHbの経年変化

男女とも緩やかな加齢低下を認める。男女差は高齢でも維持される。

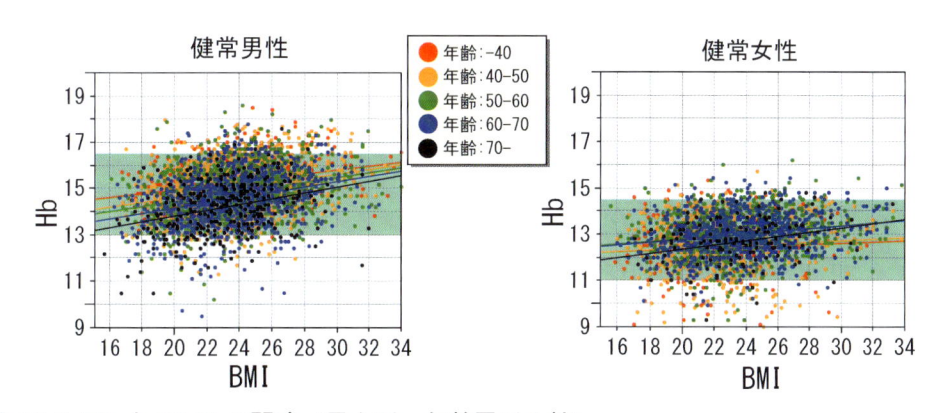

図 28-5 HbとBMIの関連（男女別・年齢層別比較）

男女ともBMIに比例してHbが増加する傾向を認める。

■ 個体内変動

体位	臥位採血↓、立位採血↑
気圧	酸素の薄い高地に滞在後上昇
妊娠	低下（血液希釈による）

■検査技術変動

採血部位で変動	耳朶＞静脈血＞指頭血
測定干渉で偽高値	M蛋白血症、高ビリルビン血症、高脂血症、脂肪乳剤投与時
	カルボキシヘモグロビン（10％以上）、WBC著増例（5万/μl以上）
測定干渉で偽低値	スルフヘモグロビン、メトヘモグロビン（オキシヘモグロビン法）
	赤血球凝集

■ Hbの補正式

測定干渉が予測される場合（高ビリルビン血症や高脂血症）には検体の一部を遠心後その血漿中Hb濃度を同じ方法で別途測定し、次式により補正Hb濃度を求める。

補正Hb ＝ 全血Hb － （（1 － Ht） × 血漿Hb）

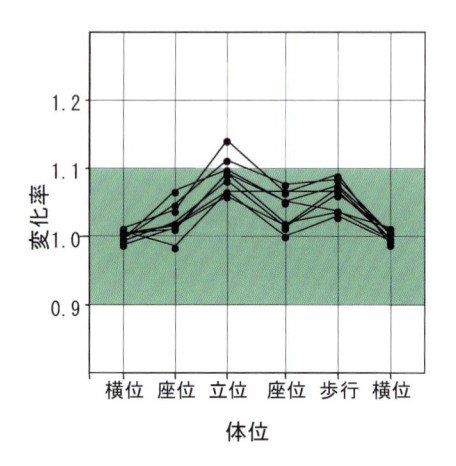

図 28-6 体位によるHbの変化
RBC同様、臥位に比べ、座位や立位で明瞭に増加するが、その程度は血漿蛋白のそれよりも少ない。体位による血球の再配置のためと思われる。

主な病態変動

■上昇

造血過剰	真性多血症、エリスロポエチン過剰産生（腎血管狭窄、水腎症、産生）
低酸素血症	心弁膜症（左心→右心シャント）、高所居住
	慢性閉塞性肺疾患、睡眠時無呼吸症候群
酸素結合障害	ヘビースモーカー（CO中毒）、メトヘモグロビン血症（ヘム鉄の酸化）
体液喪失	多量の嘔吐・下痢・発汗による脱水、熱傷に伴う体液移行

■低下

赤血球産生低下	
産生因子低下	Fe, VitaminB12、葉酸、エリスロポエチンの不足
栄養状態低下	二次性貧血（慢性消耗性疾患、悪液質）
無効造血	再生不良性貧血、骨髄異形成症候群、サラセミア
赤血球の喪失・破壊	
出血性疾患	外傷、消化管出血、出血傾向、月経異常（子宮筋腫）
赤血球寿命短縮	溶血性貧血（鎌状赤血球症、球状赤血球症、抗赤血球抗体など）
骨髄の破壊	骨髄占拠性病変（多発性骨髄腫、広範な骨転移）

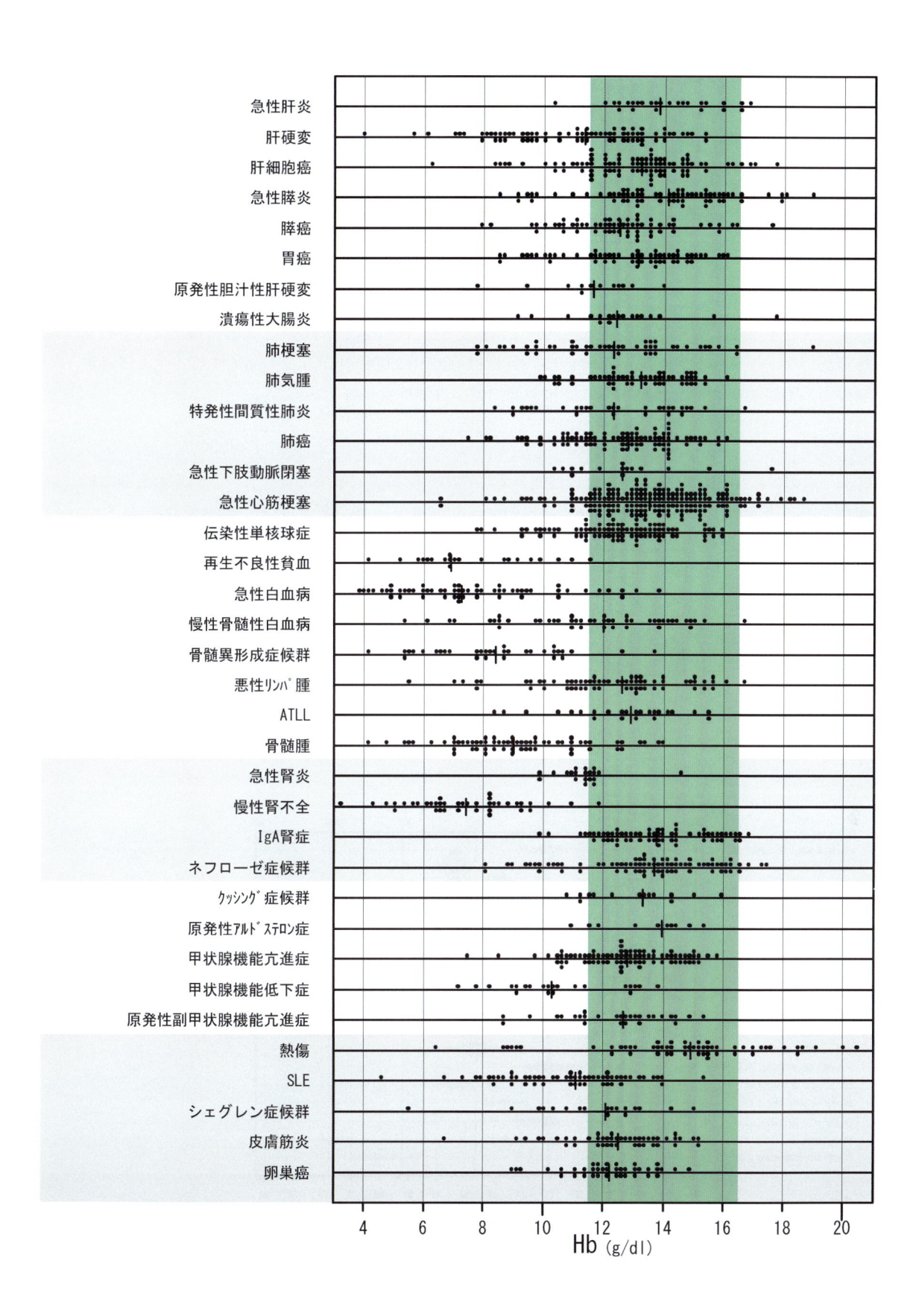

図 28-7 ヘモグロビンの病態変動

ほとんどの慢性疾患で低下するが、特に赤血球産生障害の起こる、**慢性腎不全**、**再生不良性貧血**、**骨髄異形成症候群**、**急性白血病**、**骨髄腫**で低下が著明である。肝硬変症での低下は、食道静脈瘤の破裂など出血症状を伴った例が多いことによる。熱傷急性期の増多は、多量の浸出液が生じ血液濃縮が起こった結果である。

29 ヘマトクリット
Hematocrit：Ht

物質の特性・由来と測定意義

ヘマトクリットは全血に対する赤血球容積の占める割合 (%) である。RBC・Hb と同様に用手法と機器測定 (血球数計測の測定原理/122 頁を参照) による方法がある。RBC と Hb の値と組み合わせて、貧血や多血症の程度やその病因診断に用いる。

測定原理・測定法

■用手法

ミクロヘマトクリット法：ガラス製毛細管（内径 1 mm、長さ 75mm）の 2/3～3/4 の容量だけ、全血を採取し、片側をパテ（クリットシール）で栓をしてから 11,000～12,000/rpm,5 分間遠心する。全血に対する赤血球層の占める容積の比率を算出する。測定が簡便で、再現性も良好である。

■機器法

電気抵抗法：電場に置かれた細孔の中を血球が通過する際の電気抵抗（電圧の変化）は、個々の血球の容積と数に比例することを利用して求める。いま個々の血球の容積を v_i 電気抵抗を r_i、機器係数を K とすると、$v_i = K r_i$ の関係が得られる。これを n 個の血球について求め、それを血液の全容量 V_T で割って百分率で表すとヘマトクリット（Ht）が求まる。

$$Ht = \frac{\sum_{i=1}^{n} v_i}{V_T} \times 100 = \frac{K \sum_{i=1}^{n} r_i}{V_T} \times 100$$

■測定値の方法間差

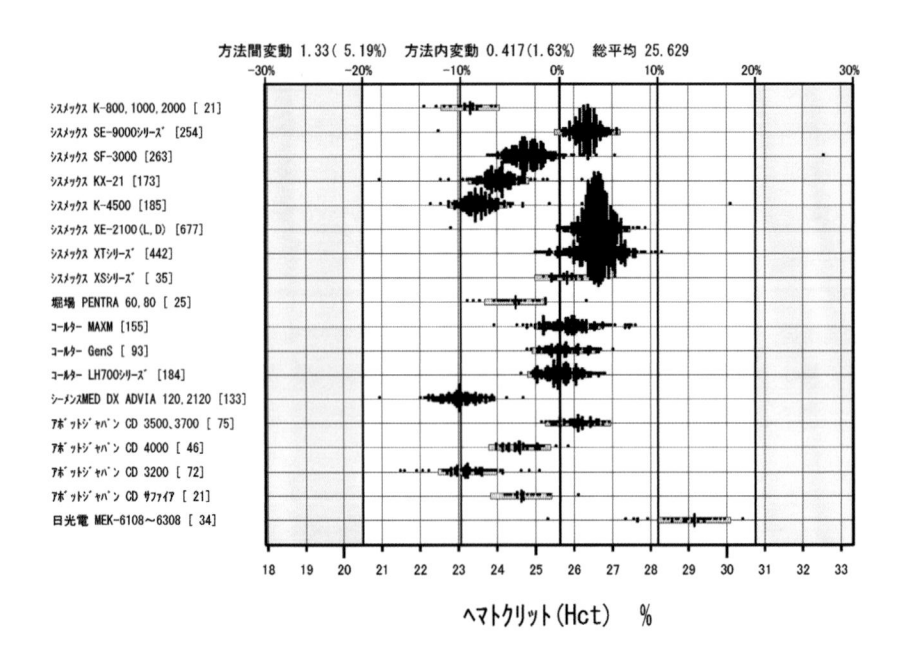

図 29-1 ヘマトクリット値の全国統一度 (日医調査 2007)

メーカー間の測定原理の違いにより、値に差異が見られる。

基準範囲と生理的・技術的変動要因

■基準範囲

全国的に統一された基準範囲はないが次の範囲に設定されていることが多い。

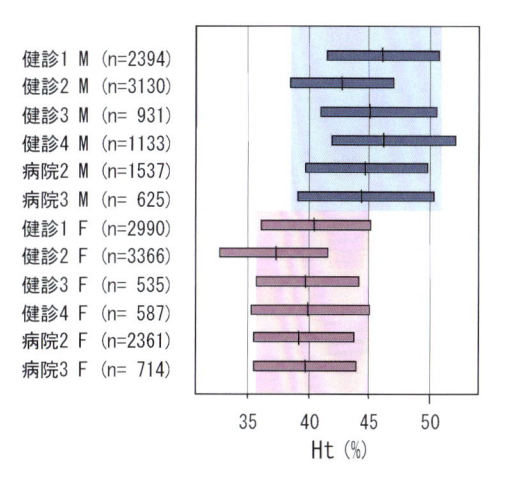

男	40～50 %
女	33～44 %

図 29-2 Ht 基準範囲の比較

健常対象の選び方により、基準範囲が変動しやすい。

■個体間変動

性差	思春期以降、一貫して男＞女
年齢	乳幼児期：新生児高値、乳幼児期低値、1歳以降一定 小児期：8歳以降男女差が生じ、男性漸増、女性漸減 成人期：男性は加齢で漸減、女性は60歳以降漸減
過食	肥満で明瞭に増加、睡眠時無呼吸症候群にも関係
喫煙習慣	煙中の CO が Hb と結合、代償的に Hb,RBC が増加

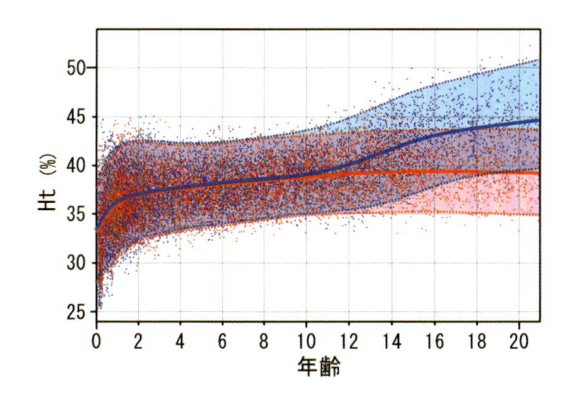

図 29-3 小児期の Ht の経年変化

乳幼児期低値であるが、1歳までにほぼ成人女性の値に達する。8歳を境界として男性は漸増し、明瞭な男女差を生じる。

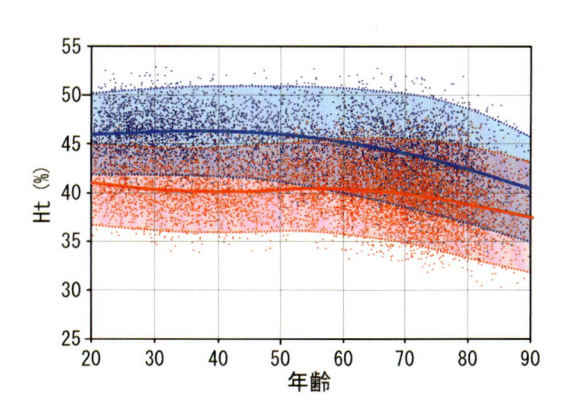

図 29-4 成人における Ht の経年変化

男女とも緩やかな加齢低下を認める。男女差は高齢でも維持される。

■個体内変動

体位	臥位採血↓、立位採血↑
気圧	酸素の薄い高地に滞在後上昇
妊娠	低下（血液希釈による）

第2章 各論：検査項目編

■検査技術変動

用手法	
増加	遠心回転数の低下、遠心時間の短縮、読み間違い、WBCの増加例（2万/μl以上）
低下	遠心回転数の増加、遠心時間の著しい延長、読み間違い
機器法	
増加	WBC著増例（5万/μl以上）、自己凝集、高血糖（500mg/dl以上）
低下	クリオグロブリン、クリオフィブリノゲン、巨大血小板、溶血（in vitro）、火傷（小型RBCの存在）

主な病態変動

■上昇

造血過剰	真性多血症、エリスロポエチン過剰産生（腎血管狭窄、水腎症、産生）
低酸素血症	心弁膜症（左心→右心シャント）、高所居住 慢性閉塞性肺疾患、睡眠時無呼吸症候群
酸素結合障害	ヘビースモーカー（CO中毒）、メトヘモグロビン血症（ヘム鉄の酸化）
体液喪失	多量の嘔吐・下痢・発汗による脱水、熱傷に伴う体液移行

■低下

赤血球産生低下	
産生因子低下	Fe, VitaminB12、葉酸、エリスロポエチンの不足
栄養状態低下	二次性貧血（慢性消耗性疾患、悪液質）
無効造血	再生不良性貧血、骨髄異形成症候群、サラセミア
赤血球の喪失・破壊	
出血性疾患	外傷、消化管出血、出血傾向、月経異常（子宮筋腫）
赤血球寿命短縮	溶血性貧血（鎌状赤血球症、球状赤血球症、抗赤血球抗体など）
骨髄の破壊	骨髄占拠性病変（多発性骨髄腫、広範な骨転移）

30 赤血球恒数
MCV, MCH, MCHC

物質の特性・由来と測定意義

　前項にて記述した赤血球系指数の3要素(RBC、Hb、Ht)は貧血や多血によって互いに連動して動くが、それぞれの変動の程度は、赤血球疾患の特徴により差が出てくる。ことに貧血の診断では3項目全てを測定し、赤血球恒数を算出することでその特徴を良く表出することが可能となる。たとえば鉄欠乏性貧血ではRBC数の減少に対してHbとHtの減少が著しいため末梢血液は小球性低色素性貧血を呈する。また巨赤芽球性貧血ではRBC数とHbの減少に比べてHtの低下は余り目立たないため末梢血液は大球性正色素性貧血を呈することとなる。指数としては古くは暫定的に基準値を設定し、その値と比較してどうであるかを表した色素指数(CI)、容積指数(VI)およびヘモグロビン飽和度指数(SI)が用いられていたが、現在ではまず使用されておらず、その代わりとしてウイントローブ(Wintrobe)の考案した指数が使われている(Wintrobeの赤血球恒数)。

平均赤血球容積 (mean corpuscular volume:MCV)

$$MCV = \frac{Ht\ (\%) \times 10}{RBC\ (百万/\mu l)}$$

■基準範囲

男	85〜100 (fl)
女	80〜98 (fl)

　赤血球1個あたりの平均的容積を表した数値であり、単位はfl(femtolitre、フェムトリットル、10^{-15})。基準範囲内にあれば正球性(normocytic)、小さいと小球性(microcytic)、大きいと大球性(macrocytic)と表現される。

平均赤血球ヘモグロビン量 (mean corpuscular hemoglobin:MCH)

$$MCH = \frac{Hb\ (g/dl) \times 10}{RBC\ (百万/\mu l)}$$

■基準範囲

男女	27〜34 (pg)

　赤血球1個に含まれる平均的ヘモグロビン量を表した数値であり、単位はpg(picogram、ピコグラム、10^{-12})。

平均赤血球ヘモグロビン濃度 (mean corpuscular hemoglobin concentration:MCHC)

$$MCHC = \frac{Hb\ (g/dl) \times 100}{Ht\ (\%)}$$

■基準範囲

男女	32〜35 (％)

　赤血球1個に含まれるヘモグロビン濃度をW/V(%)で表した数値であり単位は%。前述したMCHはMCHCとほぼ同意義で基準範囲内にあれば正色素性(normochromic)、低ければ低色素性(hypochromic)と表現される。MCHCはHbの溶解度から通常は37％以上になることは無く、超えた場合には3項目のうちのいずれかに誤差が生じていることが考えられる。正しく測定されていて高値をもたらす場合は生後1ヶ月以内の新生児(HbFによる)や遺伝性球状赤血球症が考えられるが、赤血球が脱水されやすいstomatocytosis(有口赤血球症)や溶血に伴う熱傷時の赤血球でもMCHCの増加が起こり得る。

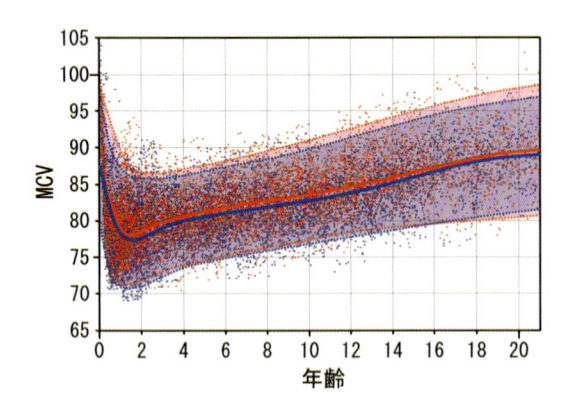

図 30-1 小児期の MCV の経年変化
1 歳を極低値として以降 20 歳まで漸増、男女差はほとんど認めない。

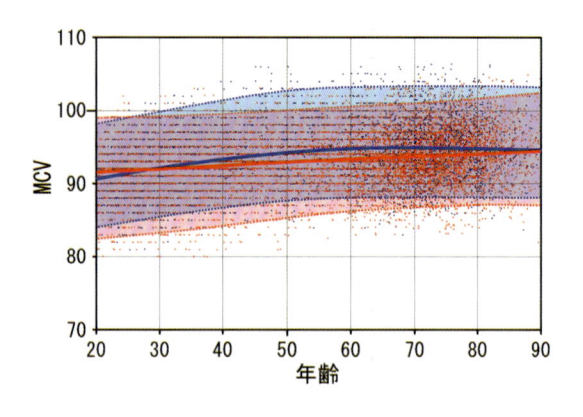

図 30-2 成人における MCV の経年変化
軽度の加齢増加を認める。男女差は乏しい。

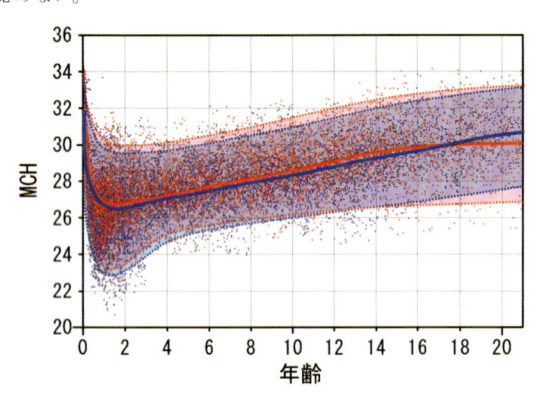

図 30-3 小児期の MCH の経年変化
1 歳を極低値として以降 20 歳まで漸増、男女差はほとんど認めない。

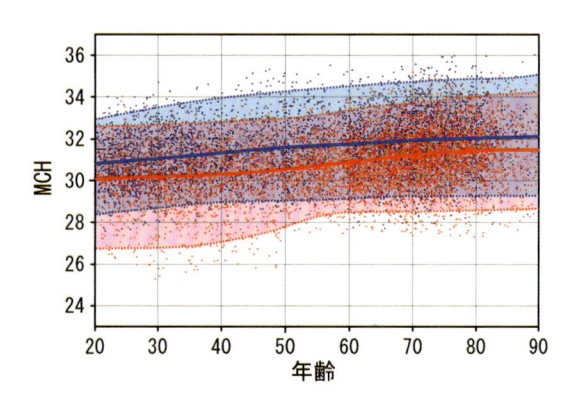

図 30-4 成人における MCH の経年変化
軽度の加齢増加を認める。男女差は乏しい。

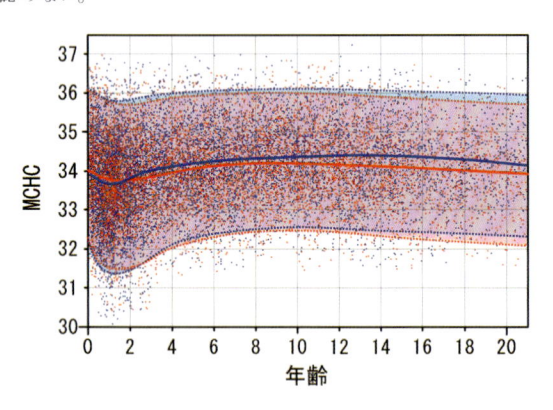

図 30-5 小児期の MCHC の経年変化
1 歳を極低値として以降 20 歳まで漸増、男女差はほとんど認めない。

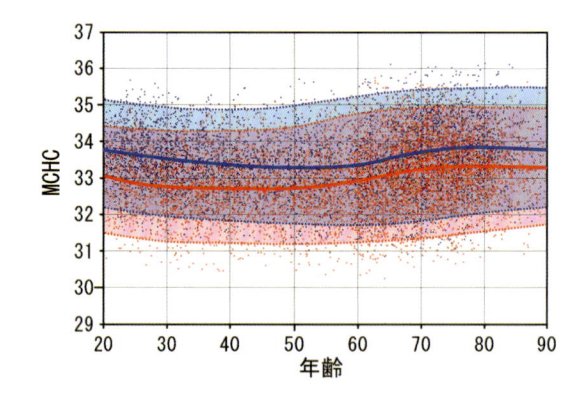

図 30-6 成人における MCHC の経年変化
軽度の加齢増加を認める。男女差は乏しい。

主な病態変動

貧血のタイプ	MCV	MCH	MCHC	主な貧血
小球性低色素性貧血	低下	低下	低下	鉄欠乏性貧血、鉄芽球性貧血、サラセミア、無トランスフェリン血症
正球性正色素性貧血	正常	正常	正常	再生不良性貧血、溶血性貧血、赤芽球癆、続発性貧血 (癌、腎不全など)
大球性正色素性貧血	増加	正常	正常	巨赤芽球性貧血 (B12 欠乏、葉酸欠乏)、悪性貧血

31 血小板数
Platelet : PLT

物質の特性・由来と測定意義

　血小板は骨髄巨核球から産生されるが、巨核球は他の血球細胞とは異なり巨核球系幹細胞で分裂、自己複製をする。巨核芽球の段階で核分裂を伴わないDNAの合成を行い、核の中で核クロマチン糸だけが倍数となり2、4、8、16、32核の如く大型細胞となる。

　8核以上の巨核芽球は成熟を開始し、前巨核球から巨核球へと成熟し、その細胞質が分離し、ちぎれて末梢血液中に放出されたものが血小板である。主に肝臓で産生される**トロンボポエチン**(血小板増殖因子)が、巨核球系細胞の増殖・分化を刺激し、血小板の産生を促進する。

　血小板は、**直径約2〜4μm大の円盤状で核は無い**。流血中で最も小さな細胞である。末梢血ギムザ染色では、淡青色の細胞質に淡紫赤色に染まるアズール顆粒を有する。血小板の末梢血中での**寿命は、8〜10日**とされる。

　通常、体内の血小板の**約2/3は血液中を循環しており、残る1/3が脾臓にプールされている**。末梢血中の血小板が急激に減少した際は、脾臓内プール血小板が動員される。血管損傷時の出血に際して速やかに動員されると、**①粘着、②凝集、③収縮、④内容放出の過程**をたどって、①②で血液凝固（止血）を導き、③④で最終的にしっかりした凝血塊をつくらせる。また平常時には、血管内壁の保全維持の役割を果たしている。

　血小板膜表面には、約30種類の糖蛋白質が存在し、その多くは分子量の大きさ別にGP(グリコプロテイン)Ⅰ・Ⅱ・Ⅲなどと命名されている。特に重要なのは、GPⅠ-Ⅴ-Ⅸ複合体とGPⅡb-Ⅲa複合体である。前者は、血小板粘着能に関係し、このGPⅠ-Ⅴ-Ⅸ複合体の欠損するBernard-Soulier症候群では血小板粘着が障害され出血傾向を示す。後者は血小板凝集能に関係し、このGPⅡb-Ⅲa複合体が欠損する血小板無力症では血小板凝集が障害され、同じく出血傾向を示す。

測定原理・測定法

　測定法には、用手法と機器測定法(血球数計測の測定原理/122頁を参照)があるが、用手法はさらに直接法と間接法がある。直接法は血球数算定法と同様であるが、希釈液には1％シュウ酸アンモニウム水溶液を用い希釈倍数は100倍である(ブレッカークロンカイト・Brecher-Cronkite法)。他にリースエッカー(Rees-Ecker)法がある。間接法は14％硫酸マグネシウム液と穿刺した傷口から流出する血液とをすばやく混合(混合比率は血液1容に対し試薬を3容)し、塗抹標本を作成し染色後鏡検算定する方法(Ehrlichの視野縮小器やMillerの接眼方形測微計を使用すると便利)である(フォニオ・Fonio法)。また便宜的に血算用に採血された検体から塗抹標本を作成したものでも同様の算定法で間接的に算出可能である。間接法ではいずれの方法でも血小板数（標本算定数）と同時に赤血球数（機器測定値）が必要である。

■測定値の方法間差

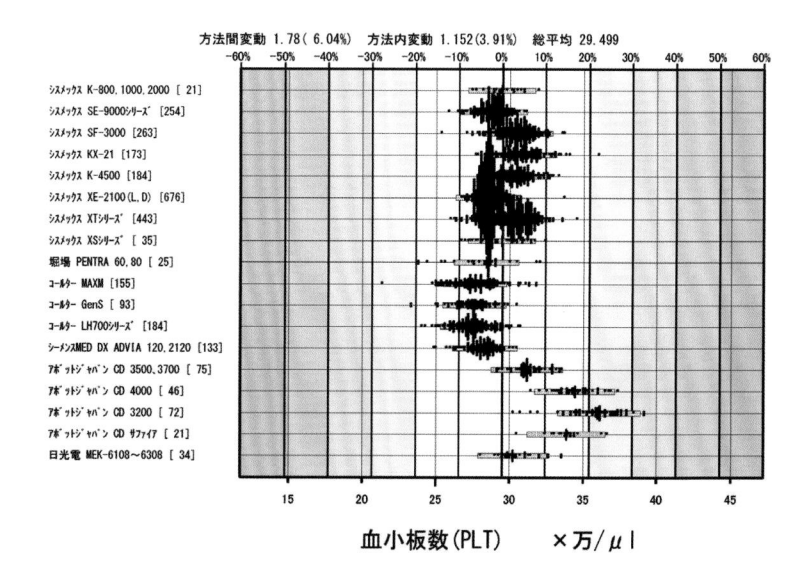

図 31-1 血小板数の全国統一度 (日医調査 2007)

メーカー間の測定原理の違いにより、値に差異が見られる。

基準範囲と生理的・技術的変動要因

■基準範囲

男女	16〜37 (万/μl)

■個体間変動

性差	なし
年齢	新生児期は明瞭に高値、その後2才まで急激に減少、その後思春期まで緩やかに低下 成人期は40才以降緩やかに加齢低下

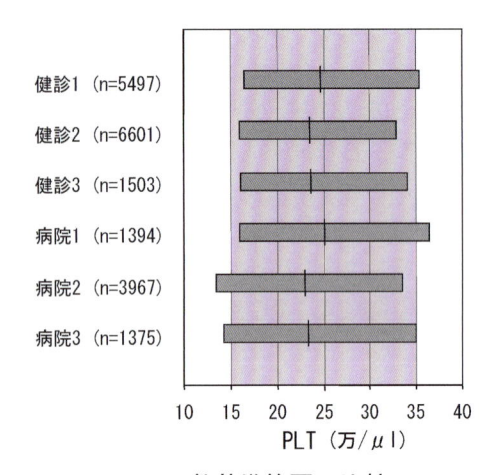

図 31-2 PLT 数基準範囲の比較

健常対象の選び方によらず、基準範囲の施設間差は少ない。

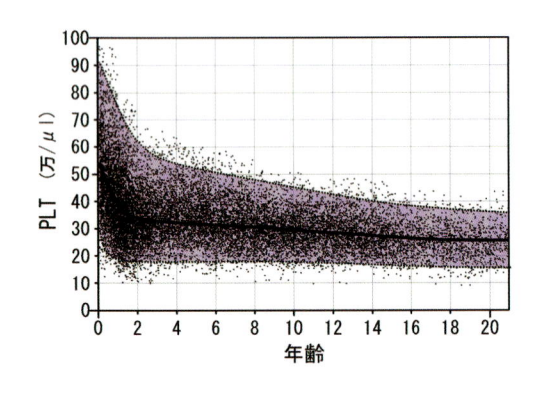

図 31-3 小児期の PLT 数の経年変化

幼小児期は極めて高値であるが、2歳までに急な低下を示す。それ以降、下限値は変化しないが上限値が成人まで漸減する。

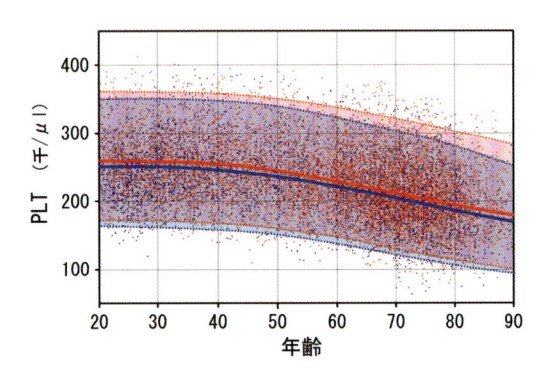

図 31-4 成人における PLT 数の経年変化

40歳以降漸減傾向を認める。男女差は全年齢を通して認めない。

■個体内変動

体位	臥位採血↓、立位採血↑（蛋白に比し変動少ない）
運動	強い運動の直後は値が変動しやすい
妊娠	後期は明瞭に低下

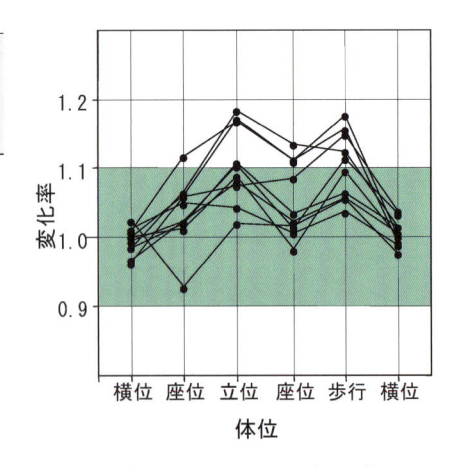

図 31-5 体位による PLT 数の変化

他の蛋白性物質と比べ、体位変化の程度は弱い。

■検査技術変動

偽高値	破砕赤血球 (TTP、HUS、熱傷、DIC による)、小型赤血球の存在
	クリオグロブリン、クリオフィブリノゲンの凝集塊の存在
	白血球および病的細胞の細胞質断片の存在
	試薬の汚染、電気的ノイズ、微小気泡の存在
偽低値	血小板凝集、血液凝固による採血後の消失
	EDTA 偽性血小板減少症 (EDTA 塩で血小板が凝集)

主な病態変動

■数の異常 (増加)

慢性骨髄増殖性疾患	慢性骨髄性白血病、本態性血小板血症、真性多血症
反応性産生増多	急性出血、慢性炎症、急性炎症・外傷・手術の回復期
破壊遅延	脾臓摘出後

■数の異常 (減少)

過剰消費	急性炎症・外傷・手術直後、多発性血栓、播種性血管内凝固症候群（DIC）
破壊亢進	脾腫 (脾機能亢進症：肝硬変など)
抗血小板抗体	特発性血小板減少性紫斑病 (ITP)、全身性エリテマトーデス (SLE)
産生抑制	再生不良性貧血、造血器腫瘍（多発性骨髄腫など）、免疫抑制剤投与
	放射線治療、癌の骨髄転移

■サイズの異常

巨大血小板	慢性骨髄性白血病、骨髄異形成症候群、本態性血小板血症
	ベルナール・スーリエ症候群 (血小板粘着能の低下で血小板は大型化し、数は減少)
微小血小板	火傷、ウイスコット・アルドリッヒ症候群

■機能異常

先天性粘着異常	Bernard-Soulier 症候群、Von Willebrand 病（血漿中 Von Willebrand 因子の異常）
先天性凝集異常	血小板無力症 (血小板膜表面 GP Ⅱb-Ⅲa 複合体の欠損)、無フィブリノゲン血漿
後天性	慢性腎不全、異常蛋白血症（骨髄腫・原発性マクログロブリン血症）、骨髄異形成症候群
薬物性	アスピリン・チクロピジン・シロスタゾール・ペニシリン系抗生物質

■ SYSMEX XE-2100

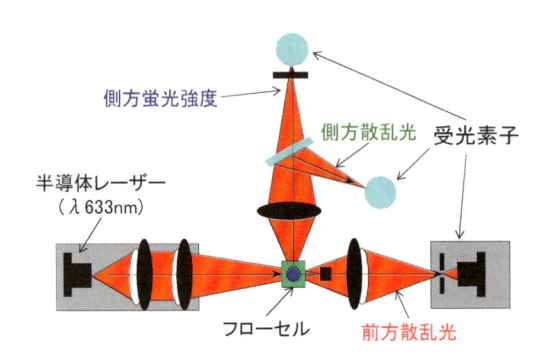

一定量の検体を専用希釈液で希釈する。検体中の各血球は順序良く整列してフローセルを通過する。

パラメーター

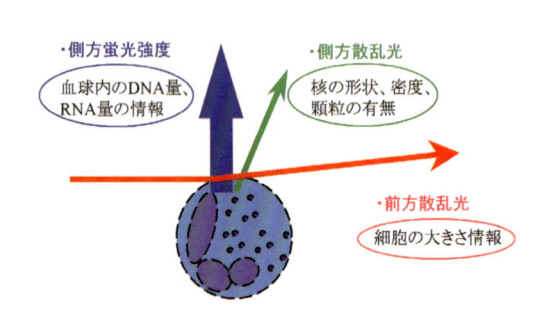

フローセル内の血球にアルゴンレーザー光を当て、前方散乱光から大きさを、側方散乱光から、内部構造を、側方蛍光強度からDNA/RNA量の情報を計測する。また高周波電流や直流電流抵抗の情報も利用して各分画数を算定する。

DIFFスキャッタグラム(正常)

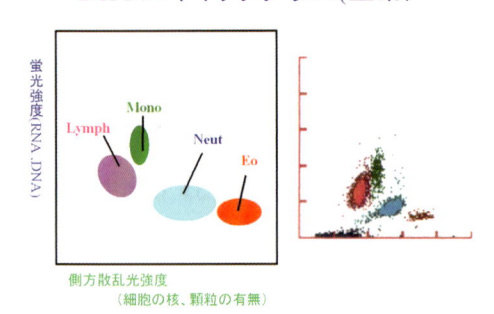

2次元スキャッタグラムの解析から、4分画Lym、Mono、Eos、Neu+Basが求まり、好中球数Neuは、別途WBC/Basチャネルの計数値を基に換算する。

■測定値の方法間差

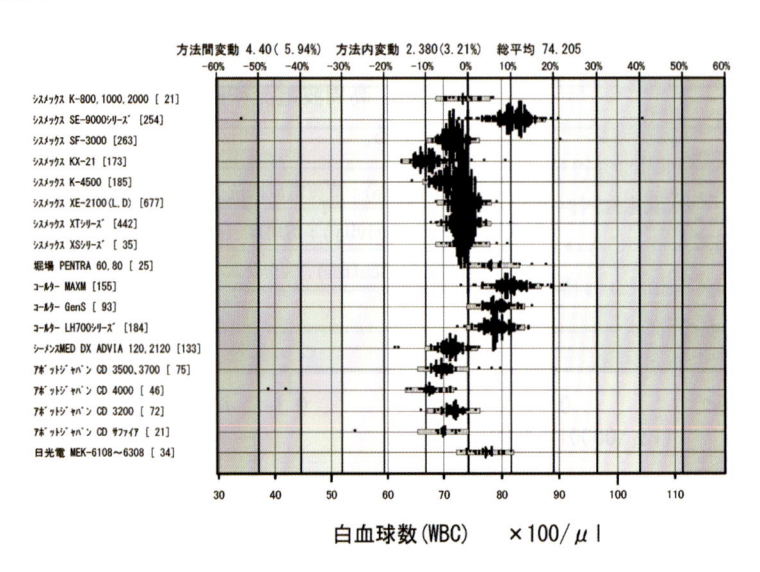

図32-1 白血球数の全国統一度(日医調査2007)
メーカー間の測定原理の違いにより、値に差異が見られる。

■検査技術変動

偽高値	破砕赤血球 (TTP、HUS、熱傷、DIC による)、小型赤血球の存在
	クリオグロブリン、クリオフィブリノゲンの凝集塊の存在
	白血球および病的細胞の細胞質断片の存在
	試薬の汚染、電気的ノイズ、微小気泡の存在
偽低値	血小板凝集、血液凝固による採血後の消失
	EDTA 偽性血小板減少症 (EDTA 塩で血小板が凝集)

主な病態変動

■数の異常 (増加)

慢性骨髄増殖性疾患	慢性骨髄性白血病、本態性血小板血症、真性多血症
反応性産生増多	急性出血、慢性炎症、急性炎症・外傷・手術の回復期
破壊遅延	脾臓摘出後

■数の異常 (減少)

過剰消費	急性炎症・外傷・手術直後、多発性血栓、播種性血管内凝固症候群 (DIC)
破壊亢進	脾腫 (脾機能亢進症：肝硬変など)
抗血小板抗体	特発性血小板減少性紫斑病 (ITP)、全身性エリテマトーデス (SLE)
産生抑制	再生不良性貧血、造血器腫瘍 (多発性骨髄腫など)、免疫抑制剤投与
	放射線治療、癌の骨髄転移

■サイズの異常

巨大血小板	慢性骨髄性白血病、骨髄異形成症候群、本態性血小板血症
	ベルナール・スーリエ症候群 (血小板粘着能の低下で血小板は大型化し、数は減少)
微小血小板	火傷、ウイスコット・アルドリッヒ症候群

■機能異常

先天性粘着異常	Bernard-Soulier 症候群、Von Willebrand 病 (血漿中 Von Willebrand 因子の異常)
先天性凝集異常	血小板無力症 (血小板膜表面 GP Ⅱ b-Ⅲ a 複合体の欠損)、無フィブリノゲン血漿
後天性	慢性腎不全、異常蛋白血症 (骨髄腫・原発性マクログロブリン血症)、骨髄異形成症候群
薬物性	アスピリン・チクロピジン・シロスタゾール・ペニシリン系抗生物質

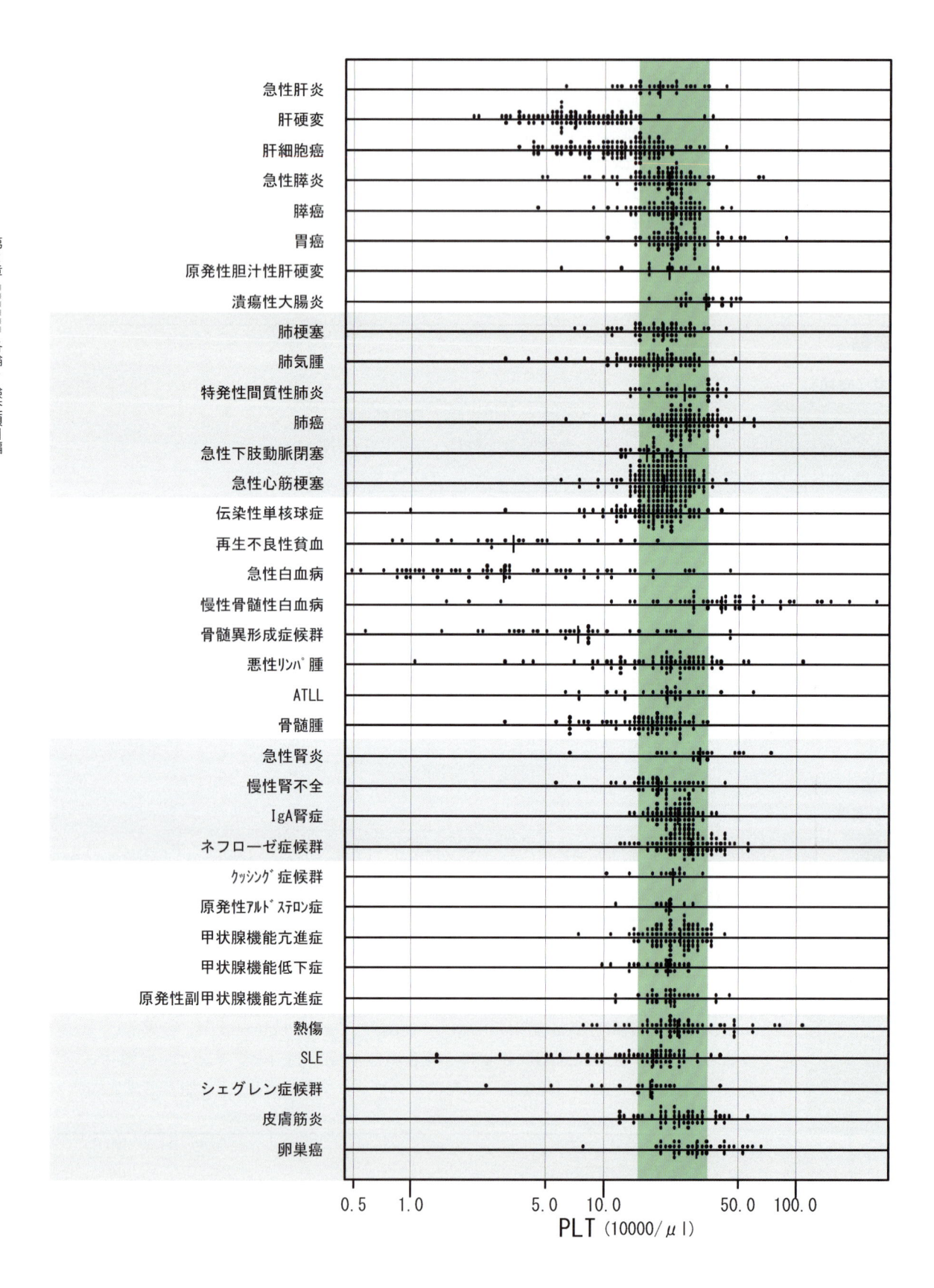

図 31-6 血小板数 (PLT) の病態変動

減少する疾患が多い。**肝硬変**や**肝細胞癌**では、脾機能亢進とトロンボポエチンの産生低下で減少する。**造血細胞の悪性腫瘍**では、骨髄での産生低下により減少する。**SLE**やシェーグレン症候群では、抗血小板抗体で低下することが多い。一方、増加については、最も顕著なのが**血小板血症**や**慢性骨髄性白血病**で、巨核細胞の増加が見られる。他の疾患での増加は、強い炎症反応を伴う症例で起こっている。PLTは幼小児期に高値であるが、ネフローゼ症候群で増加しているのは、成人例であり炎症性のものである。

32 白血球数
White blood cell : WBC

物質の特性・由来と測定意義

健常成人末梢血液中の白血球数は3,200～9,000/μlと赤血球数と比べると著しく少なく、顆粒球（好中球、好酸球、好塩基球）、単球、およびリンパ球に分けられる(5分類/分画)。好中球は40～60％と最も多く、次いでリンパ球は20～40％で単球は5～6％、好酸球は1～6％、好塩基は1％前後存在する。これらは種々の疾患や病態により数や比率の増減をきたす。

測定原理・測定法

用手法と機器による方法があるが、特別な場合を除き機器法（自動分析装置）により測定される(血球数計測の測定原理/122頁を参照)。用手法とは、白血球算定用希釈液（チュルク液）を用いて赤血球を溶血し、メランジュール内で希釈してから、計算盤上に流し、顕微鏡下で算定する方法である。現在ではバイオハザードの観点から、メランジュールではなく、マイクロピペットやユノペット（ディスポ型ピペット）を用いるのが主流となっている。

■白血球分画(5分類)の測定原理

白血球分画の測定では、専用の血球溶血剤を用いて対象外の血球を溶血させた上で、フローサイトメトリー内の細管の中を通し、各細胞に半導体レーザーを照射したり、直流電流・高周波電流を流して得られるシグナルを解析することで、その形態を分類する。現在は、自動血球計数装置にこの測定原理が組み込まれ、白血球の自動分類が可能になっている。その原理の詳細はメーカによって異なるが、ここでは国内の代表的なメーカー（ベックマン・コールター社およびシスメックス社）の機器で用いられている測定原理を紹介する。

■ BECKMAN COULTER LH700/LH750

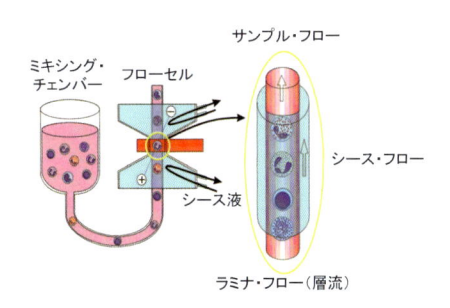

一定量の検体を専用希釈液で希釈する。検体中の各血球は順序良く整列してフローセルを通過する。

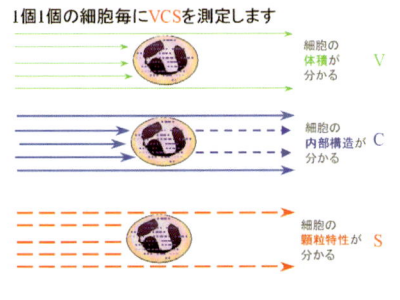

フローセル内の血球にレーザー光を当てその散乱光を解析。高周波電流や直流電流も利用しその形状特性解析する。

V(Volume)：直流電流抵抗…細胞の大きさ
C(Condutivity)：電導度（高周波電流）…内部情報
S(Light Scatter)：ヘリウムネオンレーザ光…細胞表面・顆粒の状態

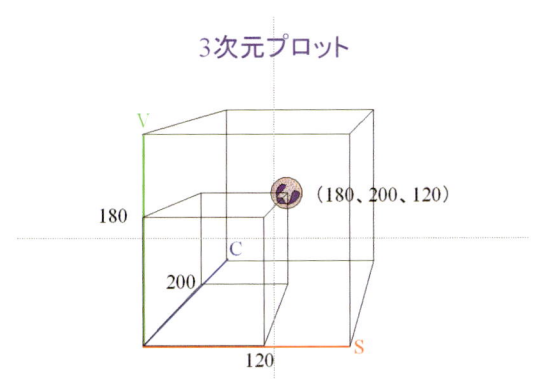

大きさをY軸、電導度をZ軸、細胞表面・顆粒状態をX軸にプロットすることで白血球が5分画に分類される。

■ SYSMEX XE-2100

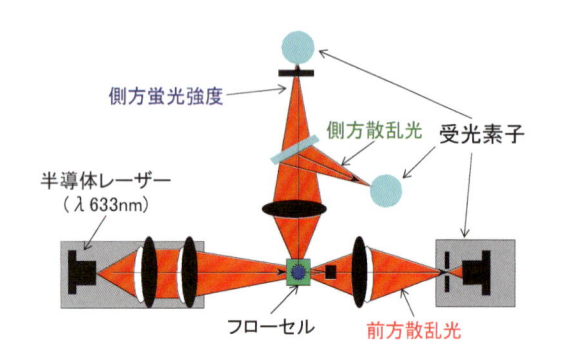

一定量の検体を専用希釈液で希釈する。検体中の各血球は順序良く整列してフローセルを通過する。

パラメーター

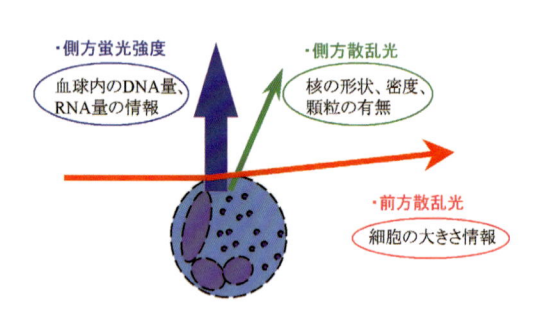

フローセル内の血球にアルゴンレーザー光を当て、前方散乱光から大きさを、側方散乱光から、内部構造を、側方蛍光強度からDNA/RNA量の情報を計測する。また高周波電流や直流電流抵抗の情報も利用して各分画数を算定する。

DIFFスキャッタグラム(正常)

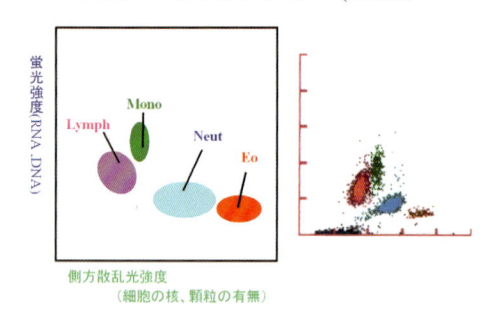

2次元スキャッタグラムの解析から、4分画 Lym、Mono、Eos、Neu+Bas が求まり、好中球数 Neu は、別途 WBC/Bas チャネルの計数値を基に換算する。

■測定値の方法間差

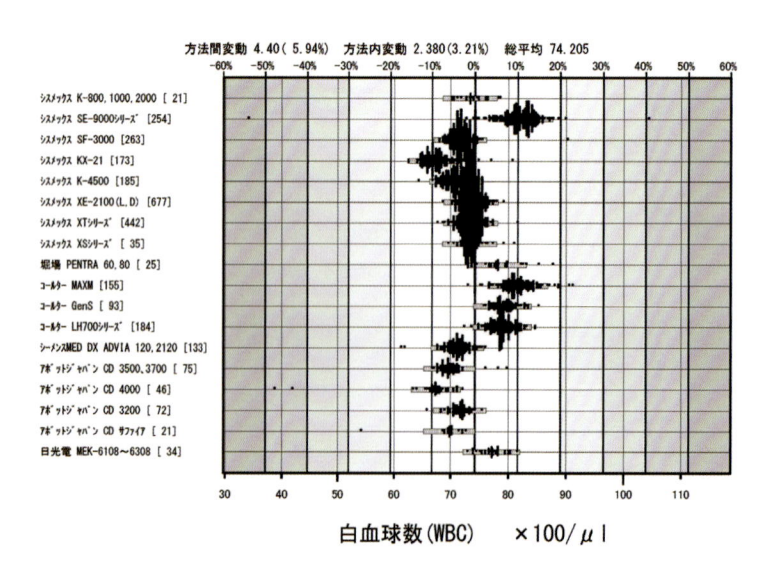

図 32-1 白血球数の全国統一度（日医調査 2007）

メーカー間の測定原理の違いにより、値に差異が見られる。

基準範囲と生理的・技術的変動要因

■基準範囲

男	3700～8800 (/μl)
女	3400～8700 (/μl)

標準化されておらず機種依存性あり。

■個体間変動

性差	男性＞女性　（上限値の差は、喫煙率の差）
年齢	生後高値を示し緩やかに漸減し、思春期に成人の値に達する 成人期では年齢変化を認めない
喫煙習慣	増加

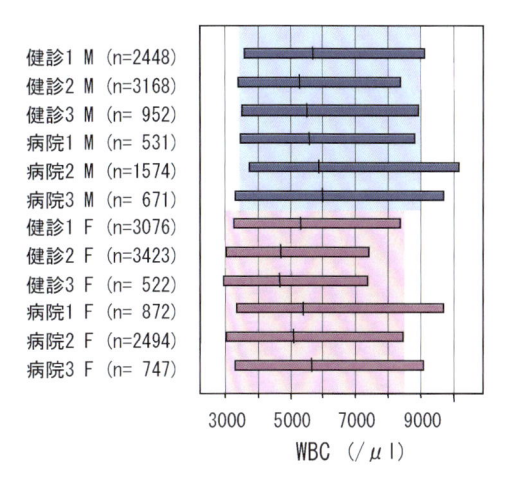

図 32-2 WBC 数基準範囲の比較
健常対象の選び方によらず、基準範囲の施設間差は少ない。男女別には設定されないことが多い。

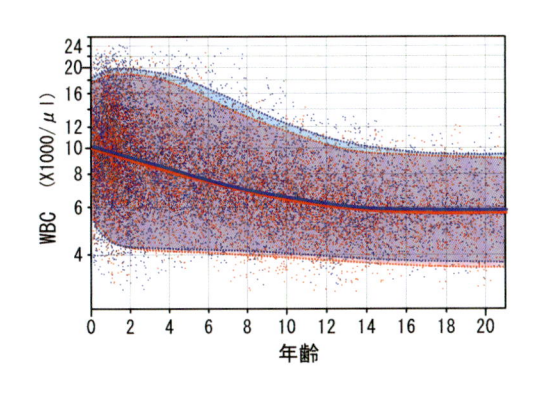

図 32-3 小児期の WBC 数の経年変化
生後高値を示し緩やかに漸減し、思春期に成人の値に達する。特に幼小児では採血前の安静を保ちにくく、採血のストレスにより、高値を取ることが多い。

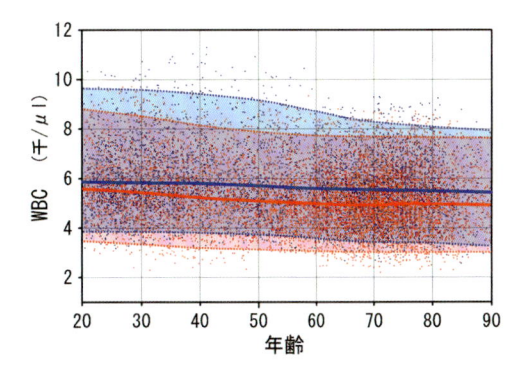

図 32-4 成人における WBC 数の経年変化
年齢差を認めない。20～60 歳で男性の上限が高いのは喫煙率の違いが関係している。また若い年齢でやや高値傾向を認めるのは、採血前の安静度の違いと解釈される。

■個体内変動

体位	臥位採血↓、立位採血↑
運動	軽い運動でも明瞭に増加（採血前の安静は必須）
妊娠	後期は明瞭に増加
その他	採血時のストレス、直前の喫煙で増加

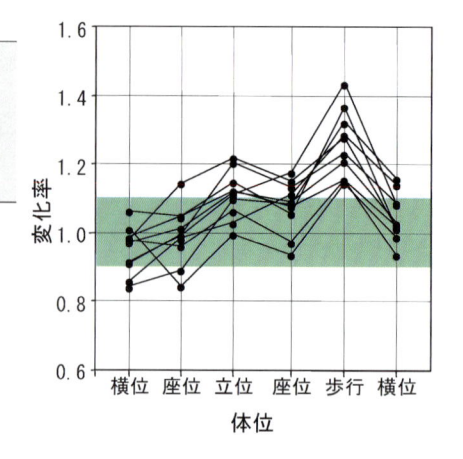

図 32-5 体位による WBC 数の変化
体位変化は乏しいが、歩行により上昇する。仰臥位に対して歩行直後で平均 28 %、最大で 58 %の上昇を認めた。

■検査技術変動

採血部位で変動	耳朶＞静脈血＞指頭血
検体特性で変動	
偽高値	M 蛋白血漿による血小板凝集、溶血しなかった赤血球、有核赤血球の存在 クリオグロブリン、クリオフィブリノゲンによる蛋白凝集塊の存在
偽低値	白血球凝集、スマッジ細胞の存在

主な病態変動

　白血球数の増減は百分率の比率が高い好中球やリンパ球の変化による場合が多いが、白血球総数の増減だけでなく、どの種類の白血球が増減しているかを**絶対数（白血球総数×血球分画比率）**で把握することが重要である。

■上昇

好中球増多症	全身性炎症反応：細菌感染症、悪性腫瘍進行例、急性膵炎など
	腫瘍性増加：急性・慢性白血病、骨髄線維症、真性多血症など
	ストレス・疼痛：エピネフリン・ステロイド*により反応性に増加（含む薬剤性）
リンパ球増多症	ウイルス感染症、アレルギー性疾患、慢性リンパ性白血病
好酸球増多症	アレルギー性疾患（花粉症・気管支喘息など）、寄生虫感染、膠原病
	過敏性肺炎、好酸球性肺炎、慢性骨髄性白血病、好酸球増加症候群
単球増多症	感染症（結核、亜急性心内膜炎など）、急性・慢性単球性白血病

＊ステロイドとは、副腎皮質ホルモン（コルチゾール等）を指す。以下同様。

■低下

好中球減少症	感染症：ウイルス性（麻疹、風疹など）、細菌性（腸チフスなど）
	造血抑制：再生不良性貧血、骨髄異形成症候群、一部急性白血病、 多発性骨髄腫、発作性夜間血色素尿症、巨赤芽球性貧血など
	免疫性：薬物や自己免疫による好中球減少症・無顆粒球症
	原因不明：周期性好中球減少症、慢性特発性好中球減少症
リンパ球減少症	悪性リンパ腫、エイズ、免疫抑制剤（ステロイド、抗癌剤）
好酸球減少症	急性感染症（腸チフスなど）、免疫抑制剤（ステロイド、抗癌剤）

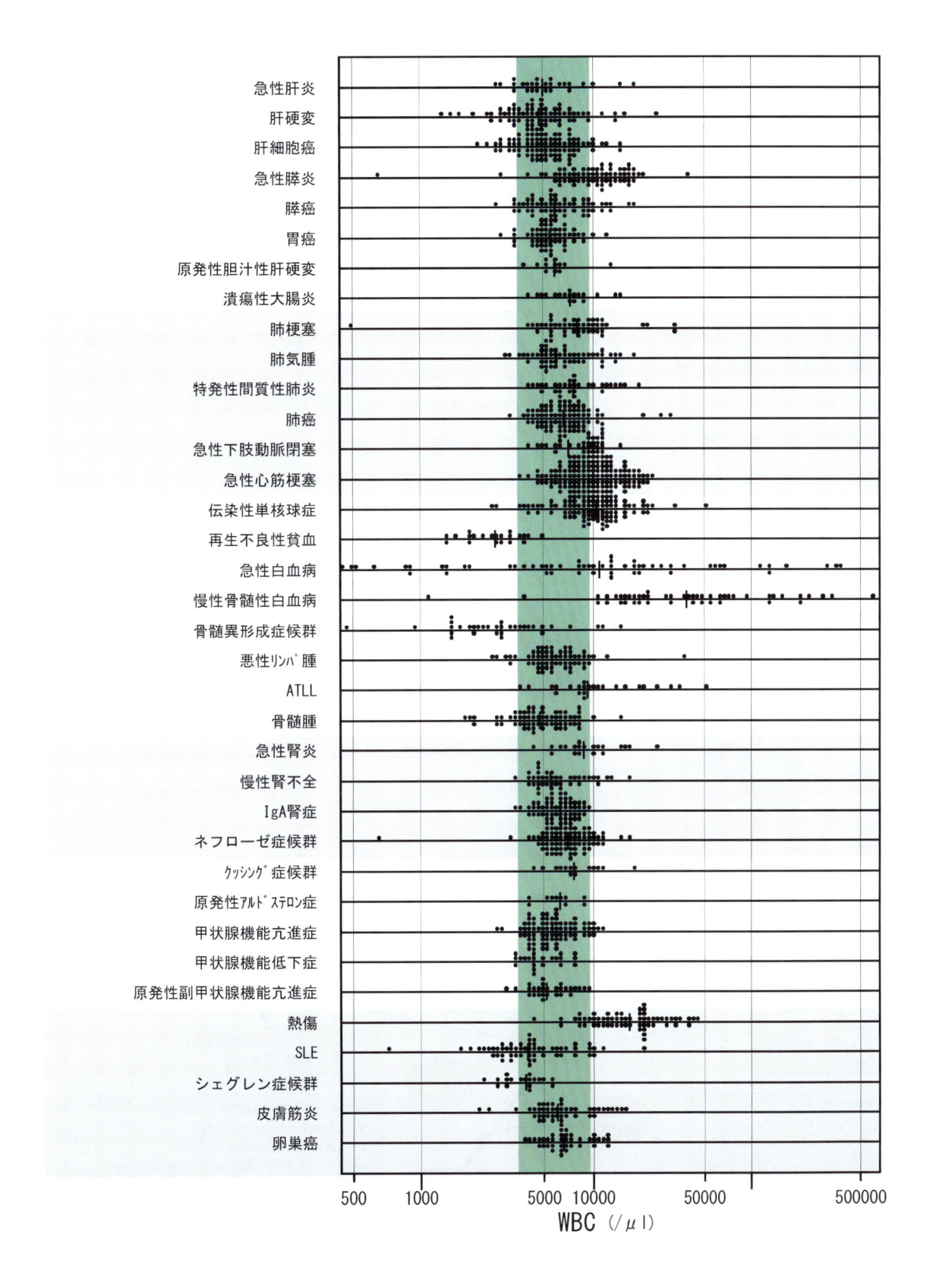

図 32-6 白血球数の病態変動

WBC が低下する疾患は、汎血球減少症を来す、肝硬変、再生不良性貧血、骨髄異形成症候群（MDS）、骨髄腫、SLE とシェーグレン症候群で見られる。なお、急性白血病では、発症時に WBC 減少の形を取ることがある。一般に WBC が 1000 以下（顆粒球数に換算して 500 以下）になると感染の危険が高いが、そのレベルのものは少ない。一方、WBC の増加は多数の疾患で見られるが、これは急性疾患におけるストレス・疼痛や炎症反応によるものが多く、特に急性膵炎、肺梗塞、急性心筋梗塞、急性腎炎、熱傷などで頻度が高い。WBC が腫瘍性に増加しているのは、急性白血病、慢性骨髄性白血病、Adult T-cell leukemia（ATL）である。なお、伝染性単核球症の WBC 増多は、EBV に対して反応した異型リンパ球の増加による。

33 プロトロンビン時間
prothrombin time：PT

物質の特性・由来と測定意義

プロトロンビン時間（PT）は、**外因系血液凝固機構を総合的に判定**するスクリーニング検査である。血液凝固反応は、**セリンプロテアーゼ型凝固因子**[*1]と**補酵素型凝固因子**[*2]の複合体による連続的な限定分解反応であり、凝固カスケードと呼ばれる。生理的止血や病的な血栓形成で中心的役割を果たす外因系凝固カスケードは、傷害血管の血管内皮下組織に常在する**組織因子 (tissue factor: TF)**、あるいは感染症によるエンドトキシン刺激や炎症性サイトカイン刺激により単球表面に発現するTFに、血液中の活性化第Ⅶ因子が結合し複合体を形成することにより作動する。TF・活性化第Ⅶ因子複合体 (prothrombinase complex) は第Ⅹ因子を活性化し、活性化第Ⅹ因子・第Ⅴ因子複合体はプロトロンビン（第Ⅱ因子）をトロンビンに転換させる。さらに、トロンビンにより可溶性のフィブリノゲン（第Ⅰ因子）が不溶性のフィブリンとなり外因系凝固機序は終結する。したがって、**PTは、第Ⅹ、Ⅶ、Ⅴ因子、プロトロンビン、フィブリノゲンの量的および質的異常を反映**し、これらの凝固因子欠乏症や異常症で延長する。また、外因系凝固反応に関与する後天性循環抗凝固物質の存在によっても延長する。臨床的には、**播種性血管内凝固症候群（DIC）**などの消費性凝固障害や、肝硬変・肝炎などで肝臓の機能が著しく低下した場合、あるいはビタミンK欠乏状態によりビタミンK依存性凝固因子の凝固能低下などで延長する。また、**経口抗凝血療法（ワーファリン）**のモニタリング指標として広く用いられる。

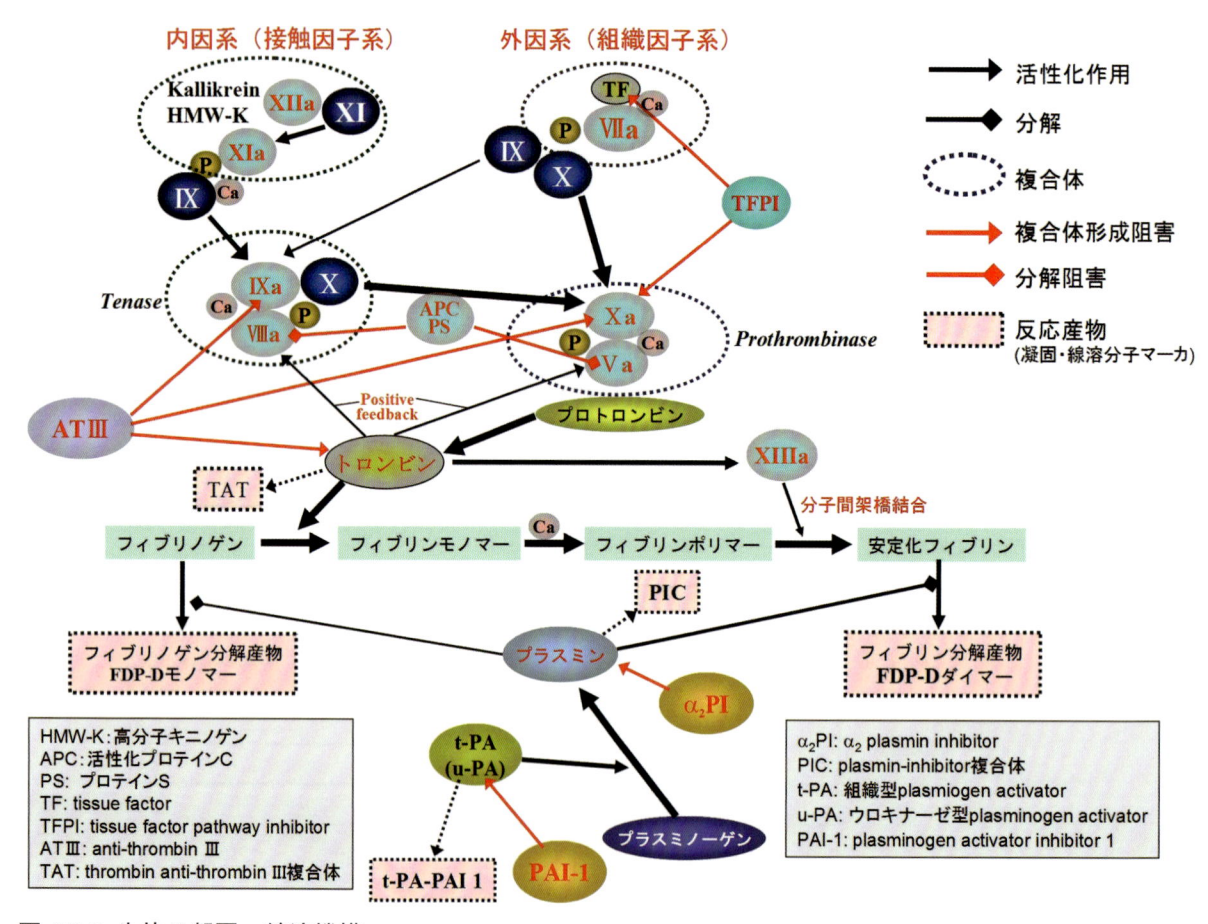

図 33-1 生体の凝固・線溶機構

[*1]: セリンプロテアーゼ型凝固因子とは、凝固Ⅱ・Ⅶ・Ⅸ・Ⅹ・ⅩⅠ・ⅩⅡ因子を指す。
[*2]: 補酵素型凝固因子とは、Ⅴ・Ⅷ因子を指す。

測定原理・測定法

　本法は、Quickにより考案された測定法 (Quick 一段法) で、被検血漿 (クエン酸 Na 加血漿)100 μl を 37 ℃で 3 分間インキュベーションする。これに、あらかじめ予備加温した PT 試薬 (組織トロンボプラスチンと $CaCl_2$ の混合液) を 200 μl 添加し、フィブリン析出までの時間をもって PT とする。試薬に用いられる組織トロンボプラスチン（組織因子とリン脂質を含む試薬を指す）には、動物臓器から抽出したものや、遺伝子組み換え型組織因子にリン脂質を再構成したものがある。近年オートメーション化が進み、多くの施設では自動測定装置を用いて測定している。その測定原理は、フィブリノゲンからフィブリンへの変換を濁度の変化で捉える、光散乱検出方式（試料の混濁によるレーザ光の散乱度を検出）によるものが主流である。
検査結果の表記法には、次の 4 つ* の方法がある。

① プロトロンビン時間（秒）

② プロトロンビン比 $= \dfrac{被検血漿のプロトロンビン時間}{正常対象プロトロンビン時間}$

③ プロトロンビン活性（％）

④ 国際標準比（International normalized ratio: INR）
　PT-INR $= \left(\dfrac{被検血漿のプロトロンビン時間}{正常対象プロトロンビン時間} \right)^{ISI}$

*実際にはプロトロンビン時間 (秒)、プロトロンビン活性 (%)、PT-INR の併記をしている施設が大部分である。

　一般に、①の凝固時間（秒）のみでは病的意義の評価がむずかしいので、それを正常者の時間で割った②のプロトロンビン比や、標準試料から作成した検量線より算出される③のプロトロンビン活性（％）が用いられる。しかし、①②の PT 値は、使用する標準物質の種類や測定試薬の組成（組織因子がどの動物や臓器由来で、どのロットを用いたか）によって、また測定装置の特性によって結果が大きく異なる。これを是正するために、施設間で値を比較する場合には④の PT-INR が広く用いられている。これは、②の被験血漿のプロトロンビン比に試薬（製造した組織トロンボプラスチン）ごとに設定されている国際感度指数 (ISI: International Sensitivity Index) を乗じた値である。

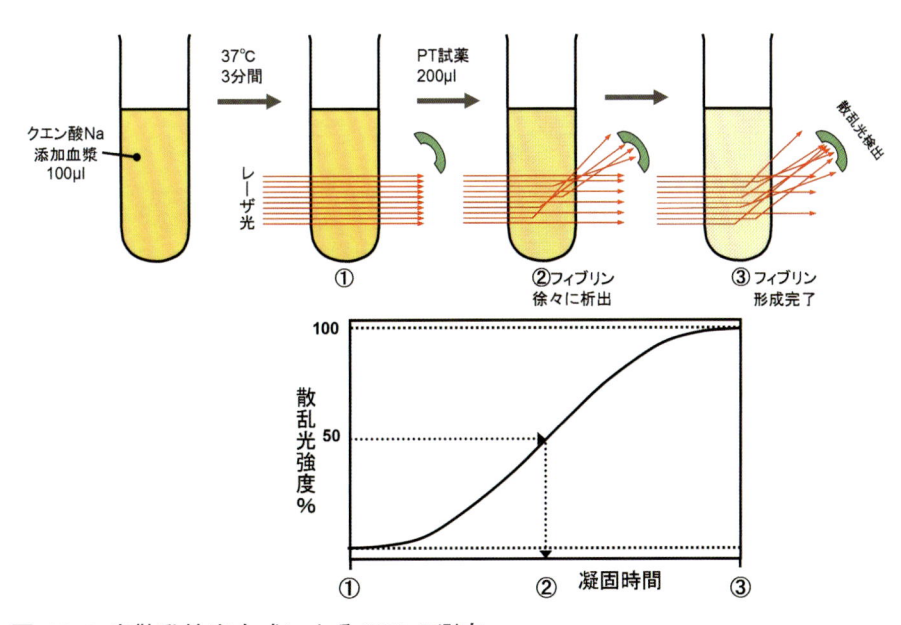

図 33-2 光散乱検出方式による PT の測定
凝固する過程を散乱光量の変化で調べると、図のような反応曲線になる。この曲線の形状は試料によって異なるため、最大変化量を 100 % として、50 % の変化量に対する時間を曲線から求め、それを凝固時間（PT）とする。

■測定値の方法間差

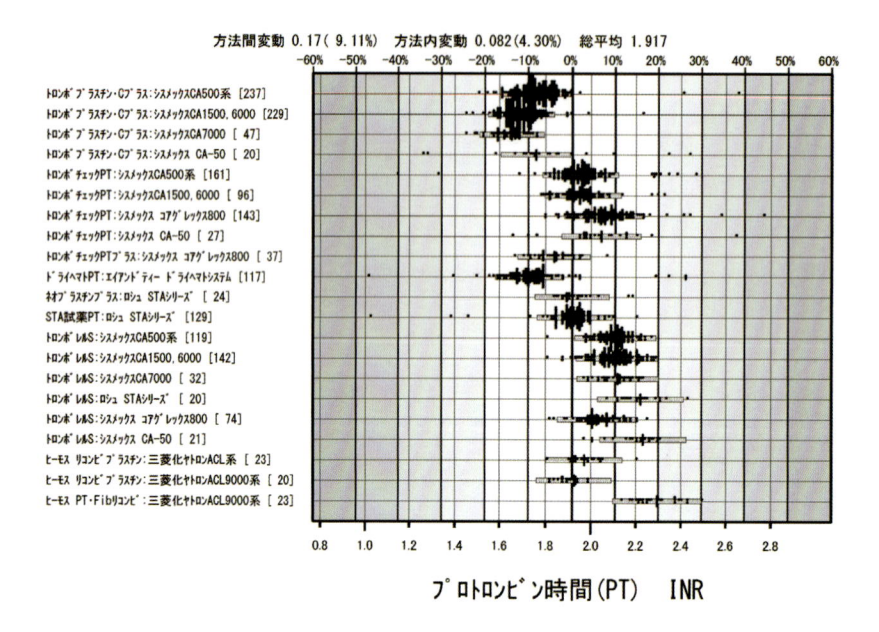

図 33-3 PT 時間の全国統一度 (日医調査 2007)
試薬、機器共に種類が多く、その組み合わせも多様なため、値に差異が見られる。

基準範囲と生理的・技術的変動要因

■基準範囲

測定値は標準化はされておらず、施設により基準範囲は一定しないが、およそ次の範囲に設定されていることが多い。

プロトロンビン時間	10～12.5 秒
プロトロンビン比	0.85～1.15
プロトロンビン活性	75～120 %
PT-INR	0.80～1.20

■個体間変動

性差	PT(秒) 女性＞男性
年齢	女性は加齢で短縮、男性は加齢で軽度延長

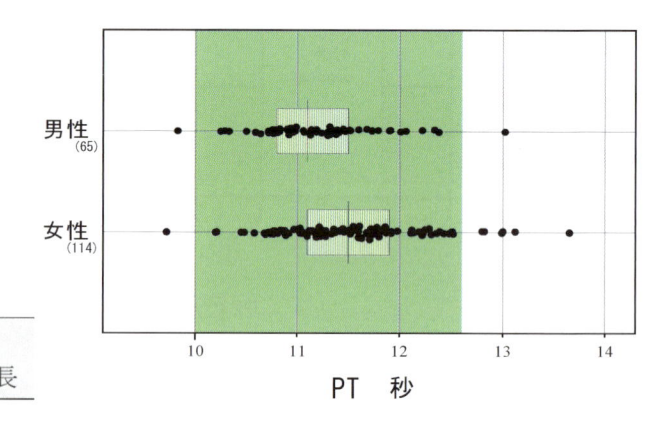

図 33-4 PT 値の男女差
男性より女性で延長を認める。

■個体内変動

食事	偏食や低栄養状態で延長する場合がある（ビタミンK不足）
運動	強い運動の直後は値が変動しやすい
妊娠	後期は短縮

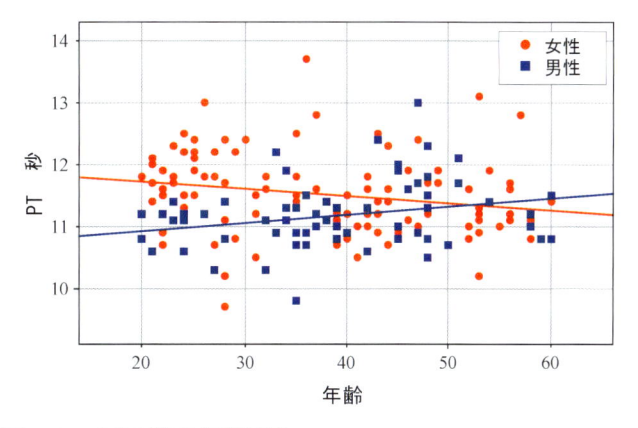

図 33-5 PT 値の年齢変化

女性は加齢で短縮、男性は加齢で延長を認める。

■検査技術変動

採血法	採血手技により測定値が大きく変動する *1
採血量	採血量不足でクエン酸Naの割合が多いと凝固因子が相対的に減少し延長
保存	採血後6時間以上経つと、延長する場合がある *2
測定干渉	乳び血漿や溶血血漿では正確な値が得られない場合がある *3
	採血時のヘパリンの混入で延長

*1: 例えば、採血の際に、血管への挿入が上手くいかず皮内で穿刺を繰り返すと
組織液が混入し、組織因子の影響でPTは短縮する。
また、駆血帯を強い圧で巻いたり、駆血時間が長いと短縮する場合がある。
*2: 個体差はあるが半減期の短い凝固因子（VII因子など）の減少により延長。
*3: 自動測定装置を用いた光散乱検出方式では影響を受ける場合がある（装置に依存）。

主な病態変動

■延長

第X、VII、V、II因子、フィブリノゲンの量的および質的異常によってPTは延長する。

先天性凝固因子欠乏	フィブリノゲン、II、V、VII、X因子欠損症および機能異常
肝臓の実質障害	蛋白合成の低下で、凝固因子の産生も低下：慢性肝炎、肝硬変、肝癌
ビタミンK欠乏症	偏食、低栄養により、II、VII、IX、X因子の合成が低下
抗凝血療法中	ヘパリン、ワーファリンによる抗凝固治療
凝固因子の過剰消費	播種性血管内凝固症候群（DIC）： 　急性白血病、多臓器不全、敗血症、多発外傷、重症膵炎、重度熱傷など
循環抗凝血素の存在	各凝固因子およびリン脂質に対する抗体が原因： 　膠原病、反復輸血、感染症や薬剤投与に関連して血中に生じる 　特にSLEではループスアンチコアグラント(LA)が出現しやすい
異常蛋白血症	多発性骨髄腫ではM蛋白によりフィブリンの重合障害が起こり延長

■短縮

臨床的意義は少ない。採血時の組織因子の混入、抗凝固剤（クエン酸Na）の不足や混和不十分な場合にはPTは短縮する。

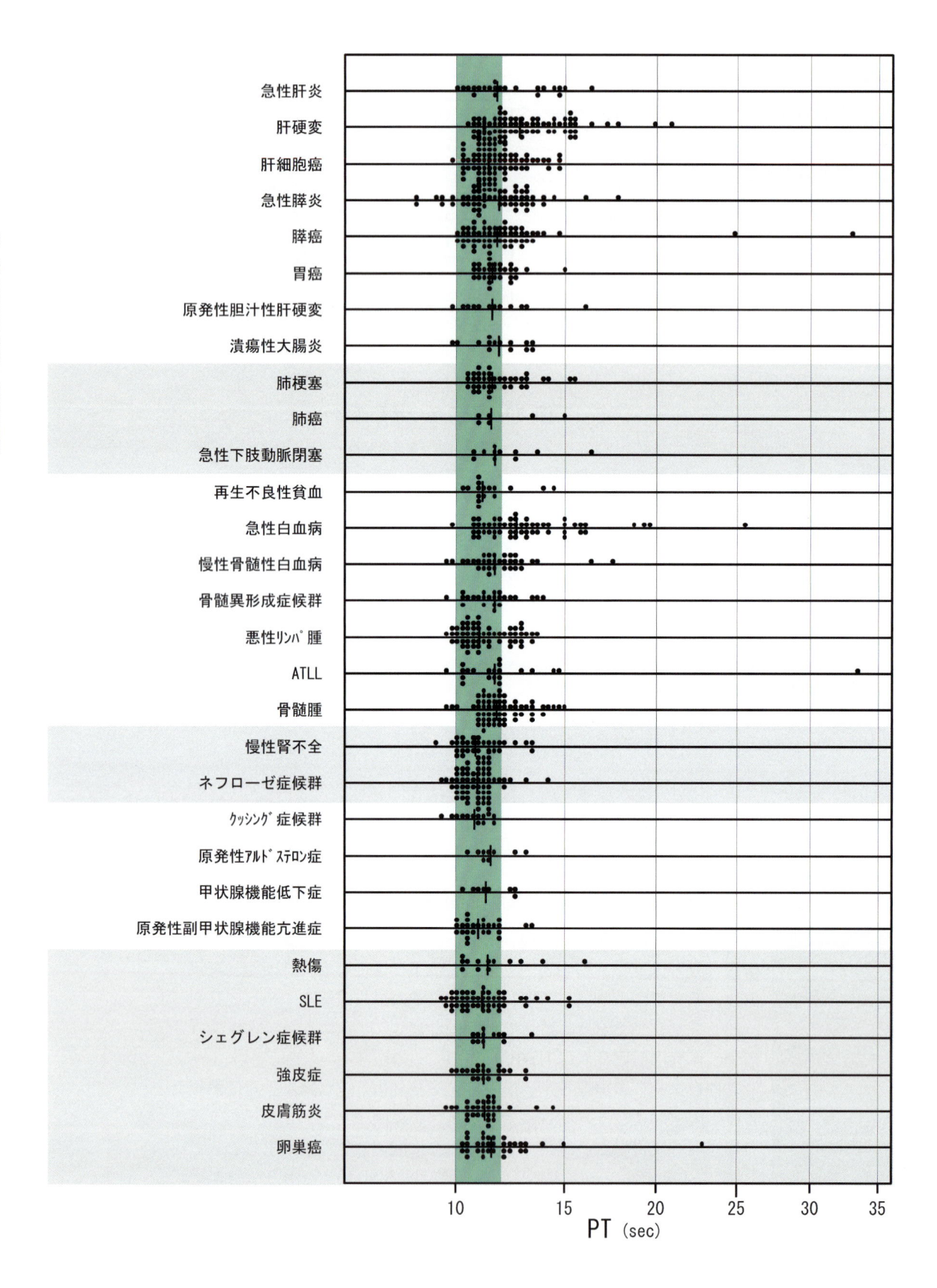

図 33-6 PT の病態変動
　肝疾患、特に肝硬変では PT の延長が起こりやすい。急性膵炎では多臓器不全に伴う DIC により延長しやすい。血液疾患のうち、急性白血病では初診時に DIC を合併している例が多く、延長例が極めて多い。また多発性骨髄腫では、M 蛋白によりフィブリンの重合障害で延長する。また SLE での延長は、ループスアンチコアグラント (LA) の存在による。

34 活性化部分トロンボプラスチン時間
activated partial thromboplastin time : APTT

物質の特性・由来と測定意義

　活性化部分トロンボプラスチン時間（APTT）は、**内因系凝固機構を総合的に判定**するスクリーニング検査である。内因系凝固機序は、組織因子非依存性に血液が血管内皮下組織のコラーゲンなどの陰性荷電物質に接触することにより、第 XII 因子・プレカリクレイン・高分子量キニノゲン・第 XI 因子の接触因子群が活性化されることにより開始される凝固カスケードである。接触因子系により産生された活性化第 XI 因子は、第 IX 因子を活性化し、活性化第 IX 因子は第 VIII 因子と複合体（tenase complex）を形成して第 X 因子を活性化する。その後の反応は外因系凝固カスケードと共通の経路をたどる。**APTT は、プレカリクレイン、高分子キニノゲン、第 XII 因子、第 XI 因子、第 X 因子、第 IX 因子、第 VIII 因子、第 V 因子、第 II 因子（プロトロンビン）、第 I 因子（フィブリノゲン）の量的および質的異常を反映**し、これらの凝固因子欠乏症や異常症で延長する。また後天性循環抗凝固物質として、各凝固因子および関連のリン脂質に対する自己抗体の出現で延長する。このうち、リン脂質に対するものを特にループスアンチコアグラント（LA）と呼び、SLE で出現しやすい。臨床的には、播種性血管内凝固症候群や肝硬変や肝炎などで肝臓の機能が著しく低下し、複数の凝固因子の低下がある場合に延長する。また、**ヘパリンやワーファリンによる抗凝固療法のモニタリング指標**として広く用いられる。

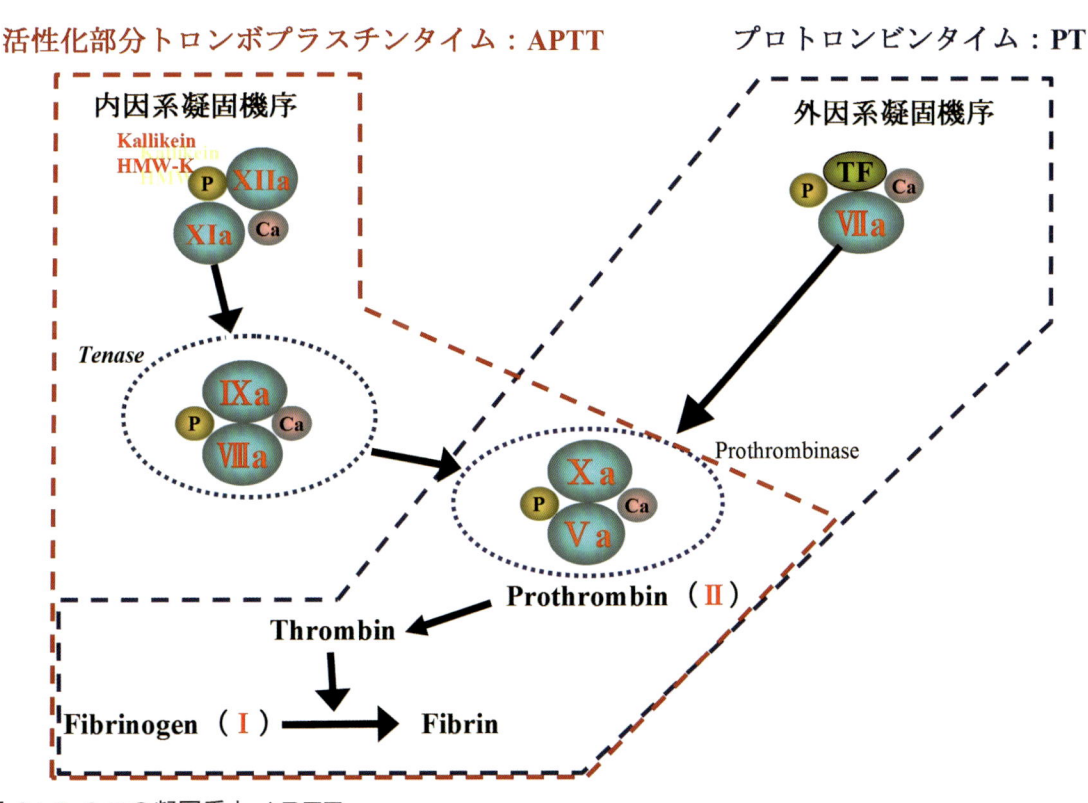

図 34-1 2つの凝固系と APTT

測定原理・測定法

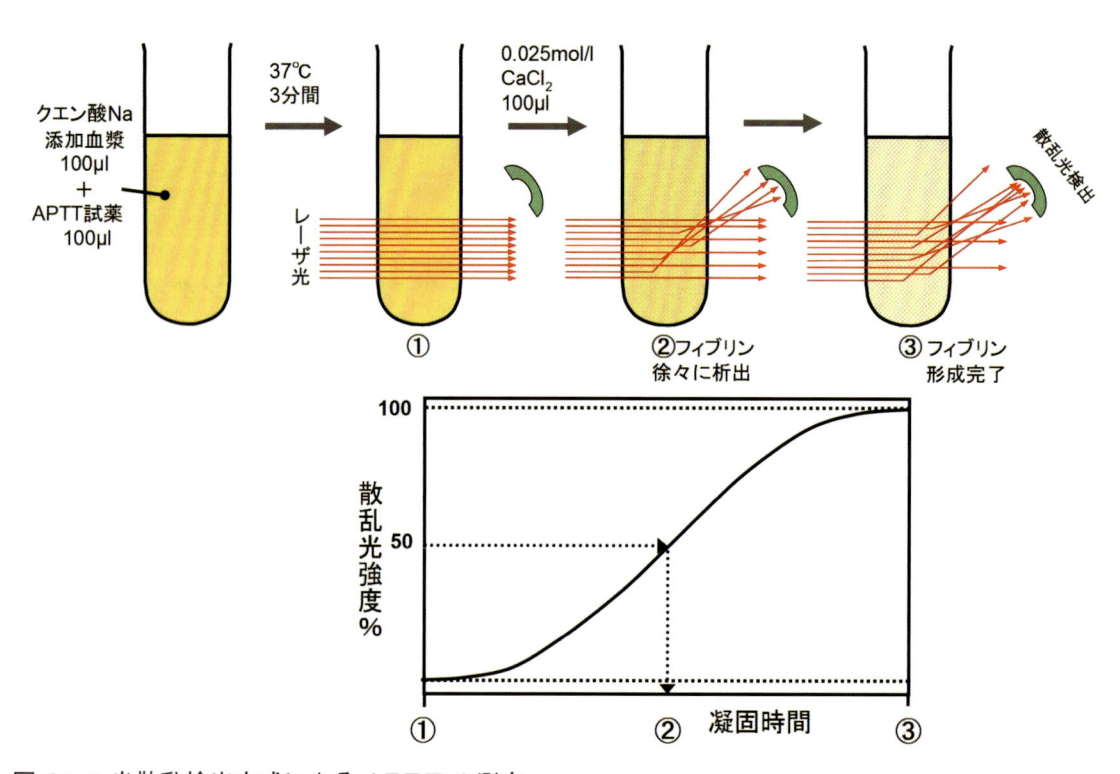

　本法は、Langdellにより考案された測定法で、被検血漿にリン脂質を主成分とした試薬に活性化剤（エラジン酸，カオリン，セライトなど）を混和したAPTT試薬を添加して軽く混和後、37℃で3分間インキュベーションする。これにあらかじめ予備加温しておいたCaCl$_2$液（0.025 mol/l）を加え、フィブリンの析出までの凝固時間をAPTTとする。APTT試薬は、リン脂質の構成や接触因子活性化剤の種類により多様であり、その測定感度は試薬の違いにより異なる。特にLAに対する感受性は試薬により大きく異なる。近年、測定の自動化が進み、多くの施設では自動分析装置を用いて測定している。その測定原理は、PTの項で記したように、フィブリノゲンからフィブリンへの変換を濁度の変化で捉える光散乱検出方式が主流である。

図 34-2 光散乱検出方式によるAPPTの測定
CaCl$_2$ の添加により、凝固反応が開始する。凝固する過程を散乱光量の変化で調べると、図のような反応曲線になる。この曲線の形状は試料によって異なるため、最大変化量を100％として、50％の変化量に対する時間を曲線から求め、それをAPTT(秒)とする。

主要なAPTT試薬

試　薬	リン脂質	活性化剤	基準値	発売元
活性トロンボファックス	ウシ脳	エラジン酸	各施設で設定	三菱化学ヤトロン
コアグチェックプラスAPTT	大豆リン脂質	ウシ脳硫化物	各施設で設定	ロシュダイアグノスティクス
データファイ・APTT	ウサギ脳	エラジン酸	24.6～33.5秒	シスメックス
データファイ・APTT (FS)	大豆セファリン		28～40秒	シスメックス
STA試薬シリーズAPTT	ウサギ脳	セライト	各施設で設定	ロシュダイアグノスティクス
プラテリンLS	卵黄・ウシ脳	無水珪酸	各施設で設定	三光純薬
プラテリン・Aオート	ウサギ脳	無水珪酸	25～45秒	三光純薬
トロンボチェックAPTT	ウサギ脳	エラジン酸	25～34秒	シスメックス
トロンボチェックAPTT (S)	大豆セファリン	エラジン酸	28～40秒	シスメックス

■測定値の方法間差

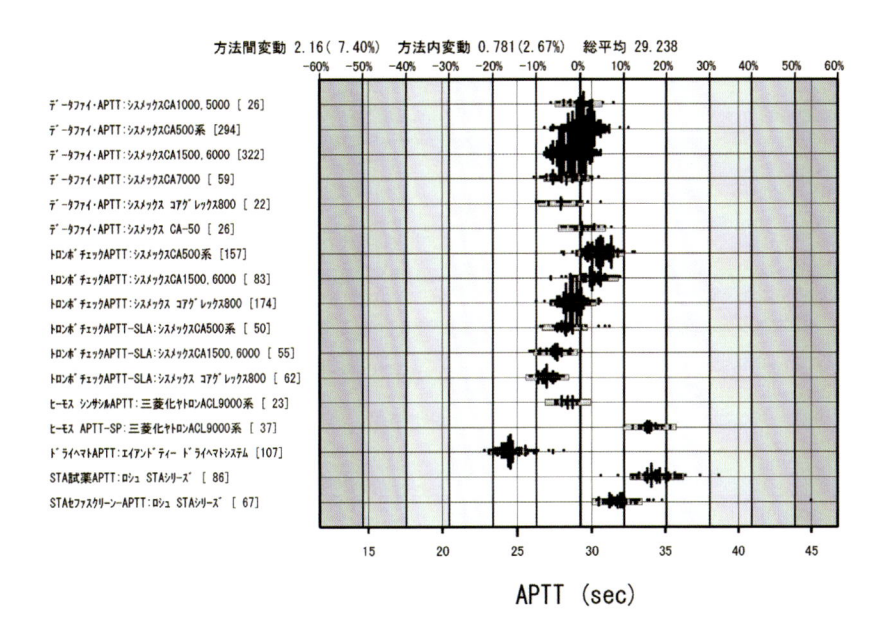

図 34-3 APTT 時間の全国統一度（日医調査 2007）

試薬、機器共に種類が多く、その組み合わせも多様なため、値に差異が見られる。

基準範囲と生理的・技術的変動要因

■基準範囲

測定値は標準化はされておらず、用いる測定機器や試薬より測定値が変動するので施設毎に設定するのが望ましい。検査結果とともに設定した正常参考値を付記する場合が多い。下表には、参考として主要大学病院の基準範囲を示す。

24.0～32.6 秒	北海道大学医学部附属病院
27.3～40.3 秒	金沢大学医学部附属病院
25.0～37.0 秒	三重大学医学部附属病院
24.0～38.0 秒	大阪大学医学部附属病院
26.1～35.8 秒	川崎医科大学附属病院
23.9～39.8 秒	山口大学医学部附属病院

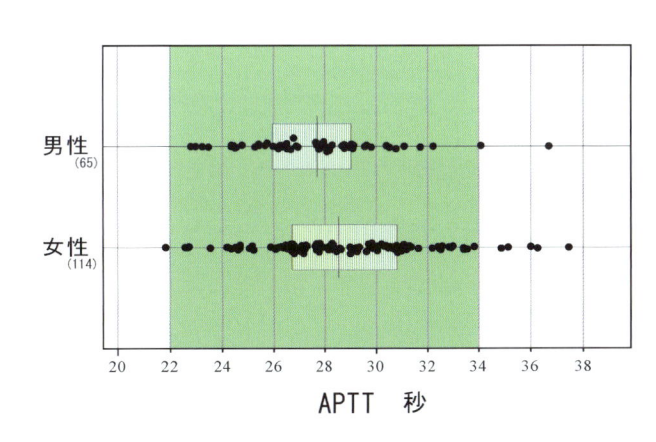

図 34-4 APTT 値の男女差

男性より女性で延長を認める。

■個体間変動

性差	女性＞男性
年齢	女性は加齢で短縮、男性は変化なし

■個体内変動

体位	影響を受けない
食事	偏食や低栄養状態で延長する場合がある（ビタミンK不足）
運動	強い運動で変動（直後は短縮、その後延長）
妊娠	後期は短縮

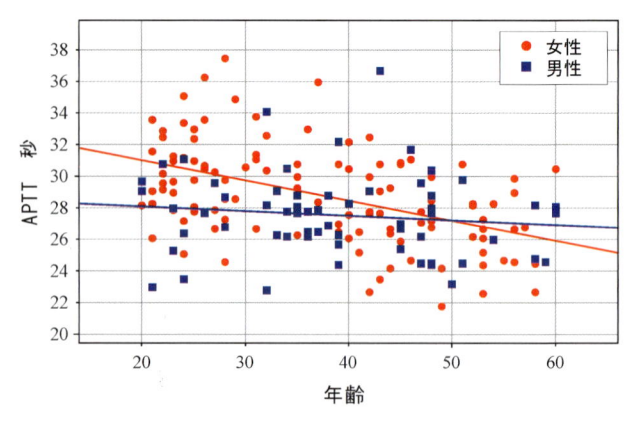

図 34-5 APTT 値の年齢変化

女性は加齢で短縮、男性は変化を認めない。

■検査技術変動

採血法	採血手技により測定値が大きく変動する [*1]
採血量	採血量不足でクエン酸Naの割合が多いと凝固因子が相対的に減少し延長
保存	採血後6時間以上経つと、延長する場合がある [*2]
測定干渉	乳び血漿や溶血血漿では正確な値が得られない場合がある [*3]
	採血時のヘパリンの混入で延長

*1: 例えば、採血の際に、血管への挿入が上手くいかず皮内で穿刺を繰り返すと組織液が混入し、組織因子（組織トロンボプラスチン）の影響でAPTTは短縮する。また、駆血帯を強い圧で巻いたり、駆血時間が長いと短縮する。
*2: 個体差はあるが半減期の短い凝固因子（V、Ⅷ因子など）の減少により延長。
*3: 自動測定装置を用いた光散乱検出方式では影響を受ける場合がある（装置に依存）。

主な病態変動

■延長

APTTは、プレカリクレイン、高分子キニノゲン、凝固第XII、XI、X、IX、VIII、V、II因子、フィブリノゲンの量的および質的異常によって延長する。

先天性凝固因子欠乏	血友病A（第VIII因子）血友病B（第IX因子）など
肝臓の実質障害	蛋白合成の低下で、凝固因子の産生も低下：慢性肝炎、肝硬変、肝癌
ビタミンK欠乏症	偏食、低栄養により、II、VII、IX、X因子の合成が低下
抗凝血療法中	ヘパリン、ワーファリンによる抗凝固治療
凝固因子の過剰消費	播種性血管内凝固症候群（DIC）： 　　急性白血病、多臓器不全、敗血症、多発外傷、重症膵炎、重度熱傷など
循環抗凝血素の存在	各凝固因子およびリン脂質に対する抗体が原因： 　　膠原病、反復輸血、感染症や薬剤投与に関連して血中に生じる 　　特にSLEではループスアンチコアグラント（LA）が出現しやすい
異常蛋白血症	多発性骨髄腫ではM蛋白によりフィブリンの重合障害が起こり延長

血友病A, Bでは典型的に、PTは正常だがAPTTが延長する。後天性疾患による凝固異常では、PTが延長する場合、程度の差はあるが、APTTも延長する。

■短縮

APTT短縮に、臨床的意義は少ない。採血時の組織因子の混入、抗凝固剤（クエン酸Na）の不足や混和不十分な場合にはAPTTは短縮する。

PTとAPTTによる凝固異常の病態生理の診断

多くの場合、凝固異常のスクリーニング検査では、PTとAPTTの結果を照らし合わせて判断する。

1. **APTTが基準範囲内にあり、PTのみが延長している場合**

   第VII因子の欠乏症あるいは第VII因子に対するインヒビターが疑われる。

2. **PTが基準範囲内にありAPTTが延長している場合**

   第XII、XI、IX、VIII因子やプレカリクレイン・高分子キニノゲンの凝固活性の低下を疑う。先天性の凝固異常症のなかでは、**血友病A**と**血友病B**が最も頻度が高い。両疾患の鑑別診断は、第VIII因子欠乏血漿あるいは第IX因子欠乏血漿を用いた各凝固因子活性の定量にて行う。**von Willebrand病**は、血友病に続いて頻度が高いが、APTTの延長が見られない症例も少なからず存在している。そこで確定診断には、出血時間の延長、von Willebrand因子の低下およびリストセチン凝集の低下などを調べる必要がある。凝固因子に対するインヒビターでは、第VIII因子に対するインヒビター（**後天性血友病**）が最も多い。

3. **PTとAPTTがともに延長している場合**

   播種性血管内凝固症候群 (DIC) では、全身性の微小血栓形成による凝固因子の消費が進行し、PTとAPTTの両方が延長する。**肝細胞障害**では、第X、IX、VII、V、II因子、フィブリノゲンの産生が低下するため、初期の段階ではPTの延長が先行し、進行するとPTとAPTTの両方が延長する。**ビタミンK欠乏**では、ビタミンK依存性因子（第II、VII、IX、X因子）の活性が低下するため、軽症例ではPTのみが延長し、重症例ではPT、APTTともに延長する。**循環抗凝固物質**には、各凝固因子に対する抗体とリン脂質に対する抗体 (LA) がある。抗体の特性でPT、APTT延長の程度が異なるが、SLEで出現しやすいLAが原因の場合、PTよりもAPTTの延長がより著明である。

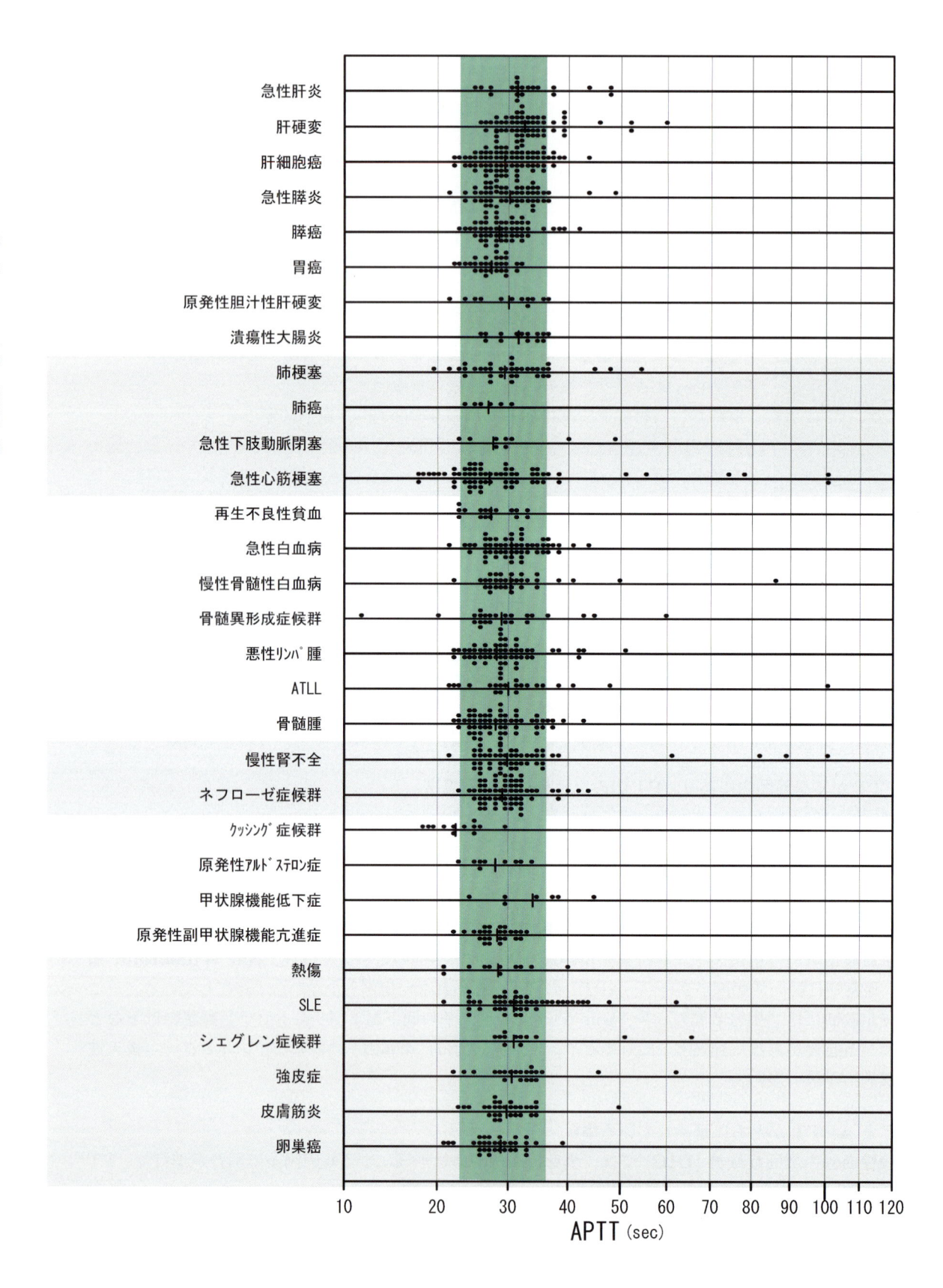

図 34-6 APTT の病態変動

活性化部分トロンボプラスチン時間 (APTT) は、その延長が臨床的に問題となる。肺梗塞・心筋梗塞での延長症例は、凝固因子の消費状態を表す。腎不全での延長例は、透析で使われるヘパリンの影響が考えられる。心筋梗塞での高度延長例もその可能性がある。SLE では約 1/3 の症例で延長を認めるが、これはループスアンチコアグラントによる。他の膠原病での延長は、同様のリン脂質に対する自己抗体によるが、一般にその頻度は SLE よりはずっと少ない。APTT の短縮症例は、採血上の問題である可能性が強い。

35 フィブリノゲン
Fiburinogen : Fib

物質の特性・由来と測定意義

　フィブリノゲンは、A（α）鎖、B（β）鎖、γ鎖より構成されるポリペプチドが、2つ鎖間S-S結合した二量体で、分子量34万である。肝細胞で産生され、約80％が血漿中に存在し、残りは組織中に存在している。血液凝固カスケードの最終段階で生成されたトロンビンにより不溶性のフィブリンに転換し、止血機構の最終段階を担っている他、血小板の凝集反応や創傷の治癒機転にも重要な役割を果たしている。さらに、フィブリノゲンは急性期反応蛋白の一つで生体の防御反応に関与している。臨床的には、感染症、悪性腫瘍、血栓性疾患の急性期やネフローゼ症候群、糖尿病などで増加し、播種性血管内凝固症候群などの消費性凝固障害や肝硬変や肝炎などで肝臓の機能が著しく低下した場合に減少する他、無（低）フィブリノゲン血症、異常フィブリノゲン血症などで異常低値を示す。

測定原理・測定法

■生物学的活性測定法（トロンビン時間法）

　血漿中の抗トロンビン物質の影響を受けないよう一定過剰量のトロンビン試薬を被検血漿に添加して凝固時間を測定し、既知濃度のフィブリノゲン標準物質を用いて作成した検量線から被検血漿のフィブリノゲン濃度を算出する。これは、トロンビンによるフィブリノゲンのフィブリンへの転化速度がフィブリノゲン濃度に依存していることを利用して凝固時間を測定するものである。測定原理は、自動測定装置を用いてフィブリノゲンがフィブリンに転化する際の濁度変化を光散乱検出方式により捕らえるトロンビン時間測定法が主流である。

■免疫学的測定法（ラッテクス免疫比濁法）

　抗フィブリノゲン抗体を吸着したラッテクス粒子が被検血漿中のフィブリノゲンと抗原抗体反応による凝集反応を利用したラッテクス凝集免疫比濁法や、抗ヒトフィブリノゲン血清と被検血漿中のフィブリノゲンとの複合体にレーザー光を照射し、その光散乱をレーザー免疫ネフェロメトリー法で測定する。一元免疫拡散法（SRID法）は、市販キットを利用し、被検血漿中のフィブリノゲン抗原量を測定する。

■測定値の方法間差

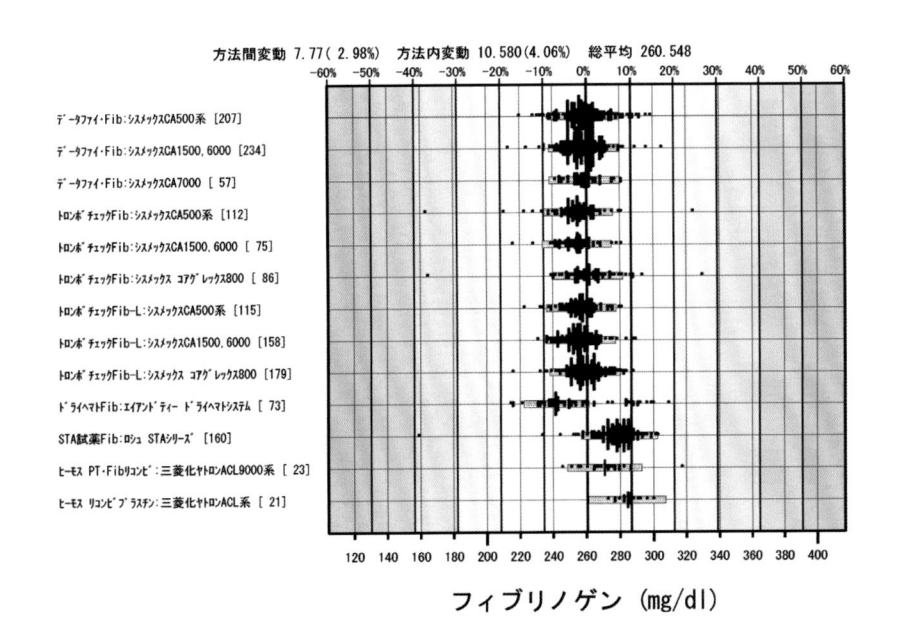

図35-1 フィブリノゲン値の全国統一度（日医調査2007）
　機種間差、施設間差も少なく、測定値はよく揃っている。

基準範囲と生理的・技術的変動要因

■基準範囲

測定値は標準化はされておらず、用いる測定機器や試薬より測定値が変動するので施設毎に設定するのが望ましい。

男女	150〜350mg/dl

■個体間変動

性差	なし
年齢	男女とも加齢で増加

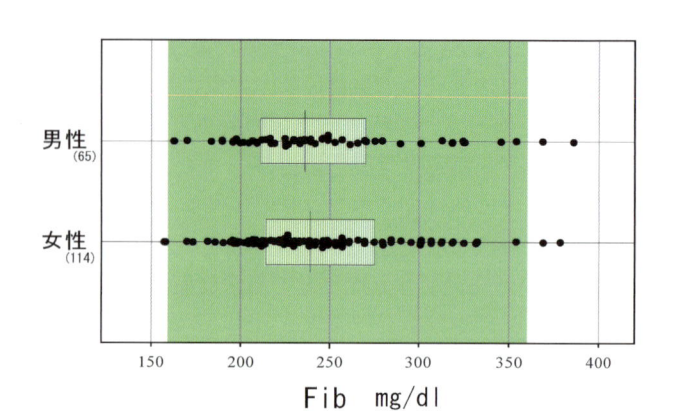

図 35-2 Fib 値の男女差

男女差は認められない。

■個体内変動

運動	強い運動で増加
妊娠	進行につれ明瞭に漸増

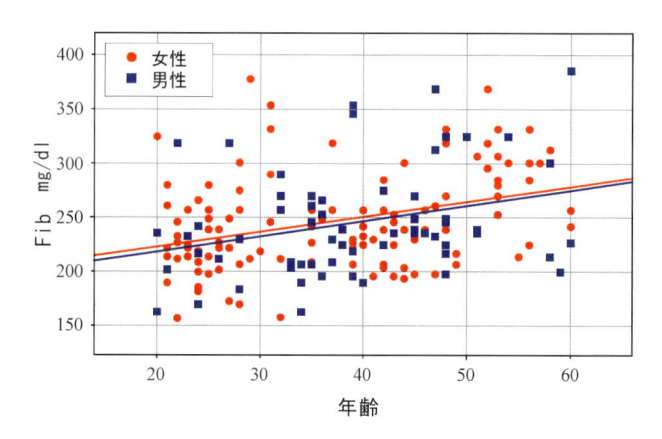

図 35-3 Fib 値の年齢変化

男女共に加齢で増加を認める。

■検査技術変動

採血量	採血量不足でクエン酸 Na の割合が多いと相対的に減少し低下
測定干渉	乳び血漿や溶血血漿では正確な値が得られない場合がある [*1]
	採血時のヘパリンの混入で低下（トロンビン時間法）

*1: 自動測定装置を用いた光散乱検出方式では影響を受ける場合がある（装置に依存）。

主な病態変動

■上昇

急性相反応蛋白とみなされ、様々な急性・慢性炎症（感染症、膠原病、急性膵炎）、外傷・手術後に増加する。また、ネフローゼ症候群では、腎からの蛋白喪失により、肝臓における蛋白合成が著明に増加し、フィブリノゲンの産生も増加する。

■低下

先天性	無フィブリノゲン血症、低フィブリノゲン血症、異常フィブリノゲン血症など
肝実質障害	蛋白合成の低下で減少：肝硬変、肝癌など
過剰消費	大量出血、多発性血栓症 (TTP 等)、播種性血管内凝固症候群 （DIC）

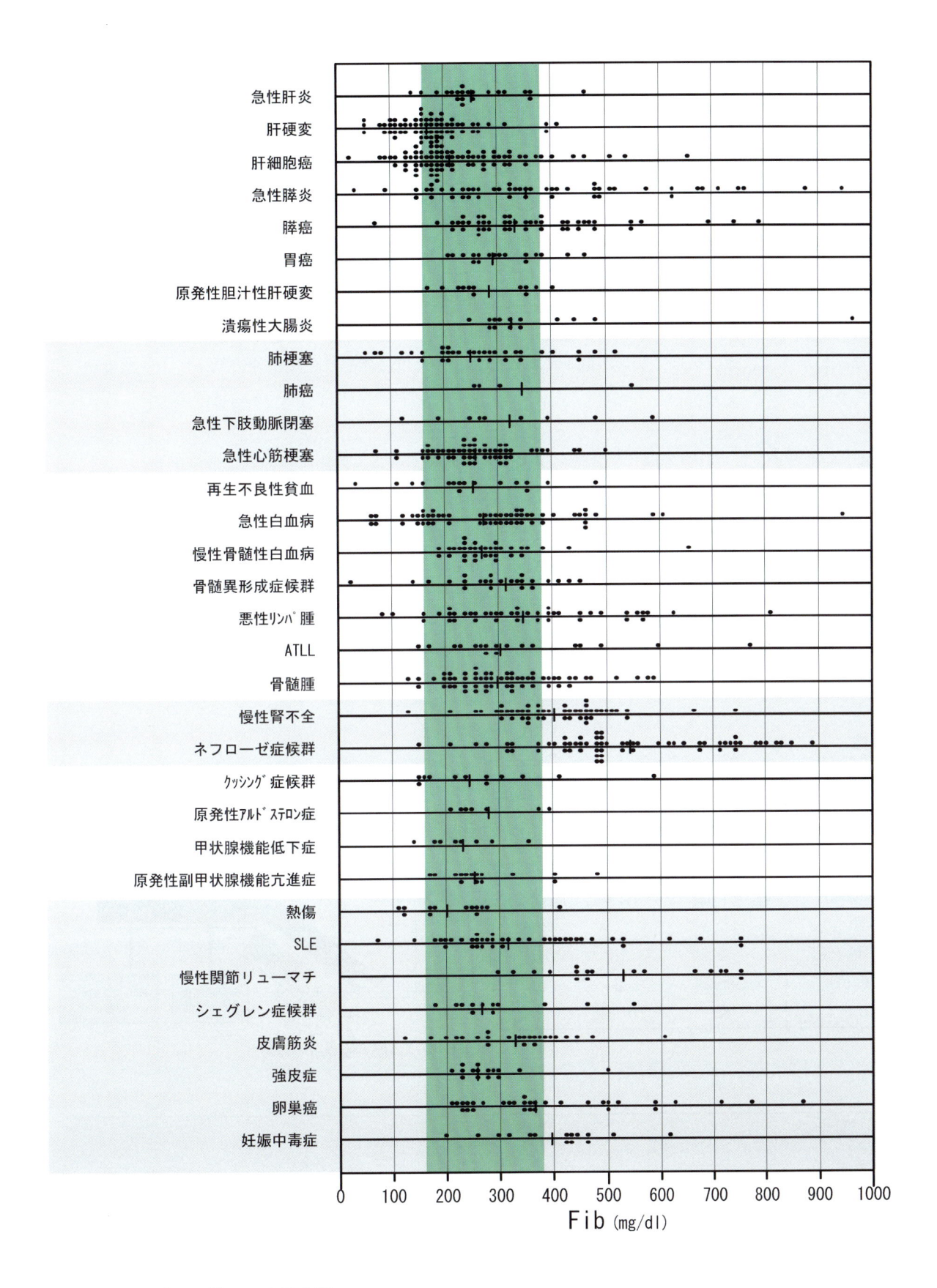

図 35-4 フィブリノゲンの病態変動

最も著明な増加を認めるのは、急性膵炎・ネフローゼ・卵巣癌・腎不全で、共通するのは、全身性浮腫で、急性膵炎や慢性腎不全では胸・腹水を、卵巣癌では腹膜播種による腹水を伴っている。膵癌・肝細胞癌・血液腫瘍での増加は、体腔水症とは無関係で悪性腫瘍進展による炎症が原因である。関節リウマチとSLEによる増加は、慢性炎症による。なお、妊娠中毒症での高値は、正常でもみられる妊娠後期の上昇に過ぎない。一方、肝硬変・肝細胞癌での低下は、産生低下による。また急性白血病・肺梗塞・心筋梗塞での低下は凝固亢進による。

36 免疫グロブリン
Immunoglobulin, IgG, IgA, IgM

物質の特性・由来と測定意義

　免疫グロブリンはBリンパ球に由来する形質細胞が産生する抗体活性をもち、体液性免疫の中心となる蛋白成分である。基本構造は2本のH鎖（heavy chain）と2本のL鎖（light chain）がS-S結合により構成されたものであり、2-メルカプトエタノールや尿素によって解離させることができる。H鎖にはγ、α、μ、δ、εの構造の異なる5種類があり、このH鎖の違いによりIgG、IgA、IgM、IgD、IgEの5つのクラスに分類される。L鎖には抗原性の異なるκ、λ鎖の二種類があり、免疫グロブリンはどちらかの一方を持つ。またH鎖とL鎖からなるFab領域（抗原結合部分）とH鎖だけからなるFc領域（結晶化可能部分）があり、Fab領域に特異的に抗原が結合するとFc領域で白血球やマクロファージなどの貪食細胞の活性化（オプソニン効果）や補体の活性化による免疫反応を引き起こす。免疫グロブリンが上昇する疾患においては、多発性骨髄腫や原発性マクログロブリン血症などの単クローン性に増加を認める疾患と多クローン性に変化する疾患がある。免疫グロブリンが低下する疾患においては、体液性免疫機能の低下により感染症の危険を生じる。

- IgG
  血液中に最も多く含まれる免疫グロブリンである。胎盤を通過して母体から胎児に移行する。

- IgA
  血清IgAと分泌型IgAがあり、分泌型は唾液、初乳、鼻汁、涙などに存在する。分泌型IgAは粘膜の表面に存在し、外来異物が粘膜上皮に結合して血中に入るのを阻止している。**分泌型の構造は2量体**である。

- IgM
  抗原刺激に対して最初に産生され、初期免疫を司る。血液中では**5量体**として存在する。

■化学特性

Igの種類	IgG	IgA	IgM
分子量 ($\times 10^4$)	15	17(40)	95
沈降定数 (S20w)	6.8S	6.9S	19S
H鎖 (class)	γ	α	μ
(subclass)	$\gamma_1, \gamma_2, \gamma_3, \gamma_4$	α_1, α_2	μ_1, μ_2
L鎖	κ, λ	κ, λ	κ, λ
糖含有量 (%)	2	10	10
半減期 (日)	19〜24	6	5
血清内分布 (%)	80	10〜20	3〜10

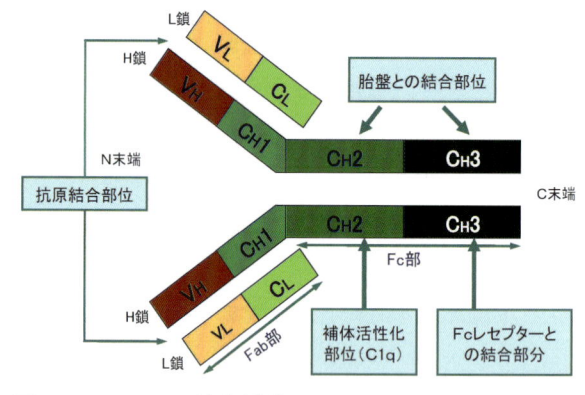

図 36-1 IgGの基本構造

測定原理・測定法

■免疫比濁法
　溶液内で生じた抗原抗体複合物に光を照射すると、光は散乱し透過光は減少する。この光の減少差を吸光度変化率として求める方法である。

■免疫比ろう法
　抗原抗体反応により複合体が生じると粒子径が大きくなり、光の散乱が変化する。この散乱光を一定の角度だけ取り出して検出する方法である。

■ラテックス凝集免疫比濁法

抗体を結合させたラテックス粒子は抗原抗体反応により凝集し、凝集塊を形成する。凝集塊により、透過光が減少することを利用し、濃度を求める方法である。免疫比濁法に比べて高感度に測定できる。

■標準化対応と測定値の方法間差法

国際認証標準品 IRMM(ERM-DA470) を校正標準物質として使用する。

基準範囲と生理的・技術的変動要因

■基準範囲

IgG 男女	890〜1780 mg/dl (IU: 8.9〜17.8g/L)
IgA 男女	94〜 396 mg/dl (IU: 0.94〜3.96g/L)
IgM 男	31〜 166 mg/dl (IU: 0.31〜1.66g/L)
IgM 女	52〜 262 mg/dl (IU: 0.52〜2.62g/L)

■個体間変動

性差	IgM は女＞男
年齢	IgM は加齢⇓
喫煙習慣	IgG、IgA↓

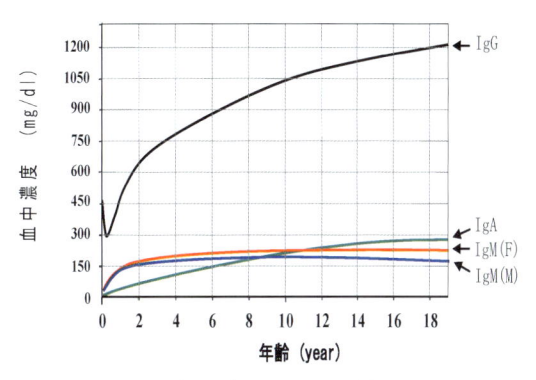

図 36-2 免疫グロブリンの年齢推移

- IgG
  生まれて間もない新生児の IgG は母親由来がほとんどである。新生児自身の産生もあるが母親由来のものが急速に低下し、生後 3〜4ヶ月で最低値となる。その後、除々に増加し 10 歳頃に成人のレベルに達する。
- IgA
  出産時には認められないが、加齢に伴い漸増し 15〜18 歳で成人のレベルに達する。
- IgM
  胎児期にも産生されるが量はわずかである。出生直後から活発に産生され、加齢に伴い漸増し 6〜8 歳で成人のレベルに達する。

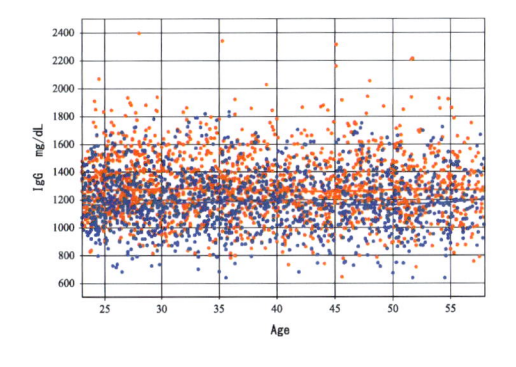

図 36-3 成人における IgG の経年変化

喫煙率の違いのため、男性ではわずかに低値傾向を示す。

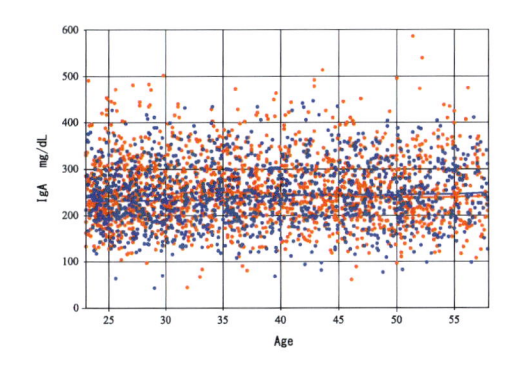

図 36-4 成人における IgA の経年変化

加齢変化を認めず、男女差も認めない。

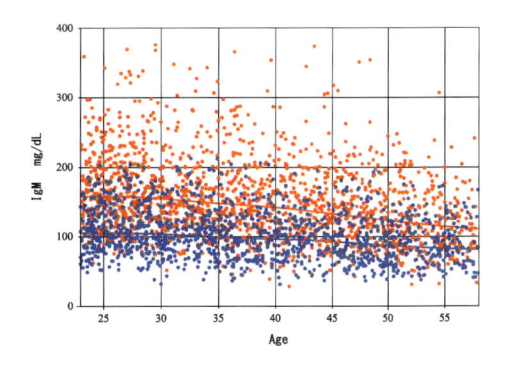

図 36-5 成人における IgM の経年変化

女性では高値、男女とも加齢による漸減傾向が認められる。

■個体内変動

| 体位 | 立位↑ 臥位↓ |

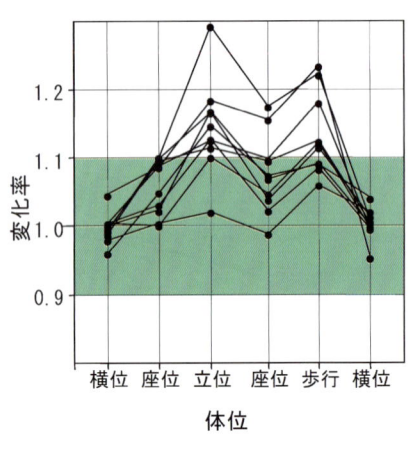

図 36-6 体位による IgG の変化
ある程度個体差はあるが、臥位採血で明瞭に低下、座位、立位採血で上昇する。

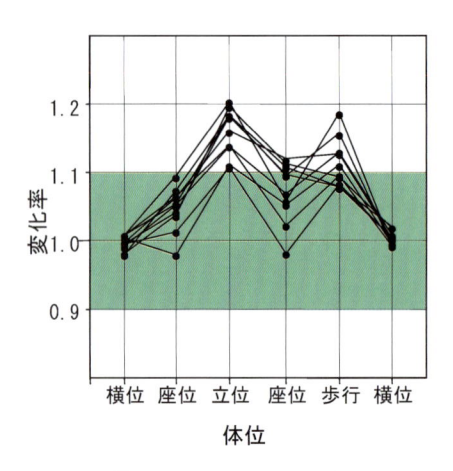

図 36-7 体位による IgM の変化
立位で明瞭に上昇するが、歩行後はその程度がやや弱い。

■検査技術変動

| 保存 | 安定 |
| 測定干渉 | 抗原過剰による反応抑制で低下（プロゾーン現象）
異好抗体やリウマチ因子の影響で正または負の誤差 |

主な病態変動

■上昇

多クローン性	
代謝性上昇	慢性肝炎、肝硬変
免疫機能亢進	慢性感染症
免疫異常	自己免疫疾患
腫瘍性	悪性腫瘍（特にリンパ性）
単クローン性	
産生異常	本態性 M 蛋白血症
腫瘍性	多発性骨髄腫、原発性マクログロブリン血症

■低下

続発性	
体外喪失	ネフローゼ症候群、蛋白漏出性胃腸症
産生障害	骨髄腫（モノクローナル抗体以外の抗体成分の産生抑制）
薬剤性	副腎皮質ホルモン、免疫抑制剤
原発性	
遺伝性	無γグロブリン血症 (伴性劣性)

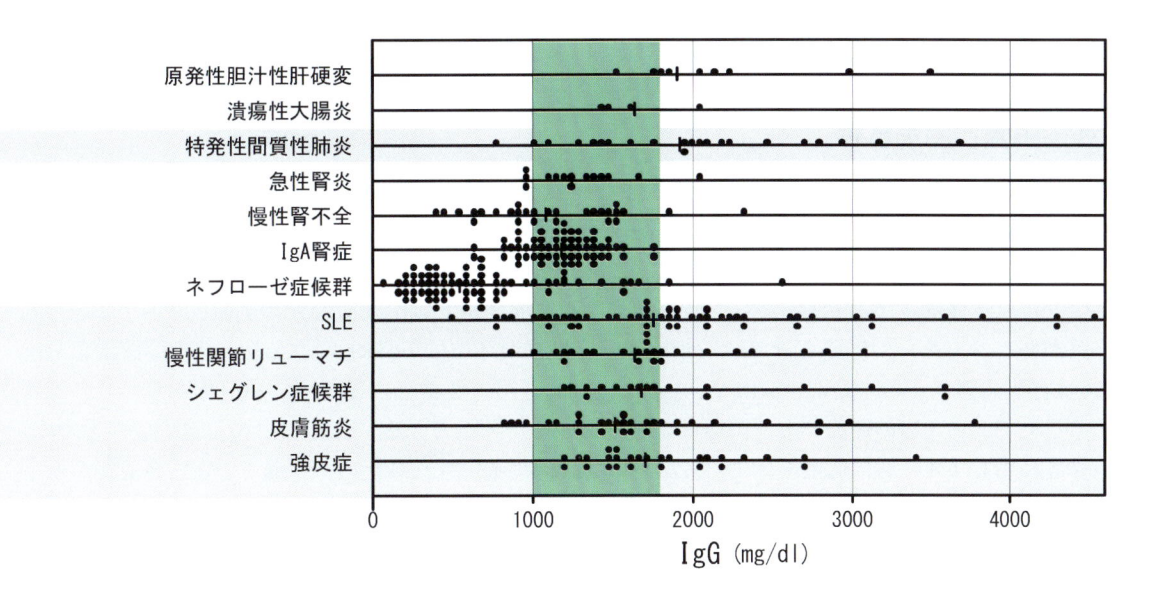

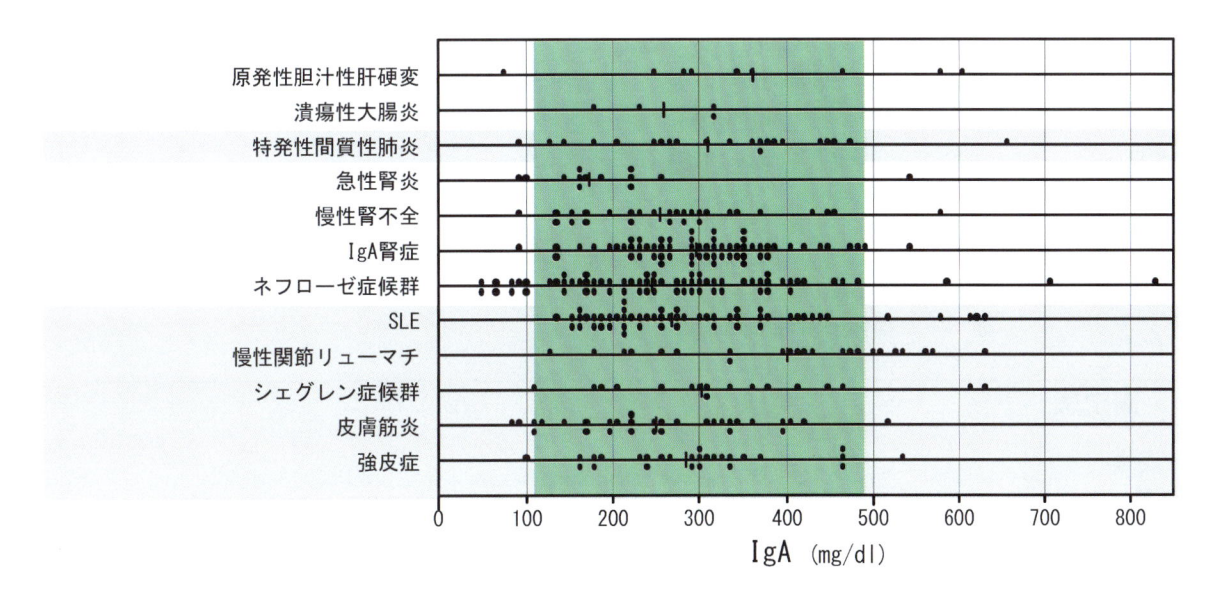

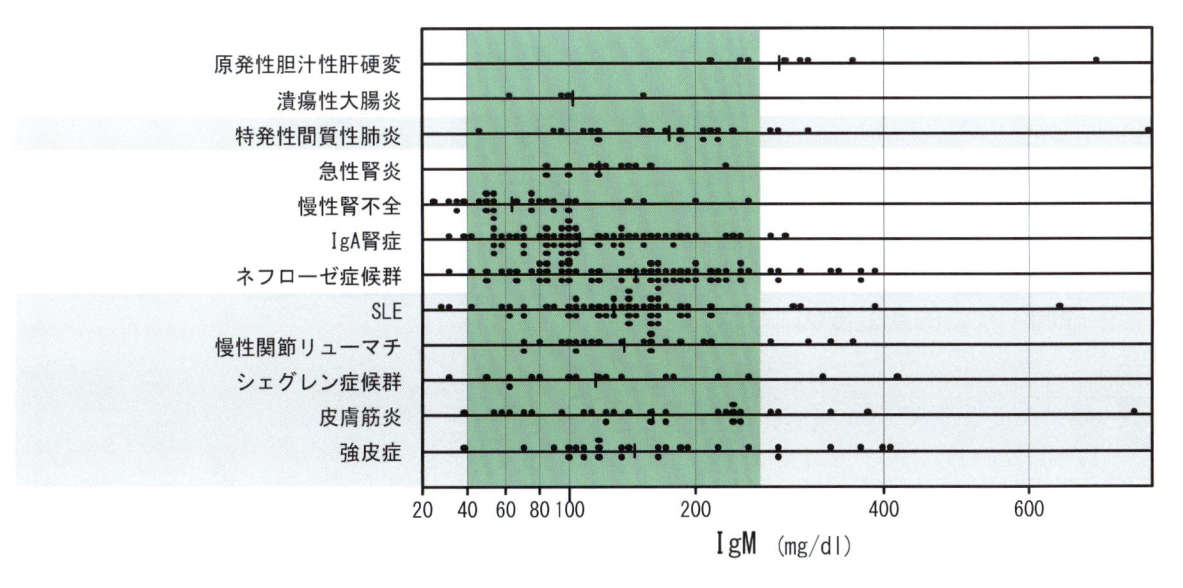

図 36-8 免疫グロブリンの病態変動

本書で取り扱った疾患のうち免疫グロブリンが測定されていたものは 12 疾患に限定される。**いずれも慢性炎症性疾患であり、IgG が高値をとることが多い**。ただし、**ネフローゼ症候群**では、分子量約 16 万の IgG は糸球体の基底膜から濾出するため明瞭な低値を示す。慢性腎不全における IgG の低下は、同様の機序と免疫能の低下が関与していると考えられる。IgA や IgM は特徴的な変化は見られないが、唯一**原発性胆汁性肝硬変で IgM が高値**となる傾向が見られる。

37 補体成分
C3, C4

物質の特性・由来と測定意義

　補体とは抗原抗体反応などをきっかけにさまざまな免疫反応を引き起こす血清因子であり、C1からC9の9つの成分に分けられる。補体は抗原抗体反応や細菌成分によって刺激されると連鎖的に活性化され、細菌膜の破壊（免疫溶菌現象）や食食作用の促進などの働きをし、生体防御に重要な役割を果たす。補体の活性経路には、抗原抗体反応によりC1から活性が始まる古典的経路と細菌成分などの刺激によりC3から始まる副経路がある。どちらの経路も最終的に細胞膜障害性複合体（C5b6789）となり、免疫溶菌現象を起こす。C3は古典的経路と副経路の合流点で、C4は古典的経路の2番目に働く補体成分であり、この両者を測定することで、どちらの経路が優位に活性化されているか判断できる。SLEなどの自己免疫疾患では、補体が消費されC3、C4ともに低値を示す。また補体は肝臓で産生されるため、肝臓での蛋白合成能が低下すると低値となる。一方、急性反応蛋白の一つであり、感染症や悪性腫瘍などで上昇することがある。

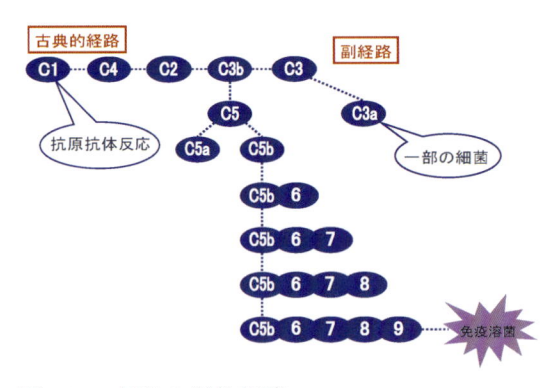

図 37-1 補体の活性経路

測定原理・測定法

■免疫比濁法
　溶液内で生じた抗原抗体複合物に光を照射すると、光は散乱し透過光は減少する。この光の減少差を吸光度変化率として求める方法である。

■免疫比ろう法
　抗原抗体反応により複合体が生じると粒子径が大きくなり、光の散乱が変化する。この散乱光を一定の角度だけ取り出して検出する方法である。

■ラテックス凝集免疫比濁法
　抗体を結合させたラテックス粒子は抗原抗体反応により凝集し、凝集塊を形成する。凝集塊により、透過光が減少することを利用し、濃度を求める方法である。免疫比濁法に比べて高感度に測定できる。

基準範囲と生理的・技術的変動要因

■基準範囲

C3 男女	86〜160 mg/dl（IU:0.86〜1.60g/L）
C4 男女	17〜45 mg/dl（IU:0.17〜0.45g/L）

国際単位への変換係数＝0.01

■個体間変動

性差	なし
年齢	新生児↓、成人は加齢変化なし
食習慣	肥満 C3↑、C4↑

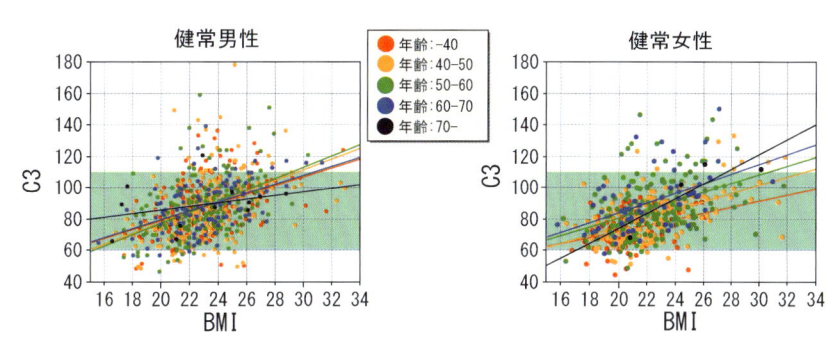

図 37-2 C3 と BMI の関連（男女別・年齢層別比較）

男女とも BMI に比例して C3 が増加する傾向を認める。

■個体内変動

体位	立位↑　臥位↓

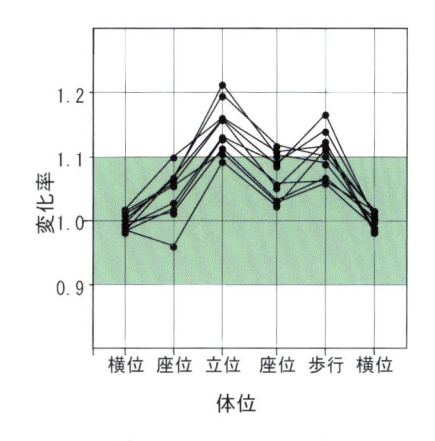

図 37-3 体位による C3 の変化

立位採血で明瞭に上昇するが、歩行後はその程度がやや弱い。

■検査技術変動

保存	冷蔵、凍結保存（−30℃）で上昇
測定干渉	抗原過剰による反応抑制で低下（プロゾーン現象）
	異好抗体やリウマチ因子の影響で正または負の誤差

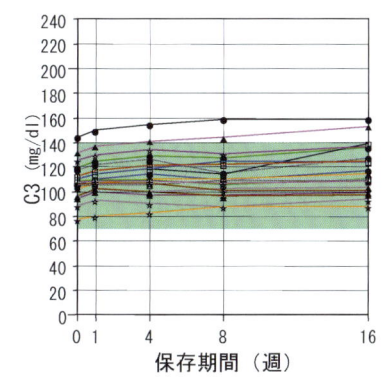

図 37-4 C3 の長期保存 (-30℃) に対する安定性

4 週目まで上昇し、その後は変化を認めない。

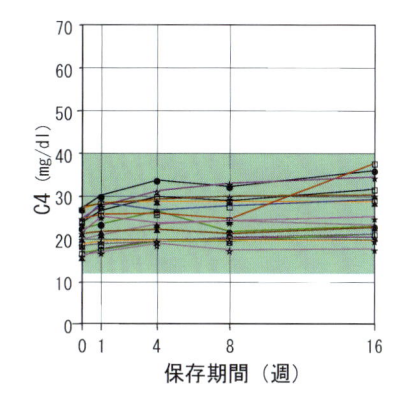

図 37-5 C4 の長期保存 (-30℃) に対する安定性

4 週目まで上昇し、その後は変化を認めない。

主な病態変動

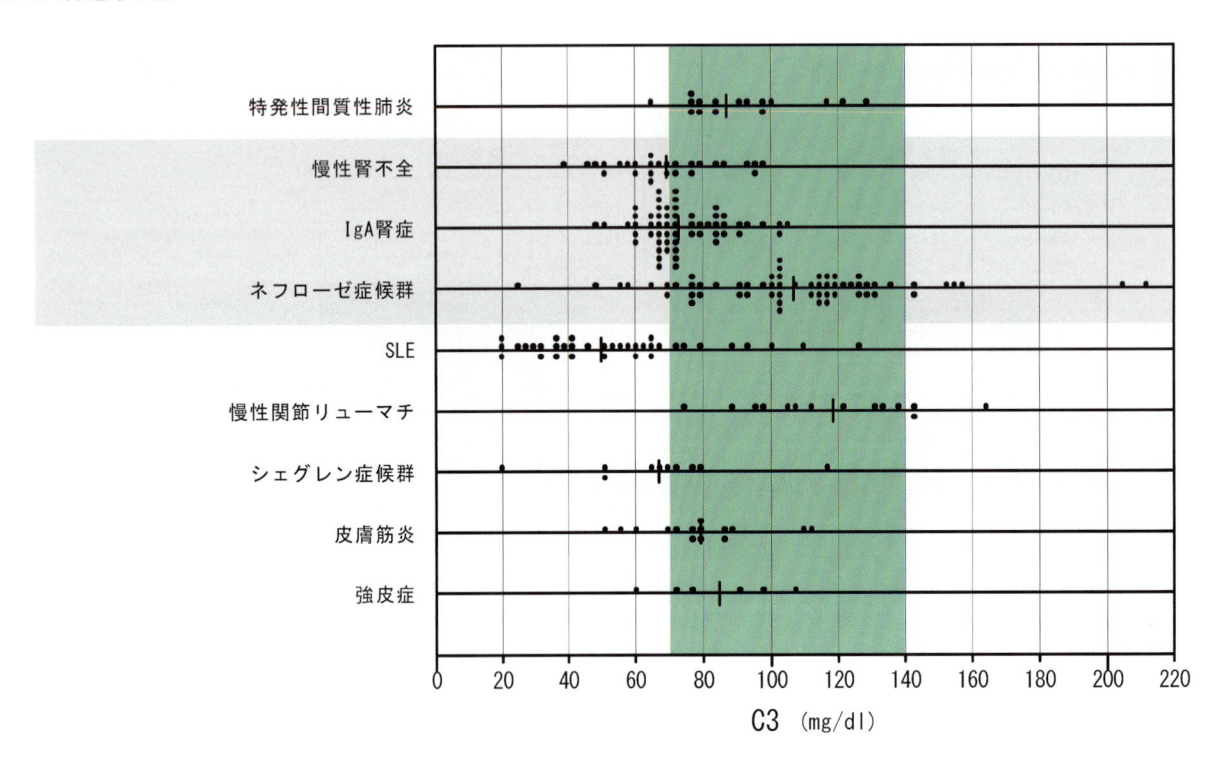

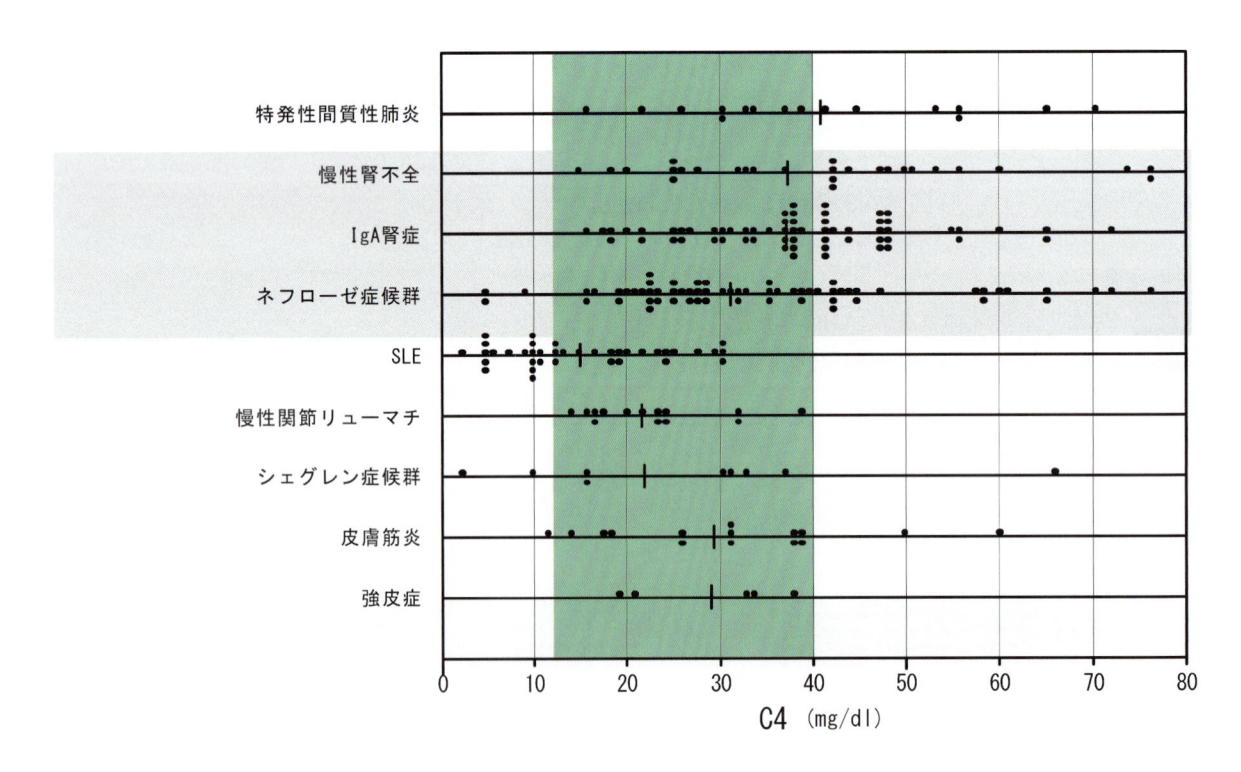

図 37-6 C3, C4 の病態変動
　慢性炎症を特徴とする 9 疾患において、初回入院未治療時に C3、C4 が測定されていた。病気の活動性が強い例では C3 は低下しやすい (特に SLE)。一方 C4 は、SLE を除き慢性活動性炎症では逆に増加する傾向が強いことが示されている。

38 C反応性蛋白
C-reactive protein : CRP

物質の特性・由来と測定意義

C反応性蛋白 (C-reactive protein: CRP) は、肺炎球菌莢膜のC多糖体と結合する血清蛋白として発見された急性相反応物質の一種である。分子量は約25,000で、通常血中では5量体（分子量約12万）でリング状を形成して存在するが、一部、反応性にそれが2つ集まった10量体（分子量約25万）の形を取ることもある。CRPは様々な病態による炎症または組織破壊時に非特異的に増加することが知られ、補体の活性化や好中球の貪食亢進作用を有すると考えられている。CRPは、細菌などの異物を貪食したマクロファージから、放出されるIL6などの刺激を受けて**肝細胞および脂肪細胞で合成され**、血中に放出される。CRPは特に細菌感染症では高度に増加することが多く、その活動度や重症度の優れたマーカとして、臨床的に広く利用されている。一方、栄養マーカーとしての性格を持ち、肥満やそれに伴う動脈硬化性病変の有無と強い関連がある。外傷や手術、自己免疫疾患、進行した悪性腫瘍など、全身性の炎症性病態でも軽度～中等度の上昇がある。

測定原理・測定法

■半定量法
ラテックス凝集反応や免疫拡散法が使われたが、測定感度が低い。

■免疫比濁法
被験血清中のCRPと抗CRP抗体の反応で生じる溶液の濁りをレーザー光による減色 (比濁) として測定する。

■免疫比ろう法
同じく、溶液の濁りを、レーザ光の側方散乱（比朧）として測定する。

■ラテックス免疫比ろう法
抗体をラテックス粒子に付けて、より大きな免疫複合体を形成させるため、その量の変化をより鋭敏に検出できる。なお、一部の測定系では、CRPの血中変化が鋭敏に検出できる高感度測定法を用いたCRPの値を、高感度CRPと称しているが、CRPの値には違いはない。その検出限界は測定系により異なるが一般に0.001～0.004mg/dLである。

■標準化対応と測定値の方法間差法
実試料 国際認証標準品 IRMM(ERM-DA472) を用いて校正を行う。

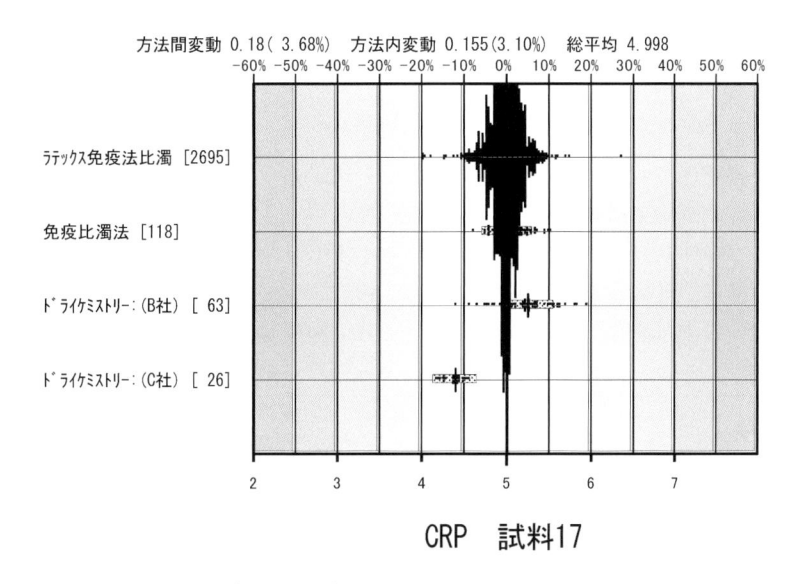

図 38-1 CRP値の全国統一度 (日医調査 2007)

ラテックス免疫比濁法の利用がほとんどを占めており、値はよく揃っている。

基準範囲と生理的・技術的変動要因

■基準範囲

男女	0.1〜0.3mg/dl 以下 （1〜3mg/L） (高感度測定法では 0.01〜0.05mg/dl 以下)

■生理的変動

個体間変動	男女差、年齢差を認めず
個体内変動	肥満 ⇑(脂肪細胞からの産生増加)

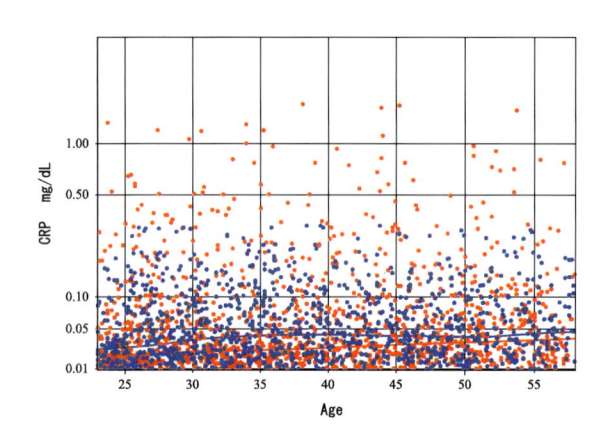

図 38-2 成人における CRP の経年変化

加齢変化を認めず、男女差も認めない。

■検査技術変動

反応条件	抗原抗体反応を利用しているため、反応温度と時間の影響を受けやすいので、反応条件の恒常性が重要となる
測定干渉	異好抗体やリウマチ因子の影響で正または負の誤差

主な病態変動

■上昇

感染症	特に細菌性で明瞭に上昇、その重症度を鋭敏に反映 ウイルス感染ではあまり上昇しない
自己免疫疾患	SLE、慢性関節リウマチ、進行性全身性硬化症など
悪性腫瘍	癌の進展に伴い上昇
組織破壊	外傷、手術、熱傷、急性膵炎などにより、組織障害の程度に応じて上昇
栄養過多	肥満、アテローム性動脈硬化症

■低下

特記すべき、低下を来す病態変動なし

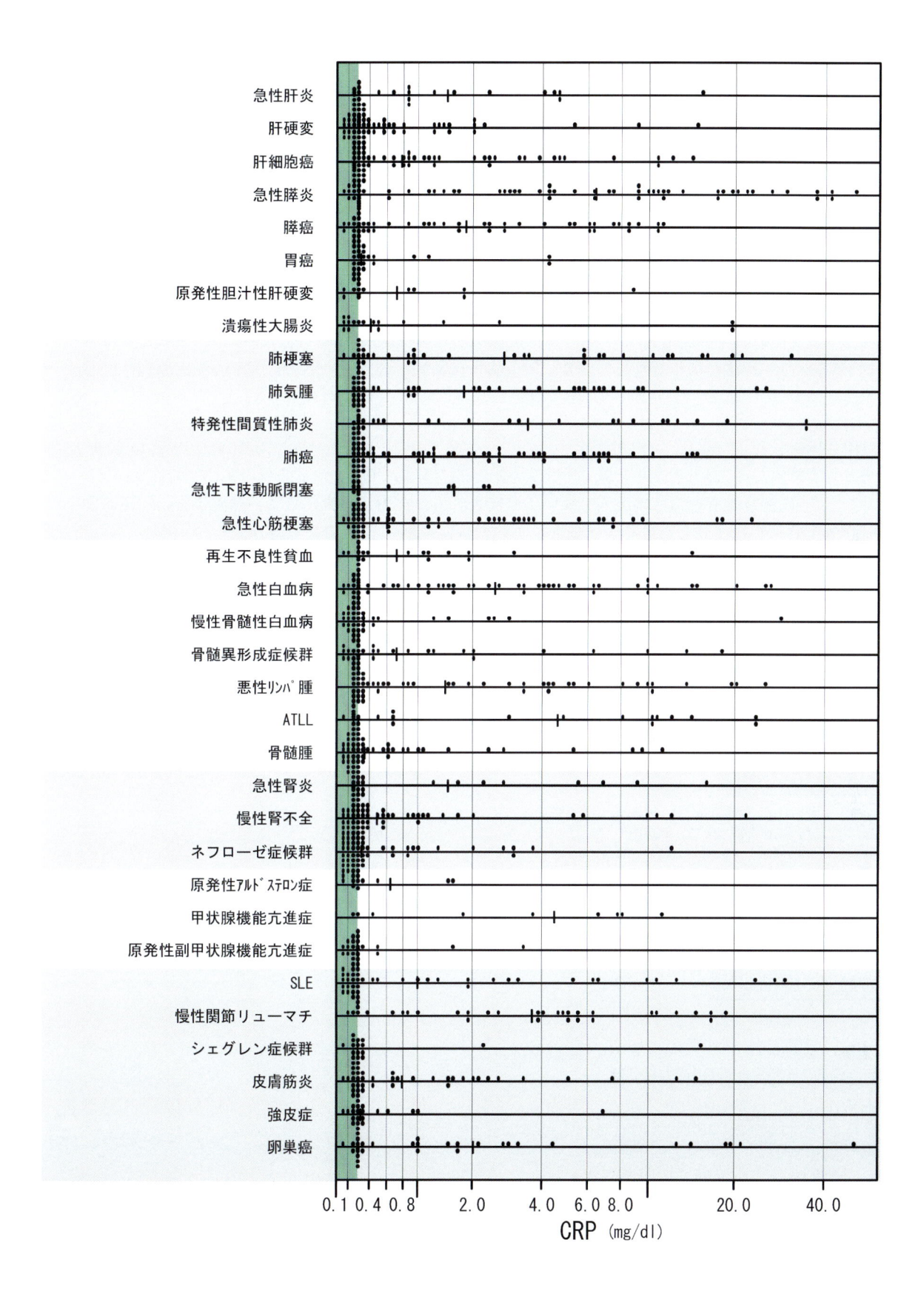

図 38-3 CRPの病態変動

測定感度が 0.1mg/dl で、正常上限 0.3mg/dl の測定系によるデータである。横軸は対数目盛である。疾患特異性は全くなく、あらゆる疾患で上昇する。10mg/dl 以上の極端な高値を示す割合が多いのは、急性膵炎、肺気腫、突発性間質性肺炎、急性白血病、ATLL、SLE、慢性関節リューマチ、卵巣癌である。

39 赤血球沈降速度(赤沈、血沈)
Erythrocyte Sedimentation Rate： ESR

物質の特性・由来と測定意義

赤血球沈降速度は、赤沈または血沈と言われ抗凝固剤を加え血液凝固を阻止した血液をガラス管に入れ垂直に静置し、一定時間内に赤血球が沈降する状態を血漿層の長さとして測定する。簡便な検査法ではあるが、炎症、組織の崩壊、血漿蛋白異常を良く反映するため、初診時や慢性疾患の経過観察などに古くから用いられている。

測定原理・測定法

測定法には 1993 年に国際標準法として ICSH から勧告法が出されているが、この方法は抗凝固剤にクエン酸ナトリウムを用いず EDTA を用いる方法であり、WHO はこの方法を国際的に使用することを推奨している。現在の我が国における測定法は 1973 年に国際標準法として採用され、1977 年に改訂されたウェスターグレン (Westergren) 法が広く普及しており、用手法・自動測定装置法に関わらずその測定原理は同じである。

■ Westergren 法

抗凝固剤として滅菌した 3.2％のクエン酸ナトリウム水溶液[*1]1 容に対し、血液 4 容の割合で混合し、ウェスターグレン管[*2]に混合血液を気泡の混入が無いように入れ、血沈台に垂直に立て、静置する。一定時間後 (30 分,60 分,120 分) に沈降した血漿層の長さを上端の目盛りから mm 単位で読み取る。

[*1]: クエン酸ナトリウム溶液の濃度は従来、3.8％とされていたが、現在では 3.2％のクエン酸三ナトリウム二水塩 ($Na_3C_6H_5O_7 \cdot 2H_2O$) で 109mM/L が用いられている。実際には 3.8％と 3.2％では有意差は見られない。
[*2]: ウェスターグレン管は長さ 300mm、内径 2.5mm、1 目盛り 1mm で 200 まで目盛りがついている。ガラス管であるが、最近ではプラスチック製のディスポーザブル製品も使用されている。

基準範囲と生理的・技術的変動要因

■基準範囲

男	2～10mm (60 分値)
女	3～15mm (60 分値)

平均値 (中間値とも言われる)：60 分値 (a)、120 分値 (b) で (a+b/2) /2 mm を算出する。わが国では、1 時間値および 2 時間値がよく用いられているが、国際標準法では 1 時間値が推奨されている。これは一般的に 1 時間未満であっても沈降はプラトーに達している場合が殆どであるためである。

■個体間変動

年齢	加齢で促進 (高値)↑

■個体内変動

食事	促進↑
運度	促進↑
妊娠	促進↑
性周期	月経およびその直前で促進↑

■検査技術変動

採血	抗凝固剤と血液の混合割合が高い場合遅延
保存	採血後長時間経過で促進（室温で2時間以内、4℃で6時間以内に測定するようにする）
測定温度	低温（18℃以下）で遅延*、高温（25℃以上）で促進
振動	振動で促進
傾斜	血沈管の傾斜で促進（傾斜が1℃で10％、2℃で28％促進）
判読	非常に促進している場合に赤血球層の上端が不明瞭になる事があり、判読に苦慮する場合も少なくない。このような場合は赤血球層が明らかに柱状となって赤血球の密度が均一になっているところまでの目盛りを判読する。

*測定時に検体の寒冷凝集素価が高いと低温（18℃以下）であっても血沈は促進する（逆転現象）

主な病態変動

■促進

赤血球の異常	貧血
低アルブミン血症	慢性腎炎、ネフローゼ症候群* など
血漿タンパク異常	多発性骨髄腫、マクログロブリン血症など
フィブリノゲン/免疫グロブリンの増加	
慢性炎症性疾患	慢性関節性リウマチ、全身性エリテマトーデスなど
感染症	肺結核、肺炎、敗血症、亜急性心内膜炎など
組織損傷	心筋梗塞など

*ネフローゼ症候群ではフィブリノゲンも増加し、より著明に血沈促進。

■遅延

赤血球の異常	多血症、遺伝性球状赤血球症（HS）* など
高アルブミン血症	栄養過多、過度のアルブミン製剤輸注時など
フィブリノゲンの低下	播種性血管内凝固症候群（DIC）、線溶亢進、肝疾患など
免疫グロブリンの低下	副腎皮質ホルモンや免疫抑制剤による治療

*貧血のある場合、貧血の度合いにより促進度が変わるが、HSの場合貧血が存在しても血沈は遅延する。

■血沈とC反応性タンパク（CRP）との関係

血沈	CRP	
正常	高値	急性炎症の初期
促進（高値）	高値	炎症性疾患、組織崩壊
促進（高値）	正常	急性炎症の回復期、貧血

　急性相反応物質のCRPは、急性炎症反応では血沈に先行して上昇するが、血沈は炎症症状が無くなってCRPが低下しても残存フィブリノゲンの影響で促進している。
　急性炎症性疾患：タンパクの合成調節によってフィブリノゲンは上昇し、アルブミンは低下するが、このような反応はCRPが正常化しても暫く続くため血沈は促進（亢進）する。
　慢性炎症性疾患：急性相反応物質の産生が少なく基準範囲内であることも少なくないが血沈は促進（亢進）する。

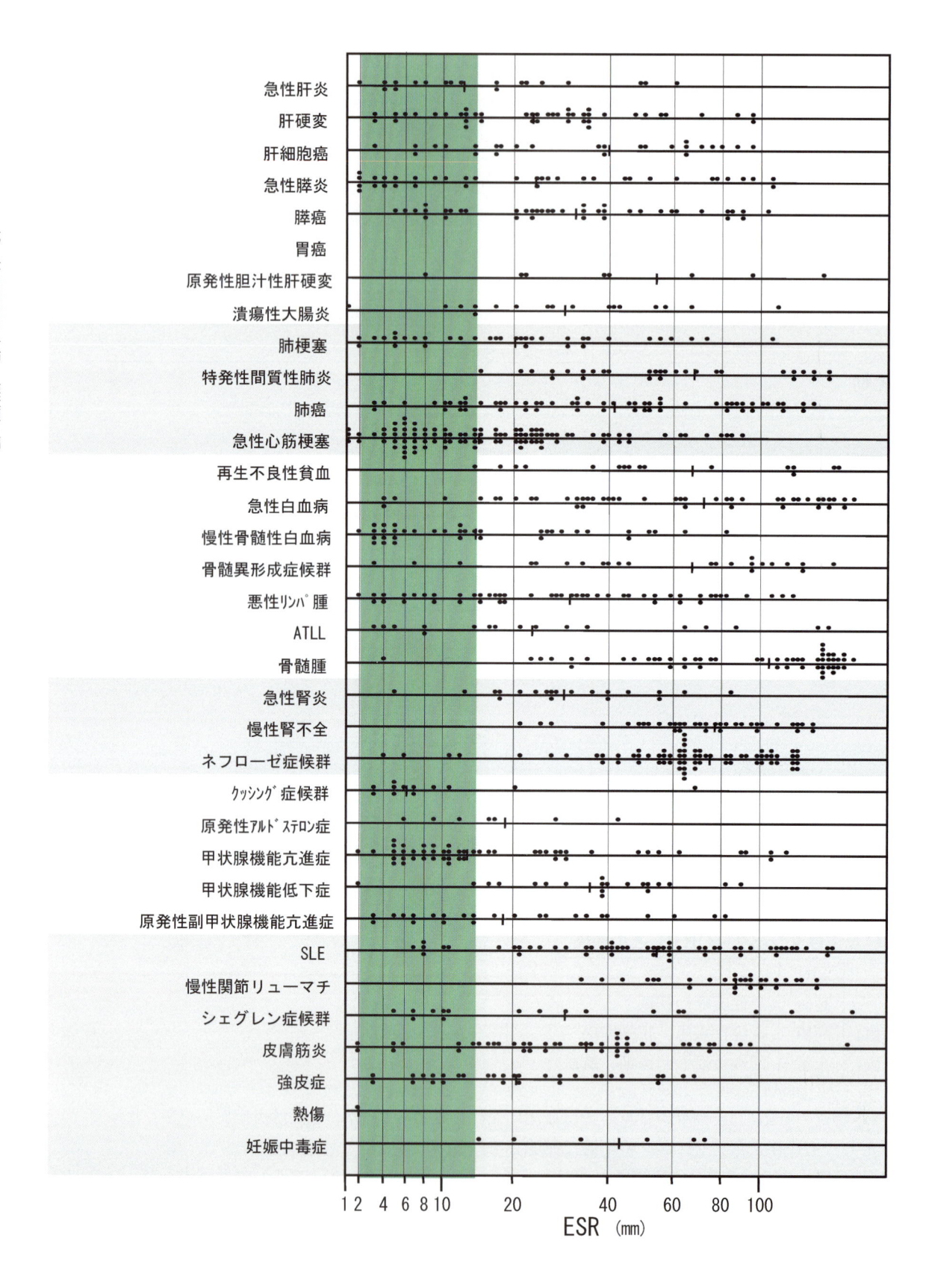

図 39-1 ESR の病態変動

ほとんど全ての疾患で高率に血沈の促進が見られる。最も顕著な促進は、免疫グロブリンの著増する骨髄腫、慢性関節リウマチ、SLE、慢性間質性肺炎、高度貧血となる再生不良性貧血、急性白血病、MDS、そしてフィブリノーゲンが著増するネフローゼ症候群などで見られる。一方、このデータベースでは血沈の遅延を特徴とする多血症、免疫グロブリンの低下、DICなどの病態はほとんど存在しない。

第 III 章

各 論
疾 患 編

　エビデンスに基づく検査診断（EBLM）の実践をめざして、疾患別症例データベースを構築した。一部例外を除き、**対象疾患は臨床検査が病態の診断・治療・予後の判断で威力を発揮する主要40疾患**である。本章では、各疾患の概要を述べ、その病理所見・臨床所見・検査所見を中心に、最新の知識を整理した。そして最後に、他書に類を見ない特徴として、同データベースに記録された臨床所見と検査値の定量的な特性（頻度や分布）を図示した。その**データは、基本的に各疾患の発症時・未治療時点のもので、様々な病期・重症度の症例が含まれる**。従って、この情報をEBLMで利用される場合には、その限定下のエビデンスであることに注意されたい。

疾患別症例データベースについて

■ EBM・EBLMの展開と問題点

1990年代初期より、**EBM**（evidence based medicine：事実に基づく医療）の重要性が唱えられ、「実臨床における様々な判断を、直感や経験ではなく、研究データ（エビデンス）に基づいて行うべきである」というキャンペーンが、その後広く展開されている。**エビデンスのうち治療に関するものは、臨床試験（介入研究）**を通して、実験的に確認されてゆく（因果関係が明らかになる）ため、信頼性が高く臨床判断の拠り所となる。しかし、**病気のリスクや診断的特徴に関するエビデンスは、調査研究（患者対照研究、コホート研究など）**に依存している（人に病気を作り出す実験は出来ない）ため、研究成果の解釈は、調査方法に関わる様々な因子に依存し、結果をそのままエビデンスとして適用できないことが多い。

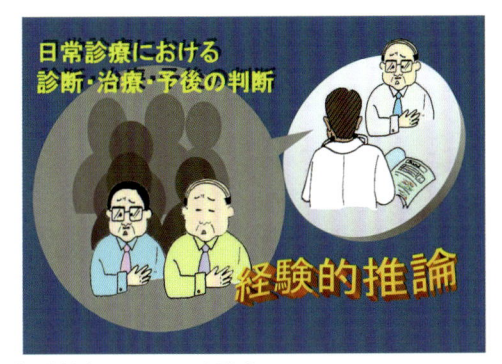

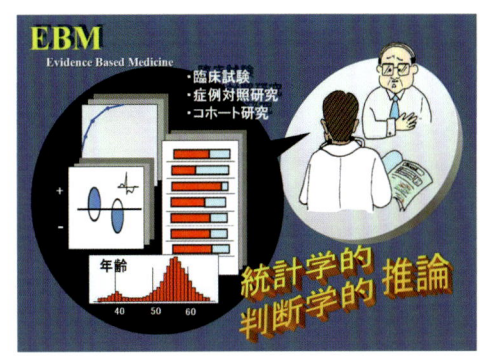

経験的な判断による診療　　　　事実に基づく診療（EBM）

さて、その後同じキャンペーンが、臨床検査医学の中でも**EBLM**（evidence based laboratory medicine）として唱えられるようになった。その目指すところは、やはり臨床検査の利用を研究データ（エビデンス）に基づいて行えるようにすることであった。しかし、臨床検査は実に多種多様な状況（診断、治療効果の判定、予後予測等々）で利用され、エビデンスといっても無数の状況が存在し、それぞれにマッチした研究データを得るのは極めて困難である。仮に、検査の診断的なエビデンスだけに限定するとしても、そのためには調査研究（患者対照研究）が必要となり、研究成果の解釈は、対象とした患者群・対照群の選別条件（年齢、性別、人種、生活習慣、診断基準）に依存する。しかし、様々なニーズに対応した的確な調査報告は少なく、いざその成績を実臨床に適用しようとしても、なかなかふさわしいものは得られないのが現状である。

■データベース構築の目的

市原は、その問題に対応するには、臨床検査に関する調査データ全体をそのままデータベース化し、臨床検査を利用する状況に応じて、動的にエビデンス（条件によって絞り込まれたデータ）を取り出す仕組みが必要であると考えた。しかし、臨床検査を利用する場面は千差万別であり、結局、病気の初期診断に限定したエビデンスを得ることを目的にデータベースの構築を目指すこととした。すなわち、対象疾患を決めて、それぞれの診断規準を設定し、それに適合する症例を収集すべく、初回入院時の検査データを、その時点での患者の臨床症状や所見とともに記録していくこととした。1995年にその構想を持ち、その後6年をかけて42疾患2355例の症例を収集した。これにより、任意の条件（疾患名、年齢、性別、臨床所見）を指定して、その臨床検査値の特徴をつかめるようにした[9)10)]。

■対象とした疾患と症例数

臨床検査が対象とする疾患の数は膨大であり、当然ながら、（1）罹患率が高く症例数の多い疾患（出現頻度の少ない疾患を除外）、（2）臨床検査が、病気の初期診断で大きな威力を発揮する疾患（心療科、整形外科、眼科・耳鼻科などの疾患を除外）、（3）発症時点を比較的明瞭に特定できる疾患（従って、糖尿病、メタボリック症候群、高脂血症、高血圧症等を除外）に限定して、データベース化を試みた。

ただ、(2)には当てはまらないが、例外的に最初から疫学調査目的で診療科と連携して調査した疾患として、骨粗鬆症、IgA腎症、閉塞性動脈硬化症（ASO）の3疾患がある。このうち、**骨粗鬆症**は高齢者の女性に限定したため、その年齢層の女性の健常値の特徴が得られたことになる。**IgA腎症**は、血液検査上の特徴は不明瞭であったが、生検組織の特徴（病理組織所見）が明らかとなった。また**妊娠中毒症**は、結果的に血液検査上の特徴は不明確であったが、妊娠中（第3期）の検査値の特徴が示された。下の表は、疾患別症例データベースの対象疾患と収集した症例数である。

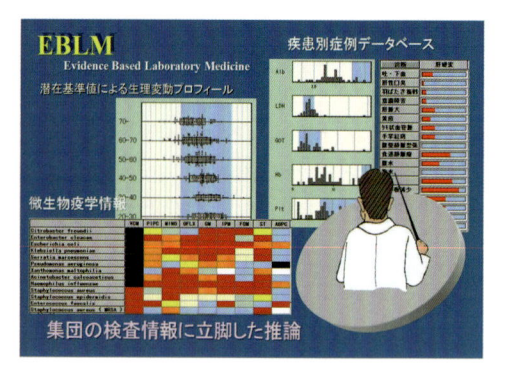

事実に基づく検査診断（EBLM）

疾患別症例データベース

肝胆道系疾患		心・肺疾患		他の悪性腫瘍	
急性肝炎	46	心筋梗塞	260	胃癌	62
肝硬変	75	肺梗塞	48	肺癌	87
肝細胞癌	92	急性下肢動脈閉塞	15	卵巣癌	39
急性膵炎	68	肺気腫	54		
膵癌	61	特発性間質性肺炎	30		
腎疾患		**自己免疫疾患**		**その他**	
急性糸球体腎炎	24	SLE	59	伝染性単核症	90
慢性腎不全	66	皮膚筋炎	46	潰瘍性大腸炎	18
IgA腎症	64	強皮症	32	骨粗鬆症	82
ネフローゼ症候群	80	Sjogren症候群	20	熱症	70
血液疾患		関節リウマチ	30	多発外傷・筋挫滅	61
再生不良性貧血	21	原発性胆汁性肝硬変	12	妊娠中毒症	42
骨髄異形成症候群	34	**内分泌疾患**		パラコート中毒	154
急性白血病	58	甲状腺機能亢進症	80		
慢性骨髄性白血病	48	甲状腺機能低下症	23		
悪性リンパ腫	64	クッシング症候群	14		
ATLL	24	副甲状腺機能亢進症	28		
骨髄腫	63	原発性アルドステロン症	10		

計 42疾患 2354症例

対象疾患と症例数

■症例の収集と選別基準

このデータベース化の作業は、1996年〜2001年の間に川崎医科大学病歴室の協力を得て行った。この作業が実現したのは、「病歴情報は大切な医学研究の資産であり、その研究的利用においては、診療科の壁を作らず、どの診療科からでも自由にアクセスできるようにすべきである」との、故・柴田進元学長の病歴室運営の基本方針があったためである。ここに、日本の臨床検査医学の創始者でもある、柴田進先生の卓越したお考えに心より敬意を表す次第である。

実際には、対象疾患を一つずつ特定して、過去（疾患によって2〜7年内）の入院カルテの中から、退院時診断にその疾患名が主病名である症例のカルテを、指定した数だけ病歴室に抽出をお願いした。次に、その中から（1）その病名で初回入院であり、かつ発症時点が捉えられていること、（2）未治療であること、（3）診断基準を満たしていること、（4）対象疾患に影響しうる他の合併疾患が存在しないこと、の4つの規準を満たすものに限定した。その結果、実際に利用できた入院カルテは、疾患にもよるが2〜5割程度となった。

（1）の規準から、どの症例も基本的には、入院を要したものとなるが、一部の症例では、例外的に入院カルテから初診時外来のデータに遡って記録する症例があった。特に、**甲状腺機能亢進症**については、入院する症例が少なく、最初から外来カルテに依存して初発時の記録を調べたものが多かった。また（2）の例外として、**肝硬変**は長年の外来での通院治療後に、イベント（食道静脈瘤の破裂、腹水の貯留、大量下血、意識障害）が起こった時点でのデータである。また、**慢性腎不全**は、クレアチニンが一定のレベルに達し、血液透析に向けて血管シャント作成のために入院した時点のデータである。

なお、実際のデータ収集作業の多くは、同大学の研修医への指導、ならびに附属の川崎医療短期大学学生の卒業研究の一環として実施した。ここに、その膨大な作業にご協力いただいた医師・学生の皆さんに改めて感謝の意を表す。

■症例カードと収集情報

　症例の収集は、疾患毎に症例カード（記録フォーム）を作成、その上半分にその疾患に特徴的な臨床症状や所見、または病理所見を記録。下半分には、基本検査（生化学スクリーニング検査、末梢血検査、尿半定量検査、凝固検査）を必須として、その疾患に特異性が高く高頻度に測定される検査所見を記録する形をとった。下に、多発性骨髄腫の症例カードの例を示す。

- 臨床症状・所見
　年齢、性別とともに疾患に特徴的な自覚症状、臨床所見を記録し、その頻度（または半定量的な場合は程度）が分かるようにした。また、疾患の原因や病型、重症度が分かる場合はそれを記録した。

- 検査所見
　基本検査として化学スクリーニング検査（含窒素化合物、脂質、酵素活性）、末梢血検査、電解質、凝固検査、尿定性・沈査を、疾患にかかわらず記録するように努め、最後にその疾患特異的な検査所見を記録した。ただし、データのほとんどは、1990年代のものであり、最新の検査が記録されていない。なお、データ抽出期間中に、測定法が変化したり測定値の標準化作業が行われた検査があるが、全て測定値の比較検討結果に基づいて、2002年時点のデータに変換した。

症例カードの例

1 急性ウイルス肝炎
Acute viral hepatitis

疾患概要

ウイルス肝炎は、向肝性ウイルス (A、B、C、D、E 型肝炎ウイルス) による肝炎で、その約半分は経口感染 (魚介類の生食や水系汚染) による A 型肝炎である。以前は輸血や血液製剤などによる B 型、C 型などの血液感染が主流を占めていたが、最近では肝炎ウイルスマーカの検査が行われ、B 型、C 型などの発生頻度が少なくなった。一般に潜伏期間は 2 週間以上と長い。発症後 A,B,E 型では通常 1 〜数ヶ月の経過で回復するが、C,D 型では慢性化しやすい。

■疫学

A 型 (HAV:hepatitis A virus) は経口で感染し、潜伏期間は 2〜7 週であり、糞便中に HAV が排泄され流行性感染を起こす。治癒すれば終生免疫を獲得し、慢性化しにくい。小児から青年にかけて好発。子供の A 型肝炎は成人に比べて症状は軽度である。A 型は熱帯ベルト地域に高率に見られ、冬から春にかけて多発する。

B 型 (HBV:hepatitis B virus) は体液、血液によって感染し、潜伏期間は 1〜6ヶ月と長い。無症候性キャリアは母子感染が原因で、アジア、太平洋地域に高率に見られる (日本では 2〜3%)。健康成人の罹患では持続感染 (慢性化) はまれであるが、乳幼児期の感染や、免疫不全状態の成人では持続感染することがある。ただ、劇症化率は他の肝炎より高い。

C 型 (HCV:hepatitis C virus) は、血液を介して感染、潜伏期間が 2 週〜6ヶ月で、高度に慢性化しやすく (60〜80%)、発癌率が高い。

D 型 (HDV:hepatitis D virus) は、欧米に比べ日本では少ないが、常に HBV との重複感染の形を取り、同じ経路で感染する。不完全な RNA ウイルスで、HBV の存在下で増殖でき、外側の皮膜は HBsAg と同じである。

E 型 (HEV:hepatitis E virus) は、日本では少ないが、東南アジアへの旅行時に、HAV 同様に経口感染し、同様の臨床経過を取る。潜伏期間は 4〜6 週。妊婦が感染すると劇症化しやすい。

なお、他のウイルス性感染でも肝炎を伴う例がある。特に、サイトメガロウイルス (**CMV**) の小児期の初感染や免疫能の低下した人での感染、EB ウイルス (**EBV**) の若年成人での初感染時 (**伝染性単核症**の項を参照) に、2 次的に肝炎を生じることが多いが、持続感染にはならない。

	A 型肝炎	B 型肝炎	C 型肝炎	D 型肝炎	E 型肝炎
ウイルス	HAV 正 20 面体 単層皮膜	HBV 球状 2 重被膜	HCV 球状 2 重被膜	HDV 球状 2 重被膜	HEV 正 20 面体 単層皮膜
遺伝情報	RNA	DNA	RNA	RNA	RNA
感染様式	経口	血液・体液	血液	血液・体液	経口
潜伏期間	2〜7 週	1〜6ヶ月	2 週〜6ヶ月	1〜6ヶ月	4〜6 週
初感染診断	IgM-HA 抗体	HBsAg IgM-HBc 抗体	HCV-RNA HCV 抗体	HDV-RNA HDV 抗体	HEV-RNA
慢性化率	—	≦ 10 %	60〜80 %	≦ 10 %	—

■病理所見

ウイルスに感染した肝細胞を自己のリンパ球が攻撃することによって生じる反応で、肝細胞の壊死が重症度に応じて種々の形態が認められる。肝細胞壊死の組織所見としては、肝細胞の細胞質が好酸性を増した好酸体 acidophilic body と門脈域での削り取り壊死 piecemeal necrosis がみられる。劇症化した場合は、多くの肝細胞が壊死に陥る。

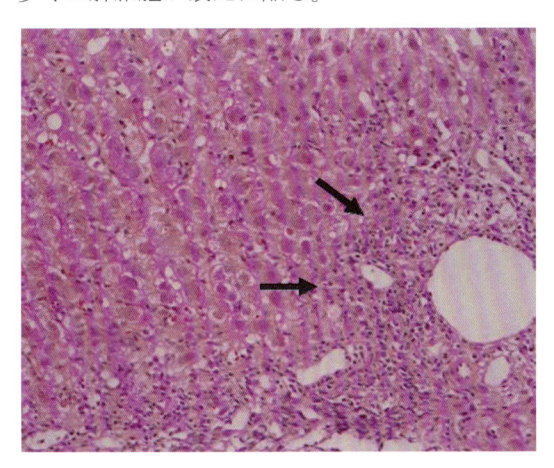

図 1-1 急性ウイルス性肝炎
肝小葉周辺帯の門脈域に削り取り壊死（矢印）がみられ、肝小葉内にも好酸体や点状壊死が散見される。

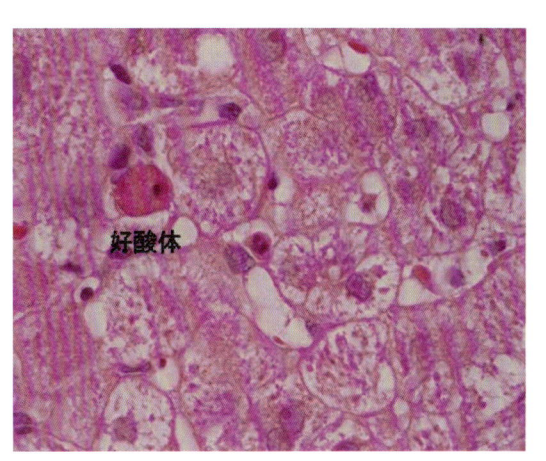

図 1-2 急性ウイルス性肝炎
好酸体と肝細胞の細胞質の風船状の腫大がみられる。

■臨床所見

潜伏期	無症候
前駆期	倦怠感、食欲不振、悪心・嘔吐、インフルエンザ様症候 (発熱、頭痛、関節痛)
黄疸期	黄疸、肝腫大、肝部圧痛、腹水、出血傾向、肝不全
	ただし、C 型は全般に自覚症状乏しく黄疸はまれ

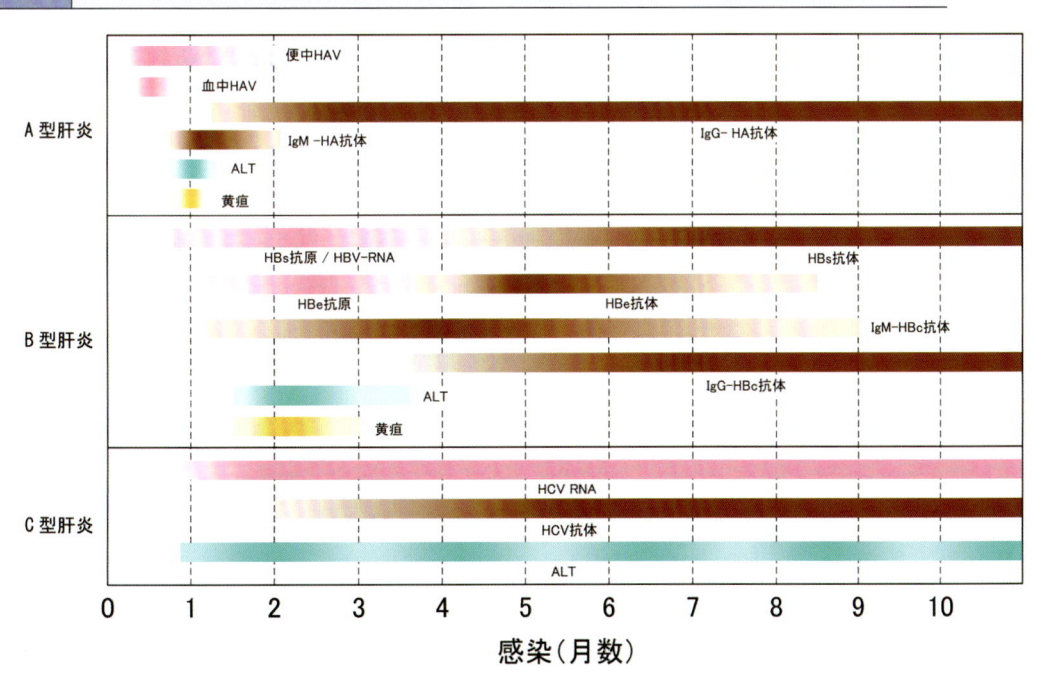

図 1-3 3つの肝炎の臨床経過
　A 型肝炎は 2～7 週の潜伏期を経て発症し、極期には黄疸が出現する。2ヶ月内の経過で自然に完治し、終生免疫を得る。B 型肝炎は 1～6ヶ月の潜伏期を経て発生し、黄疸期を経て数ヶ月の経過で自然治癒するが、一部は慢性化する。C 型は、感染後 2 週～6ヶ月の経過で発症するが、急性肝炎の形をとらず黄疸を認めないことが多い。大多数は慢性化し ALT が軽度から中等度の範囲で変動する（慢性活動性肝炎）。

■検査所見

血液検査	白血球は正常〜軽度減少 (相対的リンパ球増多)、EBV,CMV では異型リンパ球↑
肝機能検査	AST, ALT↑ 《初期》AST > ALT 《極期》AST < ALT 《治癒期》AST > ALT TBil は AST、ALT のピークにやや遅れて最高値 (10〜15mg/dl) γGT・ALP・TBil の上昇 (胆汁うっ滞例では、灰白便・脂肪便)
急性期診断	HAV(IgM 型抗 HA 抗体)、HBV(HBs 抗原, IgM 型抗 HBc 抗体, HBV-DNA 同定) HCV(HCV-RNA 同定)、HDV(抗 HDV 抗体)、HEV(抗 HEV 抗体, HEV-RNA 同定)
尿検査	病初期に尿中ウロビリノーゲン↑、黄疸期に尿ビリルビンが著明に上昇

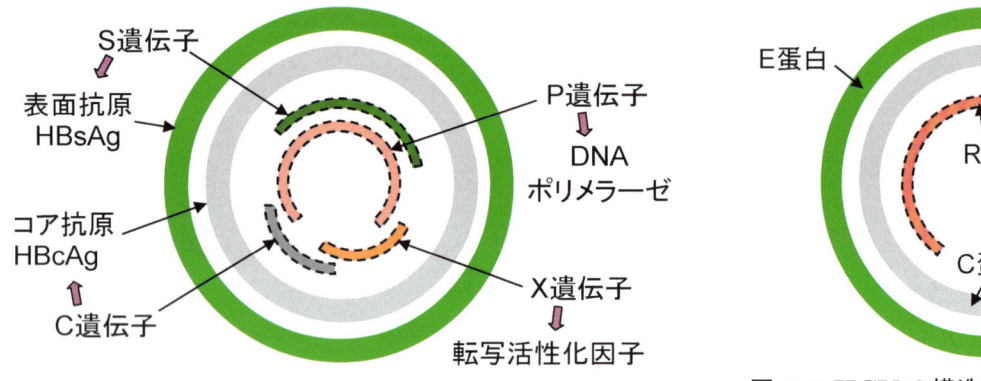

図 1-4 HBV の構造

図 1-5 HCV の構造

		後天性感染		過去の感染	キャリヤー		HBsワクチン接種後
		急性感染			セロコンバージョン		
		黄疸期	回復期		(−)	(+)	
HBs	HBs抗原	＋＋	±〜−	−	＋	＋	−
	HBs抗体	−	−〜＋	＋	−	−	＋
HBc	IgM-HBc抗体	＋	＋	−	−	−	−
	IgG-HBc抗体	＋	＋	＋	＋＋	＋＋	−
HBe	HBe抗原	＋	−	−	＋	−	−
	HBe抗体	−	＋	−	−	＋	−

図 1-6 B 型肝炎マーカの診断的意義

HBs 抗体は基本的に中和抗体であり、B 型肝炎ウイルスに対する免疫を表す。HBc 抗体は、過去の感染から回復して長期たつと低下するが、B 型肝炎ウイルスキャリアでは明瞭な高値をとる。HBe 抗原の存在は、ウイルスの増殖性・感染性の高さを表し、後天性感染初期や若い年齢のキャリアで血中濃度が高い。キャリアでは、年齢と共に HBe 抗体が陽性となる（セロコンバージョン）の割合が増える。

■治療法

急性期は横臥位（肝血流増で回復促進）で安静、食事療法（カロリーを押さえ糖質を主体に）

針刺し事故：HCV 陽性血液→経過観察
　　　　　：HBV 陽性血液→本人が HBsAg(−), HBsAb(−) の場合、抗 HB 人免疫グロブリン投与
　　　　　　　　　　　　　　　　　　　　　　　　　　　　　　　　　＋ HB ワクチン投与

■予後

A 型肝炎はほとんど 2〜3 ヶ月で完治する。B 型肝炎 (一過性感染) は 1〜3％が劇症化、少数例が持続感染に移行するものの、他は完治する。幼小児の感染例や副腎皮質ステロイド剤治療や免疫不全状態では持続性感染に移行しやすい。C 型肝炎は初感染例で多くが慢性化する。A 型肝炎、B 型肝炎ではワクチン接種によって感染を予防できる。

急性ウイルス性肝炎

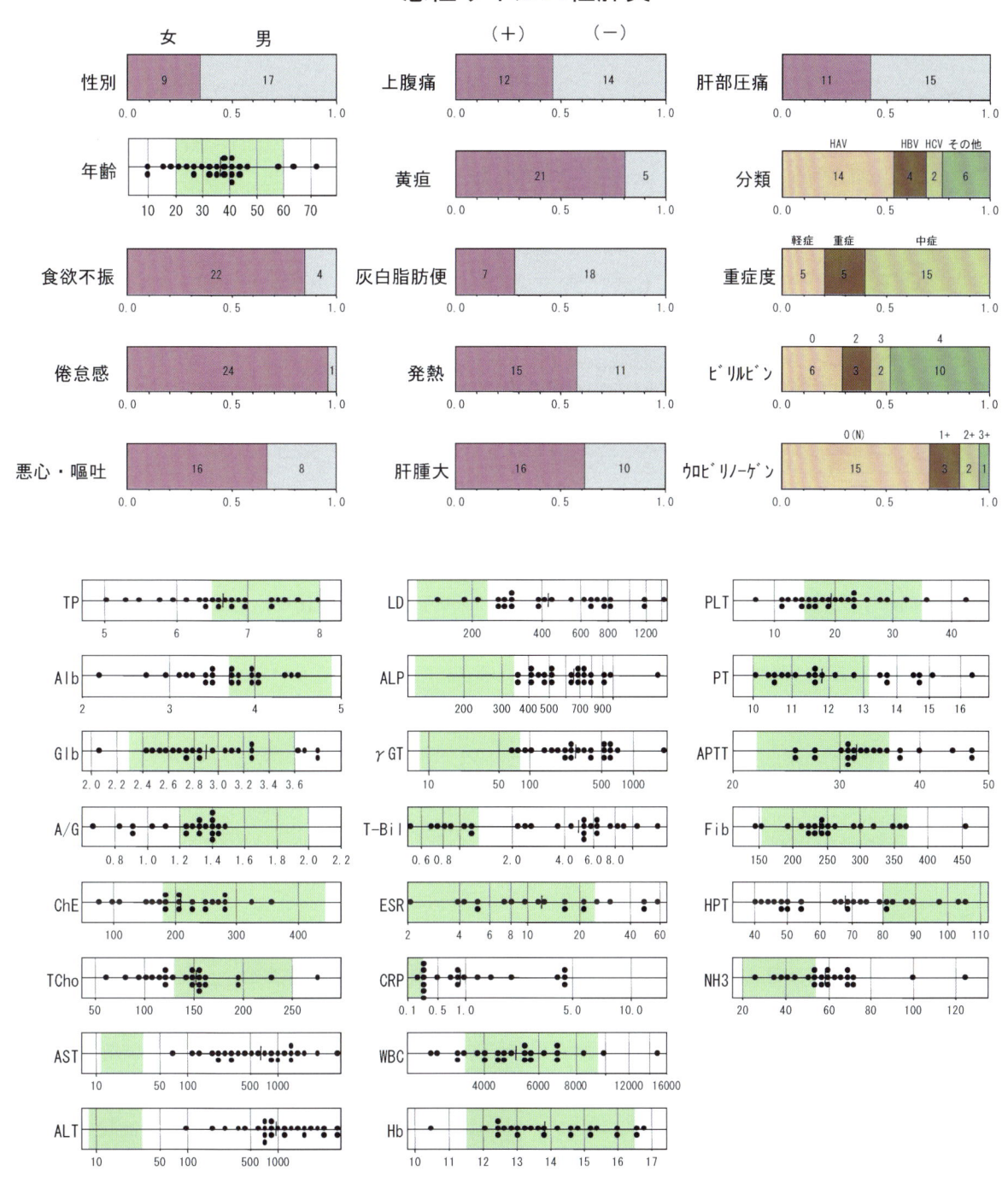

図 1-7 急性ウイルス性肝炎の臨床所見・検査所見

HAV によるものが多い。臨床所見として、倦怠感と悪心嘔吐、発熱、黄疸と上腹部痛・肝腫大を特徴とする。尿ではビリルビンの増加を認める（初期はウロビリノーゲン↑）。血液では、肝細胞障害所見として AST,ALT,LD の上昇、肝細胞性黄疸所見として ALP,γGT,TBil の上昇を認める。Hpt や TCho の低下と NH3 の上昇は肝機能低下を表す。CBC, 血沈の変化乏しく、CRP 上昇は軽微。

2 肝硬変
Liver cirrhosis

疾患概要
　肝硬変は、長期にわたる肝の慢性炎症により、肝細胞の変性・壊死と再生が繰り返され、その結果、肝内に瘢痕性 線維化と小葉構造の改築（偽小葉）が生じて起こる。これにより、肝機能の低下（特に蛋白合成障害）と門脈の血流障害（門脈圧亢進）が生じ、多彩な病態を呈する。様々な原因で起こりうるが、日本ではほとんどがC型やB型肝炎ウイルスによる慢性炎症が原因である。

■疫学

好発年齢	45〜75歳
性差	男＞女
地域性	ウイルス性肝炎の分布に一致し、西日本で高頻度（西高東低） アルコール性肝硬変は飲酒量の多い県で高頻度

■病因
　慢性炎症を来すあらゆる肝疾患で起こりうる。大きく、ウイルス性（HBVとHCV）、アルコール性、自己免疫性（原発性胆汁性肝硬変、自己免疫性肝炎）、胆汁うっ滞性、うっ血性、代謝性（ウイルソン病、ヘモシデローシス）、寄生虫性、高度の栄養障害などに分類される。

■病理所見
　慢性的な肝細胞の破壊と再生が起こり、それに伴って結合組織が増加して偽小葉 pseudolobule（線維隔壁）が形成される。肝細胞の再生により代償期には腫大することもあるが、長期的には肝臓は萎縮する。線維化が進むと門脈の流れが屈曲し血流抵抗が増える（門脈圧亢進 portal hypertension）。

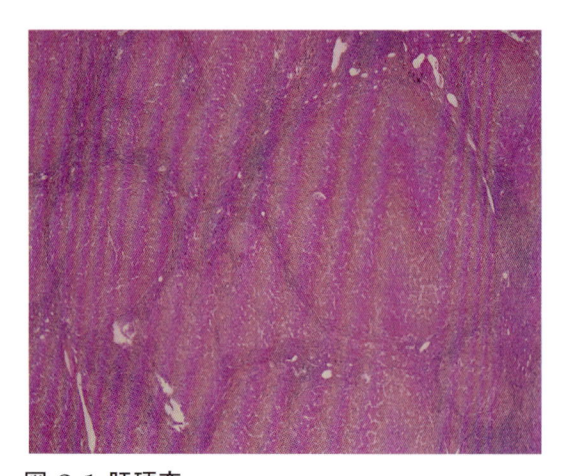

図 2-1 肝硬変
増生した結合組織により肝実質は大小の偽小葉に分画されている。

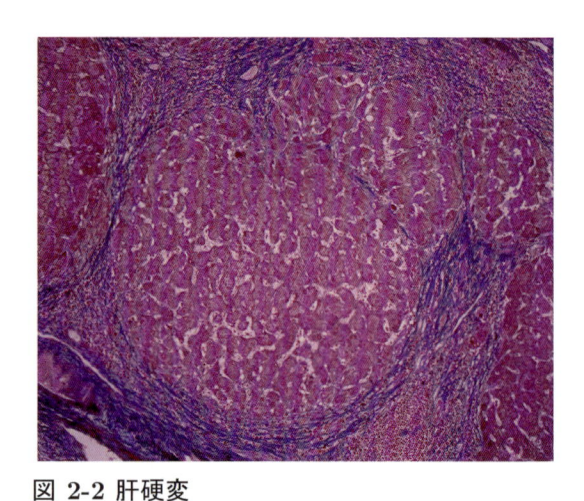

図 2-2 肝硬変
Azan染色：膠原線維が青色に染色されるため、偽小葉構造がよくわかる。

■臨床所見

代償期では、ほとんど自覚症状・他覚所見症状を認めない。非代償期では、低蛋白血症と門脈圧亢進に伴う症候（腹水、食道静脈瘤、脾腫）や出血傾向が見られ、さらに進行すると、肝性脳症や循環不全に伴う症候が出現する。

一般症状	全身倦怠感、疲労感、食欲不振、腹部膨満感、悪心・嘔吐
門脈圧亢進	脾腫、食道静脈瘤、腹水、腹壁静脈怒張 (Caput Medusa)
出血傾向	紫斑、吐・下血 (脾腫による血球の破壊亢進と肝由来増殖因子の低下で血小板数↓、凝固因子の産生↓)
肝機能低下	低蛋白血症 (浮腫、腹水、胸水)、黄疸 (閉塞性のこともある)、2次性糖尿病
肝性脳症	肝性口臭 (アンモニア臭)、意識障害 (傾眠〜昏睡)、羽ばたき振戦 (手関節を背屈したまま上肢を水平に挙上→両手関節に震え)
肝腎症候群	肝不全末期に見られる急性腎不全 (血管内脱水に伴う低血圧・循環障害が原因)
その他	肝のエストロゲン不活化の障害→女性化乳房、クモ状血管腫、手掌紅斑
	特発性細菌性腹膜炎（腹水があると高率に合併、発熱・腹痛を伴わない無症候性のことも）

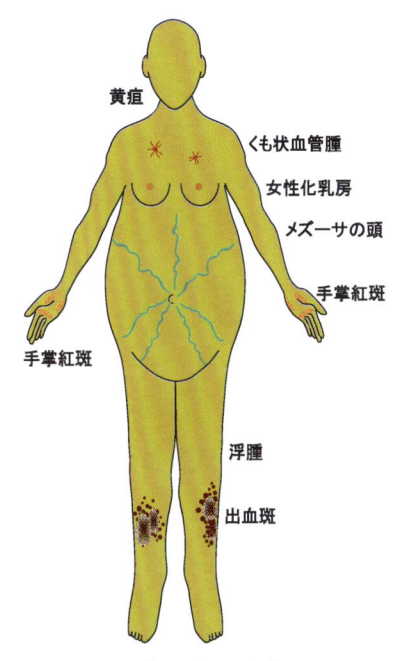

図 2-3 肝硬変の主な臨床所見
クモ状血管腫は前胸部に多く、手掌紅斑は母指、小指側の隆起部に生じる。2所見の合併は肝硬変に特徴的。腹水のため腹部膨隆を認め、低アルブミン血症のため浮腫は全身性に生じる。非代償例では肝性口臭、傾眠傾向、羽ばたき振戦を認める。

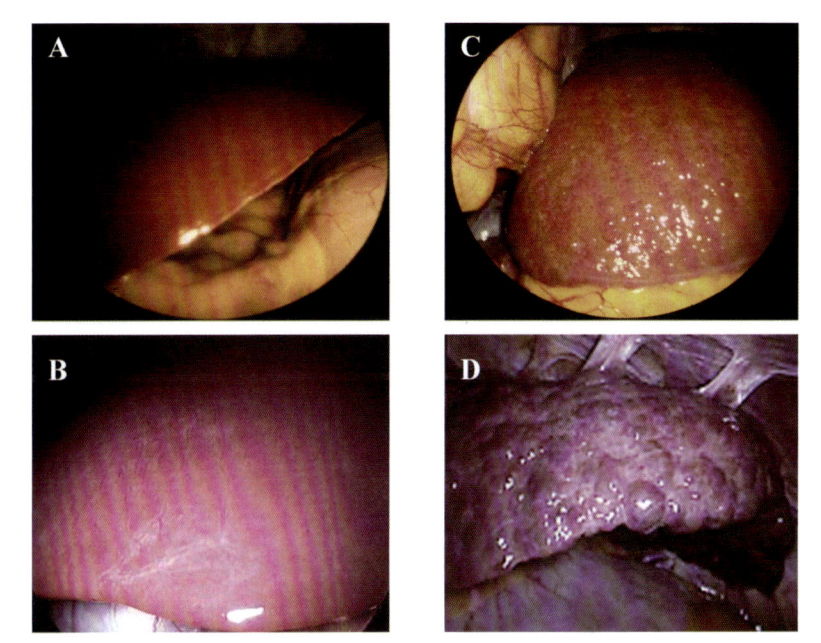

図 2-4 肝硬変の腹腔鏡所見
A：肝左葉の表面像を示す。肝表面は概ね平滑で肝辺縁も鋭である。ほぼ正常の肝表面像と考えられる。B：肝右葉の表面像を示す。肝表面は概ね平滑であるが、色調がやや白っぽくなっている。肝辺縁はやや鈍化しており軽度の線維化を伴う慢性肝炎の肝表面像である。C：肝左葉の表面像を示す。辺縁は肝鎌状間膜から大きくはみ出し腫大している。肝表面は光のハレーションからも明らかなように凹凸不整が目立ち、肝線維化の進行した慢性肝炎の肝表面像である。D：肝左葉の表面像を示す。一部に腹壁との癒着を認める。肝表面には大小不同の明らかな結節を認め、典型的な肝硬変の肝表面像である。

■ 検査所見

　肝臓は、多様な代謝過程に関係している臓器のため多様な病態検査変動を認める。主要所見は、蛋白合成障害、門脈圧亢進、肝線維化の結果と解釈される。最も高率に認めるは、**アルブミンと血小板数の低下**で、次いで**グロブリンの上昇やヘパプラスチンテスト（HPT）低下**の頻度が高い。

血液検査	肝細胞壊死	AST・ALT・LD↑（AST＞ALT）、AFP↑は肝細胞の代償的増殖を反映
	蛋白合成低下	Alb・ChE低下、TCho低下（胆汁うっ滞例では低下せず）
	線維化	Glb上昇、Ⅰ型やⅢ型コラーゲン、PⅢP(procollagen type III peptide)の上昇
		Ⅳ型コラーゲン7S(N末端ペプチドの7Sドメイン)の上昇
	胆汁うっ滞	ビリルビン・ALP・γGTの上昇
	門脈圧亢進	脾腫→汎血球減少、特に血小板数↓は診断上重要
	止血異常	PT延長(ビタミンK依存因子Ⅱ, Ⅶ, Ⅸ, Xの産生低下、APTTは正常〜延長)
		フィブリノーゲン・ヘパプラスチンテスト(HPT)低下
	肝不全	NH₃、ビリルビン高値、ICG排泄遅延
		UN上昇(脱水、消化管出血によるNH₃過剰産生)
	その他	低T3症候群（T4→T3の転換の抑制）、Glu↑（インスリン感受性の低下）
		血沈亢進(Glb増加)、CRE↑（肝腎症候群）
画像検査	腹部エコー	肝は萎縮し表面の凹凸不整、内部構造は粗で血管が蛇行、腹水を認める
	食道内視鏡	静脈瘤の進行度と出血危険度の確認(発赤所見 red color sign 等)
	腹腔鏡	肝表面の形態異常(硬化像)の確認と肝生検による原因診断

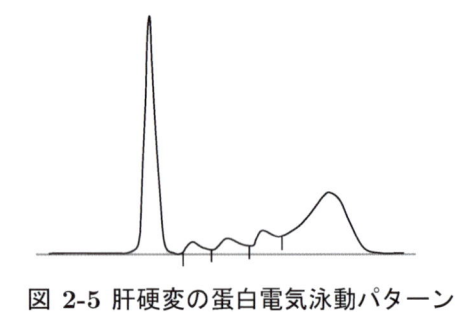

図 2-5 肝硬変の蛋白電気泳動パターン
アルブミンの低下とγ分画のポリクローナルな増加（β-γブリッジング）

■ Child 分類
5所見(各3段階)の合計スコアで重症度を判定

	スコア		
所見	1	2	3
TBil (mg/dl)	≦ 2.0	2.0〜3.0	≧ 3.0
Alb (g/dl)	≧ 3.5	3.0〜3.5	≦ 3.0
栄養状態	良好	中等度	不良
腹水	なし	治療に反応	難治性
肝性脳症	なし	軽度	≧中等度

■ 治療法

進行抑制 (発癌防止)	肝庇護剤(ウルソデオキシコール酸、強力ミノファーゲン)
	インターフェロン療法(HBV,HCVの増殖抑制)、抗ウイルス剤 ribavirin の併用で相乗効果
	瀉血（Fe過剰が発癌促進に作用することを防止）
腹水	安静、減塩、利尿剤（抗アルドステロン薬、ループ利尿剤）、アルブミン製剤
食道静脈瘤	内視鏡的硬化剤注入療法、内視鏡的静脈瘤結紮療法
高NH3血症	蛋白摂取制限, 分岐鎖アミノ酸製剤, 腸内細菌の抑制（下剤：ラクツロース）
	抗生剤（腸管で吸収されないアミノグリコシド系の抗生物質：カナマイシンなど）

■ 予後

腹水あり	1年生存率75%、5年生存率20%
腹水なし	1年生存率95%、5年生存率70%

HCVによる肝硬変の場合、肝細胞癌へ移行する可能性が高いため、定期的な肝エコー検査、AFPの測定がその早期発見に役立つ。

肝硬変

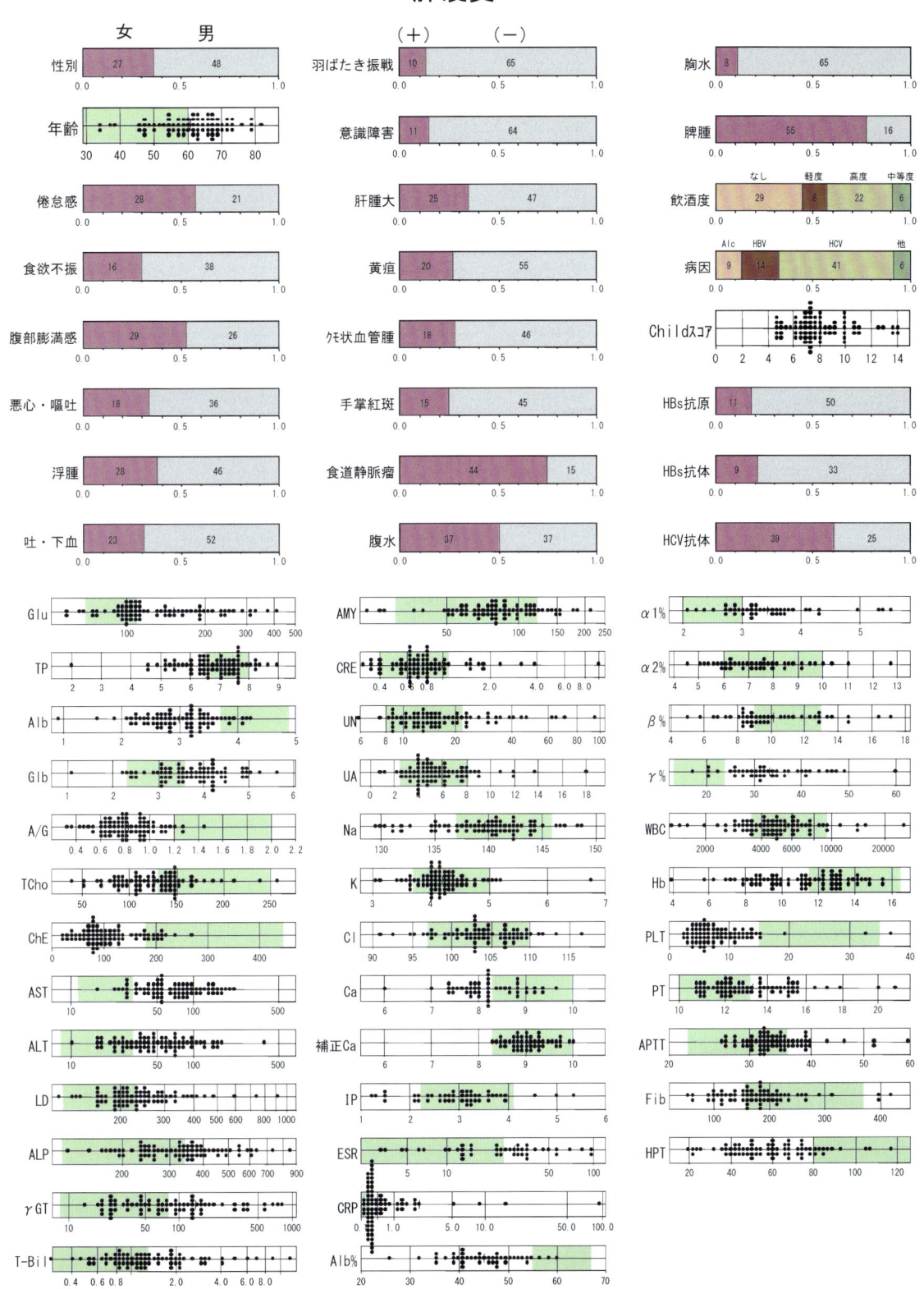

図 2-6 肝硬変の臨床所見・検査所見

男性が 2/3 で、年齢は 30～80 間で広く分布。腹水、食道静脈瘤の破綻などのイベントで入院した、非代償期の症例が多いことに注意。従って、食道静脈瘤、脾腫、腹水の頻度が高い。原因は HCV,HBV, アルコール (Alc) 性の順で多い。重症度を表す、Child スコアは 4～14 点に分布している。検査所見では極めて多様な変動が見られるが、肝硬変の進行度を最も的確に表す指標は、**血小板↓**、**Alb↓**、**ChE↓**、**A/G↓**、次いで Glb↑、PT↑、HPT↓。AFP は代償期に増加。NH3・UN・TBil の高値は肝不全を反映。

3 肝細胞癌
HCC: hepatocellular carcinoma, hepatoma

疾患概要
　肝癌（原発性肝癌）は肝細胞に由来する肝細胞癌（HCC）と胆管上皮に由来する胆管細胞癌、それらの混合型に大別される。頻度はHCCが最も多い（95%）。HCCは、我が国では、ウイルス性肝炎に続発する肝硬変に合併することが多く、アルコール性肝硬変ではほとんどみられない。HCCの**大多数が肝硬変を合併しており、肝癌症例の約70%はC型肝炎ウイルス（HCV）抗体陽性**、約20%はB型肝炎ウイルス（HBV）抗原が陽性である。最近では画像診断の進歩により肝炎、肝硬変の経過観察中に無症状で発見される例が増加している。

■疫学

好発年齢	40〜75歳に好発 (HBV性50才、HCV性65才がピーク)
性差	男＞女（3：1）
地域性	西日本に多い（西高東低）

■病因
　HCCの約90%がHCV、HBVの持続感染による慢性肝炎、肝硬変から発生。誘因として、免疫力の低下、活性酸素ストレスの増加などが考えられる。他に、カビが産生するの発癌性毒素（アフラトキシンなどのマイコトキシン）による肝癌が知られている。

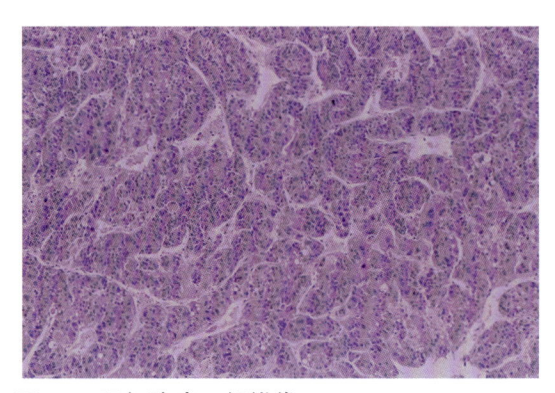

図 3-1 肝細胞癌の組織像
特徴的な索状構造を示す腫瘍細胞集塊。腫瘍細胞は好酸性顆粒に富み、核の大小不同・異形化を認める。

■病理所見
　肝細胞癌は肉眼的には、塊状型、結節型、びまん型の3型に分けられる。一般に境界明瞭な結節として、肝硬変を伴った肝にみられることが多い。組織学的には、高分化型、中分化型、低分化型に分けられ、高分化型肝細胞癌では、異型に乏しい小型の癌細胞が索状構造を呈して増生する。間質は類洞様の毛細血管からなる。中分化型や低分化型では、癌細胞の異型度が増す。多臓器の癌に比べると転移しにくいが、進行例では、肺、骨、副腎などへ血行性の転移をきたす。

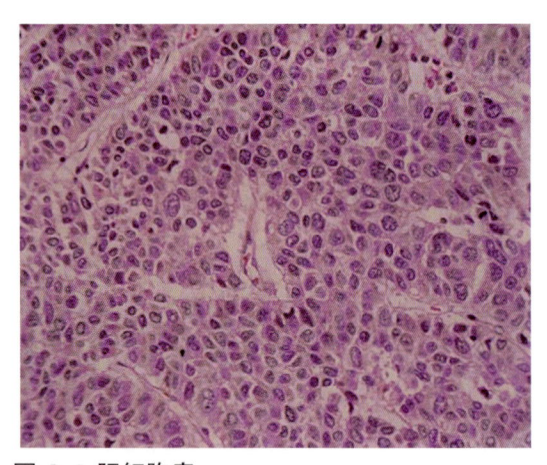

図 3-2 肝細胞癌
核の大小不同、クロマチンの増量などの異型性を有する腫瘍細胞が不規則な索状構造を呈して増生。間質は類洞様の毛細血管からなる。

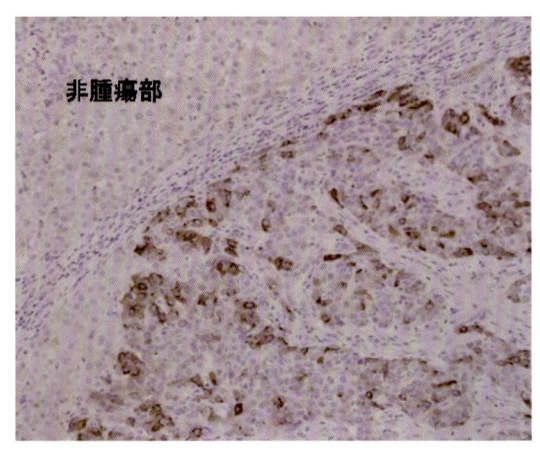

図 3-3 肝細胞癌
左上の非腫瘍部の肝細胞は陰性だが、右下の腫瘍部の肝癌細胞の胞体が陽性。このように肝細胞癌の中には、胎児抗原のAFPを産生するものもある。免疫染色（αフェトプロテイン）。

■臨床所見

早期例では無症候であるが、肝硬変から進展した場合には、その重症度が臨床所見にそのまま現れる。進行例では、腫瘍の進展により局所・全身の症候を引き起こす。

一般症状	全身倦怠感、上腹部〜右季肋部痛、食欲不振、腹部膨満感
肝硬変の所見	黄疸、クモ状血管腫、食道静脈瘤、腹水、脾腫、出血傾向
局所所見	腫瘍触知、肝腫大、門脈浸潤、肝破裂
合併症	糖尿病、貧血、出血傾向

■検査所見

肝硬変をベースに発生した例が多く、腫瘍マーカとしてのAFPがより高いことを除けば、検査所見は肝硬変の場合とほぼ同じである。ただ進行例では、LD、ALP、γGTが極めて高値を呈する例が多い。

基本的検査	ALT、AST、LD上昇、AST/ALT比の増大。発生部位によってはγGT、ALPが著増
	Alb、ChE、血小板、HPT低下（肝硬変合併例が多くその検査所見を反映）
腫瘍マーカ	AFP（レクチンとの結合性でみたAFP-L3分画が、肝癌特に低分化型で上昇率高い）
	PIVKA-II（AFPとは無相関、ビタミンKの投与で偽陰性化）
画像検査	
腹部超音波	典型例：腫瘍内部エコーは低・高域が混在したモザイク状、辺縁に低エコー帯(halo)や側方欠失像
肝造影CT	腫瘍は造影(-)で低吸収、造影早期・中期は腫瘍は際立った濃染像を呈す
その他	腹部MRI：T1で高〜低信号、T2で高信号、肝動脈造影：毛細血管相で濃染、静脈相で消失

■治療法

他の癌と異なり、腫瘍結節は限局性に単一または複数個散在性（非浸潤性）に生じることが多い。このため、治療は個々の腫瘍結節を支配する栄養血管を断ったり、各結節を個別に物理的に破壊することが主要な治療形態となっている。

腫瘍切除	単発性早期癌
超音波ガイド下経皮的療法	エタノール注入療法(PEIT[*1])：栄養血管へエタノールを注入
	ラジオ波焼灼療法(RFA[*2])：電極針を癌組織に刺入、電波で熱して破壊
肝動脈化学塞栓療法(TACE[*3])	腫瘍の栄養血管となっている肝動脈枝に固形塞栓物質と抗癌剤を注入
	抗癌剤には、シスプラチン、ドキソルビシン、5-FU等を使用
分子標的薬	血管新生阻害剤（ソラフェニブ）
抗ウイルス薬	再発防止で、HCVの場合はインターフェロン＋リバビリン
	HBVの場合はラミブジン、アデフォビル、エンテカビル

[*1]: PEIT=percutaneous ethanol injection therapy
[*2]: RFA=radiofrequency ablation
[*3]: TACE=transcatheter arterial chemoembolization

■予後

切除適応例は12%前後。肝内に多発性に生じることが多く、一旦腫瘍を破壊しても、いずれ別の部位に再発する例が多い。ただ、他臓器への転移は起こしにくく、肝不全や癌細胞の破裂による腹腔内出血、食道静脈瘤の破裂による上部消化管出血などが、直接死因となることが多い。

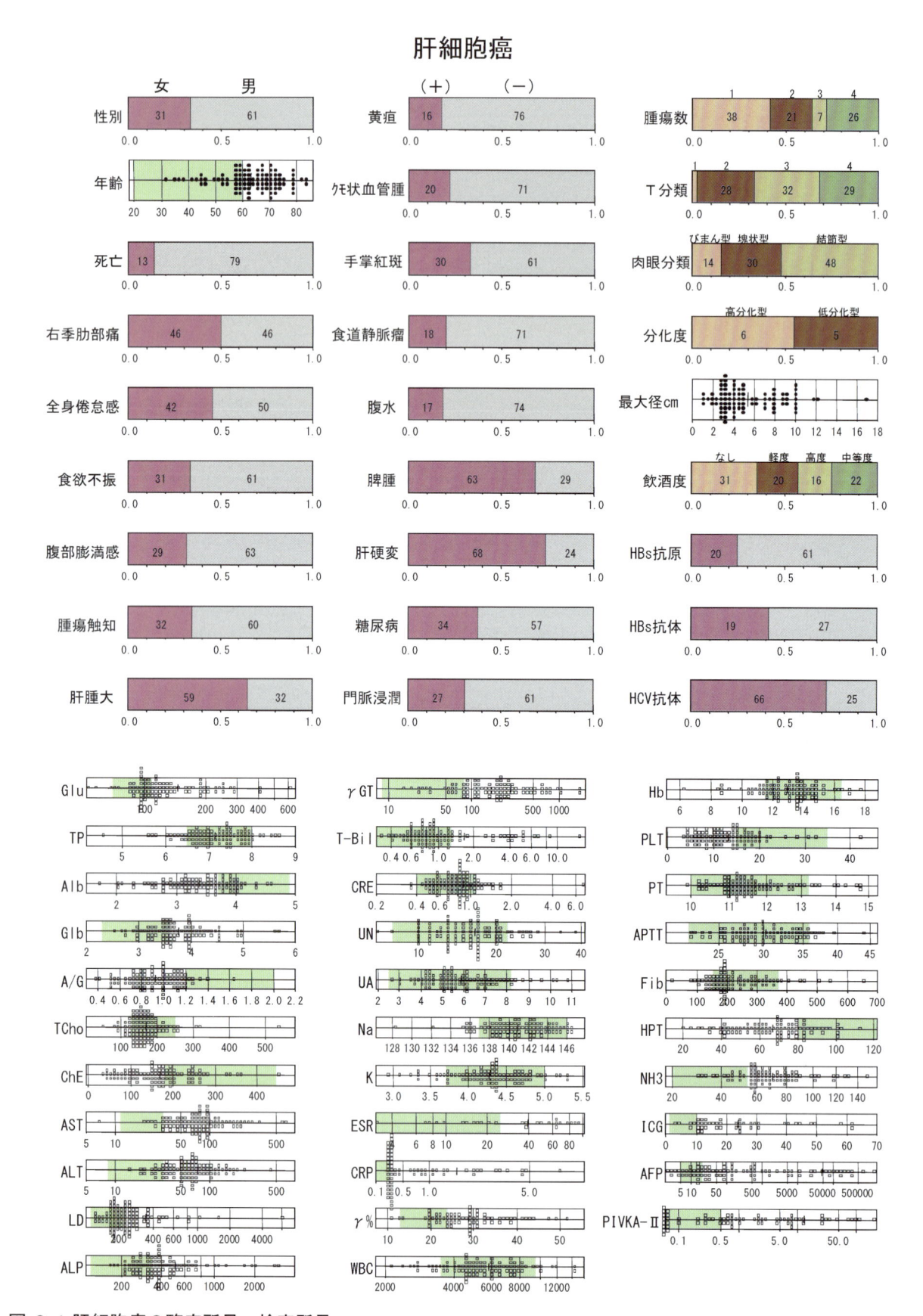

図 3-4 肝細胞癌の臨床所見・検査所見

男性が 7 割で、抗 HCV 陽性例が 7 割。初診時の腫瘍数は大多数が複数で、横径 5cm 以上の進行例が約半数を占める。肝硬変を伴う例が大多数で、その臨床所見・検査所見を認め、検査では血小板↓、ChE↓、Alb↓が特徴的である。ただ肝硬変に比し、発生部位にもよるが γGT がより高く、また AST、ALT のより強い上昇（AST 優位）を認めることが多い。進行例では、AFP、T-Bil、LD が著増する。

4 急性膵炎
Acute pancreatitis

疾患概要

急性膵炎は何らかの原因で、膵酵素が膵組織内で活性化され、その結果、自己消化・破壊が起こる強い炎症性病態である。膵の局所の病変にとどまらず、炎症反応が全身に波及し、重症例では、ショック、多臓器不全、DICなど多様な病態を示す。また一部は慢性膵炎へ移行する。

■疫学

好発年齢	30〜50歳代
性差	男＞女

■病因

アルコール過飲	男性に多い(全原因の40%強)、
胆石	中高年の女性に多い(全原因の約20%)
腹部外傷	鈍的腹部外傷(交通事故ハンドル外傷)、内視鏡的逆行性膵胆管造影ERCP中の損傷
高脂血症	Fredericksonの1、4、5型は膵炎発症のリスクが高い
感染	特に流行性耳下腺炎(Mumpsウイルス)合併症として
特発性	70代をピークとする高齢者に多い。女性の約半数は特発性

■病理所見

急性膵炎は形態学的に急性浮腫性（間質性）膵炎、急性壊死性膵炎、急性出血性膵炎に分類される。後二者は、合併してみられることが多く、急性出血壊死性膵炎として認められる。膵実質壊死、脂肪壊死、出血や炎症が種々の割合で混在する。

軽症	膵周囲の脂肪組織の変性、多核白血球の浸潤、浮腫性にとどまり、膵実質障害はない
中等症	膵実質の壊死と出血、中等症以上は膵周囲の炎症性破壊・血腫で仮性嚢胞を形成しやすい
重症	広範囲な壊死性、出血性病変で多臓器不全に至る

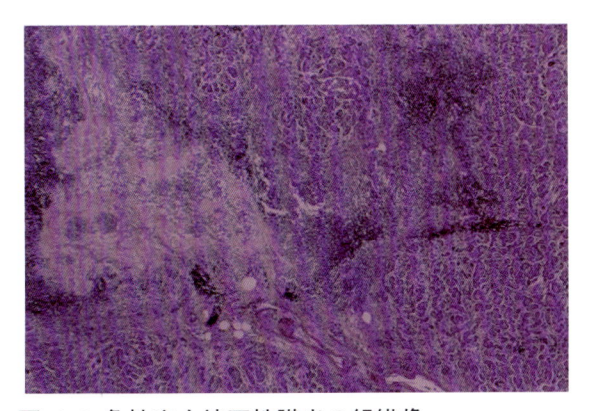

図 4-1 急性出血壊死性膵炎の組織像
膵小葉間の出血、壊死、炎症細胞浸潤があり、これらの病変が膵実質へ波及している。

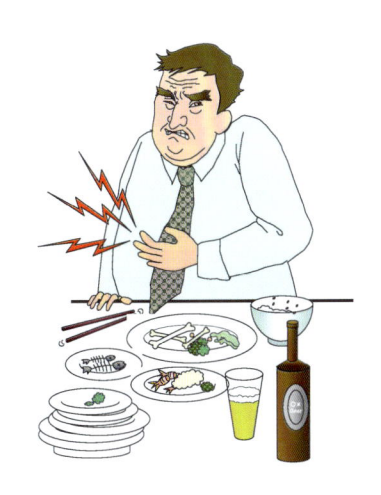

■臨床所見

膵臓の局所的な破壊に始まった炎症反応は、全身へ波及し多彩な臨床症候を呈する。

・局所症状

上腹部の激痛（背部に放散）で始まり、嘔気・嘔吐を伴う。痛みは、胸膝位（背中を丸くかがめた姿勢）で少し和らぐ。重症例では強い腹膜刺激症状（筋性防御）が見られ、腹部膨満、腸音減弱など麻痺性イレウスの所見を呈する。発熱、黄疸、下痢が見られことも多い。

・合併症

麻痺性イレウス	嘔吐、腹部膨満感
ショック	DICによる出血斑、多臓器障害
急性腎不全	乏尿・無尿
呼吸障害	胸水、成人呼吸切迫症候群 (ARDS)
二次感染	細菌感染

■検査所見

多彩な検査値の変動を認めるが、大別すると、膵臓の細胞壊死に伴う変化 (膵酵素、CRP、LD上昇)、浮腫と血管内脱水に伴う変化 (UN, CREの上昇と電解質異常)、2次性の胆汁うっ滞に伴う変化が主体となる。

血液検査	
膵実質障害	血清AMY、リパーゼ、エラスターゼ1、トリプシン上昇
	（血清AMYよりもエラスターゼ1の方が半減期が長く長期上昇）
炎症・疼痛	LD、WBC、Glu、CRP上昇
浮腫・脱水	Ht、UN、CRE上昇、Alb、Na、K低下
胆汁うっ滞	T-Bil、ALP、γGT上昇
その他	Ca低下 (リパーゼによる膵周囲の脂肪壊死および鹸化が原因)
画像検査	
腹部X線	局所的なイレウス→立位単純写で左上腹部小腸の液面像 (sentinel loop sign)
腹部超音波	膵は腫大し内部エコーは不均一で全般に高エコー
腹部CT	膵腫大、内部構造が不均一で周囲との境界不明瞭に、仮性嚢胞、滲出液の確認

■治療法

まずは鎮痛剤を投与し、一切の経口摂取を断つことで消化機能を完全に抑制する。そして、強い炎症反応で喪失した体液を補充し、酵素阻害剤で過剰な炎症反応を鎮火させることが治療の基本となる。

輸液、絶食・絶飲	脱水に対する十分な輸液、消化機能の抑制と中心静脈栄養
安静と鎮痛	激痛に対し、十分な麻薬・非麻薬性鎮痛薬を使用
膵臓の保護	胃液の十二指腸への流入抑制のため
	胃液分泌抑制：ヒスタミンH2受容体阻害薬を投与
蛋白分解酵素阻害	メシル酸ガベキサート (FOY), メシル酸ナファモスタット (フサン)
	好中球エラスターゼ抑制剤（ミラクリッド）
	抗ホスホリパーゼA2阻害剤（ニコリン）
感染予防	グラム陰性菌に対応した広域スペクトル抗菌剤の投与
膵壊死部摘除術	細菌感染による膵壊死が確認されたとき

■予後

浮腫性膵炎の予後は、治癒が可能のため比較的良いが、出血性および壊死性膵炎の予後は悪い。軽度〜中等度のときは致死率0%であるが、重症急性膵炎の致死率は10〜15%。

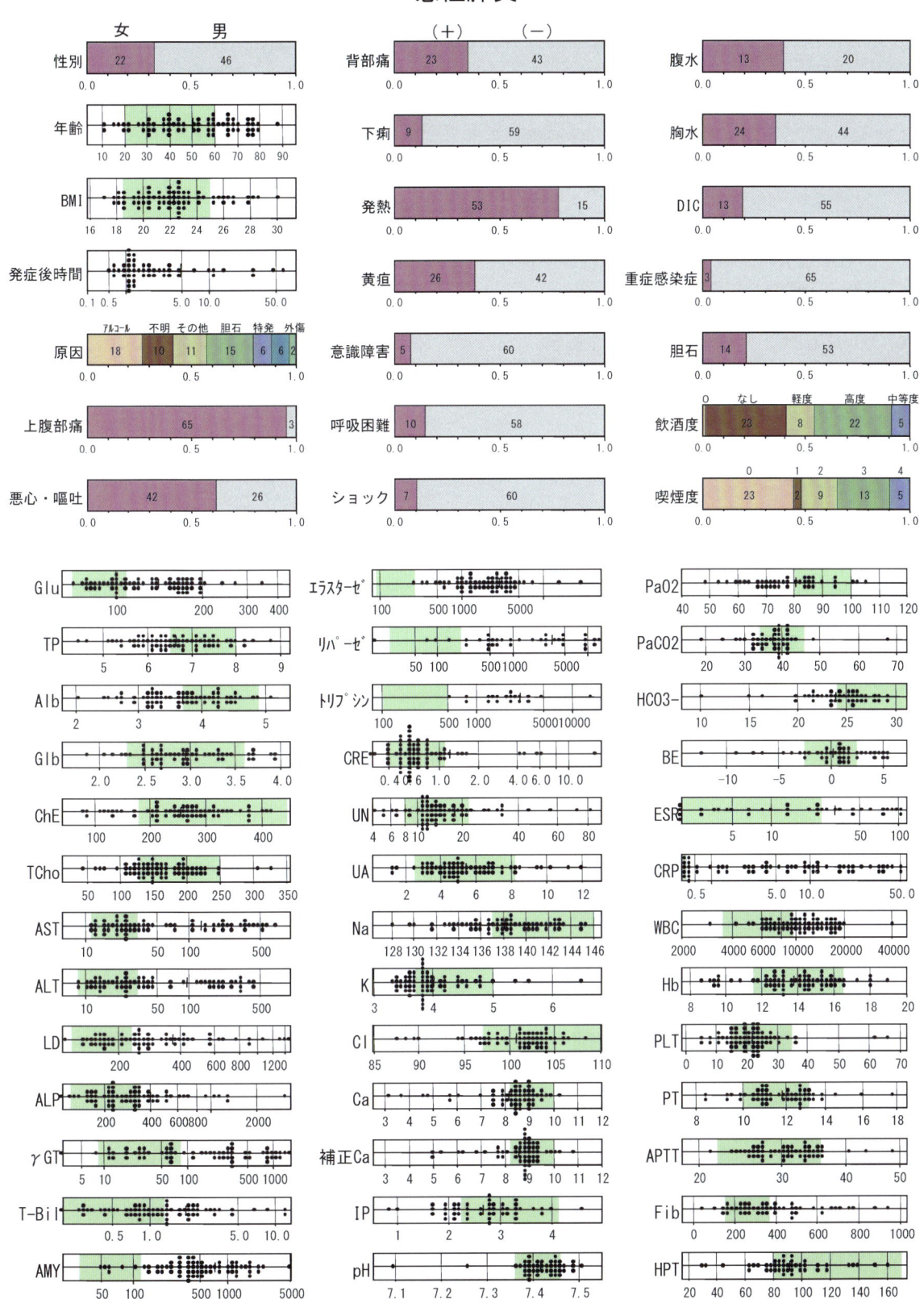

図 4-2 急性膵炎の臨床所見・検査所見

この症例群では、男性例が 2/3、全体の約 1/3 が重症例である。上腹部痛と悪心・嘔吐、発熱を高頻度に認める。膵酵素、特にエラスターゼの上昇が見られる。Alb、K が低下しやすい。Ca の低下は重症例でのみ見られる。基礎疾患としてのアルコール性肝障害を反映して、AST、ALT、γGT の上昇例が多い。重症例では、ALP、LD、TBil、CRP の高度上昇を伴う。Glu、WBC の上昇は、主に激痛によるストレス反応が原因。

5 膵癌
Pancreatic carcinoma

疾患概要

膵癌は膵管上皮あるいは膵腺房細胞から発生する腫瘍で、大多数は膵管由来。切除可能なStage ⅠやⅡで見つかるケースは少なく、ほとんどが進行したStage Ⅳで発見され、最も予後の悪い癌の範疇に入る。膵臓のどの部位からでも起こるが、膵頭部からの発生が比較的多い。その場合、閉塞性黄疸を合併することが多く、症状が早めに出る。

■疫学

好発年齢	60〜70歳代
性差	男＞女（3：2）、60歳以上が65%を占める

■病因

日本では、近年増加傾向を認める。ほとんどの疫学調査で、喫煙が最も強いリスクとして挙げられるが、糖尿病や慢性膵炎の存在もリスクとされる。なおアルコール過剰摂取や過食は膵炎の原因となりうるが、膵癌のリスクとしては明確に示されない。家族的に起こるケースがあり、一部では遺伝的素因が要因になると考えられている。

■病理所見

膵癌は組織学的に、膵管上皮、腺房細胞、内分泌細胞由来とそれらの混合型に分けられるが、90%は膵管上皮由来（膵管癌）である。そのうち大多数が予後不良の管状腺癌で、比較的予後の良い乳頭腺癌は10%程度。一方、発生部位の違いから膵頭部癌、体部癌、尾部癌、全体に広がる癌の4つに分けられ、膵頭部癌が約2/3を占める。

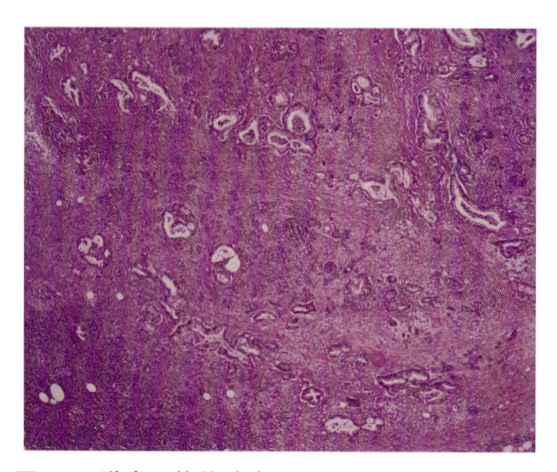

図 5-1 膵癌（管状腺癌，中分化型），HE染色
膵実質内に間質結合組織の増生を伴って不整形の腺管構造の増生がみられる（左下に正常膵組織が存在）。

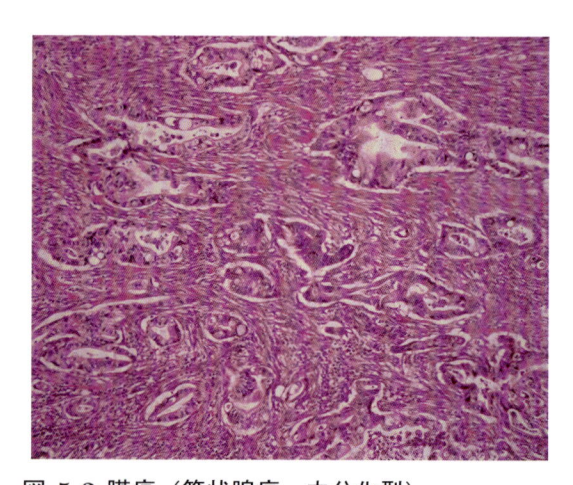

図 5-2 膵癌（管状腺癌，中分化型）
間質結合組織の増生を伴って淡明な胞体を有した癌細胞が不整形の管状〜乳頭状構造を呈して増生。

■臨床所見

基本的に、早期癌は無症候であるが、進行して膵周囲への影響が出て初めて下記の症候が出現し、その存在が明らかとなる。頻度が多いのは、上腹部痛・背部痛で、膵頭部原発の場合には、早期より閉塞性黄疸の症候が出現する。

主な発見時の症状	上腹部痛、背部痛、食欲不振、悪心・嘔吐、発熱、黄疸、体重減少
進行例の症候	消化管出血、胸水の貯留、多臓器不全 (ARDS,DIC, 腎不全)、重症感染症
	閉塞性黄疸、肝腫大、膵機能障害、高血糖
主な転移先	肝、肺、リンパ節、骨転移は稀

■検査所見

腫瘍による膵組織の破壊（膵酵素の逸脱）、総胆管への物理的な圧迫による閉塞性黄疸所見、そして腫瘍マーカによる腫瘍の進展度把握が診断のポイントとなる。

血液検査	
膵実質障害	エラスターゼ1、リパーゼ、AMY、α_1-アンチトリプシンの上昇
	膵の荒廃が進むと、各酵素活性はむしろ低下し、耐糖能も低下（Glu↑）する
閉塞性黄疸	ALP、γGT、T-Bil、ALT、AST 上昇
腫瘍マーカ	膵管上皮由来腫瘍：進行例→ CA19-9*、CA125、CEA、DU-PAN-2 の上昇
画像検査	
超音波 (CT)	膵内の低エコー (CT:low density) 性腫大、頭部癌では膵管や胆管の拡張像
その他	腹腔動脈造影 (血管乏しく動脈相で欠損像)、内視鏡的逆行性膵胆管造影 (膵管胆管の狭窄・拡張像)

*日本人の約 10%に存在するルイス式血液型陰性者では癌化によっても上昇しない偽陰性となるので注意

■治療法

外科的切除	手術可能な早期例は少なく、切除できても悪性度の強いものが多く、手術成績は悪い
抗癌剤	進行例に対し、ゲムシタビン* で症状緩和と生存率の改善が認められている
黄疸軽減	経皮経肝胆道ドレナージ (PTCD) や内視鏡的胆道ドレナージ (ERBD) で減黄処置

*DNA 鎖の伸延をブロックし、腫瘍細胞のアポトーシスを誘導

■予後

平均的な予後は非常に悪い。しかし、総胆管近傍にできて黄疸が出るなど、早期に症状が出現する部位にできると予後は良い。膵癌切除例での予後は、1 年生存率は約 17%と低いが、組織型によって差がある。非切除例 (手術不可例、姑息手術例) の 1 年生存率は約 13%、2 年以上の生存率は 1%前後となる。

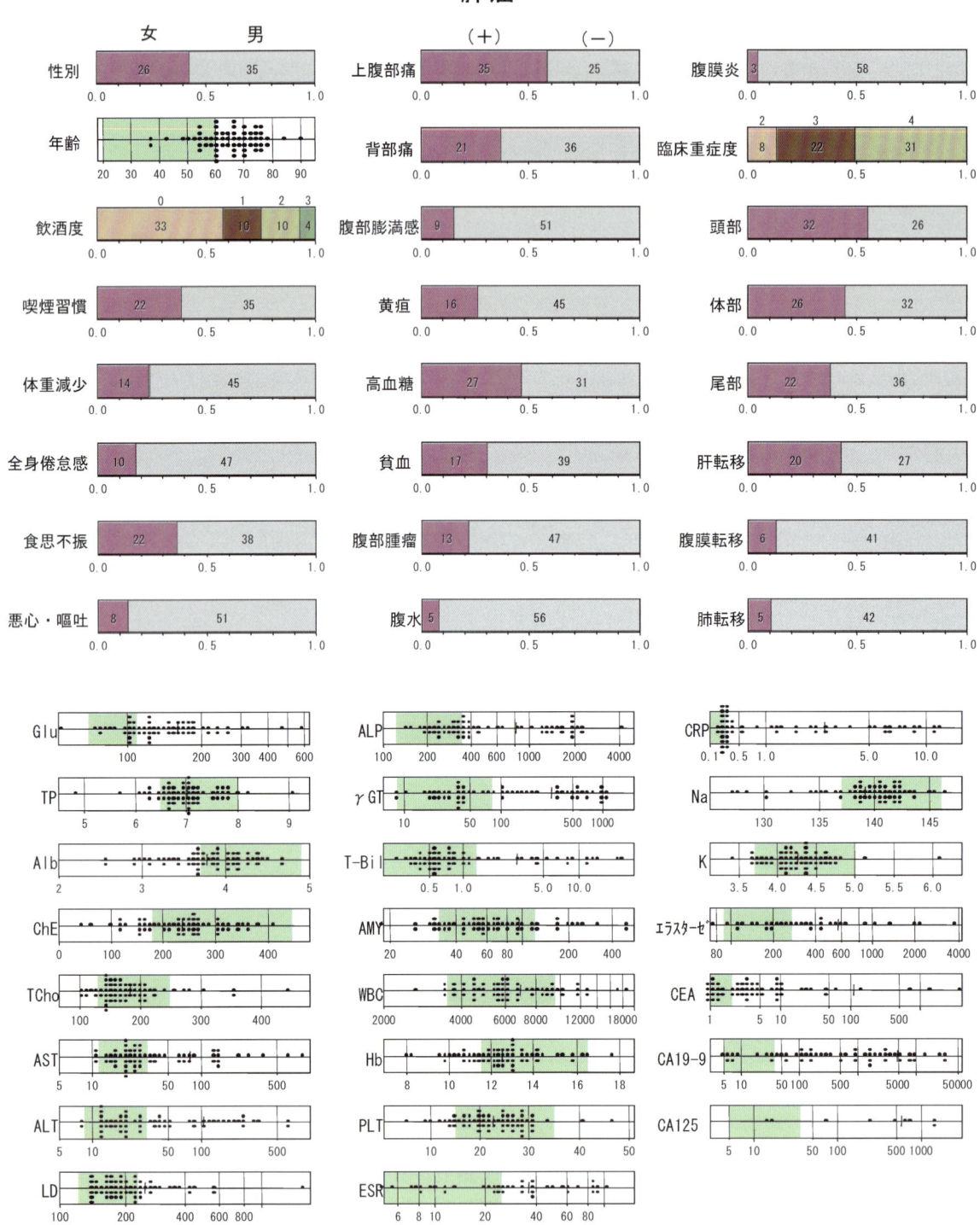

図 5-3 膵癌の臨床所見・検査所見

好発年齢は 55〜80 歳。特徴的な臨床所見はないが上腹部痛を訴える症例が多い。進行例では腺癌の腫瘍マーカー CA19-9 などが上昇。AMY は参考にならないが、エラスターゼ 1 の上昇率は高い。膵頭部に発生した例では、高頻度に閉塞性黄疸症状を伴い、TBil、ALP、γGT が著増する。耐糖能異常を伴いやすく、Glu の上昇例が多い。

6 胃癌
Gastric cancer

疾患概要

　胃癌は胃粘膜上皮に発生する癌で、胃原発の悪性腫瘍のうち95%を占める。残りの4%は悪性リンパ腫や胃腸管間質腫瘍（GIST）である。組織学的には腺癌が最も多い。癌細胞の浸潤（深達度）が粘膜固有層から粘膜下層までに限定されたものを早期胃癌、固有筋層以下に達しているものを進行胃癌と呼ぶ。

■疫学

好発年齢	40歳以後に好発、60歳代がピーク
性差	男＞女(2:1)、若年者の低分化癌は女性に多い
地域性	日本海側米作地帯である秋田県、山形県、新潟県、富山県、鳥取県、和歌山県で罹病率が高かったが最近は食習慣の改善で減少傾向、南九州・沖縄は低い
人種	海洋国家、東欧に多い

■病因

　高塩食と穀類の過食が主な危険因子として挙げられてきた。事実、その種の食生活の改善で日本における胃癌の罹病率は低下した。ただ最近になり、同時にヘリコバクターピロリ菌の胃壁感染も発癌に関与している可能性が高いことが示されている。高塩食＋ピロリ菌感染でよりリスク高まる。

■病理所見

　胃粘膜上皮から発生する胃癌は、その深達度、分化度、組織型により分類される。

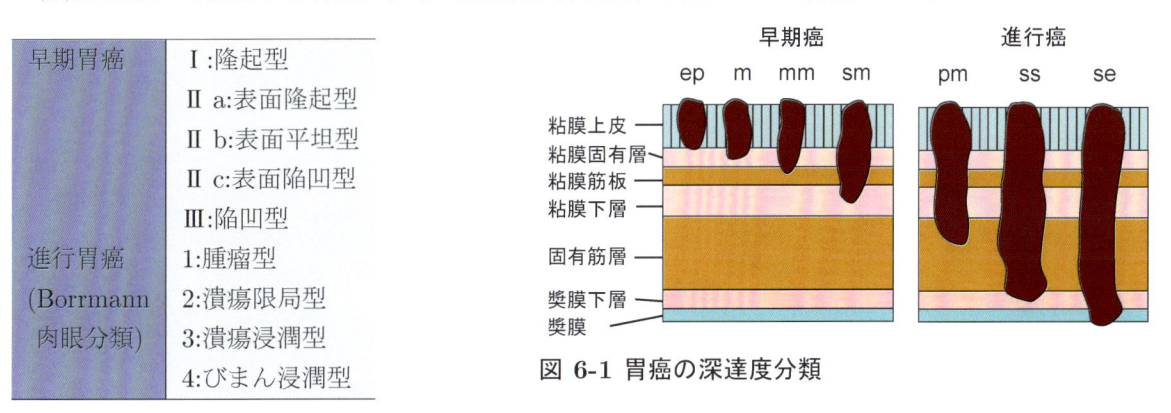

早期胃癌	Ⅰ:隆起型
	Ⅱa:表面隆起型
	Ⅱb:表面平坦型
	Ⅱc:表面陥凹型
	Ⅲ:陥凹型
進行胃癌 (Borrmann 肉眼分類)	1:腫瘤型
	2:潰瘍限局型
	3:潰瘍浸潤型
	4:びまん浸潤型

図 6-1 胃癌の深達度分類

●早期癌（腫瘍が粘膜下層までに留まっている）

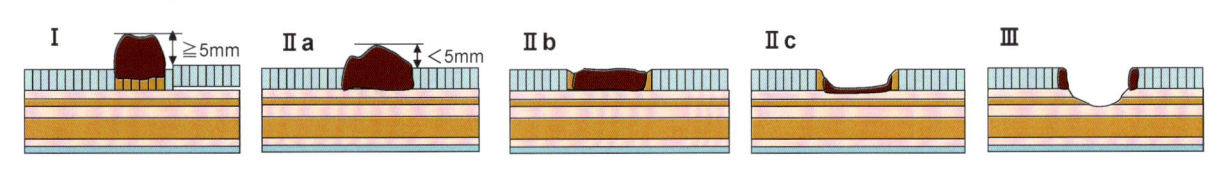

Ⅰ　≧5mm　Ⅱa　＜5mm　Ⅱb　Ⅱc　Ⅲ

●進行癌（腫瘍が筋層以下に達している）

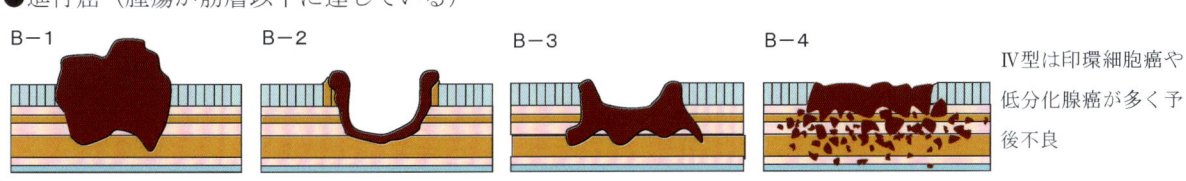

B-1　B-2　B-3　B-4

Ⅳ型は印環細胞癌や低分化腺癌が多く予後不良

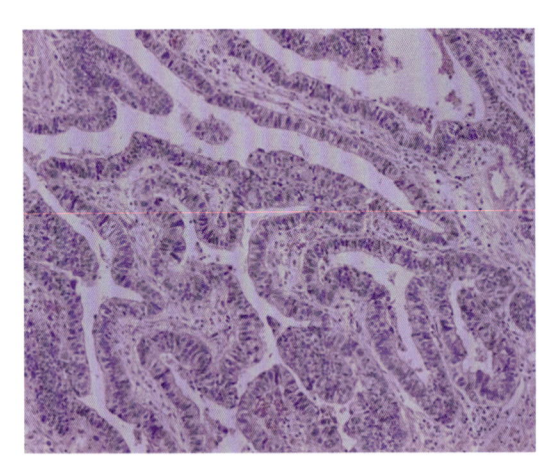

図 6-2 胃乳頭腺管癌の組織像
高円柱の腫瘍細胞が間質を取り巻くように乳頭状に増生し、樹枝状に走行している。

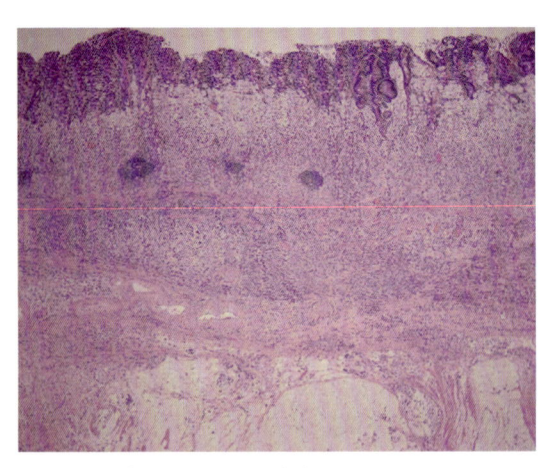

図 6-3 胃癌（低分化型腺癌）
胃壁の全層にわたって間質結合組織の増生を伴って低分化〜粘液形成を有する癌細胞が浸潤・増生。

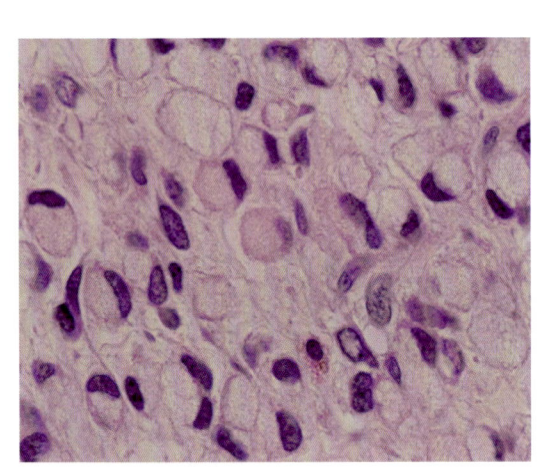

図 6-4 胃癌（印環細胞癌）
癌病巣の部位によっては核が偏在し、胞体内に粘液をいれた印環細胞がみられる。

分化度	分化型（腺管形成、境界明瞭、血行性肝転移）、低分化型（無構造、腹膜播種またはリンパ行性転移）
腺癌分類	*pap* 乳頭状腺癌、*tub1* 管状腺癌高分化、*tub2* 中分化管状腺癌、*pur1* 低分化腺癌充実型、*pur2* 低分化腺癌非充実型、*sig* 印環細胞癌、*muc* 粘液腺癌

■臨床所見

早期癌は、潰瘍を伴う例（Ⅱc、Ⅲ型）を除けば無症候であり、進行癌となって初めて胃関連症候と転移に伴う多彩な障害が発現する。

症候	胃部不快感（もたれ）、食欲不振、潰瘍を伴う場合、胸やけ・上腹部痛・吐血・下血 進行例→嘔吐、腹部膨満感、体重減少、嚥下困難、腹部腫瘤、腹水
転移	分化型：血行性肝転移、中・低分化型：リンパ行性転移、漿膜浸潤、腹膜播種　Schnitzlar 転移（直腸, 子宮, 膀胱周囲腹膜）　Krukenberg 転移（両側卵巣）　Virchow 転移（左鎖骨上窩リンパ節）

■ 検査所見

基本的に胃癌に特徴的な血液検査所見はなく、診断は胃透視や内視鏡による生検組織検査に依存している。

血液検査	特異所見乏しい。血清ペプシノゲン* と便潜血がスクリーニングで利用される
	進行例で腫瘍マーカ CEA、CA19-9、CA125、NCC-ST-439 が上昇
細菌検査	ピロリ菌感染の検索（尿素呼気ガス分析、便中 H ピロリ抗原）、胃内視鏡による組織検査
画像検査	X線検査：胃透視（粘膜皺壁の断裂、表面の不規則な隆起・潰瘍、胃壁の硬化像）
	内視鏡による肉眼所見と病変組織の生検による診断
	超音波内視鏡による深達度診断

*ペプシノゲン (PG) には PGI と PGII があり、胃癌では PGI/PGII 比が低下する。

■ 治療法

治癒可能かどうかは、手術により完全に取り除けるかに依存し、化学療法や放射線療法では治癒を期待できない。

胃切除	早期癌では胃切除で根治できる例が多い*。必要に応じてリンパ節郭清が行われる
術式	部分切除：ビルロートⅠ法（残胃と十二指腸を吻合）、ビルロートⅡ法（残胃と小腸を吻合）
	胃全摘：ルーワイ法（食道と小腸を吻合）
化学療法	抗癌剤 (5-FU、TS-1、シスプラスチン、イリノテカンなどの多剤併用)
分子標的治療	HER2 陽性例（約 20%）で、乳癌治療薬のトラスツズマブが有効
その他	温熱療法、放射線療法を化学療法と併用

*胃切除症候群：手術後は、ダンピング症候群（食直後の下痢、脱力、動悸と食後数時間の低血糖）、逆流性食道炎、貧血（ビタミン B12、Fe の吸収障害）等の問題が起こりやすく、それらへの対応が術後 QOL にとって重要となる。

■ 予後

胃癌の検診が広く実施され、早期発見されるケースが増えたため治療成績が大幅に向上した。深達度で5年生存率を比較すると、粘膜内のとき 95% 以上、粘膜下層まででは 90%、筋層 70%、漿膜下層 50%。

進行癌の5年生存率は、B-Ⅰ型では約 60% であるがⅢ、Ⅳ型は 20% 以下と予後が悪い。

第3章 各論：疾患編

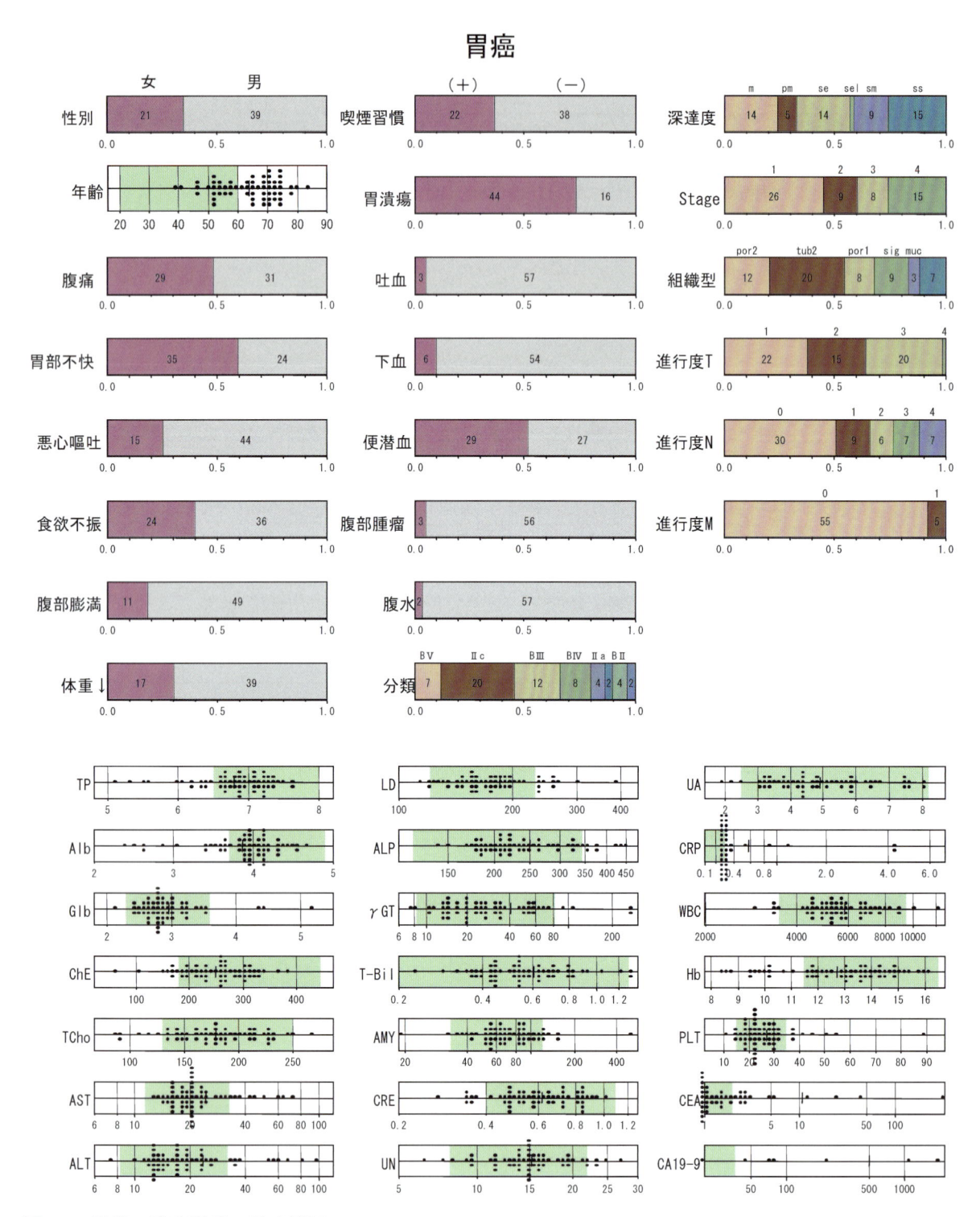

図 6-5 胃癌の臨床所見・検査所見

40〜80 歳で多く、男性例が 2/3。全て初診未治療例であるが、早期胃癌が約 40%で Ⅱ c が最も多い。B で記す**進行胃癌では 3、4 型**が多く、分類不能の 5 型も 7 例存在する。深達度は m(粘膜固有層)、sm(粘膜下層) が早期胃癌、mp(固有筋層)、ss(漿膜下層)、se(漿膜) が進行胃癌である。組織型は、por1、por2、sig、muc が低分化型を示す。図では分からないが、早期胃癌でも組織型は低分化型のものが多い。遠隔転移のある症例は 1 割弱であった。検査上は、何ら特異的な所見はなく、進行胃癌で低栄養を示す Alb や TCho の低下、貧血所見 Hb ↓や慢性炎症を示す所見 CRP ↑、PLT ↑が見られるのみである。腺癌の腫瘍マーカーも進行例でのみ高値を示す。

7 潰瘍性大腸炎
Ulcerative colitis

疾患概要
「主として粘膜を侵し、しばしばびらんや潰瘍を形成する、大腸の原因不明のびまん性非特異性炎症」と定義される*。病変は大腸末端の直腸から始まり、次第に上行性に連続性して盲腸まで波及する。10〜30才に発症する例が多い。1日に何度も起こる粘血便と下腹部痛が主徴候で、寛解と再燃を繰り返す難治性疾患である。

*:厚生労働省特定疾患難治性炎症性腸管障害調査研究班による定義。

■疫学
好発年齢は10〜30歳で、男女差はない。欧米で罹患率が高く日本では少なかったが、近年増加している。

■病因
自己免疫反応、遺伝的素因、自律神経障害、腸内細菌の異常など様々な要因が挙げられているが、未だ解明されていない。

■病理所見
大腸末端部の直腸から始まり、S状結腸、下行結腸、横行結腸、上行結腸の順に病変が進展してゆく。大腸の粘膜固有層にびまん性の炎症性細胞浸潤や杯細胞の減少・消失が見られる。慢性期には、粘膜の再生像がみられ、異型上皮が出現する。

■臨床所見

主症候	反復性の粘血便、下腹部・臍周囲痛、発熱（通常微熱）、肛門周囲膿瘍・痔瘻・瘻孔
随伴症状	悪心、嘔吐、食欲不振、体重減少、貧血、関節痛
合併症	大腸癌（10年以上経過する全大腸炎型で高率）、アフタ性口腔炎、結節性紅斑 中毒性巨大結腸症（全層性炎症で腸管神経叢が麻痺し横行結腸が著明に拡張、緊急手術を要する）

「重症」の診断基準として、1日6回以上の粘血便と明瞭な顕血便に加え、① 37.5℃以上の発熱、② 90/m以上頻脈、③ 10g/dl以上の貧血、④血沈 30mm/h以上、のいずれかから2つ以上（①か②の何れかは必須）の所見があげられている。*

*:厚生労働省特定疾患難治性炎症性腸管障害調査研究班による定義。

■検査所見

血液検査	特異的な所見はなく、出血性貧血、CRP上昇、白血球数増加（好中球）、血小板数増加 赤沈亢進、低栄養状態を反映した Alb, ChE, TCho⇩ を認める
画像検査	注腸造影：細顆粒状の粘膜面、結腸隆起（ハウストラ）の消失（鉛管像）、 偽ポリポーシス（大腸粘膜面にびまん性に生じる凹凸）像 大腸内視鏡検査：粘膜面に群集するびらんと小潰瘍、付着する粘血膿性分泌物

■治療法
安静の保持、薬物療法、栄養管理、外科手術（癌、ポリープなど）

軽症例	サリチル酸製剤（サラゾピリン）や副腎皮質ステロイド剤の経口・座薬・注腸投与
重症例	免疫抑制剤（アザチオピリンや6MP）、大腸全摘

■予後
慢性の経過をとり、再発・緩解を繰り返す。しかし、死亡例は少なく、予後は比較的良好。

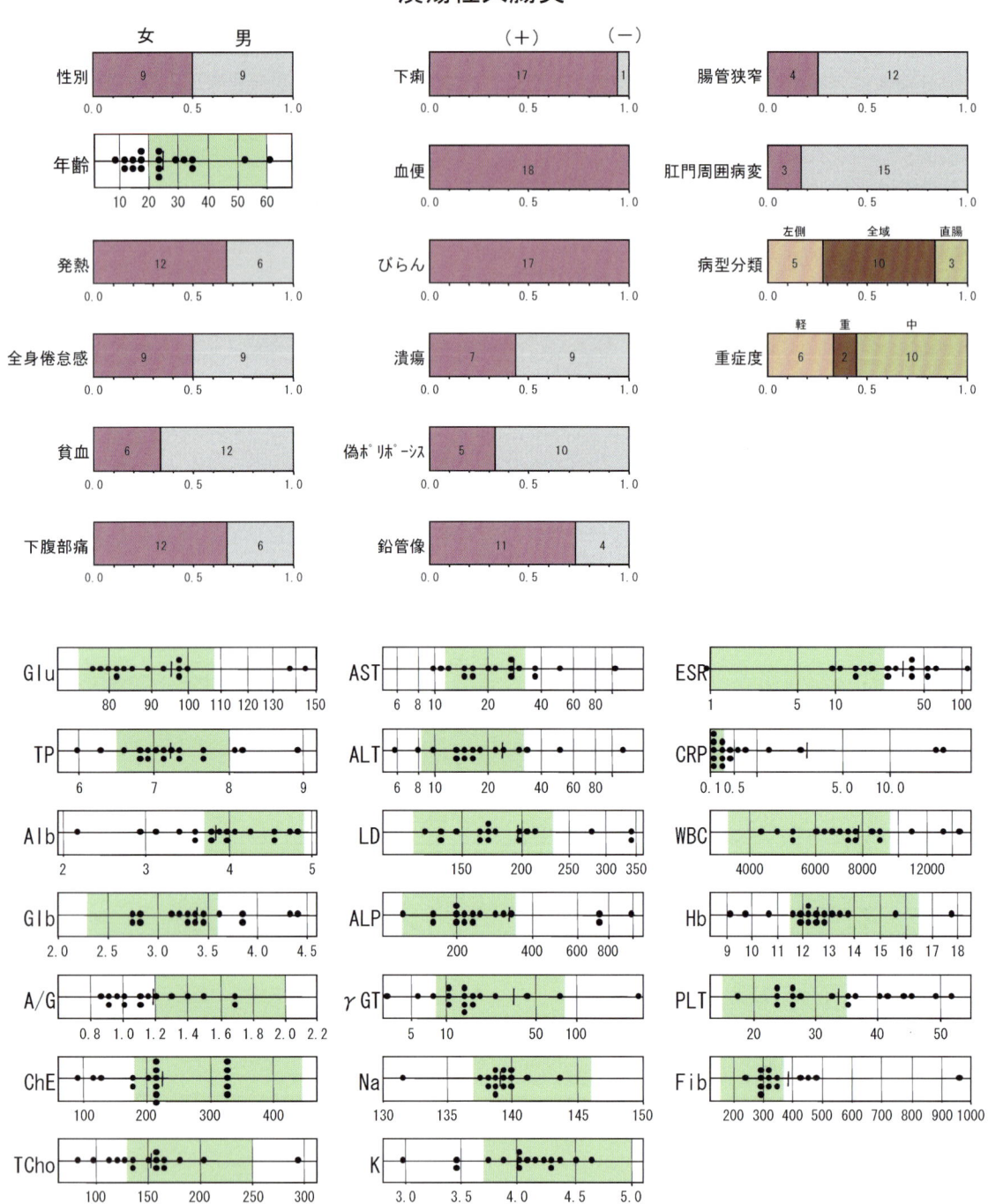

図 7-1 潰瘍性大腸炎の臨床所見・検査所見

30才までの若年者での発症が多く、男女差はない。活動期未治療の例が多く、粘血便、下腹部痛や臍周囲痛、発熱の頻度が高い。全大腸炎型の頻度が多く、注腸透視で鉛管像や潰瘍・びらんを高率に認める。血液検査で特異所見はないが、慢性炎症による、CRP・血沈の高値、貧血と栄養低下（AlbやChEの低下）が主要な変化である。

8 急性糸球体腎炎
Acute glomerulonephritis

疾患概要

急性糸球体腎炎は、種々の感染症(主に溶連菌の咽頭感染)の後に、一定の潜伏期間を経てから、病原体由来の抗原と抗体との複合物(免疫複合体)が糸球体の毛細血管に沈着し、補体の関与により引き起こされる。急性に発症する血尿と蛋白尿、浮腫と高血圧(糸球体ろ過の低下による Na および水の貯留)を主徴とする。最近は衛生環境の改善により発生頻度が低下している。

■疫学

好発年齢	5〜10歳(性差なし)に多いが、成人でも起こる
地域性	衛生環境が不良な地域に流行
季節差	上気道感染に伴う腎炎:冬期に多い
	皮膚感染に伴う腎炎:夏期に多い

■病因

典型的には、A群β型溶連菌による咽頭炎、扁桃腺炎、肺炎、皮膚感染症が引き金となるが、他の細菌やウイルス感染症も原因となりうる。いずれも一定の潜伏期(1〜2週)を経てから、糸球体に付着した病原体由来の抗原が抗体と反応するか、血中で生じた免疫複合体が糸球体の毛細血管の基底膜に沈着することで炎症(急性糸球体腎炎)が生じる。

■病理所見

急性糸球体腎炎は臨床診断名で、病理診断名は管内増殖性糸球体腎炎である。組織学的には、糸球体係蹄のメサンギウム細胞や内皮細胞が増殖し、多核白血球の浸潤がみられ、糸球体が腫大する。糸球体毛細血管内腔の狭小化により糸球体は虚血(貧血)に陥る。電顕では hump と呼ばれる沈着物が糸球体の係蹄基底膜の上皮側に観察される。

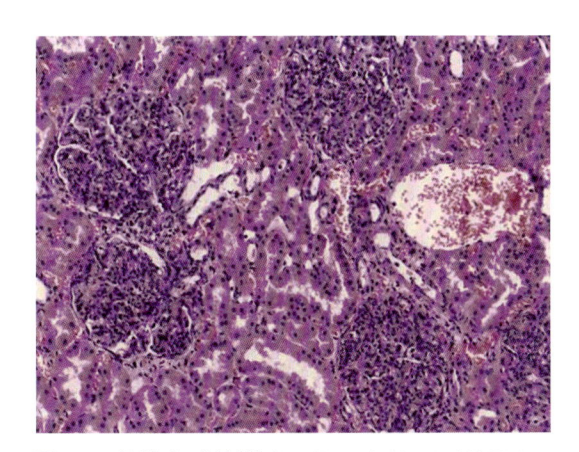

図 8-1 急性糸球体腎炎(管内増殖性糸球体腎炎)
糸球体の腫大と細胞の増生がみられる。

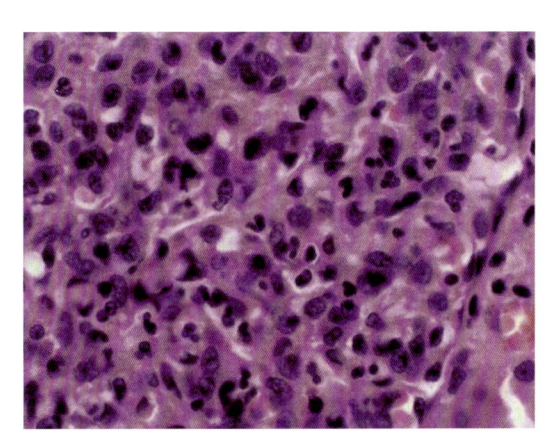

図 8-2 急性糸球体腎炎(管内増殖性糸球体腎炎)
係蹄毛細血管の内皮細胞やメサンギウム細胞の増生と好中球の浸潤がみられ、虚血(貧血)となっている。

■臨床所見

　上気道炎、一部皮膚化膿症発症後1～2週間の潜伏期を経て、血尿、浮腫、高血圧の3徴を主訴として発症する。浮腫（主に顔面にみられ、重症例では全身性）、乏尿、高血圧は、糸球体濾過能の低下を反映しており、発症後約1ヶ月の経過で軽快する。一方、血尿は約半年間持続することが多い。稀に、急性進行性糸球体腎炎の形をとり、高血圧性脳症に陥って頭痛・痙攣、急性心不全を併発することがある。

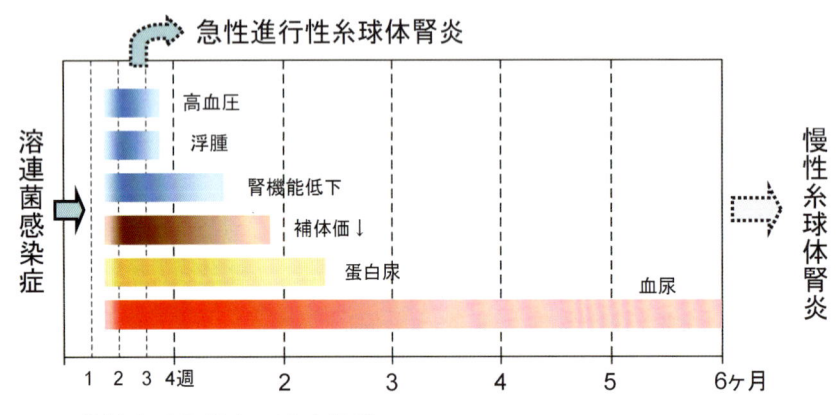

図8-3 急性糸球体腎炎の臨床経過
上気道炎や皮膚化膿症に罹患後1～2週目に、高血圧、乏尿、浮腫で発症する。臨床症状は通常約1ヶ月内に軽快するが、尿所見は比較的長く持続する。その一部は慢性腎炎へと移行する。

■検査所見

　急性期に見られる腎機能障害は比較的軽度で、最も特徴的な所見は補体価の低下と長期持続する血尿である。顕微鏡的血尿は必発で、10～20％では肉眼的血尿の形をとる。蛋白尿もほとんどの例で見られるが血尿より速く解消する。溶連菌の抗体価は、感染症罹患後2～3週で陽性となり約半年間高値を持続する。

血液検査	UN・CRE値上昇、高K、高リン血症
	C3、CH50↓（C4は↑）、溶連菌抗体価（ASO）上昇
尿検査	血尿、蛋白尿、赤血球円柱・顆粒円柱、GFR(糸球体濾過率)低下
超音波検査	腎の腫大

■治療法

安静臥床	抵抗力が低下しているため、十分安静を保ち感染防止をはかる
食事制限	熱量は糖質脂質を中心とし低蛋白食、塩分を厳密に制限
その他	高K血症→ポリスチレンスルホン酸NaまたはCa(腸管でKを吸着)の服用 高血圧→降圧剤、重症例→透析療法

■予後

　浮腫や高血圧は2～3週で軽快するが、蛋白尿は約2ヶ月、血尿は6ヶ月近く持続する。通常自然治癒し予後良好であるが、慢性腎炎に移行するものが、小児例では10～15％、成人例ではより高率に存在する。高度の蛋白尿、持続する高血圧・乏尿は予後不良の徴候である。

急性腎炎

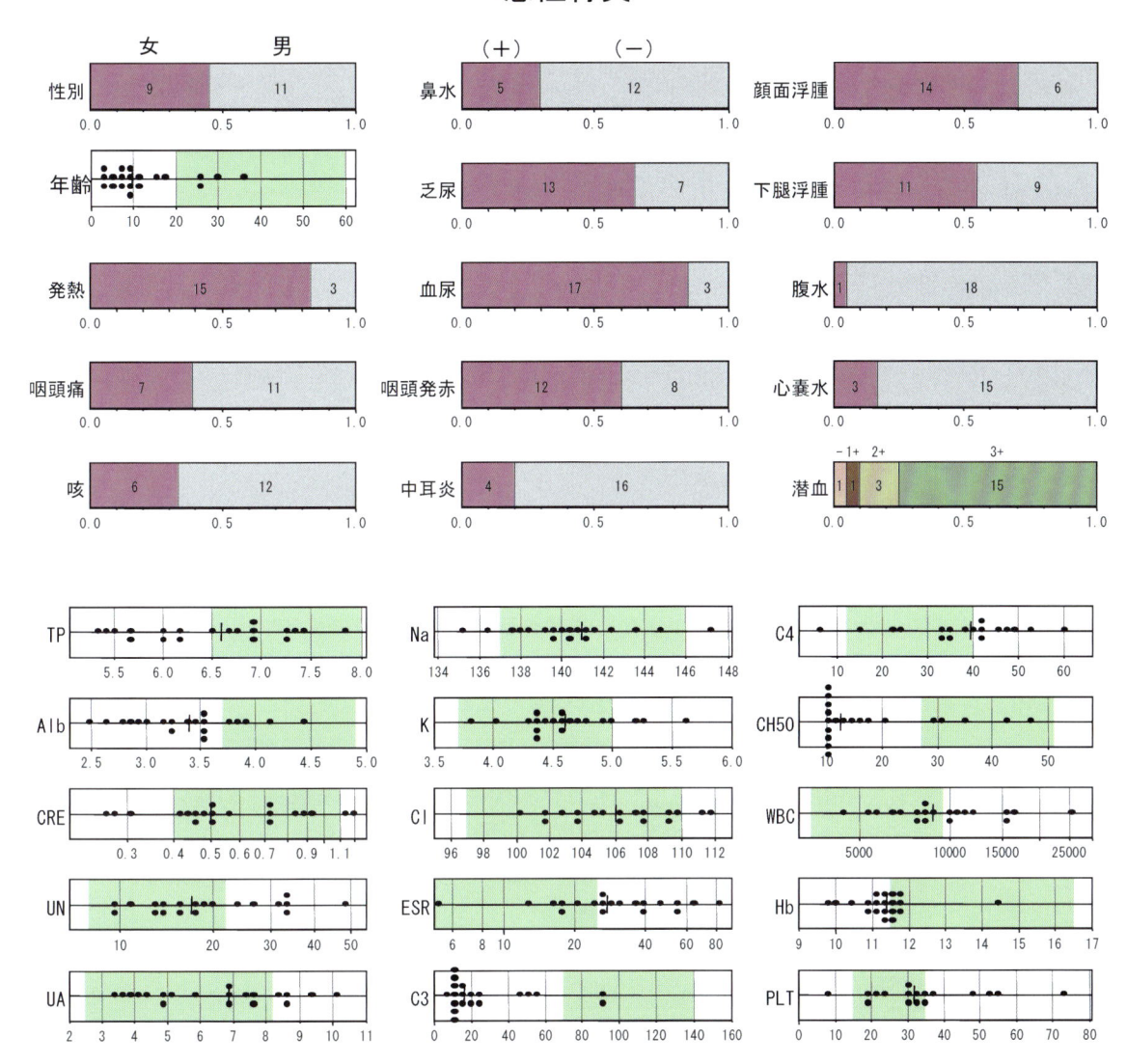

図 8-4 急性糸球体腎炎の臨床所見・検査所見
小児期に多いが性差はない。発熱や上気道症状は先行感染の所見。乏尿浮腫と血尿が見られる。血液では、高K血症と、明瞭なC3,CH50の低下を認めるが、あまり特徴的な所見はない。CRE、UA、UNの上昇は軽度にみられるが、小児期、特に10歳未満ではCRE、UAの基準範囲は成人と比べ明かに低いことに注意。

9 慢性腎不全
Chronic renal failure

疾患概要

慢性腎不全は腎実質障害が進行し、代償不全に陥って腎の排泄機能が著しく低下し、尿毒症症状を示す病態である。小児期の急性腎炎の慢性化、慢性糸球体腎炎、糖尿病腎症などが原因となることが多い。主な症候は、高血圧、高窒素血症、代謝性アシドーシス、高度貧血、骨異栄養症（骨軟化症等）などである。

■疫学

好発年齢	病因により異なるが40～80歳代に多い
性差	男＞女（日本の透析患者数は男：女＝3：2）

■病因

慢性糸球体腎炎（約6割）、糖尿病性腎症（約2割）の他、高血圧腎症、膠原病(SLE、強皮症)、アミロイドーシス、骨髄腫腎などが主な病因。

■臨床所見

多様な臨床症候は、糸球体濾過能の低下による**体液貯留**による高血圧、老廃物の蓄積による**尿毒症**（特に、H^+とKの排泄障害によるアシドーシス）が主な原因である。また、腎のエリスロポエチン産生障害による**高度貧血**、ビタミンD活性化障害による血中Ca低下の結果としての副甲状腺と骨の変化（**腎性骨異栄養症**：骨軟化症、線維性骨炎、骨粗鬆症）が特徴的な症候となっている。

体液貯留	乏尿→浮腫・高血圧・心不全。重症例では肺水腫、腹水
尿毒症	消化器症状：食思不振、悪心、嘔吐、下痢、口腔での尿素分解による尿臭と異味症
	呼吸症状：クスマウル呼吸（深く速い、代謝性アシドーシス特有の呼吸変化）
	神経症状：せん妄、末梢神経障害、羽ばたき振せん
	皮膚症状：かゆみ（掻痒症）と茶褐色の色素沈着
骨病変	ビタミンD活性化障害→低Ca血症→2次性副甲状腺機能亢進症→線維性骨炎 (骨軟化症)
その他	高度貧血、体重減少、消化管出血、出血傾向、副甲状腺腺腫

■検査所見

高度な腎機能検査異常に加え、明瞭な電解質異常と代謝性アシドーシスを認める。また極端な貧血に加え、栄養関連検査にも様々な変化を認める。

腎の排泄障害	GFR低下、CRE、UN、UA、AMY上昇
電解質調節異常	低Na、高K血症、高リン(IP)血症、血液ガス：代謝性アシドーシス (pH、HCO3、BE↓)
栄養障害	Albなどの栄養マーカの低下
脂質代謝異常	VLDLの異化が抑制されTGが増加（主にⅣ型高脂血症）、HDL-Cは低下
赤血球合成障害	Hb著明低値（エリスロポエチン産生低下）
Ca代謝異常	ビタミンD活性化障害とCaの喪失：低血症→高PTH血症
画像検査	腎エコー、CT、MRIでの腎萎縮像

■ 治療法

食事療法	低蛋白食とするが、蛋白の分解を防ぐべく熱量を十分にとり、Kと塩分摂取を制限
薬物療法	エリスロポエチンの投与で貧血の軽減、降圧剤投与
透析療法	血液透析（HD[*1]）：前腕に設置した動静脈シャントを介して、体外循環で週3回の間欠的に血液浄化 腹膜透析（CAPD[*2]）：腹膜内留置カテーテルで注入した透析液を自己管理下で定期的に交換して血液浄化
腎移植	合併症のない症例で、65歳未満が適用となる

[*1]:HD:hemodialysis
[*2]:CAPD:continuous ambulatory peritonial dialysis

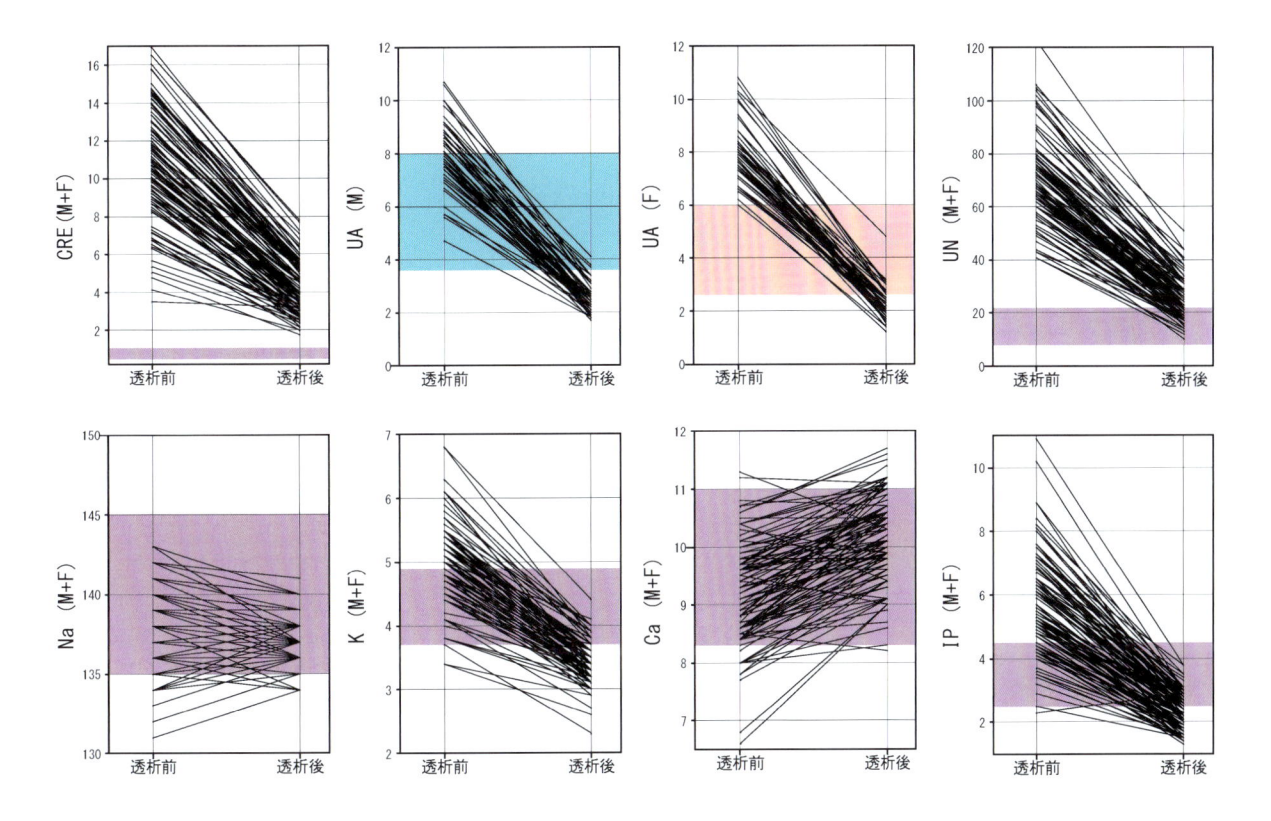

図 9-1 血液透析前後の腎機能検査と電解質検査値の変動
安定した状態にある長期血液透析患者100例について、透析前後の腎機能検査の変化である。CRE、UN、UA、K、IPにおいて大きな変動を認める。UA、K、IPは、健常者の基準範囲（男女：紫、男：青、女性：淡赤）に対し、透析後の値は低めになるように管理されることが多い。

■ 予後

　治療技術の進歩により、生命予後は著しく改善、10年以上の長期透析例が増加している。しかし、延命につれ、**手根管症候群**（アミロイド蓄積→正中神経圧迫で痛み）、**透析脳症**（言語障害、痙攣、痴呆）、**免疫不全**（日和見感染や日和見腫瘍）、**腎性骨異栄養症**（骨軟化、骨粗鬆、線維性骨炎）、**多嚢胞化萎縮腎**（長期透析で嚢胞化→腎癌の合併率高い）などの合併症の頻度が高いことが問題となっている。主な死因は、心不全・感染症で、ついで悪性腫瘍・脳血管障害となっている[11]。

慢性腎不全

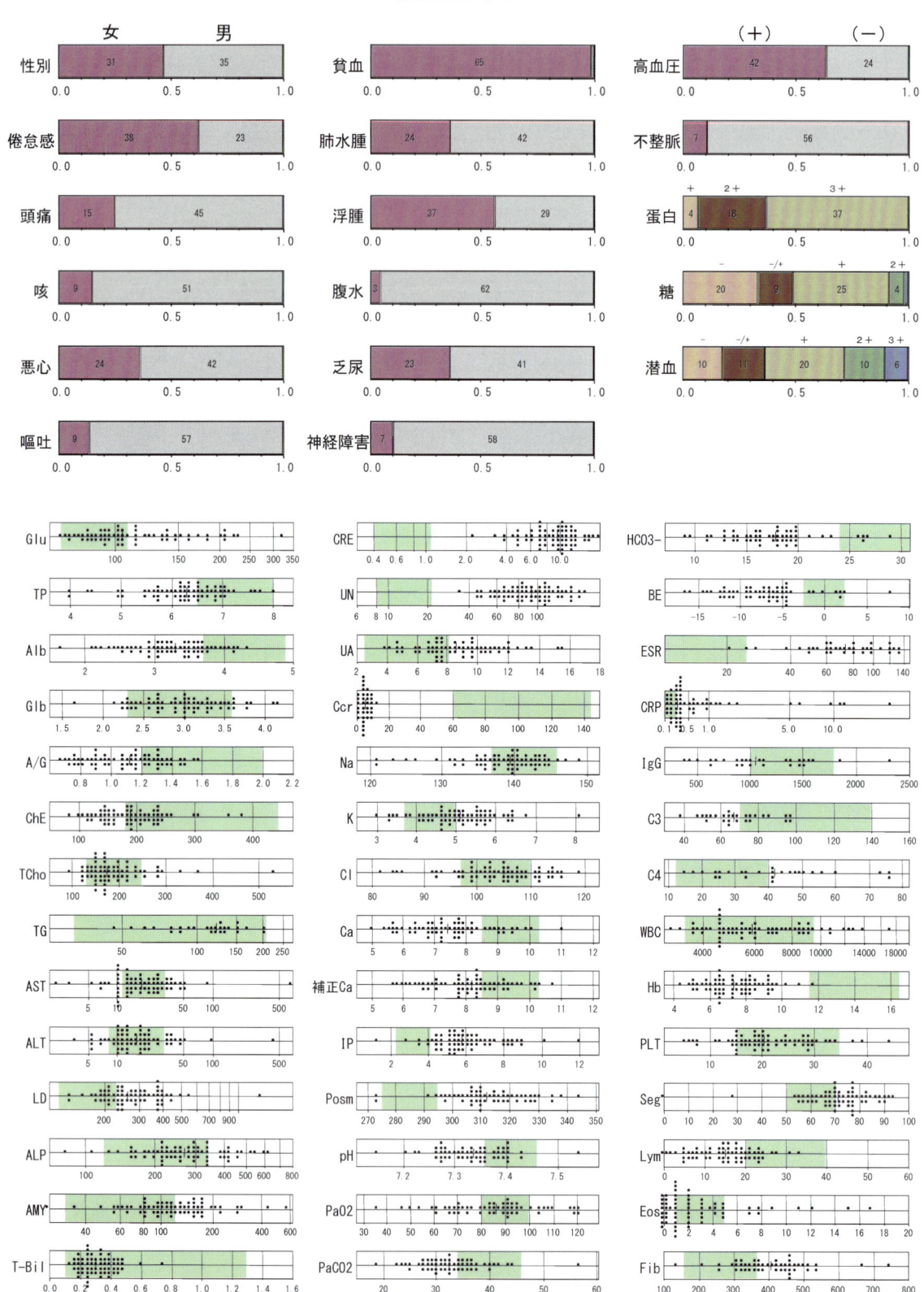

図 9-2 慢性腎不全の臨床所見・検査所見

全症例、血液透析導入のために入院した時点でのデータである。CRE、UN、UA の上昇は当然であるが、明瞭な Hb の低下は必発で、TP、Alb、ChE の低下例が多い。また TBil は全般に基準範囲下限の値をとる。酵素活性では、LD と AMY が高値となりやすい。電解質では、K、IP の明瞭に増加し、Na、Ca(補正 Ca) が低下する例が多い。血液ガスでは、明瞭な代謝性アシドーシス (pH↓ HCO3↓、BE↓) と呼吸性代償の所見 ($PaCO_2$↓) を認める。

10 IgA 腎症
IgA nephropathy

疾患概要

血尿や蛋白尿をもって発症する原発性の慢性糸球体腎炎のうち、糸球体のメサンギウム領域（隣り合った毛細血管の間隙）に IgA が局在することを特徴とするのが IgA 腎症である。原発性慢性糸球体腎炎の約 40% を占める。患者年齢層は 10 歳代から 50 歳代まで幅広いが、比較的若年者に多い。

■疫学

性差	男性がやや多い
地域性	アジア・太平洋地域と南ヨーロッパに多発
人種	黒人ではまれ

■病因

IgA を主体とする免疫複合体が糸球体に沈着することで起こるが、その原因は不明である。免疫系細胞の機能異常や、IgA 分子の構造異常が想定されている。

■病理所見

糸球体のメサンギウム細胞の増加と沈着物（paramesangial deposit）によるメサンギウム基質の増大を認める。障害された糸球体の病変は多様で、巣状、分節状、びまん性、全節状などに分類される。進行するにつれ、尿細管の萎縮、糸球体の炎症細胞浸潤、糸球体硬化や半月体形成、ボウマン嚢の癒着などの変化が見られる。

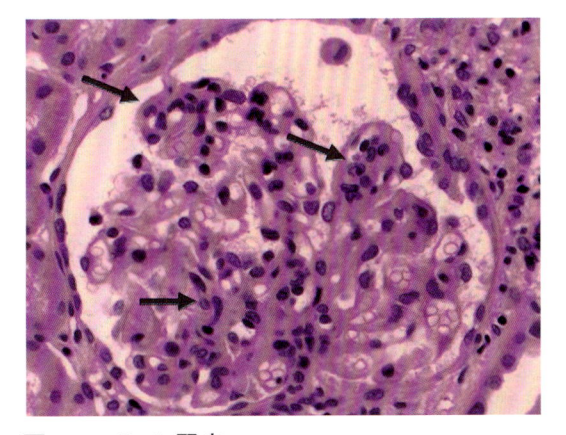

図 10-1 IgA 腎症
糸球体に分節状にメサンギウム細胞の増生や硬化がみられる（矢印）。

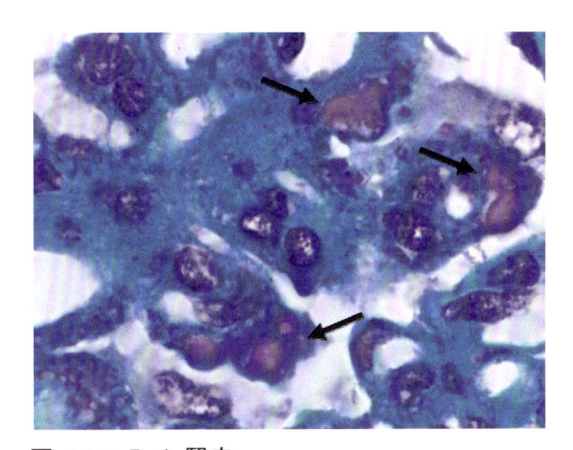

図 10-2 IgA 腎症
糸球体の傍メサンギウム領域にエオジンに染まる沈着物がみられる（矢印）。EA-50 染色

■臨床所見

検診時に、無症候性血尿、持続性蛋白尿で発見されることが多く、そのほとんどが無症状である。ネフローゼ症候群を呈する例があるが、数%程度と少ない。進行例では、貧血、高血圧など腎不全の症候が見られる。

■検査所見

血液検査	血清 IgA の増加を認める例が多い。他は特徴的な所見を認めない
尿検査	無症候性血尿、尿潜血陽性、蛋白尿、進行とともに
	NAG（尿中-N-アセチル-β-D-グルコサミニダーゼ）は近位尿細管上皮細胞に多く、その障害で尿中に増加
	β_2 ミクログロブリン（β_2MG）は、尿細管の再吸収機能の低下で尿中に増加
	尿蛋白増加、尿沈渣中に赤血球円柱、硝子円柱が出現
病理学的検査	腎生検
光顕	メサンギウム細胞の増殖、メサンギウム基質内に PAS 陽性物質が沈着
電顕	メサンギウム基質内に高電子密度の構造物の沈着
蛍光抗体染色	メサンギウム領域に IgA、IgG、IgM、C3 等がびまん性、全体状に沈着

■治療法

病変が安定している場合は、日常活動は通常通りとし、過労や過激な運動を控える。進行例では、ステロイド療法や抗凝固療法が試みられる。

■予後

糸球体の病変が進行していく症例では予後が悪く腎不全に移行しやすい。実際上、診断後 15〜20 年を経て、約 30％弱の患者が腎不全に移行する[12]。

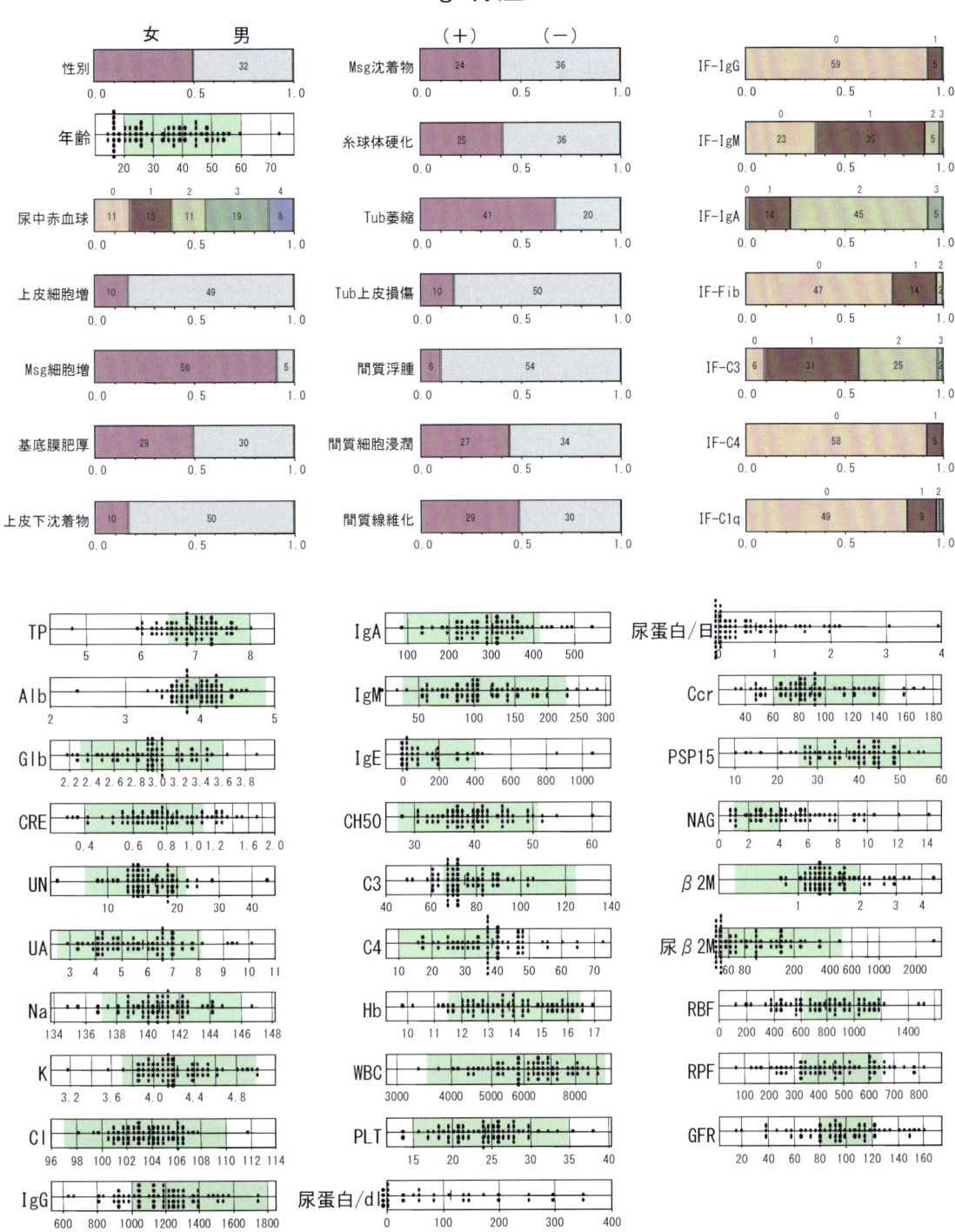

図 10-3 IgA 腎症の臨床所見・検査所見

いずれも初診時未治療の症例であるが、**15〜60歳で発症しており男女差はない**。尿蛋白・尿潜血で発見された例が大多数で、多くは臨床的に無症候である。腎生検では、糸球体の所見として、**メサンギウムの増殖と沈着物、上皮細胞基底膜の肥厚、糸球体の硬化像**の頻度が高い。また**尿細管の萎縮**や、**ネフロン間質への細胞浸潤**が高頻度に見られている。蛍光抗体法（IF）では、糸球体においてIgA、C3、IgM に対する反応が強い。これに対して、血液所見では、特徴的な所見はほとんどなく、血中の IgA が増えたり補体が増減する例は少ない。また蛋白尿も軽度で、1日量で 2g 以下である。また腎機能異常を示す例はほとんどなく、クレアチニン・クリアランス CCr の低下例や、PSP15 分値の低下例も少ない。NAG、β2MG の増加は尿細管の障害を表す。

11 ネフローゼ症候群
Nephrotic syndrome

疾患概要

ネフローゼ症候群は、糸球体基底膜の透過性亢進により高度の蛋白尿および低蛋白血症を呈する疾患である。日本における診断基準は、①**多量の蛋白尿** (3.5g/day 以上)、②**低蛋白血症** (6.0g/dl 以下)、③**浮腫**、④**高脂血症** (総コレステロール 250mg/dl 以上) となっている[13]。全ての一次性、2 次性の糸球体疾患がその原因となりうる。

■疫学

好発年齢：微小変化型は 3〜9 歳に多く、膜性腎症は成人に多く 40 歳がピーク。膜性増殖性糸球体腎炎は小児期 (10 歳ピーク) 型と成人型に分かれる。

■病因

細胞性免疫の異常で起こると想定されているが明確ではない。蛋白尿は糸球体基底膜の荷電・サイズ選択性の障害、腎血流障害に起因する。高脂血症は、リポ蛋白合成亢進と異化障害による。

■病理所見

病型分類によって、大きく異なる組織学的変化が見られる。

1 次性	微小変化型ネフローゼ症候群 (MCNS*1)	糸球体の足突起融合とメサンギウム細胞の軽度増殖を認める以外、所見に乏しい
	膜性腎症 (MN*2)	糸球体係蹄壁の肥厚、基底膜肥厚を特徴とし、銀染色でスパイク・フォーメーション（肥厚した基底膜に多数の突起）
	膜性増殖性糸球体腎炎 (MPGN*3)	メサンギウム細胞と基質の増生、糸球体の分葉化があり、係蹄壁に C3 が沈着し肥厚
	巣状糸球体硬化症 (FGN*4)	巣状・分節状に糸球体の部分的硬化像を認める。尿細管の萎縮、間質の細胞浸潤・線維化を伴う
2 次性	糖尿病性腎症 ループス腎炎	メサンギウム領域が拡大・硝子化した糸球体の結節性病変を特徴とする免疫複合体の沈着による。病理所見は多彩だが、ワイヤー・ループ病変、硝子塞栓は SLE に特有

*1:**MCNS**:minimal-change nephrotic syndrome
*2:**MN**:membraneous nephropathy
*3:**MPGN**:membranoproliferative glomerulonephritis
*4:**FGN**:focal glomerulonephritis

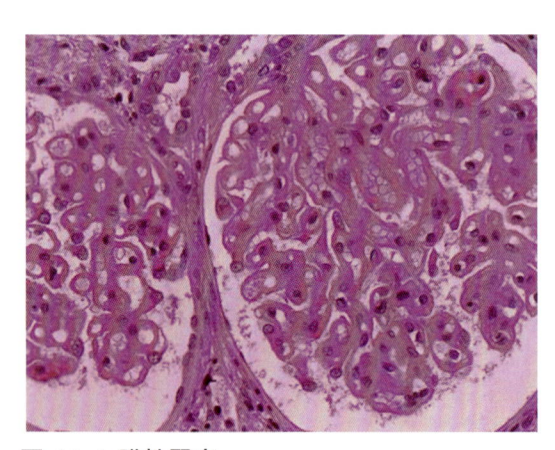

図 11-1 膜性腎症
糸球体の全体にわたって好酸性に染まった基底膜の肥厚がみられる。

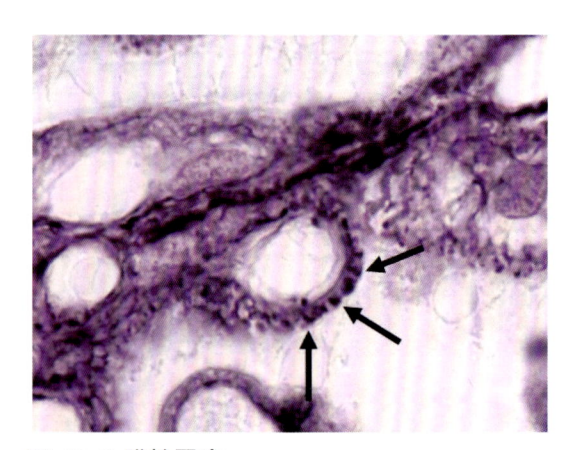

図 11-2 膜性腎症
肥厚した基底膜には免疫複合体が沈着しており、スパイク状にみえる（矢印）。PAM 染色。

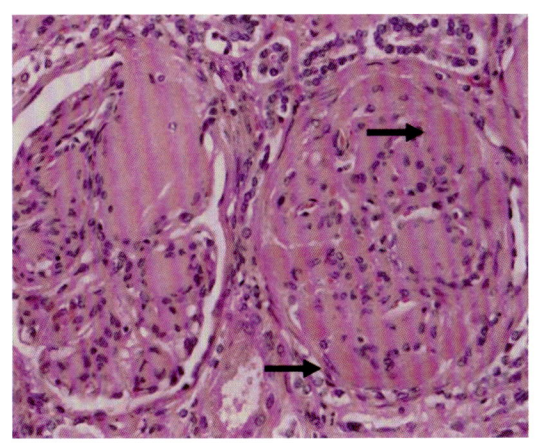

図 11-3 糖尿病性腎症
糸球体に結節状の硝子様化巣がみられ、右の糸球体では好酸性に染まる fibrin cap や capsular drop もみられる（矢印）。

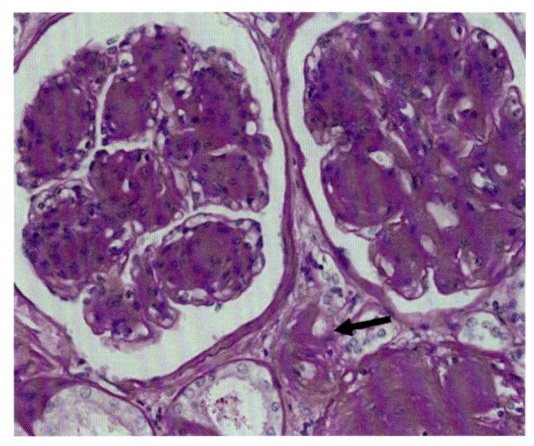

図 11-4 糖尿病性腎症
結節状病変は PAS 反応に陽性である。糖尿病の腎病変では、輸出入動脈の壁の硝子化・肥厚も特徴的である（矢印）。PAS 染色

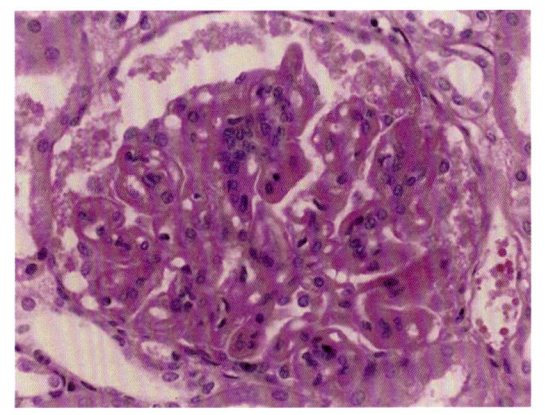

図 11-5 ループス腎炎
糸球体のほぼ全体に強く好酸性に染まった基底膜の肥厚（wire-loop lesion）がみられる。

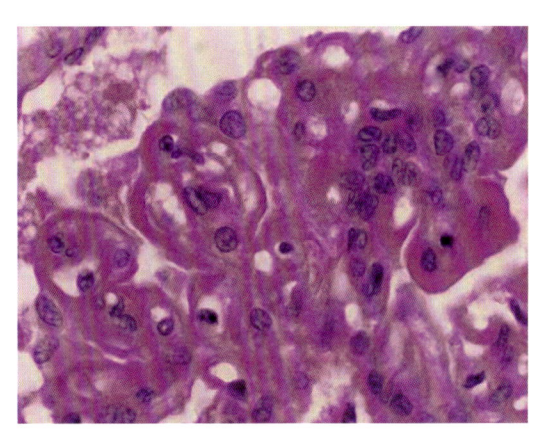

図 11-6 ループス腎炎
好酸性に染まった基底膜の肥厚部（wire-loop lesion）の拡大像。

■臨床所見

　高度な蛋白尿の結果、血液の膠質浸透圧が低下し全身性の浮腫を生じるが、高血圧・腎機能低下の程度、他の症候の有無は、原因疾患によって大きく異なる。

微小変化型	小児、若年者に好発し、全身の強い浮腫で <u>急激に発症</u> 蛋白尿が高度だが、血尿・高血圧は少なく、免疫グロブリン・補体は異常なし
膜性腎症	緩徐に発症、検診で蛋白尿から見つかることが多い。血尿・高血圧は少ない 顕性化すると高度な蛋白尿と 10〜50％に腎機能障害を呈する
膜性増殖性	急性発症例では、血尿・高血圧が見られ、緩徐発症例では症状軽度
巣状硬化	発症は微小変化型と類似するが治療に抵抗性で、血尿・高血圧を伴いやすい
糖尿病性	微量アルブミンから徐々に顕性化し、次第に腎機能が低下
ループス性	蛋白尿・血尿・腎機能障害の程度は症例によってまちまち

■検査所見

高度な蛋白尿 (≧ 3.5g/dl) と低アルブミン血症・高脂血症を認めるが、炎症反応の強さや腎機能低下の程度は、原因疾患に依存する。

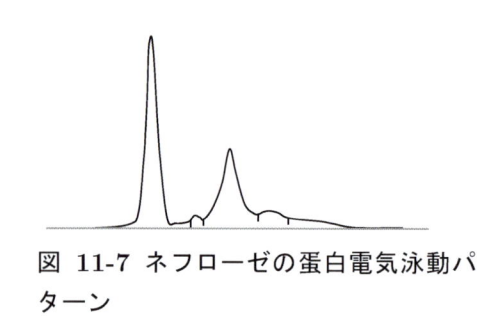

血清蛋白異常	Alb⇓、IgG↓、α_2、β-Glb⇑、ChE⇑、フィブリノゲン⇑
亜急性炎症	血沈、Fib、C3、PLT 高値、補体消費 ⇒ C3・CH50 低下 (MPGN)
腎機能異常	CRE、UN、UA の上昇（血管内脱水を反映し特に UN が上昇）
高脂血症	軽症例では TCho⇑ のみ（Ⅱa 型高脂血症）、進行例では TG も増加しⅡb 型に
その他	MCNS⇒IgE 増加、SLE⇒ 抗核抗体、抗 dsDNA 陽性
尿検査	蛋白尿、潜血血尿、尿円柱(上皮、顆粒、ろう様) や卵円形脂肪体(尿細管上皮細胞の脂肪変成) の出現

図 11-7 ネフローゼの蛋白電気泳動パターン

アルブミン分画が低下し、α2 分画が著増

■治療法

①ステロイド療法、②安静、③食事療法（減塩 3～5g/日＋腎機能低下あれば蛋白制限）④対症療法（浮腫に対しては利尿剤・アルブミン製剤、高血圧に対して降圧剤）

微小変化型	短期のステロイド療法に反応して寛解する（特に小児）
膜性腎症	顕性例では、長期のステロイド療法が必要で、完全寛解率低い
膜性増殖性	3～6ヶ月のステロイド療法。免疫抑制剤や抗血小板凝集阻止薬を併用
巣状硬化	上記と同様

■予後

組織病型によって大きく異なるが、約 70%が改善。微小変化型が最も予後良好。

微小変化型	ステロイドで寛解するが 30～60%で再発が見られる。しかし、3～5 年で完全寛解
膜性腎症	軽度蛋白尿だけのとき予後良好。顕性例は 10～15 年後腎不全に陥る例が多い
膜性増殖性	ステロイド療法に反応すれば予後良好だが、反応しない場合腎不全となる
巣状硬化	ステロイド療法への反応に依存するが、難治例が多く腎機能低下しやすい

ネフローゼ症候群

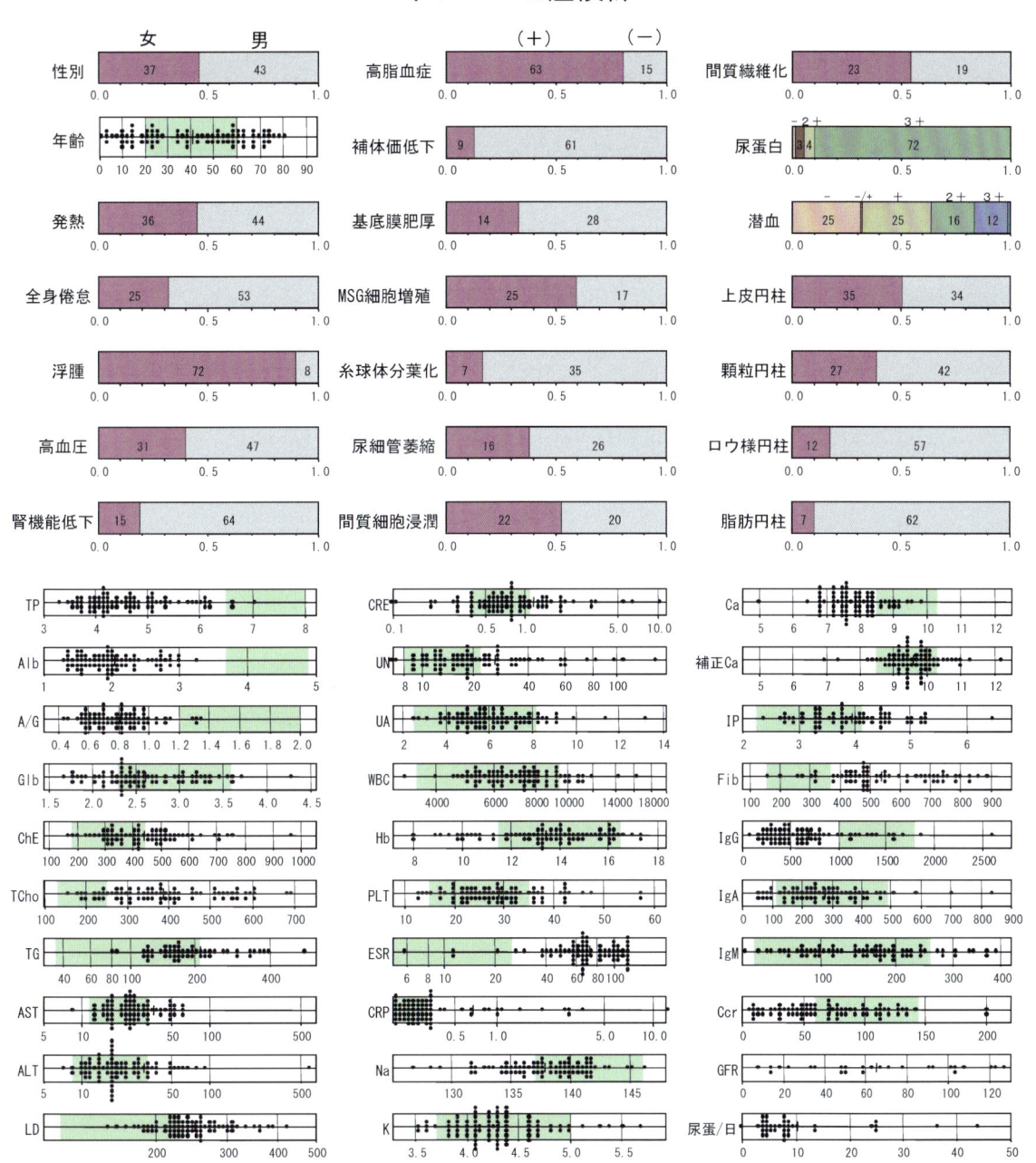

図 11-8 ネフローゼ症候群の臨床所見・検査所見

年齢は幼児から高齢まで広く分布。臨床的には浮腫が主体で、一部で発熱や高血圧が見られる。全 80 例中 42 例で腎生検が行われ、糸球体の所見が調べられている。検査所見では、**著明な TP、Alb、の低下と TCho の増加**を特徴とする。TG 増加例は多くない。**IgG の低下**（腎からの喪失）も特徴的所見。**ChE、Fib の増多**は肝臓における蛋白合成の亢進を表す。腎機能障害は一般に軽度である（小児で CRE, UA が低いことに注意）が、血管内脱水を反映して UN が明瞭に高い症例がかなりある。低 Na、低 K の傾向を認めるが、IP が高いのは小児例であるか原疾患の活動度を反映。

12 妊娠中毒症
Pregnancy induced hypertension(PIH)

疾患概要

　妊娠中毒症とは「妊娠に**高血圧、蛋白尿、浮腫**の一つもしくは二つ以上の症状がみられ、かつこれらの症状が単なる妊娠偶発合併症によるものでないもので、妊娠20週以降から産褥6週以内に発症したものをいう」と定義されてきた（日本産婦人科学会）。本症は、妊娠中に生じる毒素によりその病態が惹起されると考えられ、その病名がつけられたが、毒素説は現在否定されており、**高血圧がその病態のマーカ**であり、むくみや蛋白尿は必ずしも病態に必須な症候ではないと認識されるに至った。このため日本では2005年より妊娠中毒症の名称は妊娠高血圧症候群に改められることとなった。米国では古くからその認識があり、その英語訳である pregnancy induced hypertension(PIH) の病名（蛋白尿を合併すると PIH with proteinuria）が、すでに広く使われている。ただし、本項の記述は、従来の診療基準に基づいたものとした。

■疫学

罹患率	全妊婦の5〜10%に発生するが、知識の普及と管理技術の向上で減少傾向
好発時期	妊娠20週以降に発生するが、32週目（8ヶ月）以降に起こる率が高い
リスク	若い初回妊娠・35歳以降の妊娠、腎疾患の既往、糖尿病、高血圧症、肥満の存在

■病因・病型

　血管内皮細胞に何らかの障害が加わって、血管透過性の亢進が起こり、むくみや蛋白尿が起こると考えられているが、その原因は不明で、高血圧がなぜ起こるのかは全く分かっていない。臨床的な病型分類として、純粋妊娠中毒症と混合妊娠中毒症に大別されるが、痙攣発作を伴うものは子癇として別に扱われる。

純粋妊娠中毒症	妊娠前にはなかった高血圧、蛋白尿、浮腫が妊娠20週から分娩後6週の期間に初めて起こる場合
混合妊娠中毒症	**妊娠前に高血圧、蛋白尿、浮腫**などの症状を呈する疾患あるいは状態の存在が推定され、妊娠でその症状の増悪や顕性化が起こったと考えられる場合
子癇	**妊娠中毒症によって起こった痙攣発作**を子癇と呼び、その発症時期により、妊娠子癇・分娩子癇・産褥子癇として区別する。純粋型・混合型によらず、子癇が起これはこの範疇に分類

■病理所見

　病変が起こりやすいのは腎組織で、糸球体内皮細胞の腫大により、毛細血管の狭窄が生じる。メサンギウム細胞が増殖することもある。

■臨床所見

主徴候	高血圧、蛋白尿、浮腫（最初は下腿）と体重増加
合併症	子癇（痙攣発作）、子宮内胎児発育遅延、脳症（悪心、めまい、頭痛） 重症例では肺水腫、脳出血、常位胎盤早期剥離、HELLP症候群 (Hemolysis, Elevated Liver enzyme, Low Platelet)

　日本産婦人科学会による重症例の判定基準は、①収縮期血圧160mmHgまたは拡張期圧110mmHg以上、②24時間蓄尿（または2回のスポット尿）の尿蛋白が200mg/dl以上、③全身性浮腫、の何れか1つを認めるものとされている。

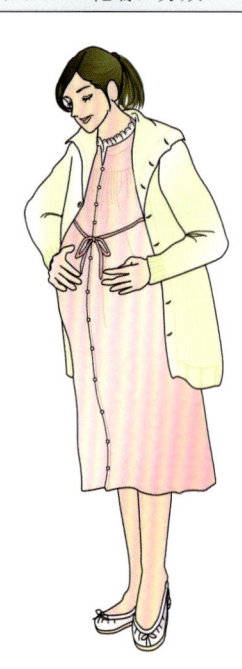

■検査所見

妊娠中毒症に特異的な検査所見はないが、下記の検査がその病態の重症度に応じて変化する。

血液検査	尿酸, 白血球数、フィブリノゲン (Fbg) 値上昇 血清総蛋白 TP↓、Alb↓、A/G 比低下（正常妊娠よりも強く低下） 重症例で HELLP 症候群を示す例では、ALT、AST の上昇と PLT の低下を認める
尿検査	蛋白尿：200mg/dl 以上 (24 時間値) は重症とみなされる 胎児発育不全で尿中 E3 ↓ (20mg/日以下)

■治療法

　食事療法 (減塩＋適度な高蛋白食) と薬物療法（降圧剤）で妊娠をできる限り継続させるが、母体の状態が悪化すれば、胎児の状態を考慮しつつ妊娠を終了（早産でも分娩）させる。子癇の抑制には、硫酸マグネシウムを静注。

■予後

　ほとんどの場合軽症で経過し、通常分娩後 6 週間ほどで回復する。ただ、出産後高血圧はなくなっても、中高年になってから高血圧症の起こるリスクが高くなる。

■参考：正常妊娠における検査値の変動

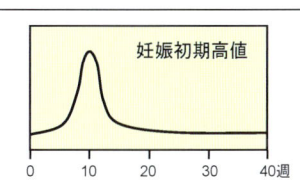

妊娠初期高値：ヒト絨毛性ゴナドトロピン (hCG*1)、CA125

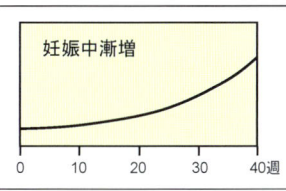

妊娠中漸増：プロゲステロン、エストロゲン、プロラクチン
ヒト絨毛性ソマトマンモトロピン (hCS*2)
ALP、LD、AFP
[TCho、TG、WBC、IgG、アルドステロン、PTH]

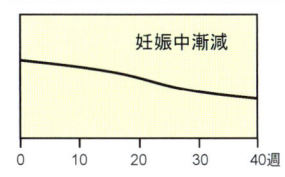

妊娠中漸減：TP、Alb、Glb、UN、CRE、UA、
Na、Ca、IP、Fe、Glu、Hb、Ht

*1:hCG:human chorionic gonadotropin
*2:hCS:human chorionic somatomanmotropin(＝HPL:human placentral lactogen ヒト胎盤性ラクトーゲン)

妊娠中毒症

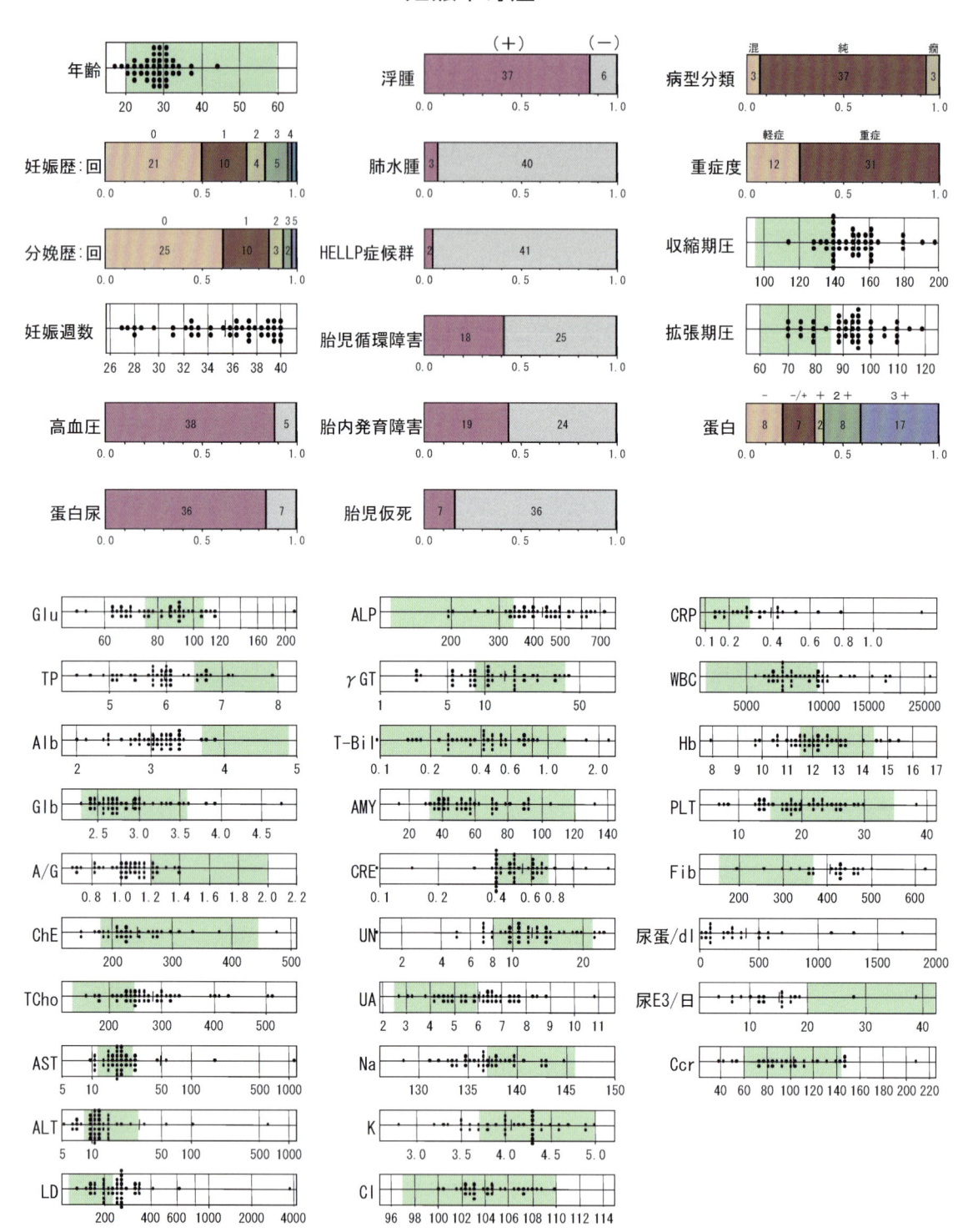

図 12-1 妊娠中毒症の臨床所見・検査所見

初産婦が多いが、2 回目以降でも起こる。発症は妊娠 32 週以降が多い。3 徴とされる高血圧、浮腫、蛋白尿は高率に見られる。大多数が純粋妊娠中毒症に属す。大学病院に入院した症例群のため、重症例が多く胎児へ明瞭な影響のあるものの割合も多い。検査値では、尿蛋白が 200mg/dl の割合が多いが、クレアチニンクリアランス (Ccr) や CRE にはほとんど異常を認めない。高率に見られる **UA、WBC、Fib の上昇**と、頻度は少ないが ALT、AST、PLT の上昇は、本症の重症度と関連している。胎盤機能評価で測定される**尿中エストリール (E3) /日**は、胎児発育遅延のある症例で測定されており、全般に低い値を示している。Alb の強い低下は病態の重症度と関連しているが、**妊娠中はもともと TP、Alb、A/G が低い**ことに注意が必要である。なお、他の検査で見られる異常値は、正常妊娠でみられる変化であり、妊娠中毒症に固有のものではない。すなわち、**Glu、CRE、UN、Na、K、Hb は妊娠中低下**する例が多く、逆に **TCho、LD、ALP は妊娠中増加**するが、この症例群でもその変化を明瞭に認める。

13 再生不良性貧血
Aplastic anemia

疾患概要

再生不良性貧血は骨髄における造血機能低下 (骨髄の低形成) のため末梢血の 3 血球成分のすべてが減少する汎血球減少症を特徴とする血液疾患。原因不明の一次性、抗癌剤や化学物質による二次性、先天性 (Fanconi 貧血) などに分類される。

■疫学

好発年齢	50 歳以上
性差	やや女性に多い

■病因

下記のような様々な病因分類が行われる。しかし、最近ではその大部分が免疫学的機序（細胞障害性 T 細胞の関与）による造血抑制の結果生じると考えられている。

先天性		Fanconi 貧血
後天性	骨髄直接障害	放射線、抗癌剤、ベンゼン中毒
	免疫異常	本態性、医薬品・化学物質、輸血後 GVHD、肝炎後 (非 A, 非 B, 非 C)
	ウイルス感染	CMV、HCV、EBV 等に感染後（背景に免疫異常）

除外すべき汎血球減少症を引き起こす病態

◆産生低下

- 正常造血細胞の置換病態:
    急性白血病，骨髄線維症，骨髄癆 (癌腫などの骨髄転移)，多発性骨髄腫，悪性リンパ腫，等
- 感染症: 粟粒結核，重症敗血症，肝炎後再生不良性貧血
- ビタミン欠乏症: ビタミン B12 や葉酸欠乏
- 骨髄異形成症候群 (MDS)

◆破壊亢進

- 脾機能亢進症: 主に肝硬変症に伴う、門脈圧亢進によるうっ血性脾腫
- 播種性血管内血液凝固症候群 (DIC)
- 発作性夜間血色素尿症 (PNH)
- 全身性エリテマトーデス (SLE)

■病理所見

骨髄では、血球 3 系統の共通の母細胞である、造血幹細胞の質的、量的低下により、著明な低形成を認める。またリンパ球および細網内皮系細胞の相対的な増加も見られる。

■臨床所見

3 系統の血球の著明な減少により、高度な貧血と出血傾向、易感染性が起こる。

貧血症状	易疲労、眼瞼結膜・口腔粘膜・皮膚の蒼白、息切れ、めまい
出血傾向	鼻出血、歯齦出血、皮下出血、下血、過多月経（血小板減少による）
免疫不全	発熱と易感染性（好中球減少による）

■検査所見

血液検査	汎血球減少、網状赤血球の低下、リンパ球比率の相対的増加、赤沈亢進 血清鉄・フェリチン増加、UIBC低下、エリスロポエチン増加
骨髄検査	骨髄低形成(赤芽球減少、骨髄球減少、巨核球減少、脂肪細胞増加)、 貯蔵鉄増加(長期にわたる多量の輸血による)
鉄代謝試験	鉄利用率低下、血漿鉄消失時間の延長

■治療法

軽・中等症	頻回の輸血（→ヘモクロマトーシス）、アンドロゲン療法
進行例	顆粒球減少に対してG-CSF、貧血に対してエリスロポエチンの投与が行われる 免疫抑制療法として、シクロスポリン、ステロイドパルス療法、 　抗リンパ球グロブリンや抗胸腺細胞グロブリンなどが試みられている
重症	骨髄移植（造血幹細胞移植）

■予後

　予後は悪いが、免疫抑制療法の進歩および骨髄移植により生存率が大幅に延長されるようになった。

再生不良性貧血

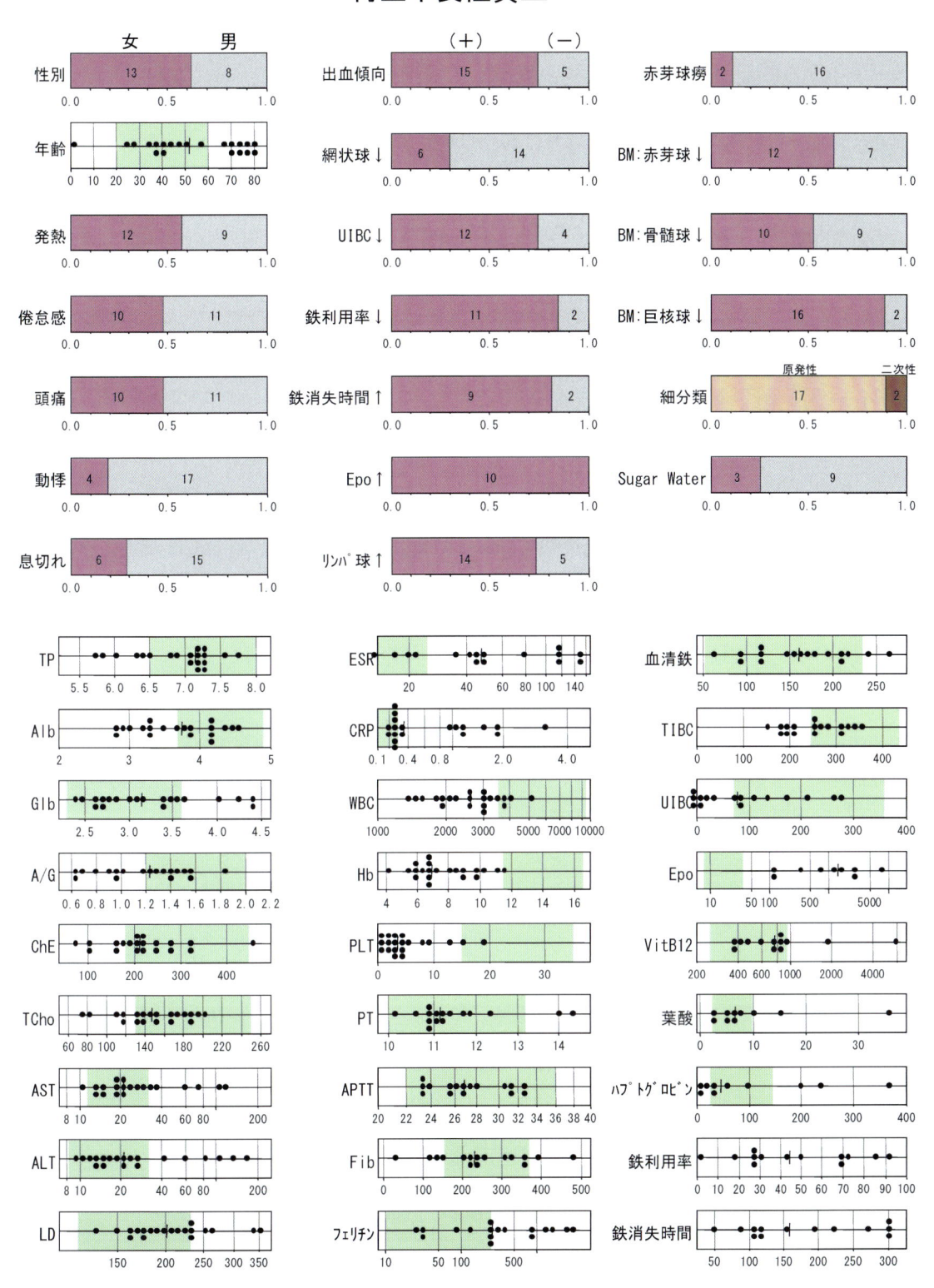

図 13-1 再生不良性貧血の臨床所見・検査所見

20～80代まで広い年齢層に起こり、女性に多い傾向がある。この症例群では原発性（本態性）がほとんどである。貧血症状、出血傾向、発熱を主徴とする。血液検査では、汎血球減少症と Epo の増加を特徴とする。慢性炎症のため一部 Glb の上昇をみとめ、全般に栄養状態の低下が見られる。鉄利用率、鉄消失率が低下し、血清鉄は飽和状態にある。

14 骨髄異形成症候群
Myelodysplastic syndrome (MDS)

疾患概要

骨髄の中に異常な造血幹細胞のクローンが発生し、血球の成熟障害と多様な血球形態異常（異形成）を来す。**中高年に好発する慢性に経過する後天性造血器疾患**。一般に骨髄は正常〜過形成でありながら、**造血障害（無効造血）のため通常の造血薬などによる治療には反応せず、汎血球減少症や1〜2血球減少を来す**。末梢血には幼若細胞や形態異常血球を認めることが多く、再生不良性貧血と区別される。また、急性白血病とは芽球が少ないことで区別される。**FAB分類 (1986)** により5つに分けられるが、芽球数が30%付近のものについては急性白血病 (AML) と RAEB-t を区別するのが困難で、その一部は急性白血病に転化しやすい。実際上、**2001WHO分類**以降より骨髄での芽球比率が20%以上の場合を、急性白血病に分類している。

■疫学

好発年齢	中・高齢者に多く70歳代がピーク、稀に小児の発症例あり
性差	男＞女
発生頻度	RA、RARBが多く、CMMLは少ない

■病因

骨髄造血幹細胞の単クローン性増殖。血球の分化障害と機能障害により、多様な血球形態異常を来たし、異常血球は血中にも出現する。また、細胞機能の異常によって細胞寿命が短縮し、無効造血の結果として1〜3系統の血球減少症を来す。また、経過と共に急性白血病に移行するか、骨髄不全で感染症や出血の合併症を来たすことが多い。誘因として、有機溶媒や化学薬品との慢性的な接触を示唆する報告もあるが、因果関係は明確ではない。

■病理所見

骨髄は正形成〜過形成を示す例が多いが、低形成のこともある。3系統の血球形態異常がみられ、赤芽球系では巨赤芽球様細胞、多核赤芽球、環状鉄芽球などを、巨核球系では単核の微小巨核球などを認める。下記にFAB分類を示すが、現在主流となりつつある **WHO分類の詳細は頁230を参照**。

病型	末梢血所見	骨髄所見
Refractory cytopenia with unilineage dysplasia (**RCUD**)	単1血球減少 or 2血球減少 [*1]、芽球は稀（＜1%）[*2]	1系統の異形成、芽球＜5%、環状鉄芽球＞15%
Refractory anemia with ring sideroblast (**RARS**)	貧血あり、芽球なし	環状鉄芽球＞15%、芽球＜5%、異形成は赤芽球系のみ
Refractory cytopenia with multilineage dysplasia (**RCMD**)	血球減少、芽球＜1% [*2]、Auer body(−)、単球＜1,000/μl	2系統以上の血球に異形成＞10%、芽球＜5%、Auer body(−)、環状鉄芽球は±15%
RA with excess of blasts-1 (**RAEB-1**)	血球減少、芽球＜5%、Auer body(−)、単球＜1,000/μl	1もしくは多系統の異形成、芽球5〜9%、Auer body(−)
RA with excess of blasts-2 (**RAEB-2**)	血球減少、芽球5〜19%、Auer body(±)[*3]、単球＜1,000/μl	1もしくは多系統の異形成、芽球10〜19%、Auer body(±)[*3]
mMDS-unclassified (**MDS-U**)	血球減少、芽球＜1%	異形成はいずれの系統も＜10%で、MDSを推定できる染色体異常あり
MDS associated with isolated del (**5q-**)	貧血、血小板数は正常 or 増加、芽球(−) or 稀	低分葉巨核球の増加、芽球＜5%、染色体でdel(5q-) 単1異常、Auer body(−)

[*1]: 2血球系での減少はある。汎血球減少の場合はMDS-U。
[*2]: 骨髄の芽球が5%未満でもPB中の芽球が2〜4%の場合は、RAEB-1、RCUD、RCMDで芽球が1%のときはMDS-Uとする。
[*3]: Auer body(+) でPB中芽球5%未満かつ骨髄中芽球が10%未満の場合はRAEB-2

■臨床所見　　汎血球減少症 (1～3系統の血球減少)

全身症状	体重減少、発熱、浮腫
貧血症状	易疲労、眼瞼結膜・口腔粘膜・皮膚の蒼白、息切れ、めまい
出血傾向	鼻出血、歯齦出血、皮下出血（血小板↓）
免疫不全	発熱と易感染性（好中球↓）
リンパ節腫脹	鼻腔、扁桃、頸部、腋窩、鼠径

◇不応性貧血 (骨髄異形成症候群) の診断基準◇

(厚生省特定疾患血液系疾患調査研究班特発性造血障害分科会、1997 より)

1. 一般臨床としての所見：**慢性の貧血**を主とするが、時に**出血傾向**や**発熱**を呈する
2. 末梢血の **2 ないし 3 血球減少** [*1]、正ないし過形成の骨髄、末梢血や骨髄の**血球異形成的形態異常** [*2] を呈する
3. 血球減少の原因となる他の疾患を認めない

   他の疾患とは、再生不良性貧血、特発性血小板減少性紫斑病、骨髄線維症、悪性貧血、膠原病、肝硬変 (脾機能亢進症)、癌の骨髄転移、多発性骨髄腫、悪性リンパ腫、感染症などをいう。また、骨髄障害をきたす放射線照射治療や抗腫瘍薬投与歴を有する場合は、原発性例としては取り扱わない。

4. 下記の検査成績が加われば診断の補助となる

   (a) 骨髄細胞の染色体異常
   (b) 骨髄細胞の細胞生化学的異常 (PAS 陽性赤芽球、ペルオキシダーゼ陰性好中球、好中球 ALP(NAP) 活性低下)
   (c) 血清鉄値の上昇 と 不飽和鉄結合能の低下．血清フェリチンの増加
   (d) 放射性鉄の血漿からの消失時間 (PID) の短縮 と 赤血球鉄利用率 (RCU) の低下

5. 診断に際しては、まず、1. と 2. によって不応性貧血 (骨髄異形成症候群) を疑い、3. によって他の疾患を除外し、4. によってさらに診断を確実なものとする。しかしながら、4. の所見が全て揃っていなければ診断ができないということはなく、慢性かつ治療難反応性の経過の観察によって確定診断に達する。

　*1:血球減少とは、成人で赤血球数　男 400 万/μl、女 350 万/μl 以下、
　　　白血球数 4,000/μl、血小板数 10 万/μl 以下の状態を指す。
　*2:赤血球系:巨赤芽球様変化、多核の巨大赤芽球、環状鉄芽球など
　　　顆粒球系:過分葉核の大型好中球、好中球核の低分葉、好中球顆粒の減少など
　　　血小板系:円形分離核の巨核球、微小巨核球、巨大血小板など

◇ FAB 分類から WHO 分類へ◇

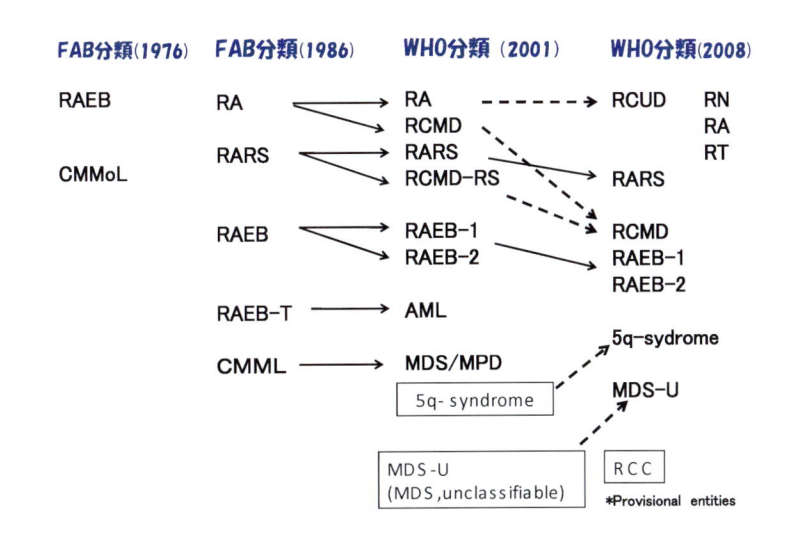

FAB分類(1976)	FAB分類(1986)	WHO分類 (2001)	WHO分類 (2008)
RAEB	RA	RA → RCMD	RCUD (RN, RA, RT)
CMMoL	RARS	RARS, RCMD-RS	RARS
	RAEB	RAEB-1, RAEB-2	RCMD, RAEB-1, RAEB-2
	RAEB-T	AML	5q-syndrome
	CMML	MDS/MPD, 5q-syndrome	MDS-U
		MDS-U (MDS, unclassifiable)	RCC

*Provisional entities

◇MDS 診断のための必要条件◇

(厚労科研補助金 難治性克服研究事業、2008 より)
特発性造血障害に関する調査研究による不応性貧血（骨髄異形成症候群）の形態学的異形成に基づく診断確度区分と形態診断アトラスより

MDS 診断のための必要条件

A. 下記の基準を満たす1系統以上の持続する血球減少
   - ヘモグロビン濃度　＜ 11 g/dL
   - 好中球数　＜ 1,800/μL
   - 血小板数　＜ 100,000/μL

B. 末梢血と骨髄の芽球比率が 20% 未満かつ

   Acute myeloid leukemia with recurrent cytogenetic abnormalities で定義される 染色体異常*がない。
   * t(8;21)(q22;q22);(AML1/ETO),t(15;17)(q22;q12);(PML/RARα),
     inv(16)(p13;22) または t(16;16)(p13;q22);(CBFβ/MYH11) であり, 11q23(MLL)abnormalities は含めない。

C. 末梢血の単球数＜ 1×10^9/L 未満であること

D. 血球減少の原因となる他の血液疾患および非血液疾患の除外

E. 再生不良性貧血の除外骨髄が低形成の場合に，形態学的所見と染色体所見を参考に検討する

血球減少・異形成と診断の関連 （芽球増生がない場合）

血球減少	異形成	診断カテゴリー
1血球減少 2血球減少	1系統	Refractory cytopenia with unilineage dysplasia(RCUD) Refractry anemia (RA) Refractory neutropenia(RN) Refractory thrombocytopenia(RT)
1血球減少 2血球減少	1系統かつ 環状鉄芽球 15% 以上	RA with ringedsideroblast(RARS)
1血球減少 2血球減少 汎血球減少	多系統	Refractory cytopenia with multilineage dysplasia(RCMD)
1血球減少 2血球減少 汎血球減少	多系統かつ 環状鉄芽球 15% 以上	Refractory cytopenia with multilineage dysplasia (RCMD)
汎血球減少	1系統	MDS, unclassifield (MDS-U)

赤芽球比率が 50% 以上の取り扱い：　全有核細胞 (ANC: all nucleated cell), 末梢血 (PB: peripheral blood)

骨髄中赤芽球比率 (%)	末梢血・骨髄所見	その他の所見	診断
50% 以上	PB または骨髄 ANC の 20% 以上が芽球	AML with MDS-related changes に適合	AML with MDS-related changes
80% 以上が殆ど成熟傾向のない未分化な赤芽球	骨髄芽球が殆どないあっても少数	顆粒球成分はあっても少ない	Pure erythroid leukemia(M6a)
50% 以上	骨髄の ANC, PB で芽球が 20% 未満	芽球が NEC の 20% 以上	Acute erythroid/myeloid leukemia (M6b)
50% 以上	骨髄の ANC, PB で芽球が 20% 未満	芽球が NEC の 20% 未満	MDS の病型は PB または骨髄 ANC における芽球割合で分類

◇形態学異形成の分類◇

異形成をカテゴリーAとカテゴリーBに分類する。

カテゴリーA:	MDSに特異性が高いとされる4種類
カテゴリーB:	MDS以外の疾患でも出現し、特異性はカテゴリーAより劣るが、10％以上の頻度で認められればMDSが示唆される
カテゴリー外:	診断確度区分法には掲載されないが、やはり10％以上の頻度で認められればMDSを考慮する異形成

カテゴリーAの異形成

● **Granulocytic series**（顆粒球系）

1. hyposegmented mature neutrophil（低分葉成熟好中球）
   2分葉はfineまたはthinフィラメントで結合し，粗大な核クロマチン構造(粗剛化)をもつ分葉部の幅が最大径の1/3以下であれば偽ペルゲル核異常としてよい
2. degranulation(a- or hypogranular neutrophils: Hypo-Gr)（脱-低顆粒好中球）
   無顆粒または80％以上の顆粒の減少

● **Megakaryocyte**（巨核球系）
   micromegakaryocyte : mMgk（微小巨核球）単核または2核でサイズは前骨髄球以下

● **Erythroid series**（赤芽球系）
   ringed sideroblast[*1] : RS（環状鉄芽球）核周の1/3以上[*2]で核に沿った鉄顆粒または核に沿う5個以上の鉄顆粒を認める

   *1:2008WHO分類でringed sideroblastに改称
   *2:2007MDSに関する国際ワーキング会議(Mufty,Bennettら)では、核周1/3以上にこだわらず、より狭い範囲であっても5個以上の陽性顆粒が核周辺に分布している場合と再定義された。

カテゴリーBの異形成

● **Granulocytic series**（顆粒球系）
   Small size（小型）
   Hypersegmentation（過分葉）
   Pseudo Chediak-higashi granule

● **Megakaryocyte**（巨核球系）
   Non-lobulated nuclei（非分葉・単核）
   Mulitple, widely-separated nuclei（多核，大型化-分離核）

● **Erythroid series**（赤芽球系）
   Nucleus(核)　　　　Budding（出芽状）
   　　　　　　　　　Internuclear bridging（核間細胞質橋）
   　　　　　　　　　Karyorrhexis（核破砕・断片化）
   　　　　　　　　　Multinuclearity（多核化）
   　　　　　　　　　Megaloblastoid change（巨赤芽球様変化）
   Cytoplasm(細胞質)　Vacuolization（空胞化）

カテゴリー外の異形成

● **Granulocytic series**（顆粒球系）
   Ring form neutrophil（環状核好中球）
   Giant neutrophil（巨大好中球）
   MPO negative neutrophil（MPO陰性好中球）

● **Megakaryocyte**（巨核球系）
   Small megakaryocyte（小型化巨核球）

● **Erythroid series**（赤芽球系）
   Nucleus(核)　　　　mitosis（分裂像）
   　　　　　　　　　Irregular（核縁不整）
   　　　　　　　　　Howell-jolly body（ハウエルジョリー小体）
   Cytoplasm(細胞質)　Pappenheimer body（パッペンハイマー小体）

Morphologic manifestations of dysplasia (WHO, 2008)

● **Dysgranulopoiesis**
　　Small or unusually large size
　　Nuclear hypolobation (pseudo Pelger-Huet; pelgeroid)
　　Irregular hypersegmentaion
　　Decreased granules; agranularity
　　Pseudo Chediak-Higashi granules
　　Auer rods

● **Dysmegakaryocytosis**
　　Micromegakaryocytes
　　Nuclear hypolobation
　　Multinucleation (Normal megakaryocytes are uninucleate with lobulated nuclei)

● **Dyserythropoesis**
　　Nuclear　　Nuclear budding
　　　　　　　Internuclear bridging
　　　　　　　Karyorrhexis
　　　　　　　Multinuclearity
　　　　　　　Nuclear hyperlobation
　　　　　　　Megaloblastic changes
　　Cytoplasm　Vacuolization
　　　　　　　Periodic acid-Schiff posivity

■ 検査所見

末梢血検査	赤血球：貧血*、赤芽球血症、巨赤芽球、環状鉄芽球、多核赤芽球、 白血球：白血球減少、過分葉好中球（6核以上）、低分葉好中球（偽ペルゲル核異常） 　　　　環状核好中球、好中球脱顆粒、単球増加 血小板：血小板減少、巨大血小板、微小巨核球 無効造血：血球寿命の短縮で LD 増加 機能異常：NAP スコア（好中球 ALP 活性）低下、染色体異常 鉄利用障害：フェリチン、Fe ↑、総鉄結合能（トランスフェリン）↑、UIBC ↓
骨髄検査	有核細胞数は正常～増加（正～過形成）、芽球 < 30%（WHO 分類では芽球 < 20%） 赤芽球系：多核、分葉核、核断片、好塩基性斑点、細胞質過剰、環状鉄芽球 骨髄球系：アズール顆粒消失、好中球顆粒の消失・減少 　　　　　巨大後骨髄球、好塩基性細胞質の分布異常（顆粒球系）、POD 活性低下 巨核球系：巨核球減少、円形多核巨核球、微小巨核球

* RARS, RAEB, RAEB-t で異形成が強い例では大球性（MCV ↑）、そうでない RA は正球性を呈する。

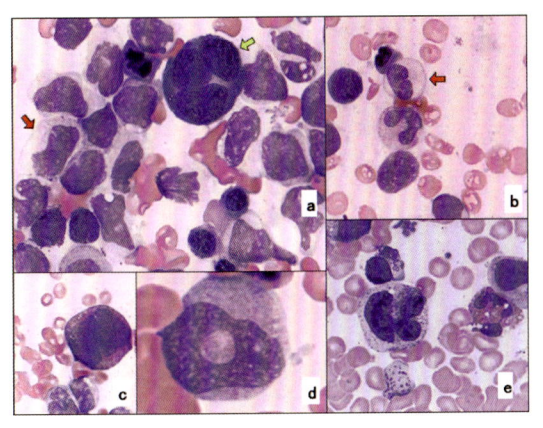

図 14-1 骨髄異形成症候群
MDSにおける様々な血球の質的異常 骨髄系細胞の部分脱顆粒（赤矢印）と多核赤芽球（黄色矢印）（写真a）好中球の脱顆粒（写真b）大型好酸球（写真c）骨髄系細胞の環状核（写真d）大型好中球（写真e）。

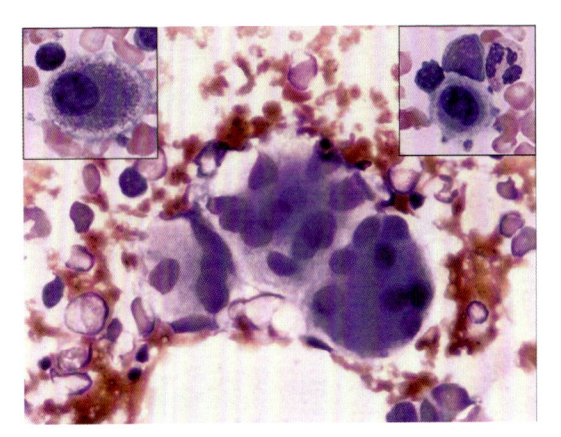

図 14-2 骨髄異形成症候群
微小巨核球（上部左右枠）、多数の分離核をもつ異型巨核球。

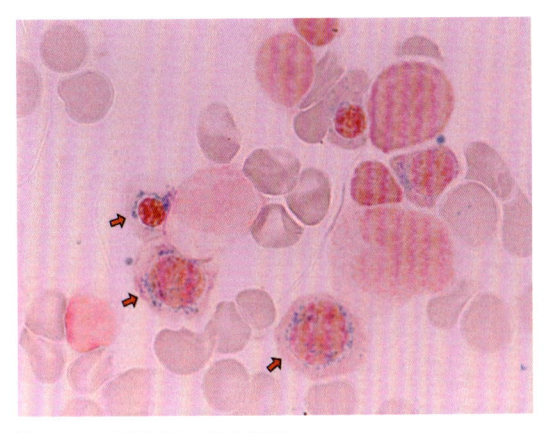

図 14-3 骨髄異形成症候群
鉄染色で3個の典型的な環状鉄芽球（Ring sideroblast）（矢印）を認める。

■治療法

病型で決まるリスクの高さで、治療法が分かれる。

低リスク群	基本的に経過観察でよいが、進行例では次の対症療法が行われる
	輸血（赤血球血小板）および、正常造血回復のためアンドロゲンやプレドニゾロンの投与
	貧血に対しエリスロポエチン、顆粒球減少に対しG-CSFの投与
	5q-症候群 では、サリドマイド誘導体（レナリドマイド）が有効とされる
中・高リスク群	骨髄不全の進行が速く、急性白血病に準じた化学療法が行われる
	骨髄移植（造血幹細胞移植）は、50才以下で適応となる

■予後

進行は比較的緩徐であるが、進行は不可逆的であり、絶対的な治療法がない。高齢者が多いため造血幹細胞移植を実施できない場合が多い。したがって、一般に予後が悪く、急性白血病化ないし骨髄不全で死亡することが多い。ただ、RA、RARSは白血病化率が比較的低く、生存期間も他の病型に比べると長い。

骨髄異形成症候群

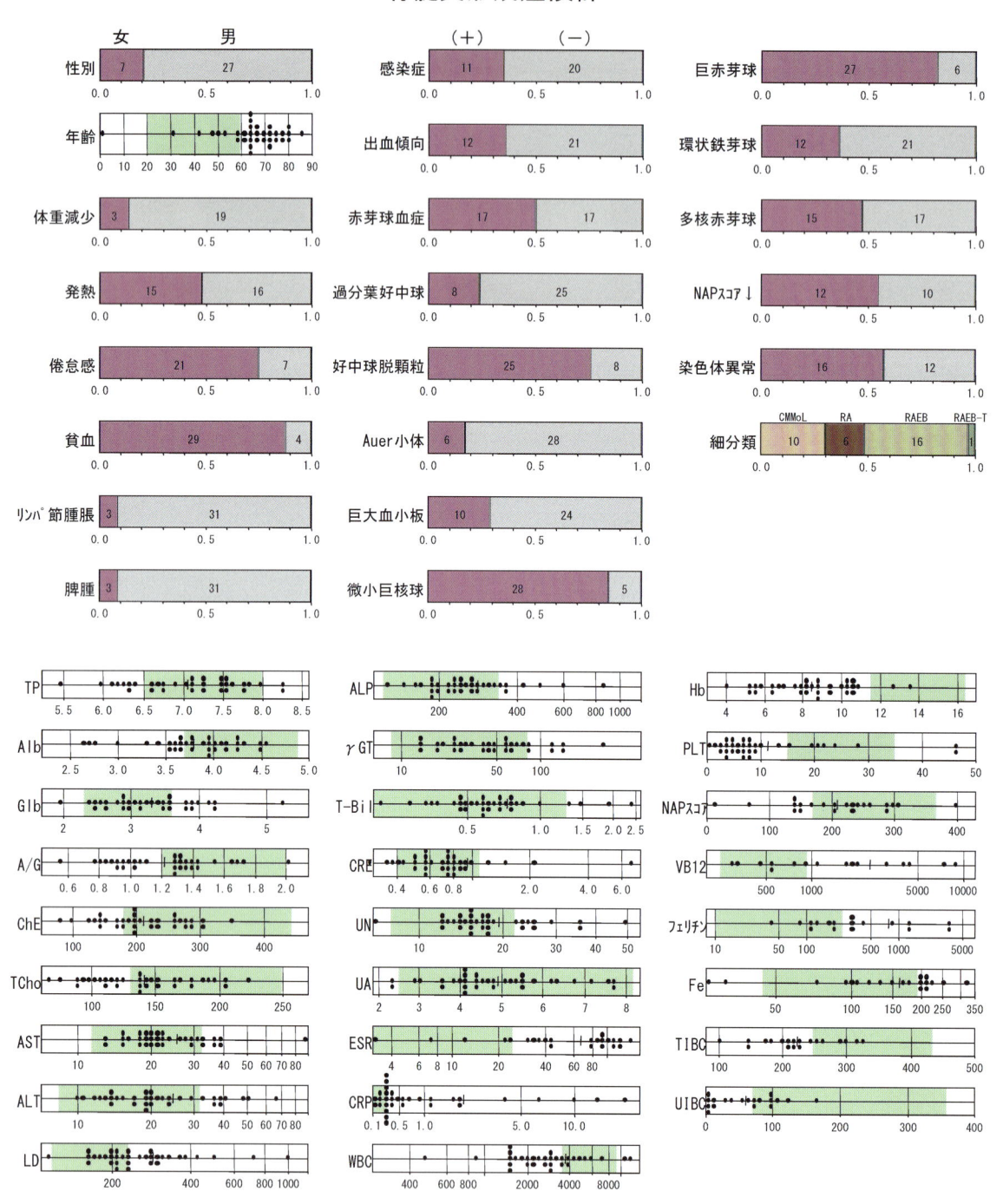

図 14-4 骨髄異形成症候群の臨床所見・検査所見

60〜80歳に発症する例が多く、男性例が大多数である。臨床所見では、汎血球減少（特に中〜高度の貧血）を反映して、倦怠感、発熱、出血傾向が見られる。末梢血の形態所見では、赤芽球、好中球脱顆粒、過分葉好中球、巨大血小板の出現などが、また骨髄では、多核赤芽球、巨赤芽球様細胞、環状鉄芽球、微小巨核球などの所見が見られる。定量的な検査所見では、Hbの高度な低下と血沈促進、WBC,PLTの低下が目立つ。血清鉄は増加傾向にあるが、トランスフェリンTf（総鉄結合能TIBC）は低下傾向が強く不飽和鉄結合能UIBCは低下するが、フェリチンは増加傾向にある。無効造血（血液細胞が骨髄内で成熟できず死滅しやすい）を反映してLDは増加。VB_{12}の上昇は、白血球由来のVB_{12}結合蛋白が血中に増えるためである。

15 急性白血病
Acute leukemia

疾患概要

急性白血病は骨髄の造血幹細胞や前駆細胞が腫瘍化し、未分化のまま増殖する疾患である。腫瘍化した細胞により急性骨髄性白血病 (AML) と急性リンパ性白血病 (ALL) 大別され、無治療では急速に進展する悪性の腫瘍性疾患である。

■疫学

好発年齢	AML…50歳以上に好発　ALL…10歳未満に好発
性差	やや男性に多い
地域性	南西日本、カリブ海沿岸、西アフリカに偏在

■病因

ウイルス (主にレトロウイルス)、放射線被爆、抗癌剤・免疫抑制剤による腫瘍監視能の低下。

■病理所見

骨髄は脂肪髄が減少し、増生した白血病細胞により過形成様あるいは細胞髄様にみえる。白血病細胞は3系統の血球の各々の芽球様細胞で、狭小な細胞質と明瞭な核小体を認める不整形の核を有した細胞よりなり、ほぼ均一な細胞の増生をみるのが特徴である。

急性白血病の分類は、本書では、次の FAB 分類 を基準にしている。1999年以降 WHO 分類 が提唱され、従来の FAB 分類による形態学的分類に加え、染色体・遺伝子・細胞表面マーカ、などを加味されるようになった (頁229に **2008年 WHO 分類**)。さらに、化学療法や放射線療法に関連して発症する治療関連性白血病や MDS から移行した白血病も含めるなど、かなり複雑なものとなっている。今後は、次第に WHO 分類が主流になると思われるが、骨髄性の場合、臨床的にはなお FAB 分類を用いている施設が多い。一方、リンパ性の場合には、FAB 分類は治療選択・予後判断には役立たず、臨床的にはその意義が薄れている。

［FAB 分類の大要］

	芽球のMPO陽性率	骨髄中の芽球百分率
急性リンパ性白血病 (ALL)	<3%	—
急性骨髄性白血病 (AML)	≧3%	≧30%
骨髄異形成症候群 (MDS)	—	≦30%

芽球のミエロペルオキシダーゼ染色 (MPO) またはズダン黒B染色陽性率が3%未満をALL、3%以上をAMLに分類する。MPO 陰性の時必ずしもリンパ性ではない。アウエル (Auer) 小体を認める白血病は急性非リンパ性である。

［急性白血病の FAB 分類に沿った各病態の特徴］

Ⅰ.急性リンパ性白血病 (ALL)

L1	核小体に乏しい小型リンパ芽球が主体。均一性
L2	核小体の不明瞭な大型リンパ芽球が主体。不均一性
L3	大細胞性、均一性、細胞質は好塩基性で空胞が著明、Burkitt型B細胞性

II. 急性骨髄性白血病 (AML)

M0:微分化型骨髄性白血病	MPO陰性、電顕MPO陽性、CD13・CD33のうちいずれか一方、もしくは両方とも陽性、リンパ系マーカを欠く
M1:未分化型骨髄芽球性白血病	骨髄芽球 (type I + II) ≧ 90%、MPO ≧ 3%、分化傾向 (-)
M2:分化型骨髄芽球性白血病	分化傾向 (+)、30% ≦ 骨髄芽球 (I + II) < 90%、前骨髄球以降 ≧ 10%
M3:前骨髄球性白血病 (APL)	Azur顆粒の異常増殖した前骨髄球、Auer小体の束をもつ細胞 (faggot cell) がよくみられる 顆粒の少ない亜型 (M3v) が存在 t(15:17) 染色体異常が特徴的、DICを併発しやすい
M4:骨髄単球性白血病	骨髄系と単球系の混在、単球系 ≧ 20%、骨髄芽球＋前骨髄球 ≧ 20% 末梢血の単球増加 好酸球増加 (≧ 5%) を伴うM4-Eo(亜型) は、inv(16) 染色体異常がある
M5:単球性白血病	単球系細胞 ≧ 80%、非特異的エステラーゼ染色陽性
M5a	単芽球 ≧ 80% (未分化型)
M5b	単芽球 < 80%、残りの細胞は前単球と単球 (分化型)
M6:赤白血病	骨髄芽球 (非赤芽球成分 NEC) ≧ 30%、赤芽球 ≧ 50%の混在 巨赤芽球様細胞で多核、PAS陽性 (グリコーゲン)
M7:急性巨赤芽球白血病	MPO陰性、巨核芽球 ≧ 30%、電顕で血小板ペルオキシダーゼ陽性・CD41陽性、骨髄の線維化を伴いやすい

■臨床所見

貧血症状	倦怠感、動悸、息切れ、めまい
出血症状	紫斑、歯肉出血、DIC (M3で高率に合併)
易感染性	発熱、日和見感染症
その他	髄膜刺激症状 (ALLに多い)、皮膚浸潤 (単球性のM4,M5で多い) 脾腫、肝腫 (進行例での臓器浸潤)

■検査所見

血液検査	血液異常: 赤血球・血小板減少、白血球は減少～著増と様々、白血病裂孔* 栄養障害: アルブミン減少 腫瘍細胞の崩壊: LD、UA、フェリチン上昇、血清尿中リゾチーム増加 (M4とM5) 炎症、他: CRP上昇、凝固異常 (M3)、赤沈亢進
骨髄検査	正～過形成で大半が白血病細胞 芽球は総有核細胞 (ANC) の30%以上 骨髄塗抹標本で非特異的エステラーゼ染色陽性 (M4とM5)

* 芽球と成熟顆粒球があり、中間型の骨髄球や後骨髄球がない状態。

■骨髄性腫瘍 WHO 分類 (2008 年) (1)

急性骨髄性白血病 Acute myeloid leukemia:AML
1) 特定の遺伝子異常を有する AML 　均衡型染色体転座/逆位を有する AML(AML with recurrent genetic abnormalities) 　　(1) t(8;21)(q22;q23);RUNX1-RUNX1T1 を有する AML (FAB:M2) 　　(2) inv(16)(p13.1q22) または t(16)(p13.1;q22);CBFβ-MYH11 を有する AML (FAB:M4) 　　(3) t(15;17)(q22;q21);PML-RARα を有する AML (FAB:M3) 　　(4) t(9;11)(q22;q23);MLLT3-MLL を有する AML 　　(5) t(6;9)(p23;q(34);DENK-NUP214 を有する AML 　　(6) inv(3)(q21Q26.2) または t(3;3)(q21;q26.2);RPN1-EVI1 を有する AML 　　(7) t(1;22)(p21;q23);RBM15-MKL1 を有する AML (FAB:M7) 遺伝子変異を有する AML 　NPM1 遺伝子変異を有する AML(暫定)　AML with mutated NPM1(Provisional entity) 　CEBPA 遺伝子変異を有する AML（暫定）　AML with mutated CEBPA(Provisional entity)
2) 骨髄異形成に関連した変化を有する AML 　Acute myeloid leukemia with myelodysplasia-related changes(AML/MRC)
3) 治療関連骨髄性腫瘍 Therapy-related myeloid neoplasms(t-MN)
4) 分類不能の急性骨髄性白血病 AML,not otherwise specified(AML NOS) 　　(1) 最未分化型急性骨髄性白血病 AML with minimal differentation (FAB:M0) 　　(2) 未分化型急性骨髄性白血病 AML without maturation (FAB:M1) 　　(3) 分化型急性骨髄性白血病 AML with maturation (FAB:M2) 　　(4) 急性骨髄単球性白血病 Acute myelomonocytic leukemia(AMMoL) (FAB:M4) 　　(5) 急性単球性白血病 Acute moboblastic and monocytic leukemia(AMoL) (FAB:M5a,b) 　　(6) 急性赤白血病 Acute erythroid leukemia (M6) 　　　　a) 分化型急性赤白血病 Erythroleukemia(erythroid/myeloid) (FAB:M6a) 　　　　b) 未分化型急性赤白血病 Pure erythroid leukemia (FAB:M6b) 　　(7) 急性巨核芽球性白血病 Acute megakaryoblastic leukemia (FAB:M7) 　　(8) 急性好塩基性白血病 Acute basophilic leukemia 　　(9) 骨髄線維症を伴う急性汎骨髄症 Acute panmyelosis with myelofibrosis(APMF)
5) 骨髄肉腫 Myeloid sarcoma
6) ダウン症候群関連骨髄増殖症 Myeloid proliferations related to Down syndrome 　　(1) 一過性異常骨髄増殖症 Transient abnormal myelopoiesis(TAM) 　　(2) ダウン症候群関連骨髄性白血病 Myeloid leukemia associated with Down syndrome
7) 芽球形質細胞様樹状細胞腫瘍 Blastic plasmocytoid dendritic cell neoplasm(BPDCN) 　系統不明な急性白血病 Acute leukemias of ambiguous lineage 　　(1) 急性未分化性白血病 Acute undifferenciated leukemia(AUL) 　　(2) t(9;22)(q34;q11.2);BCR-ABL1 を有する混合形質性急性白血病 　　　　Mixed phenotype acute leukemia with t(9;22)(q34;q11.2);BCR-ABL1 　　(3) t(v;11q23)MLL 遺伝子再構成異常を伴う混合形質性急性白血病 　　　　Mixed phenotype acute leukemia with t(v;11q23);MLL rearranged 　　(4) 急性混合性白血病，B/骨髄性形質 　　　　Mixed phenotype acute leukemia,B/myeloid,not otherwise specified 　　(5) 急性混合性白血病 Mixed phenotype acute leukemia,T/myeloid,not otherwise specified 　　(6) NK 細胞性白血病/リンパ腫 Natural Killer cell lymphoblastic leukemia /lymphoma

1999 年に出された WHO(World Health Organization) 分類の、従来の FAB(French-American-British) 分類との大きな違いは、(1) 白血病の診断基準を骨髄中の芽球数を 20%以上としていること（FAB 分類では 30%以上）、(2) 染色体・遺伝子・細胞表面マーカーの情報からより細かく分類され、治療や予後の判断により直結したものになったことである。骨髄性白血病については FAB 分類はなお利用されているが、リンパ性白血病では、FAB 分類は治療や予後の判断に役立たずその意義は乏しい。

■骨髄性腫瘍 WHO 分類 (2008 年) （2）

骨髄異形成症候群 Myelodysplastic syndromes/neoplasms(MDS)
1) 単血球系統に異形成を伴う不応性血球減少 Refractory cytopenia with unilinage dysplasia(RCUD)
(1) 不応性貧血 Refractory anemia(RA) (FAB:RA)
(2) 不応性好中球減少症 Refractory neutropenia(RN)
(3) 不応性血小板減少症 Refractory thrombocytopenia(RT)
2) 環状鉄芽球を伴う不応性貧血 Refractory anemia with ringe sideroblasts(RARS) (FAB:RARS)
3) 多血球系統に異型性を伴う不応性貧血 Refractory cytopenia with multilineage
4) 芽球増加を伴う不応性貧血 Refractory anemia with excess of blasts(RAEB-1,2) (FAB:RAEB)
5) 分類不能型骨髄異形成症候群 Myelodyplastic syndrome-unclassified(MDS-U)
6) 染色体異常 isolated del(5q-)/del(5q) 単独異常を伴う骨髄異形成症候群 myelodysplastic syndrome associated with isolated del(5q)(MDS with isolated del(5q)
7) 小児骨髄異形成症候群 Childhood myelodysplastic syndrome 小児不応性血球減少症 (暫定) Refractory cytopenia of childhood(RCC),(Provi s ional entity)
骨髄異形成・骨髄増殖性腫瘍 Myelodysplastic/myeloproliferative neoplasms(MDS/MPN)
1) 慢性骨髄単球性白血病 chronic myelomonocytic leukemia(CMML) (FAB:CMML)
2) 非定型性慢性骨髄単球性白血病，BCR-ABL1 陰性 Atypical chronic myeloid leukemia(aCML,BCR-ABL1 negative)
3) 若年性骨髄単球性白血病 juvenile myelomonocytic leukemia(JMML)
4) 骨髄異形成/骨髄増殖性腫瘍，分類不能型 Myelodysplastic /myeloproliferative neoplasm,unclassifiable(MDS/MPN,U)
骨髄増殖性腫瘍 Myeloproliferative neoplasms(MPN)
1) 慢性骨髄性白血病 chronic myelogenous leukemia(CML)
2) 慢性好中球性白血病 chronic neutrophilic leukemia(CNL)
3) 真性赤血球増加症 Polycythemia vera(PV)
4) 原発性骨髄線維症 Primary myelofibrosis(PMF)
5) 本態性血小板血症 Essential thrombocythemia(ET)
6) 慢性好酸球性白血病，他のカテゴリーに入れられないもの Chronic eosinophilic leukemia,not otherwise specified(CEL,NOS)
7) 肥満細胞症 Mastosytosis
(1) 皮膚肥満細胞症 Cutaneous mastcytosis
(2) 全身性肥満細胞症 Systemic mastocytosis
(3) 全身性肥満細胞症の特殊な病型について Systemic mastocytosis,not otherwise specified
a) Systemic mastocytosis associated clonal hematological non MC-lineage disease
b) Mast cell leukemia
c) Mast cell sarcoma
8) 骨髄増殖性腫瘍，分類不能型 Myeloproliferative neoplasm,unclassifiable(MPN,U)
好酸球造多症および PDGFRA, PDGFRB または FGFR1 遺伝子異常を伴う骨髄性/リンパ性腫瘍 Myeloid and lymphoid neoplasms with eosinophilia and abnormalities of PGRFRA, PDGFRB or FGFR1
1) PDGFRA 遺伝子再構成を伴う骨髄性/リンパ性腫瘍 myeloid and lymphoid neoplasms with PDGFRA rearrangement
2) PDGFRB 遺伝子再構成を伴う骨髄性腫瘍 Myeloid neoplasms with PDFGRB rearrangement
3) PDGFR1 遺伝子異常を伴う骨髄/リンパ性腫瘍 Myeloid and lymphoid neoplasms with

■リンパ系腫瘍WHO分類(2008年) (1)

前駆リンパ球性腫瘍 Precursor lymphoid neoplasms

1) 特異的異常を伴わないBリンパ芽球性白血病/リンパ腫，NOS
   B lymphoblastic leukemia/lymphoma,not otherwise specified
2) 特異的遺伝子異常を伴うBリンパ芽球性白血病/リンパ腫
   B lymphoblastic leukemia/lymphoma with recurrent genetic abnormalities
   (1) t(9;22)(q34;q11.2):BCR-ABL1を有するB細胞性急性リンパ芽球性白血病/リンパ腫
       B lymphoblastic leukemia /lymphoma with t(9;22)(q34;q11.2),BCR-ABL1
   (2) t(v;11q23);MLL再構成を有するB細胞性急性リンパ芽球性白血病/リンパ腫
       B lymphoblastic leukemia /lymphoma with t(v;11q23);MLL rearranged
   (3) t(12;21)(q13;q22);TEL-AML1(ETV6-RUNX1)を有するB細胞性急性リンパ芽球性白血病/リンパ腫
       B lymphoblastic leukemia /lymphoma with t(12;21)(q13;q22);TEL-AML1(ETV6-RUNX1)
   (4) 高2倍体性B細胞性急性リンパ芽球性白血病
       B lymphoblastic leukemia /lymphoma with hyperdiploidy
   (5) 低2倍体性B細胞性急性リンパ芽球性白血病
       B lymphoblastic leukemia /lymphoma with hypodiploidy(Hypodiploid ALL)
   (6) t(5;14)(q31;q32);IL3-IGHを有するB細胞性急性リンパ芽球性白血病/リンパ腫
       B lymphoblastic leukemia /lymphoma with t(5;14)(q31;q32);IL3-IGH
   (7) t(1;19)(q23;p13.3);E2A-PBX1(TCF3-PBX1)を有するB細胞性急性リンパ芽球性白血病/リンパ腫
       B lymphoblastic leukemia /lymphoma with t(1;19)(q23;p13.3);E2A-PBX1(TCF3-PBX1)
3) Tリンパ芽球性白血病/リンパ腫
   T lymphoblastic leukemia/lymphoma

成熟T細胞・NK細胞腫瘍 Mature T-cell and NK-cell neoplasms

1) T細胞性前リンパ球白血病 T-cell prolymphocytic leukemia(T-PLL)
2) T細胞性LGL白血病 T-cell large granular lymphocytic leukemia(T-LGL)
3) 慢性NK細胞増加症 Chronic lymphoproliferative disorders of NK-cells(CLPD-NK)
4) アグレッシブNK細胞白血病 Aggressive NK-cell leukemia(ANKL)
5) 小児EBV陽性T細胞性リンパ増殖症
   Epstein-Barr virus (EBV)positive T-cell lymphoproliferative disease of childhood
   (1) 小児全身性EBV陽性T細胞性リンパ増殖症
       Systemic EBV+ T-cell lymphoproliferative disease of childhood
   (2) 種痘様水泡症様リンパ腫 Hydroa vacciniforme-like lymphoma
6) 成人T細胞白血病 Adullt T-cell leukemia /lymphoma(ATLL)
7) 節外性NK/T細胞リンパ腫，鼻型 Extranodal NK/T-cell lymphoma,nasal type
8) 腸管症関連T細胞リンパ腫 Enteropathy-associated T-cell lymphoma(EATL)
9) 肝脾T細胞リンパ腫 Hepatisplenic T-cell lymphoma(HSTL)
10) 皮下脂肪組織炎症様T細胞リンパ腫 Subcutaneous panniculitis -like T-cell lymphoma(SPTCL)
11) 菌状息肉症 Mycosis fungoides(MF)
12) セザリー症候群 Sezary syndrome(SS)
13) 原発性皮膚CD30陽性T細胞増殖性疾患
    Primary cutaneous CD30 positive T-cell lymphoproliferative disorders
14) 皮膚原発末梢T細胞性リンパ腫，まれな亜型
    Primary cutaneous peripheral T-cell lymphomas,rare subtypes
    (1) 皮膚原発γδT細胞リンパ腫 Primary cutaneous gamma-delta T-cell lymphoma
    (2) 皮膚原発CD8陽性進行性表皮向性細胞障害性T細胞リンパ腫
        Primary cutaneous CD8 positive aggressive epidermotropic cytotoxic T-cell lymphoma
    (3) 皮膚原発CD4陽性小・中細胞型T細胞リンパ腫
        Primary cutaneous CD4 positive small/medium T-cell lymphoma
15) 末梢性T細胞際リンパ腫，NOS Peripheral T-cell lymphoma.NOS
16) 血管免疫芽球性T細胞性リンパ腫 Angioimmnoblastic T-cell lymphoma(AITL)
17) 未分化大細胞型リンパ腫，ALK陽性 Anaplastic large cell lymphoma,ALK positive
18) 未分化大細胞型リンパ腫，ALK陰性 Anaplastic large cell lymphoma,ALK negative

■リンパ系腫瘍 WHO 分類 (2008 年) （２）

成熟Ｂ細胞腫瘍 Mature B-cell neoplasms

1) 慢性リンパ性白血病/小リンパ球性リンパ腫 chronic lymphocytic leukemia/small lymphocytic lymphoma
2) Ｂ細胞性前リンパ球性白血病 B-cell prolymphocytic leukemia(B-PLL)
3) 脾辺縁帯リンパ腫 Splenic marginal zone lymphoma(SMZL)
4) ヘアリー細胞白血病 Hairy cell leukemia(HCL)
5) 脾Ｂ細胞性リンパ腫/白血病，分類不能 Splenic-B cell lymphoma/leukemia,unclassifiable(SBL-U)
　　(1) 脾びまん性赤脾髄小Ｂ細胞性リンパ腫 Splenic diffuse red pulp small B-cell lymphoma(SDRPBL)
　　(2) ヘアリー細胞白血病亜型 Hairy cell leukemia variant(HCL-v)
6) リンパ形質細胞性リンパ腫 Lymphoplasmocytic lymphoma(LPL)
7) 重鎖病 Heavy chain disease
　　(1) γ鎖病 Gamma heavy chain disease
　　(2) μ鎖病 Mu heavy chain disease
　　(3) α鎖病 Alpha heavy chain disease
8) 形質細胞腫瘍 Plasma cell neoplasms
　　(1) 意義不明なＭ蛋白血症 Monoclonal gammopathy of undetermined significance(MGUS)
　　(2) 形質細胞骨髄腫 Plasma cell myeloma
　　　　a) 無症候性（くすぶり型）形質細胞骨髄腫 Asymptomatic plasma cell myeloma,smoldering plasma cell myeloma
　　　　b) 非分泌型骨髄腫 Non sceretary myeloma
　　　　c) 形質細胞性白血病 Plasma cell leukemia(PCL)
　　(3) 孤立性骨形質細胞腫 Solitary plasmacytoma of bone
　　(4) 骨外性（髄外性）形質細胞腫 Extraosseous or extramedullary plasmacytoma
　　(5) 単クローン性免疫グロブリン沈着症 Monoclonal immunoglobulin deposition disease(MIDD)
　　　　a) 原発性アミロイドーシス Primary amyloidosis
　　　　b) 単クローン性軽/重鎖沈着症 Monoclonal light and heavy chain deposition disease
　　　　c) 骨硬化型骨髄腫 Osteosclerotic myeloma,POEMS 症候群
9) 粘膜関連濾胞辺縁帯リンパ腫 Extranodal marginal zone lymphoma(MALT lymphoma)
10) 節性濾胞辺縁帯リンパ腫 Nodal marginal zone lymphoma(NMZL)
11) 濾胞性リンパ腫 Follicular lymphoma(FL)
12) 原発性皮膚濾胞中心リンパ腫 Primary cutaneous follicle center lymphoma(PCFCL)
13) マントル細胞リンパ腫 Mantle cell lymphoma(MCL)
14) びまん性大細胞型Ｂ細胞性リンパ腫，ＮＯＳ Diffuse large B-cell lymphoma(DLBCL),NOS
　　(1) Ｔ細胞組織球豊富型ＬＢＣＬ T-cell/histiocyte rich large B-cell lymphoma(THRLBCL)
　　(2) 中枢神経系原発 DLBCL(CNS DLBCL) Primary diffuse large B-cell lymphoma of CNS
　　(3) 皮膚原発びまん性大細胞型Ｂ細胞性リンパ腫，足型 Primary cutaneous DLBCL,leg type(PCDLBCL),leg type
　　(4) 高齢者 EBV 陽性びまん性大細胞型Ｂ細胞性リンパ腫 EBV positive DLBCL of the elderly(EBV+DLBCL)
15) 慢性炎症関連 DLBLCL DLBCL associated with chronic inflammation
16) Lymphomatoid granulomatosis(LYG)
17) 縦隔（胸腺）原発大細胞型Ｂ細胞性リンパ腫 Primary mediastinal (thymic) large B-cell lymphoma(PMBL)
18) 血管内大細胞型Ｂ細胞性リンパ腫 Intravascular large B-cell lymphoma(IVLBCL)
19) ALK 陽性大方Ｂリンパ腫 ALK positive LBCL
20) 形質芽球性リンパ腫 Plasmablastic lymphoma(PBL)
21) HHV8 関連多中心性キャッスルマン病に生ずる大細胞型 B 細胞性リンパ腫
　　Large B-cell lymphoma arising in HHV8 associated multicentric Castleman disease(LBCL in HHV8 MCD)
22) 原発性滲出リンパ腫 Primary effusion lymphoma (PEL)
23) バーキットリンパ腫 Burkitt lymphoma
　　(1) びまん性大細胞型Ｂ細胞リンパ腫とバーキットリンパ腫の中間型特徴を有する分類不能Ｂリンパ腫
　　　　B-cell lymphoma,unclassifiable,with features intermediate between diffuse large B-cell lymphoma and Burkitt lymphoma(intermediate DLBCL)
　　(2) びまん性大細胞型Ｂ細胞リンパ腫と古典的 Hodgkin リンパ腫の中間型特徴を有する分類不能Ｂリンパ腫
　　　　B-cell lymphoma,unclassifiable,with features intermediate between diffuse large B-cell lymphoma and classical Hodgkin lymphoma

■ リンパ系腫瘍 WHO 分類 (2008 年) （３）

Hodgkin リンパ腫 Hodgkin lymphoma(HL)

1) 結節性リンパ球優位型 Hodgkin リンパ腫
   Nodular lymphocyte predominant Hodgkin lymphoma(NLPHL)
2) 古典的 Hodgkin リンパ腫 Classical Hodgkin lymphoma(CHL)
   (1) 結節硬化型古典的 Hodgkin リンパ腫 Nodular sclerosis classical Hodgkin lymphoma(NSCHL)
   (2) 混合細胞型古典的 Hodgkin リンパ腫 Mixed cellularity classical Hodgkin lymphoma(MCCHL)
   (3) リンパ球豊富型古典的 Hodgkin リンパ腫 Lymphocyte-rich classical Hodgkin lymphoma(LRCHL)
   (4) リンパ球減少型古典的 Hodgkin リンパ腫 Lymphocyte depleted classical Hodgkin lymphoma(LDCHL)

免疫不全関連リンパ増殖性疾患 Immunodeficiency-associated lymphoproliferative disorders

1) 原発性免疫異常症関連リンパ増殖性疾患
   Lymphoproliferative disease associated with primary immune disorders
2) HIV 感染関連リンパ腫 Lymphomas associated with HIV infection
3) 移植後リンパ増殖性疾患 Post-tansplant lymphoproliferative disorders(PT-LPD)
   (1) 初期病変：形質細胞過形成および伝染性単核症様移植後リンパ増殖性疾患
       Plasmocytic hyperplasia and infectious mononucleosis-like PT-LPD
   (2) 多彩性移植後リンパ増殖性疾患 Polymorphic PT-LPD
   (3) 単調性移植後リンパ増殖性疾患 Monomorphic PT-LPD
   (4) 古典的 Hodgkin リンパ腫型移植後リンパ増殖性疾患
       Classical Hodgkin lymphoma type PT-LPD
4) 他の医原性免疫不全症関連リンパ増殖性疾患
   Other iatrogenic immunodeficiency-associated lymphoproliferative disorders

組織球性および樹状細胞性腫瘍 Histiocytic and dendritic cell neoplasms

1) 組織球肉腫 Histiocytic sarcoma
2) ランゲルハンス細胞由来腫瘍 Tumors derived form Langerhans cells
   (1) ランゲルハンス細胞組織球 Langerhans cell histiocytosis(LCH)
   (2) ランゲルハンス細胞肉腫 Langerhans cell sarcoma(LCS)
3) 指状嵌入細胞肉腫 Interdigitating dendritic cell sarcoma
4) 濾胞樹状細胞肉腫 Follicular dendritic cell sarcoma （FDCS）
5) 他のまれな樹状細胞腫瘍 Other rare dendritic cell tumors
6) 播種性若年性黄色肉芽腫 Disseminated juvenile xanthogranuloma(DJXG)

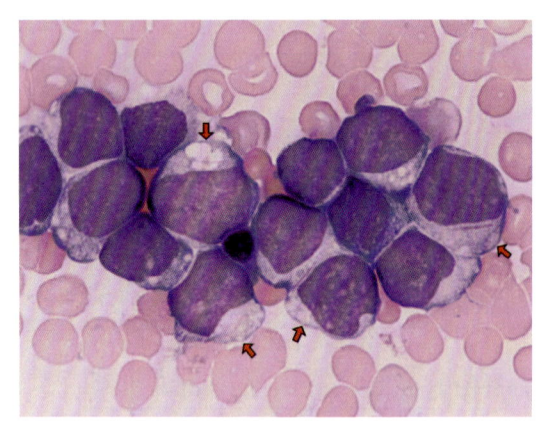

図 15-1 未分化型骨髄芽球性白血病（FAB:M1）
4個のⅡ型芽球（矢印）、8個のⅠ型芽球、2個のおそらくⅠ型芽球を認める。残りは、細胞分裂中が1個、核影（スマッジ）1個。CD13(+),CD33(+)。

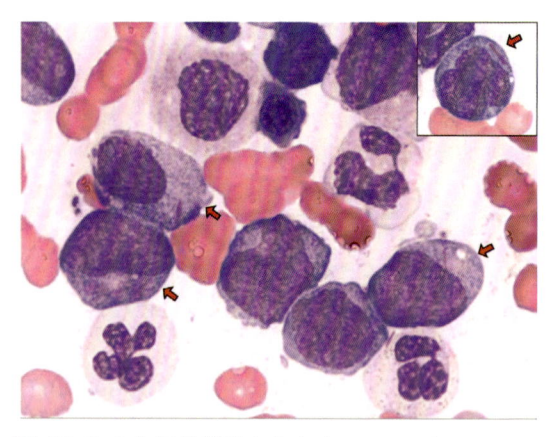

図 15-2 分化型骨髄性白血病（FAB:M2）
3個のⅠ型芽球、アウエル小体を認める4個のⅡ型芽球（矢印）2個の骨髄球、3個の分葉核好中球、2～3個の有核赤血球。

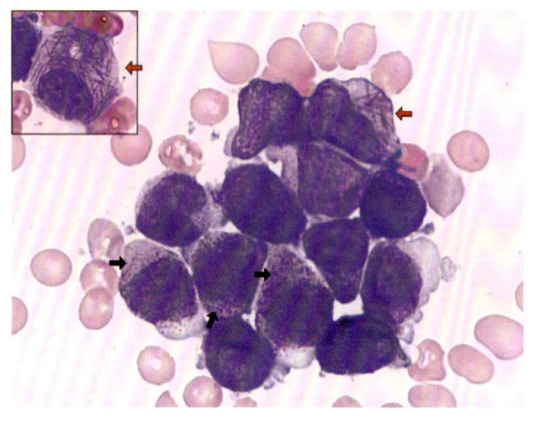

図 15-3 急性前骨髄球性白血病（FAB:M3）
2個のfaggot細胞（赤矢印）、多数の粗いアズール顆粒をもった3個の前顆粒球（黒矢印）、少ない不明瞭なアズール顆粒をもった4個のⅡ型芽球・前骨髄球。

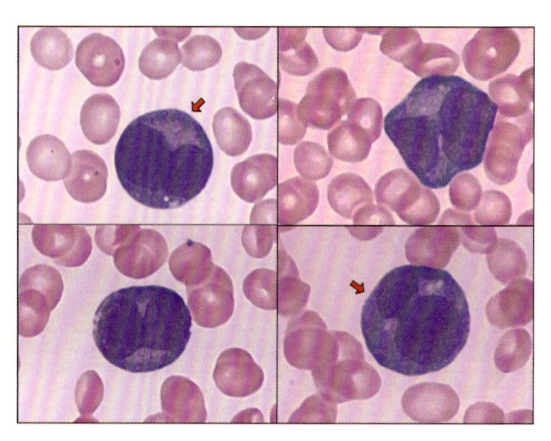

図 15-4 急性前骨髄球性白血病（FAB:M3v）
急性前骨髄球性白血病（acute promyelocytic leukemia variant form,FAB分類:M3v）× 1000 PB 著明な核不整（二分葉化、バタフライ様）、微細アズール顆粒（矢印）。

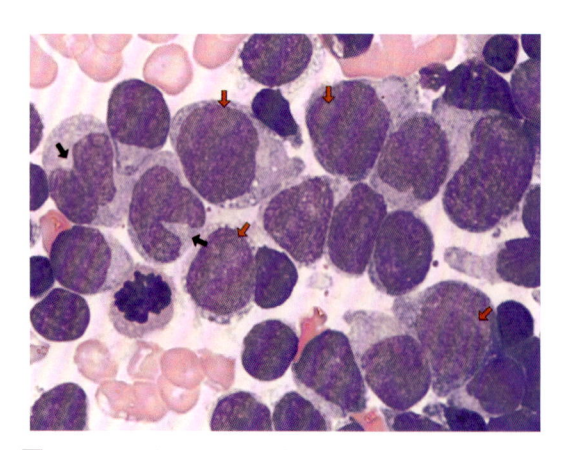

図 15-5 骨髄単球性白血病（FAB:M4）
核網が繊細で明瞭な核小体をもった4個の芽球（赤矢印）を認める。核が分葉化した幼若な2個の単球様細胞（黒矢印）。病型判定にはエステラーゼ二重染色による染色像が必要である。

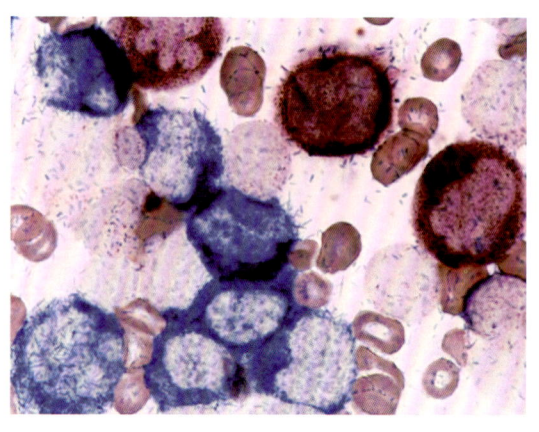

図 15-6 骨髄単球性白血病（FAB:M4）
特異的エステラーゼ陽性（青）の7個の血球、非特異的エステラーゼ陽性（茶褐色）の3個の血球を認める。

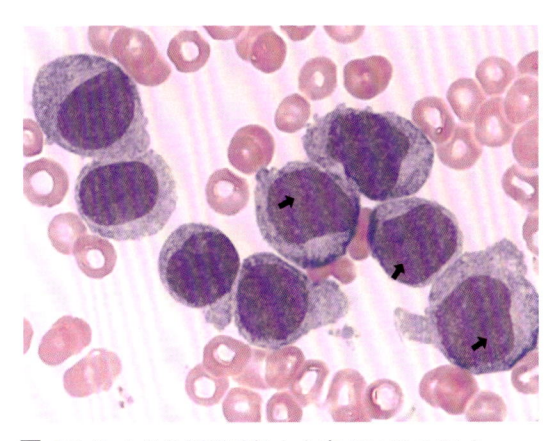

図 15-7 未分化型単球性白血病（FAB:M5a）
核網は微細顆粒状で、不明瞭だが核小体を認める（矢印）8個の細胞はすべて同系列の未熟な血球である。

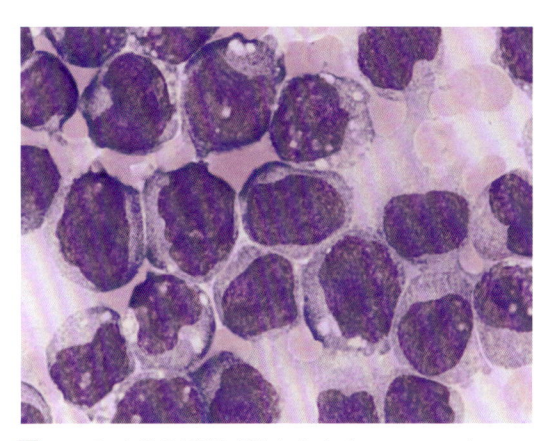

図 15-8 未分化型単球性白血病（FAB:M5b）
いずれも単球系列の細胞で、細胞質に微細なアズール顆粒がびまん性に分布している。その量は様々であるが、細胞の成熟度とは必ずしも関連しない。

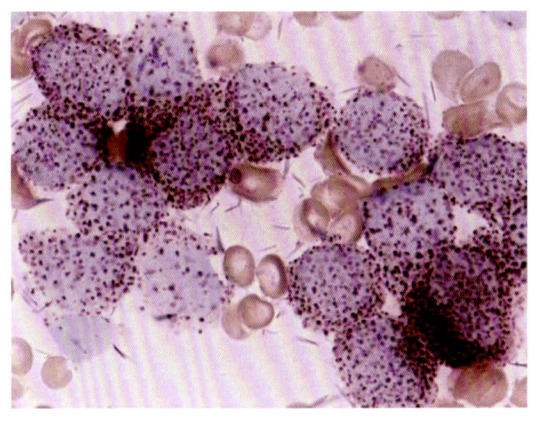

図 15-9 未分化型単球性白血病（FAB:M5b）
すべての血球が非特異的エステラーゼ強陽性（単球系血球：茶褐色）NaF 阻害試験陽性。

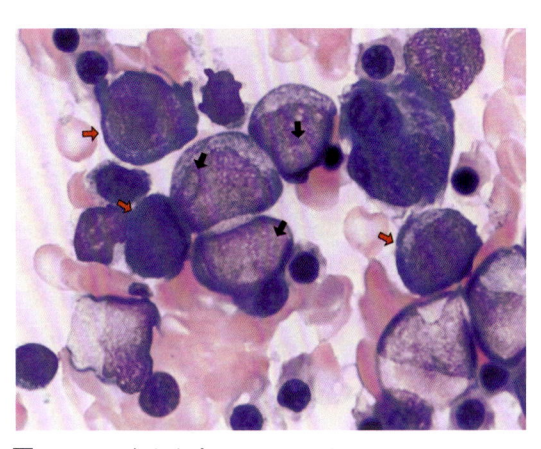

図 15-10 赤白血病（FAB:M6）
核網が繊細で明瞭な核小体をもった3個の（骨髄）芽球（黒矢印）、4核の巨赤芽球様細胞、塩基性・前赤芽球レベルの未熟な巨赤芽球様細胞3個（赤矢印）、それより成熟した赤芽球15個。

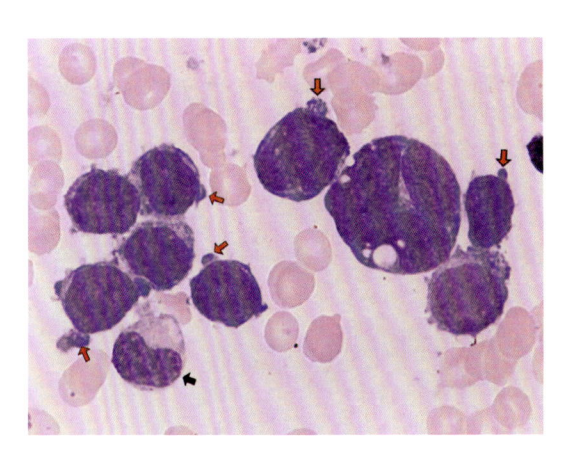

図 15-11 巨核芽球性白血病（FAB:M7）
1個の後骨髄球（黒矢印）を除いて、すべての未熟な血球は、偽足様ないし小水疱様の突起を出していて、同系列の細胞に分類される（赤矢印）。3核の大型血球、2核の血球が各1個、核網は微細で核小体は不明瞭だが認め、細胞質には顆粒をみない。CD41(+),CD42(+),及び電顕の所見で血小板ペルオキシダーゼ陽性。

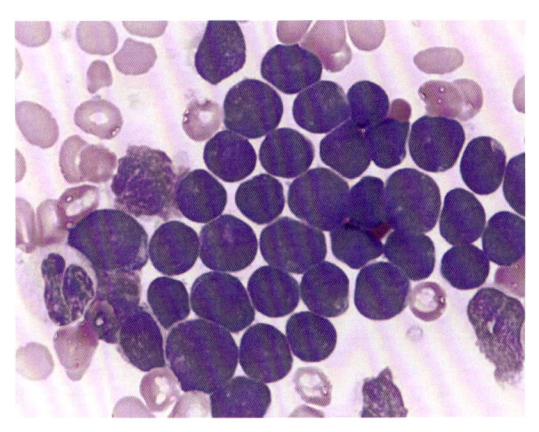

図 15-12 急性リンパ芽球性白血病（FAB:L1）
著しい高 N/C 比（細胞質をほとんど認めない裸核に近いもの、狭い細胞質のもの）大小不同が軽度の核小体が不明瞭な芽球。ペルオキシダーゼ陰性。

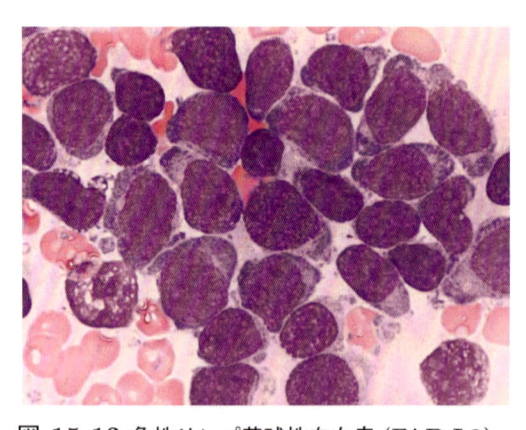

図 15-13 急性リンパ芽球性白血病（FAB:L2）
核小体が明瞭に認められ、核網が微細顆粒状からやや粗い、核形の不整がみられる大型未熟球。

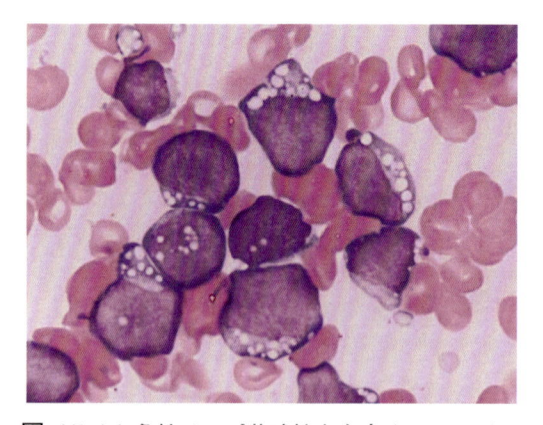

図 15-14 急性リンパ芽球性白血病（FAB:L3）
好塩基性細胞質、細胞質と核に多数の空胞を認める未熟球空胞に一致して oil red O 染色陽性、SIg（+）の B 起源性細胞。

■治療法

●化学療法：強力な多大併用療法により、腫瘍細胞を一定レベル以下まで減らして、正常細胞の機能が回復（完全寛解導入療法）。その後、1～2年間再度強力な治療（地固め療法）を繰り返し、永続的な治癒をめざす。

AML	シタラビン（代謝拮抗剤）・イダルビシン（抗癌性抗生剤）を中心に多剤併用 CD33陽性の難治例では、抗CD33抗体複合薬（ゲムツズマブ・オゾガマイシン）を併用
M3(APL)	活性型ビタミンA（レチノイン）で分化誘導療法
ALL	ドキソルビシン、ビンクリスチン、L-アスパラギナーゼ、プレドニン等の多剤併用 成人例の約20%でフィラデルフィア染色体異常があり、分子標的治療（イマチニブ等）が有効

●造血幹細胞移植療法：化学療法で治癒しにくい成人例で絶対的な適応となる（高齢者を除く）。

実際上は、AMLにおける予後因子として、年齢、染色体異常、初診時白血球数などが挙げられ、それにより治療法が変わる。下表は、染色体異常の形態と予後評価の関係を示す。

染色体異常	頻度（成人）	融合遺伝子
予後良好な異常		
t(8;21)(q22;q22)	5～8%	AML1/ETO
t(15;17)(q21;q11)	15%	PML/RARα
inv(16)(p13;q22)	10%	CBFβ/MYH11
予後中等度の異常		
+8	0.10%	
正常核型	15～20%	
－Y, +6		
予後不良な異常		
11q23の異常	5～7%	
t(6;9)(p23;q34)	1%	DEC-CAN
－7/del(7q)		

t: 転座
inv: 逆位
del: 欠損
＋: 染色体増加
－: 染色体減少

■予後

最近の化学療法の進歩で寛解率が大幅に向上した。

ALL	小児では95%以上、成人では約80%が寛解するが、治癒を期待できるのは30%以下
AML	60才未満では約80%が寛解し、そのうち35%以上で治癒が期待できる 60才以上での寛解率は60%台で、治癒例は少ない

急性白血病

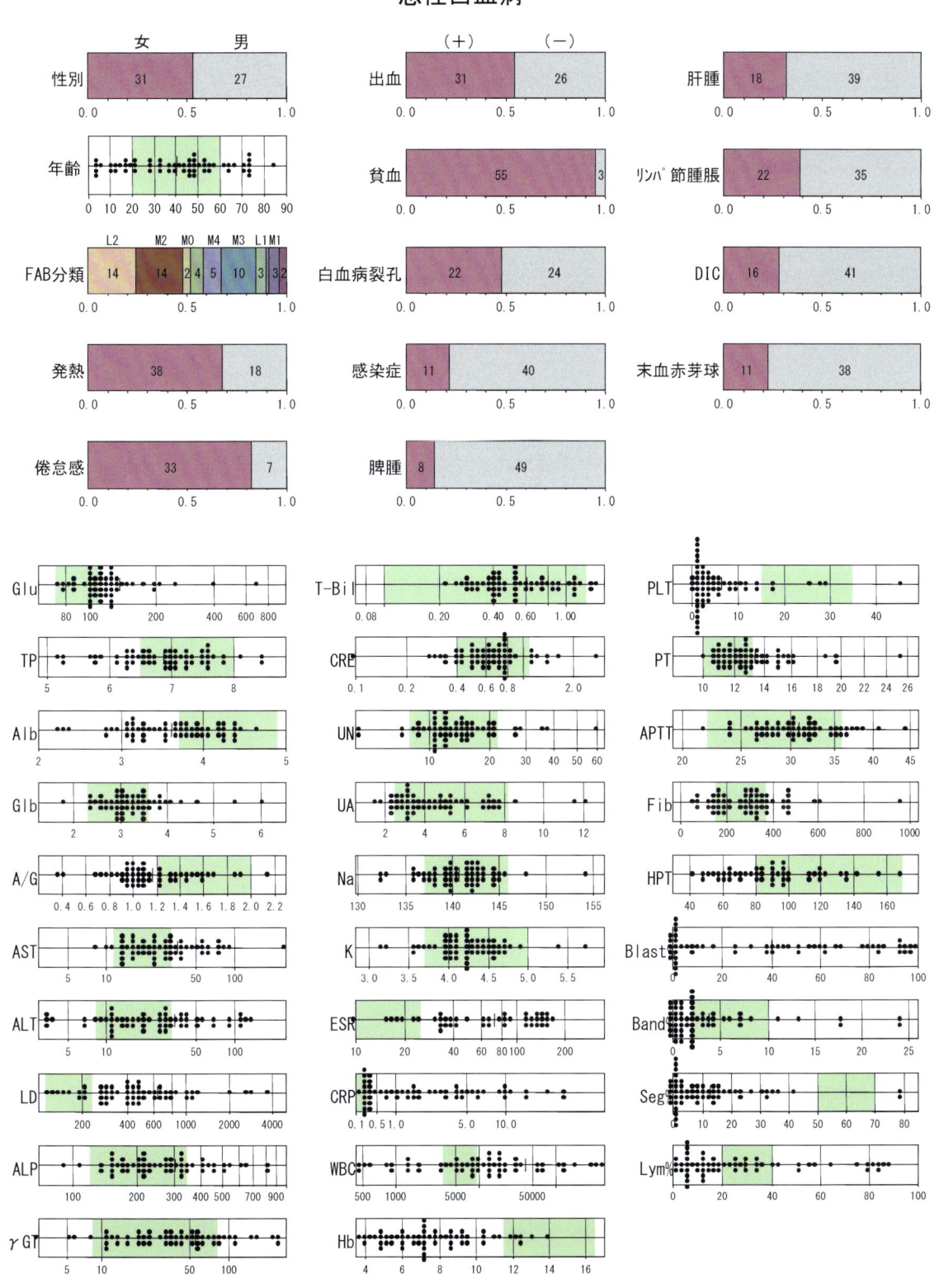

図 15-15 急性白血病の臨床所見・検査所見

全 58 症例の年齢分布は多様な病型構成を反映して広くなっている。初診時の症状として貧血、出血傾向に伴う症状が多く、DIC を認める例もかなりある。また、リンパ節腫脹が約 4 割で見られ、感染症の合併率も多い。生化学検査では、Alb は低く、易感染性を反映して、Glb, CRP, ESR の高値が目立つ。LD の上昇は最も著明で、病気の活動性を鋭敏に反映する。ALP の高値は小児例を含むためである。UA の高値を取る例があるが、小児ではもともと低く上昇しにくい。Hb, PLT の低下は末梢血芽球（Blast）の割合と共に、病気の進行度を表す。PT の延長例は、DIC の合併を示している。

16 慢性骨髄性白血病
Chronic myeloid leukemia (CML)

疾患概要

慢性骨髄性白血病は、腫瘍化した造血幹細胞が各血球系への分化・成熟能をもったまま異常増殖し、顆粒球系（好中球、好塩基球、好酸球）が著増し、血小板系も増加する。慢性に経過するが、発症から3～4年で急性転化を起こし死に至る。しかし、分子標的治療薬（イマチニブ等）の登場で、5年生存率は90%を超えるようになった。

■疫学

好発年齢	50歳を中心に10～80歳まで広く分布
人種	日本人では慢性白血病の90%以上がこのタイプ

■病因

フィラデルフィア染色体（Ph染色体）：t(9;22) 9番染色体の長腕にある癌遺伝子 c-abl と 22番染色体の長腕の bcr の部分が切断され相互転座を起こしたことにより BCR - ABL キメラ遺伝子が形成される。この変異により、造血幹細胞内のチロシンキナーゼ活性が高まり、その異常増殖が起こる。

■病理所見

慢性期	各成熟段階の好中球系細胞の著増、髄索の線維化
急性転化	未熟白血病細胞の急増（骨髄芽球が多いが、リンパ芽球、赤芽球、巨核芽球のこともある）、線維化

■臨床所見

慢性期	体重減少、発熱（細胞増殖の亢進による）、寝汗（盗汗）、貧血、倦怠感、浮腫、腹部膨満感（脾腫による）、軽度の肝腫大、胸骨の叩打痛・圧痛
急性転化時	発熱、脾腫の増大、四肢の神経痛様疼痛、骨痛、出血傾向（出血斑）、貧血、リンパ節腫大、腫瘤形成

■検査所見

末梢血検査	白血球の著増（数万～数十万/μL）、骨髄芽球から成熟好中球まで 各成熟段階の細胞比率がピラミッド型を呈する 好塩基球増加、赤血球は正常～軽度減少、血小板数の著増例多い 好中球アルカリフォスファターゼ活性（NAPスコア）の低下
生化学検査	LD（LD2,LD3優位）・フェリチン、VB_{12} [*1] の上昇
遺伝子検査	骨髄細胞の Ph 染色体の検出、末梢白血球から融合遺伝子 BCR/ABL を PCR で検出
骨髄検査	有核細胞数著増（過形成）、M/E比 [*2] は高値、巨核球数増加
急性転化	末梢血や骨髄中の芽球比率の急増、貧血、血小板数減少、NAPスコア上昇

*1: VB_{12} の増加は、好中球とその幼弱細胞由来の VB_{12} 結合蛋白が血中に増えることによる。

*2: M/E比: myeloid/erythroid 比。

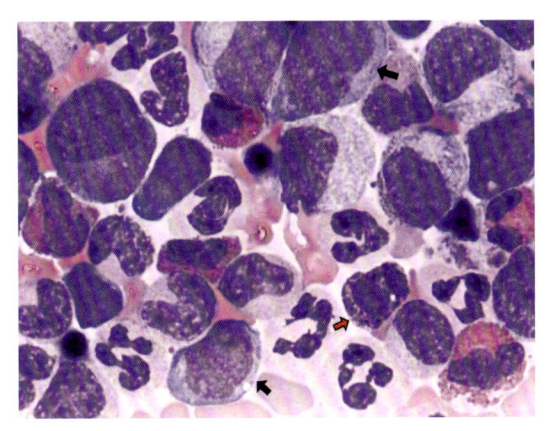

図 16-1 慢性骨髄性白血病
好中性の類白血病反応像、5個の好酸球、1個の好塩基球(赤矢印)2個の定型的な骨髄芽球(黒矢印)。

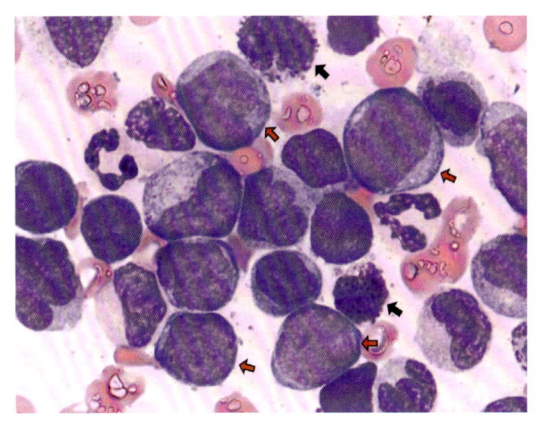

図 16-2 慢性骨髄性白血病:急性転化
4個の骨髄芽球(赤矢印)、その他にも7個の芽球様細胞(高N/C比、核形不整、核網顆粒状)2個の好塩基球(黒矢印)。

■治療法

慢性期	分子標的治療薬(BCR/ABL チロシンキナーゼ阻害剤)
	イマチニブ imatinib が第1選択薬で Ph(Ph1) 染色体クローンの減少・消失が可能となった
	イマチニブ耐性例では、同阻害剤第2世代のニロチニブ、ダサチニブが利用される
	インターフェロンαにも腫瘍抑制効果があるが、寛解率は低く、脱毛・鬱状態等の副作用が問題
	白血球が多い場合、化学療法剤ヒドロキシウレアで血球数をコントロール
	適応があれば同種骨髄移植療法(50歳以下)
急性転化時	急性白血病に準じた化学療法を行う
AML	シタラビン、イダルビシンを中心に多剤併用
ALL	ビンクリスチン、プレドニゾロンを中心に多剤併用

■予後

以前は、発症から3～4年で急性転化し、5年生存率は10～30%と低かった。しかし、チロシンキナーゼ阻害剤の登場で、予後は劇的によくなり、5年生存率は90%以上となり、急性転化例はほとんど無くなった。なお薬剤耐性例では、年齢が若い場合、同種骨髄移植療法により治癒しうる。

慢性骨髄性白血病

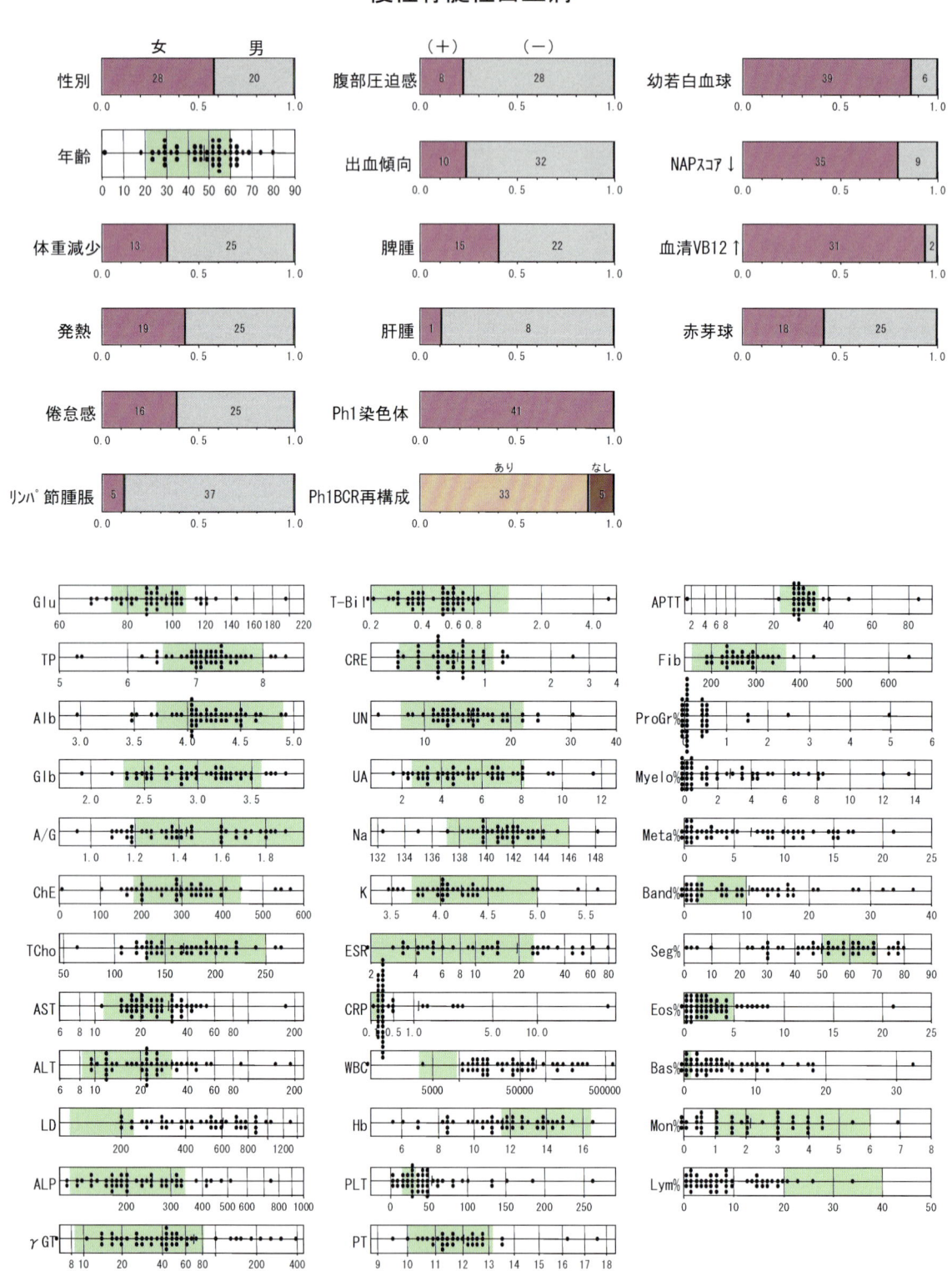

図 16-3 慢性骨髄性白血病の臨床所見・検査所見

48 例の年齢分布は 20〜70 才までと広い。臨床症状としては、体重減少・発熱・倦怠感が多い。また脾腫とそれに伴う腹部圧迫の訴えが多い。臨床検査では、急性白血病に比べ、低 Alb 血症や高 Glb 血症はほとんど認めない。LD は最も著明に上昇する、また ALT や ALP の上昇例も多い。慢性炎症を反映して、CRP や ESR の上昇が見られるが Glb は増えない。末梢血では、貧血は起こるが余り頻度は高くない。一方 WBC と PLT は極端な増加を認め、白血球分類では、幼弱細胞と分化した細胞の両方が増えている。

17 悪性リンパ腫
Malignant lymphoma

疾患概要

　リンパ節や全身のリンパ組織から生じるリンパ球系細胞の悪性腫瘍である。リンパ性白血病との違いは、白血病では悪性細胞の増える場所が主に血液や骨髄であるのに対して、悪性リンパ腫は、主にリンパ組織内で固形腫瘍様に増える点である。病理学的にホジキンリンパ腫（Hodgkin lymphoma: **HL**）と非ホジキンリンパ腫（non-Hodgkin lymphoma: **NHL**）に大別される。日本では85〜90％がNHL。

■疫学

好発年齢	HL: 20〜30歳、NHL:60〜70歳代
性差	男＞女
人種差	HL：日本10〜15％、欧米30〜50％
	NHL：日本80〜90％、欧米50〜70％（共にB細胞性が80％以上を占める）

■病因

　加齢に伴い、免疫力が低下して発生すると考えられる。特にAIDS患者や免疫抑制療法中に発生しやすい。誘因として、**EBウイルス**が、バーキットリンパ腫や胸膜に発生するB細胞リンパ腫、鼻腔に発生するNK細胞リンパ腫に関係していること、**ヒトT細胞白血病I型ウイルス（HTLV-I）** が成人T細胞白血病リンパ腫（ATLL）* を起こすこと、**ヘリコバクター・ピロリ菌**が胃の粘膜に発生するmucosa-associated lymphoid tissue (MALT) lymphoma（MALTリンパ腫）に関係していること、などが明らかになっている。

*本書では、ATLLは次項で別に扱い、本項の悪性リンパ腫の中には含めていない。

■病理所見

　HLのほとんどが初発部位はリンパ節であるが、**NHL**は血管が存在する部位であれば全身のどこの部位からでも発生しうる（皮膚、脳、眼、鼻腔、副鼻腔、扁桃、咽頭、唾液腺、甲状腺、乳腺、肺、縦隔、胸膜、胃、小腸、大腸、肝臓、脾臓、卵巣、精巣、骨など）。このうち、唾液腺、甲状腺、消化管などの粘膜関連リンパ組織に発生するリンパ腫を特に**MALTリンパ腫**とよぶ。皮膚に起こるものには、T細胞性リンパ腫が多く、菌状息肉症と皮膚T細胞性リンパ腫の2つのT細胞リンパ腫がある。WHOによるリンパ系腫瘍の詳細分類は、頁231〜233を参照。

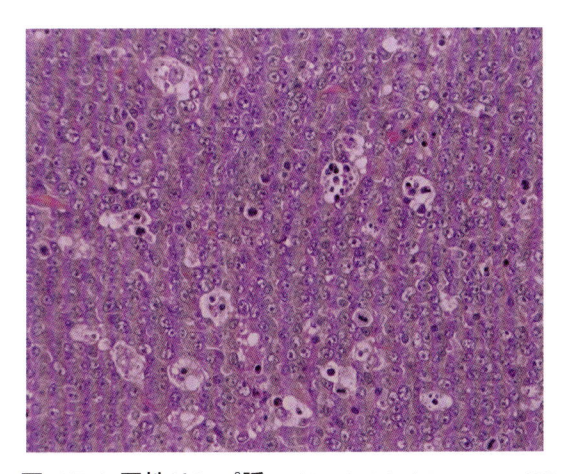

図17-1 悪性リンパ腫（びまん性大細胞型Bリンパ腫）
大型のリンパ腫細胞のびまん性の増殖がみられ、間質に核破砕物を貪食した可染小体マクロファージtingible body macrophageの出現がみられる。

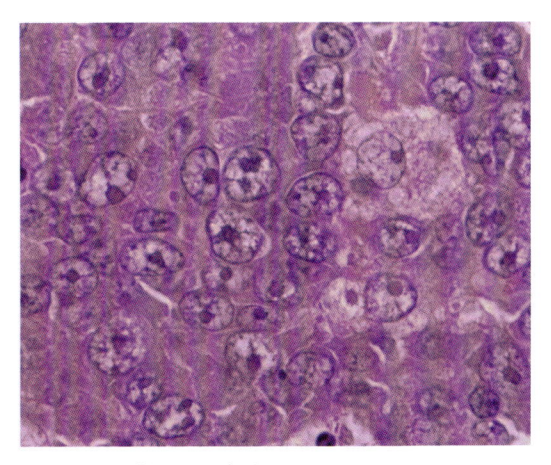

図17-2 悪性リンパ腫（びまん性大細胞型Bリンパ腫）
水泡状の核と明瞭な核小体を有した大型のリンパ腫細胞の増生。

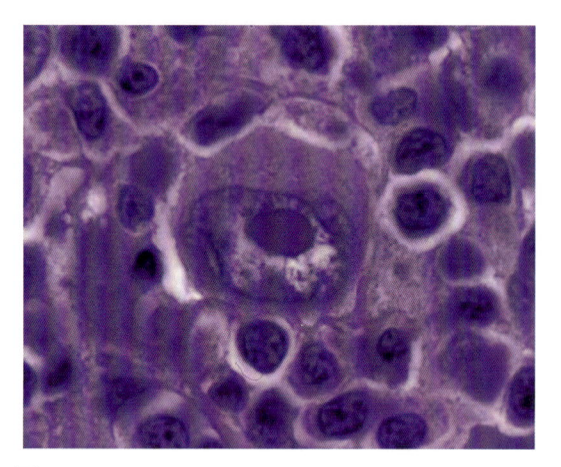

図 17-3 ホジキンリンパ腫（ホジキン細胞）
ホジキン細胞は好酸性で明瞭な核小体を有する。周囲のリンパ球は反応性に増生したTリンパ球。

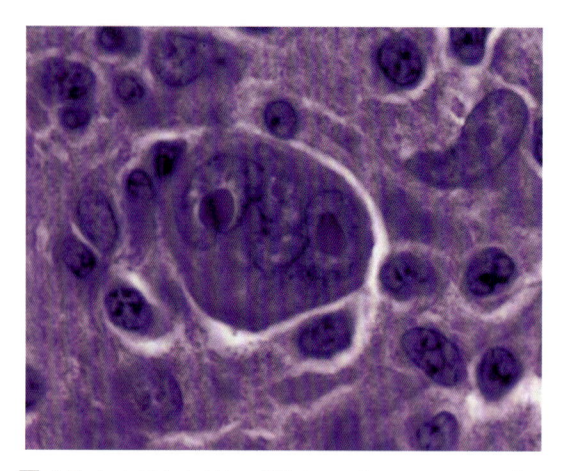

図 17-4 ホジキンリンパ腫（リード・ステルンベルグ細胞）
ホジキン細胞と同様の明瞭な核小体を有するが、多核化あるいは分葉化した細胞をリード・ステルンベルグ細胞と呼ぶ。

悪性度分類

低悪性度	進行は遅いが、抗がん剤が効きにくい （大半がB細胞リンパ腫で、濾胞性リンパ腫とMALTリンパ腫がその代表）
中悪性度	月単位で病状が進行するが、抗がん剤が効きやすい （びまん性大細胞型Bリンパ腫がその代表）
高悪性度	週単位で急速に進行するが、抗がん剤が効きやすい （T細胞リンパ芽球性リンパ腫とバーキットリンパ腫がその代表）

病期分類（Ann Arbor分類）

Ⅰ期	腫瘍は1つのリンパ節領域に限局している
Ⅱ期	腫瘍は2つ以上のリンパ節領域に拡がっているが、横隔膜を境として、身体の一方の側にとどまっている
Ⅲ期	腫瘍は横隔膜を境として上下両側のリンパ節領域をまたいで拡がっている
Ⅳ期	腫瘍はリンパ節以外の臓器に浸潤したり、骨髄・血液中に拡がっている

Ann Arbor分類の付加事項

- **A** 全身症状（発熱、寝汗、6ヶ月以内の10％以上の体重減少）が無い
- **B** 全身症状（発熱、寝汗、6ヶ月以内の10％以上の体重減少）がある：B症状
- **E** 限局した節外病変がある　　**H** 肝臓への浸潤がある
- **S** 脾臓への浸潤がある　　　　**M** 骨髄への浸潤がある
- **P** 肺への浸潤がある　　　　　**O** 骨皮質への浸潤がある

■臨床所見

リンパ節腫脹	無痛性でやや硬い（弾性硬：消しゴム様）、当初は平滑で可動性
随伴症状	咽頭痛、嚥下困難、呼吸困難、下肢浮腫、水腎症
全身症状	B症状：体重減少、発熱、寝汗(盗汗)、食欲不振
腫瘍細胞の浸潤	脾腫、肝腫、貧血、皮膚浸潤(結節)、 悪心、嘔吐、腹痛、下痢、血便

■検査所見

血液所見	赤血球減少、血小板減少（炎症強いと逆に上昇）
	リンパ球減少、単球増加、骨髄浸潤で白赤芽球症
	HL では Reed-Sternberg(RS) 細胞の出現
生化学検査	LD の上昇、ALP の上昇、可溶性インターロイキン 2 受容体 (sIL2-R)* が病勢と関連
	血中 β_2 ミクログロブリンの上昇
	高 Ca 血症がある場合、PTHrP や IL1 の上昇が考えられる
その他	Alb 低下、Glb 上昇、CRP 上昇、赤沈亢進
微生物検査	EBV および HTLV の抗体価・遺伝子検査、ピロリ菌の検索

*可溶性インターロイキン 2 受容体 (sIL2-R) は、B 細胞、T 細胞、NK 細胞表面の IL-2 受容体の α 鎖が遊離したもので、NHL や ATLL の腫瘍マーカとなり、LD とともに診断・病状の把握に重要。

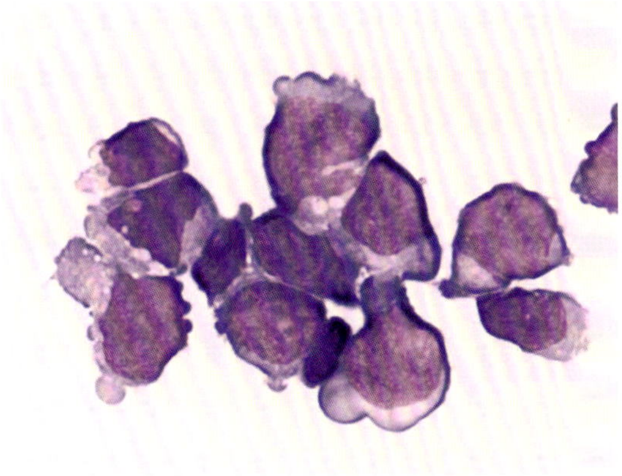

図 17-5 悪性リンパ腫，びまん性大細胞型，B 細胞性
核形の不整が目立つ，不明瞭な核小体がみられる、同系列の未熟球の集塊（各細胞の境は不明瞭で集塊を形成していて、腫瘍を窺わせる）。

■治療法

放射線療法	主に低悪性度のものに適用、中〜高悪性度の場合も大きな腫瘤がある場合
化学療法剤	CHOP 療法 (ビンクリスチン+エンドキサン+アドリアマイシン+プレドニン)
	が標準治療で、3 週ごとに 6〜8 コースを行う
	HL の場合は、ABVD 療法 (ドキソルビシン+ブレオマイシン+ビンブラスチン+ダカルバジン)
分子標的治療	B 細胞表面の CD20 が陽性の場合、それに対する人化モノクローナル抗体
	リツキシマブ rituximab が有用で、CHOP 療法と併用される（R-CHOP 療法）
	抗 CD20 に放射性元素 (^{90}Y) を結合したイブリツモマブ・チウキセタンは一回投与で効果

■予後

HL の 5 年生存率 70〜80% で比較的良い。

NHL の 5 年生存率は従来 30〜40% であったが、抗 CD20 抗体治療により B 細胞性の予後が大幅に良くなった。

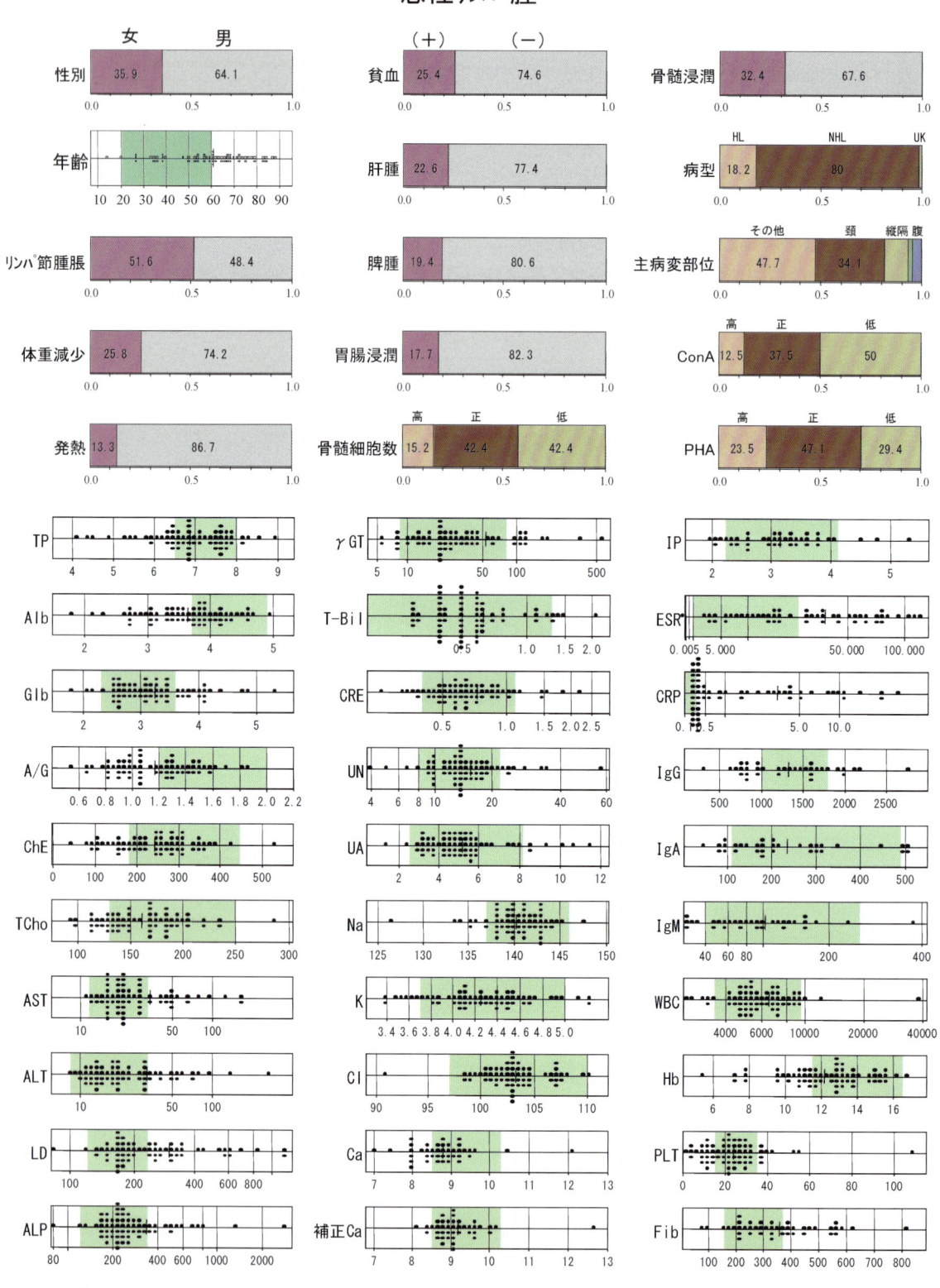

図 17-6 悪性リンパ腫の臨床所見・検査所見

64 例の年齢分布は 20〜90 才と広いが、過半数は 60 才以上である。明らかに男性に多い。初発症状は、リンパ節腫脹が比較的多いが、体重減少や発熱は白血病と比べ少ない。また肝・脾腫の頻度も低い。8 割が non-Hodgkin 型であり、頸部・縦隔の病変が多い。骨髄浸潤は約 1/3 で見られ、細胞数は様々である。臨床検査では、低 Alb 血症が多く、ときに高 Glb 血症を伴う。LD は明瞭に上昇する例が多く、ALP も比較的少ないが明瞭な上昇を認めることがある。慢性炎症を反映して、CRP、ESR、PLT、フィブリノゲンの増加例がある。貧血・PLT の減少例は見られることが多いが、WBC には変化は少ない。ConA(コンカナバリン A) と PHA(インゲンマメレクチン) は共にリンパ球の幼弱化試験で、主に T 細胞性で低下するが、このデータでは明瞭な傾向を認めない。

18 成人T細胞性白血病/リンパ腫
Adult T cell leukemia / lymphoma (ATLL/ATL)

疾患概要

成人T細胞性白血病/リンパ腫（ATLL/ATL）は、ヒトT細胞性白血病ウイルス (HTLV-1) 感染により引き起こされるT細胞の白血病/リンパ腫である。**RNAウイルス**で、**CD4陽性T細胞に感染**し、DNAに逆転写されて組み込まれる。30年以上の潜伏期を経て発症する。感染ルートとしては、①性的感染、②母子感染、③輸血の3つの経路があるが、輸血による感染は献血者の抗体検査が行われるようになってから、現在ではほとんどないとされている。また病型としては、くすぶり型、慢性型、リンパ腫型、急性型の4つに分類され、その他に急性転化がある。日本では南西部にHTLV-1のキャリアが多く、ATLL/ATLの発症率が高い。

■疫学

好発年齢	20歳以後の成人 ほとんどが40歳以上で、60〜70歳にピーク
性差	やや男性に多い、キャリアは男＜女
地域性	南西日本 (沖縄、九州)、カリブ海沿岸、西アフリカ諸国、西インドに偏在

■病因

日本ではHTLVキャリアの約0.07%が本症を発症する。母乳、性交、輸血で感染が成立する。

■病理所見

1:くすぶり型	少量の異常リンパ球は出現するが、白血球増加や腫瘍性病変はみられない HTLV-1プロウイルス検査で単クローン性組込みを認める
2:慢性型	白血球とリンパ球が増加、異常リンパ球の核異型は軽度 末梢血中には多数のATLL細胞を認める
3:リンパ腫型	リンパ節腫脹が主症状、末梢血中に腫瘍細胞の出現は認めないことが多い 一部は末期に白血病化することもある
4:急性型	最も一般的な病態で、末梢性T細胞リンパ腫であるATLLの骨髄への浸潤はまれであるにもかかわらず、異常リンパ球、末梢白血球数は著増する

1→4の順で予後不良。

■臨床所見

初発症状	腹痛、下痢、胸水、腹水、咳、痰、胸部異常陰影
主要症状	リンパ節腫脹 (約70%)、肝腫、脾腫、皮膚症状（丘疹、紅斑、結節）
合併症	高Ca血症 (進行例で高率に発生) による食思不振、多尿、意識障害 日和見感染 (カリニ肺炎、サイトメガロウイルス感染、糞線虫症、帯状疱疹など)

■検査所見

末梢血検査	白血球増加 (T細胞)、特有の異常リンパ球の出現 (flower cell)*
生化学検査	LD・ALP の上昇、Alb 低下、ESR・CRP の上昇
	進行例では高 Ca 血症の頻度が高い (PTHrP、IL1 の上昇)
	可溶性インターロイキン 2 受容体 (sIL2-R) の上昇

*核の構造が脳回様または花びらが開いたように見える、ATLL に特徴的な細胞。

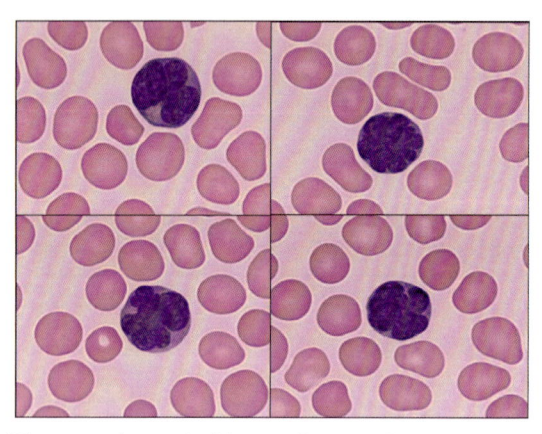

図 18-1 成人 T 細胞性白血病/リンパ腫
核は分葉化し花弁状を呈する。細胞質は好塩基性で顆粒を認めない（典型的な T 細胞）。

■治療法

有効な治療法はないが、病型によって化学療法や造血幹細胞移植を行うことがある。

■予後

生存期間は急性型、リンパ腫型、慢性型、くすぶり型の順で短く、急性転化型は最も予後不良であり、1年以内に死亡する率が高い。

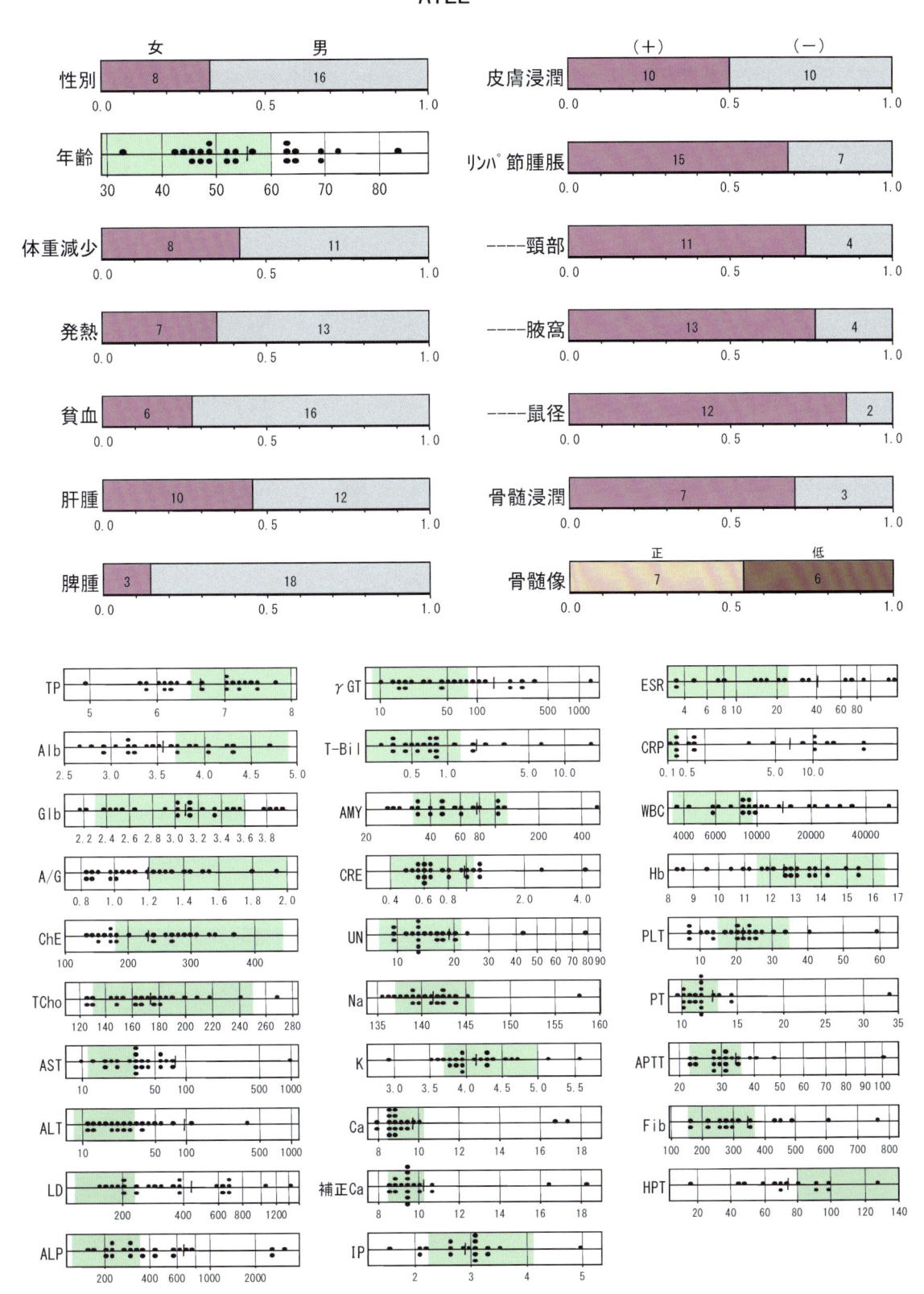

図 18-2 ATLL の臨床所見・検査所見

24 例の年齢分布は広いが、悪性リンパ腫のそれよりやや若い方に偏っている。男性の頻度が多く、初発症状は発熱と体重減少が多い。リンパ節腫脹は頸部だけでなく腋窩や鼠径にも多い。肝腫や皮膚浸潤も特徴的に高頻度に見られる。臨床検査上は、低 Alb 血症と LD および ALP の著明な上昇で、一部で、肝細胞障害を反映して ALT、TBil、HPT(ヘパプラスチン) の異常を認める。初発例なので、特徴的な補正 Ca 高値例の頻度は高くない。末梢血では、白血病型で WBC の著明な上昇を伴うが、Hb・PLT 低下の頻度は高くない。ESR、CRP、Fib は慢性炎症により上昇する例が一部ある。

19 多発性骨髄腫
Multiple myeloma

疾患概要
　Bリンパ球から分化した抗体産生機能を持つ**形質細胞の悪性腫瘍**。細胞の由来から、Bリンパ腫の一種とも考えられる。骨髄の中で骨基質を破壊しながら増殖するため、腰痛や病的骨折で発見されることが多い。IgGを産生するものが約60％、IgA産生が約20％、次いで軽鎖 (**Bense-Johns protein**) BJP型、IgD型がある。検査上、単クローン抗体 monoclonal antibody(**M蛋白**)の存在と高Ca血症、汎血球減少を特徴とする。ただM蛋白が存在しても無症候性のもの (**MGUS**) が高齢者で高頻度に認められ、それとの鑑別が重要となる。

■疫学

好発年齢	40～80歳にみられ、60歳代がピーク
性差	男＞女 (3：2)
地域性	西欧＞東洋

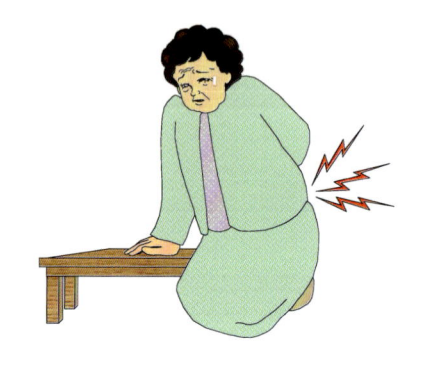

■病因
　全身の骨髄の中で多発性・結節性に増殖する形質細胞の悪性腫瘍で、腫瘍細胞の増殖が骨を破壊するために骨痛、腰痛、汎血球減少症が生じる。また、単クローン抗体の過剰産生 (M蛋白血症) に伴う症状としての血清の粘稠度の上昇、心不全、腎障害が生じる。また正常抗体の産生抑制が起こり、免疫能が低下する。

■病理所見
　腫瘍の増殖は、主に椎骨、頭蓋骨、肋骨、大腿骨で見られる。腫瘍細胞に特徴的な所見として、核は細胞質の一極に偏在し、車軸状で鮮明な染色体パターンを呈する。また、核周囲には明庭域が見られ、細胞質はリボソームの高い活動性を反映して好塩基性に強く染まる。多核のものもある。核小体が大きいことが、良性の形質細胞との鑑別診断で重要となる。

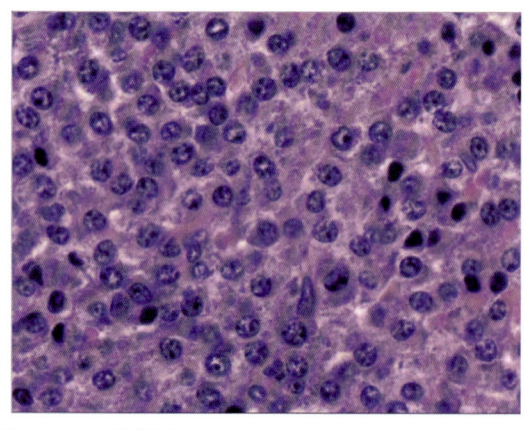

図 19-1 骨髄腫
偏在した核と車軸状のクロマチンを有した形質細胞類似の腫瘍細胞の増生。

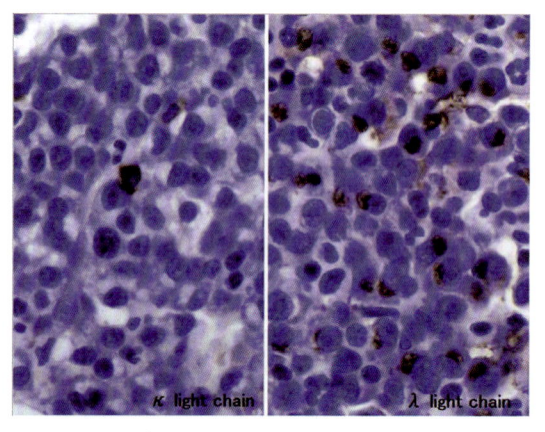

図 19-2 骨髄腫
腫瘍細胞の多くがλ light chainに陽性に染色され、モノクローナルな増生がみられる（免疫染色, 左：κ light chain, 右：λ light chain）。

■臨床所見

M蛋白過剰産生	発熱・倦怠感、易感染性（免疫能低下）、出血傾向（凝固因子抑制および血小板凝集抑制）
骨髄腫瘍形成	腰背部痛、病的骨折、貧血
腎（尿細管）障害	BJPによる尿細管内のうっ滞と尿細管上皮の変性（ミエローマ腎）とアミロイド沈着
腫瘍細胞浸潤	脾腫、肝腫大、リンパ節腫脹、中枢神経障害

診断基準：無症候性のものもあり、それも含めたものがInternational Myeloma Working Group(IMWG)により2003年に提案された[14]。

症候性骨髄腫 Symptomatic Myeloma
① 骨髄中に単クローン性の形質細胞を認める、または生検にて形質細胞腫の存在を証明
② 血清中か尿中にMタンパクが存在
③ 骨髄腫に関連した臓器障害を認める（1つ以上）
　[C] 血清Ca値の上昇（> 11mg/dlまたは基準範囲上限値を1mg/dl以上超える）
　[R] 腎障害（血清Cre > 2mg/dl）
　[A] 貧血（Hb < 10g/dlまたは基準範囲下限より2g/dl以上低下）
　[B] 溶骨性病変または圧迫骨折を伴う骨粗鬆症をMRIやCTで認める
　[その他] 血液過粘稠, アミロイドーシス, 年2回以上の細菌感染症

意義不明の単クローン性高ガンマグロブリン血症　MGUS: Monoclonal Gammapathy of Undetermined Significance
① 血清中もしくは尿中Mタンパクが低値であること（IgG < 3g/dl, IgA < 2g/dl, BJP < 1g/24時間尿）
② 骨髄中単クローン性形質細胞< 10%
③ 他のB細胞性増殖性疾患の存在が否定されている
④ 骨髄腫に関連した臓器障害をみとめない

非症候性骨髄腫（くすぶり型骨髄腫）Asymptomatic Myeloma
① 血清もしくは尿中にMタンパクが存在（IgG ≧ 3g/dl）
② 骨髄中に単クローン性形質細胞が存在≧ 10%
③ 骨髄腫に関連した臓器障害をみとめない

■検査所見

末梢血検査	汎血球減少[*1]、末梢血中に形質細胞出現、重症例では白赤芽球症 塗末標本の連銭形成（荷電した赤血球を陰性荷電のM蛋白が橋渡し）→血沈著明亢進
生化学検査	血清蛋白電気泳動：Mピークを認めM-bow(ピーク両側の陥凹)が形成される Glbの著増、TP増加、A/G比の著明低下、β_2ミクログロブリン・ZTTの異常高値 特定の型の免疫グロブリン(IgG/IgA/IgD)が著増し、逆に他の型は明瞭に低下 BJP型・非産生型・非分泌型では全免疫グロブリンが減少 遊離型κまたはλ軽鎖の増加、遊離型κ/λ軽鎖比の異常 高Ca血症（破骨細胞の活性化による骨吸収の亢進）、一部ALPも上昇 ミエローマ腎によるCRE、UNの上昇 血液の過粘稠による心不全、脱水でBNP, UNの上昇
尿検査	尿蛋白定性では陰性例多い（尿蛋白定性反応と定量値との解離）[*2] BJPの検出(スルホサリチル酸法かPutnum法、免疫電気泳動で確定)
X線検査	骨抜き打ち像(punched out shadow)、病的骨折像

*1：貧血は腫瘍の進展およびIL6,IL1,TNFなどのサイトカインの過剰産生によるもので、腫瘍増殖の程度に不相応に強いのが特徴である。

*2：BJP型骨髄腫では蛋白の減少と腎障害が特徴である。この場合、BJPは試験紙法で陰性か弱い反応性しか示さないので、スルホサリチル酸法による検出が推奨される。後者については、過剰なBJP（ベンスジョンズ蛋白）の尿細管における再吸収機能の障害によって併発する間質性腎炎（myeloma kidney）である。

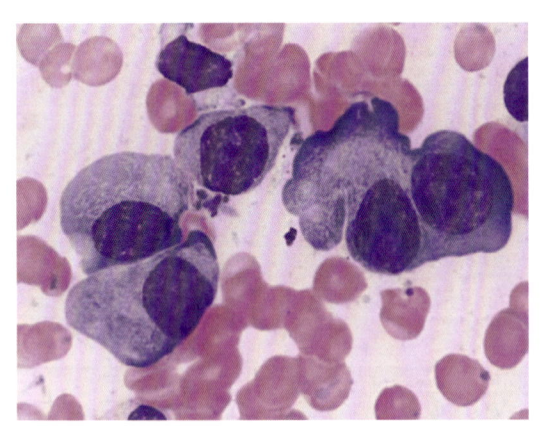

図 19-3 多発性骨髄腫
好塩基性の強い細胞質に多数の粗面小胞体がみられ、核が偏在した大小不同の目立つ4個の形質細胞様の細胞を認める。これらの細胞には、形質細胞の特徴とされるゴルジ装置の像を認めないが、これは異型性を反映した所見と解釈される。

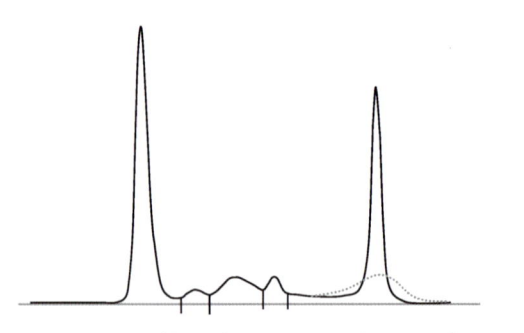

図 19-4 多発性骨髄腫の蛋白電気泳動パターン
M 蛋白分画が著明に増加し、通常のγ分画は著しく減少。

■治療法

化学療法剤	MP療法（メルファランとプレドニドロン）が基本となる
	化学療法難治例の一部で、サリドマイド・レナリドマイドが癌増殖を抑制し有効
分子標的治療	プロテアソーム阻害剤（ボルテゾミブ）が癌の細胞死を促進、一部の例で有効
造血幹細胞移植	高齢でない上記治療不応例に適用
補助療法	貧血→エリスロポエチンを投与
	高 Ca 血症→ビスホスフォネート、生食輸液、カルシトニン製剤筋注
	過粘稠度症候群→血漿交換療法

■予後

　症候性骨髄腫に対して、治癒を期待できる化学療法は存在せず、一般に予後は良くなかったが、分子標的治療など新薬の登場で改善しつつある。なお、MGUS や無症候性骨髄腫の場合は予後は良いが、毎年約10%が症候性に移行するとされる。

骨髄腫

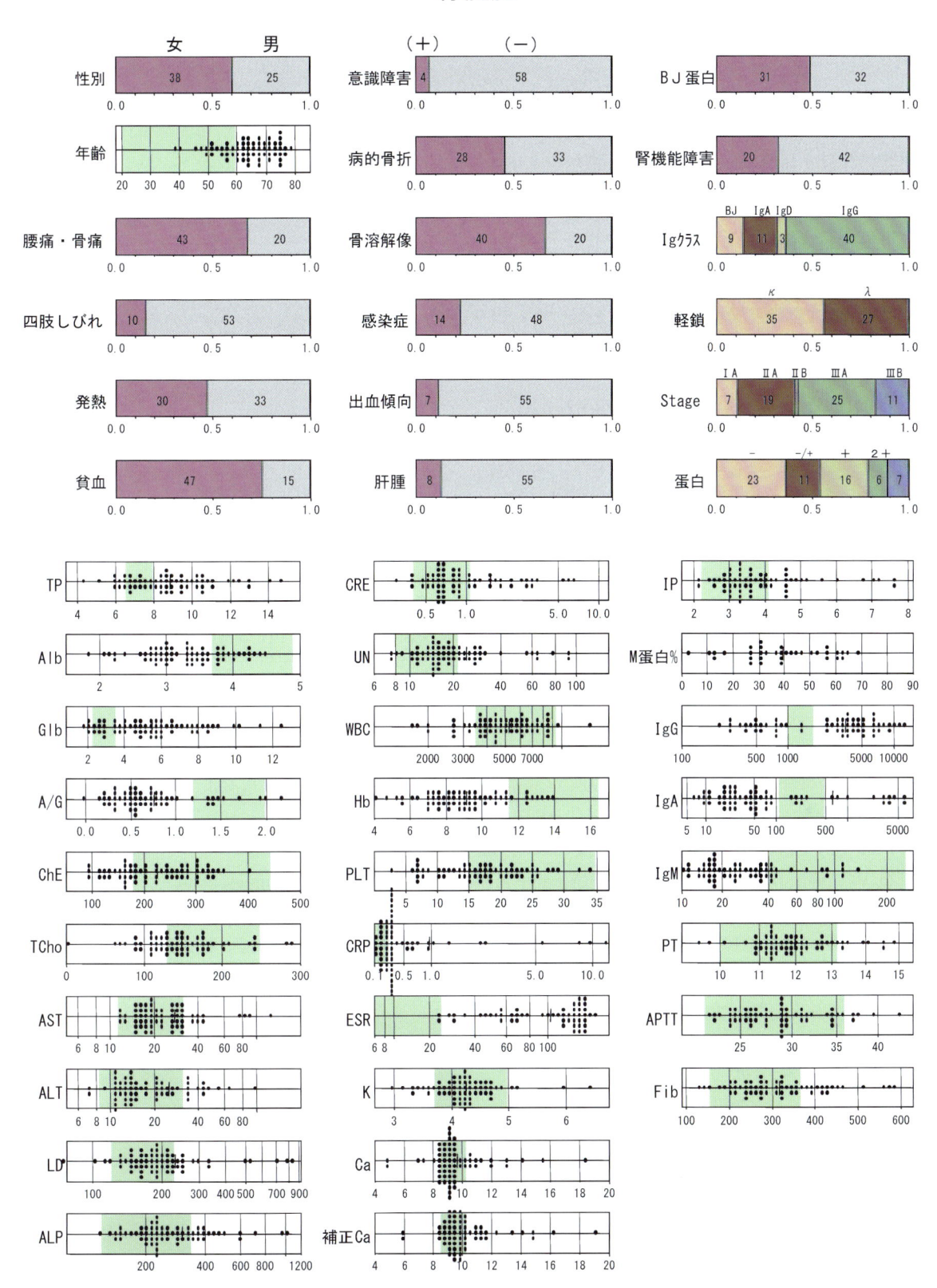

図 19-5 多発性骨髄腫の臨床所見・検査所見

63例の男女比は38:25で、50歳以降に多い。初診症状として貧血、腰痛、病的骨折の頻度が高いが、発熱を伴う例も多い。IgG型が過半数を占め、次いでIgA、BJP型の順となっている。尿試験紙法では蛋白尿は約半数にしか検出されない。TPとGlbの著増と高度のA/G比低下を特徴とする。特定の型の免疫グロブリンが増え、それ以外の型のものは著減する。初診時のため高Ca血症の頻度は高くない。ALP高値となる例は比較的多いが、他の血液悪性腫瘍に比べ、LD高値例は少ない。CREとBUNの上昇例は骨髄腫腎の合併を示す。末梢血ではHb、PLT、WBCの減少傾向を認める。塗抹標本では強い赤血球の連銭形成を認め、CRPとはアンバランスなESR（血沈）の高度促進を引き起こしている。

20 伝染性単核球症
Infectious mononucleosis

疾患概要

Epstein-Barr virus (EBV) 初感染の大部分は不顕性感染であるが、それが思春期以降に罹患すると急性顕性感染の形をとり、特有の臨床像（発熱、異型リンパ球の増加、全身リンパ節腫脹、肝機能障害）を呈する。伝染性単核球症と類似の病態はサイトメガロウイルス、リケッチア、トキソプラズマなどの感染でも起こり、伝染性単核症症候群と呼ばれる。

■疫学
発症年齢の分布は2相性で乳幼児期と15～30歳の2つのピークが見られる。乳幼児は不顕性感染が多いが、発症すると15歳以降と同様の臨床症候を呈する。男女差はない。

■病因
Epstein-Barr(EB) ウイルス（DNA ウイルス）。

■病理所見
EBV はBリンパ球に感染し、全身のリンパ組織で炎症反応が起こり、大型のT細胞由来のリンパ球（異型リンパ球）が末梢血に出現する。

■臨床所見
2～8週の潜伏期の後に 抗生物質に反応しない持続性の高熱・全身倦怠がみられ、有痛性の頚部リンパ節腫脹と扁桃腺炎が起こる。扁桃表面に白苔の付着が見られ偽膜性扁桃腺炎と呼ばれる（細菌性扁桃腺炎の場合には、黄色みを帯びた膿が付着）。理学所見で肝脾腫を伴うことが多い。

■検査所見

血液検査	白血球数増加（リンパ球＋単球＞50%）、異型リンパ球が出現、時に血小板減少
化学検査	肝機能障害：ALP・γGT・LD 上昇、AST、ALT 値の上昇
免疫検査	Paul-bunnel 反応（異種血球凝集反応）陽性、ZTT 高値、IgG は増えない
	抗 VCA(viral capsid antigen), 抗 EA(early antigen), 抗 EBNA(EB virus associated nuclear antigen)：初感染の診断には抗 VCA-IgM, 抗 EA-DR IgG 抗体を検出、抗 EBNA 抗体陰性も初感染の判定に重要（抗 VCA, 抗 EBNA は一度罹患すると終生陽性となる）

異型リンパ球(日本検査血液学会標準化案)直径16μm(赤血球直径のおよそ2倍程度)以上で細胞質は比較的広い。色調はリンパ球に比較し好塩基性(青色)が強い。なおアズール顆粒、空砲を認める場合がある。核は類円形、時に変形を呈する。核クロマチンは濃縮しているが、リンパ球に近いものからパラクロマチンの認められるものまである。核小体が認められるものもある。

■治療法
適当な抗ウイルス薬はなく、安静と対症療法のみ。

■予後
約8～10週と臨床経過は比較的長いが、自然治癒する。

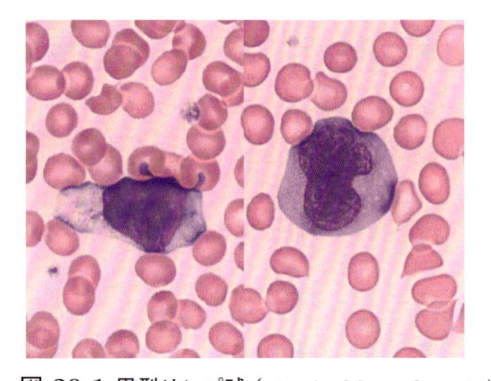

図 20-1 異型リンパ球 (atypical lymphocyte)
1. 細胞質の大型化（細胞径 16μm 以上）2. 細胞質好塩基性 3. 核網の粗剛化の3条件のうち2条件以上を認める非腫瘍性細胞群ウイルス感染症 (EBV, CMVetc)、薬物などで出現。

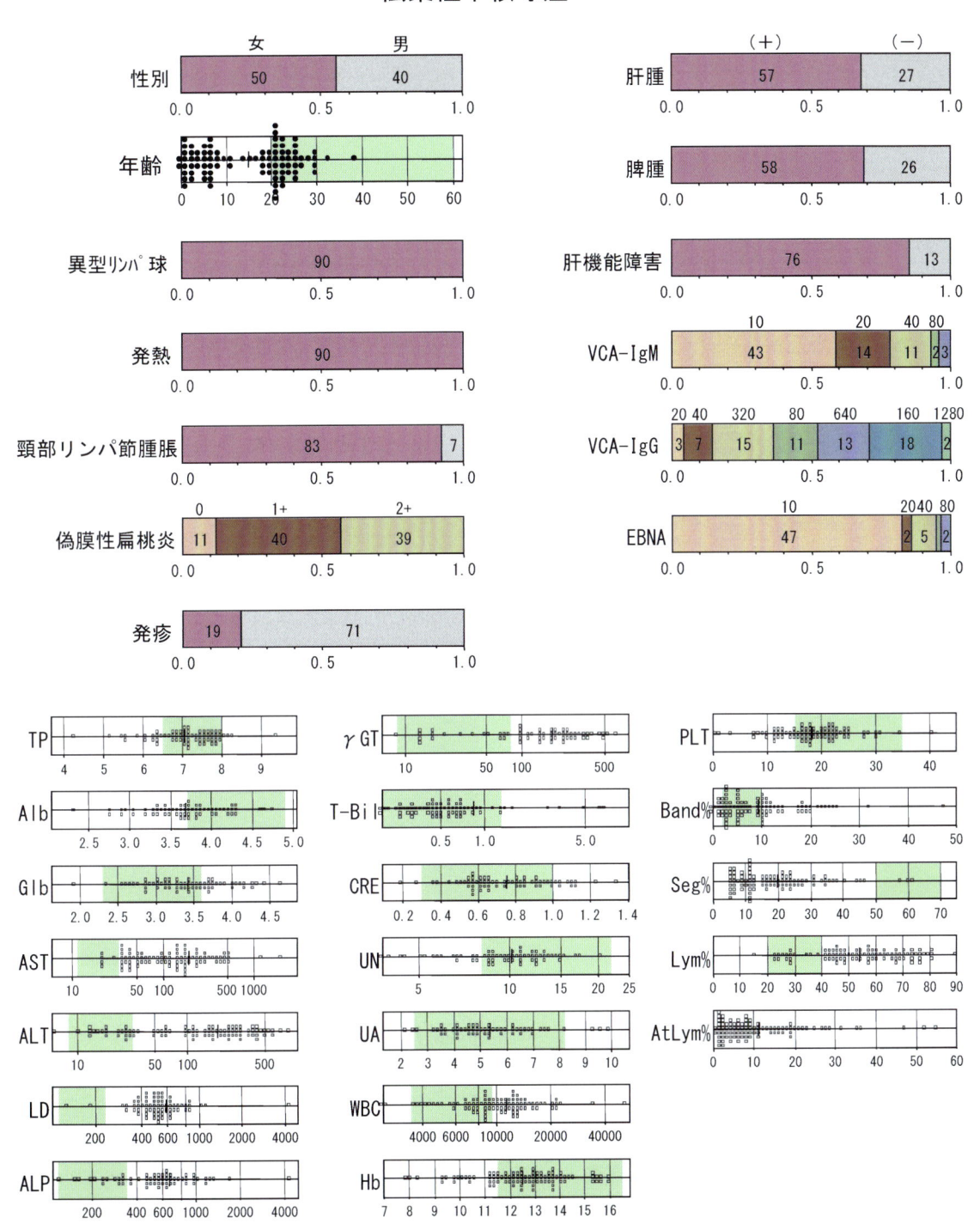

図 20-2 伝染性単核球症の臨床所見・検査所見

乳幼児期は不顕性感染で経過することが多いが、この症例群に含まれる乳幼児は入院を要した比較的重症の症例がほとんどである。従って年齢分布には明瞭な2つのピークを認める。臨床所見としては、発熱と頸部リンパ節腫脹はほぼ必発で、偽膜性扁桃腺炎も高率に認める。また肝腫、脾腫の頻度が高い。確定診断に必要な抗体検査を実施できなかったケースがかなりあり、血清学的に EBV 性と確定できたのは全症例の56%である。残りは臨床症候と異型リンパ球の出現（白血球分類で数%～30%が多い）から、伝染性単核症候群と診断した。血液検査では、肝機能障害は高頻度に見られ ALT、AST、LD の上昇が見られるが、T-Bil は上昇しない。ALP の高値は年齢を考慮する必要がある。年齢を考慮しても UA↑、PLT↓を来す症例が少し存在する。

21 急性心筋梗塞
Acute myocardial infarction (AMI)

疾患概要
　心臓の栄養血管である冠状動脈の動脈硬化性病変により、その閉塞あるいは狭窄が起こり心筋が虚血性壊死に陥った状態。心疾患による死亡のうち、約半数が虚血性心疾患である。また、欧米型の食事や生活習慣への変化が、罹病率の増加につながっている。生活習慣病の1つ。

■疫学

好発年齢	50～80歳代が約80%を占める、ピークは男性60歳代、女性70歳代
性差	男＞女

■病因
　心臓の栄養血管である冠状動脈のアテローム性硬化により血管内腔が閉塞して生じる。本症の危険因子は、アテローム動脈硬化症の危険因子（喫煙、糖尿病、高血圧、高脂血症、痛風、肥満、TypeA性格、活動不足、閉経、家族歴の存在）と合致する。

■病理所見
　冠状動脈の血栓や痙攣などにより、その支配領域の心筋に凝固壊死がみられる。梗塞の発作後、2～3日目には、壊死巣の周囲から肉芽組織が壊死部に侵入していき、壊死部は次第に肉芽組織で置換される（器質化）。発作後、1ヵ月目ぐらいには、肉芽組織の細胞成分が消失し、線維成分が主体となり、壊死部は収縮して硬くなる（瘢痕化）。

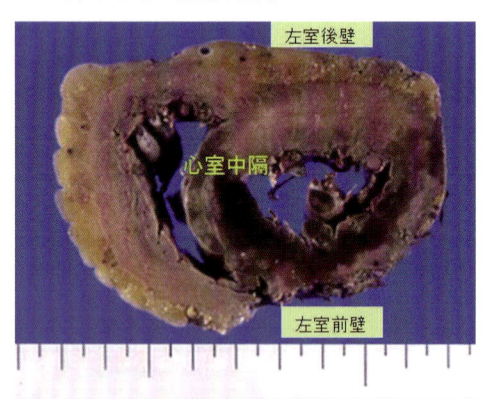

図 21-1 心筋梗塞（ホルマリン固定後）
左心室前壁～側壁、心室中隔にかけて赤黒色調を呈した広範な壊死巣がみられる。

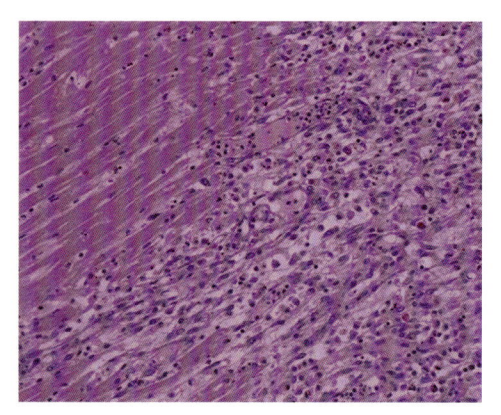

図 21-2 心筋梗塞
図の左上方に壊死に陥った心筋がみられ、右方には好中球の浸潤を伴った肉芽組織の形成がみられる。

■臨床所見
　胸痛が主症候。狭心症では胸痛が数分、長くとも15分内に治まるが、本症では胸痛が持続し心筋の壊死の範囲に応じた心機能障害が起こる。

心筋障害	主に前胸部中央に起こる持続性の胸痛、圧迫感、締め付け感、左上腕、首、心窩部（みぞおち）への放散痛
随伴症状 合併症	動悸、息切れ、呼吸困難
	強い不安（恐怖感）→悪心・嘔吐、冷汗、発熱
	急性心不全（ショック、肺水腫）、心停止
	心タンポナーデ（心囊への血液の貯留）、大動脈瘤
	脳梗塞、四肢動脈塞栓症（心腔内に生じた血栓に起因）

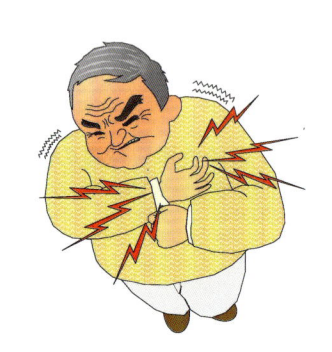

■検査所見

　心電図が急性期の最も重要な迅速診断情報を提供する。補助診断用として、心筋細胞壊死で血中に遊離する、各種の心筋細胞由来のタンパク（心筋マーカ）が測定され、そのレベルは梗塞サイズの推定にも使われる。ほとんどのマーカは発症後約3時間で上昇を開始するが、H-FABPはそれより少し早く、ASTとLDは少し遅れて上昇する。

血液検査	
心筋障害	ミオグロビン、CK（特にCK-MB）、AST、LD(特にLD1,LD2) の順で上昇 心室筋ミオシン軽鎖、トロポニンTまたはIは、CKよりも半減期が長く最近利用が多い 心型脂肪酸結合蛋白 H-FABP[*1] 梗塞後0.5〜3時間で上昇開始し急性期の診断に利用される
炎症反応	白血球増加、CRP軽〜中等度上昇、高血糖（疼痛ストレスとDMの合併）
心不全	BNP[*2] ↑、NT-proBNP[*3] ↑、腎前性腎機能障害（CRE、UN ↑）
生理機能検査	
心電図	ST上昇、異常Q(幅広で深いQ波)、冠性T(対称性下向性の深いT波)、不整脈
心エコー	梗塞領域の壁運動異常(低〜無奇異収縮)
冠動脈造影	血管造影により責任血管・梗塞部位を判定、通常PTCAも同時に施行される

*1: **H-FABP** : fatty acid-binding protein type H
*2: **BNP** (脳性ナトリウム利尿ホルモン brain natriuretic polypeptide)
*3: **NT-proBNP** (N端末脳性ナトリウム利尿ホルモン前駆体)

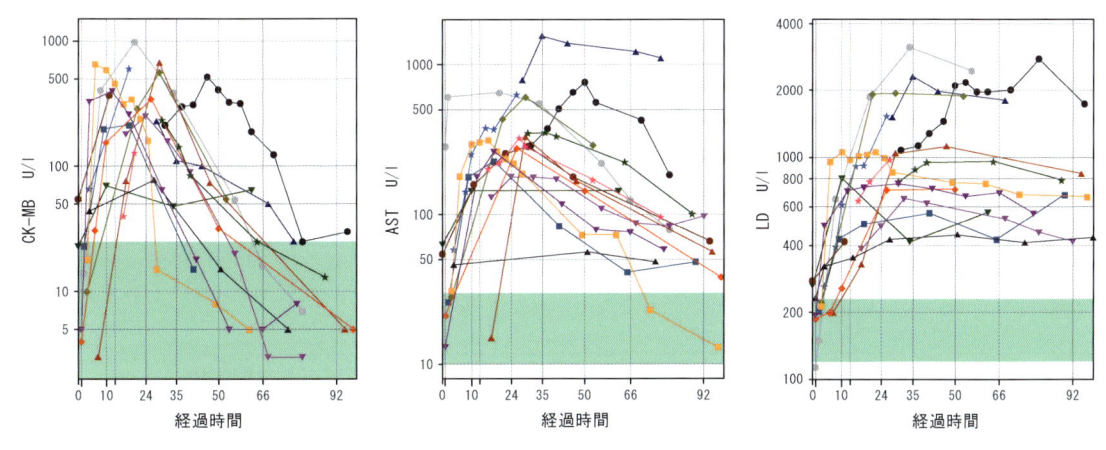

図 21-3 心筋梗塞後の3酵素活性の経時変化
CK-MBは比較的早期より上昇し、より速く低下。逆にLDは一番遅れて上昇し、持続時間が長い。

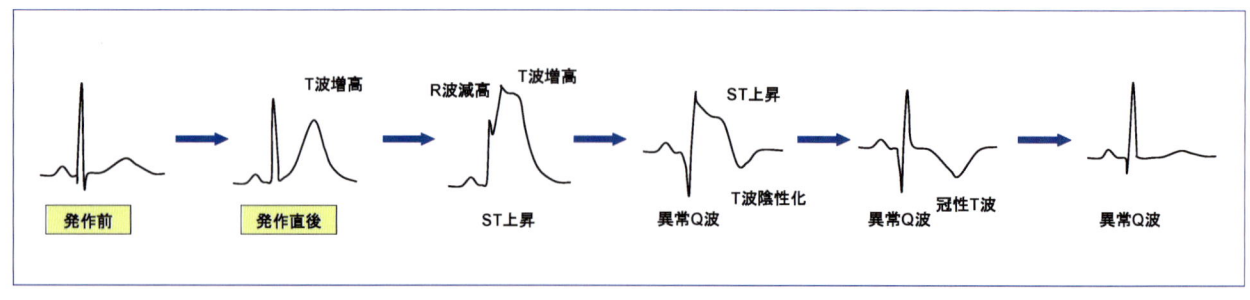

図 21-4 心筋梗塞に特徴的な心電図波形の経時変化

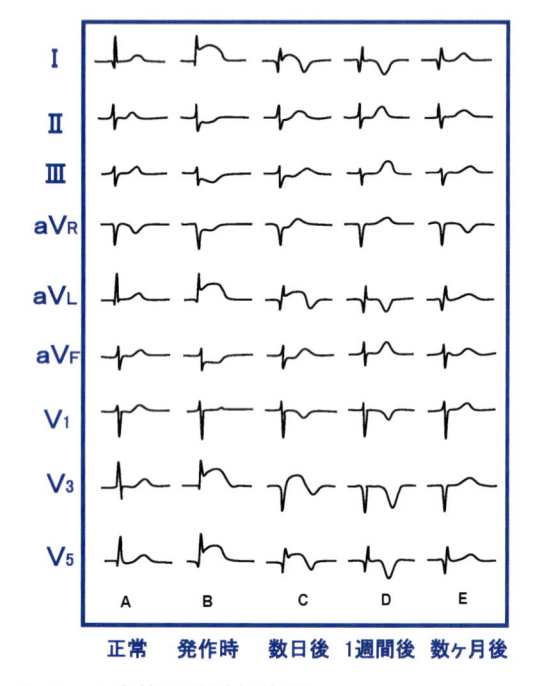

図 21-5 広範囲前壁梗塞例

発作時には I、aVL、V3-6 において ST 上昇、II、III、aVF にて鏡像的 ST 低下を認める。また 1 週間後には、I、aVL、V3-6 において異常 Q 波と冠性 T 波を認める。

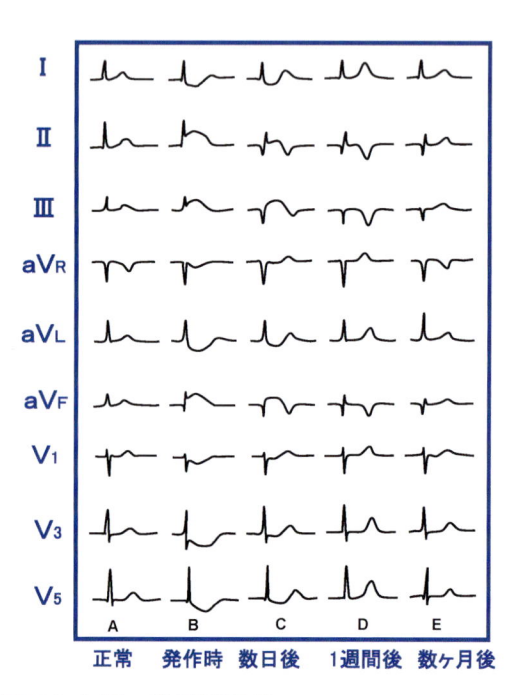

図 21-6 下、後壁梗塞例

発作時には II、III、aVF において ST 上昇、I、aVL、V1-6 に鏡像的 ST 低下を認める。また 1 週間後には、II、III、aVF において異常 Q 波と冠性 T 波を認める。

梗塞部位	梗塞波形が出現する誘導											主な閉塞枝
	I	II	III	aV_R	aV_L	aV_F	V1	V2	V3	V4	V5	V6	
前壁中隔							○	○	○	○			左前下行枝
広範前壁	○				○		○	○	○	○	○	△	左前下行枝
前壁側壁	○				○				○	○	○	○	左前下行枝
側壁	○				○						○	○	左前下行枝・左回旋枝
高位側壁	○				○								左前下行枝・左回旋枝
下後壁		○	○			○	#	#					左回旋枝・右冠動脈
高位後壁							#	#					左回旋枝・右冠動脈
下壁		○	○			○							右冠動脈
下壁右室		○	○			○	○						右冠動脈

△：ときにみられる　　＃：R 波増高と陽性 T 波

■治療法

　治療の第一歩は強い胸苦を速やかに和らげることで心臓の負荷を増す交感神経の過緊張を取り除く。また心機能障害伴う不整脈や心不全に対応しつつ、血栓溶解療法や心臓カテーテルによる閉塞部位の再環流を目指した治療が基本となる。

心筋酸素需給調整	鎮痛剤(塩酸モルヒネ)の投与、酸素吸入 冠動脈拡張剤(ニトログリセリン)、β遮断剤、Ca拮抗剤
心不全への対応	起座位（上体を起こす）で心臓へ戻る血液量を減らす、降圧剤・利尿剤の投与
不整脈の治療	キシロカインなどの抗不整脈剤の投与、DC除細動、短期的ペースメーカの設置
血栓溶解療法	発症後6時間以内の場合、血栓溶解作用を有するウロキナーゼやtPA[*1](組織型プラスミノーゲン活性化因子)を静脈投与、または直接狭窄血管に投与
経皮的冠動脈形成術	PTCA[*2]：大腿動脈からカテーテルを挿入、狭窄部を拡大(バルーン、金属ステント留置)
経皮的冠動脈血栓溶解法	PTCR[*3]：大腿動脈からカテーテルを挿入、狭窄部ウロキナーゼやtPAを投与
冠動脈バイパス術	CABG[*4]：狭窄部よりも末梢側の冠動脈と大動脈とを、自己の静脈を移植してつないで再環流

*1: tPA: tissue plasminogen activator
*2: PTCA: percutaneous transluminal coronary angioplasty
*3: PTCR: percutaneous transluminal coronary recanalization
*4: CABG: coronary artery bypass grafting

■予後

　死亡例の過半数は発症後1時間以内に起こり、早期治療と急性期の管理が重要となる。一般に重篤な不整脈（心室細動や粗動、高度房室ブロック）の出現、心源性ショックに伴う意識障害、心筋破裂と心タンポナーゼが予後不良の徴候となる。急性期を越えても、再梗塞率が高く、抗血栓剤の投与や血圧管理、ライフスタイルの改善がその予防の鍵となる。

急性心筋梗塞

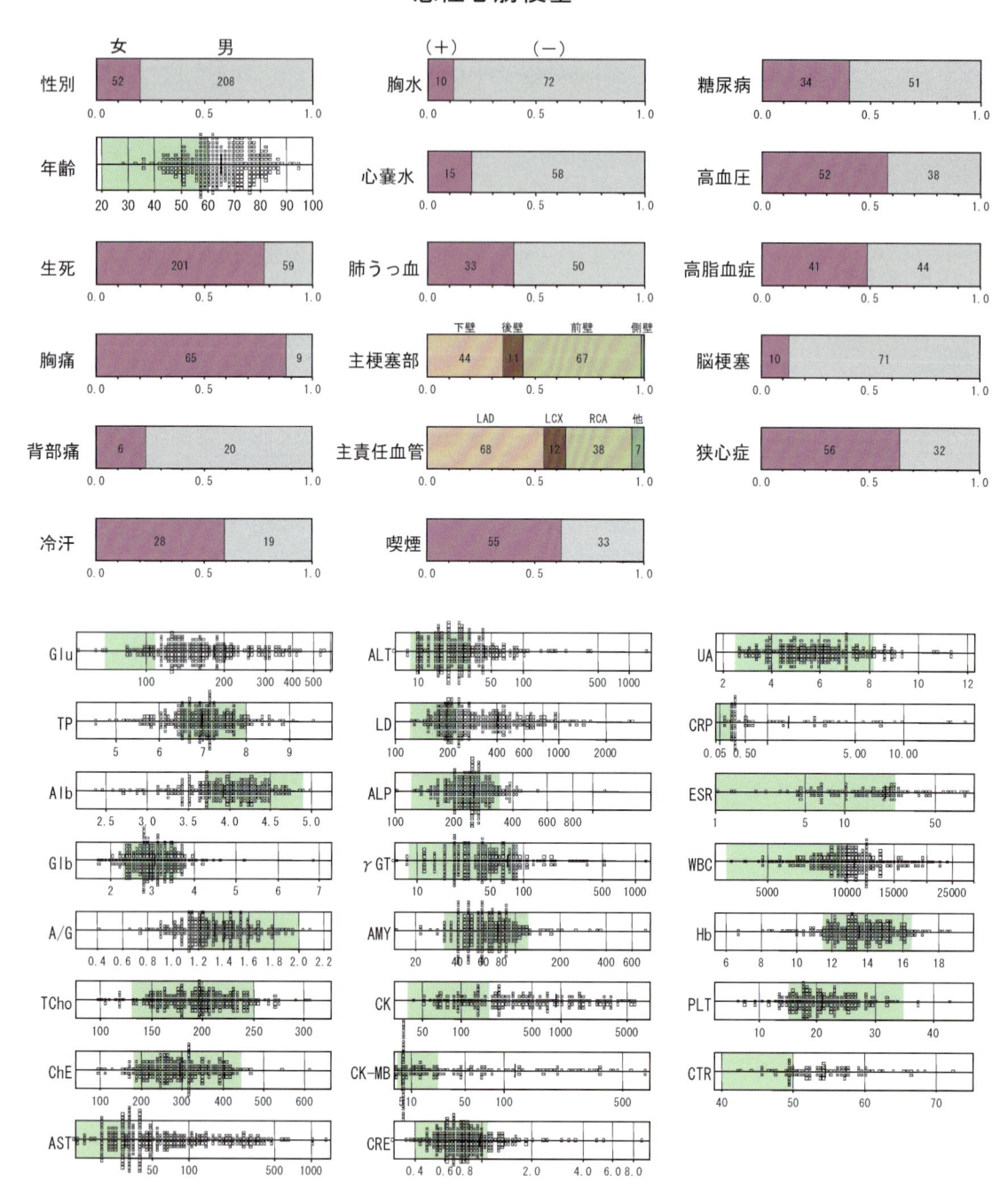

図 21-7 急性心筋梗塞の臨床所見・検査所見

症例数は 206 例あるが、約半数は臨床所見の記録はなく、年齢・性別・生死と臨床検査値の情報に限定して表示している。8 割が男性。平均年齢は 65 才であるが 50 才以下も 1 割存在する。生死の帯グラフは生存を赤、死亡を灰色で示している。臨床所見から、胸痛や冷汗は大多数で見られ一部で心不全による肺水腫が見られる。梗塞部位は前壁と下壁を含む割合が多く、責任血管では LAD（左前下行枝）と RCA（右冠動脈）が多い。狭心症、糖尿病、高血圧、高脂血症の合併率が高い。臨床検査値では、AST、LD、CK が著明に上昇している。特に CK の高さは CK-MB とともに梗塞の広がりと強く関連している。ただ基準範囲内の症例も見られるのは発症直後のものをかなり含んでいるためである。Glu の高値は糖尿病の合併、食後の症例、強い胸痛に伴うストレスの影響などが考えられる。WBC の上昇は強い炎症反応と痛みによるストレス反応を表す。急性病態であり、Alb、ChE、Hb などの全身状態を表す検査値には変化が乏しい。CRP はある程度上昇する例が多いが、血沈亢進例は少ない。CTR は X 線写真での肺の横径と心臓横径の比を表し、心不全で心臓影の拡大が高率に起こっている。

22 肺塞栓
Pulmonary embolism

疾患概要
　静脈系で生じた血栓、空気などが、右心房から右心室を通って、肺動脈に入り、血管を閉塞する。その結果、末梢肺組織が出血壊死を起こし、呼吸困難や循環障害を起こす。

■疫学
　本症のほとんどは下肢の深部静脈内で形成された血栓（**深部静脈血栓症**）によって引き起こされる。長時間座位・立位の体位を保つと起こりやすくなり、長距離飛行後に発生するケースが多い。また右心不全や卵円孔開存症により右心壁内に生じた血栓で起こる場合がある。その他に空気、脂肪、腫瘍細胞塊、羊水などでも生じる。

■病因

好発年齢	40歳以降に起こるが、60～80歳が最も多い
性差	男女差はない
危険因子	長時間飛行、長期臥床、妊娠中、経口避妊薬の服用、凝固機能異常症

■病理所見
　塞栓より末梢の肺組織において、肺胞壁や細気管支とそこに含まれる血管が破綻し、いわゆる出血性壊死像を呈する。また血流阻害により2次的な血栓形成を認める。

■臨床所見
　突然の呼吸困難が主徴候で、胸痛、咳、血痰、喀血、発熱を伴うことも多い。重症例では、ショックや意識消失をきたす。他覚的には、頻脈、過呼吸、**チアノーゼ**や、原因としての血栓の生じた側の下肢の有痛性腫脹と発赤を認める。

■検査所見
　LDが高く、血液ガスで低酸素血症を認めるのに胸部単純写では肺野の陰影を認めないのが特徴。

血液検査	**LD、CRP**↑、Glu・白血球増加（ストレス性）、**FDP**↑
血液ガス	PaO_2↓, $PaCO_2$↓（死腔増大による過換気で低下）、HCO3も低下
生理機能検査	心電図（肺性P波、右軸偏位、1.5mm以上のⅠ・aVLのS波とⅢ・aVFのQ波およびⅢ・aVF・V1～V4の陰性T波） 心エコー（**肺高血圧の所見**：右室・右房の拡張、三尖弁逆流）
画像検査	胸部X線（肺動脈主幹部の拡大と途絶、梗塞末梢側の肺野透過性亢進）、肺動脈造影による閉塞部位診断、肺血流シンチと換気シンチの解離（前者では欠損像）

■治療法
　急性期は、ヘパリンの静注で塞栓周囲での2次血栓形成を防ぎ、ウロキナーゼやtPAなどの血栓溶解剤の投与が行われる。回復後はワーファリンを経口投与し再発を予防する。

■予後
　血栓の大きさ、閉塞部位、年齢に依存。肺動脈の主幹部が閉塞すると、短時間で死亡する（約1割）。形成した血栓が吸収されず慢性の経過をとる場合、肺胞の器質化が起こり、血流抵抗が増えて肺高血圧症を起こす。

肺塞栓

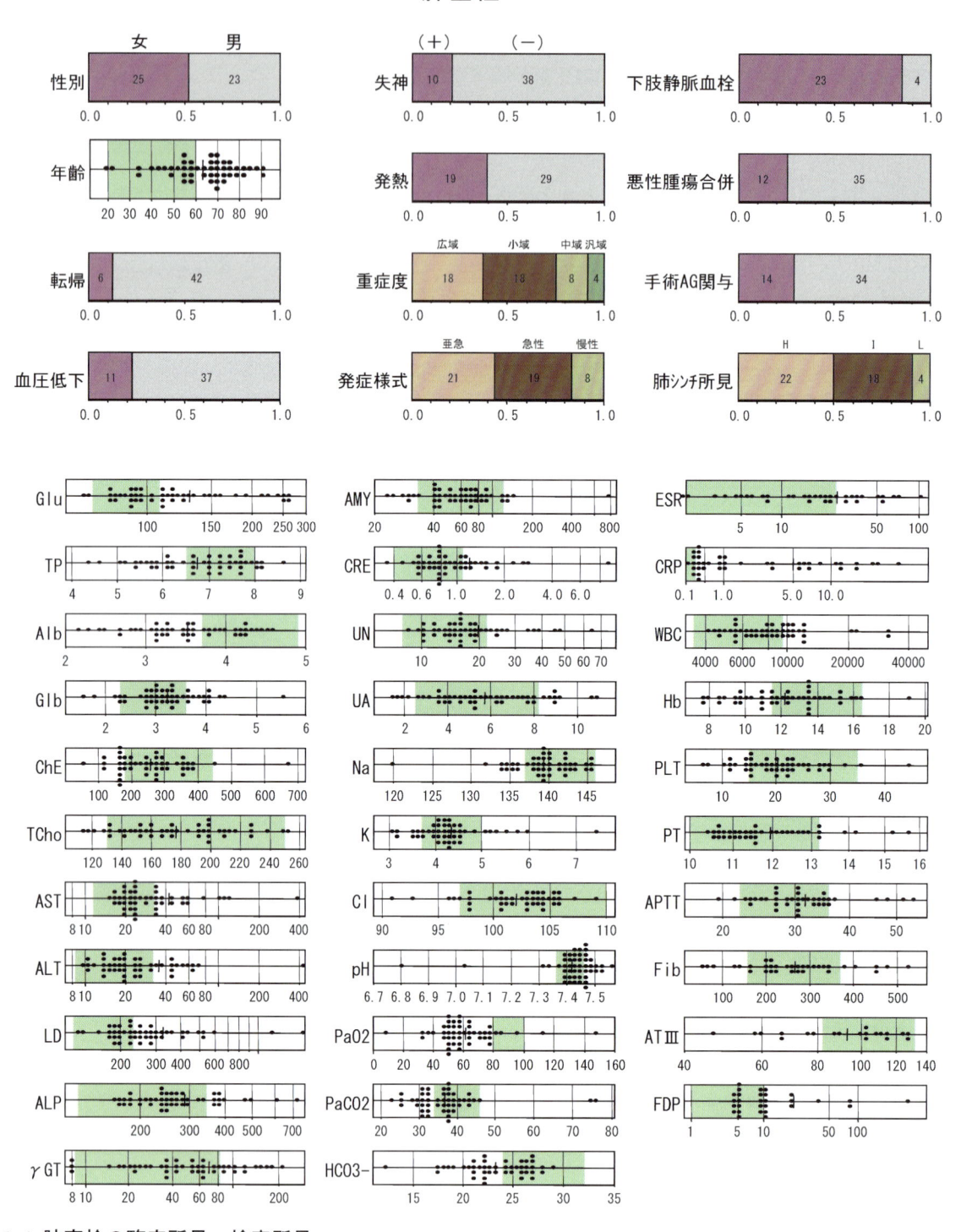

図 22-1 肺塞栓の臨床所見・検査所見

男女差はなく、50 歳以上がほとんど。下肢の深部静脈血栓症の存在する例が多い。急性・亜急性の症例が多く、比較的広範囲の症例を多く含む。検査所見では、LD が高い例が多く、呼吸困難から、血液ガスは必ず施行されており、明瞭な **PaO$_2$ 低下** を認める。代償的な過換気で PaCO$_2$ や HCO3 は低下する例が多い。CRP の上昇と一部で FDP の上昇や AT III の低下がみられる。TP、Alb、Hb の低下は、炎症反応の強さを表すか低栄養状態を表している。換気シンチ像は H＝上昇、I＝中間、L＝低下で示すが特徴はない。

23 閉塞性動脈硬化症
ASO: arteriosclerosis obliterans

疾患概要

本症は腹部大動脈または下肢の主要動脈がアテローム硬化病変のため狭窄あるいは閉塞した状態で、慢性の血流障害により下肢の冷感やしびれ、運動時痛、ひいてはその虚血性壊死を起こす疾患である。同様の慢性動脈閉塞症であるがより若年に起こる、閉塞性血栓性血管炎（TAO: thromboangiitis oblierans、バージャー病）との鑑別が問題となる。

■疫学・病因

アテローム性動脈硬化病変をもつ個体に生じ、その危険因子は、喫煙、糖尿病、高血圧、高脂血症、痛風、肥満、TypeA性格、活動不足、閉経、家族歴の存在など。

好発年齢	60歳以上（TAOは20〜40歳）
性差	男＞女

■病理所見

大動脈または下肢の主要動脈の内膜に粥腫（アテローム）が形成され、内腔の狭窄がみられる。

■臨床所見

初期には、足の冷感やしびれ感だけであるが、進行すると間欠性跛行（歩行距離や時間に応じて足が痛み、休息で回復するが、持続歩行が困難な状況）が見られる。さらに進行すると、安静時にも疼痛が現れ、虚血性の潰瘍や壊死が起こる。他覚的には、患側肢の皮膚温低下や色調の変化（チアノーゼ）、動脈拍動の減弱・触知困難などの所見が診断上重要となる。下肢の閉塞病変の病期には、右のFontaine分類が使われる。

I度	無症状または冷感、しびれ感
II度	間欠性跛行
III度	安静時疼痛
IV度	潰瘍形成、壊死巣

鑑別診断：ASOとよく似た臨床所見を呈するTAOの場合、(1)若い男性に多い、(2)喫煙で明瞭に悪化、(3)上肢の動脈の病変の存在、(4)血栓性の静脈炎を合併しやすい、(5)側副血行が発達している、などの特徴を有する。

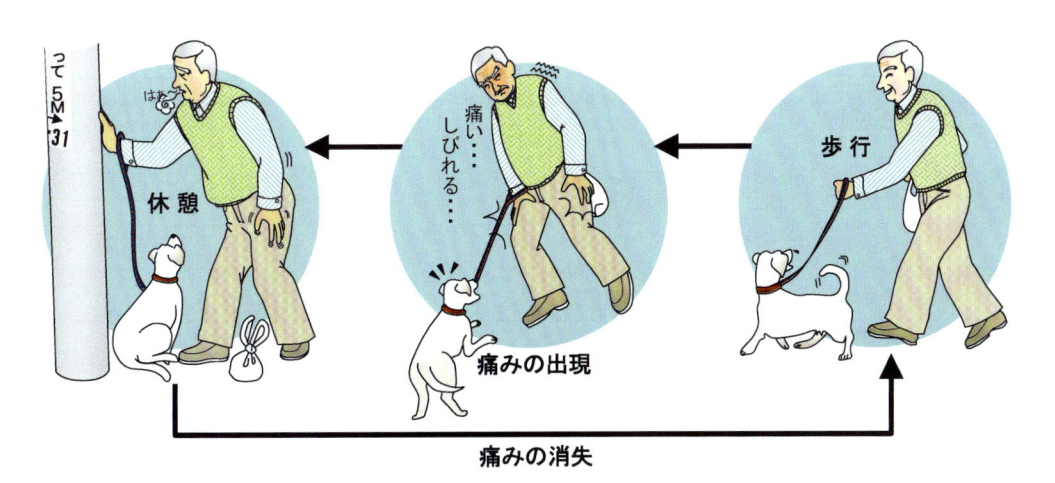

図 23-1 間欠性跛行 intermittent claudication

本症候は、多くがASOやTAOによる血管狭窄により生じるが、脊髄などの神経障害（神経原性間欠跛行）の場合にも起こる。

■検査所見

血液検査の診断的意義は乏しく[*1]、炎症反応と筋肉マーカの上昇度から、閉塞にともなう組織障害の強さを推定できるに過ぎない。事実、病態診断は臨床所見から容易に行え、閉塞程度は主に画像診断で判定される。

血液検査	閉塞の程度に応じた CRP や WBC の上昇、広範な壊死では、CK、LD、AST が上昇する
生理機能検査	足関節上腕血圧比 (ABI[*2]: ankle-brachial pressure index) 低下
	容積脈波、サーモグラフィー、超音波ドプラー検査
画像検査	単純 X 線撮影、動脈造影、RI アンジオグラフィー

[*1] **血管障害と臨床検査**：一般に、脳内で起こる血管障害の場合、くも膜下出血、硬膜下血腫、脳内出血、脳梗塞では、その障害部位が広範にわたっても血液検査にはほとんど変化が見られない。また、本症も含め、大動脈炎症候群、狭心症、TAO などによる血管壁の強い狭窄や、解離性大動脈瘤による血管壁の破綻が存在しても、完全閉塞や壁の破裂が生じない限り、臨床検査値はほとんど変化しない。

[*2] ABI＝足関節収縮期血圧／上腕動脈収縮期血圧、正常では 1 以上。

■治療法

経皮的血行再建術 (PTA)、血栓内膜摘除術、バイパス形成術

■予後

発見が遅れると、広範な下肢の壊死を来し、患側肢の切断が必要となる。全体として、合併しやすい他のアテローム硬化病態としての、心筋梗塞、脳梗塞の程度に依存。

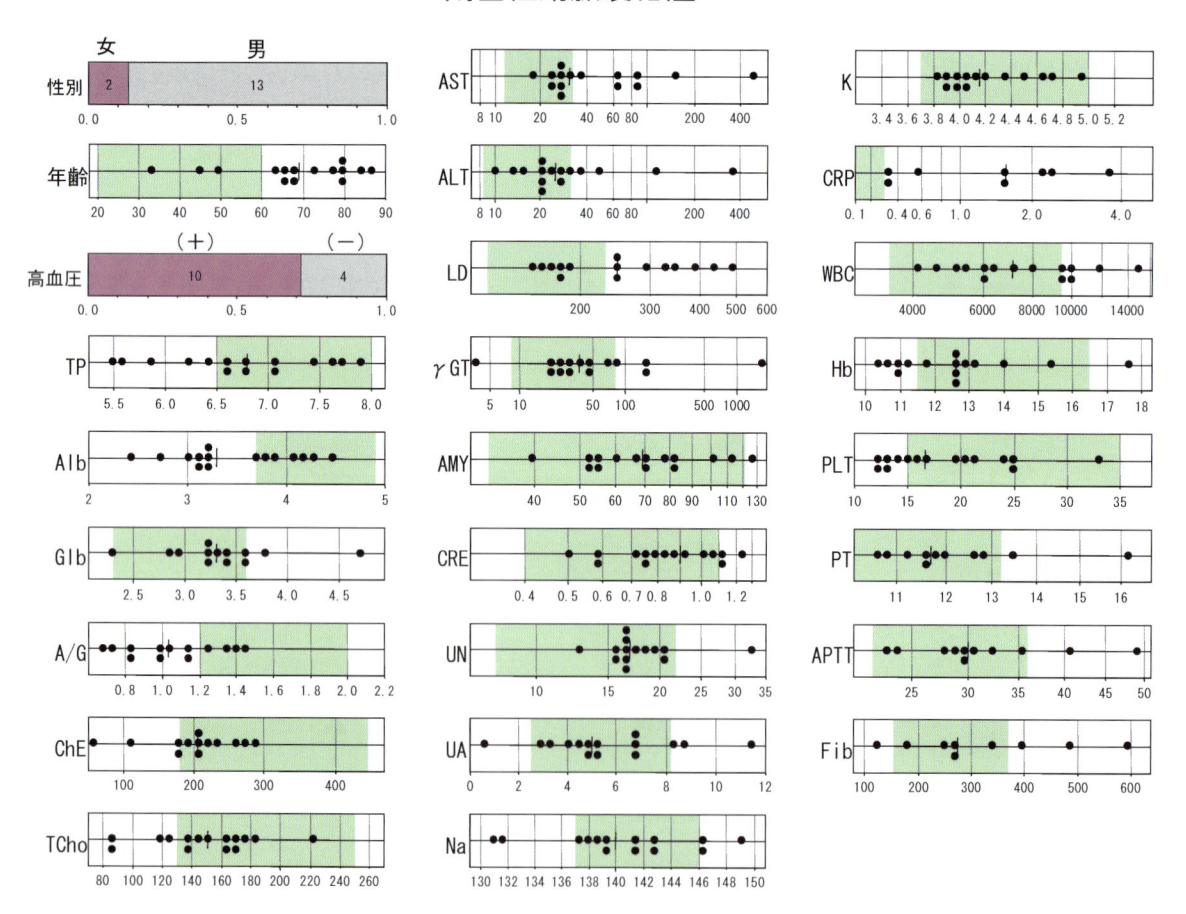

図 23-2 閉塞性動脈硬化症の臨床所見・検査所見

ほとんどが男性で、60 歳以上が多い。臨床検査では特徴的な所見はなく、閉塞が広範な場合には、CRP、WBC、Fib などの炎症マーカが上昇し、Alb が低下する。また筋肉の壊死を伴う場合には、CK の他、AST、LD の上昇が見られる。

24 肺気腫
Pulmonary emphysema

疾患概要

　ガス交換を担う肺胞壁が壊れて弾力性がなくなり、隣り同士の肺胞がどんどん融合していき、長い年月を経て気腔化していく病気で、労作時呼吸困難が主症候となる。病理学的には、「肺胞壁の断裂により終末細気管支より末梢の気腔が異常にかつ恒常的に拡張した病態で線維化を伴わないもの」と定義されている。臨床的には呼気性の換気障害を特徴とし、慢性気管支炎とともに**慢性閉塞性肺疾患** (COPD: chronic obstructive pulmonary disease) の範疇に入る。

■疫学・病因

　本症の成立は、肺胞間隔壁に脆弱性があり、それが崩壊して、いくつかの肺胞が融合し、肺胞の異常な拡大を起こす。その結果、肺の支持組織であるエラスチンが消失するため、強制呼出時に気道が虚脱し、**閉塞性換気障害**が起こる。長年にわたる喫煙や大気汚染が外因となり、それに加齢や体質の内因が加わって生じる。発症は60歳以降に起こり、75歳が平均年齢で、男性例が多い。なお、欧米では、喫煙に加え、肺胞壁の恒常性の維持に関与する α_1 アンチトリプシン欠損症が原因で起こる例がある。

■病理所見

　肺胞壁の断裂がみられ、断裂した肺胞壁の先端部は若干肥厚する。肺胞腔は種々の程度に拡張する。病因により次の3つの形態に大別される。小葉中心型は喫煙に関連して起こる肺気腫で多い病型である。

小葉中心型	細気管支終端を中心にその周辺の肺胞壁が破壊される (喫煙に関連したものに多い)
汎小葉型	より末梢の肺胞壁も含め広汎に破壊される (主に α_1 アンチトリプシン欠損症で見られる)
遠位小葉中心型	胸膜下または肺小葉間隙に沿って散在性に生じ、症状は軽い

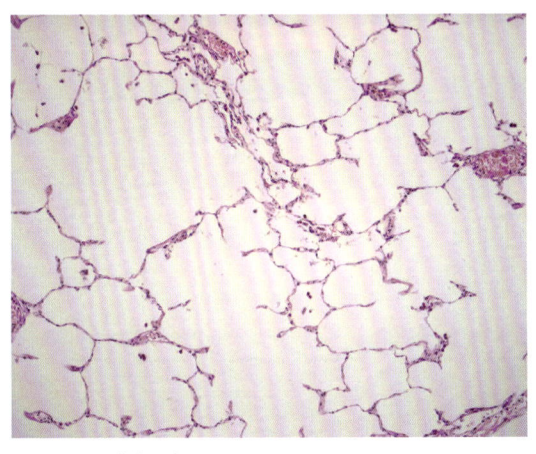

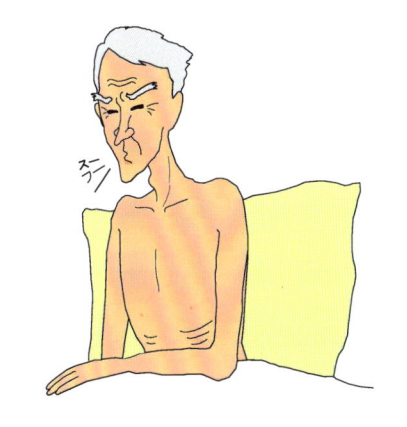

図 24-1 肺気腫
肺胞壁の断裂がみられ、肺胞腔は嚢胞状に拡張。

■臨床所見

　やせた人が多い。肺の過膨張により胸壁が全体に丸く張り出した（樽状胸）外観を呈する。**労作時の息切れ**が主症候で、**口すぼめ呼吸**（呼出時に変形融合した周りの気腔により肺胞が押しつぶされやすくなっている。そこで、口を細くしすぼめ、気道内圧を高め、肺胞腔が崩壊しないように少しずつ呼出）が見られ、これに伴い呼出時間の延長が起こる。進行例では、ばち状指やチアノーゼを認める。純粋な肺気腫では咳や痰の訴えは少ないが、慢性気管支炎の合併や2次感染があれば起こる。理学所見では、打診での肺の鼓音、肺肝境界の低下、呼吸音の減弱と心尖拍動を触れにくくなるなどの特徴が見られる。

■ 検査所見

基本的な血液検査では特徴的変化はなく、動脈血ガス検査での低酸素血症の所見、閉塞性肺疾患に特有のスパイログラムの所見（FEV1＜70％）が診断上重要となる。

血液ガス	低酸素血症 進行例で、PaO_2↓、$PaCO_2$↑で呼吸性アシドーシス 　その代償でHCO_3^-↑、Cl^-↓
肺機能検査	呼気性呼吸障害：肺活量低下（残気量↑） 1秒率(FEV1)低下、肺拡散能(%DLCO)低下
心電図検査	肺性P波（Ⅱ、Ⅲ、aVF）、Ⅰの低電位、V1〜4R波減高
胸部X線	滴状心（細長い心陰影）、肺野透亮（肺血管影減弱） 肺過膨張による暗い肺野と横隔膜低位

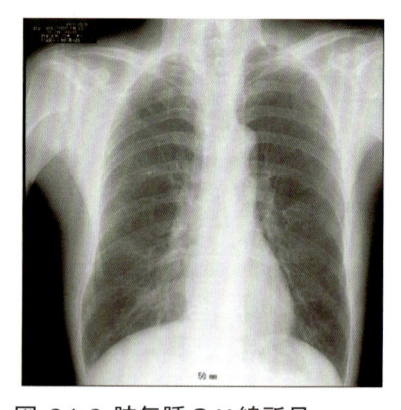

図 24-2 肺気腫のX線所見
暗い過膨張肺、滴状心、肺肝境界の降下

■ 治療法

基本となるのは、**禁煙**指導（最重要）と気道感染防止であり、**呼吸リハビリテーション**として腹式呼吸や呼吸筋訓練が行われる。細気管支の拡張や炎症の抑制で臨床症状の改善が見られ、**気管支拡張剤**（吸入抗コリン剤・β刺激剤、キサンチン製剤）や吸入ステロイド薬が利用される。また、進行例では、在宅酸素療法が行われる。

■ 予後

慢性に経過するが、合併症（肺炎、心機能障害など）がないかぎり、生命予後は悪くない。

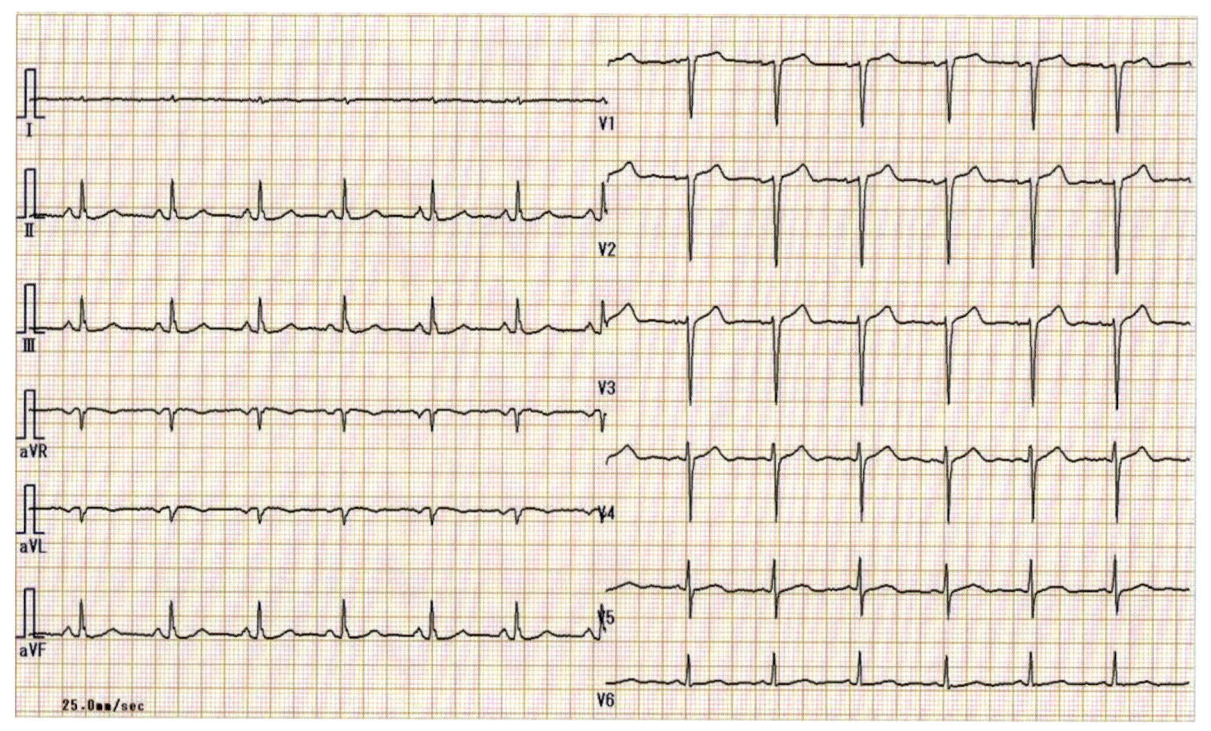

図 24-3 肺気腫の心電図所見
肺気腫では、心臓が極端な立位心を呈するため、正規の胸部誘導では左室より遠ざかり、V1〜V4誘導にてR波の減高、四肢誘導ではⅠ誘導のみ低電位（リードワンサイン）を認める。また右房負荷を反映して、Ⅱ、Ⅲ、aVFのP波が高く（≧2.5mm）、尖鋭となる。

肺気腫

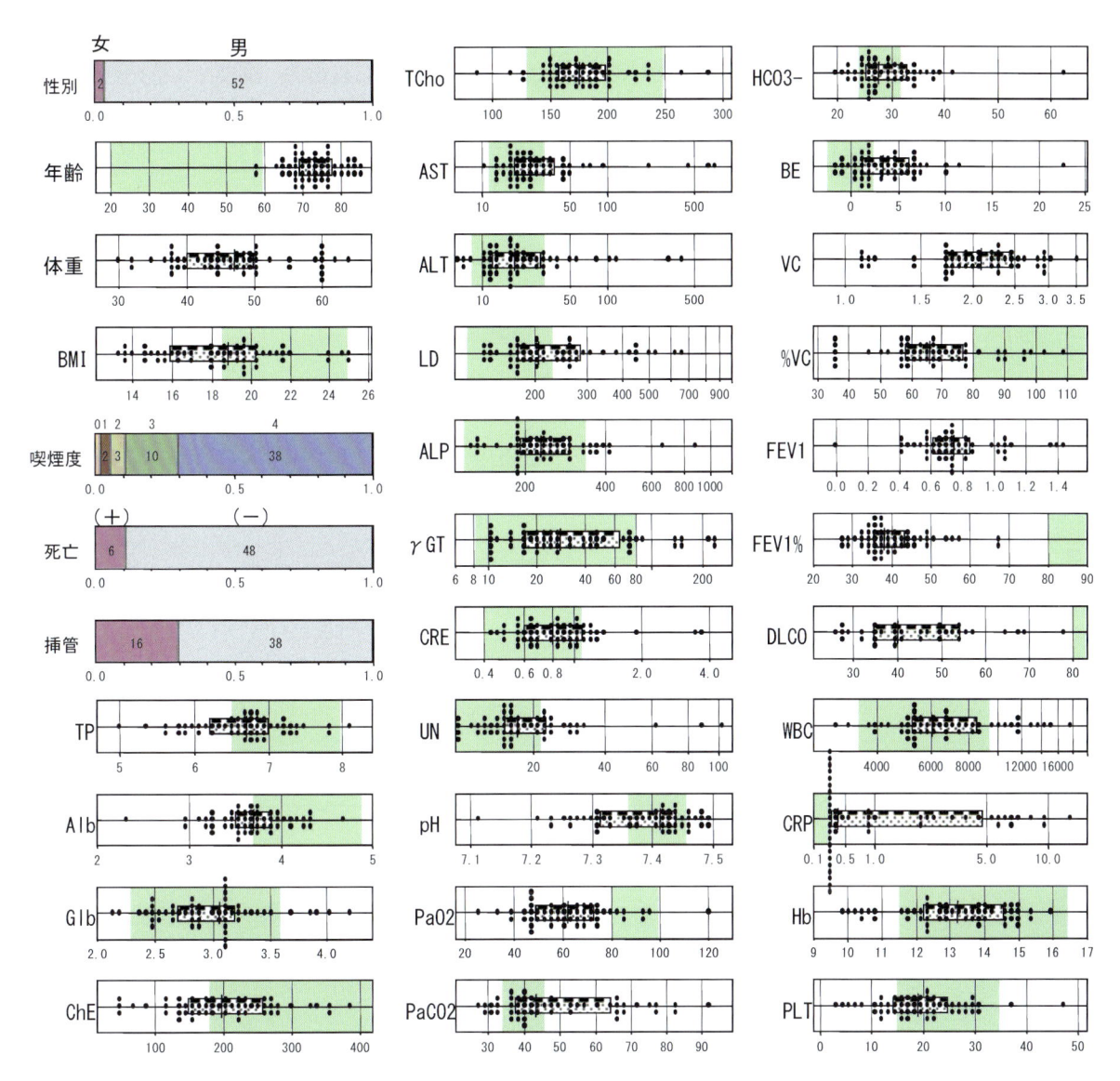

図 24-4 肺気腫の臨床所見・検査所見

本症例群では、挿管が必要な例が多く、また死亡例があるなど、比較的重症となり入院することになった症例を多く含む。ほぼ全例男性であり、60歳以上がほとんどで平均年齢は75歳である。全般にやせが強く、喫煙度1～4は喫煙指数 (SI) ＝1日本数×年数として、1: SI < 200、2: 200 ≦ SI < 500、3: 500 ≦ SI < 1000、4: 1000 ≦ SI としたが、4以上が（2型呼吸不全）多い。基本的な血液検査で特徴的な変化はない。血液ガスで、PaO_2 の低下をほとんどの例で認め、進行例で pH の低下と $PaCO_2$ の増加を認める。呼吸機能検査では、特徴的な1秒率 (FEV1%) と肺活量 (VC) の低下を認め、肺拡散能 (%DLCO) の低下が見られる。FEV1%の低下の程度の強さから、重症例の多いことが分かる。

25 特発性間質性肺炎
Idiopathic interstitial pneumonia (IIP)

疾患概要

間質性肺炎は、びまん性の肺の炎症が、主として肺胞腔ではなく肺胞壁に起こり、その肥厚・破壊・線維化が起こる**拘束性肺疾患**を指し、主症候は呼吸困難と乾性咳嗽である。そのうち職業性、感染性、薬剤性、膠原病関連であることが否定された、**原因不明のものを特発性間質性肺炎(IIP)と呼ぶ**。2002年に国際的な分類が出され、7疾患に分類された[15]が、従来のIIPの大部分は、特発性肺線維症に属し、一部非特異性間質性肺炎や特発性器質化肺炎に分類される。

■疫学

ほとんどが50歳以降に起こり65歳がピークで、男性に多い。家族発症もあり、遺伝の影響もある。喫煙との関連は明らかでない。

■病因

原因不明。膠原病(強皮症、慢性関節リウマチ、SLE、等)、感染症(サイトメガロウイルス、マイコプラズマ)、サルコイドーシス、過敏性肺臓炎、薬剤、アスベストや重金属などが原因となる間質性肺炎を除く。

■病理所見

肺胞上皮および気管支末梢上皮の壊死性変化、肺胞壁の肥厚、びまん性の肺間質線維の増生があり、末梢気管支や肺胞が所々小囊胞状に拡張する(蜂巣肺、honeycomb lung)。

急性型	II型肺胞上皮細胞の増生と肺胞壁の浮腫、硝子膜形成のため急性呼吸不全に陥り、予後不良
亜急性型	器質化肺炎を伴うタイプで、ステロイド薬が有効なタイプ
慢性型	最も多い病型で、肺胞壁の線維化が緩徐に進行し肺線維症となる

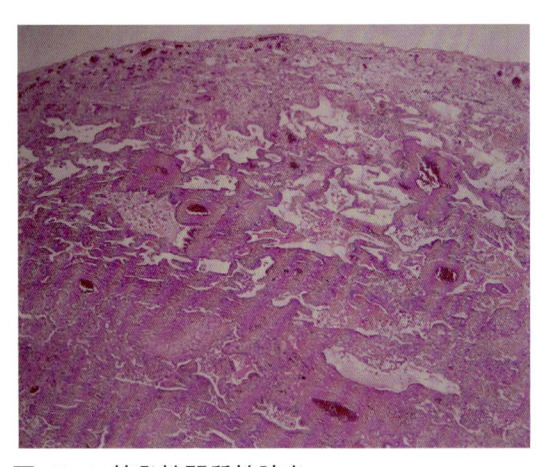

図 25-1 特発性間質性肺炎
肺胞の虚脱あるいは末梢の気管支の囊胞状の拡張(蜂巣肺 honeycomb lung)と結合組織の増生がみられる。

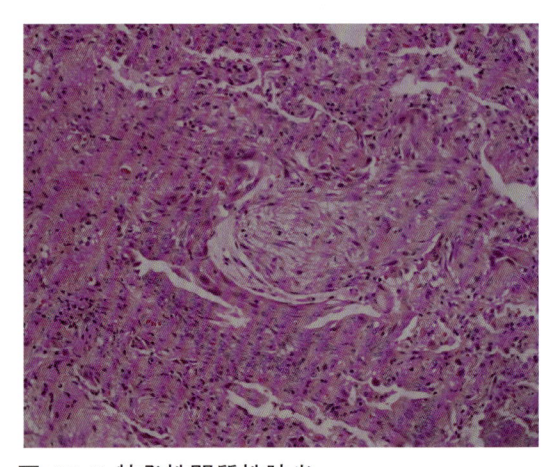

図 25-2 特発性間質性肺炎
肺胞腔は狭小化し、結合組織の増生や線維性肉芽組織の形成がみられる。末梢の気管支上皮の扁平上皮化生もみられる。

■臨床所見

慢性の拘束性換気障害が見られ、労作時の息切れと乾性咳嗽を主徴とする。進行例では、チアノーゼやばち状指を認める。

炎症症状	発熱、関節痛
肺線維化	乾性咳嗽、喀痰、聴診での捻髪音 (fine crackles)*
拡散障害	労作性呼吸困難、チアノーゼ、動悸、ばち状指、肺高血圧、肺性心

*髪を指でねじったときの音が肺野の聴診で聞こえる。より強い場合ベルクロ・ラ音と表現されることもある。ベルクロとはマジックテープのメーカ名であり、テープをはがすときのバリバリというラ音（肺雑音）の意。

■検査所見

強い慢性炎症の所見が見られ、LD が上昇する例が多い。また間質性肺炎のマーカとして KL-6、SP-A、SP-D が診断の参考となる。呼吸機能検査では拘束性換気障害パターン (%VC < 80%, DLCO < 80%) が見られ、胸部 X 線像では特徴的な陰影が見られる。

血液検査	LD 上昇、赤沈亢進、CRP・Glb・IgG 高値、PaO_2 の低下
免疫検査	RA・抗核抗体陽性（膠原病は存在せず）
特殊検査	KL-6*、サーファクタント蛋白 (SP-D、SP-A) 高値、CEA、CA19-9 の軽度上昇
肺機能検査	拘束性換気障害 (肺活量%VC↓、残気量減少)、拡散障害 (DLCO↓)
胸部 X 線・CT	肺野のスリガラス陰影、線維化の進行で多発輪状影 (蜂巣肺、特に下肺野) を認める 肺胞壁が崩壊し、部分的に肺気腫の像を呈し大きな気腔を見ることもある

*KL-6 は糖蛋白で、もともと肺癌の腫瘍マーカとして見出されたが、むしろ間質性肺炎のマーカとして利用されるようになった。

■治療法

病期の活動性が強い症例では、副腎皮質ホルモンや免疫抑制剤が使われる。低酸素血症に対して酸素療法が必要となる。薬剤に反応しない例では、肺移植が必要となる。

■予後

一般に予後は悪く、5 年生存率は 50%未満。急性例はほとんど 6 カ月以内に死亡。長期生存例では、肺癌の合併率が高い。

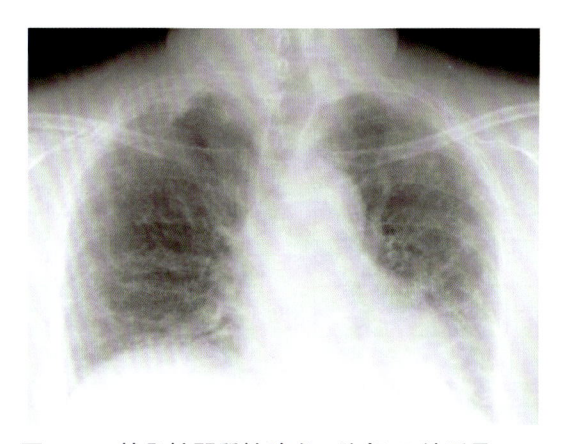

図 25-3 特発性間質性肺炎の胸部 X 線所見
両下肺野が縮小しており、外縁でより強い細粒状・線状影を認める。

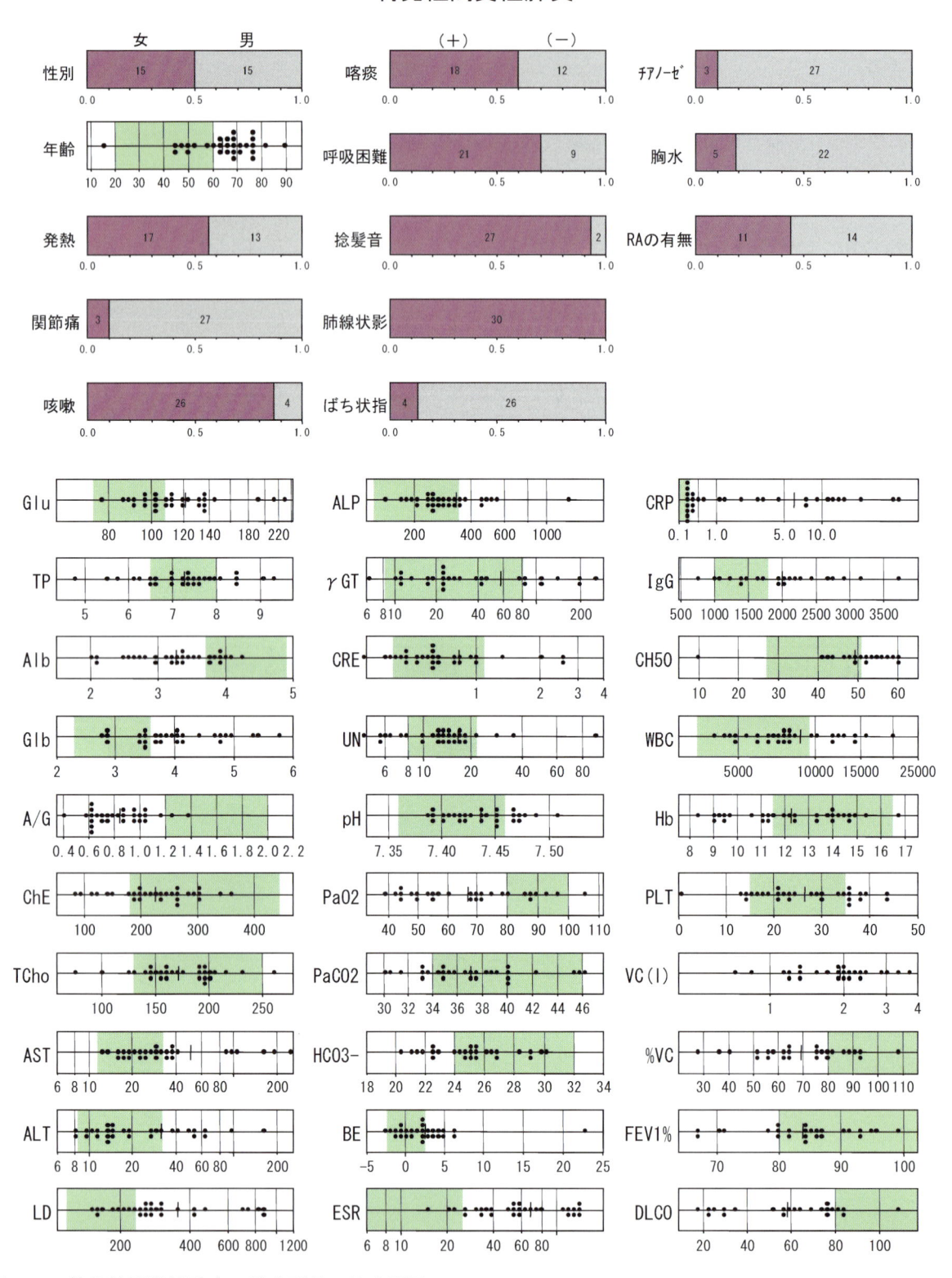

図 25-4 特発性間質性肺炎の臨床所見・検査所見

50 歳以上に多い。この症例群では男女差はなく、RA の陽性例も多いことからも、膠原病発症前で IIP と診断されている症例がある程度存在することになる。乾性咳嗽と呼吸困難、発熱を伴う例が多い。血液検査では、慢性炎症を反映して、Glb、IgG、CH50、PLT の高い例が多く、Alb の低下を認める。LD は特徴的に高い例が多い。血液ガスでは、PaO_2 は低下するが、$PaCO_2$ は上昇しない（1 型呼吸不全）。呼吸機能では、肺活量（VC）と肺拡散能（DLCO）は低下するが、一秒率はあまり低下しない。

26 肺癌
Lung cancer

疾患概要

　肺癌は、気管支上皮、気管支腺、肺胞上皮などから発生する癌をいう。肺癌の組織型分類と発生頻度は扁平上皮癌 (32.1%)、腺癌 (39.3%)、小細胞癌 (8.8%)、大細胞癌 (9.1%) で他に悪性リンパ腫などがある。扁平上皮癌では喫煙、大気汚染などの気管支粘膜への慢性刺激が誘因となる。小細胞癌も喫煙が危険因子となる。

■疫学

好発年齢	50歳以上
性差	男＞女（3：1） 男性は腺癌と扁平上皮癌が大部分を占め、女性では腺癌が多い

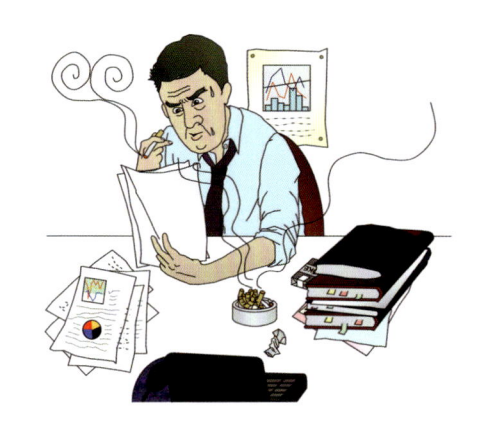

■病因

　扁平上皮癌や小細胞癌の発癌は喫煙と強く関連（特にタバコのアミノベンツピレン）。他の癌では誘因は明確でない。アスベスト (石綿) やいぐさの職業上の長期吸入も誘因となる

■病理所見

扁平上皮癌：肺門部型はその形状から①ポリープ型、②結節隆起型、③表層浸潤型野の3つに分けられる。末梢型は腫瘍部分が早期から気管支壁外に浸潤し、圧排性に球形ないし不整型の腫瘤を形成する。

小細胞癌：主に肺門部に発生、無気肺、閉塞性肺炎をきたすことは少ない。神経内分泌系の腫瘍で種々のホルモン産生が見られる。増殖速度が極めて速く血行性転移を起こすが、抗癌剤、放射線に感受性が高い。

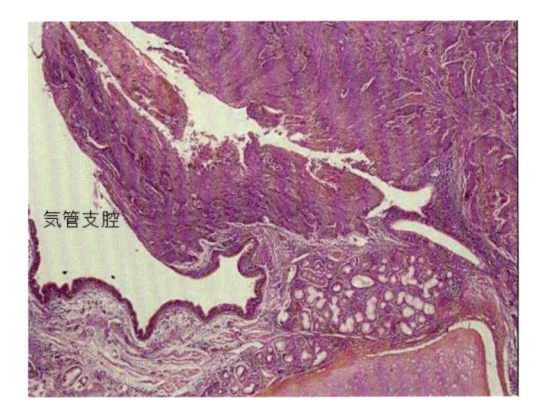

図 26-1 肺癌（扁平上皮癌）
気管支腔に突出するように癌組織の増生がみられる。

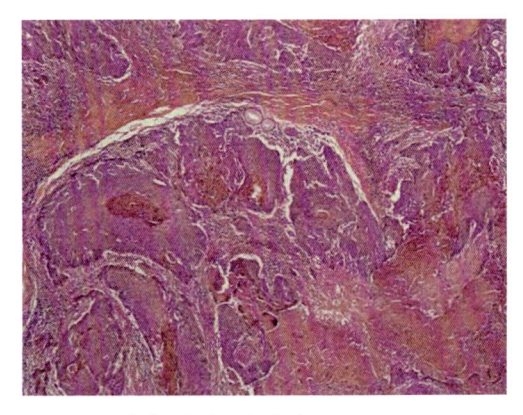

図 26-2 肺癌（扁平上皮癌）
癌胞巣の中心に角化がみられる（癌真珠）。

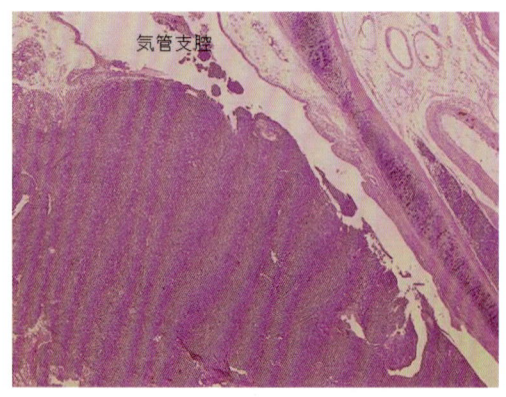

図 26-3 肺癌（小細胞癌）
気管支粘膜下腫瘍様を呈して増生し、気管支腔の狭小化がみられる。

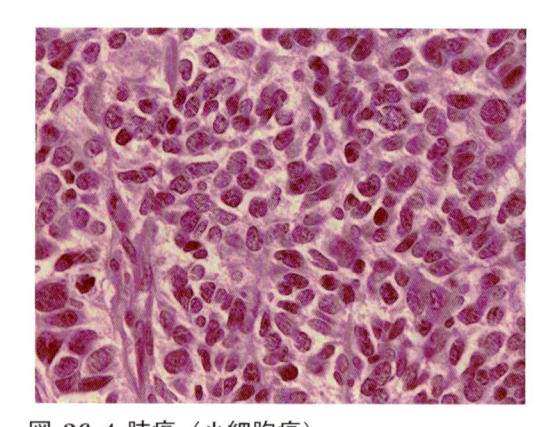

図 26-4 肺癌（小細胞癌）
卵円形〜楕円形で、胞体に乏しい裸核状の腫瘍細胞の増生。

腺癌：全肺癌の40%。男女比は2：1で男性に多い。①腺房型、②乳頭型、③細気管支肺胞型、④粘液産生充実癌に分類、さらに分化度で高・中・低分化に細分類される。

大細胞癌：男女比5：1。約90%は亜区域支より末梢に発生し、周囲肺組織を圧排し増殖するが、気管支内腔を中枢側へポリープ状に発育することもある。明細胞癌と巨細胞癌があるが、前者はまれ。進行が速く、化学療法や放射線療法に不応性で予後不良。

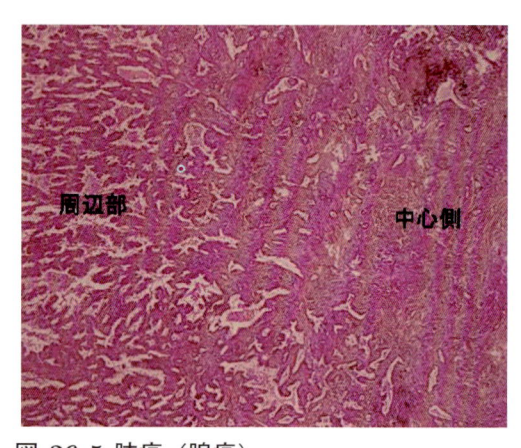

図 26-5 肺癌（腺癌）
図の右側が腫瘍の中心側で、間質の線維化を伴った癌細胞の増生がみられ、腫瘍の周辺部では、癌細胞が既存の肺胞壁にそっての増生がみられる。

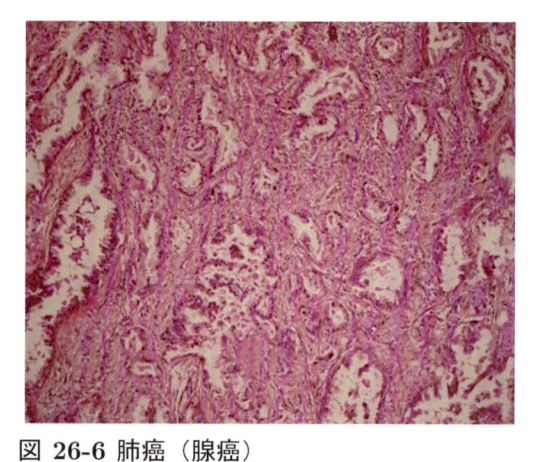

図 26-6 肺癌（腺癌）
腫瘍の中心部で、間質結合組織の増生を伴って、腫瘍細胞は乳頭状〜管状を呈して増生。

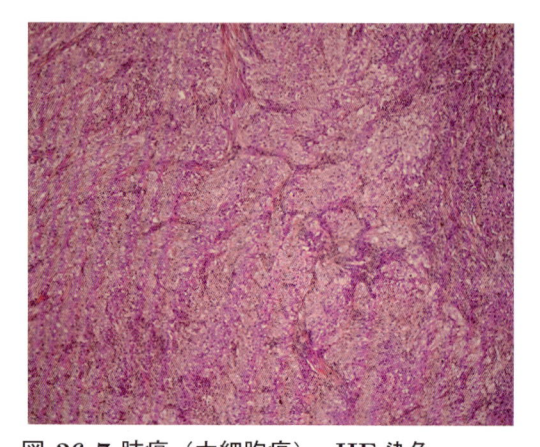

図 26-7 肺癌（大細胞癌），HE染色
淡明な胞体を有した大型の癌細胞が胞巣状を呈して増生。

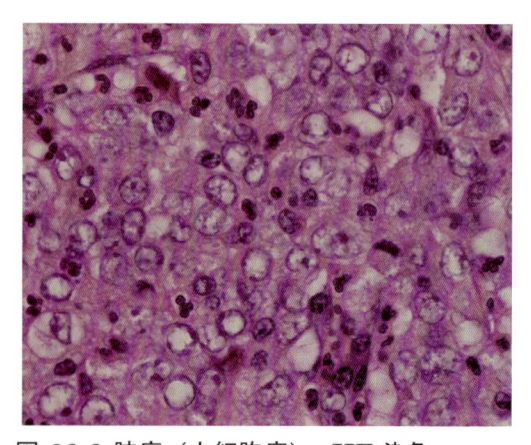

図 26-8 肺癌（大細胞癌），HE染色
淡明な胞体と明瞭な核小体を有した大型の癌細胞の充実性の増生。間質に白血球の浸潤がみられる。

■臨床所見

基本的には、早期の場合無症候であるが、乾性または湿性咳嗽を訴えているケースが多い。進行癌では、下記のごとく多様な所見が見られる。小細胞癌の場合、神経内分泌腫瘍のため各種ホルモンの過剰産生の症候が前面に出ることがある。

局所症状	咳、喀痰、血痰、喀血、嗄声（反回神経麻痺）
癌性胸膜炎・癌性心嚢炎	胸痛、呼吸困難、胸水貯留
上大静脈症候群	顔面浮腫、上肢浮腫、胸壁静脈の怒張
パンコースト腫瘍	肺尖部の腫瘍が、胸壁に浸潤し強い頚部痛を起こす
異所性ホルモン産生	クッシング症候群・カルチノイド症候群・SIADH（小細胞癌で見られる）
癌性ニューロパチー	脳障害、脊髄障害、末梢神経障害
転移	肝(約20%)、骨(約20%)、副腎、脳へ転移

■検査所見

診断は画像診断に依存し、血液検査は早期診断には全く無力である。腫瘍マーカは進行癌に対する診断の確認および治療経過の観察に利用される。

腫瘍マーカ	腺癌（CEA、CA19-9、SLX）、扁平上皮癌（SCC）、小細胞癌（NSE、proGRP*1） **胸水を伴う例**では、原発腫瘍の組織型によらず **CA125 が上昇**しやすい
血液検査	小細胞癌で LD が早期より上昇しホルモン検査値異常を来すが、他は特記事項無し 呼吸不全が生じると血液ガス像、肺機能検査値に異常を認める 扁平上皮癌→PTHrP*2 産生による高 Ca 血症 小細胞癌 →異所性 ACTH 産生腫瘍（WBC↑、高血糖、低 K 血症） 　　　　　→ADH 分泌不適切症候群（低 Na 血症）
病理検査	喀痰細胞診、気管支鏡による組織生検、CT ガイド下胸腔穿刺による針生検
画像検査	胸部 X 線・CT の異常陰影 　　腺癌・大細胞癌→主に末梢肺野、　扁平上皮癌・小細胞癌→主に肺門部

*1: proGRP (progastrin releasing peptide: ガストリン放出ペプチド前駆体) は、NSE と同様に神経内分泌系腫瘍マーカとなる。
*2: PTHrP (PTH related peptide) は、PTH 活性を持ち高 Ca 血症の原因となる。

■治療法

手術療法	早期癌→肺葉切除、片肺全摘
照射療法	放射線やレーザー光の癌組織への限定照射で原発巣や転移巣の縮小を期待できる
化学療法	小細胞癌には有効（シスプラチンを中心に多剤併用）、他の癌では効果が乏しい
分子標的治療	非小細胞癌の場合、EGFR の変異があればチロシンキナーゼ阻害薬（ゲフィチニブ）、他は血管内皮増殖因子 VEGF 阻害薬（ベバシズマブ）などが使われる

■予後

早期癌に対する手術療法により根治切除を行えたケース以外は予後が悪い。一般に扁平上皮癌は発見時の進行度が低いが、他の腫瘍は発見時の進行度が高く予後が悪い。

肺癌

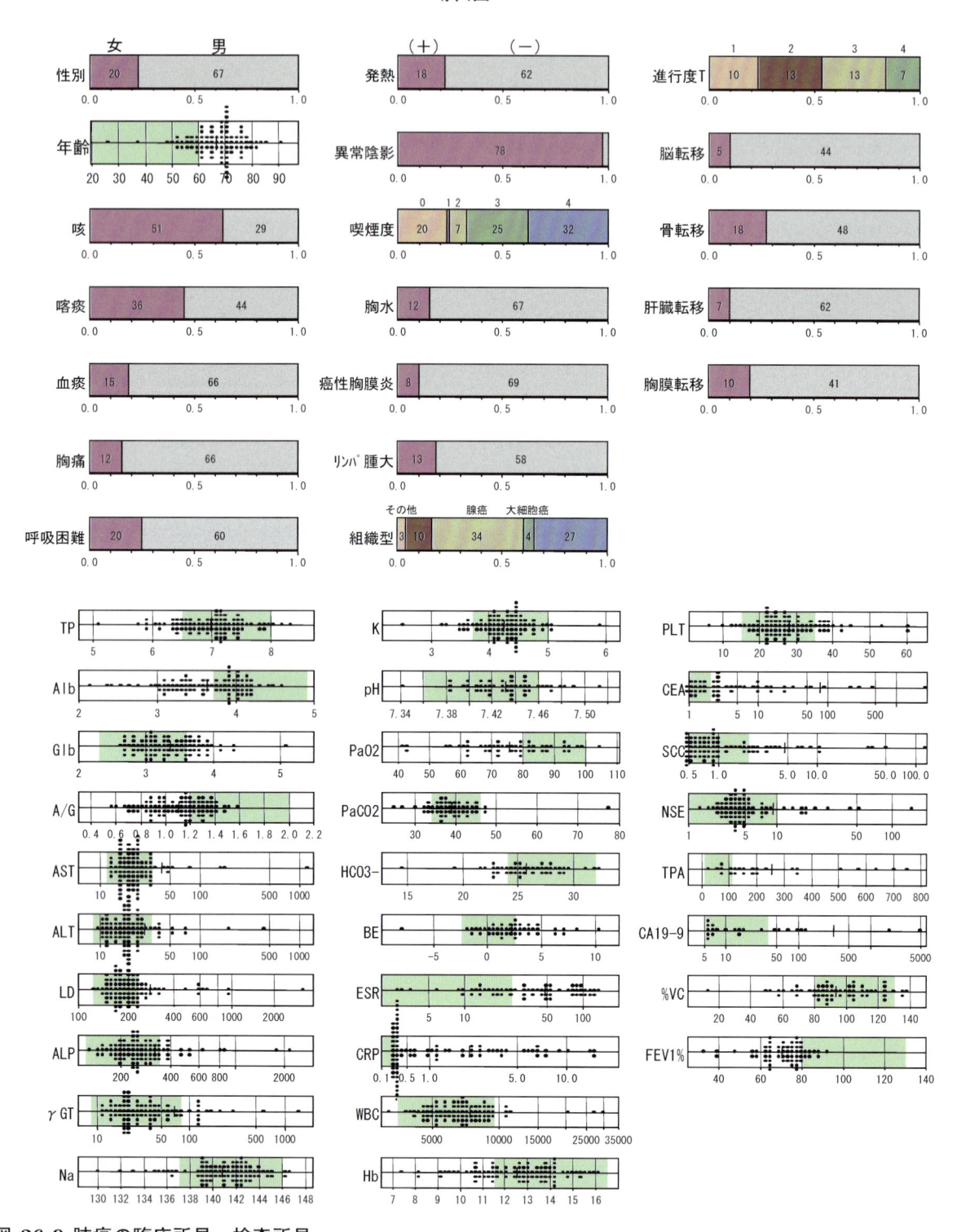

図 26-9 肺癌の臨床所見・検査所見

男性が多く、発生年齢は 70 歳をピークとして、60・70 歳代が多い。ほとんどが胸部 X 線の異常陰影で見つかり、症状として咳・喀痰の頻度は半数で見られるが、無症候のことも多い。この症例群では、腺癌 34、扁平上皮癌 23、小細胞癌 10、大細胞癌 4 の割合となっている。いずれも発見時の所見であるが、半数の進行度 (T 分類) は 3 となっており、一般に骨・胸膜・肝への転移するケースが多い。臨床検査では、進行例に限られるが腫瘍マーカとして、腺癌では **CEA**、**CA19-9** が、扁平上皮癌では **SCC** が、小細胞癌では **NSE** と **LD** が上昇する例が多い。TPA は非特異的であるが、肺癌での上昇率が高い。他は特異的な所見はなく、進行例で呼吸不全に伴う血液ガス・呼吸機能異常を認めたり、肝転移による ALT,AST の上昇、骨転移による ALP の上昇が見られる。なお小細胞癌では、早期から LD が上昇しやすく、かつ ACTH や ADH 産生を伴う例が多く電解質異常（K の低下や Na の低下）が生じる。

27 全身性エリテマトーデス
Systemic lupus erythematosus (SLE)

疾患概要

　各種の自己抗体が出現し、形成した免疫複合体により全身の組織で慢性炎症が生じる自己免疫疾患である。若い女性に多く、**蝶形紅斑・ディスコイド疹などの皮膚症状**、ループス腎炎・胸膜炎・心膜炎・中枢神経症状・血管病変などの**臓器病変**、発熱・関節痛などの**全身症状**が特徴的で、全身性自己免疫疾患の代表である。一般に寛解と憎悪を繰り返し、慢性の経過を取る。重症例では自己抗体による組織破壊と免疫複合体沈着により多臓器障害を起こす。

　近年、SLE 患者における種々の動・静脈血栓症や不育症に抗カルジオリピン抗体やループス抗凝固因子などの抗リン脂質抗体が密接に関連していることが明らかとなり、**抗リン脂質抗体症候群**（Anti-phospholipid syndrome: APS）という新たな疾患概念が確立されている。

■疫学

好発年齢	20〜40歳
性差	男＜女（1：10）
人種差	白人より黒人、日本人、中国人に多い

■病因

　自己免疫疾患。家族内集積や、HLA クラス II 抗原との相関から、多因子性遺伝的素因が推測されている。また、**圧倒的に女性に多い**ため、女性ホルモンの関与も想定されている。なお、一部で薬剤性やウイルス感染後に発症する例のあることが知られている。SLE で認められる自己抗体は、DNA・RNA・核酸結合蛋白を含めた核抗原に対する抗体であり、免疫複合体の沈着が腎臓や皮膚、関節、血管系など臓器特異性なく全身で起こる。補体の古典経路の初期に働く成分に遺伝的な異常がある場合、血中免疫複合体のクリアランスが悪く、SLE の発症率が極めて高くなる。

■病理所見

　全身の血管や結合組織で炎症細胞の浸潤とフィブリノイド変性が生じる。**皮膚**では表皮基底膜が破壊され液状変性を起こし、浮腫状となる。壊死部では核の崩壊に伴う特徴的なヘマトキシリン体 (LE 細胞内の LE 体と同じ) を認めることがある。**腎**の糸球体係蹄ではワイヤーループ病変として知られる HE 染色に強く染まる厚い沈着物が見られ、メサンギウム細胞の増殖を伴う。**脾臓**では脾動脈周囲にタマネギ様同心円状の構造を認める。**心内膜**では僧帽弁の辺縁や腱索にいぼ状変性（疣贅変性) が見られる。

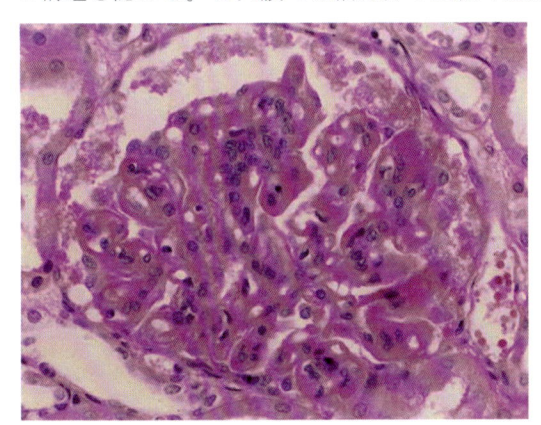

図 27-1 ループス腎炎
糸球体のほぼ全体に強く好酸性に染まった基底膜の肥厚（wire-loop lesion）がみられる。

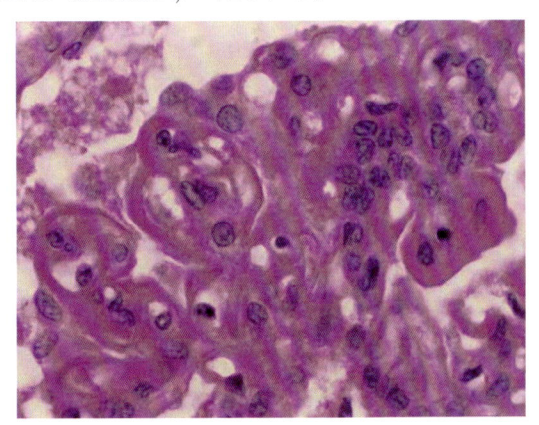

図 27-2 ループス腎炎
好酸性に染まった基底膜の肥厚部（wire-loop lesion）の拡大像。

■臨床所見

活動性が強いと発熱・関節痛がみられる。免疫複合体の形成で全身で多彩な病変が起こるが、多様な皮膚症状（皮疹や血管炎）、胸膜や心外膜の炎症、神経精神症状が主症候となる。

全身症状	発熱、全身倦怠、関節痛（骨破壊を伴わない）
皮膚症状	蝶形紅斑（両側頬部の隆起性固定紅斑、50〜60%）
	円板状皮疹（四肢・頭部の隆起性紅斑が硬化・瘢痕化）
	光線過敏症（暴露部に紅斑）、頭髪脱毛
	Raynaud 現象、網状青色皮斑
	壊死性血管炎・皮膚の潰瘍、口腔潰瘍
肺症状	胸膜炎と胸水（頻度多い）
心症状	心外膜炎と心嚢液貯留
腎障害	ループス腎炎 通常は無症候性蛋白尿、3割弱にネフローゼ症候群
神経障害	意識障害、痙攣発作、うつ状態
免疫異常	強皮症、皮膚筋炎を合併することがある
	自己免疫性の血小板減少症、溶血性貧血の合併率大
その他	抗リン脂質抗体症候群（不育症、動、静脈血栓症）

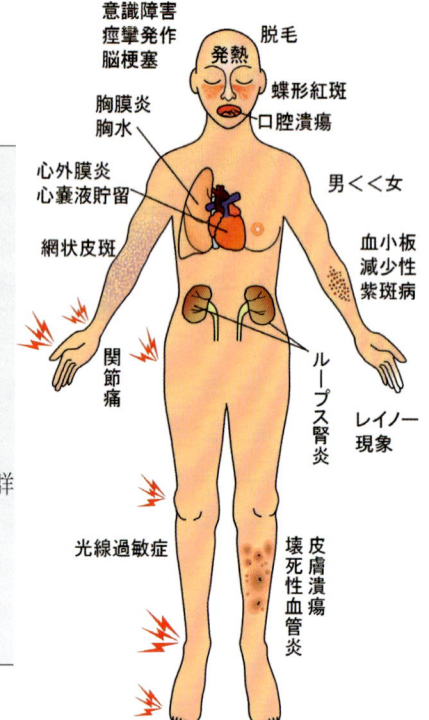

■検査所見

全身の過剰な免疫反応と多様な自己抗体の出現（特に疾患標識抗体とされる抗 dsDNA 抗体、抗 SM 抗体の陽性が診断的に重要）が見られる。また、末梢血では汎血球減少症と疾患に特徴的な LE 細胞が見られる。ループス腎炎は比較的高率に見られ、腎機能障害や尿沈渣の異常が見られる。

LE 細胞成立条件
　①LE 因子　②補体　③壊れた細胞の核　④貪食白血球
　が必要である。

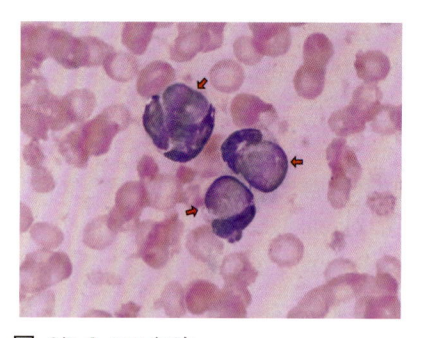

図 27-3 LE 細胞
抗核抗体により変性した無構造均質な白血球の核を LE 体（矢印）と呼び、それを貪食した白血球（好中球）を LE 細胞と呼ぶ。

血球検査	汎血球減少→白血球減少（特にリンパ球）、血小板減少（ITP[*1]）、自己免疫性溶血性貧血（クームス試験陽性）
	LE 細胞検出
免疫検査	補体 C3・CH50 低下は病期の活動度を反映
	抗核抗体のうち抗 dsDNA 抗体[*2]、抗 Sm 抗体[*3] は SLE に対する疾患特異性が高い
	抗リン脂質抗体、ループス抗凝固因子（APTT↑）、梅毒血清反応生物学的偽陽性（BFP[*4]）
その他	赤沈亢進、γGlb 高値（IgG↑）、CRP 上昇、フィブリノゲン増加
尿検査	蛋白尿、尿円柱（RBC、顆粒）、腎機能障害（CRE ≧ 2）、顕微鏡的血尿

[*1]: **ITP**(idiopathic thrombocytopenic pupura): 特発性血小板減少性紫斑病。

[*2]: 抗 **dsDNA**(double-strand DNA) 抗体は、活動性で 50〜70% で陽性、ループス腎炎合併例で陽性率高い。

[*3]: 抗 **Sm** 抗体: Sm は抗体発見時の患者名 Smith の最初の 2 文字。陽性率は 15〜25%。

[*4]: **BFP**(biological false positive): ガラス板法で陽性、梅毒トレポネーマ（TP）特異抗原法で陰性。

◇ **SLE の分類基準** ◇

ACR(American College of Rheumatology) による 1997 の診断基準[16]

	基準項目	定義
1	頬部皮疹	頬隆起部状の慢性紅斑。鼻唇溝には出ない傾向
2	円板状皮疹	隆起した紅斑，角化鱗屑，毛嚢塞栓を伴う
3	日光過敏	日光暴露による異常反応としての皮疹
4	口腔潰瘍	通常は無痛であることが多い
5	関節炎	2領域以上の非破壊性関節炎
6	漿膜炎	a. 胸膜炎, b. 心外膜炎
7	腎障害	a. 尿蛋白 > 0.5g/day または > 3＋, b. 細胞円柱
8	神経障害	a. 痙攣, b. 精神症状（共に他の誘因がないもの）
9	血液異常	a. 溶血性貧血, b. 白血球 < 4000/μl(2回以上)
		c. リンパ球 < 1500/μl(2回以上)、d. 血小板 < 10万/μl(薬剤によらない)
10	免疫異常	a. 抗二本鎖DNA抗体, b. 抗Sm抗体
		c. 抗リン脂質抗体：抗カルジオリピン抗体、ループスアンチコアグラント，梅毒反応偽陽性
11	抗核抗体	蛍光抗体法による。薬剤性ループスによるものは除外する

何れか4項目が該当すればSLEと診断できる。

◇ **SLE 疾患活動性判定基準** ◇ 　　（厚生省自己免疫疾患調査研究班，1985年）

① 発熱（> 37℃）
② 関節痛
③ 紅斑（顔面以外も含む）
④ 口腔潰瘍あるいは大量脱毛
⑤ 血沈亢進（> 30mm/h）
⑥ 低補体血症（C3 < 60mg/dl, CH50 < 20単位）
⑦ 白血球減少（4000/mm3）
⑧ 低アルブミン血症（< 3.5g/dl）
⑨ LE細胞またはLEテスト陽性

上記9項目中3項目以上確認されれば活動期にあると判定する。

■治療法

治療の基本は副腎皮質ステロイドザ剤の投与であり、病気の活動性を抑制しうる十分量から開始し、症状の改善に応じて投与量を漸減、再燃が起こらない投与量を決めてそれを長期維持する。

病気の活動性の判定には、感染症によらない発熱と、分類基準での①～⑨のいずれかの存在とその程度、抗dsDNA抗体価の上昇、補体価の低下が重要な目安となる。

副腎皮質ステロイドに対する反応が悪い場合、**免疫抑制剤**（シクロホスファミド、アザチオプリン等）や**血液洗浄療法**（血漿交換療法、血球除去療法）が試みられる。

■予後

治療法の進歩により、生命予後は近年大幅に改善し、現在5年生存率は90%程度となっている。

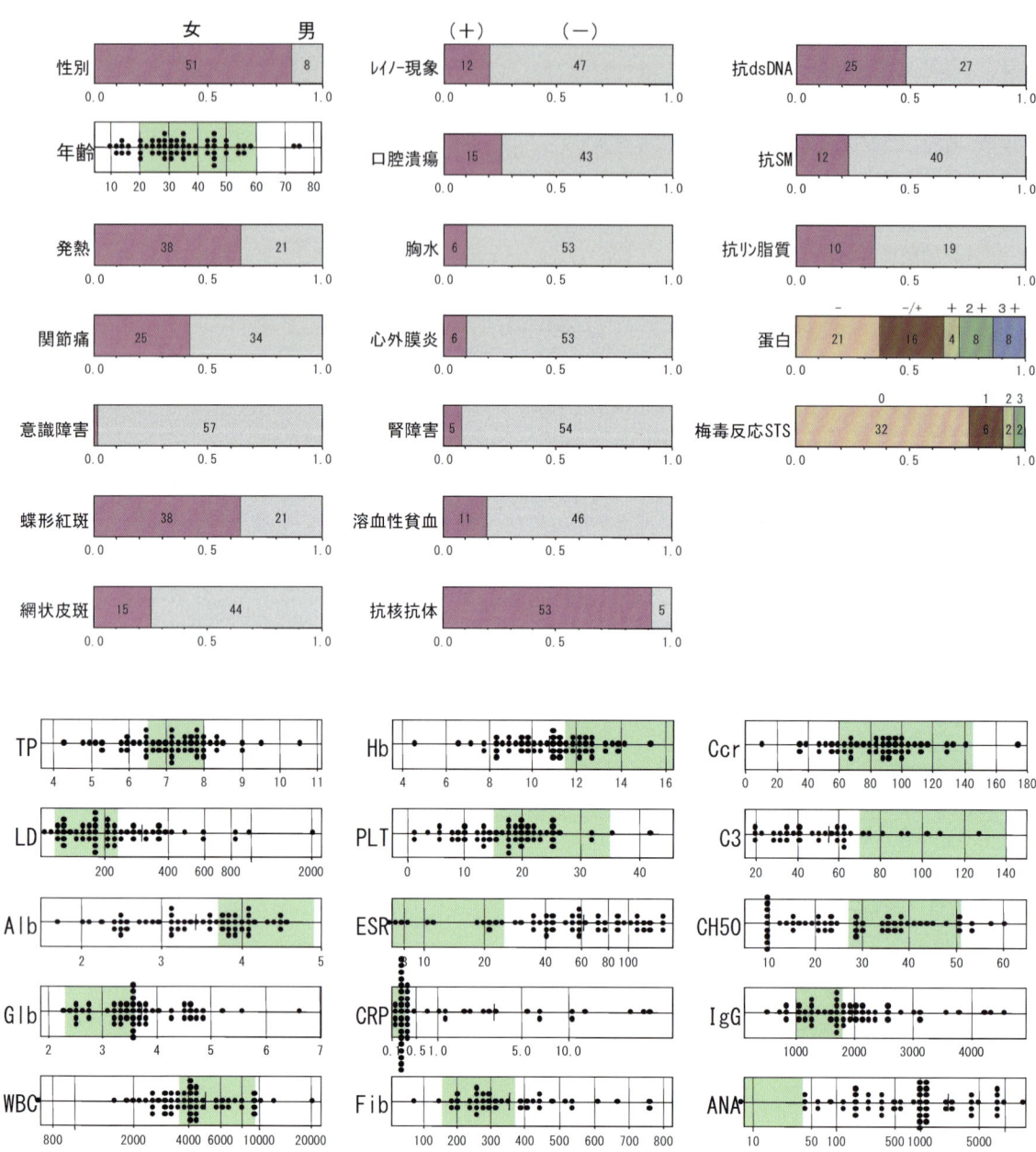

図 27-4 全身性エリテマトーデスの臨床所見・検査所見

圧倒的に女性に多く、20〜40代に発症する例が多い。初診時の臨床症状として、微熱・関節痛の他、特徴的な蝶形紅斑の頻度が高い。自己抗体では、抗核抗体の陽性率が極めて高いが、疾患標識抗体である抗dsDNA抗体、抗SM抗体は陰性の割合が多い。検査されている症例は少ないが、特徴的な抗リン脂質抗体の陽性率は約1/3となっている。全例初回入院時の情報であり合併症を持つ症例の割合は少ない。一般的な検査には余り特徴的な所見はないが、活動性の強い慢性炎症を反映して、**Glb**、**IgG**、**ESR**の高値例、補体成分**C3**は低下例が多い。末梢血では、**血小板**、**WBC**、**Hb**の低下など汎血球減少の傾向が見られる。なお、長期経過例が少なく、腎機能検査に明瞭な異常を認めず省略しているが、Ccrの軽度低下や、蛋白尿の陽性例が多いことは、その前兆と考えられる。抗核抗体価(ANA)は、過半数が1:512以上であるが、それ以下のレベルでの発症例も多い。

28 皮膚筋炎・多発性筋炎
Dermatomyositis/Polimyositis

疾患概要

　皮膚筋炎は、皮膚と骨格筋線維の線維化・壊死をきたす非特異性炎症疾患で自己免疫疾患に属す。多彩な皮膚病変を特徴とし、筋炎を合併すれば、筋力低下、血清筋原性酵素の増加をきたす。皮膚症状と筋肉症状の割合は症例によってまちまちで、筋炎中心の場合を特に多発性筋炎と呼ぶ。皮膚筋炎と多発性筋炎は違う実態であるという考えもある。

■疫学

好発年齢	40〜70歳であるが、より高齢者や小児にも起こる
性差	男女＝1：2.5

■病因

　自己免疫疾患。発症の原因は不明であるが、一部薬剤治療後、感染症の後、悪性腫瘍に併発して発症する例がある。

■病理所見

　筋肉組織内で血管周囲および間質のリンパ球浸潤を認め、筋肉細胞壊死、壊死筋の貪食像、筋線維の再生像などが見られる。皮膚では、表皮基底細胞に空胞化(液状変性)が生じ、SLEと類似の組織像が見られる。

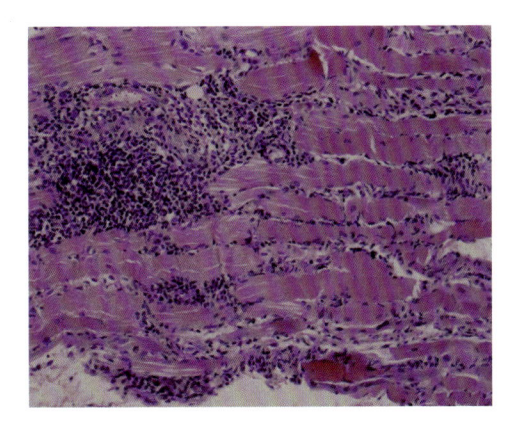

図 28-1 皮膚筋炎（多発性筋炎），HE染色
筋線維の変性・壊死がみられ、筋線維間には炎症細胞浸潤もみられる。

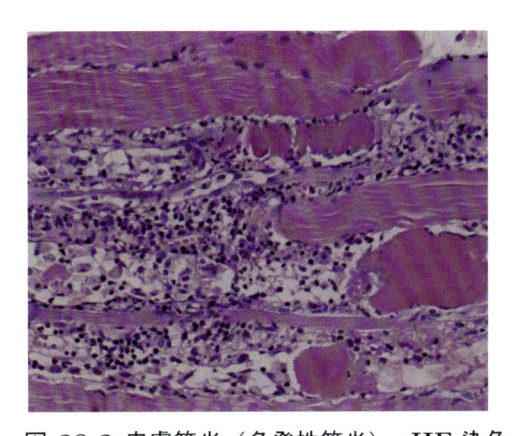

図 28-2 皮膚筋炎（多発性筋炎），HE染色
筋線維の変性・壊死がみられ、同部に炎症細胞浸潤もみられる。

■臨床所見

　特徴的は皮膚症状の有無で皮膚筋炎型か多発性筋炎型かが区別されるが、前者でも筋力低下は起こり、肺、心臓等の臓器障害も両者で起こる。

全身症状	発熱、全身倦怠、関節痛
皮膚症状	浮腫性紅斑、ヘリオトロープ疹(両上眼瞼の浮腫性暗紫色紅斑)、四肢伸側の紅斑、Gottron徴候(指関節背面皮膚の角化や萎縮を伴う紫紅色丘疹)、色素沈着、Raynaud現象
筋症状	対照性筋肉痛・筋力低下・筋萎縮(特に上・下肢の体幹部に近い筋) Gowers徴候(筋力低下のため前屈みで坂道を上るような歩行姿勢)
肺病変	息切れ、空咳き(間質性肺炎、肺線維症)、嚥下筋障害による誤嚥性肺炎
臓器障害	心筋炎（不整脈、心不全）、消化管運動障害、腎機能障害
合併症	皮膚筋炎型では悪性腫瘍(約20%)や急性間質性肺炎(稀)の合併例あり

◇**診断基準**◇ (厚生省特定疾患自己免疫疾患調査研究班 1992 年)

1. 皮膚症状
    a. ヘリオトロープ疹：両側または片側の眼瞼部の紫紅色浮腫性紅斑
    b. Gottron：手指関節背面の角質増殖や皮膚萎縮を伴う紫紅色斑または丘疹
    c. 四肢伸側の紅斑：肘、膝関節などの背面の軽度隆起性の紫紅色紅斑
2. 上肢または下肢の近位筋の筋力低下
3. 筋肉の自発痛または把握痛
4. 血清中の筋原性酵素（クレアチンキナーゼまたはアルドラーゼ）の上昇
5. 筋電図の筋原性変化
6. 骨破壊を伴わない関節炎または関節痛
7. 全身性炎症所見（発熱、CRP 上昇、または赤沈亢進）
8. 抗 Jo-1 抗体陽性
9. 筋生検で筋炎の病理所見：筋線維の変性および細胞浸潤

皮膚筋炎→1の皮膚症状のa〜cの1項目以上を満たし、かつ経過中に2〜9の項目中4項目以上を満たすもの。
多発性筋炎→2〜9の項目中4項目以上を満たすもの。

■**検査所見**

慢性炎症の所見と筋炎に伴う筋肉障害マーカの上昇が特徴的に見られる。

血液・化学検査	白血球数増加、CRP 増加、赤沈亢進
	CK、アルドラーゼ、AST、LD、ミオグロビンの上昇（筋肉障害）
	間質性肺炎合併で、KL-6, SP-D の上昇
免疫検査	高γGlb 血症、抗核抗体、抗 Jo-1 抗体 (疾患標識抗体だが、陽性率低い)、RA 陽性
生理機能検査	筋電図所見：筋肉とその内部の神経が侵されるため2種の変化が生じる
	筋原性変化　　安静時：自発性細動
	収縮時：低電位、低振幅
	神経原性変化　高振幅で持続時間の長い収縮電位
画像検査	MRI の T2 強調画像と脂肪抑制画像で、炎症罹患部位が選択的に描出される
病理学的検査	筋生検 (筋炎型は筋束内に細胞浸潤、皮膚筋炎型は血管周囲に細胞浸潤)

■**治療法**

基本的には SLE と同様、副腎皮質ステロイド剤による治療が主体となる。特に筋肉炎に対する症状の改善効果は高い。無効な場合は免疫抑制剤 (アザチオプリン、メソトレキセート、6MP、エンドキサン) や血液洗浄療法が試みられる。臓器の器質的病変に対する効果は乏しく対症療法とならざるを得ない。

■**予後**

適切な副腎皮質ステロイドによる治療で臨床症状が改善する例が多い。合併症として、間質性肺炎の率が高く、心筋炎、感染症、悪性腫瘍も比較的多い。生命予後はそれらの合併症に強く影響される。

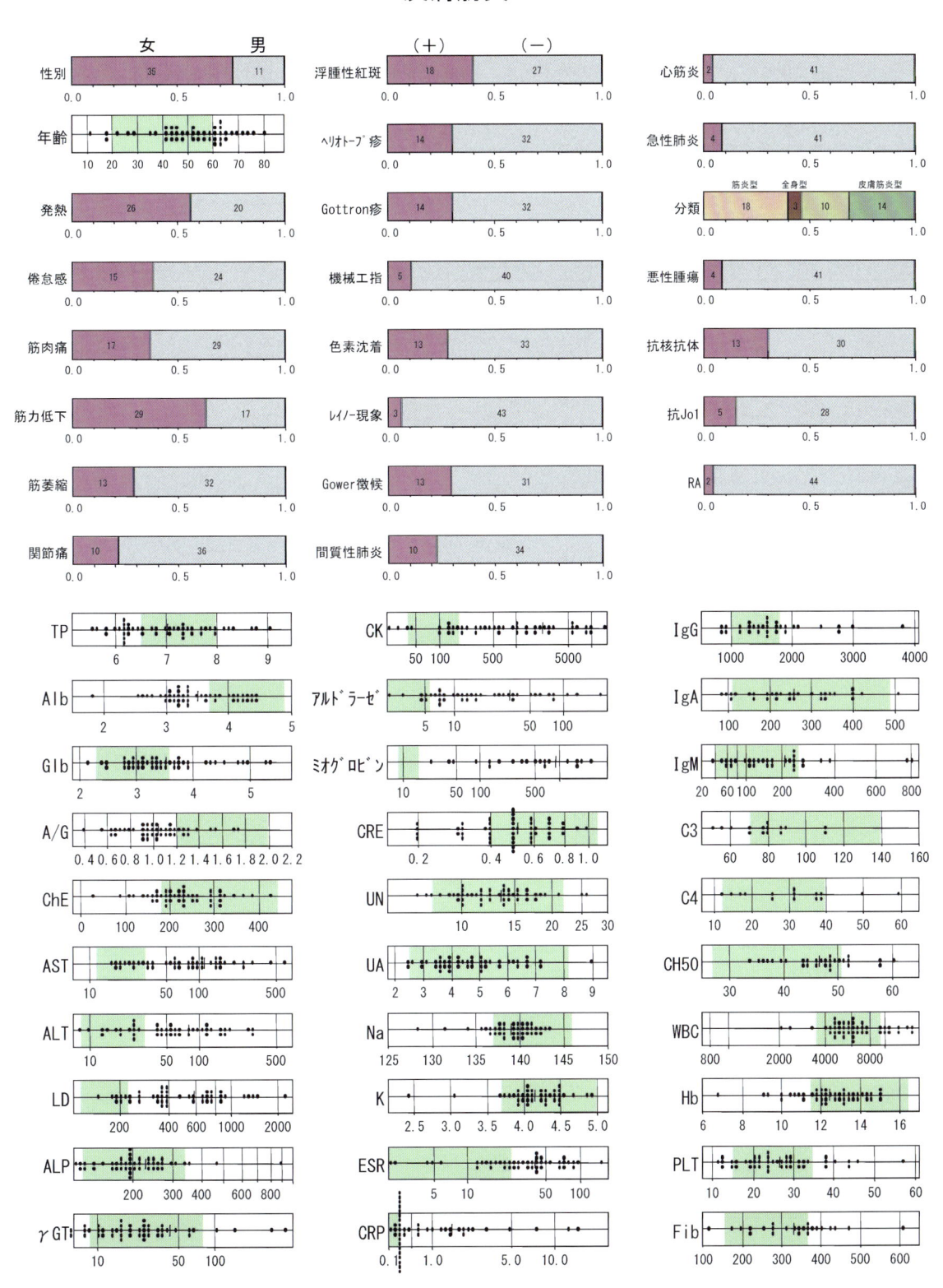

図 28-3 皮膚筋炎・多発性筋炎の臨床所見・検査所見

女性に多く、中年以降に発症することが多い。臨床症状として、微熱・筋力低下の頻度が高い。この疾患群では、筋炎型18、皮膚筋炎型14、皮膚炎型10、全身型3例の割合となっている。皮膚症状としては、浮腫性紅斑の頻度が高い。抗核抗体陽性率は高くなく、疾患標識抗体である抗Jo-1抗体の陽性率はさらに低い。全症例発見された時点でのデータであり、間質性肺炎など合併症の頻度は高くない。検査所見では、筋肉障害のマーカである **CK**、アルドラーゼ、ミオグロビンがほとんどの症例で上昇し、**AST** や **LD** もそのための上昇であることが多い。活動性の強い慢性炎症を反映し、非特異的ではあるが、Glb、血沈、IgG、血小板、CRP、Fib の上昇率が高くなっている。

29 シェーグレン症候群
Sjögren Syndrome

疾患概要
唾液腺、涙腺の腺房細胞の破壊と単核球浸潤と線維化を伴った慢性炎症により、分泌能低下をきたし、口内乾燥症と乾燥性角結膜炎をきたす自己免疫疾患である。関節症状を伴うことが多く、RA の合併率が高い。通常は唾液腺・涙腺に限局される腺型が多いが、肺・肝・腎やリンパ節の炎症を合併する腺外型もある。

■疫学

好発年齢	中高年
性差	男＜女　40〜60 歳に多く、圧倒的に女性に多い

■病因
原因不明の自己免疫疾患で、遺伝的素因に何らかの環境因子が加わって発症すると想定されている。1 次性と他の膠原病に合併する 2 次性がある。

■病理所見
唾液腺・涙腺にリンパ球と形質細胞の浸潤、腺組織の萎縮、間質の線維化

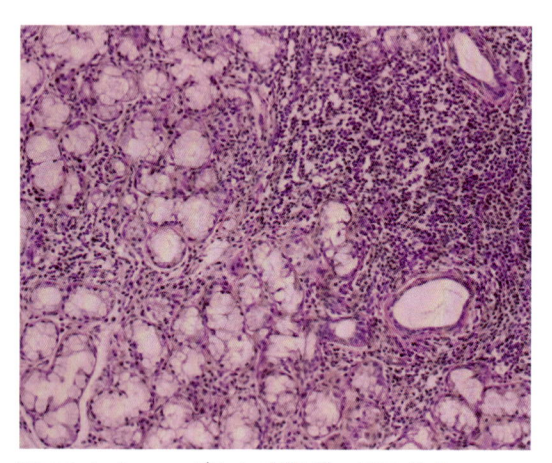

図 29-1 シェーグレン症候群，HE 染色
唾液腺の萎縮と結合組織の増生がみられ、リンパ球や形質細胞の巣状の浸潤がみられる。

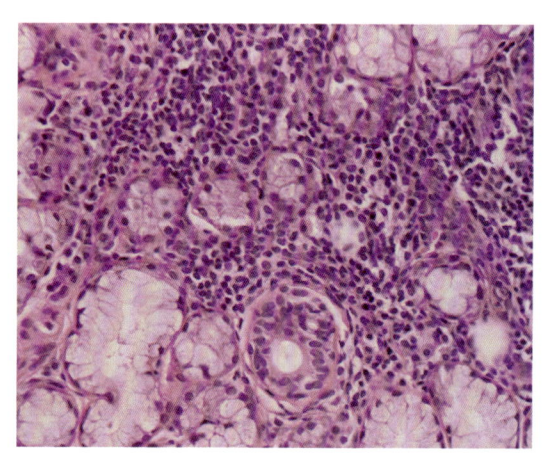

図 29-2 シェーグレン症候群 (小唾液腺)，HE 染色
唾液腺の萎縮がみられ、リンパ球や形質細胞の浸潤がみられる。

■臨床所見

涙液低下	眼球乾燥症 (異物感、羞明)
唾液分泌低下	口内乾燥、固形食品の嚥下困難、虫歯増加
その他	関節症状、Raynaud 現象
合併症	強皮症、SLE、RA、皮膚筋炎、慢性甲状腺炎との合併率高い

■検査所見

血液検査では、慢性炎症の所見と自己抗体検査以外には特異的な所見はない。診断には唾液腺・涙腺の機能診断および画像診断が重要となる。

化学検査	赤沈亢進、高γGlb
免疫検査	抗核抗体、抗SS-A抗体、抗SS-B抗体陽性
	陽性率は抗SS-A抗体＞抗SS-B抗体であるが、疾患特異性は抗SS-B抗体の方が高い
唾液腺検査	ガム試験(市販ガムをかんで唾液量を測定)、口唇小唾液腺生検
涙液腺検査	Schirmer試験涙液流量計測(眼内に細長いろ紙を入れて涙液量を計測)
	ローズベンガル試験(角結膜炎の存在部が染色される)
画像検査	唾液腺造影(導管の口径不整、腺体に一致する小斑状影)、
	耳下腺造影、唾液腺シンチグラフィー（集積低下、排泄遅延)

◇診断基準◇ (日本シェーグレン症候群研究会 1999年)

1. 生検病理組織検査で次のいずれかの陽性所見を認めること
   A. 口唇腺組織で4mm^{2}あたり1focus（導管周囲に50個以上のリンパ球浸潤）以上
   B. 涙腺組織で4mm^{2}あたり1focus（導管周囲に50個以上のリンパ球浸潤）以上
2. 口腔検査で次のいずれかの陽性所見を認めること
   A. 唾液腺造影でStage1（直径1mm未満の小点状陰影）以上の異常所見
   B. 唾液分泌量低下（ガム試験にて10分間10ml以下またはサクソンテストにて2分間2g以下）があり、かつ唾液腺シンチグラフィーにて機能低下の所見上
3. 眼科検査で次のいずれかの陽性所見を認めること
   A. Schirmer試験で5mm/5分以下で、かつローズベンガル試験（van Bijsterveldスコア）で3以上
   B. Schirmer試験で5分間に5mm以下で、かつ蛍光色素試験で陽性
4. 血清検査で次のいずれかの陽性所見を認めること
   A. 抗Ro/SS-A抗体陽性
   B. 抗La/SS-B抗体陽性

上の4項目のうち、いずれか2項目以上を満たせばシェーグレン症候群と診断する。

■治療法

対症療法でとして、**眼球乾燥症**に対しては1～3%コンドロイチン硫酸ナトリウム、0.1%ヒアルロン酸ナトリウム点眼が使われ、**口腔乾燥症**に対しては頻回のうがい、人工唾液。また、唾液分泌刺激剤（セビメリン塩酸）が有効。副腎皮質ステロイド剤が適応になるのは、間質性肺炎、胃炎、高粘調度症候群を合併する場合や、繰り返し耳下腺の腫脹を起こす場合。

■予後

進行は緩徐で、通常の腺型では臓器障害を起こしにくく、他の膠原病と比べ予後は良い。

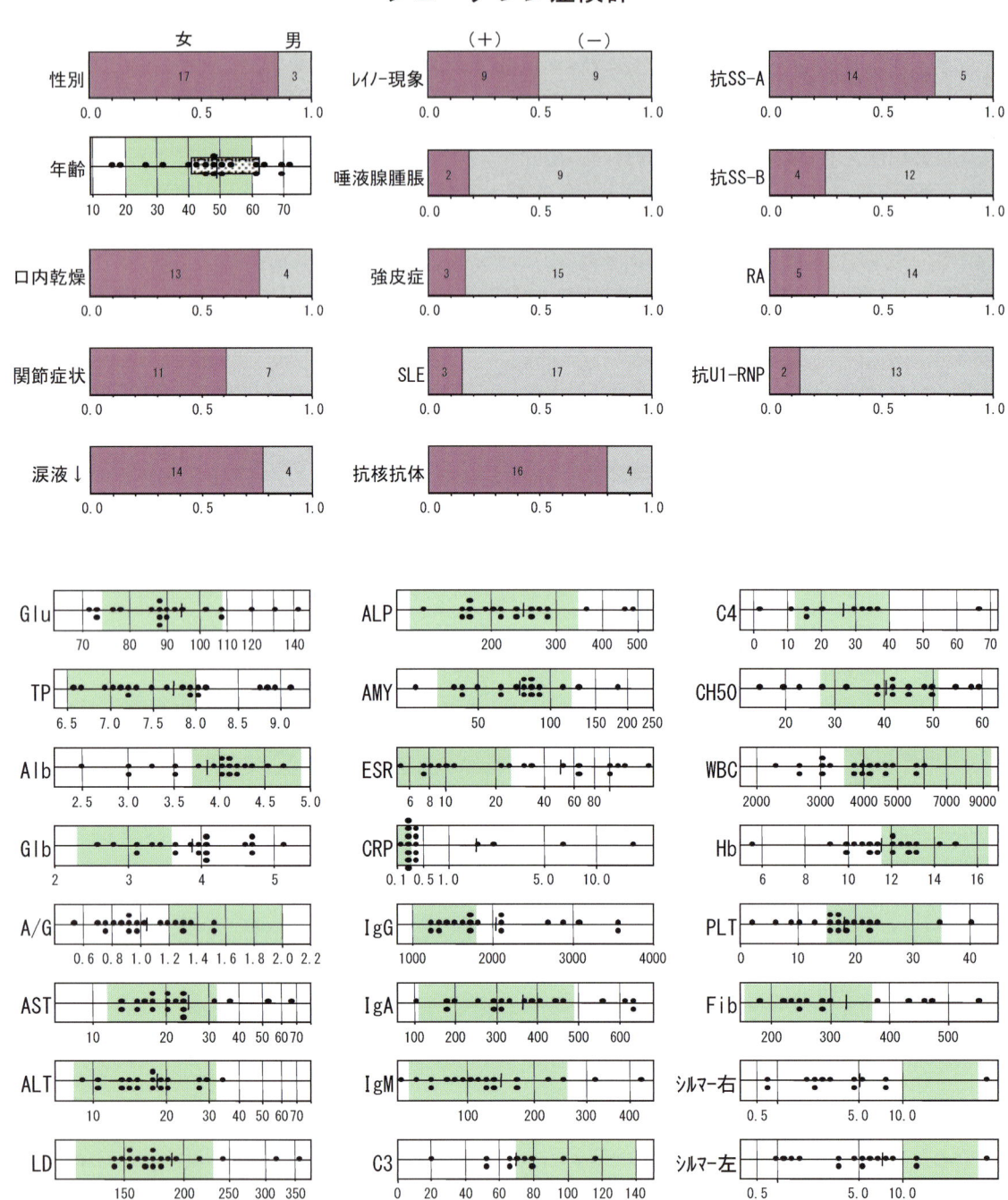

図 29-3 シェーグレン症候群の臨床所見・検査所見

中年の女性例が多く、唾液や涙液の減少と、関節障害とレイノー現象の出現率が高い。抗核抗体と抗 SS-A 抗体の陽性率が高いが、疾患特異性の高い抗 SS-B 抗体の陽性率は低い。慢性炎症反応の強さを反映して、Glb、IgG、血沈、Fib の高い例が多いが、補体の低下はあまり見られない。血液では汎血球減少症を示す例が一部含まれている。シルマー試験は結膜に入れた濾紙で計測した涙液流量（mm）で、両眼とも明瞭に低下している。

30 強皮症(進行性全身性硬化症)
Scleroderma (Progressive systemic sclerosis)

疾患概要
　強皮症は、皮膚硬化と血管病変を主徴とする自己免疫疾患である。**全身性強皮症**では、四肢末端部より進行性に皮膚が厚く硬くなり、関節、内蔵諸臓器を侵す。また、血管内膜は肥厚し、フィブリノイド変性を伴い、内腔の狭窄と閉塞をきたす。**局所性強皮症**では全身症状は少なく、四肢の皮下の石灰化を主徴とする。前者はさらに、**び慢型全身性強皮症**と**限局型全身性強皮症**に分類され、皮膚硬化病変が肘や膝を越えて進行するかしないかで区別される。

■疫学

好発年齢	30～60歳代(40～50歳代にピーク)、小児ではきわめて稀
性差	男女比1：7で圧倒的に女性に多い
人種	欧米では男女比1：4

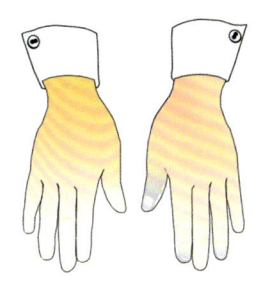

■病因
　自己免疫疾患で、原因不明。遺伝的素因に環境因子が加わって発症すると想定されている。

■病理所見
　硬化した皮膚では膠原線維の膨化と増生が見られる。また細動脈の内膜肥厚が見られ、末梢循環障害が生じる。

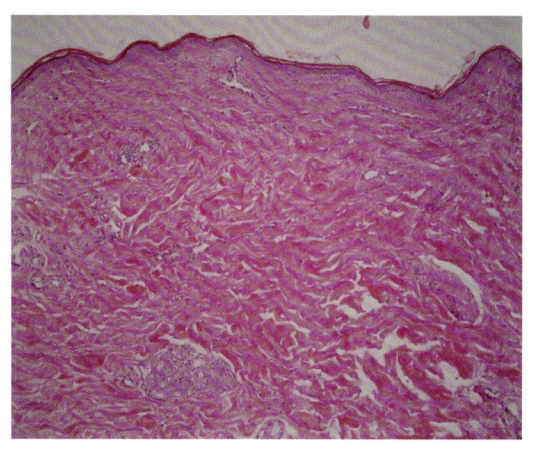

図 30-1 強皮症
真皮域に硝子化した結合組織の増生がみられ、皮膚の付属器（毛嚢や汗腺）の萎縮がみられる。

■臨床所見

初発症状	Rdaynaud(レイノー)現象 *1 関節痛、手の腫脹
全身症状	体重減少、関節症状、筋力低下
シェーグレン症候	口内乾燥、涙液低下
皮膚症状	①浮腫期：手指浮腫、ソーセージ様指 ②硬化期：仮面様顔貌 ③萎縮期：口周囲放線状しわ、毛細血管拡張
消化器病変	①口腔病変：口唇菲薄化、口唇粘膜潰瘍、舌小帯短縮 ②腸管蠕動低下：腹部膨満感、偽性腸閉塞、嚥下困難、胸やけ、逆流性食道炎、下痢
肺病変	肺線維症(息切れ、乾性咳、音早期聴取)、肺高血圧症
心病変	心筋の線維化、狭心症発作
腎病変	強皮症腎クリーゼ *2

*1: 寒冷暴露後に皮膚が**蒼白**⇒**チアノーゼ**⇒**充血**の3相性変化。
*2: 腎血管障害で急速に悪性高血圧症を発症し、急性腎不全に陥る。

■ 検査所見

化学検査	赤沈亢進、CRP・γGlb高値（炎症反応） CK、アルドラーゼ軽度上昇
自己抗体検査	**抗Scl-70抗体**（抗DNAトポイソメラーゼI抗体）と **抗セントロメア抗体**（局所型*で陽性率が高い）は疾患特異性が高い RF、抗核抗体は陽性率が高い
肺機能検査	%VC↓、DLCO↓
画像検査	上部消化管造影で下部食道拡張・蠕動低下像、胸部X線で肺線維症

*限局性強皮症、限局型全身性強皮症のいずれでも陽性率高い。

■ 治療法

副腎皮質ステロイド剤による治療が基本となり、その方法はSLEの項で記した通りである。十分な効果が得られない場合、**免疫抑制剤**や**血液洗浄療法**が試みられる。各臓器の器質的病変に対しての根治療法はなく対症療法とならざるを得ない。

■ 予後

臓器障害や感染の合併の有無、栄養状態などが予後を左右する。局所型の予後は良い。

◇**診断基準**◇ (厚生労働省竹原班2003年)

1. 大基準

    手指あるいは足趾を越える皮膚硬化 *1

2. 小基準

    1) 手指あるいは足趾に限局する皮膚硬化
    2) 手指尖端の陥凹性瘢痕、または指腹の萎縮 *2
    3) 両側性肺基底部の線維症
    4) 抗トポイソメラーゼI（Scl-70）抗体または抗セントロメア抗体陽性

大基準、あるいは小基準1）及び2）〜4）の1項目以上を満たせば全身性硬化症と診断。
*1:局在性強皮症（いわゆるモルフィア）を除外する。
*2:手指の循環障害によるもので、外傷などによるものを除く。

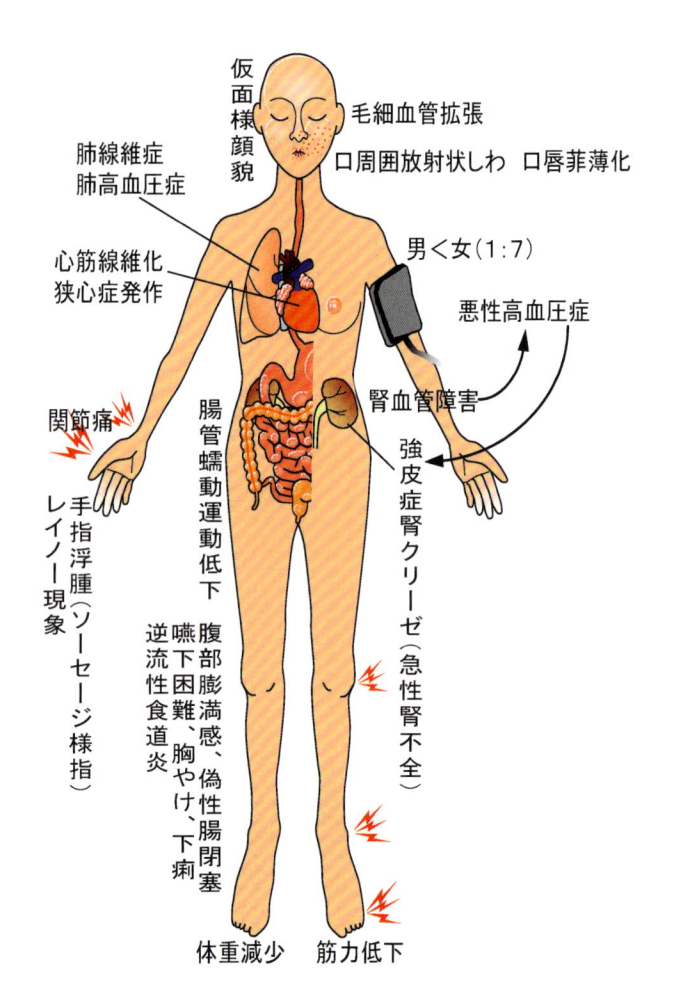

- 仮面様顔貌
- 毛細血管拡張
- 肺線維症 肺高血圧症
- 口周囲放射状しわ　口唇菲薄化
- 心筋線維化 狭心症発作
- 男く女（1:7）
- 悪性高血圧症
- 関節痛
- 腎血管障害
- 腸管蠕動運動低下
- 強皮症腎クリーゼ（急性腎不全）
- 手指浮腫（ソーセージ様指）レイノー現象
- 腹部膨満感、偽性腸閉塞
- 嚥下困難、胸やけ、逆流性食道炎、下痢
- 体重減少　筋力低下

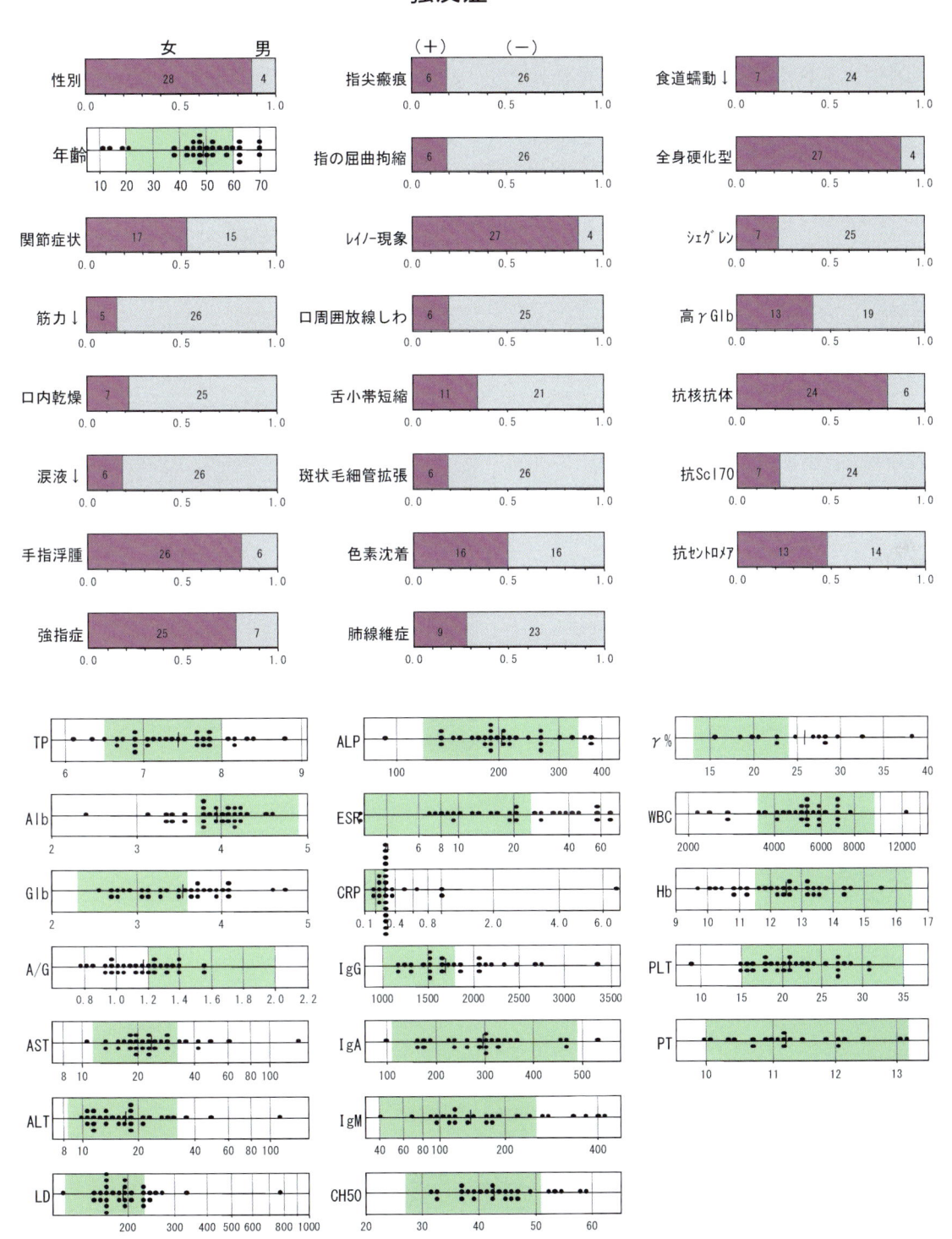

図 30-2 強皮症の臨床所見・検査所見

ほとんどが女性であり、40〜70才での発症が多いが小児期にも起こりうる。臨床所見では、初診時においては、レイノー現象も含め手指病変の頻度が高く、関節痛が約半数に見られる。検査所見では、抗核抗体はほとんどの例で認められるが、疾患に特異的な抗Scl-70の陽性率は高くなく、頻度は高くなく、抗セントロメア抗体より少ない。慢性の活動性病変を反映し、Glb、IgGが高く、CRPも軽度から中等度上昇するが、発見された時点での検査結果であり、他はあまり特徴的な変化はない。

31 関節リウマチ
Rheumatoid arthritis (RA)

疾患概要
　関節リウマチは、関節滑膜を主病変とする慢性炎症性疾患である。進行すると軟骨、骨が破壊され、関節組織の破壊や関節の変形がひき起こされる。関節外では、皮下結節、Raynaud現象などの皮膚症状、乾燥性角結膜炎などの眼症状、間質性肺炎などの呼吸器症状、アミロイド沈着による腎症状などを来すことがある。

■疫学

好発年齢	30〜50歳で発病する例が多い
性差	男：女＝1：3

■病因
　自己免疫疾患。原因不明だが、遺伝的素因、ウイルスや細菌感染、環境因子が関与していると想定されている。主として関節内で強い細胞性・液性免疫反応が生じる。一方、全身性にも多種の自己免疫性障害が見られる。リウマチ因子（自己の免疫グロブリンに対する自己抗体）が病気のマーカとなるが、その病態との関連は明らかでない。

■病理所見
　初期の病変は、関節滑膜で起こり炎症細胞の浸潤とフィブリン沈着が見られる。また関節腔の浸出液貯留が見られる。その後間接軟骨の破壊と肉芽組織（pannus）の形成が起こり、次第にその周囲の骨の破壊が進行する。

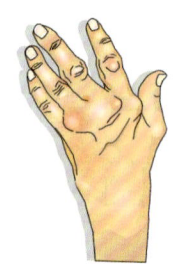

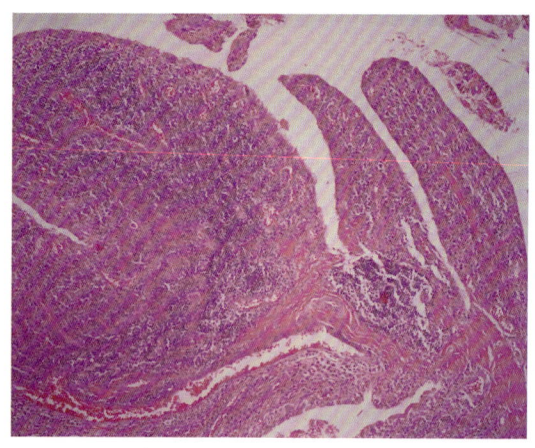

図 31-1 関節リウマチ
滑膜の絨毛状の増生がみられ、リンパ球や形質細胞の浸潤が目立つ。

■臨床所見

関節炎症状	朝のこわばり、対称性・多発性関節炎、関節痛、関節腫脹、関節熱感、関節発赤、可動域制限、頻度の高い障害関節（指節間PIP、中手指節間MCP、手、肘、膝、足、中足指節間MTP）
全身症状	倦怠感、微熱、食欲不振、体重減少、リンパ節腫脹
皮膚症状	皮下結節、Raynaud現象、皮膚萎縮、手掌紅斑
眼症状	乾燥性角結膜炎、強膜炎、上強膜炎、虹彩網様体炎
呼吸器症状	肺線維症、胸膜炎、多発性肺結節、細気管支炎（BOOP）
心症状	心膜炎、心筋障害、弁膜症 消化器症状：口腔乾燥症、虚血性腸炎
腎症状	続発性アミロイドーシス
神経症状	末梢神経炎、硬膜のリウマトイド肉芽腫、手根管症候群
合併症	シェーグレン症候群、SLE、強皮症、橋本病を併発しやすい

◇**診断基準**◇（アメリカリウマチ協会 1987 年）

1. 少なくとも 1 時間以上持続する「朝のこわばり」
2. 3 ヶ所以上の軟部組織の腫脹あるいは関節液貯留 *1
3. 手首、中手指関節 (MCP)、近位指関節 (PIP) のうち、少なくとも 1 ヶ所の関節腫脹
4. 左右同じ部位の対称性関節腫脹 *2
5. 骨の突起部、伸側表面あるいは関節近傍の皮下結節
6. リウマトイド因子が陽性 *3
7. 手首〜手指の正面 X 線撮影で、骨びらんまたは関節近傍の骨脱灰を認める

上記 7 項目中 4 項目を満たすものを **RA** と診断する。ただし、項目 1 〜 4 は 6 週間以上持続するものに限る。
*1: 部位は、左右の手首、MCP、PIP、肘、膝、足、中足趾節間関節の計 14 ヶ所。
*2: PIP、MCP、MTP 関節の場合は完全に対称性でなくてもよい。
*3: 健常者の陽性率が 5% 以下の測定法で検査。

■**検査所見**

血液検査では、強い慢性炎症の所見が見られいくつかの自己抗体検査に異常を認める。診断は主に臨床所見や画像所見で決まり、特に関節の X 線所見が重要となる。

化学検査	CRP 高値、SAA・C3 高値、赤沈亢進、γ Glb・IgG 高値
	MMP-3↑*1: 関節内滑膜細胞から分泌される蛋白分解酵素で、RA により血中に増加する。
血液検査	正〜低色素性貧血、白血球増加
自己抗体	RF（IgM、IgG、IgE、IgA 型があるが検査では IgM 型を検出）、健常者も偽陽性率 5〜10%
	抗 CCP 抗体 *2 と抗ガラクトース欠損 IgG 抗体 *3 は、RF よりも特異度が高い
	抗核抗体、抗 SS-A 抗体、抗 II 型コラーゲン抗体
X 線検査	骨粗鬆症、骨びらん、関節裂隙の狭小化、骨硬直、関節の破壊・変形
MRI 検査	滑膜組織の炎症像

*1: MMP-3: matrix metalloproteinase-3 マトリックスメタロプロテイナーゼ-3。
*2: anti-cyclic citrullinated peptides antibody 抗環状シトルリン化ペプチド抗体: 角質化上皮組織にあるサイトケラチンフィラメントの凝集に関与するフィラグリンというペプチッドに反応する自己抗体。
*3: 患者血中にはガラクトース欠損 IgG が多く、それに対する抗体が存在し、より疾患特異性が高い。

■**治療法**

アメリカ・リウマチ学会の RA 治療ガイドライン 2002 年では、RA の早期診断後 3 カ月以内に①DMARD 投与開始し、3 カ月後に治療効果を評価し、最高用量のメトトレキセートでも効果が不十分であれば②生物製剤の適応としている。従来の③、④は、補助的な治療となった。

薬物療法	①疾患修飾性抗リウマチ薬（DMARD）*1
	免疫抑制剤（メトトレキセート、サラゾスフファピリジン）免疫調節剤（金製剤、D-ペニシラミン）
	②生物学的製剤: 抗 TNF-α(インフリキシマブ、アダリムマブ等)、
	③非ステロイド性抗炎症薬（NSAID）*2: ロキソブロフェン、セレコキシブ
	④副腎皮質ステロイド剤（プレドニゾロン他）: 活動性を抑制が不十分なときに利用
理学療法	適宜運動療法、温熱療法
手術療法	炎症巣の除去

*1: **DMARD**: disease modifying anti-rheumatoid drug
*2: **NSAID**: non-steroidal anti-inflammatory drug

■**予後**

従来は、NSAID、副腎皮質ステロイドによる治療が主体であったが、今は、病気の早期から積極的に DMARD を使うことが一般的となり、寛解率が大幅に向上した。生命予後は関節外症状に依存することが多い。特に、血管炎を伴った悪性関節リウマチでは予後が悪い。

関節リウマチ

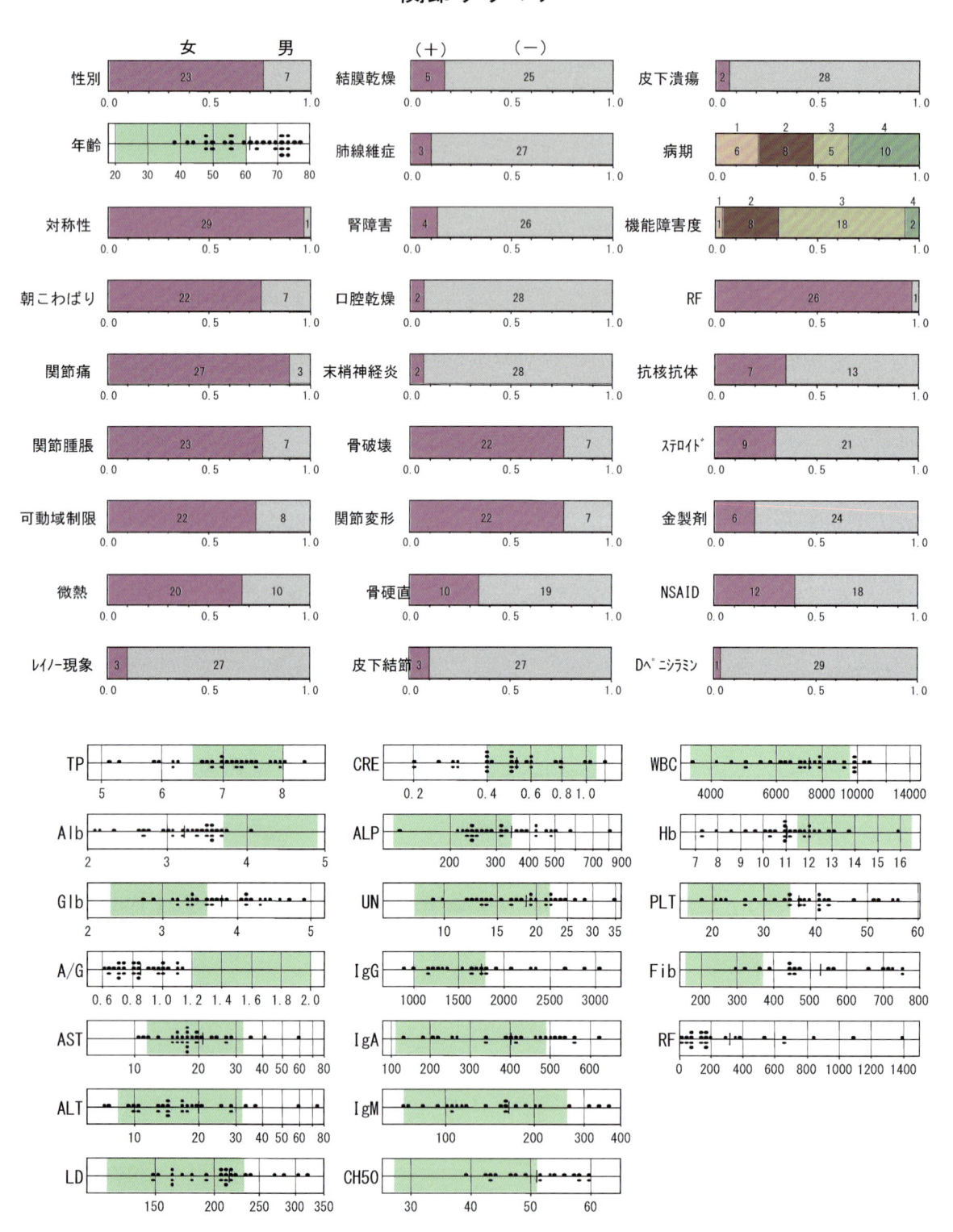

図 31-2 関節リウマチの臨床所見・検査所見

女性に多い。本症例群は進行例も含んでおり、初発時に限定していない。このため年齢分布が、中年以降に偏っているが、一般的な初発年齢は 30～50 才である。関節のこわばりは初発例でも進行例でも見られ、活動性が強いと熱感や腫脹を伴う。関節病変は左右対称に起こり、進行すると関節の変形と可動制限が起こる。病期、機能障害度はアメリカリウマチ学会の基準によった。長期の慢性炎症を反映して、Glb、IgG、PLT、Fib が明瞭に上昇している例が多い。補体活性は低下せずむしろ増加する。

32 甲状腺機能亢進症
Hyperthyroidism

疾患概要

甲状腺ホルモン (T4：サイロキシン、T3：トリヨードサイロニン) の過剰により体のエネルギー代謝が異常に亢進し、微熱、**動悸**、多汗、易疲労、食欲亢進、**体重減少**、筋力低下などの症状 (甲状腺中毒症) をきたす病態。大部分は、自己免疫疾患の**バセドウ病 (Graves病)** が原因で、甲状腺刺激ホルモン (TSH) レセプターに対する自己抗体が、甲状腺を持続的に刺激するために起こる (**刺激性甲状腺中毒症**)。バセドウ病では、9割強で甲状腺腫大を触知し、1～2割で眼球突出や眼球運動障害を合併する。一方、甲状腺機能亢進症は、慢性甲状腺炎 (橋本病) や亜急性甲状腺炎等による甲状腺の炎症性破壊でも生じるが、この場合の甲状腺中毒症状は一過性で、2～6週で自然に回復する (**破壊性甲状腺中毒症**)。

■疫学

好発年齢	バセドウ病は、15から80歳まで広い年齢層で起こるが、**分娩後に発症・増悪する例が多い** 一方、亜急性甲状腺炎や橋本病の一過性増悪によるものは、40～60歳代の女性に多い
性差と罹患率	男＜女（1：4）、バセドウ病の女性での罹患率は高く、およそ500人に1人の割合で発症
遺伝性	バセドウ病は**家族性発症の頻度が高い** バセドウ病と橋本病が同一家族内で発症する例も多くどちらの疾患を発症するかは、自己抗体が甲状腺刺激活性を持つかどうかに依存する

■病因

刺激性甲状腺中毒症	バセドウ病：TSH受容体に対する自己抗体が甲状腺を持続的に刺激
破壊性甲状腺中毒症	甲状腺濾胞の炎症性破壊による甲状腺ホルモンの一過性漏出が原因 →橋本病の一過性増悪や亜急性甲状腺による
腫瘍性	プランマー病（機能性結節性甲状腺腫で良性）、TSH産生腫瘍 (下垂体性)
医原性	甲状腺ホルモンの過剰投与、またはやせることを目的に過剰服用

■病理所見

甲状腺はびまん性に腫大する。特徴的に正中部 (峡部) が腫脹する例が多い。通常扁平な濾胞上皮細胞は立方体～円柱状となり、一部乳頭炎に濾胞内部に増殖する。コロイド内の小水胞はコロイドの取り込み亢進 (ホルモン分泌過剰) を表す。病気の活動性が強い場合、橋本病様のリンパ球浸潤と組織破壊像を濾胞間に認めることが多い。

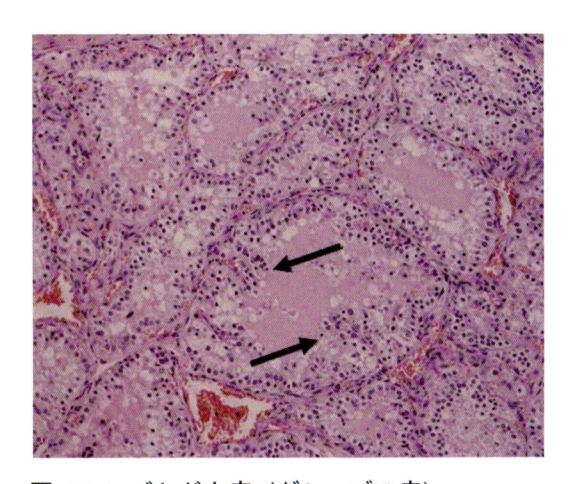

図 32-1 バセドウ病（グレーブス病）
濾胞内のコロイドは淡明化し、濾胞上皮との間に小空胞がみられる。濾胞上皮の乳頭状の増生も一部にみられる（矢印）。

■臨床所見

全身症状	易疲労感(朝は元気でも晩に強い疲労感・脱力感)、暑がり、多汗、微熱、生理不順 過食、体重減少（中年以降の発症例で高頻度、若年例では過食により減少しない例もある）
循環器症状	動悸、頻脈、収縮期高血圧、心房細動(中年以降では高頻度)、うっ血性心不全
精神神経症状	手指振戦、いらいら（焦るばかりで集中できない）、情緒不安定（すぐに感情的になる）
筋症状	筋力低下（特に近位筋）、周期性四肢麻痺（男性例で生じる全身の脱力発作、機能回復で消失)
眼症状	バセドウ病では眼球突出、眼瞼浮腫、眼球運動障害(外眼筋の麻痺)を伴う例が1〜2割存在 なお、眼球突出が無くても、交感神経機能亢進のために上眼瞼の異常攣縮が起こり、下方視で 上の白眼が見えたり(Graefe徴候)、まばたき回数が減少し(Stellwag徴候)目を見開いた表情となる
消化管症状	頻回の軟便、下痢

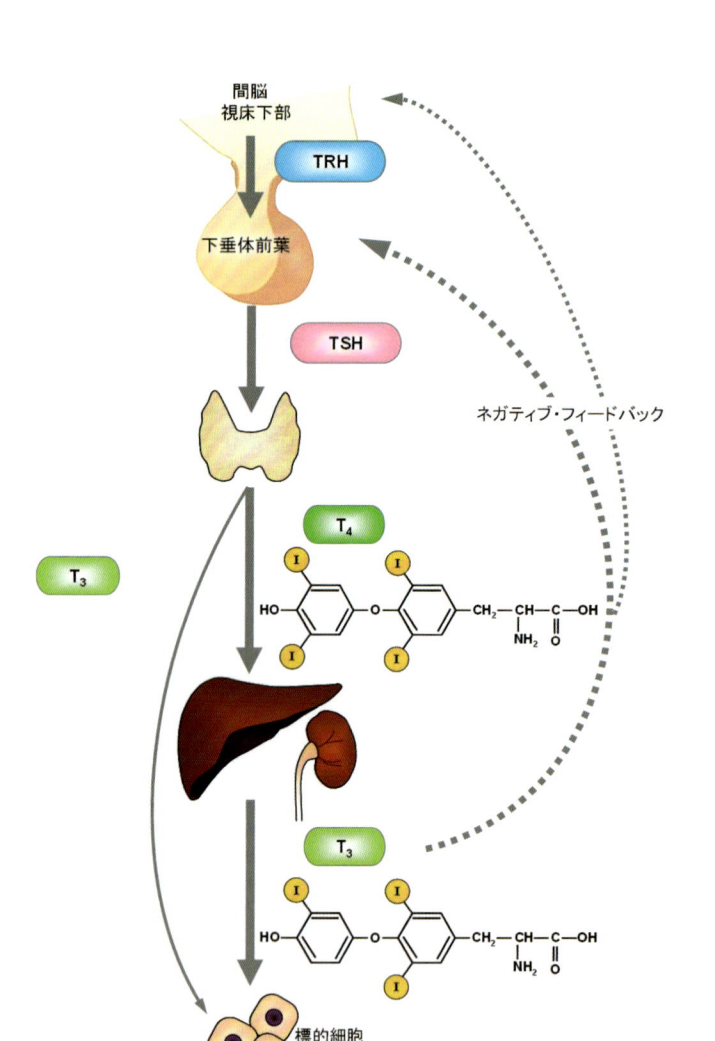

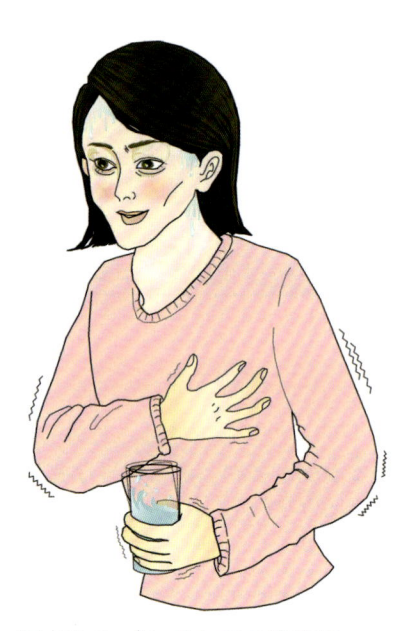

図 32-3 バセドウ病の臨床像
やせ、多汗、動悸、手のふるえ、甲状腺腫（前頸部腫脹）、見開いた目を特徴とする。

図 32-2 甲状腺ホルモンの代謝
間脳のTRH(TSH放出ホルモン)の作用で下垂体前葉からTSHが分泌される。TSHは、甲状腺の濾胞上皮細胞のTSHレセプターを介して、甲状腺ホルモン(T3、T4)の合成と分泌を促進する。正常では甲状腺から分泌されるのは、そのほとんどがホルモン前駆体とみなされるT4の形である。活動型のT3は、肝または腎の脱ヨード酵素により、T4からヨードが1つ取れて産生される。T4、T3はともにその血中濃度が上昇するとネガティブフィードバックでTRH、TSHの分泌を抑制する。

■検査所見

血液・化学検査	TCho↓、ALP⇑(主に骨型 ALP3)[*1]、CRE⇓
	肝機能障害を伴う例が多い（過食性肝炎）、無機リン↑(活動性↑)
内分泌検査	遊離型 T4(FT4)⇑、遊離型 T3(FT3)⇑[*2]
	TSH⇓、血清サイログロブリン⇑
免疫学的検査	バセドウ病では抗 TSH レセプター抗体 (TRAb)、甲状腺刺激抗体 (TSAb)[*3]
	抗サイログロブリン抗体、抗甲状腺ペルオキシダーゼ抗体 (抗 TPO 抗体) 陽性
	全身性炎症反応は陰性
甲状腺エコー	腫大し峡部が突出、エコーレベルは正常〜軽度低下、中年以降は低エコーで粗・不均一
	ドップラースキャンでは、甲状腺内の血流が病気の活動度に応じて増加
眼窩 CT・MRI	眼球突出、外眼筋の肥大、眼瞼浮腫、若年者では胸写で胸腺腫
甲状腺シンチ	放射性ヨード ^{123}I 摂取率 (刺激性で上昇、破壊性で低下)[*4]

[*1]: ALP は抗甲状腺剤による治療後さらに上昇するケースが多いが、機能が安定して正常化すると、正常値に復する。
[*2]: T3 は、甲状腺ではなく主として肝臓で T4 からヨードが一つとれて生じるので、必ずしも甲状腺機能を反映しない（FreeT3 は肝疾患や、各種の慢性の消耗性疾患で変動する）ので、常に FreeT4 を診断や治療の目安にする。
[*3]: TRAb と TSAb は、TSH レセプターへの結合能を目安にするか cAMP 産生活性を目安にするかの違いで、通常は両者の結果は合致する。未治療バセドウ病の 90〜95%で TRAb は陽性であるが、それが陰性の時、TSAb を測定する。両者が陰性となるケースは稀。
[*4]: 検査前のヨード制限が不要なため、最近はテクネシウム $^{99m}TcO4$ がよく利用される。

■治療法

バセドウ病の場合は、抗甲状腺薬が基本治療となり、十分量から始め、Free T4 と TSH を目安に漸減する。1〜3ヶ月で甲状腺機能が正常化した後、維持量を少なくとも数年間続ける。**TRAb が病気の活動性とよく相関**し、抗甲状腺薬を中止の目安となる。早期寛解を希望する例や難治例では、手術療法 (甲状腺亜全摘) や放射性ヨード療法 (^{131}I の経口投与) の適応となる。

薬物治療	抗甲状腺薬：メルカゾールとチラジール（プロパジール）の 2 剤がある
	いずれもホルモン合成を抑制する。血中半減期の長い前者が第 1 選択薬となる
	補助治療：交感神経遮断剤 (β遮断剤) や鎮静剤を病初期に限って使用
手術療法	特に甲状腺腫が大きい場合に適用となる
放射性ヨード療法	薬物治療が困難な例で、かつ甲状腺腫が大きくない例で適用となる

一方、破壊性甲状腺中毒症（亜急性甲状腺炎、橋本病一過性増悪）に対しては、抗炎症剤やβ遮断剤で対症的に治療。この病態では、一過性の機能亢進に引き続いて、一過性の機能低下症を来す例が多く、低下期には甲状腺ホルモンを一時的に補充する。

■予後

ほとんどの症例は、抗甲状腺剤に反応し機能を正常化でき、他の自己免疫疾患と比べ、予後は極めて良い。しかし、中止すると再発する例が多い（特に甲状腺腫が大きい例、TRAb が正常化しない例）。手術療法・放射性ヨード療法で根治しうるが、長期経過後機能低下に陥ることがある。

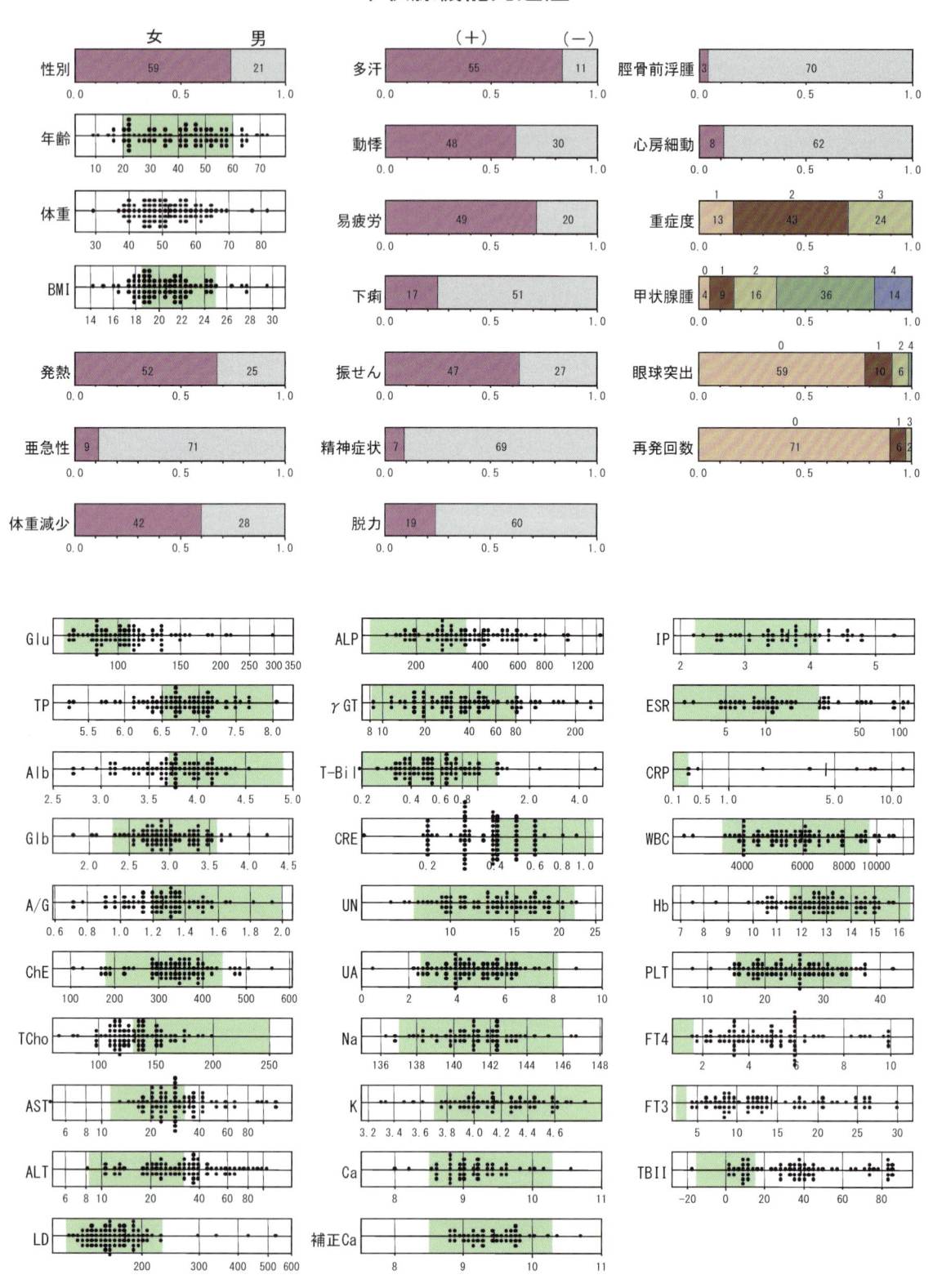

図 32-4 甲状腺機能亢進症の臨床所見・検査所見

発症年齢は、10〜70歳まで広く分布している。FreeT4 や FreeT3 が高い。TSH は全例測定感度以下のため示していない。抗 TSH レセプター抗体は、亜急性甲状腺機能亢進症の9例を除けば、ほぼ全例陽性である。化学スクリーニング検査では、ALP と IP の高値、TCho と CRE の低値が高頻度に見られる。全例未治療であるが、ALP の上昇は抗甲状腺剤で治療後一過性にさらに上昇する。CRE や K の低下は筋力低下と関連する。IP の上昇は、活動性の高さを反映、AST、ALT、ChE の上昇は過食性の肝障害と考えられる。

33 甲状腺機能低下症
Hypothyroidism

疾患概要

全身的な組織への甲状腺ホルモンの作用不足によって生じる病態。大部分は自己免疫疾患である慢性甲状腺炎（橋本病）による、甲状腺ホルモンの産生低下が原因（原発性）。また下垂体や間脳の機能低下でも生じる。先天性のものはクレチン症と呼ばれ、ホルモンの合成障害や甲状腺形成不全が原因。

■疫学

好発年齢	40～70歳代の女性に多い
	分娩後に発症する例では、一過性甲状腺機能低下症の形をとる例が多い
性差	男＜女（1：10）
遺伝	慢性甲状腺炎によるものでは、バセドウ病と同様に発症に家族性が見られる

■病因

原発性	甲状腺組織の炎症性破壊(慢性甲状腺炎)*、
	甲状腺癌・バセドウ病に対する手術後、RI治療後
	ホルモン合成障害(薬剤性、ヨード過食、ヨード不足)が原因
二次性	下垂体の機能低下（シーハン症候群：分娩後の下垂体血流障害、腫瘍による産生細胞の破壊等）
三次性	間脳の機能低下（頭部外傷や脳腫瘍による間脳の破壊等）
末梢性	甲状腺ホルモンのレセプター不応症(レフェトフ症候群)
先天性	クレチン症と呼ばれ、甲状腺形成不全・異所性甲状腺・ホルモン合成障害が原因
	（新生児の甲状腺スクリーニングでは、6,000～8,000に一人の割合で発見される）

*慢性甲状腺炎の女性における罹患率は5～20人に1人で極めて高い。その大部分は、炎症により破壊された甲状腺が代償性腫大を起こしているが、甲状腺機能は正常かTSHのみ高値の潜在性甲状腺機能低下の状態で、治療を必要としない。従って、甲状腺機能低下症は、慢性甲状腺炎の終末像と考えられ、実際に甲状腺機能低下に陥る症例の割合は極めて低い。

■病理所見

甲状腺疾患の病理学的検索は、通常の生検による病理組織学的な検索よりも、まず、患者の苦痛が軽減でき、診療費も安価な穿刺吸引細胞診でなされることが多い。慢性甲状腺炎では、間質に胚中心を伴ったリンパ球・形質細胞の浸潤および濾胞上皮細胞の変性や好酸性化がみられる。

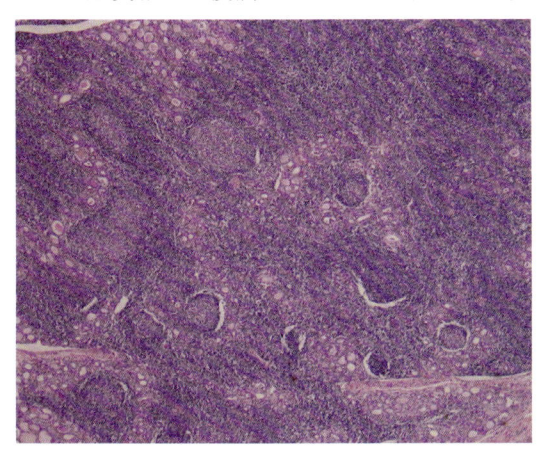

図 33-1 慢性甲状腺炎（橋本病）
甲状腺濾胞は萎縮し、間質に胚中心を伴ってリンパ球浸潤が目立つ。

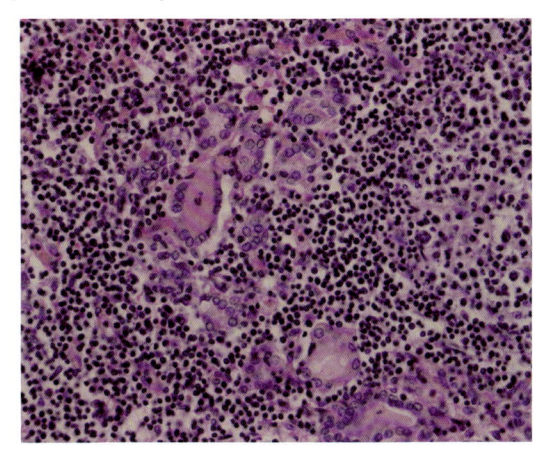

図 33-2 慢性甲状腺炎（橋本病）
甲状腺濾胞は萎縮し、間質に胚中心を伴ってリンパ球や形質細胞の浸潤が目立つ。

■臨床所見

全身症状	低体温（36℃以下）、耐寒性の低下、浮腫(特に顔面、上眼瞼)、体重増加
頸部症状	声帯浮腫のため嗄声、表面不整・多結節性で硬い甲状腺腫を触知
皮膚症状	皮膚乾燥、長期経過すると粘液変性で象の皮膚のようになる(粘液水腫)
神経・筋症状	全ての動作が緩慢、腱反射遅延、筋力低下 嗜眠傾向、放置すると昏睡(粘液水腫性昏睡)へ
その他	頑固な便秘、徐脈、荒れて乾燥した髪と脱毛

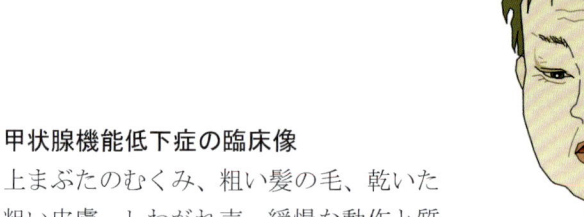

甲状腺機能低下症の臨床像
上まぶたのむくみ、粗い髪の毛、乾いた粗い皮膚、しわがれ声、緩慢な動作と質問への応答を特徴とする。

■検査所見

化学検査	血沈亢進、TCho↑、CK、LD、AST↑、γGlb↑
内分泌検査	遊離型 T4(FT4)↓↓、遊離型 T3(FT3)↓↓ 原発性→ TSH↑、2次性・3次性→ TSH は低値から正常
免疫学的検査	抗サイログロブリン抗体、抗甲状腺ペルオキシダーゼ抗体(抗TPO抗体) 陽性 甲状腺腫のない症例では TSH レセプター抗体による TSH 結合阻害が原因のことあり
甲状腺エコー	腫大した甲状腺は辺縁不整、内部エコーは粗で不均一に低下（多結節性）
胸部X線	心拡大(心嚢液貯留による)
心電図	徐脈、低電位、T 波の平低化や陰性化

■治療法

　甲状腺ホルモン剤（T4 = thyroxine）の補充療法で正常化。なお汎下垂体機能低下症による場合は、まず副腎皮質ホルモンを補充してから、甲状腺ホルモンを徐々に投与しないと副腎不全を来すおそれがある。

■予後

　補充療法により予後良好。長期放置すると体温が低下、昏睡に陥り予後は極めて悪い。クレチン症は出生後早期に補充療法を開始すれば予後良好で、正常に発育。

甲状腺機能低下症

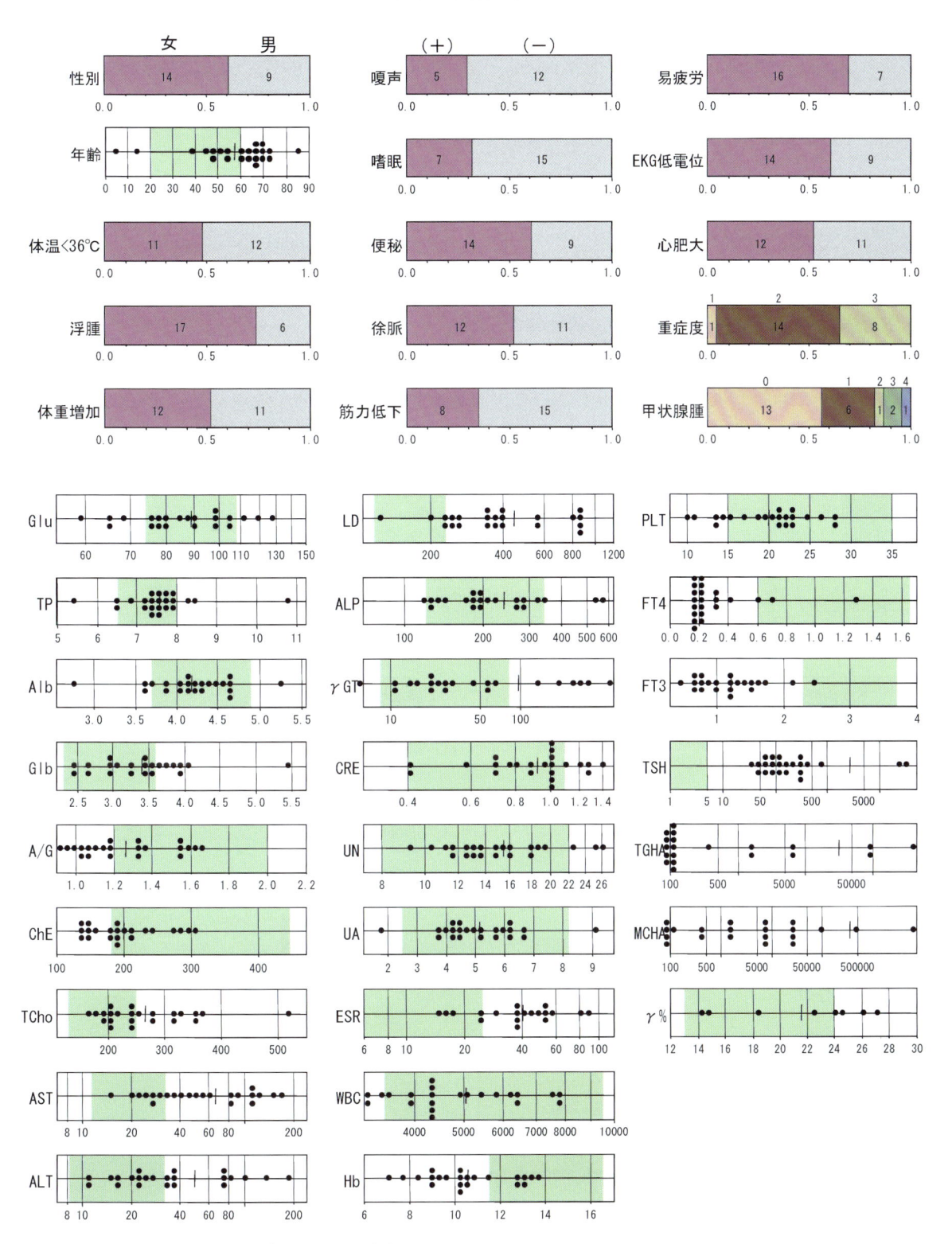

図 33-3 甲状腺機能低下症の臨床所見・検査所見

好発年齢は、40〜75歳。FreeT4(FT4) の低下は全例で見られるが、FreeT3(FT3) は軽症では基準範囲内のこともある。全て原発性のため TSH が全例で著増している。化学スクリーニング検査では、TCho が高頻度に上昇する。また CK、AST、ALT、LD が上昇する例が多く、代謝の遅延で血中の半減期が延びるためと考えられている。高γGlb 血症は、原疾患である橋本病の特徴である

34 Cushing症候群
Cushing syndrome

疾患概要

クッシング（Cushing）症候群は、長期的な副腎皮質ホルモンである糖質コルチコイド（コルチゾール）過剰状態により引き起こされ、大きく**腫瘍性**と薬剤による**医原性**に分かれる。前者では、およそ下垂体性35%、副腎性50%、その他15%である。副腎皮質ホルモン作用過剰による**中心性肥満**、**満月様顔貌**などの体型変化に加え、免疫力の低下（**易感染性**）、耐糖能の低下（**糖尿病**）、高血圧、**骨粗鬆症**など多彩な症状を呈する。

■疫学

好発年齢	30〜50歳（腫瘍性）
性差	下垂体性・副腎性ともに**女性に多く男性の3〜4倍**

■病因

ACTH 依存性	下垂体の ACTH 産生腫瘍（Cushing病）[*1]
	下垂体外の腫瘍（肺小細胞癌が多い）[*2] による ACTH の異所性過剰産生
ACTH 非依存性	副腎皮質の腺腫（過形成・腺癌）からのコルチゾールの自律性分泌
医原性	合成副腎皮質ホルモンの長期投与（自己免疫疾患や白血病治療など）

[*1]: Cushing が最初に発見したのは下垂体性腺腫であったので、それが原因の場合特に Cushing 病と呼ぶ。
[*2]: 胸腺腫、膵癌、カルチノイドなどでも生じうるが頻度は少ない。

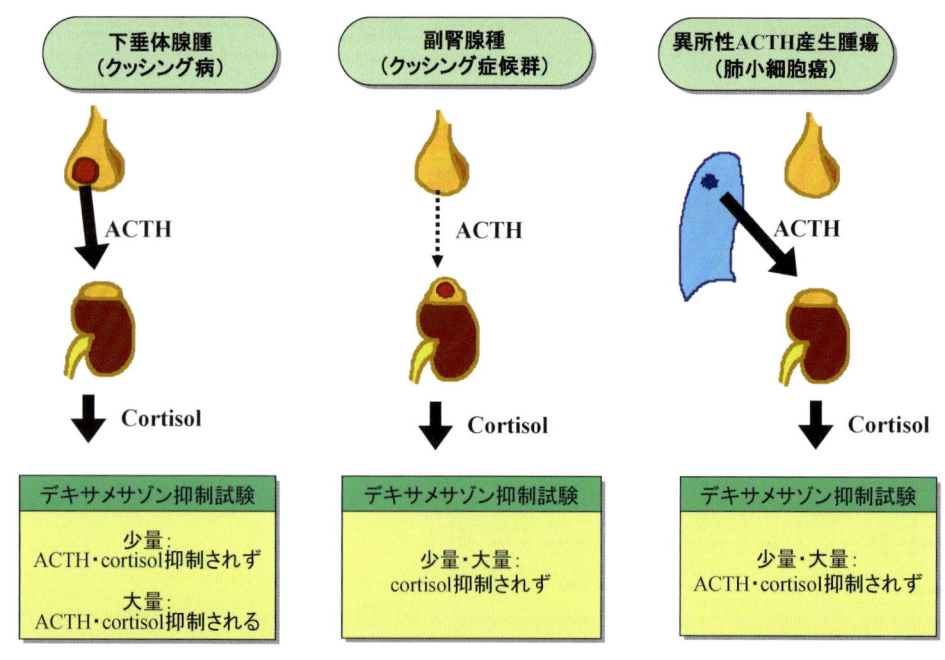

図 34-1 Cushing 症候群の部位診断

下垂体腫瘍（Cushing 病）では、デキサメサゾン 2mg ではコーチゾルの産生は抑制されないが 8mg では抑制される。異所性 ACTH 産生腫瘍、副腎腺腫では 8mg でも抑制されない。

■病理所見

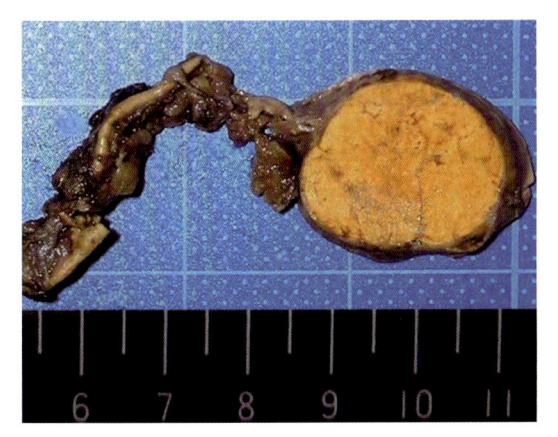

図 34-2 副腎皮質腺腫
周囲との境界が明瞭な黄色調を呈した結節。

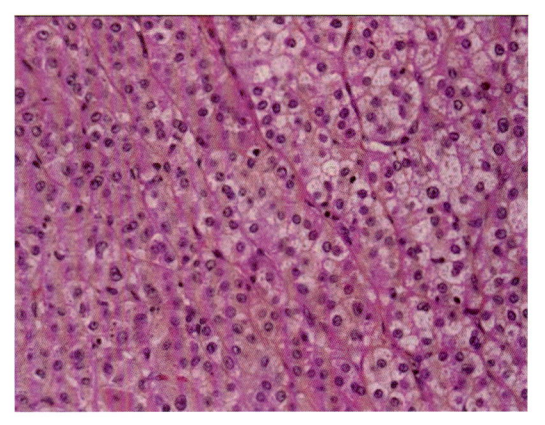

図 34-3 副腎皮質腺腫
副腎の皮質細胞由来の淡明〜弱好酸性の胞体を有した腫瘍細胞が索状〜小胞巣状を呈して増生。

■臨床所見

体型変化	満月様顔貌、中心性肥満と四肢の筋萎縮、水牛様肩甲間脂肪沈着 (buffalo hump)
皮膚変化	顔面紅潮 (皮膚の菲薄化で血管を透見)、血管の脆弱化→皮下溢血、暗紫色皮膚線条 (red striae) にきび、多毛 (女性)、褐色の色素沈着 (特に異所性 ACTH 産生腫瘍)
その他	糖尿病 (耐糖能低下)、高血圧、月経異常、骨粗鬆症 易感染性 (免疫能低下)、不眠・うつ状態

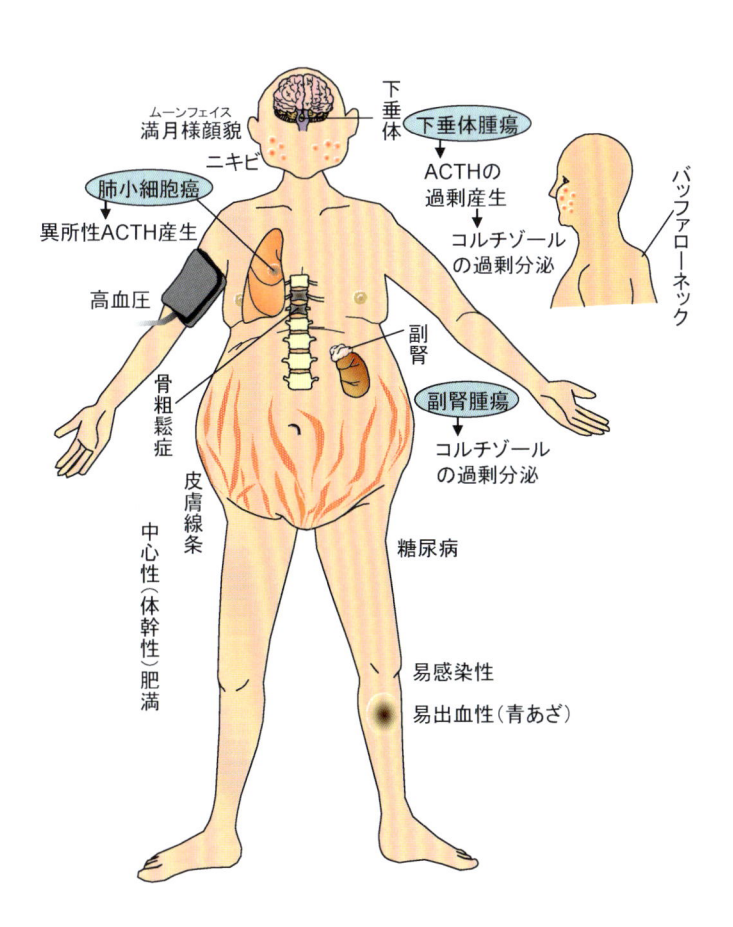

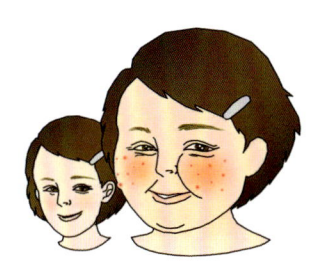

図 34-4 医原性 Cushing 症候群
免疫疾患、血液腫瘍に対する副腎質ホルモンの長期投与で、顔貌に特徴的な変化が生じるが可逆性。

■検査所見

血液検査	白血球・好中球⇈(分葉球は増えるが桿状球は増えない)、 リンパ球・好酸球・単球・好塩基球⇊ Glb(特に免疫グロブリン)⇊
内分泌検査	低カリウム血症(特に異所性ACTH産生腫瘍)、高血糖(耐糖能低下)、尿中カルシウム増加 下垂体・異所性→ ACTH↑、コルチゾール(F)↑、17OHCS↑ 副腎性・医原性→ ACTH↓、コルチゾール(F)↑、17OHCS↑ デキサメゾン抑制試験： 　　下垂体性は1mgでFの抑制(−)・8mgで抑制(+)、副腎・異所性では常にFの抑制(−)
画像検査	下垂体腺腫→頭部MRI、肺癌・副腎腺腫→ CTで腫瘍部位の診断

■治療法

下垂体腺腫	経蝶形骨洞腺腫摘出術(Hardyの手術) 薬物療法（ドパミン作動薬ブロモクリプチンによりACTHの分泌を抑制）
異所性ACTH産生腫瘍	原腫瘍の摘出または、ステロイド合成抑制剤ミトタンによる副腎機能の抑制
副腎腺腫	片側副腎全摘手術、過形成の場合は両側全摘とその後のホルモン補充

■予後

　下垂体腺腫、副腎腺腫は予後が良い。異所性ACTH産生腫瘍および副腎腺癌は症状も強く難治性で予後不良。

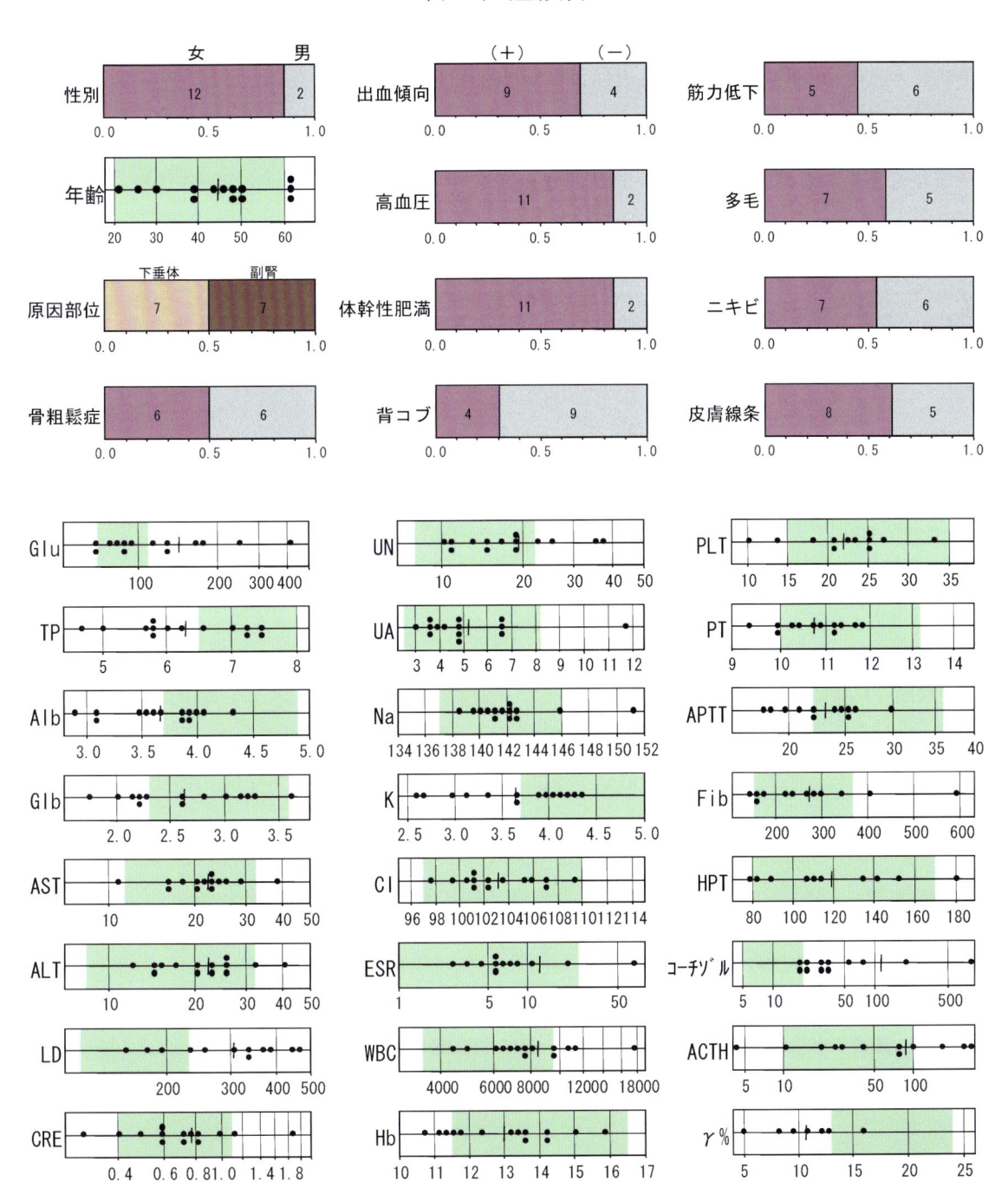

図 34-5 Cushing症候群の臨床所見・検査所見

計14例と限られた症例数であるが、女性に多く年齢は主に20から50歳となっている。下垂体性と副腎性が半々で、異所性を含まない。臨床徴候の頻度はほぼ典型的な割合である。検査所見は、Glu、LDの増加を認め、TP、Alb、K、γGlbの低下が見られる。コルチゾールはほぼ全例で増加している。

35 原発性副甲状腺機能亢進症
Hyperparathyroidism

疾患概要

原発性副甲状腺機能亢進症は、腫瘍(腺腫、癌)あるいは過形成により副甲状腺ホルモン(parathyroid hormone:PTH)が自律的に過剰分泌されることにより高Ca血症をきたす疾患。高Ca血症に特徴的な臨床症状として**多飲・多尿、食欲低下、傾眠傾向**が見られる。検査上、高Ca、低リン血症とALPの増加、心電図異常を特徴とする。高Ca血症は、PTHが**腎尿細管でのCa再吸収の促進**、骨芽細胞を介した破骨細胞による**骨吸収の促進**、**腎におけるビタミンD活性化促進**の作用を有することによる。

■疫学

好発年齢	40〜70歳代
性差	男:女=1:2〜3(閉経後の女性は頻度が増加)

■病因

副甲状腺腫(80%)、副甲状腺過形成(15%)、副甲状腺癌(5%)。
なお、過形成の場合、家族性の多発性内分泌腫瘍症(multiple endocrine neoplasia: MEN)の可能性がある。MEN-I型では90%以上で、甲状腺随様癌を主体とするMEN-II型でも10%余りで発症する。

■病理所見

腺腫は被膜に包まれ可動性がよく、ほとんどは単発性で4部位に発生の偏りはない。癌の場合は硬くて比較的大きく、周囲の組織との癒着や浸潤がみられる。過形成の場合、4腺とも腫大する。腺腫は被膜に包まれ可動性がよく、ほとんどは単発性で4部位に偏りはない。

■臨床所見

高Ca血症	脱水・**多飲・多尿**(高Caは集合管でのADHの作用を抑制)、**食欲不振**・悪心(高Caはガストリン分泌を促進)、便秘、筋力低下、**傾眠傾向**(高Caは神経・筋の脱分極を抑制)
骨の脱灰	線維性骨炎:骨密度の低下により、**骨痛**、**病的骨折**
その他	腹痛、関節痛、角膜輪など下記合併症に関連
合併症	**消化性潰瘍**(高ガストリン)、膵炎、角膜石灰化、**尿路結石**、偽痛風(関節腔内Ca沈着)

鑑別診断として、頻度の多いビタミンDの過剰投与、癌による高Caの否定が重要となる。

■検査所見

血液検査	intact PTH↑* **血清Ca↑**と**IP↓**、活性型ビタミンD3↑(PTHが腎で活性化を促進) 骨芽細胞の活性化→**ALP↑**(骨型のALP3)、オステオカルシン↑
尿検査	尿中リン増加、カルシウム低下
心電図	**QT間隔の短縮**、除脈と1度AVブロック(高Caで心筋の再分極が増加)
骨X線検査	骨透過性上昇(抜き打ち像、salt-pepper像)、骨膜下吸収像(主に手指関節)、
超音波検査	頸部エコー:副甲状腺の腫大、腹部エコー:腎結石、尿管結石

* PTHは血中で分解されやすく、その分解産物は生物活性を持たず、PTHと半減期が異なるなどで、直接副甲状腺の機能を反映しない。このため、分解されていないintact型の測定が診断上重要となる。ただし、このintact型の測定系も、その分解産物の一部を含めて測定していることが判明した。最近、このPTHの1〜84のアミノ酸配列全体を認識する測定系が作られ、whole-PTHの名称で利用されている。

■ 治療法

外科的切除	腫瘍摘出術
高 Ca 血症の是正	生理食塩水の点滴、カルシトニン (Ca の骨への取り込みを促進) の筋・静注投与 フロセマイド (腎で Ca の再吸収を抑制)、ビスホスホネート (骨吸収抑制作用)

■ 予後

腺腫、過形成では切除により予後は良好。癌によるものは再発しやすく予後不良で、術後 5 年生存率は 50%。

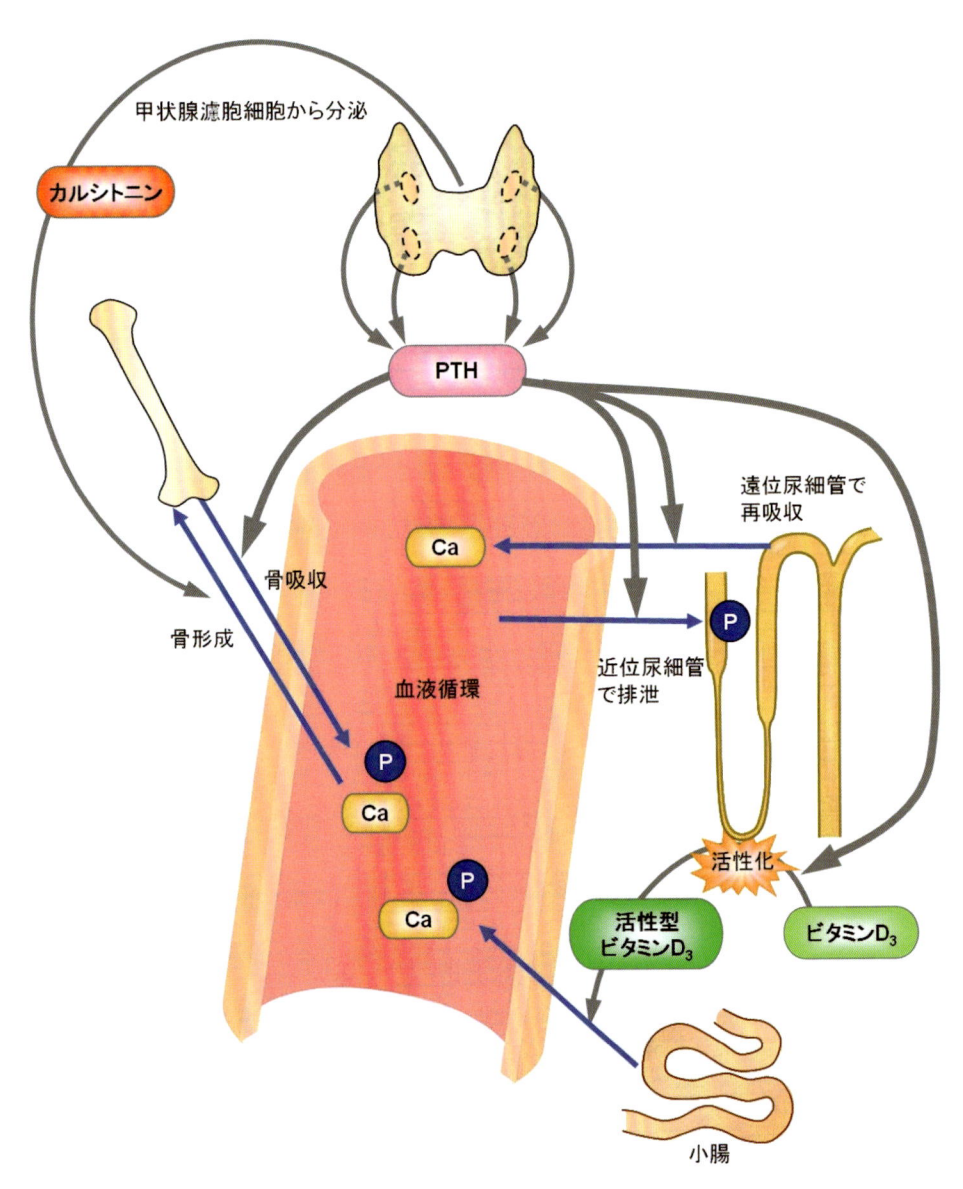

図 35-1 PTH、Vitamin D とカルシウム代謝
両側甲状腺の裏側に計 4 つの小豆大の副甲状腺が存在し、そこから分泌された **PTH** (アミノ酸数 84 のペプチドホルモン) は、骨の骨芽細胞を介して、破骨細胞による骨吸収を促進し、血中 Ca を上昇させる。一方 PTH は腎の遠位尿細管に作用して、Ca の再吸収を促し、同時に無機リンの尿中排泄を増加させる。さらには PTH は腎におけるビタミン D の活性化を促進し、その結果消化管からの Ca の吸収が増加し、血中 Ca を上昇させる。一方、甲状腺の濾胞上皮細胞の近傍 (間質) に存在する傍ろ胞細胞 (C 細胞) から分泌される**カルシトニン** (アミノ酸数 32 のペプチドホルモン) には血中 Ca 低下作用があり、骨では破骨細胞を抑制すると考えられている。

原発性副甲状腺機能亢進症

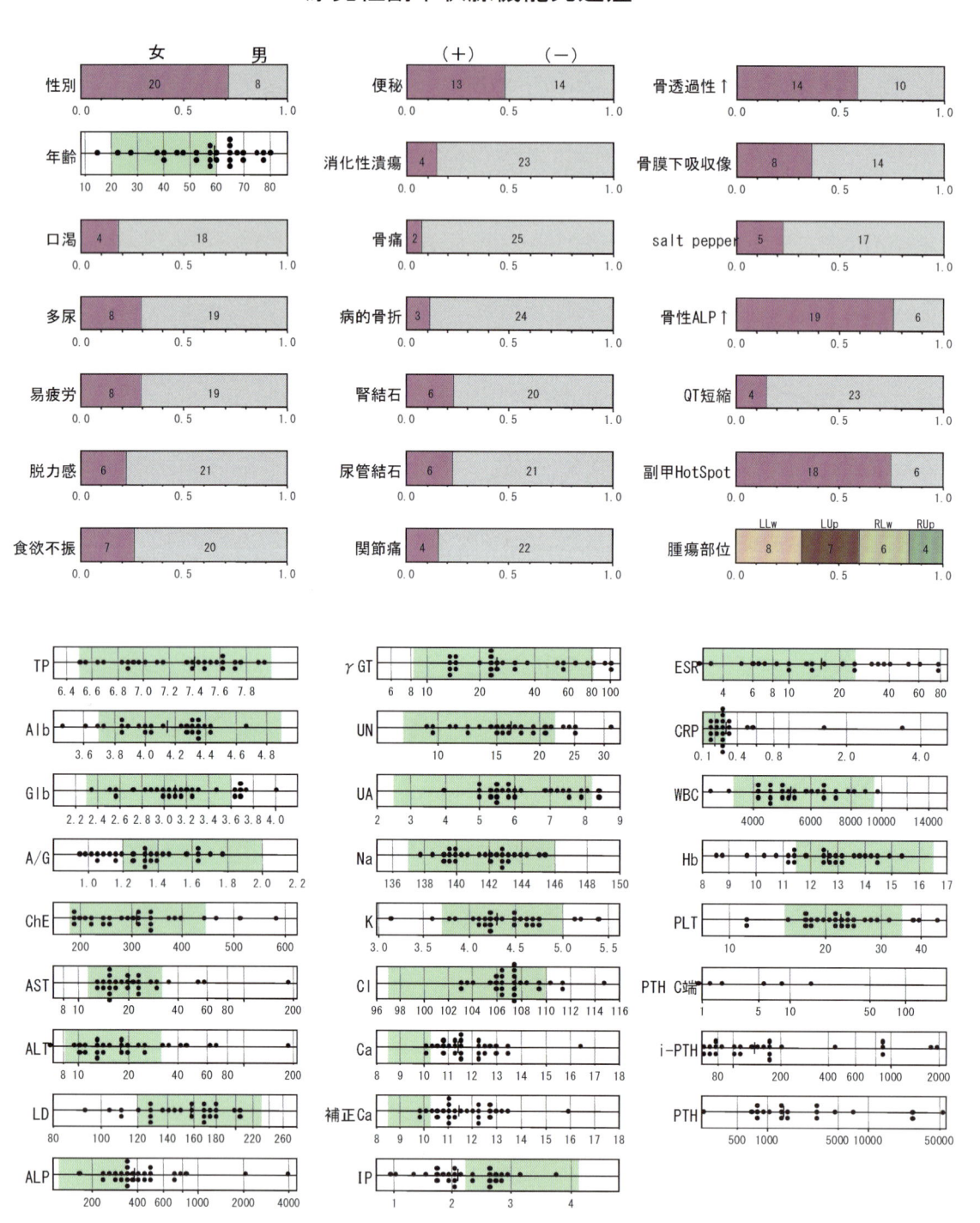

図 35-2 副甲状腺機能亢進症の臨床所見・検査所見

年齢は 20〜80 歳まで広く分布、女性が 3/4 を占める。全て未治療の腺腫例で、4 つの副甲状腺のいずれからも発生している。28 例中 3 例が多発性で各 2,2,3 個の腺に腫大を認めた。補正 Ca は、12mg/dl 以下の例が多く、臨床症状（口渇、多尿、脱力、食欲低下）の出現率は低い。IP の低下、ALP の上昇が見られるが中年以降女性で ALP の上昇があることに注意が必要である。intact PTH は全例で増加している。

36 原発性アルドステロン症
Primary aldosteronism

疾患概要

　原発性アルドステロン症 (Conn 症候群) は、副腎皮質の腺腫、過形成などにより、鉱質コルチコイドであるアルドステロンが過剰分泌されて生じる。アルドステロンは腎の遠位尿細管に作用して、Na の再吸収が増えて血管内に水が貯留し、**持続性の高血圧**が生じる。また Na の再吸収に伴い、H^+ と K の尿中排泄が促進され、**代謝性アルカローシスや低 K 血症**をきたし、筋力低下、脱力発作が見られる。

■疫学

好発年齢	20～40 歳代に好発 (若年性高血圧)
性差	男＜女 (1：1.5)、人種：日本人には比較的まれ

■病因

　副腎皮質の腺腫 (80～90％)、過形成 (10～15％) による。癌によるものは極めて稀れ。レニン・アンジオテンシン系のホルモン過剰による続発性のアルドステロン症とは、レニン活性が高くないことで鑑別される。

■病理所見

　副腎皮質の腫瘍細胞質内にステロイドホルモンの原料となるコレステロールが多量に含まれ、腫瘍割面は肉眼的には特徴的な黄金色を呈する。

■臨床所見

Na 貯留	高血圧、頭痛、心肥大
H^+、K 排泄↑	筋力低下、周期性四肢麻痺、脱力、テタニー発作 (アルカローシス)
	多飲・多尿・夜間尿 (尿細管の二次障害で尿濃縮能が低下)

■検査所見

血液検査	血清 K⇊*、代謝性アルカローシス、血漿アルドステロン上昇 血漿レニン活性⇊、耐糖能↓ (低 K→インスリン分泌↓)
フロセミド負荷試験 2 時間立位負荷試験	利尿剤 (フロセミド) と立位負荷前後で、レニン活性を測定 明瞭な上昇がないと本症の可能性が高い
ACTH 負荷腎静脈採血法	ACTH 負荷前後で副腎静脈内アルドステロンを測定 本症の場合強い上昇反応が見られる
心電図異常	QT 延長、ST 低下、T 平低、U 波増高
画像検査	副腎シンチ、CT、副腎静脈造影

* 血清 Na は水貯留のため通常は上昇しない。

■治療法

　抗アルドステロン薬 (スピロノラクトン、トリアムテレン) が有効で、降圧薬として Ca 拮抗薬が併用される。腺腫の摘出は腹腔鏡下内視鏡手術が主流である。副腎・過形成の場合は片側副腎摘出が試みられる。

■予後

　高血圧性病変の進行がなければ腫瘍摘出により治癒。

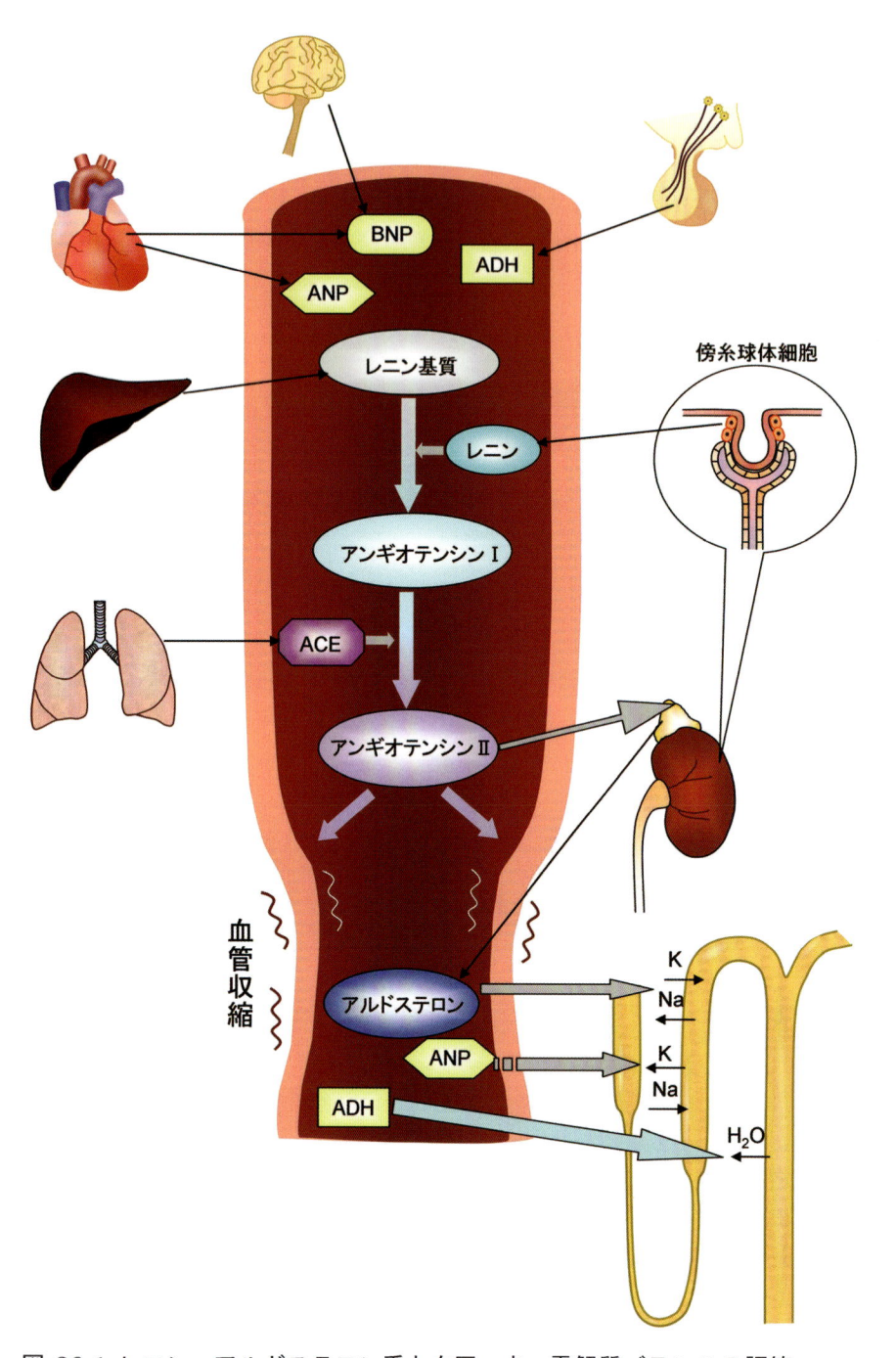

図 36-1 レニン・アルドステロン系と血圧・水・電解質バランスの調節

腎の傍糸球体細胞は腎血流の低下 (ショックなど循環血液量低下や腎動脈狭窄) に反応して、レニンが血中に分泌され、肝で産生されたレニン基質に反応して**アンジオテンシン I**(AI) が血中で生じる。AI はさらに肺血管床で**アンジオテンシン転換酵素** (AEC : angiotensin-converting enzyme) の作用で**アンジオテンシン II** となり末梢血管の収縮を引き起こす。AII は一方で、副腎皮質に作用して**アルドステロン**の分泌を促進する。アルドステロンは遠位尿細管に作用して、Na の再吸収を促進し、それと交換に K と H の尿中排泄が増加する。Na の血管内の増加は水の貯留を引き起こし血圧が上昇する。原発性アルドステロン症ではアルドステロンの過剰でレニン活性は抑制される。図中には、血圧調節に関わる他のホルモンとして心房から、その壁の拡張により分泌される**心房性ナトリウム利尿ホルモン** (ANP) や心室で合成・分泌される**脳性ナトリウム利尿ホルモン** (BNP) がある。ANP も BNP も腎に作用して Na の排泄を促進するとともに、血管平滑筋を弛緩させる。また下垂体後葉から分泌される**抗利尿ホルモン** (ADH) は腎の集合管に作用して水の再吸収を促し、血圧維持に貢献する。

37 卵巣癌
Ovarian cancer

疾患概要

卵巣腫瘍の頻度は高いが、その80％は良性。卵巣癌の約90％は、卵巣の表層を覆う上皮細胞に由来する**上皮性腺癌**で、他は胚細胞などから発生する。卵巣癌の初期は自覚症状が乏しく、腹部腫瘤に伴う症候や腹水で発見されることが多い。欧米に比べ、日本では少ないが、増加傾向にある。

■疫学

好発年齢	全世代にわたってみられるが40～70歳に多い、胚細胞腫瘍は20～30歳に好発
リスク	未婚（既婚の2－8倍）、早発月経、不妊症治療、遅い閉経、喫煙、肥満でリスク↑ 経口避妊薬の長期服用や妊娠回数が多いとリスク↓

■病因

疫学の項で記したリスク因子があげられるが、絶え間ない排卵、ゴナドトロピンによる刺激過剰が1つの要因と考えられている。

■病理所見

1) **表層性上皮性・間質性腫瘍** 卵巣を覆う表皮または、間質（髄質）の結合織から発生。漿液性、粘液性、類内膜、明細胞、未分化に細分類される。腺癌に属す漿液性・粘液性が最も多い。
2) **性索間質性腫瘍** 性索間質と呼ばれる、ホルモン産生細胞から発生したもので、顆粒膜・間質細胞腫瘍、セルトリー間質細胞腫瘍、線維肉腫などがある。
3) **胚細胞腫瘍** 卵（胚）細胞から発生するもので、若い人に多く、奇形腫、絨毛癌、未分化胚細胞腫に分かれる。

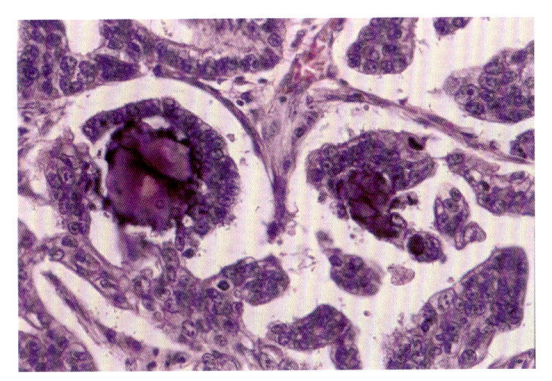

図37-1 卵巣漿液性腺癌
乳頭状に腫瘍細胞が増生し、砂粒体がみられる。

■臨床所見

腫瘤が相当大きくなるまで自覚症状がなく、過半数は進行例として発見される。その症候として下腹部腫瘤、腹部膨満感、腹水、下腹痛、便秘、腰痛、排尿障害が高頻度にみられる。末期例ではイレウス、癌性腹膜症（腹膜播種と呼ばれ、種を蒔くように癌細胞が腹膜を広がってゆく転移）が生じる。卵巣機能障害のための二次的な月経異常、異常帯下、不正性器出血を認めることがある。

■検査所見

血液・化学検査	LD↑、フィブリノゲン⇑、PLT↑
尿検査	尿中ゴナドトロピン
腫瘍マーカ	CA125⇑(CA130、A602と類似)、CA72-4（感度劣るが特異度高い）、CEA、CA19-9 胚細胞腫瘍：AFP、hCG 性索間質細胞：性ステロイドホルモン（estradiol: E2⇑）
画像検査	超音波断層像、腹部X線単純撮影、X線CT、MRIが診断上重要

■治療法

手術療法、化学療法(全般に有効率高い)、癌免疫療法、放射線療法

■予後

早期発見が困難で、5年生存率は低い。

卵巣癌

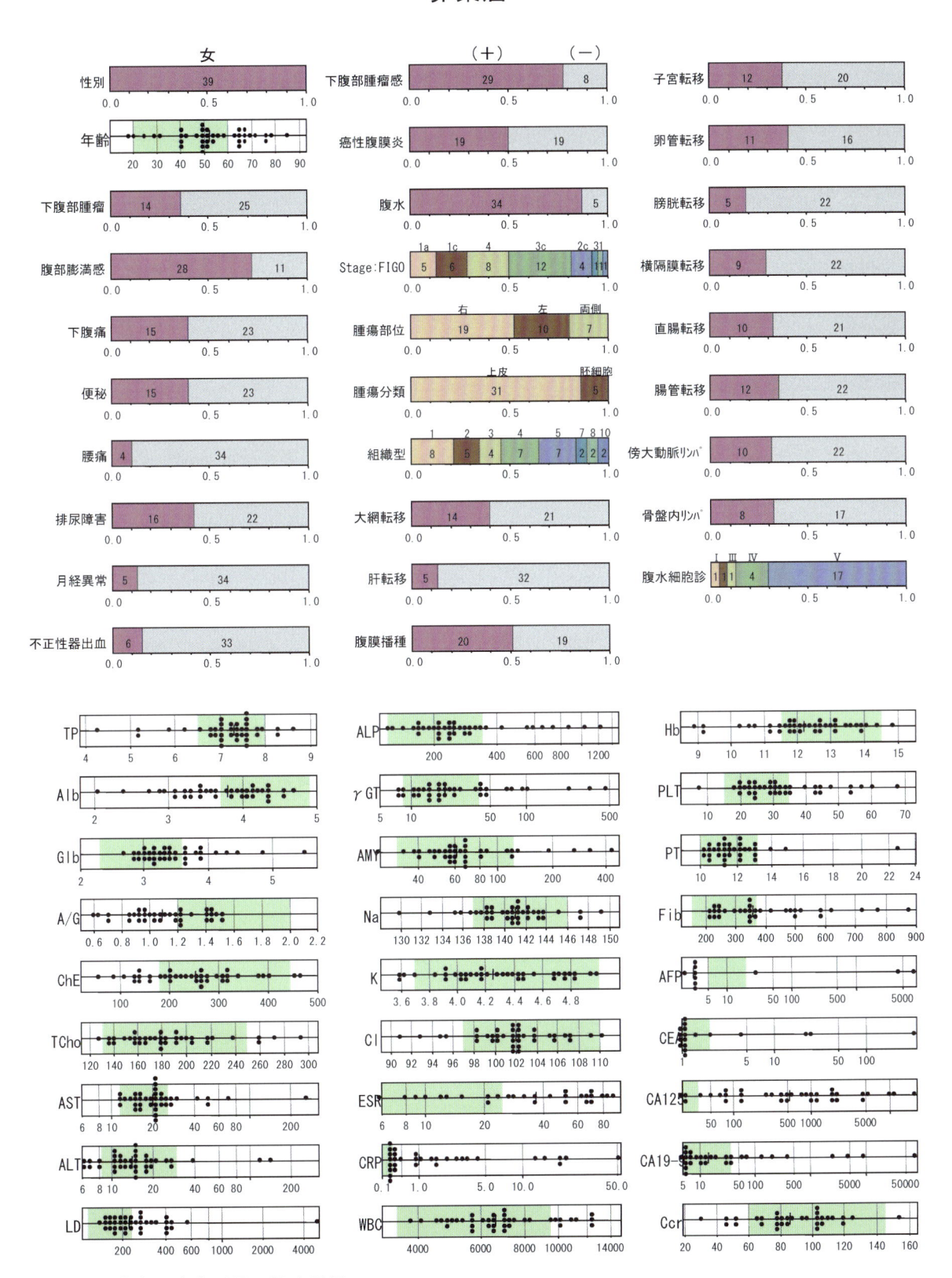

図 37-2 卵巣癌の臨床所見・検査所見

広い年齢層に発症する。初診時、腹部膨満感・下腹部腫瘤・便秘・排尿障害を認めることが多く、大多数で腹水を伴っている。最初から進行例として見つかり、腹膜播種や、周囲臓器・リンパ節転移を伴う例が多い。上皮性が 85 % で、組織型は 1:漿液性嚢胞腺癌、2:粘液性嚢胞腺癌、3:類内膜腺癌、4:明細胞癌、5:腺癌、6:未分化癌、7:未分化胚細胞腫、8:卵黄嚢腫瘍、9:未熟奇形種、10:その他を表す。検査ではフィブリノゲンの上昇、腫瘍マーカーの上昇以外には特徴的な所見はない。

38 骨粗鬆症
Osteoporosis

疾患概要

骨粗鬆症は組織学的には正常に石灰化された骨が量的に減少した状態であり、臨床的には、骨量の減少をきたし、脆弱性骨折の危険性が大きい疾患である。骨粗鬆症には、閉経後や加齢によって起こる**原発性骨粗鬆症**と、Cushing症候群や甲状腺機能亢進症、ステロイド剤の投与などで起こる**二次性骨粗鬆症**がある。

■疫学

好発年齢	特発性若年性骨粗鬆症：8〜14歳
閉経後骨粗鬆症	55〜70歳
老人性骨粗鬆症	75〜90歳
性差	女性に多い

■病因

主な危険因子として、過度のダイエット、運動不足、カルシウム摂取不足、ビタミンD不足、日照不足、アルコール過剰摂取、喫煙習慣が挙げられている。また既存骨折，大腿骨頸部骨折の家族歴などもリスクとされている。もともと加齢でリスクが高まるが、特に女性は、閉経後に血中エストロゲンが急速に低下し、それによる骨吸収の抑制がとれるため起こりやすくなる。

■病理所見

骨の質的な変化なしに、正常に石灰化された骨量が減少（骨密度が低下）し、骨梁の菲薄化、消失がみられる。

■臨床所見

急性・慢性腰背部痛、円背、**身長の低下**、脊椎部の圧痛・叩打痛、**脊椎圧迫骨折**、大腿骨骨折。

■検査所見

検体検査	生化学検査、末梢血検査ではCa, IP、ALPなど骨代謝関連検査も含め異常は見られない
X線検査	脊椎椎体で骨粗鬆症化、大腿骨頸部で骨萎縮を認める
骨密度	腰椎（L1〜4）、大腿骨頸部の部位で測定。YAM70％未満で骨粗鬆症、70〜80％で疑い。

■治療法

習慣改善	過度の喫煙、アルコールを避ける。運動と日光への暴露、十分なCaの摂取
薬物療法	**ビスホスホネート製剤**(アレンドロネートとリセドロネート)：骨折予防効果が最も高い 骨吸収の抑制により骨代謝回転を抑制し、骨密度の増加をもたらす。週1回経口投与で有効。 選択的エストロゲン受容体モジュレーター(ラロキシフェン塩酸) 乳腺や子宮には作用せずに、骨に対してエストロゲン作用を発揮し、骨吸収を抑制 **活性型ビタミンD3**：腸管からのCaの吸収を促進 カルシトニン製剤：鮭や鰻カルシトニンの合成誘導体(エルカトニン)：週1回筋注で骨吸収を抑制 ビタミンK2製剤（メナテトリノン）：骨基質蛋白オステオカルシンの生成に関与し骨形成を促進

■予後

予防には、若年期からのCa補給、運動が重要。思春期における過度のダイエットはリスクとなる。さまざまな薬物療法の導入により、従来と比べ骨折の予防率が明らかに高まった。神経障害を有する例，多発性の骨折，脊柱変形(後彎)を有する例では予後不良。

骨粗鬆症

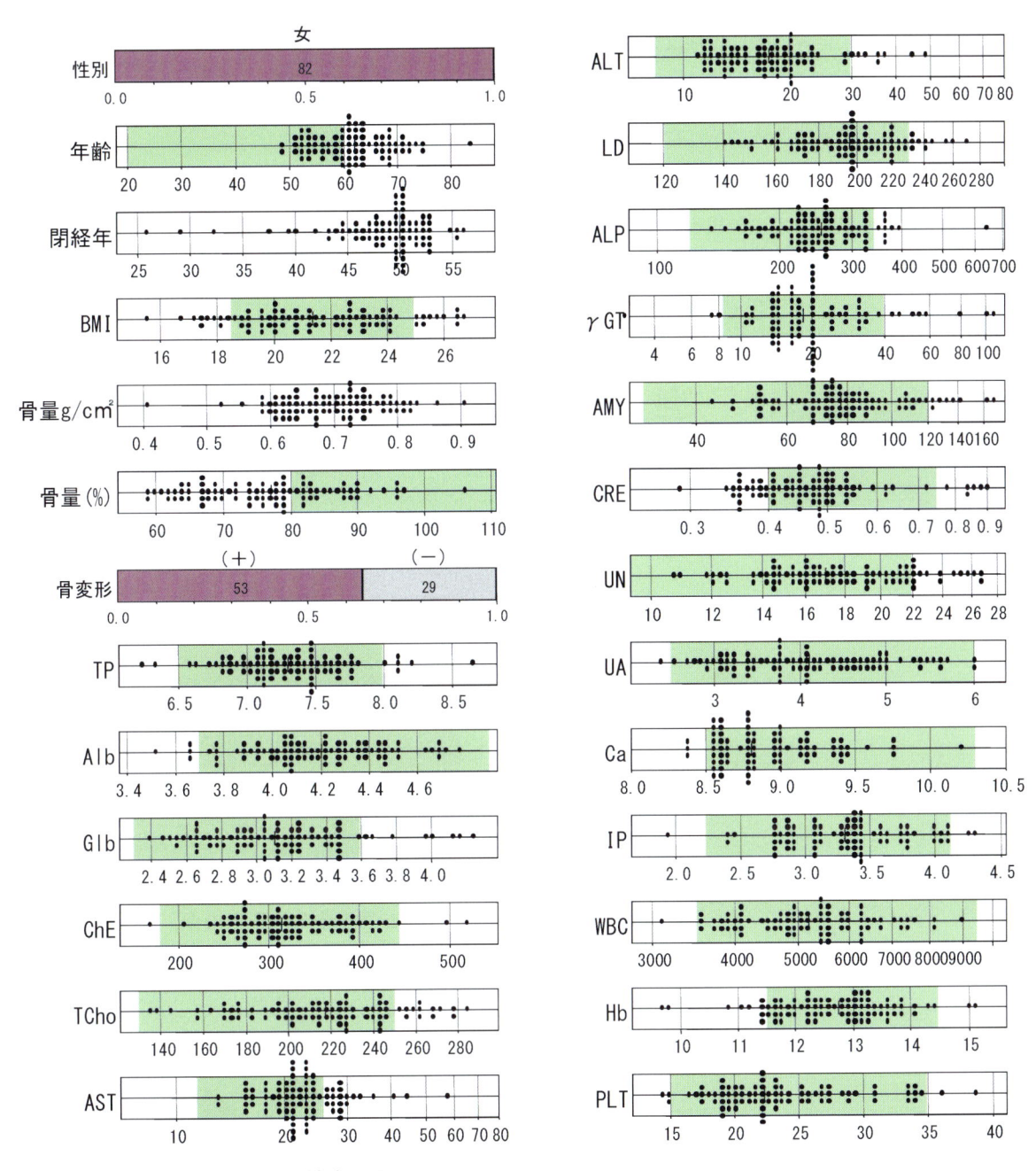

図 38-1 骨粗鬆症の臨床所見・検査所見

住民健診で骨粗鬆症と診断された 48 才以上の女性について、臨床検査所見を分析した。しかし、骨塩量は全般に低下しているものの、他の臨床検査値には全く異常を認めない。TCho、AST、ALP、LD が基準範囲の高値側に偏っているのは、閉経後の女性特有の加齢変化にすぎない。敢えて言えば、CRE と Ca がやや低値側に偏っていることが注目され、それぞれ筋力の低下、Ca の摂取不足が示唆される。

39 熱傷
Burn

疾患概要
熱傷の重症度は熱傷面積（体表面積に占める割合）と熱傷深度および合併損傷（気道損傷、臓器障害）で評価。その程度が強いと、全身の強い炎症反応を引き起こす。

■病因
火災熱傷、熱湯熱傷、熱個体燃焼（焼けたものに接触）、化学熱傷、放射線熱傷

■病理所見
熱傷深度とは、**第1度熱傷**：表皮の損傷(痛み、発赤、腫張)、**第2度熱傷**：表皮＋真皮の損傷(＋水疱形成)、**第3度熱傷**：皮下組織以下まで損傷(皮膚は茶色や黒に変色)。

■臨床所見

ショック期 (受傷後48時間以内)	著明な浮腫で循環血液量低下
	消化管出血 (Curling潰瘍)、気道熱傷では呼吸不全
ショック離脱期 (1週間以内)	血圧、中心静脈圧、肺動脈楔入圧の上昇、大量の利尿
感染期 (1週間以後)	局所感染、敗血症
多臓器不全	肝機能不全、腎不全、呼吸不全

■検査所見

高度浮腫	Alb低下、血液濃縮 (Ht↑)
ショック	血管内脱水→循環虚脱・腎機能↓
組織破壊	LD・AST・CK上昇
血球破壊	破砕赤血球像
ストレス反応	白血球数増加、血糖値上昇

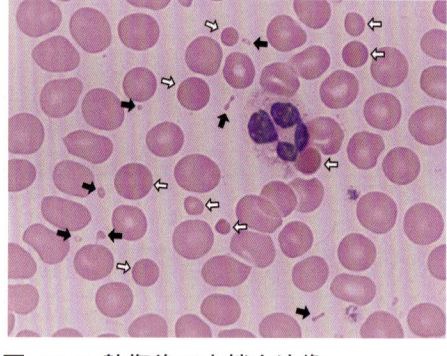

図 39-1 熱傷後の末梢血液像
赤血球の熱変性により球状（化）、赤血球（白色矢印）と血小板よりも小さい破砕赤血球（黒矢印）が多数見られる。血球計数時に血小板への正誤差となるので注意。

■治療法
熱傷創の冷却、減張切開（浮腫による血流阻害、呼吸抑制を取るため熱傷皮膚を切開）、壊死組織の除去、体液・呼吸・栄養管理、感染予防、胃潰瘍防止。皮膚移植。

■予後
熱傷指数（BI＝Burn Index）＝1/2 II度面積(%)＋III度面積(%)や、年齢を考慮したPBI（prognostic burn index）＝（年齢:才）＋B.I.(burn index) で判断。

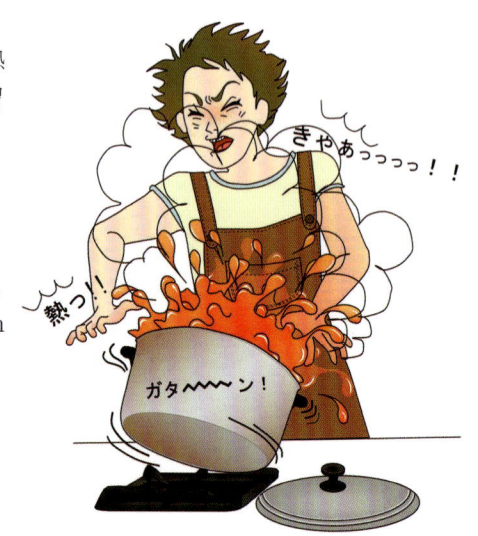

熱傷

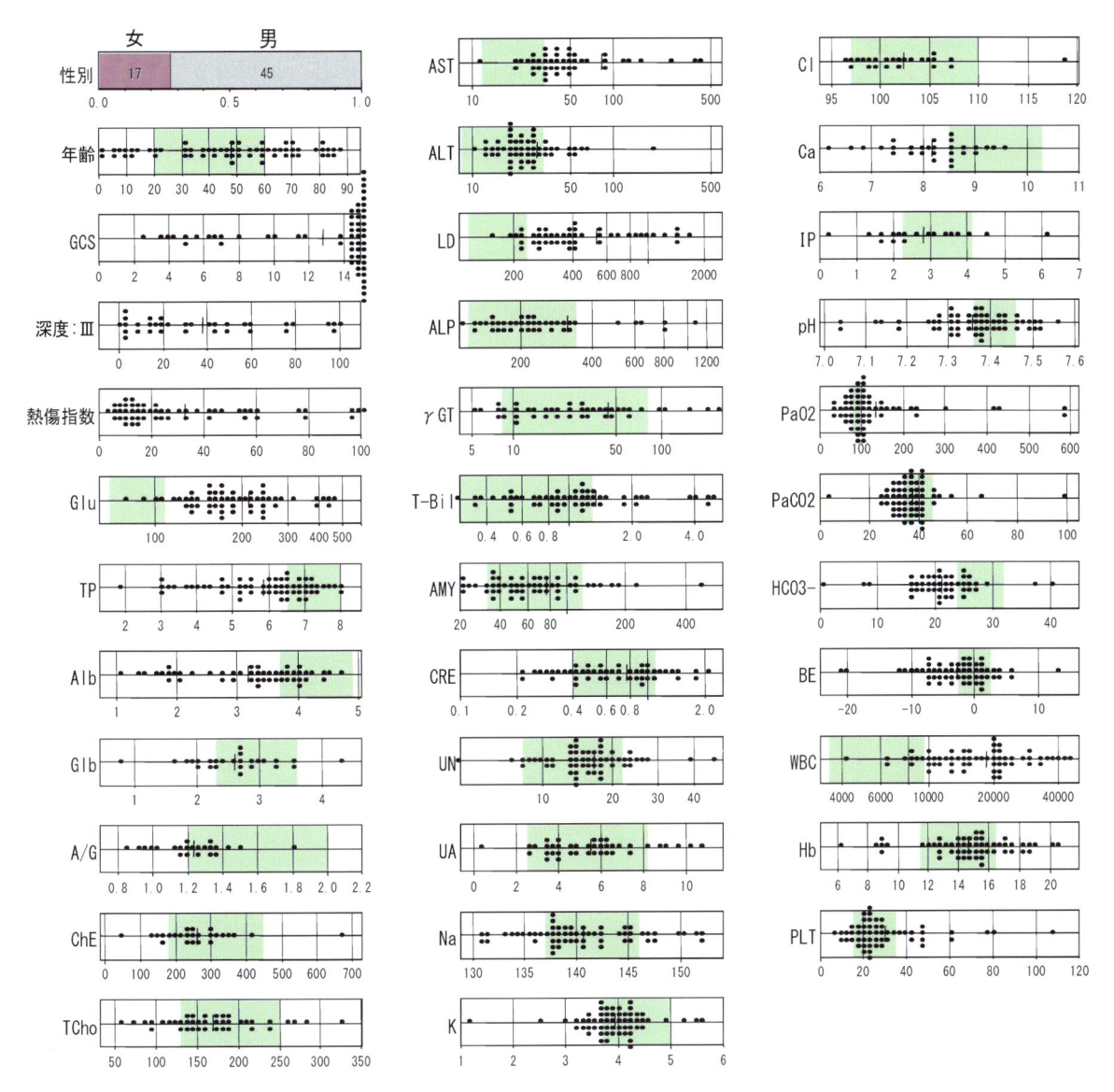

図 39-2 熱傷の臨床所見・検査所見

入院を要した熱傷 62 例の多くは男性で、年齢は 0〜90 才まで広く分布している。GCS(Glasgow coma scale) の低さより、1/4 は意識障害を伴い重症で、深度Ⅲの割合や熱傷指数の高い症例が多い。強い痛み・ストレスから明瞭な高血糖を認める。WBC の著明な上昇もそれに関連し、全身での強い炎症反応を表す。浮腫に伴う蛋白喪失で、TP・Alb は明瞭に低下、K も一般に低下例が多い。一方血液濃縮のため、Hb は高値となる例が多い。LD と AST の上昇は骨格筋壊死と溶血の存在を表す。一部で見られる PLT の上昇は、熱溶血で生じた破砕赤血球による偽高値の可能性が高い。血液ガスは代謝性アシドーシスを表し、PaCO$_2$ の低下より呼吸性代償が見られる。

40 多発外傷・筋挫滅症候群
Multiple trauma / Crush syndrome

疾患概要
　筋挫滅症候群では、災害や事故などで筋肉に強い圧迫が加わった筋肉細胞が壊死をおこし、ミオグロビンやカリウムなどが局所に大量に蓄積する。圧迫から開放され、血流が回復すると、それらが全身にいきわたり、急性腎不全や心不全を引き起こす。また、筋肉障害や神経麻痺が残ることも多い。

■疫学
　地域性：戦争、震災などの自然災害。交通事故。

■病理所見
　壊死した骨格筋から漏出したミオグロビンが尿細管上皮を破壊し、放置すると急速に腎機能が低下する。このような病態を Myonephropathic metabolic syndrome(MNMS) と呼ぶ。

■臨床所見
　環流障害による局所の疎血性壊死と浮腫が見られる。また随伴する失血や、続発する腎不全や循環不全（ショック）に伴う全身状態の急速な悪化が見られる。

■検査所見

血液検査	血清ミオグロビン、CK, LD, GOT の上昇 代謝性アシドーシス (pH↓、BE↓、$PaCO_2$↓)
尿検査	ミオグロビンのため尿が赤ワイン色を呈し、尿潜血反応は高度偽陽性となる

■治療法
　筋肉内浮腫による血流阻害を防ぐため、筋膜切開が必要となる。高ミオグロビン血症と急性腎不全に対して血液透析。

■予後
　障害を受けてから1〜2週間後に症状が現れることもあるため、救出後は腎機能のモニターが重要となる。

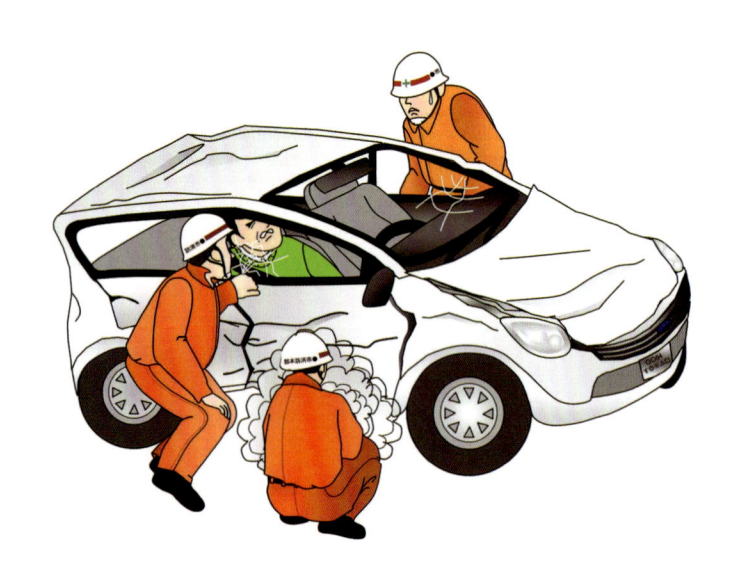

多発外傷・筋挫滅

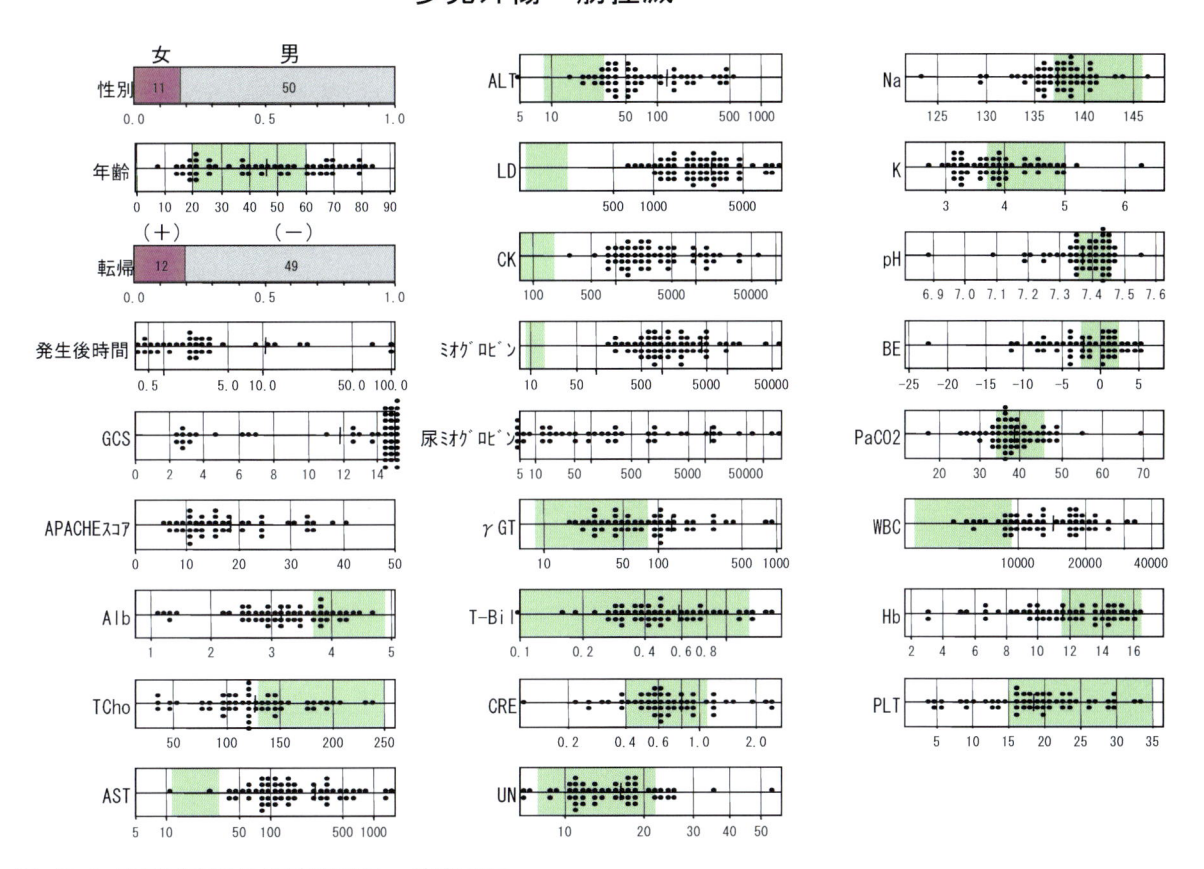

図 40-1 筋挫滅症候群の臨床所見・検査所見

救命救急センターに入院した 61 例のほとんどは男性で、年齢は 7～85 才まで広く分布している。転帰は赤が死亡を表す。GCS(Glasgow coma scale) の低さより 1/4 は意識障害を伴い重症である。また APACHE II スコア 15 以上の重症例が過半数を占める。発症後の経過時間が長いものは救出が遅れたケースで特に重症である。著明な骨格筋の挫滅により、AST、LD、CK、ミオグロビンが上昇している。生存例では尿中ミオグロビンの高値例は腎不全の危険が高いが、早期のため CRE や UN の異常は少ない。このため、K の上昇例はほとんどない。血液ガスは代謝性アシドーシスを表し、$PaCO_2$ の低下より呼吸性代償が見られる。Hb と PLT の低下例は大量の出血があったことを示す。

41 パラコート中毒
Paraquart poisoning

疾患概要
　除草剤であるパラコート(ビピリジウム系)を経口的あるいは経皮的に体内に吸収することで中毒を起こし、2～3週間後に発症する肺線維症や多臓器不全によって死亡することがある。作業中のほか、誤飲、自殺などで中毒を起こす。

■疫学

性差	男性がやや多い

■病因

　パラコートの摂取。　成人推定致死量はパラコート（ジクロライド）剤で約15ml。

■病理学所見

　摂取後の経過とともに肺胞壁に結合組織の増生がみられ、肺線維症となる。末期には多臓器不全を来す。

■臨床所見

第1期	摂取直後～1日目：嘔吐、腹痛、下痢、口腔、咽頭、食道、胃粘膜の炎症、びらん、疼痛
第2期	2～3日目：肝・腎・膵障害
第3期	3～10日目：間質性肺炎、肺線維症

一般症状	嘔吐、悪心、下痢、口腔内や喉の灼熱感、頭痛、全身倦怠感、意識障害、呼吸困難
肝・腎障害	血尿、乏尿、無尿、黄疸

■検査所見

血液検査	低カリウム血症、低カルシウム血症、白血球数増加、血糖値上昇、LD上昇、AST上昇、CRE上昇
尿検査	パラコート定性試験
特殊検査	血液ガス分析：PaO_2 上昇または低下、$PaCO_2$ 低下

■治療法

　胃洗浄、活性炭の投与、血液の浄化

■予後

　農薬中毒の中でも予後不良で、初期症状が軽くても後に肺線維症や多臓器不全を起こし、死亡するケースがしばしばある。症状の強さにかかわらず、早期治療を行う。

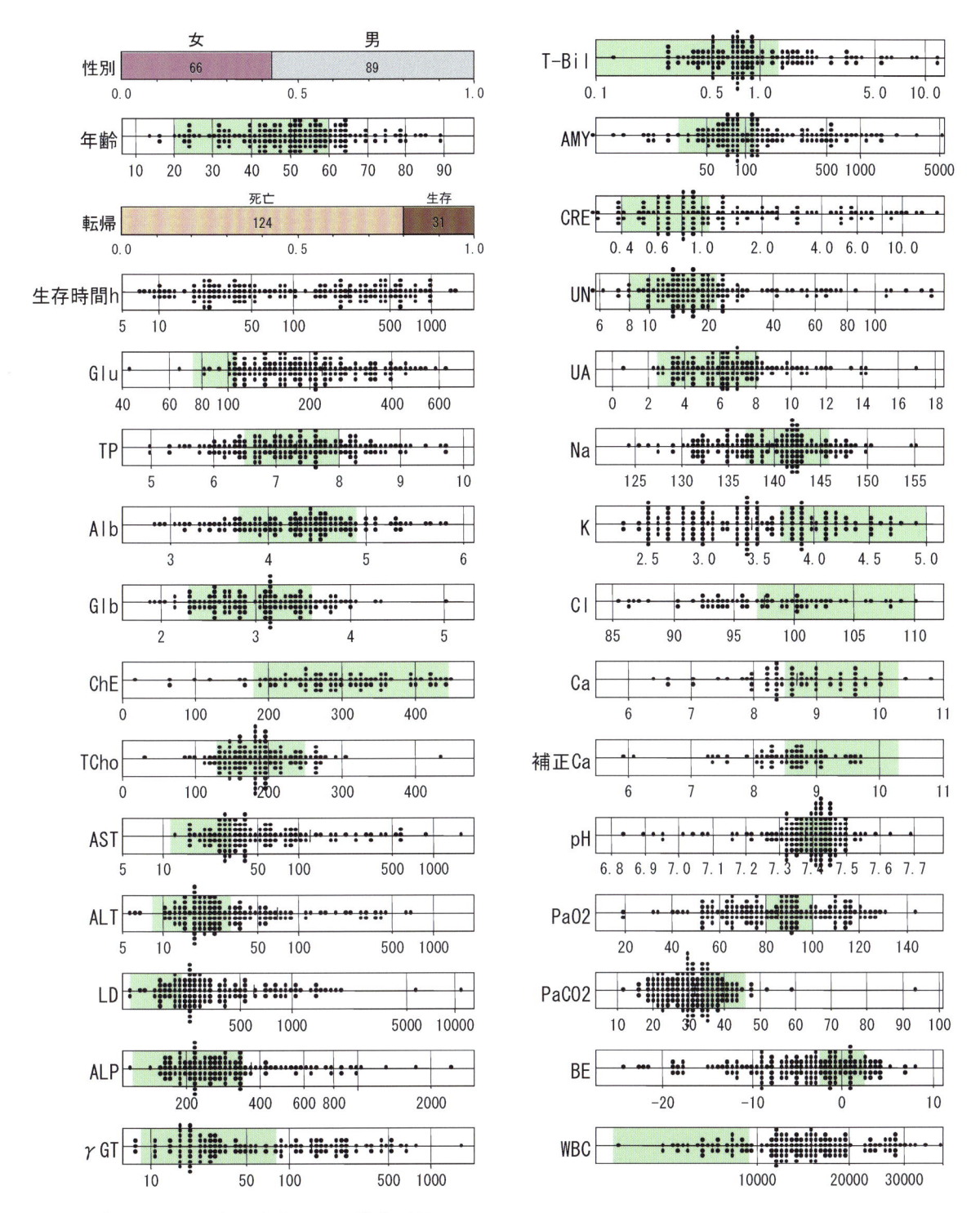

図 41-1 パラコート中毒の臨床所見・検査所見

救命救急センターを訪れた 155 例の臨床検査データである。ほぼ全例自殺目的であり年齢分布は思春期から 90 才と広く性差はない。急性期を越えても、最終的には多臓器不全となり 8 割は死亡している。著明な肝障害、腎障害がみられ、特徴的に、低 K、低 Cl、低 Ca 血症を認める。AMY の上昇は、主に循環不全（低酸素状態）を表すが、一部は呼吸不全による。血液ガスは主に代謝性アシドーシスとその呼吸性代償のパターンとなっている。

第3章 各論：疾患編

第 IV 章

各 論
変動要因編

臨床検査データは、臨床の現場で病気の診断、治療経過のモニター、予後判定に利用される。しかし病気以前に、患者の身体的特性や採血条件で測定値が変化したり、測定技術上の問題で測定値が動いた可能性を常に念頭に置く必要がある。本章では、「検査項目編」の章で詳述した臨床検査の各種変動要因を、横割りにして変動要因別に整理する。

1 臨床検査の生理的変動要因とその分析

概要

臨床検査データは、臨床の現場で病気の診断、治療経過のモニター、予後判定に利用される。しかし病態変動を考える前に、患者の身体的特性や採血条件で測定値が変化したり、測定技術上の問題で測定値が動いた可能性を常に念頭に置く必要がある。

臨床検査の測定値が変化する原因を分類すると、病気による変動（**病態変動** pathological variation）、生理学的な現象としての変動（**生理的変動** physiological variation）と、測定上の様々な問題で生じる変動（**測定技術変動** analytical variation）に分けて考えることができる。

生理的変動は、さらに、個人の遺伝的・環境・生活習慣などに左右される個体間変動 between-individual variationと、同じ個人内でも検体採取前の体位、活動度、採血時間などで変化する個体内変動 within-individual variationに分けてとらえることができる。

一方、採血条件や検体の保存条件、測定操作上の問題など、検体採取時から測定終了までの過程で生じる測定値の変動を、測定技術変動と呼ぶ。

本項では、これら検査値の変動要因のうち、生理的変動と測定技術変動を取り上げ、それぞれをいくつかの要因で細分して、各要因によって起こる変動の機序と、その影響を受けやすい検査項目を系統的に整理して解説する。

病態変動
- 病態の変化による変動
- 医療処置による変動 ： 手術　輸血　透析　輸液　麻酔　薬物投与など

生理的変動
- 個体間変動 ： 性別　年齢　遺伝　環境　職種　生活習慣（喫煙、飲酒、肥満、食事嗜好など）　運動習慣
- 個体内変動 ： 長期…妊娠　月経周期　短期…日内リズム　運動　体位　ストレス　食事・嗜好（喫煙、飲酒など）

測定技術変動
- 採血条件 ： 駆血圧と前腕運動　採血部位　抗凝固剤（血漿と血清の差）
- 検体の取り扱い ： 溶血　検体容器の形状と無栓放置　保存条件（全血放置、血清長期保存）
- 分析上の問題 ： 固有誤差（測定機器、測定方法など）　系統誤差（標準物質、試薬の劣化、反応温度など）　ランダム誤差（人為的ミス、メンテナンス不良など）

図 1-1 臨床検査値に影響を与える因子

2 性差・年齢差

性差・年齢差による臨床検査値の変動

■ TP

乳児期はアルブミン、グロブリンがともに低値で、TPは明瞭な低値を示すが1歳までにともに急速に増え、2歳までに成人に近い値となる。

成人では加齢変化を認めない。アルブミンは男性で軽度加齢低下を示すが、γグロブリンが加齢で上昇するので打ち消される。

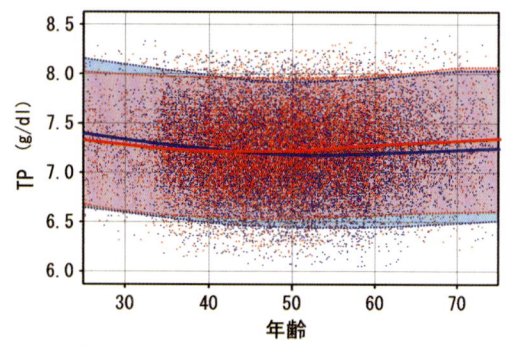

25-75歳の変化

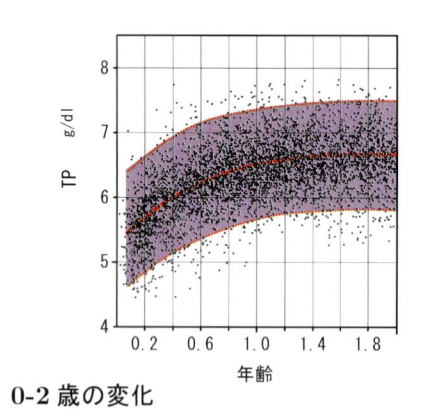

0-2歳の変化

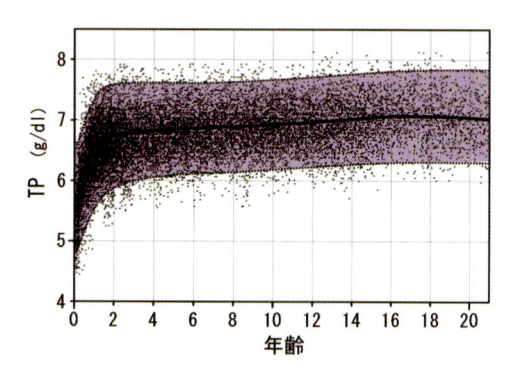

0-20歳の変化

■ Alb

新生児期は明瞭に低値であるが、1歳まで漸増しその後成人の値に達する。

成人では、緩やかに漸減する経年変化を認めるが、その傾向は男性でより顕著である。

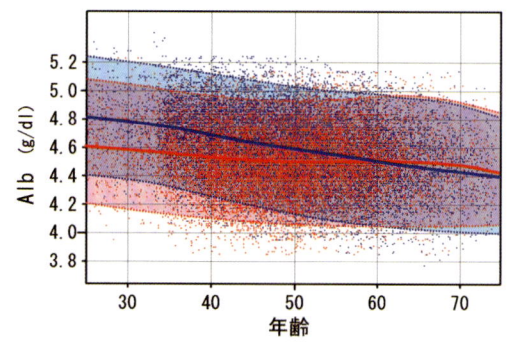

25-75歳の変化

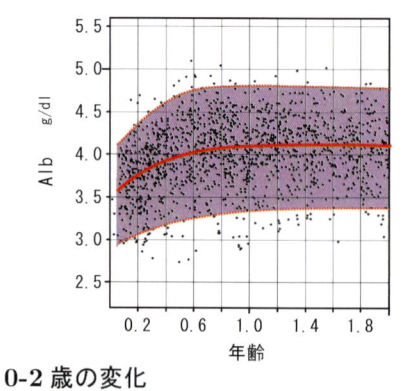

0-2歳の変化

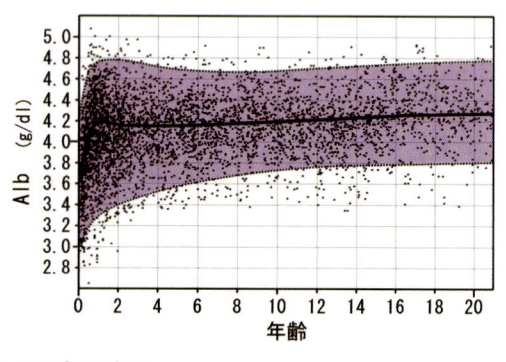

0-20歳の変化

小児0〜2歳、0〜20歳のデータは成育医療センターの5年間8万件のデータから潜在基準値法[17]により健常児のデータを抽出、中央値、95％信頼範囲曲線は、ノンパラメトリック平滑化法により描出した[18]。成人のデータは、聖路加国際病院、倉敷中央病院、長野佐久総合医療センターの大規模健診データを同様の潜在基準値法により処理したデータである[18]。

■ Glb

生下時は明瞭に低いが急増、2歳以降は緩徐に増加。思春期に成人の値となる。

成人では、年齢差は少なく男女差を認めるが、喫煙でIgGが低下するので、喫煙率の違いも関係。高齢者で漸増傾向を認めるが、主に免疫グロブリンの上昇による。ただし、男性でその傾向がより強いのは喫煙率減少も関与していると解釈される。

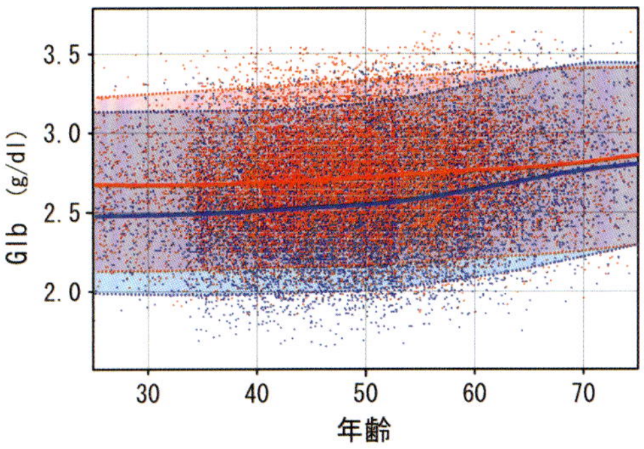

25-75歳の変化

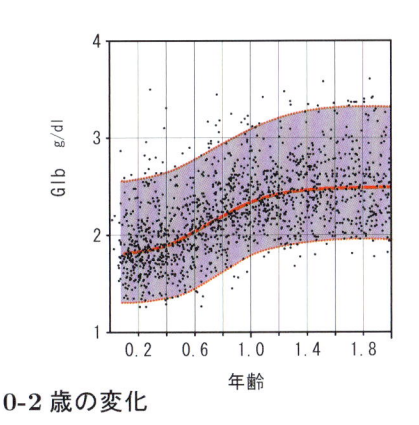

0-2歳の変化

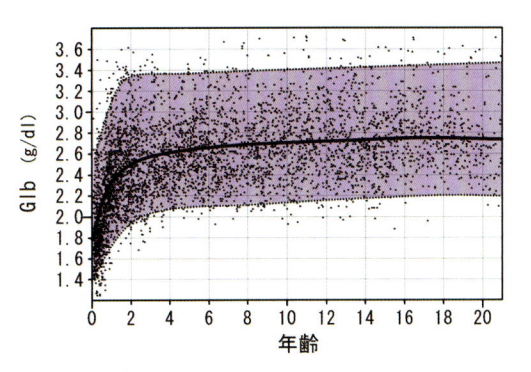

0-20歳の変化

■ A/G

乳幼児期は、Albの低下よりもGlbの低下がより強く、A/G比は高値となるが、2歳以降はほぼ成人の値となる。

成人の男女差は、喫煙率の差でGlbが男性で相対的に低いことが関係。男女とも加齢低下を認めるが、男性の低下がより明瞭なのはAlbの加齢低下がより強く、加齢で喫煙率が減りGlbの相対的増加が起こるためと解釈される。

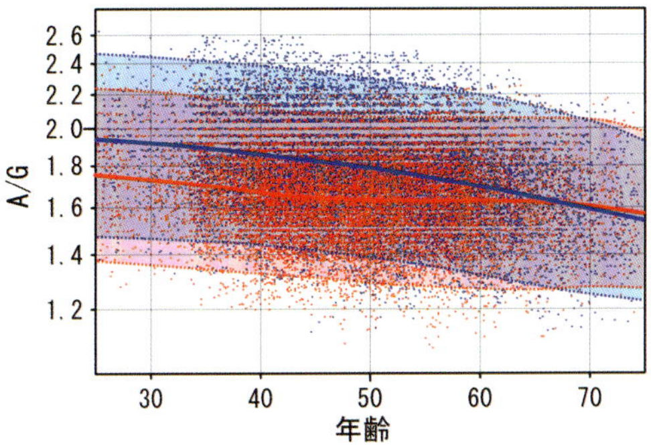

25-75歳の変化

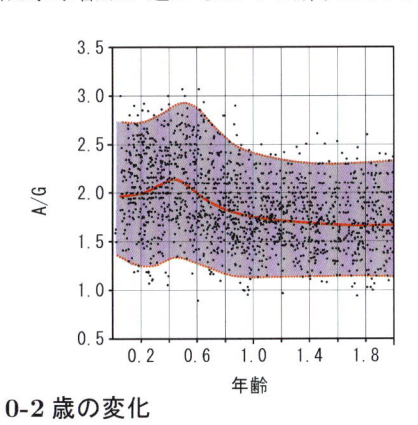

0-2歳の変化

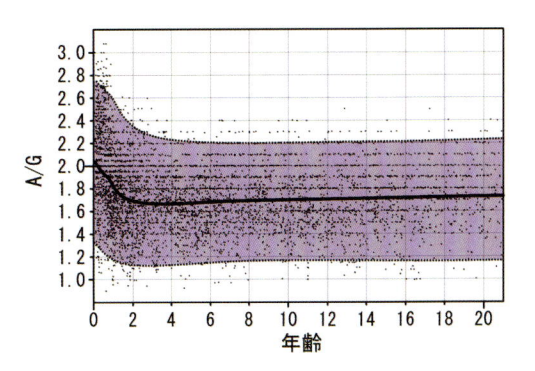

0-20歳の変化

■ CRE

　新生児期はやや高値であるが、その後6ヶ月までやや低下し、以降は緩やかに漸増するが、9歳を境に、男性が女性を上回り次第に差が広がってゆく。成人のレベルに達するのは、女性が16歳、男性は18歳である。
　成人では、タイミングは異なるが男女とも軽度の加齢上昇を認める。

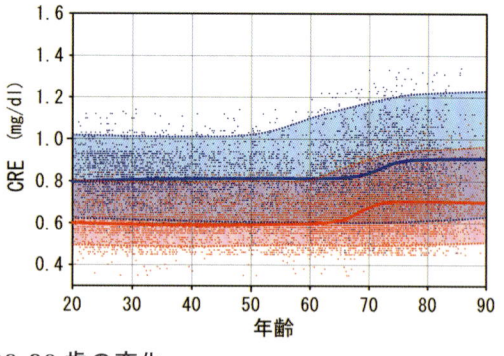

20-90歳の変化

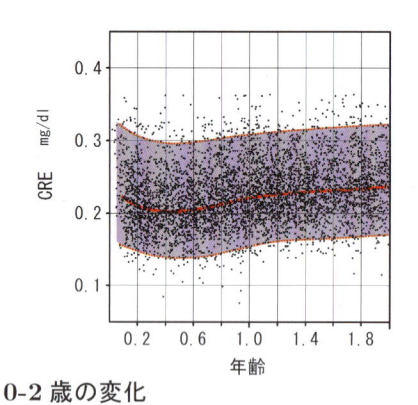

0-2歳の変化

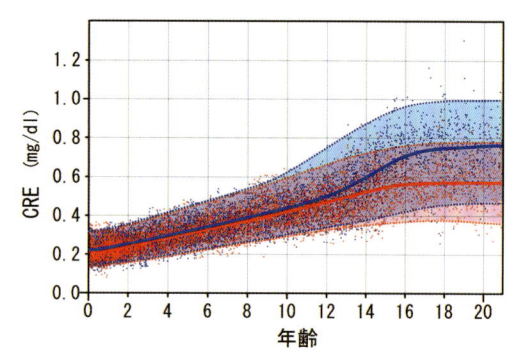

0-20歳の変化

■ UN

　0〜2歳は低値、その後一定となり成人の値を取る。成人では、40歳以降軽度ながら、男女とも加齢上昇を認める。

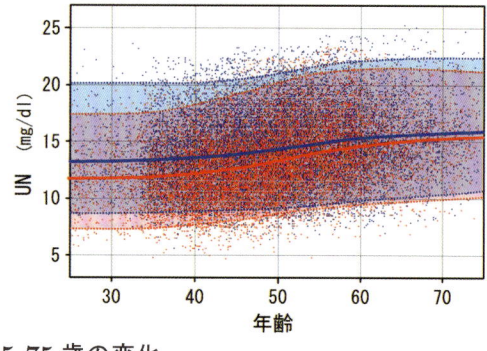

25-75歳の変化

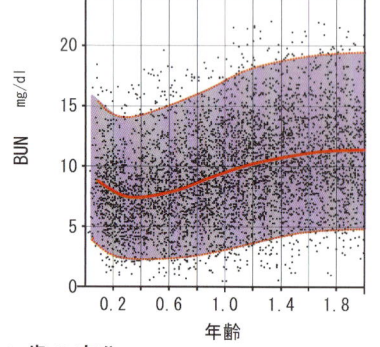

0-2歳の変化

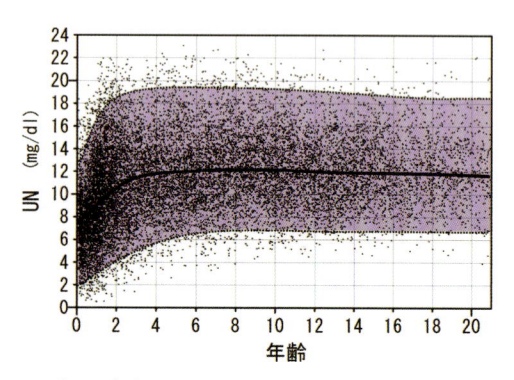

0-20歳の変化

■ UA

幼小児期から漸増、女児は2歳以降成人の値に。男児は10～16歳に再び漸増した後に成人の値となる。

成人では明瞭な男女差があるが、女性は更年期以降上昇し、男女差は縮まる。

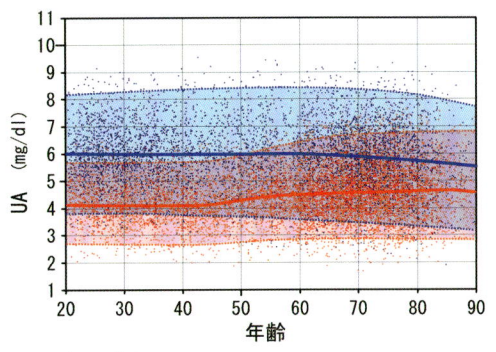

20-90歳の変化

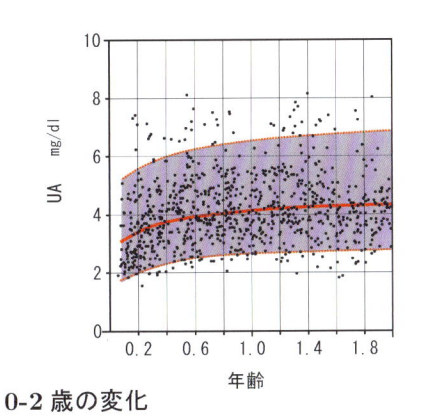

0-2歳の変化

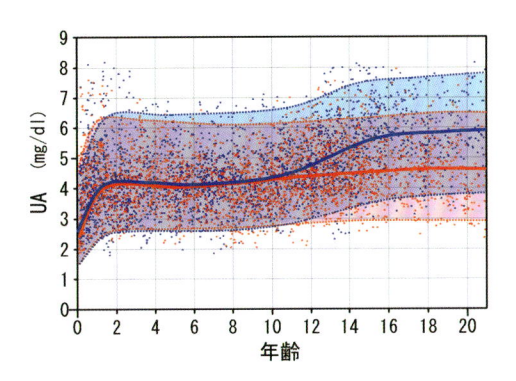

0-20歳の変化

■ T-Bil

肝臓のビリルビン処理能が未発達で生理的黄疸を認めるが、乳児期に極低値となる。その後漸増し、14歳頃にほぼ成人の値となる。

成人では男性がやや高値、男女とも経年変化は認めない。

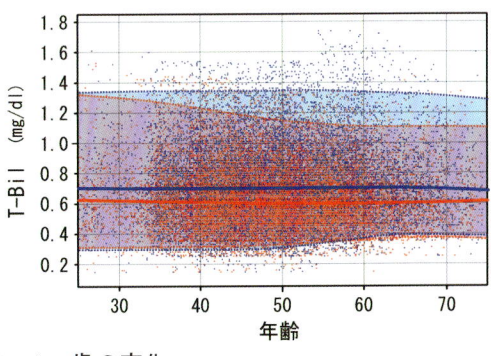

25-75歳の変化

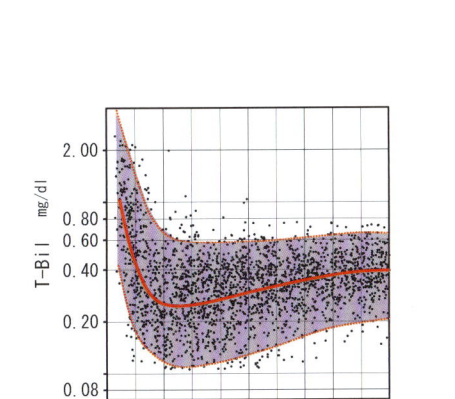

0-2歳の変化

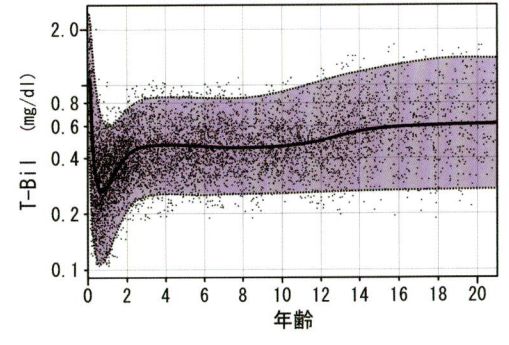

0-20歳の変化

第4章　各論：変動要因編

■ AST

　乳幼児期は明瞭に高く、思春期まで漸減して成人の値となる。12歳以降男女差が見られる。
　一方成人では、男女とも40歳以降緩やかに漸増するが、女性でよりその傾向が強い。

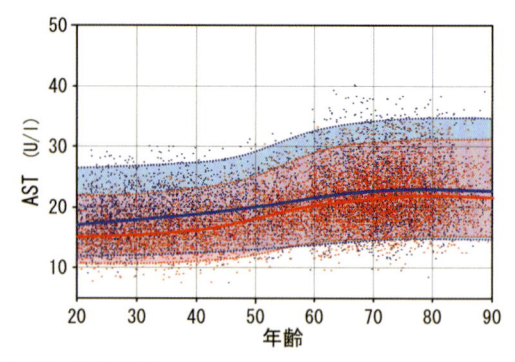

20-90歳の変化

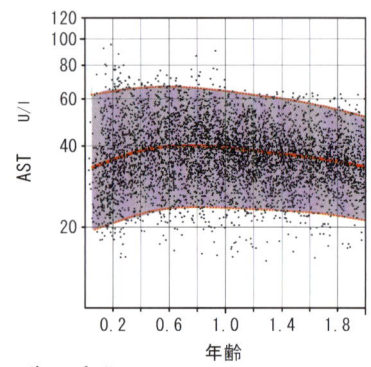

0-2歳の変化

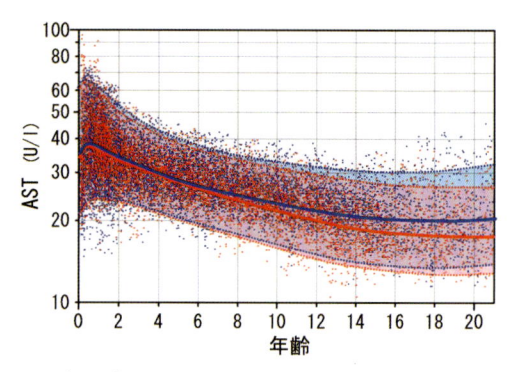

0-20歳の変化

■ ALT

　乳幼児期は高値であるが、2歳以降ほぼ成人の値となる。ただし男性では思春期以降上下限とも軽度上昇し男女差が生じる。
　成人では、男性は加齢変化を認めないが、女性は中高年で明瞭に上昇する。ただし、高齢者では男女ともやや低下する。

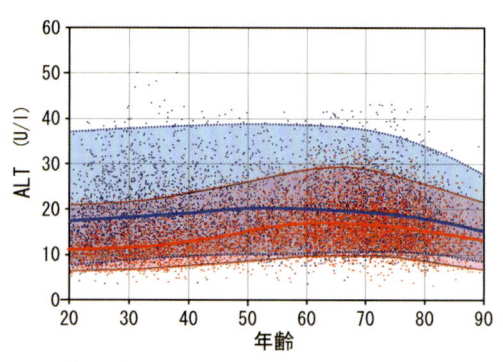

20-90歳の変化

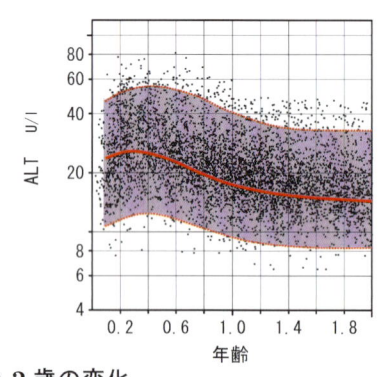

0-2歳の変化

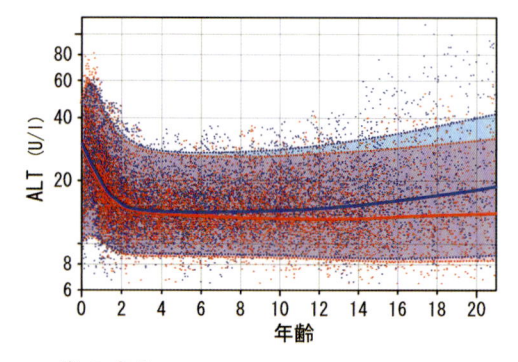

0-20歳の変化

■ LD

乳幼児期は明瞭に高く、その後漸減し、18歳以降成人の値となる。若年では、男性が高値であるが、閉経後は女性では明瞭な上昇が見られ、５０才以降は女性が逆により高値となる。

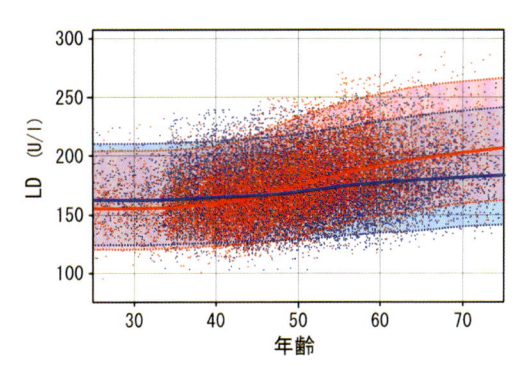

25-75歳の変化

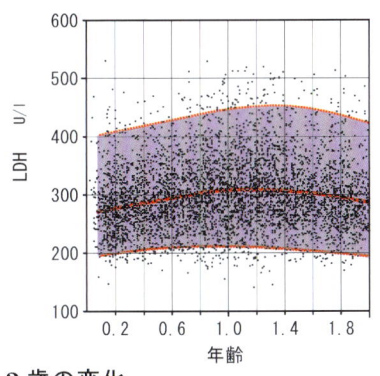

0-2歳の変化

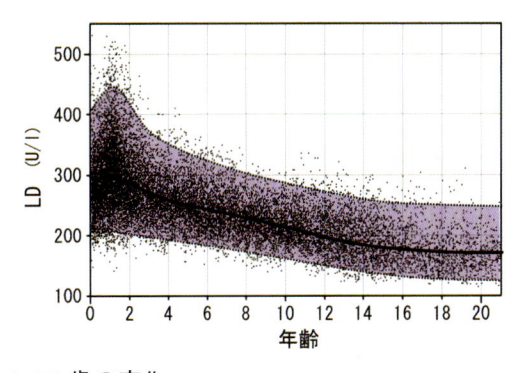

0-20歳の変化

■ ALP

小児期は全般に高値であるが、乳幼児期でより高値となる。思春期の変化には明瞭な男女差がある。これは思春期を過ぎ、骨端線が閉じて骨の成長が止まる時期が、男女で異なるためである。細かく見ると、思春期の骨成長が加速する時期にALPはより上昇する。

成人では、男性はほとんど加齢変化を認めないが、女性は閉経後に顕著な加齢変化を認める。

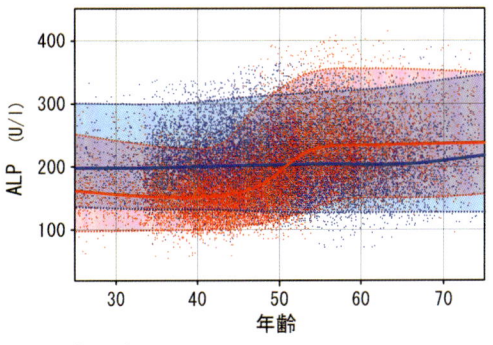

25-75歳の変化

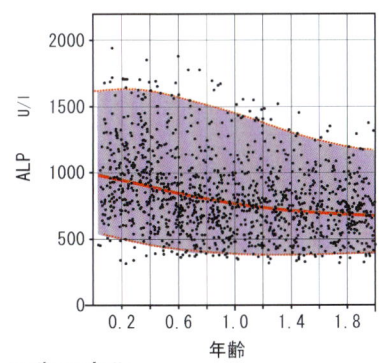

0-2歳の変化

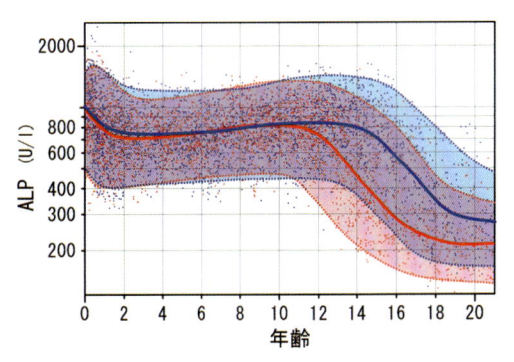

0-20歳の変化

■ γGT

乳幼児期に高値であるが3歳までに急激に低下し、以降女性はほぼ一定であるが、男性では思春期以降緩やかに漸増し成人の値に達する。

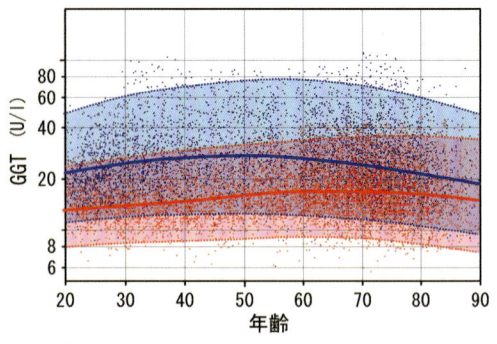

20-90歳の変化

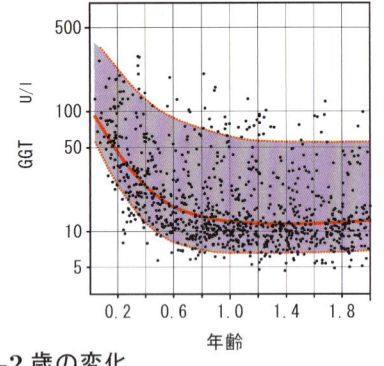

0-2歳の変化

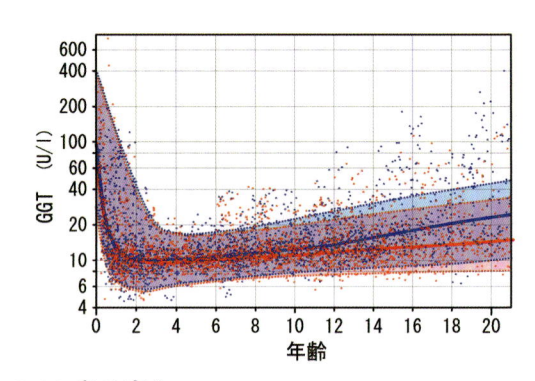

0-20歳の変化

■ ChE

成人では、男性は30〜50代で上限値が高まるが、全体として加齢変化は乏しい。女性では、閉経以降明瞭な上昇が見られる。

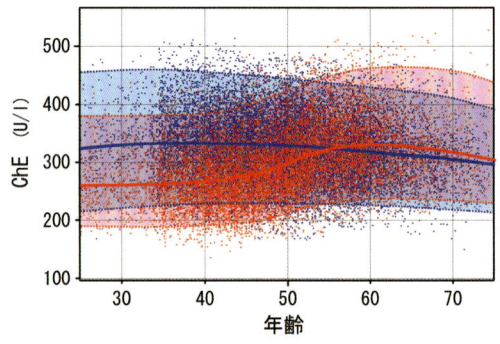

25-75歳の変化

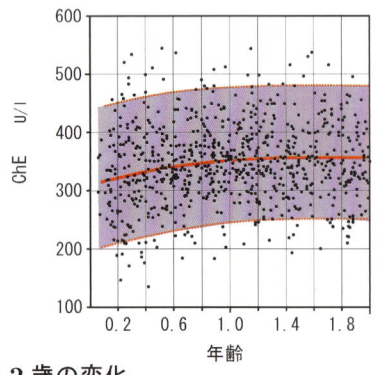

0-2歳の変化

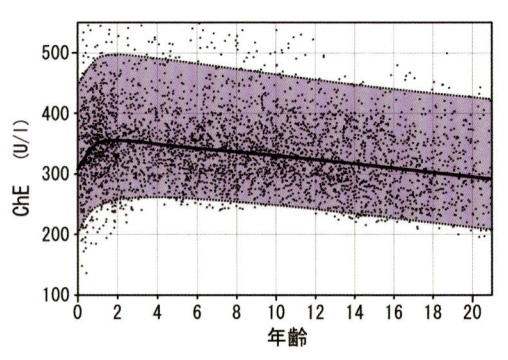

0-20歳の変化

■ AMY

乳幼児期に急激に血中レベルが上昇し、5歳以降ほぼ成人のレベルに達する。

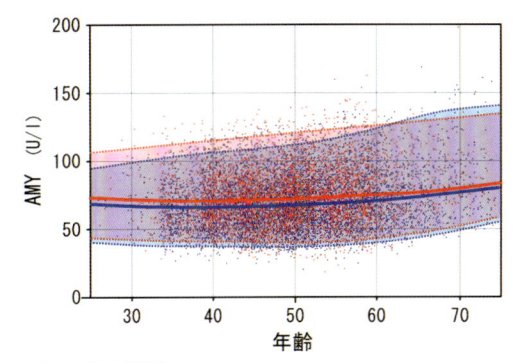

25-75歳の変化

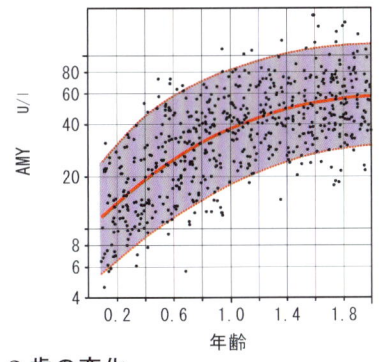

0-2歳の変化

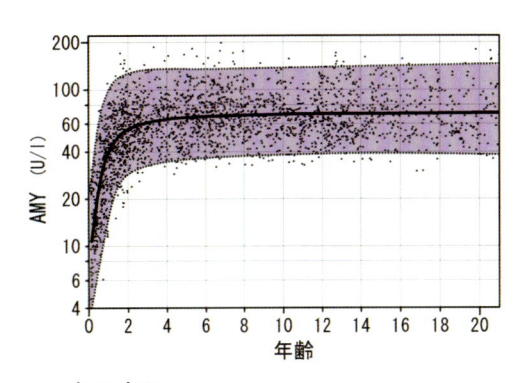

0-20歳の変化

■ CK

乳幼児期に高値をとるが、3歳以降ほぼ一定。思春期以降女性はやや低下し、男女差が明確となる。

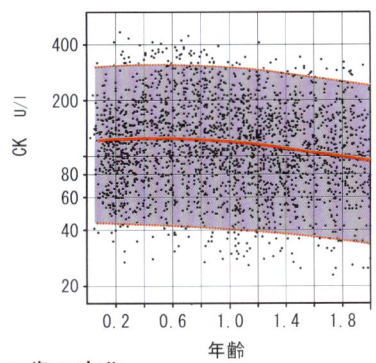

0-2歳の変化

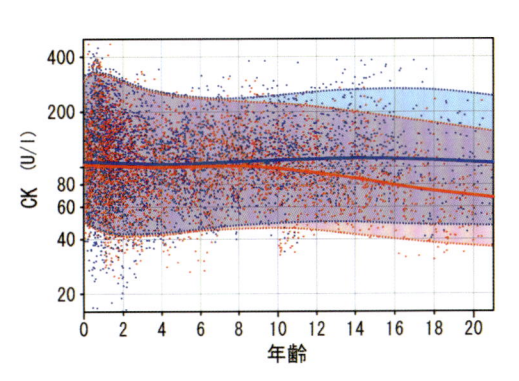

0-20歳の変化

■ Na

乳幼児期に低値をとるが、3歳以降ほぼ一定。思春期以降女性はやや低下し、男女差が明確となる。

成人では、男性では加齢変化を認めないが、女性では閉経後明瞭に上昇する。

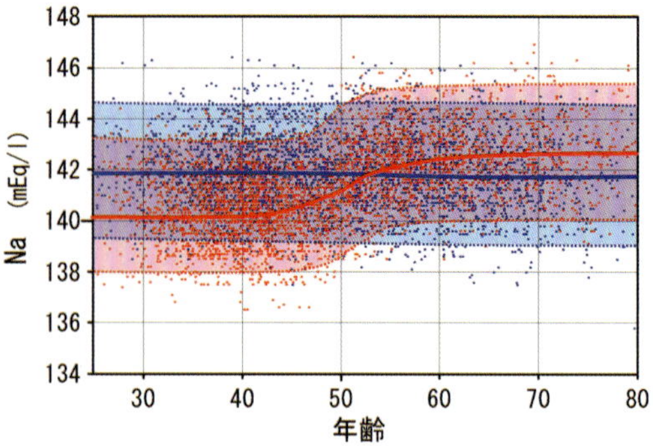

25-80歳の変化

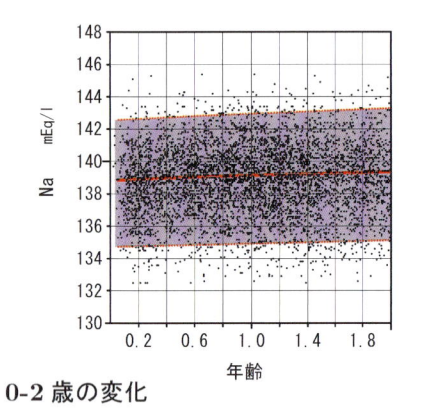

0-2歳の変化

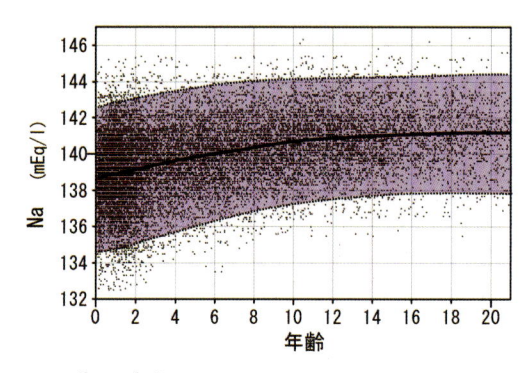

0-20歳の変化

■ K

新生児・乳幼児期に高く、漸減して3歳以降成人のレベルに達する。

成人では、加齢変化をほとんど認めず、男女差も無視しうる。

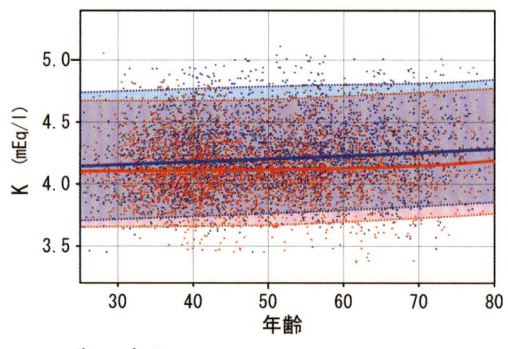

25-80歳の変化

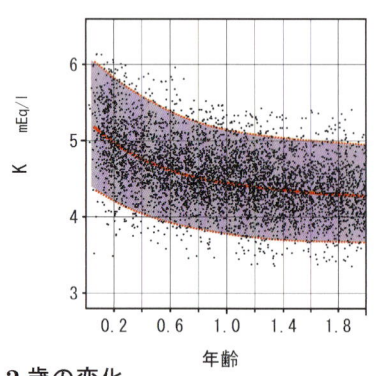

0-2歳の変化

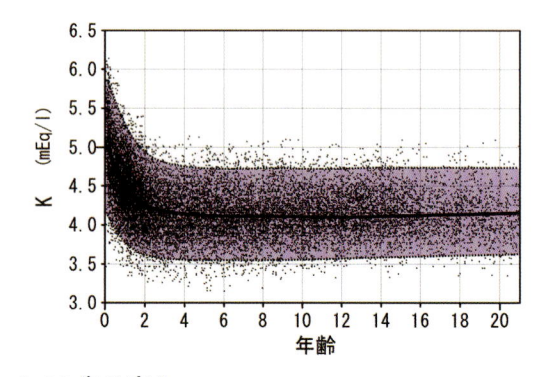

0-20歳の変化

■ Cl

小児も、成人も加齢変化を認めない。

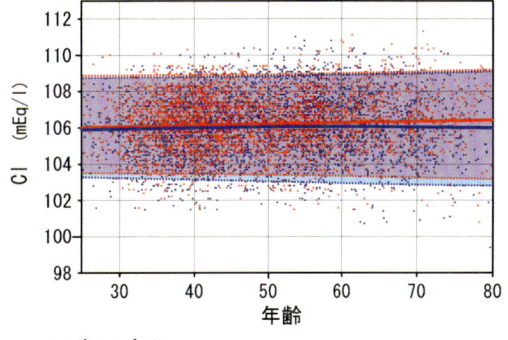

25-80歳の変化

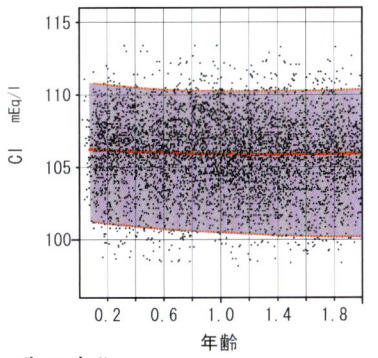

0-2歳の変化

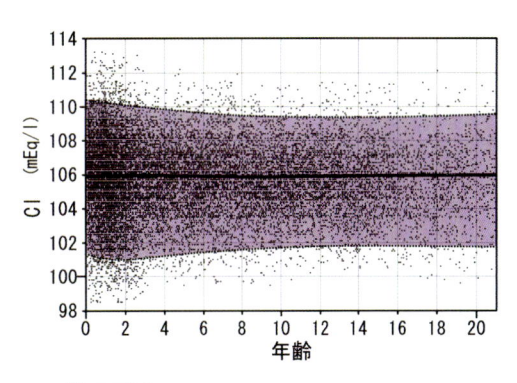

0-20歳の変化

■ Ca

新生児をピークとして乳幼児期に漸減し、ほぼ3歳以降成人の値に達する。

成人では、緩やかに漸減するが、これはアルブミンの低下による。実際上アルブミンの加齢低下の強い男性で、その程度がやや強くなっている。

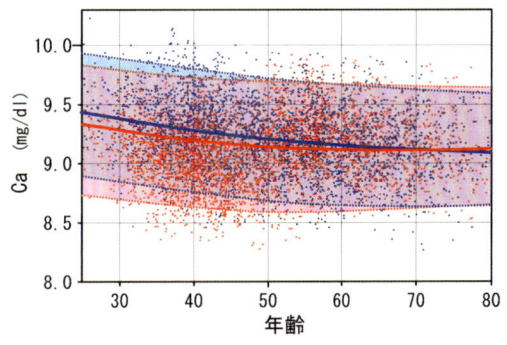

25-80歳の変化

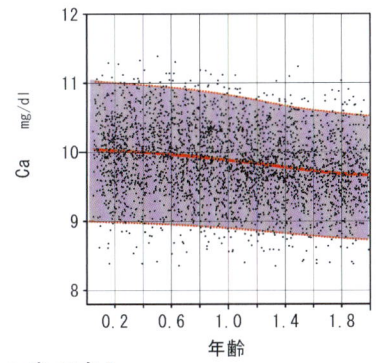

0-2歳の変化

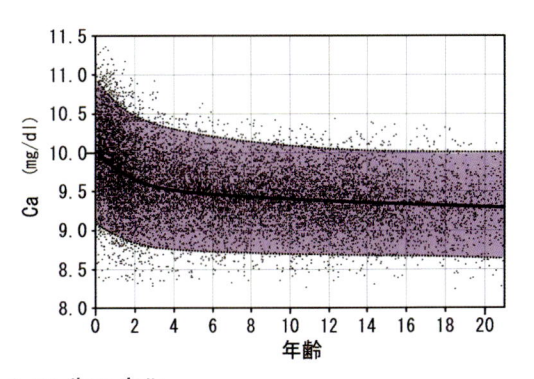

0-20歳の変化

■ IP

乳幼児期は高値で2歳まで漸減、その後思春期まで一定であるが、思春期に漸減し成人の値となる。

成人では、青年期高値であるが、男性は漸減、女性は更年期以降明瞭な上昇を認める。

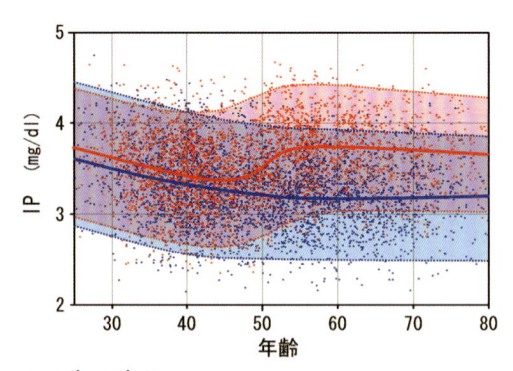

25-80歳の変化

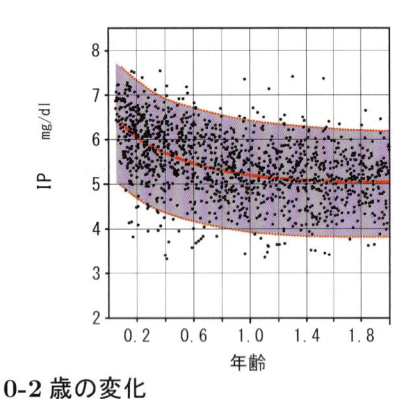

0-2歳の変化

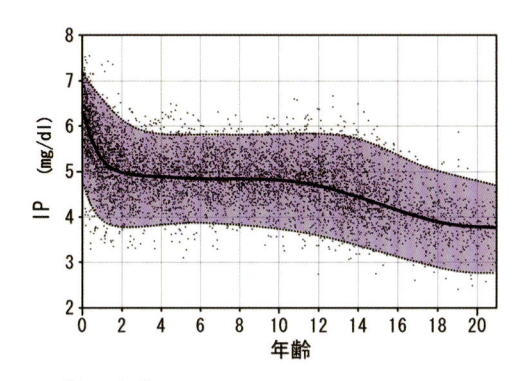

0-20歳の変化

■ TCho

乳幼児期は低値であるが、1歳以降ほぼ20代の値に達し経年変化を全く認めない。

20代から漸増し、女性は40代からより明確な上昇を認める。男女とも60歳以降値は低下に転ずる。

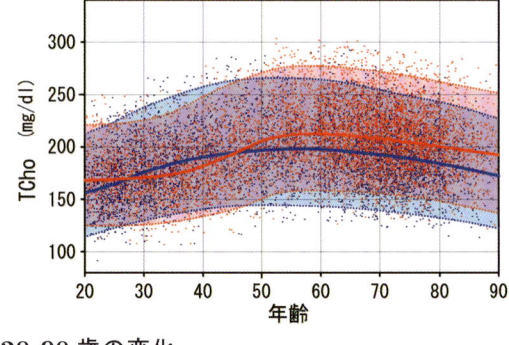

20-90歳の変化

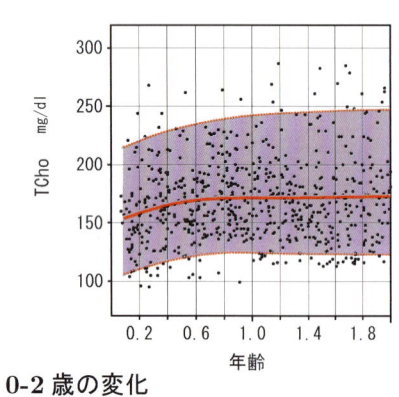

0-2歳の変化

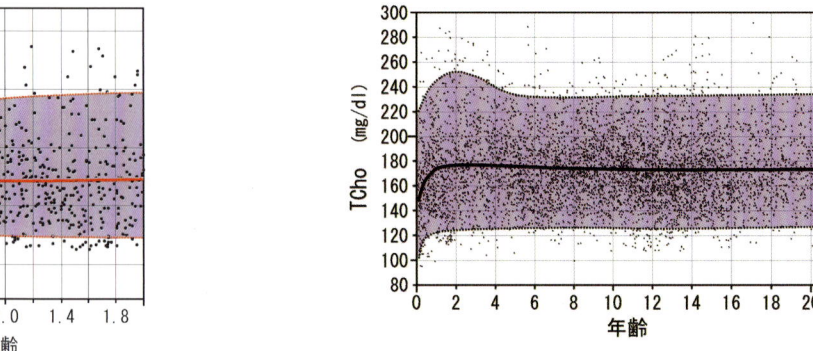

0-20歳の変化

■ RBC

乳幼児期は低値であるが、1歳までに成人の値となりその後一定。8歳を境界として男性は漸増、女性が徐々に低下し、明瞭な男女差を生じる。

男女とも加齢低下を認めるが、男性でより明瞭である。このため高齢では男女差は消失する。

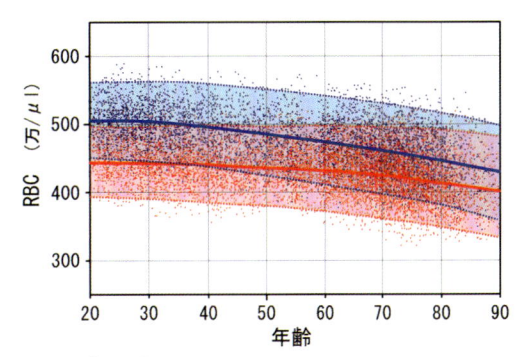

20-90歳の変化

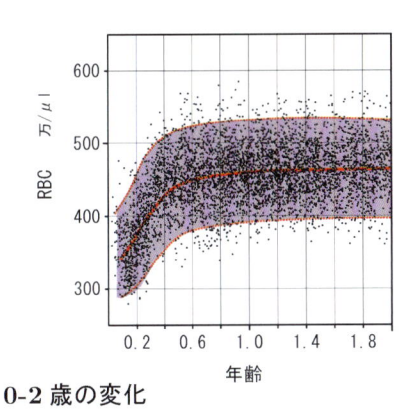

0-2歳の変化

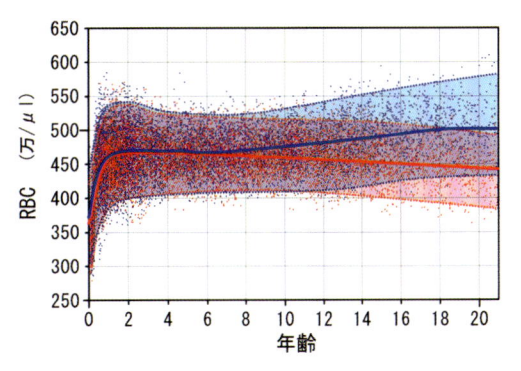

0-20歳の変化

■ Hb

乳幼児期は低値であるが、1歳までにほぼ成人女性の値に達する。8歳を境界として男性は漸増し、明瞭な男女差を生じる。

成人では、男女とも緩やかな加齢低下を認める。男女差は高齢でも維持される。

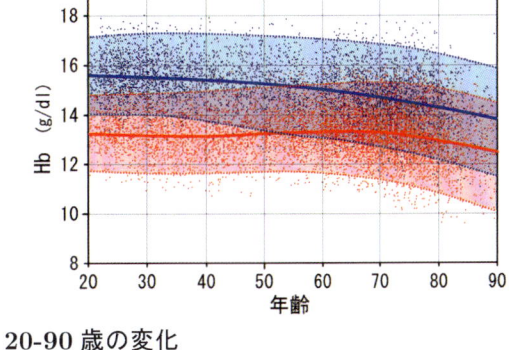

20-90歳の変化

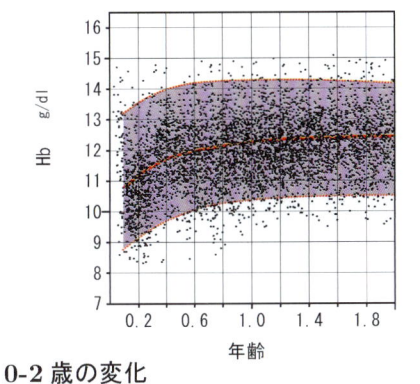

0-2歳の変化

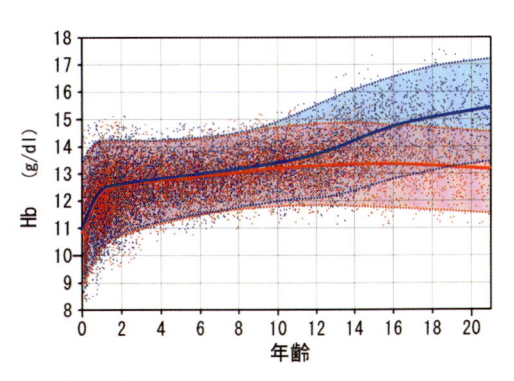

0-20歳の変化

■ **Ht**

　乳幼児期は低値であるが、1歳までにほぼ成人女性の値に達する。8歳を境界として男性は漸増し、明瞭な男女差を生じる。

　成人では、男女とも緩やかな加齢低下を認める。男女差は高齢でも維持される。

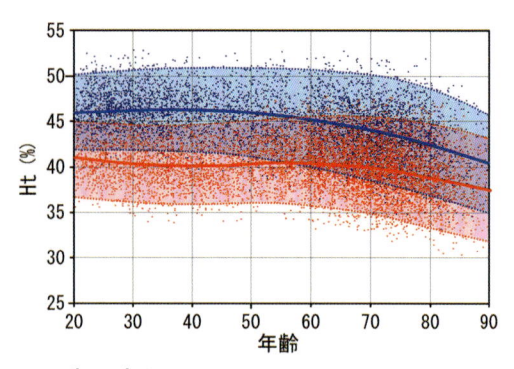

20-90歳の変化

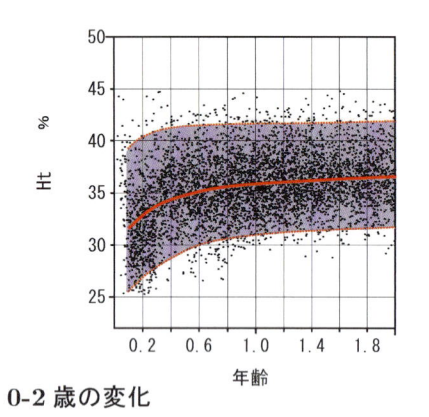

0-2歳の変化

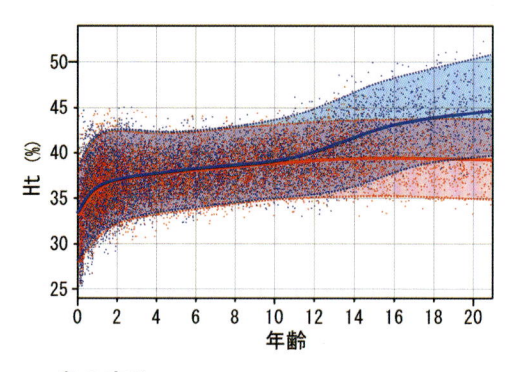

0-20歳の変化

■ **PLT**

　幼小児期は極めて高値であるが、2歳までに急な低下を示す。それ以降、下限値は変化しないが上限値が成人まで漸減する。

　成人では、40歳以降漸減傾向を認める。男女差は全年齢を通して認めない。

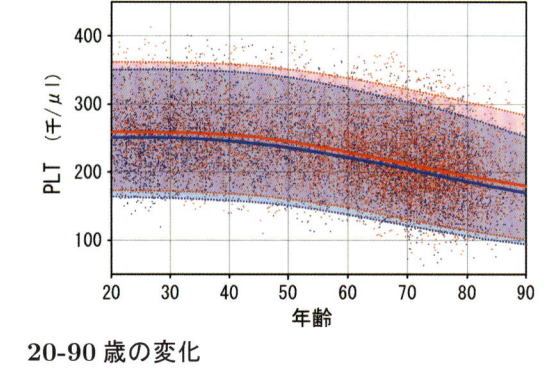

20-90歳の変化

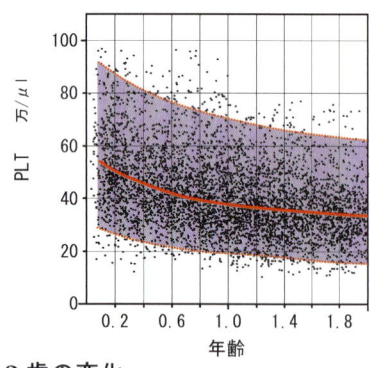

0-2歳の変化

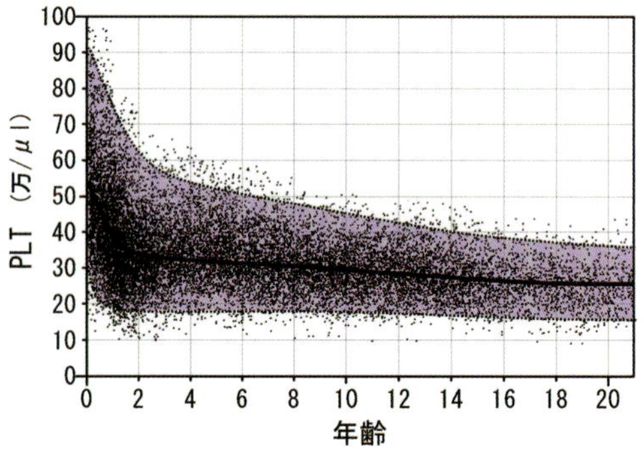

0-20歳の変化

■ WBC

　生後高値を示し緩やかに漸減し、思春期に成人の値に達する。特に幼小児では採血前の安静を保ちにくく、採血のストレスにより、高値を取ることが多い。

　一方、成人では年齢差を認めない。20〜60歳で男性の上限が高いのは喫煙率の違いが関係している。また若い年齢でやや高値傾向を認めるのは、採血前の安静度の違いと解釈される。

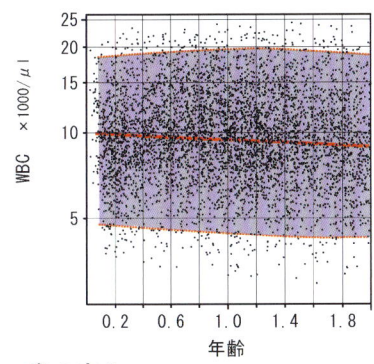

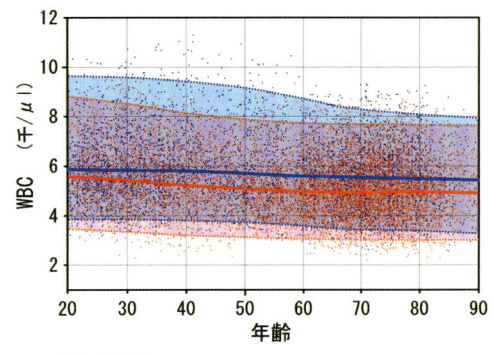

20-90 歳の変化

0-2 歳の変化

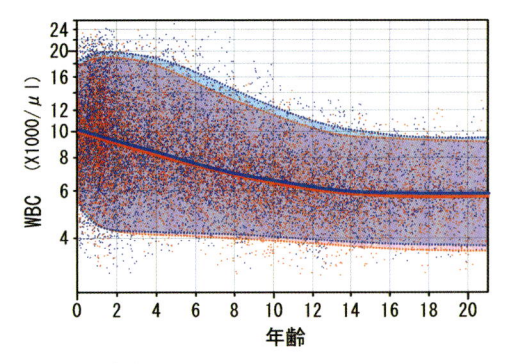

0-20 歳の変化

3 喫煙習慣

喫煙習慣による臨床検査値の変動

■短期的影響

採血直前に、喫煙すると、主にニコチンの作用で交感神経が緊張し、エピネフリンの分泌が増加する。その結果**血糖値は上昇**する。一方、煙の中の成分の一つである一酸化炭素が唾液から血液に溶け込むことにより酵素活性が阻害され、**LDの値は低下**する。下図は、健常男性5名を対象とし、5時間禁煙後に、喫煙前、煙草1本吸って10分後、更に2本続けて吸って10分後の3点で採血した実験を示す。GluとLDの測定値に、喫煙の影響が明瞭に示されている。

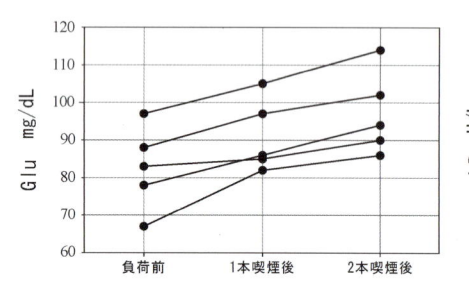

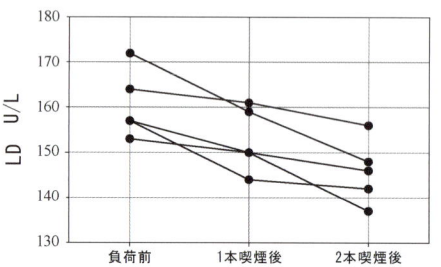

■長期的影響

喫煙すると、その煙の中に一酸化炭素COが含まれており、**HbとCOが非可逆的に結合**し、酸素と結合できないHb (HbCO)が増える。その結果、酸欠状態となるため、**代償的にHbが増えて多血症となる**。しかしRBCは変わらず、Htが大きくなる。従って、MCV, MCHは上昇するが、MCHCは変化しない。一方、喫煙はWBCを短期的にも上昇させるが、慢性的な上昇の原因となる。それには多数の要因が関与しているが、煙に含まれるシアン化水素の影響、慢性的な気管支や肺胞の炎症を反映していると考えられる。そのほか、**喫煙で上昇**する項目として、CRP[19]、CEA[20]、Cystatin C[21]がよく知られている。逆に、**喫煙習慣で低下**する項目として、最も明瞭なのはIgG[22]であり、その低下に伴って、TPやGlbの検査値も低下する。

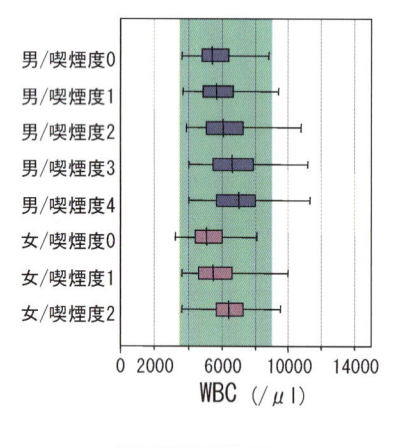

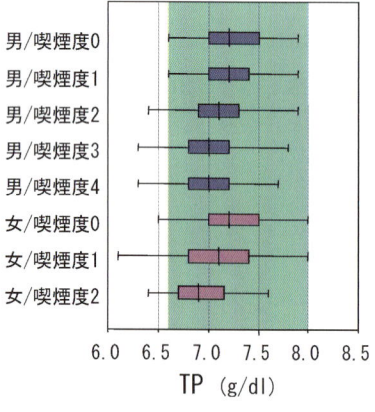

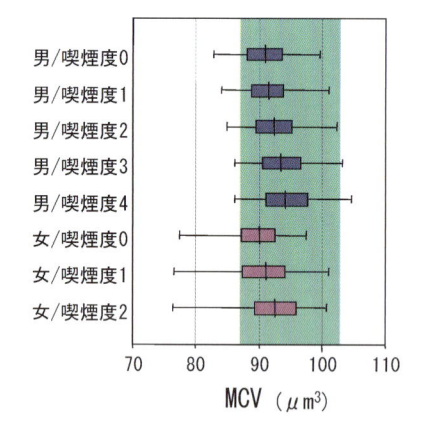

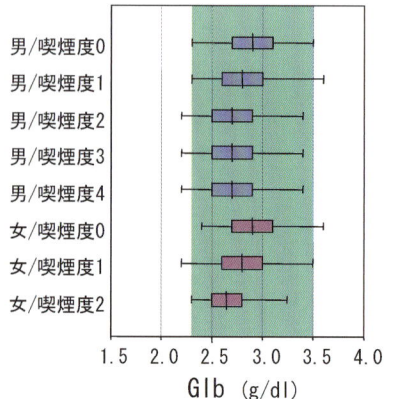

4 飲酒習慣

飲酒習慣による臨床検査値の変動

■短期的影響

　飲酒の短期的な影響として、アルコールにより肝臓のブドウ糖新生が阻害されるため、血中 **Glu** が低下し、その結果**乳酸 (Lac)** が上昇する。血中 Lac の上昇は、UA の尿への排出を抑制し、その結果として血中 **UA** が上昇する[23]。筆者らは、健常者 6 名を対象に夕方に飲酒（食事なしで、エタノール換算 90g を摂取）後、0〜8 時間の検査値を追跡し、下図に示す。UA、TG の変化には個人差があり、一定の傾向を認めなかった。**Amy**、**HDL-C** の漸減傾向を認めた（二元配置分散分析 $P < 0.01$）。

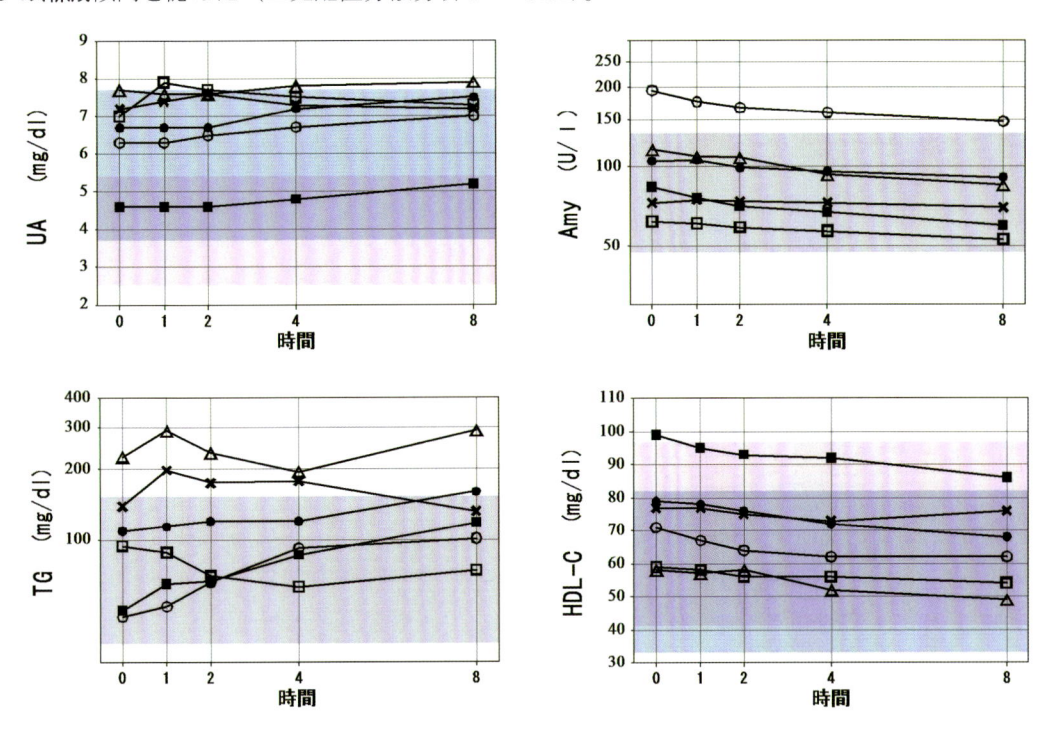

■長期的影響

　飲酒習慣により、肝細胞から γGT が誘導されて上昇する。また飲酒量に応じて、ALT、ChE、TG、UA なども上昇することが多いが、その変化は過食傾向の結果脂肪肝になった結果として生じる。一般に、飲酒による γGT の上昇は、ALT、AST、ALP の上昇と比較して相対的に高く、アルコール以外の肝障害の原因との鑑別に利用できる。ただし、アルコールによる γGT の上昇には個人差があり、必ずしも飲酒量には比例しない。一方、HDL-C は、飲酒習慣により肝臓からの産生が増え、明瞭に上昇する。筆者らが大規模な健診データについて行った重回帰分析による解析では、日本酒換算で 1 日 3 合までは、飲酒量に比例して、HDL-C が上昇し、脂質代謝の観点から適度な飲酒は健康面でプラスの効果があると考えられる。なお、筆者らの検討では、同じ健診データの解析から、Amy は女性では飲酒量に応じて低下する傾向を認めた。

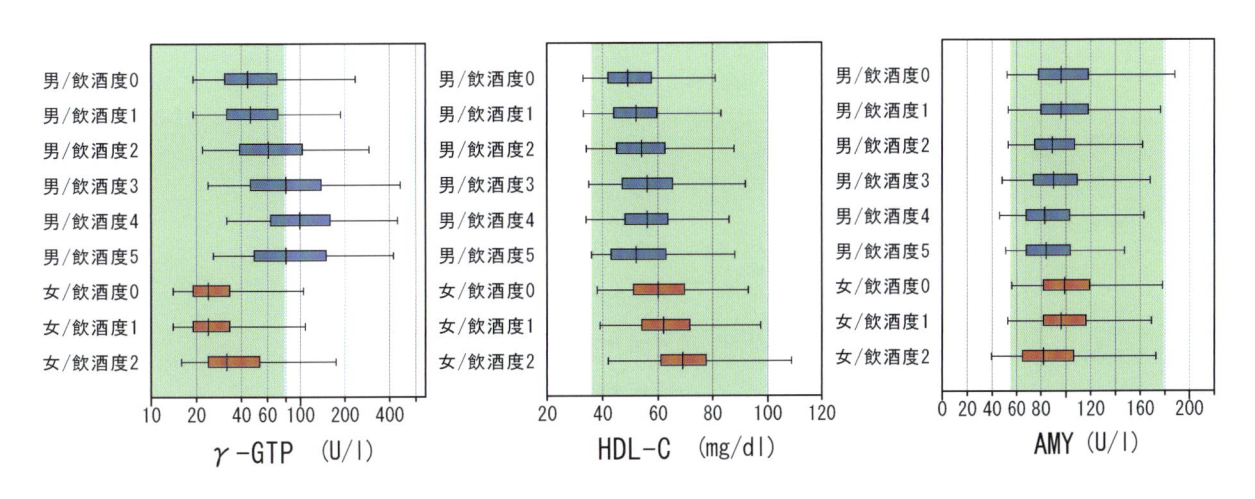

5 栄養状態（肥満・過食の影響）

肥満・過食による臨床検査値の変動

肥満により、検査値にさまざまな影響が出るが、肥満度（BMI: body mass index, 体重 kg/(身長 m)^2）に比例して最も明瞭に上昇する項目は、**ALT、TG、インスリン**である。他にも、肝臓で産生される蛋白の多くが、過食により増加する。その代表例は γGT、ChE、C3、C4、CRP、TTR（プレアルブミン）などである[19]。他の検査では、UA、シスタチン C[21]、Hb も BMI と明瞭な相関を認める。なお Hb は、肥満により睡眠時無呼吸症候群をきたす例があり、睡眠中の慢性的な酸欠状態により、代償的な Hb の増加が加われば、より明瞭に BMI と比例して上昇する。逆に肥満で検査値が低下する項目として、**HDL-C、テストステロン、アディポネクチン**がある。

下図には、アジア地域基準範囲設定プロジェクトの結果から、健常成人約 3,300 名の検査値と BMI との関連を分析した例を示す。BMI を 2kg/m^2 刻みでデータを層別化し、各層の測定値の分布を箱ひげ図（中央の Box が 50 %、ひげの両端が 95 %信頼区間を示し、中心の縦線が中央値）で示した。ALT、TG、UA では男女で BMI との関連度が異なる。

■肥満で上昇する項目

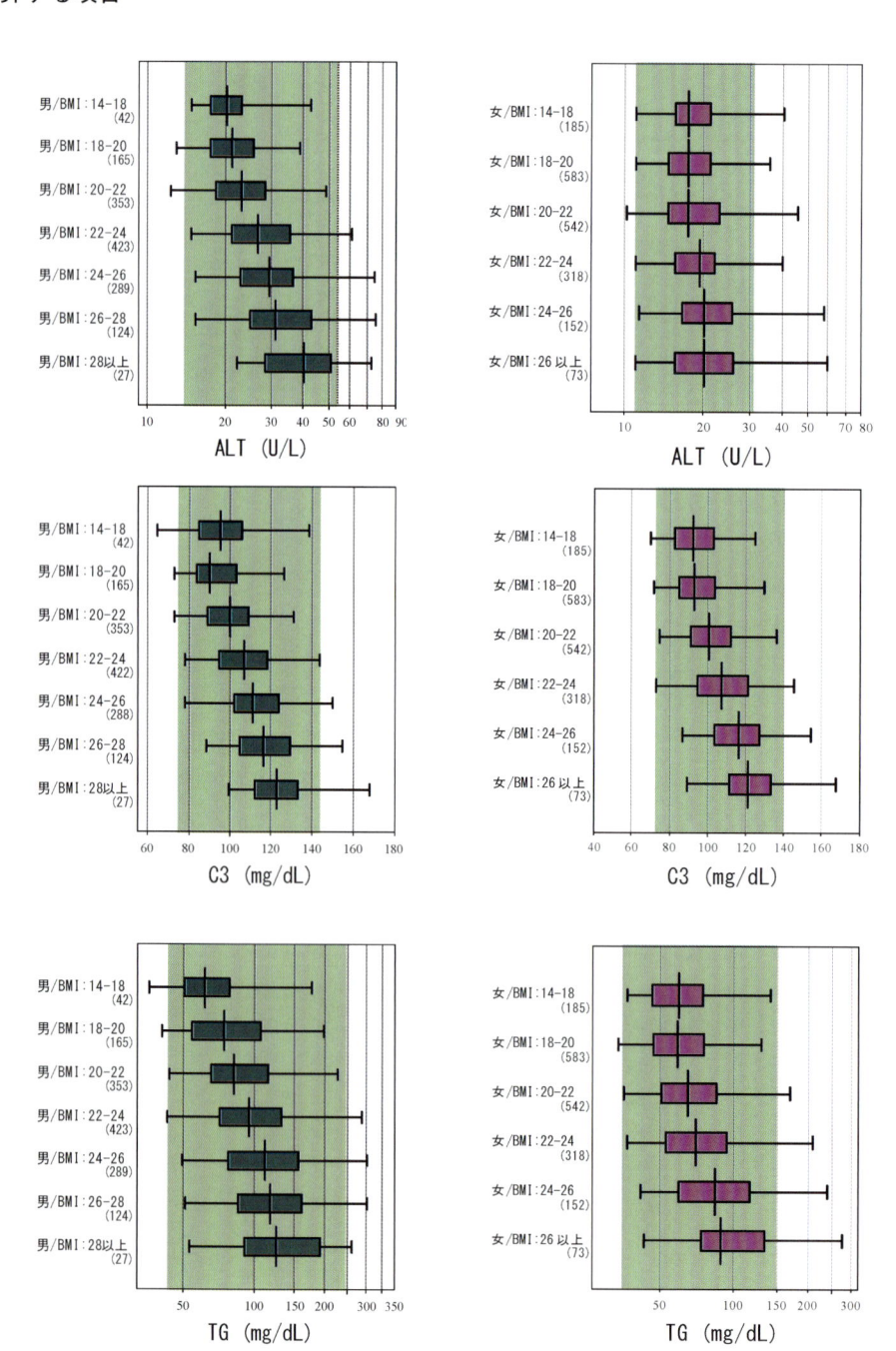

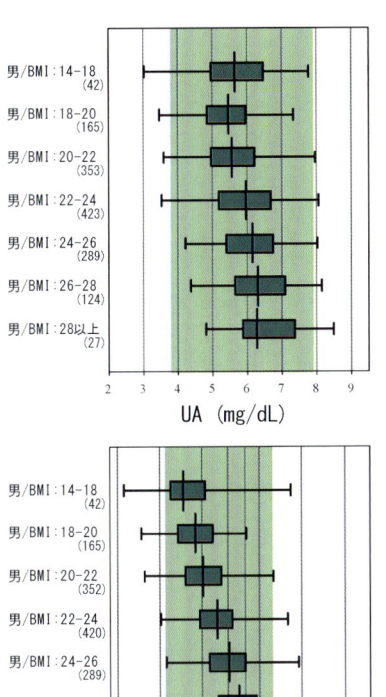

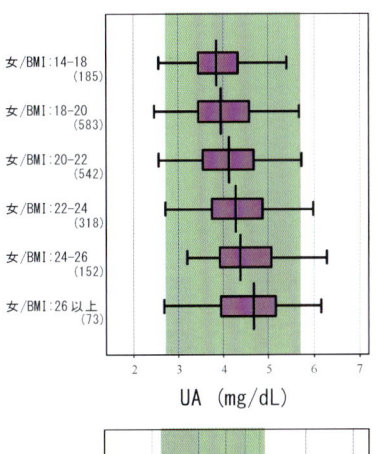

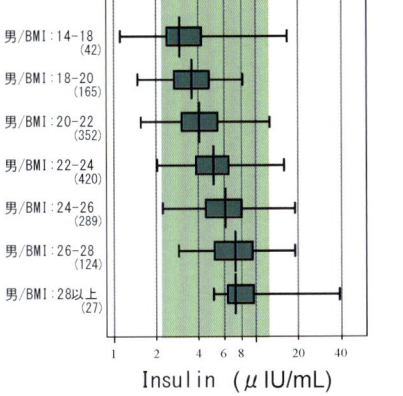

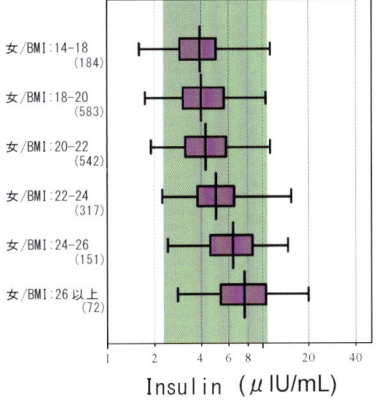

■肥満で低下する項目

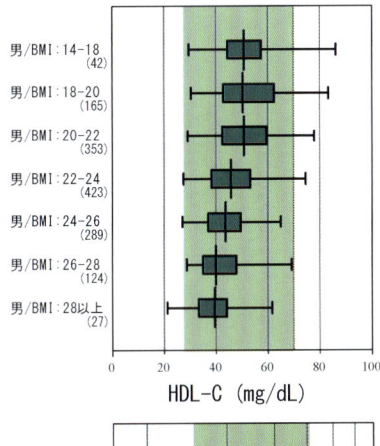

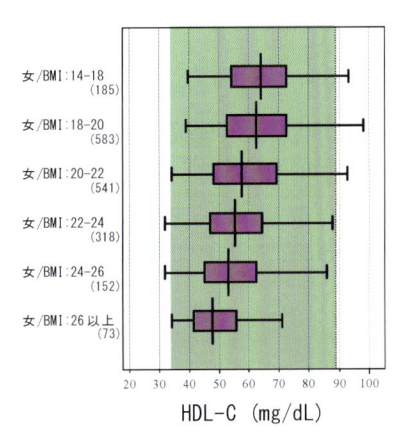

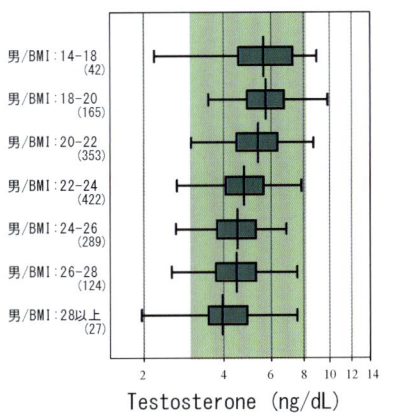

6 日内リズム

日内リズムによる臨床検査値の変動

■日内変動の主なパターン (模式図)

日内変動のパターンを一日のうち、その頂値または最低値がいつ現れるかで6パターンに分け、その代表的な検査項目を下図に示した。横軸は0～24時までの時間軸で、灰色の領域は夜間睡眠中を示す。

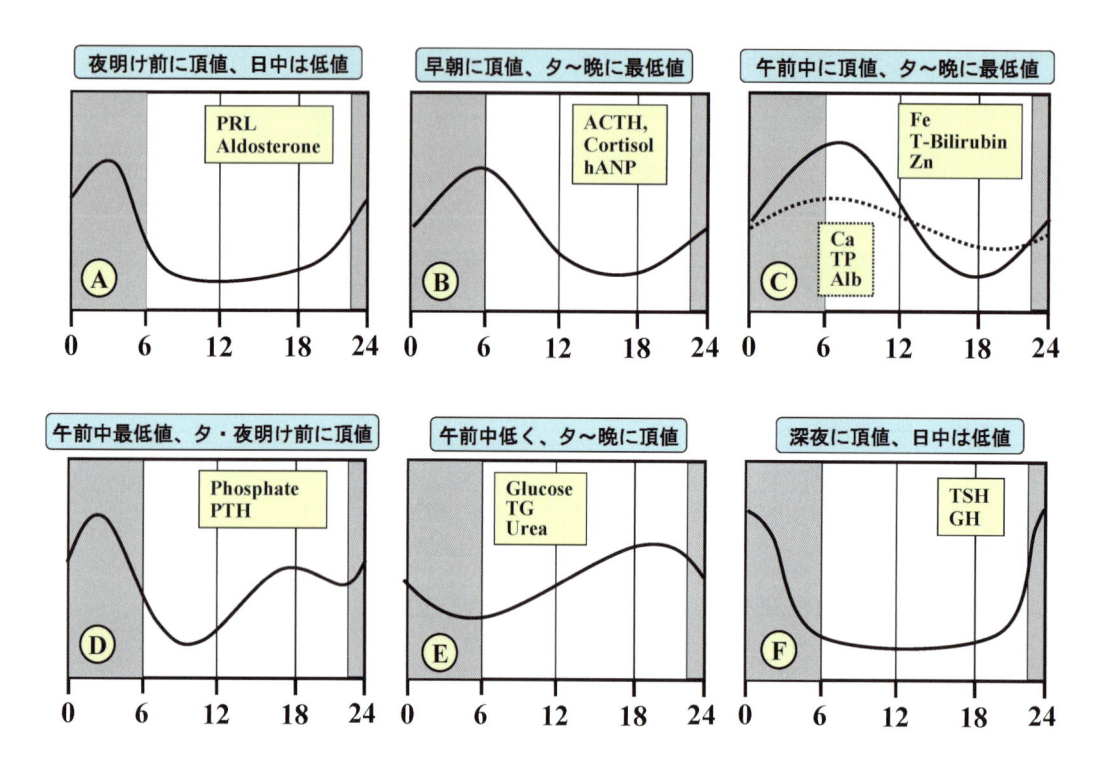

A 夜明け前に頂値、日中は低値	B 早朝に頂値、夕～晩に最低値	C 午前中に頂値、夕～晩に最低値
PRL, Aldosterone	ACTH, Cortisol, hANP	Fe, T-Bilirubin, Zn / Ca, TP, Alb

D 午前中最低値、夕・夜明け前に頂値	E 午前中低く、夕～晩に頂値	F 深夜に頂値、日中は低値
Phosphate, PTH	Glucose, TG, Urea	TSH, GH

次頁からの図は、7人の健常男性（22～60歳）を対象に行った、個体別の日内変動と日間変動のデータである[24, 25]。午前8時から午後8時まで、2時間おきに計7回採血するという実験を、2週間間隔で3回繰り返した。深夜、睡眠中、早朝の記録はない。食事は3食同じものを摂取した。各図の緑色の領域は基準範囲を示し、同一日のデータを折れ線で結び、2週間おきの日間差が分かるようにしている。また、各図下方の短い3つの赤枠は、朝・昼・夕の食事時間を示す。

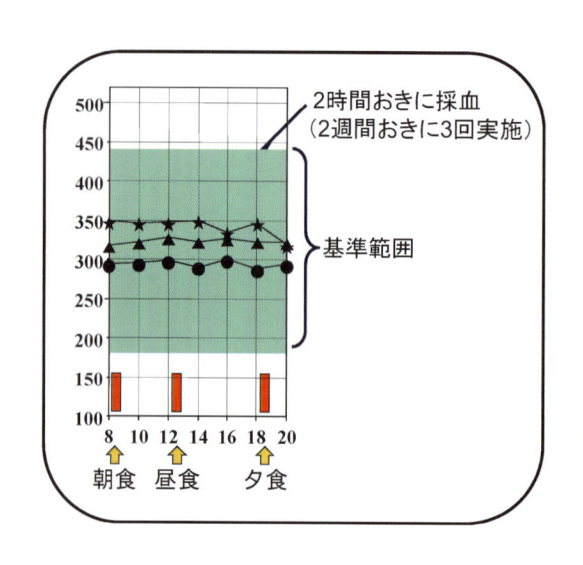

■日内変動の大きい項目 (午前：高値、夕〜晩：低値)

　Fe、T-Bil は、これまでの報告通り[26] 午前中明瞭に高く、夕〜晩に低値となる日内リズムをどの個体でも一貫して認める。これは網内系での赤血球の処理に時間的変化があるためと考えられている。また、血清 Zn でもほぼ同じパターンの変化が見られる。

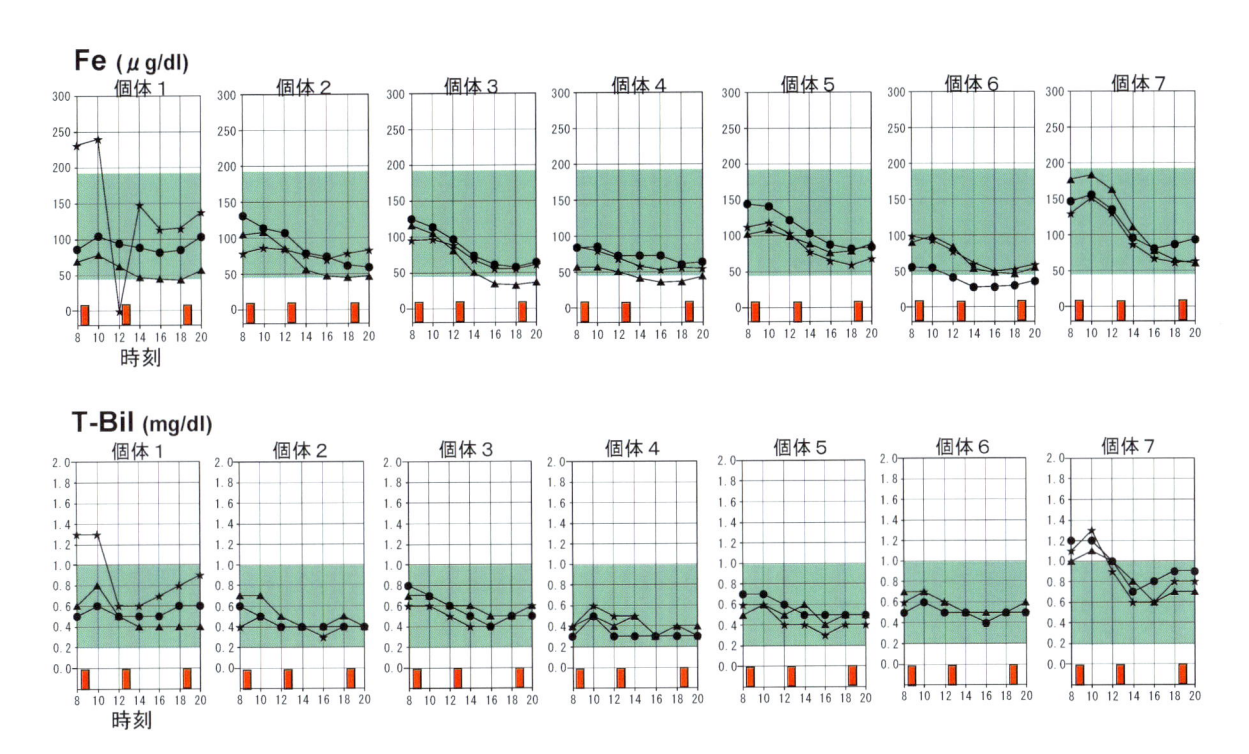

Fe (μg/dl)

T-Bil (mg/dl)

■日内変動の大きい項目 (午前：低値、夕〜晩：高値)

　IP は午前中明瞭に低く、午後に上昇する。食事の影響を受けない。夜明け前の午前 4 時頃にもう 1 つ高い方の頂値が存在するが、残念ながらその時点での測定値はない。原因として、腎臓におけるリン再吸収能が午前中最低になるためとされる[27]。

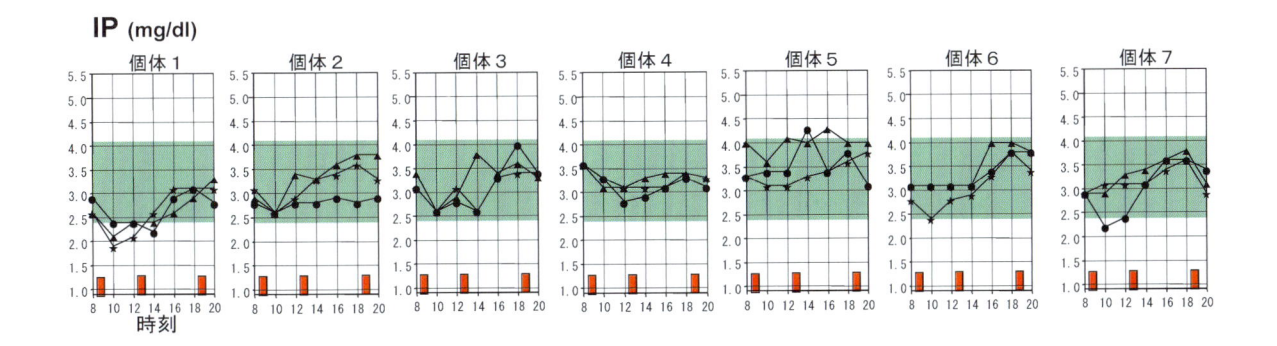

IP (mg/dl)

■日内変動の小さい項目 (午前:高値)

　文献的には Na、K、Ca は朝高値で、夕方低いとされ、TP、Alb は午前中高い日内リズムがあるとされているが[28]、筆者らの検討では明瞭な傾向は認めない。Na、K、Ca などの電解質は基準範囲の幅に対し、個人の変動幅が比較的大きいが、TP、Alb は狭い。

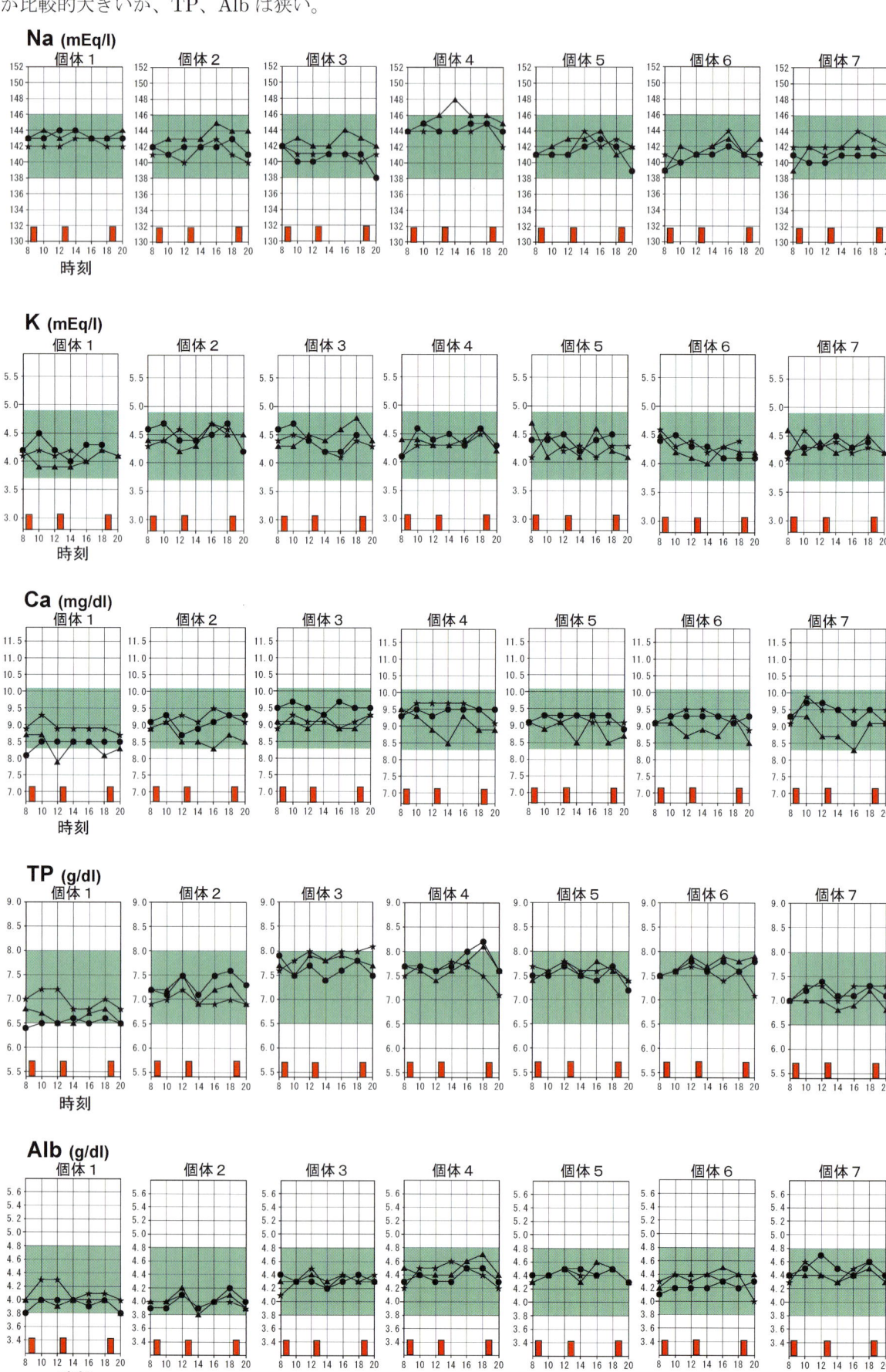

■日内変動の小さい項目（夕～晩：高値）

　CRE、UN、UA は夕～晩に高いとされているが、わずかながらその傾向を認める。これら 3 項目はいずれも個体内変動が基準範囲に対して狭い。

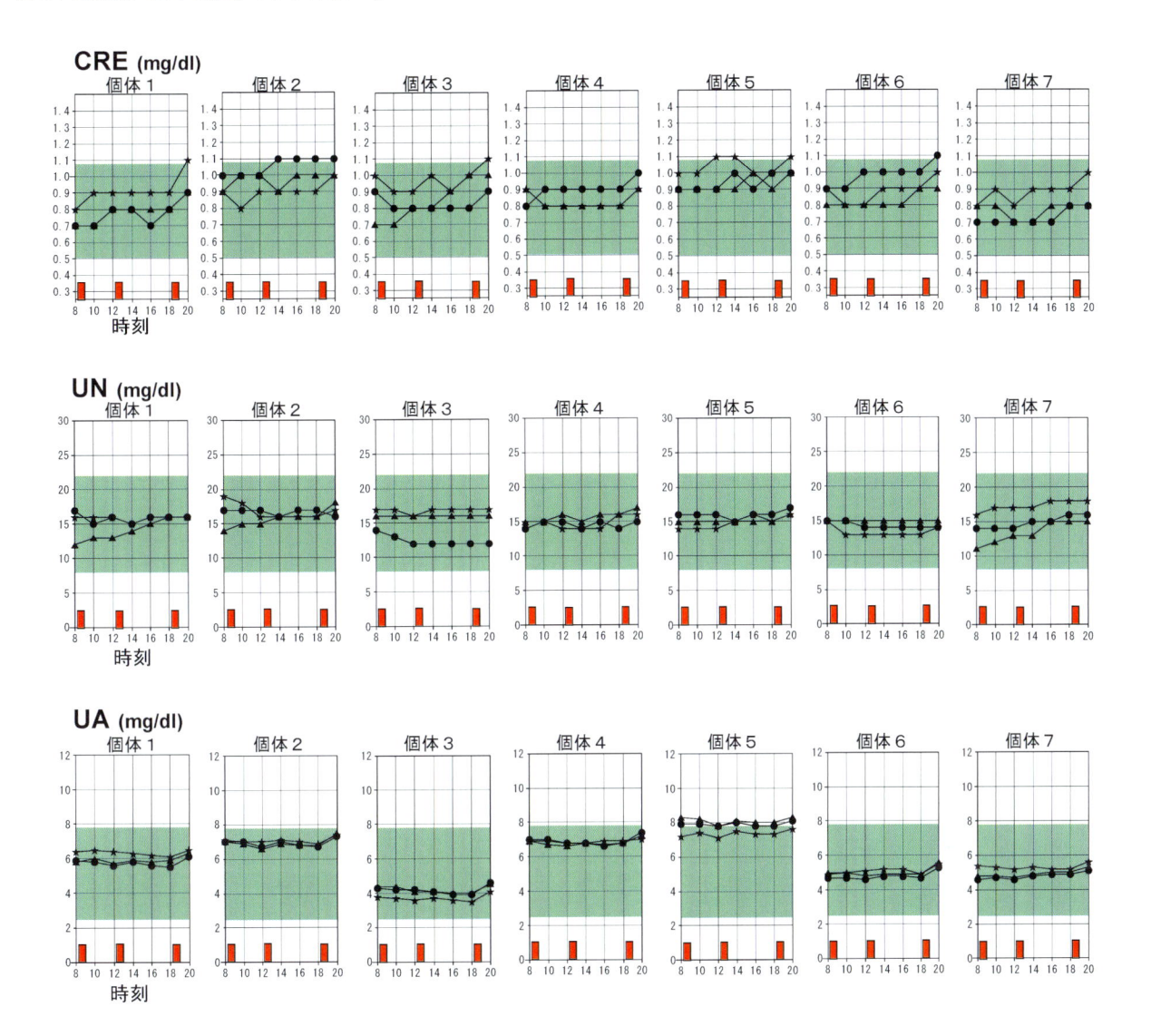

■日内変動を認めない項目

　ALT、AST、γGT、LD、ALPなどの酵素活性値はいずれも基準範囲幅に比べ個体内変動幅が小さく、明瞭な日内変動を認めず、食事による短期的な変動も認めない。

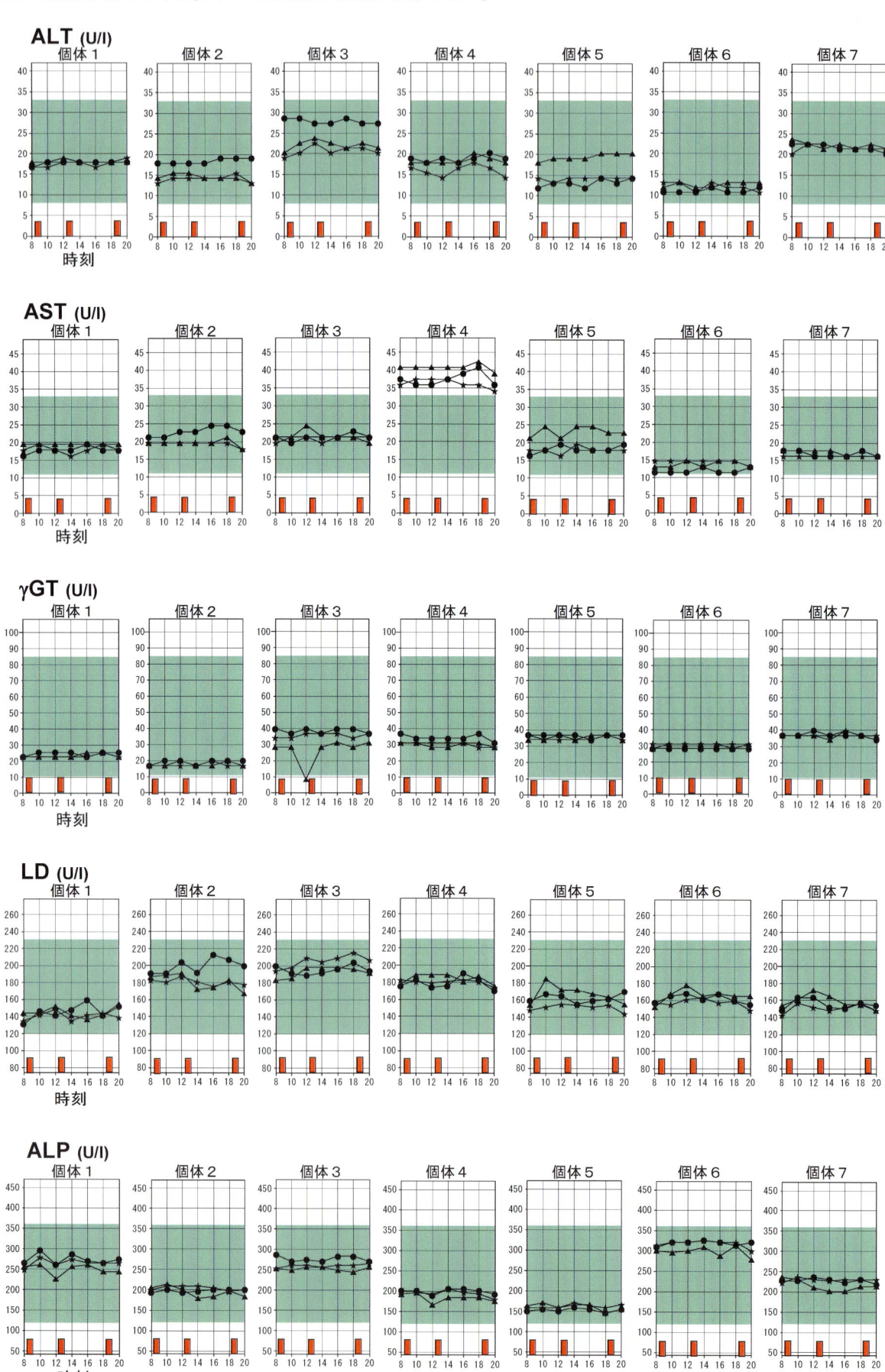

ALT (U/l)

AST (U/l)

γGT (U/l)

LD (U/l)

ALP (U/l)

■**食事の影響**

　Glu と TG は、明瞭に食事に関連した日内変動を認め、Glu では朝食後よりも昼食後の方が、血糖上昇反応が強い。しかし、昼食後と夕食後とでは全体としてあまり明瞭な差を認めない。ただ、筆者らの観察時間が午後8時までに限定されているので、もう少し先まで測定すれば、より強い血糖上昇反応を認めた可能性がある。TG については、文献的には夕食後の反応が強いとされるが、筆者らの検討では夕食後の上昇は少ない。一方、T-Cho は通常の食事では影響を認めず、日内リズムは実質的にないと考えられる。いずれにしろ、食事の影響を明瞭に受ける Glu、TG は早朝空腹時採血の結果で判断すべきである。

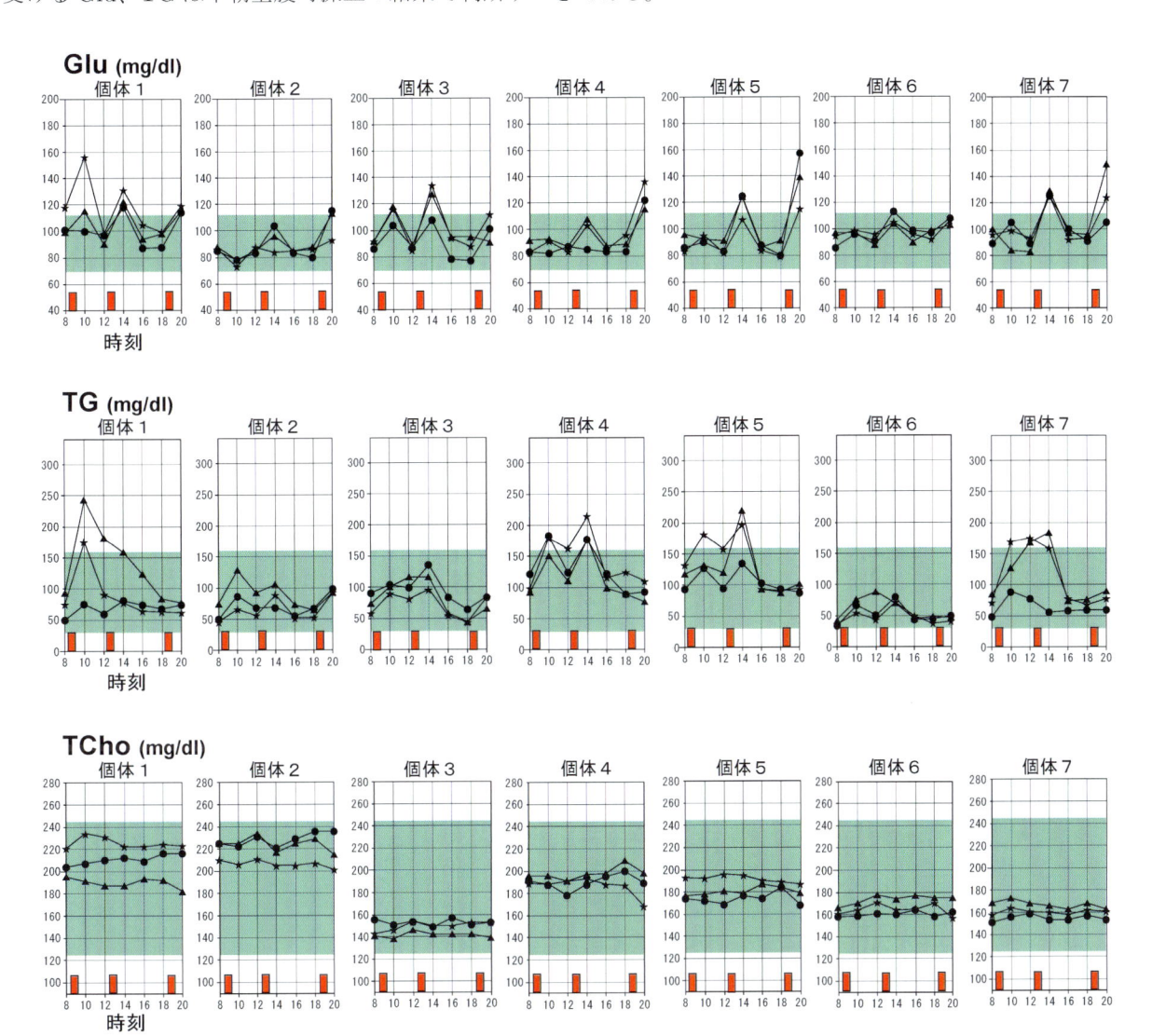

7 運動

運動後の臨床検査値の変動

　強い運動後の臨床検査値の変動については、いろいろな形で調べられているが、条件の差もあり、その結果は必ずしも一致しない。筆者らは5Km走ることで、全身を使った強い持続運動を行い、臨床検査値の変動を短期・長期にわたり系統的に解析した。

■長期的変化

　CKは予想通り、長期的上昇を認め、運動直後から24時間後の上昇が、運動群で17～70U/Lと変化したのに対し、非運動群では26～276U/Lと明らかに高い傾向を認めた。またその持続は、運動群で48時間後には元に復するのに対し、非運動群では数日間高値が持続した。また運動直前の平均値が、運動群79U/L、非運動群34U/Lと運動群の値が高く、運動習慣の有無によってCKの値に差が生じることが確認された。

　T-Bilは運動直後に3.5％上昇するのに対し、24時間後には15.3％と著しい上昇を認めた。Feも運動後軽度上昇が認められた。朝高く夜低い日内リズムを持つため、どちらの影響を受けたのかは定かでないが、明らかに変動幅が大きくなっている。またT-BilとFeの変化量に類似性があることより、運動によって鉄、ビリルビン代謝に何らかの変化が生じることは明らかと思われる。

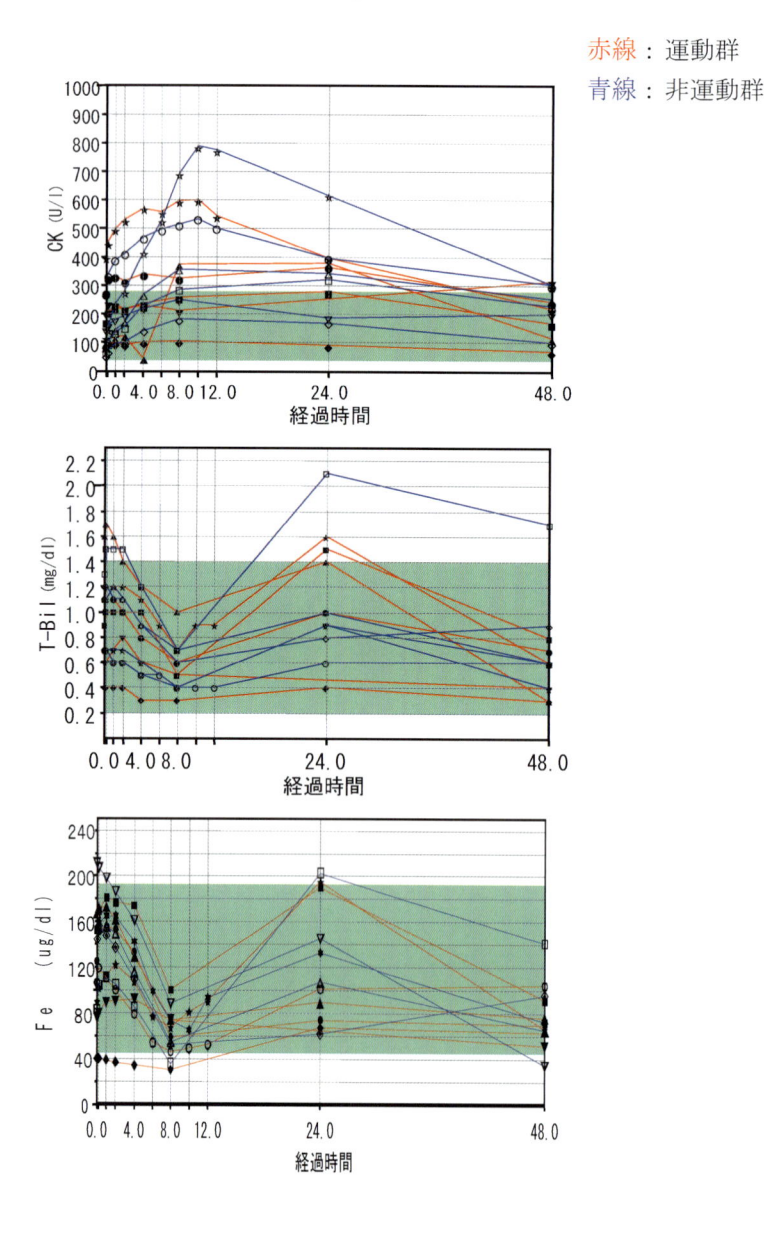

赤線：運動群
青線：非運動群

■ 短期的変化（運動直後に上昇）

　CRE、UA、LD では運動直後に強い上昇を認め 2〜4 時間で元に復するパターンを認めた。その上昇率は CRE：16.9 %、UA：9.6 %、LD：12.3 % で、特に CRE では高い一貫性を示した。LD のアイソザイムの結果は骨格筋由来の LD4、LD5 が上昇、LD3 も軽度上昇するが、LD1、LD2 は明瞭な上昇反応を示さない。

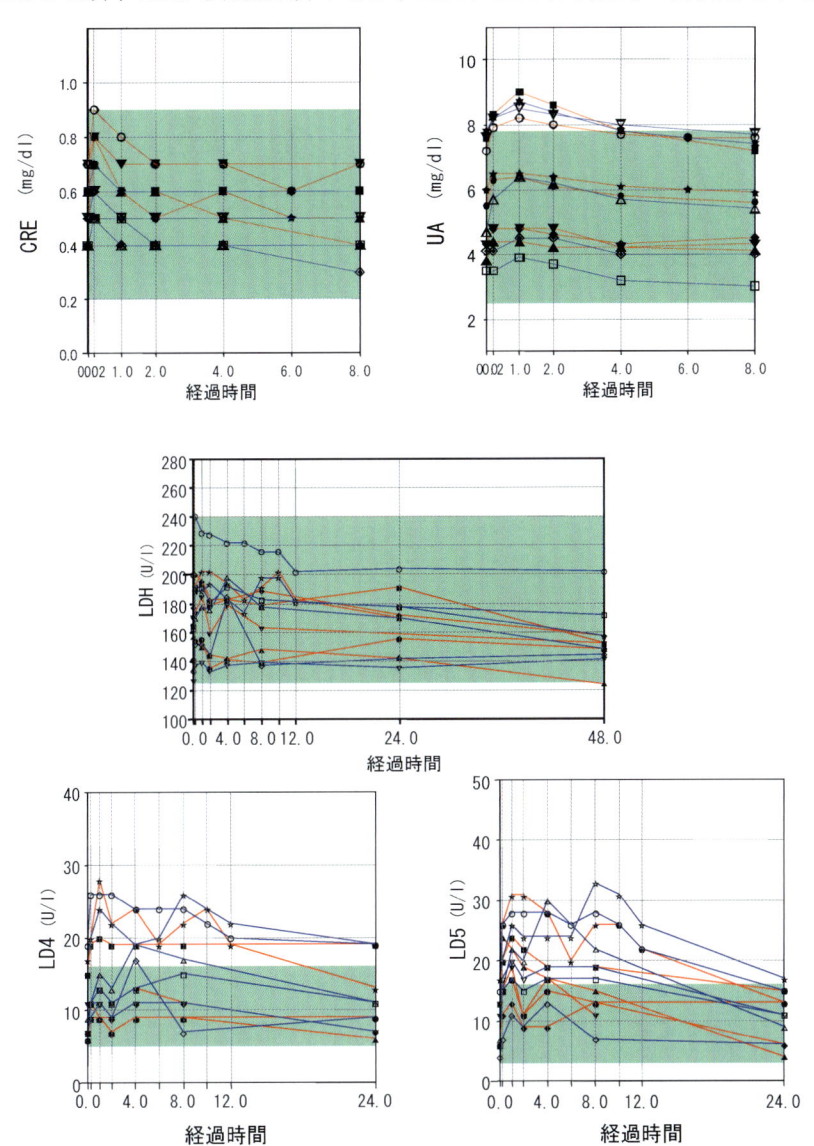

■ 短期的変化（二相性）

　IP は、運動直後に平均 12.1 % の上昇を示し、1 時間後には逆に 24.4 % 低下する、二相性の非常に一貫した動きを示した。少しパターンは異なるが、同様の二相性の反応は白血球分類のリンパ球、好酸球でも認めた。

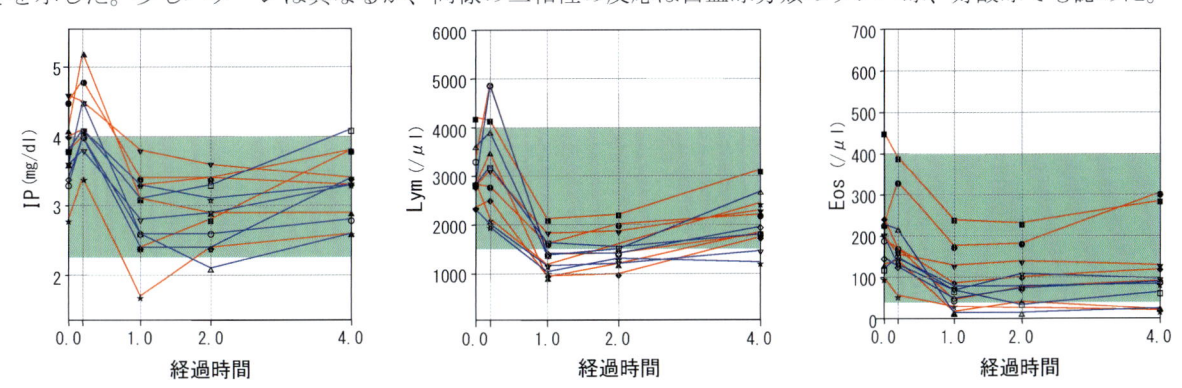

8 体位

体位変化による臨床検査値の変動

採血時の体位の違いによって検査結果が変化することは良く知られている。筆者らは、体位の変化と時間を厳密に制御し多項目にわたって臨床検査値の変動を解析した[29]。実験条件として、被検者はまず横（仰臥位）になり、30分後仰臥位の状態で採血を行い、採血後椅子に座り30分後座位の状態で採血を行った。同様に立位、座位、歩行、仰臥位の状態で正確に30分間隔で採血した。測定項目は、生化学、免疫グロブリン、補体および血球計数など主要36項目とした。

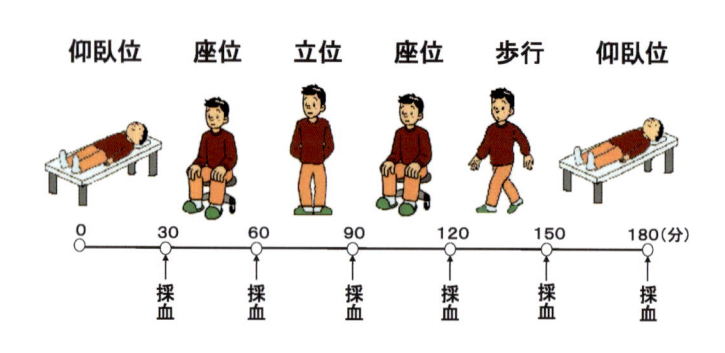

■直立立位と歩行が同等に高値となる項目

30分間隔の体位変化で仰臥位に比べて座位が平均5.7％高値を示し、さらに立位で平均10.3％高値を示した。この現象は大分子成分であるAlb、CK、IgGなどのほとんど全てで認められ、また大分子でなくとも、血中の蛋白と結合して存在する物質（TCho、Fe）でも、同様の体位による変動を認めた。その機序は、仰臥位と比べ座位や立位では、血液が下肢にたまり、血管内の水および小分子成分が水圧をうけて血管外に漏出することによる。これにより、血管内の水分が減少し、血球・蛋白成分など血管壁を自由に通過できない成分の濃縮が起こり、高値となる。

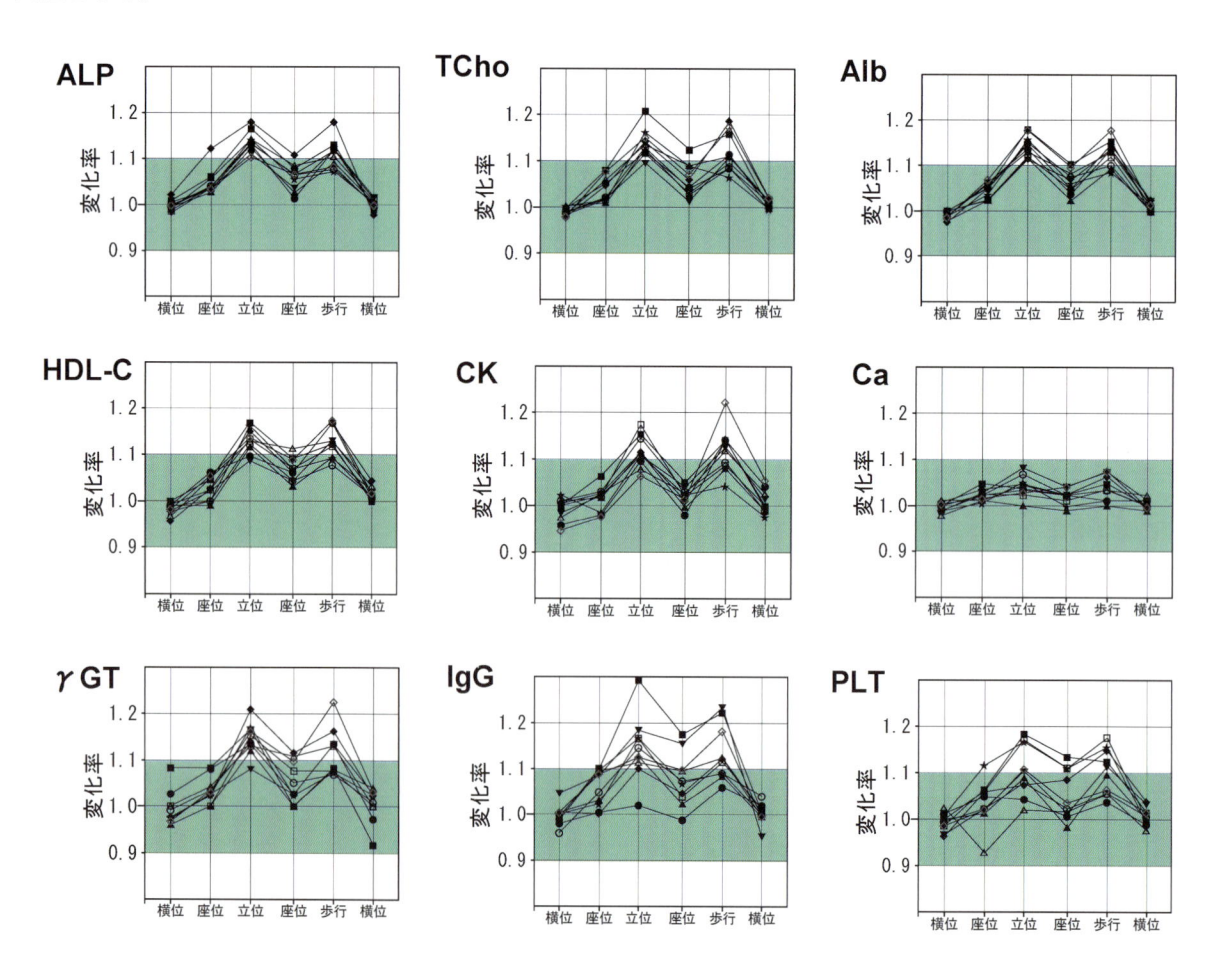

■**直立立位で有意に高値となる項目**

　同じ立位でも、じっと立った時（直立立位）と歩行とを比較すると、全般に、TP、ChE、Amy、C3などで直立立位の方が歩行後よりも有意に高い傾向を認めた。これは歩行時、筋肉の収縮により下肢にたまっていた血液が心臓に送り返され、血液濃縮が改善されるためである。

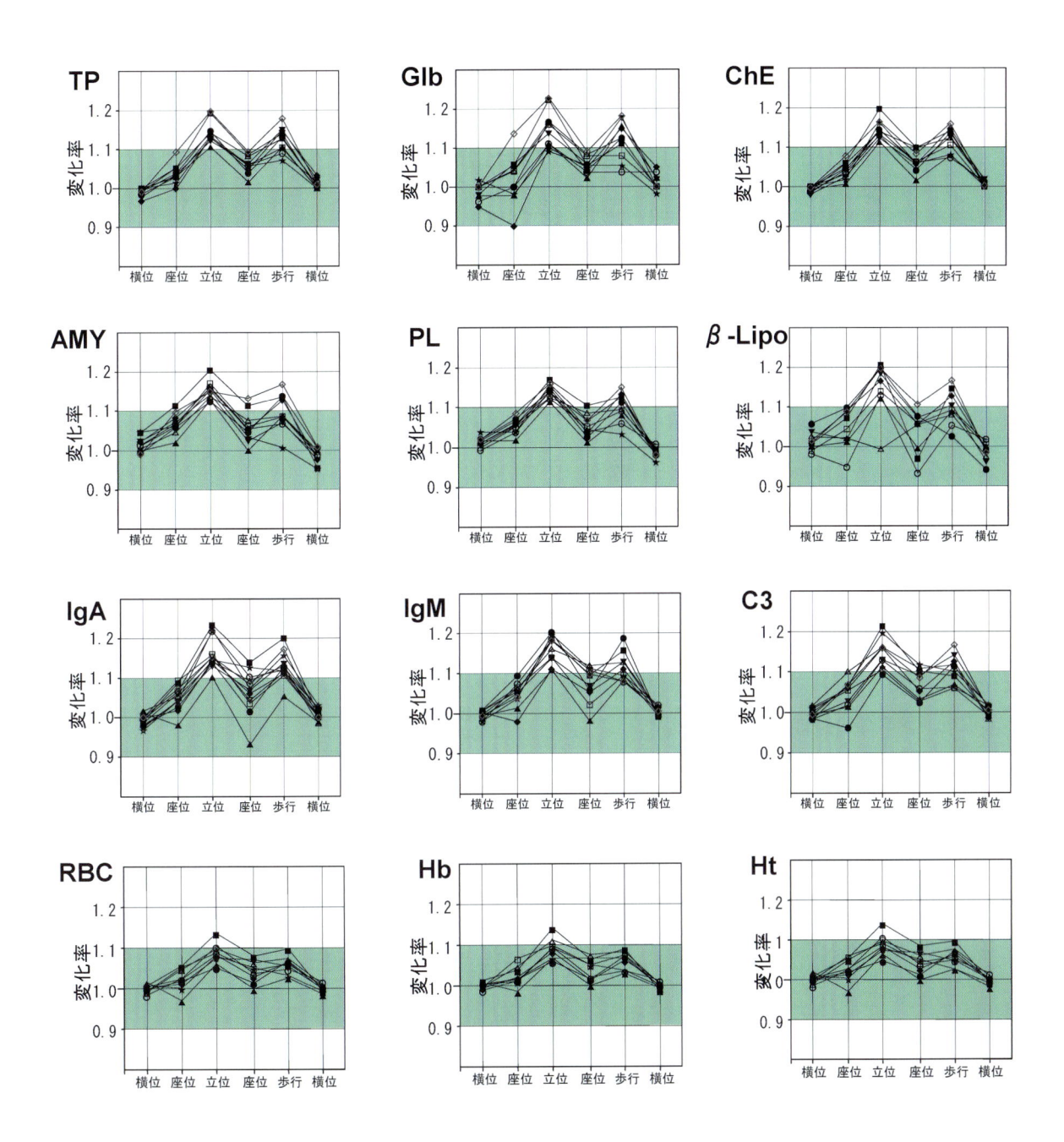

■歩行後に有意に高値となる項目

　IPについては歩行時のみ上昇するが、これは歩行による筋肉労作によりエネルギー源としてのATPの消費が増えたためである。WBCは仰臥位に対して歩行直後で平均28％上昇、最大で58％上昇しており、運動によるコルチゾールの分泌などが関係していると考えられる。同様に、ストレスの影響で交感神経機能が高まり、FFAの血中濃度が上昇する。従って、これらの項目では、外来患者が予約時間に間に合うよう急いで来院した場合など、非安静下で採血したり、採血時に強いストレスが加わると値が上昇し、誤診につながるので注意を要する。

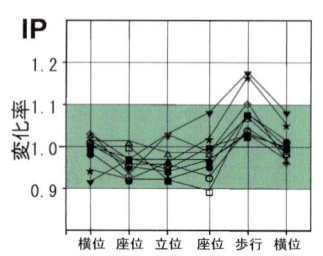

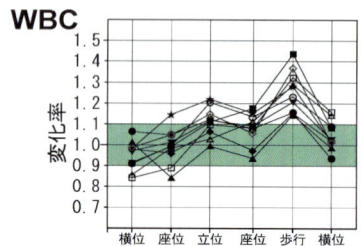

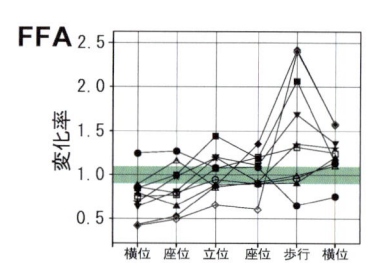

■特異パターン（立位・座位で低下傾向）を示す項目

　CREについてみると、逆に仰臥位より座位や立位で低下傾向を認めたことは、仰臥位では腎臓が圧迫されることにより、腎血流が変化したためと考えられる。

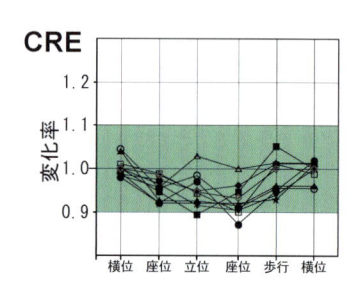

■体位による変動を認めない項目

　Na、Cl、UA、GLUなどの小分子成分は体位の影響を認めない。

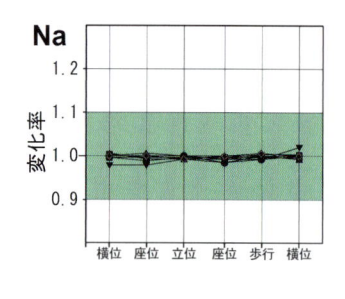

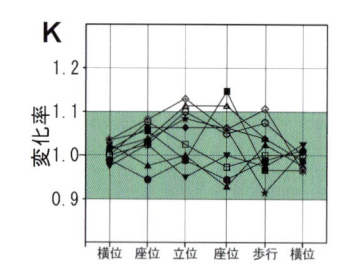

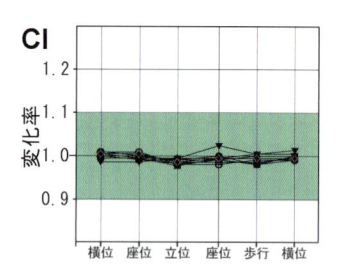

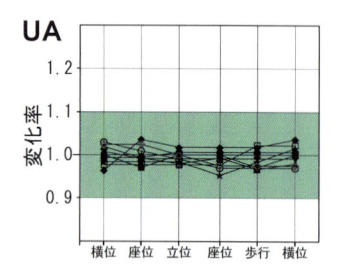

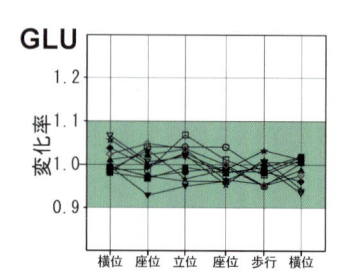

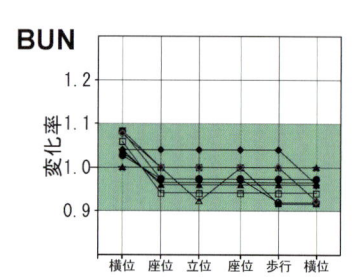

9 食事

食事による臨床検査値の変動

　食事は多くの臨床検査値に影響を及ぼす。その影響は、短期的なものと長期的なものに分けて考える必要があるが、後者はむしろ食習慣によるものであり、短期的な影響は、摂食内容によって異なり、食後何時間目に採血したかにも依存する。例えば、高脂肪食を取ると食後数時間目以降にTGが漸増するが逆にFFAは低下する。また蛋白質・核酸を多く含む食事でアンモニア、UN、UAが上昇するとされるが、あまり明瞭な上昇ではない。糖質（炭水化物）を含む食事はGluを上昇させるが、糖分量が多いと、急激なGluの上昇に伴いインスリンが強く分泌され、その結果細胞内へGluが急速に移行し、解糖が抑制されてIPが低下する。またインスリン作用で、Kも細胞内へ移行するため、血中Kが低下する。さらにインスリンにより、脂肪分解が抑制されFFAが低下する。

　一方、急激な摂食量の低下や絶食も検査結果に影響を及ぼす。摂食量の低下で比較的短期的に変化しやすい項目として、血中半減期が比較的短いTTR（transthyretin, プレアルブミン）やRBP（retinol binding protein, レチノール結合蛋白質）がよく知られている。また、T-Bilは絶食時間が長いと上昇しやすく、また、FFAも明瞭に上昇する。一方、肝臓で主にT4（thyroxine, サイロキシン）からヨードが一つ取れて生じるT3（triiodothyronine, トリヨードサイロニン）は急激な摂食量の低下や急性炎症に伴う体力の消耗で、その産生が低下して血中のFT3（遊離トリヨードサイロニン）が低下することが知られている[30]。

■糖負荷後の検査値の経時変化

　図は軽度糖尿病患者（青線）5名と健常者2名（赤線）を対象として行った75gOGTT（oral glucose tolerance test, 経口ブドウ糖負荷試験）後のGLU、IP、NEFAの経時変化を示すが、各変化が明確に示されている。

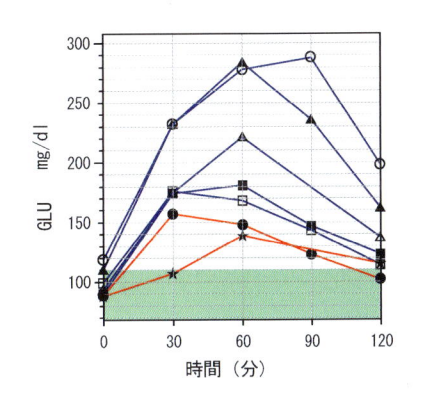

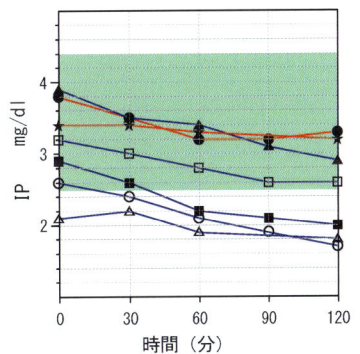

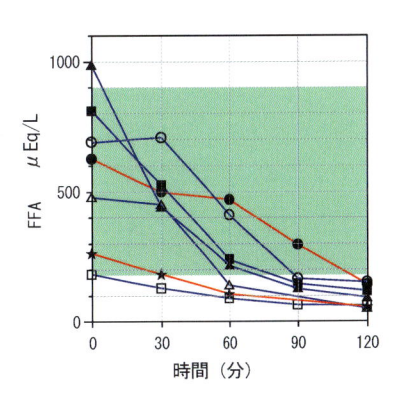

赤線：健常者
青線：軽度糖尿病患者

■糖食による検査値の経時変化

　健常者6名に12時間以上絶食後、糖食（600kcal）を摂食させ、直前、30、60、180分後に採血した結果を下図に示す。Kは食後60分で全例において約5～13％の低下を認めた。

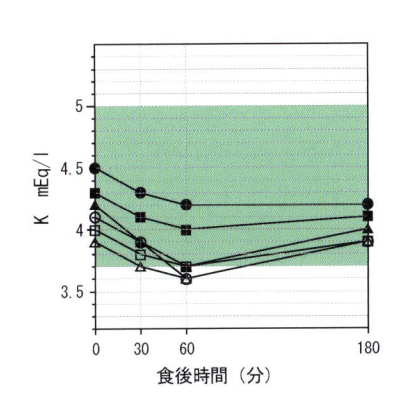

10 溶血

溶血による臨床検査値の変動

溶血とは、血球膜の破壊により血球内成分が血清（血漿）へ溶出することであり、血球内濃度と血清（血漿）中濃度との差の大きい項目で特に強い影響を受ける。

ヘモグロビン（Hb）濃度の違いによる色調の変化を以下に示す。

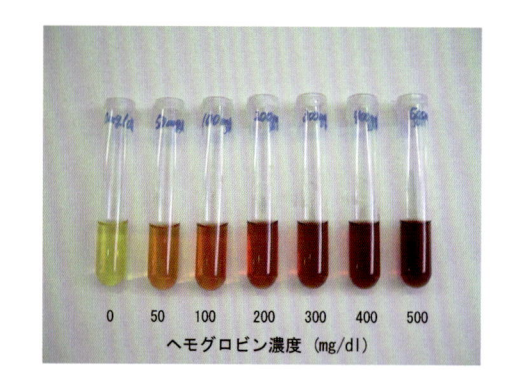

■溶血で高値となる項目

図は5名の健常者血清にHbを500mg/dlまで段階的に添加した結果を示すが、赤血球内に多く存在するAST、LD、Kは、軽度～中等度溶血（100mg/d以下）でも大きく変動するが、IPでは影響が少ない。

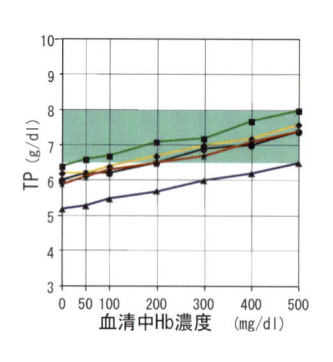

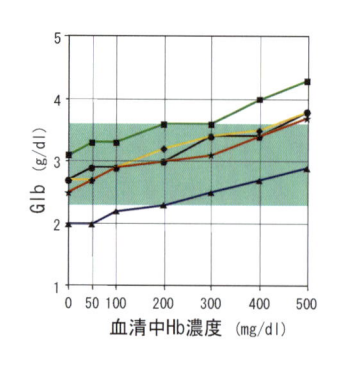

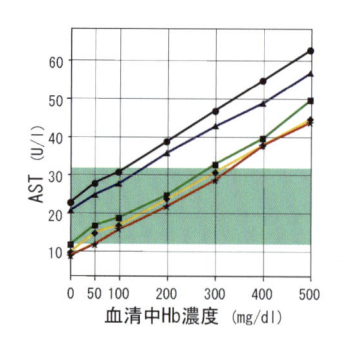

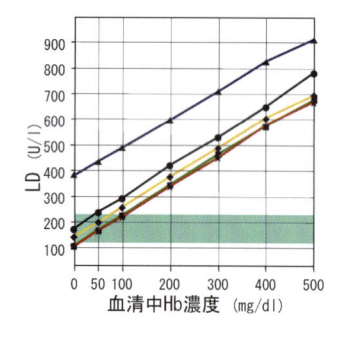

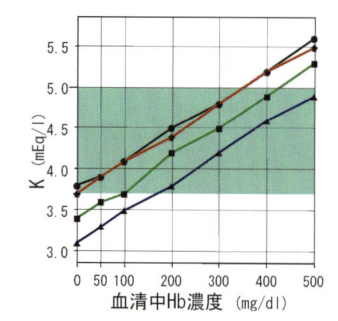

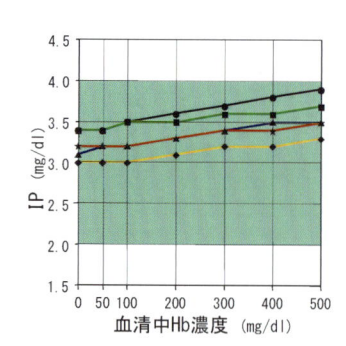

■溶血で低値となる項目

BNPは赤血球より遊離したプロテアーゼにより、分子構造の一部が分解されるため測定値の低下を認める。

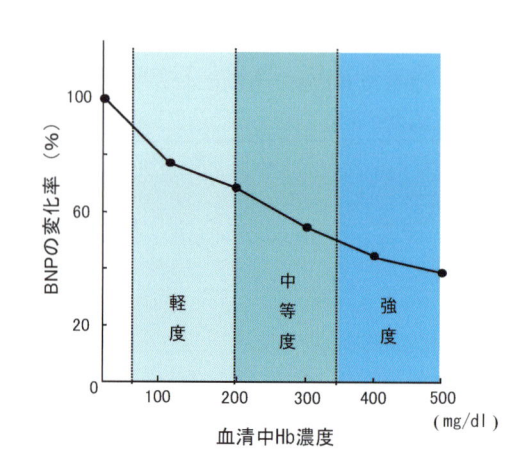

11　駆血圧と前腕運動

駆血圧と前腕運動による臨床検査値の変動

　採血時には静脈を怒張させるために駆血帯を巻き、しばしば拳を握らせる。採血困難の場合はさらに固く握らせる（前腕運動：fist clenching）こともあるし、患者によっては、採血の痛みをまぎらわすために意識的に拳を握りしめることもよくある。

　筆者らは、駆血に伴う検査値の変化を、経時的にモニターすると共に、特に前腕運動（クレンチング）がどのような影響を及ぼすか詳細に解析した[31]。実験条件として採血にはテフロン針を用い、これに三方活栓を接続し、ヘパリン処理を施した 2.5ml ディスポーザブル注射器で行った。採血は実験中 30 秒間隔で 5 分間計 10 回行った。上腕部には血圧計のマンシェットを巻き、テフロン針を刺入したまま圧をかけない状態で、0～0.5 分、0.5～1.0 分の間に 2 回採血した。その直後から 60mmHg の一定の圧をかけるとともに、10～15kg の強さで握力計をにぎり続け（前腕運動）1.0～3.0 分目まで 4 回採血し、3.0 分目の採血直後から血圧計による加圧と前腕運動を中止し、5.0 分までさらに 4 回に分けて採血した。

　対照実験として、他方の腕では前腕運動を行わず、60mmHg の圧のみで同様に採血を行った。

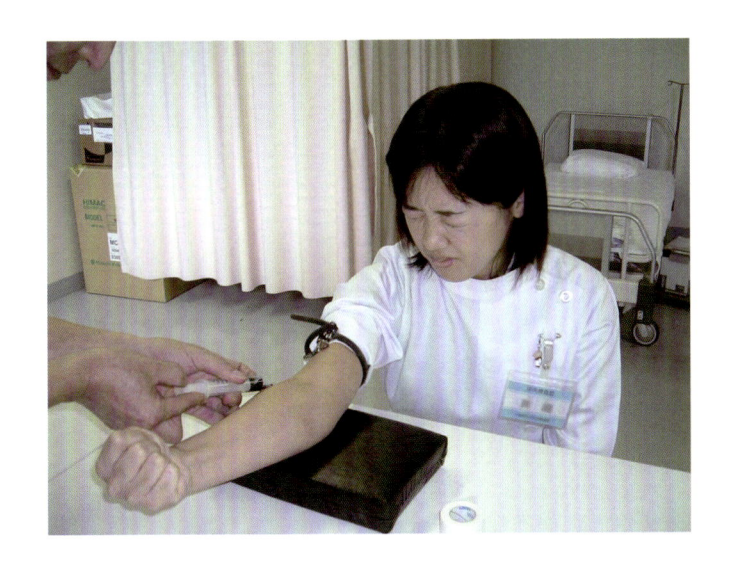

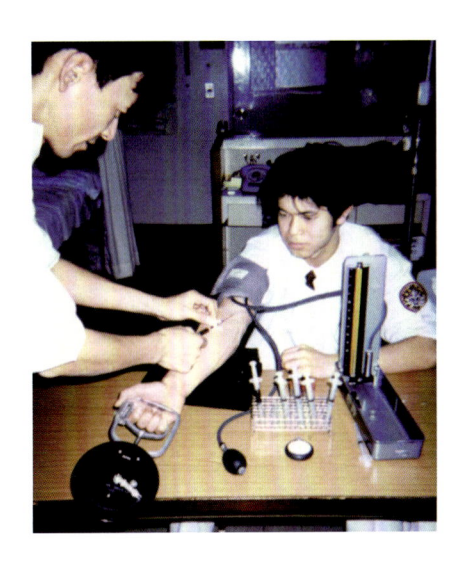

■血液ガス

　60mmHgの圧で駆血した条件で前腕運動を行うと**静脈血内 PO_2 の低下、PCO_2 の上昇、pHの低下**が認めらる。60mmHgの駆血のみでは、逆に PO_2 の上昇、PCO_2 の低下、pHが上昇する。これは前腕運動により筋組織内で急激に酸素の消費が亢進し、PO_2 が低下したためと考えられる。一方、60mmHgの駆血のみでは、加圧により筋組織の活動が抑制されたと考えられ、利用されなかった余剰の酸素が採血部位に蓄積したものと推定される。

　また日常採血時に、血液の色が鮮明な赤色であったり暗い赤色であったりすることを経験するが、この実験では前腕運動中に血液の色が次第に暗色に変化するのに対し、60mmHgの駆血のみでは逆に時間とともに鮮紅色に変化する傾向を認めた。従って、採血管内の血液の色の違いは、静脈内酸素分圧の違いを反映していることになる。実際には、前腕運動無しで、駆血圧を下げると O_2 の組織への、CO_2 の血球への移行が促進され、色がより暗くなる。[31]）。

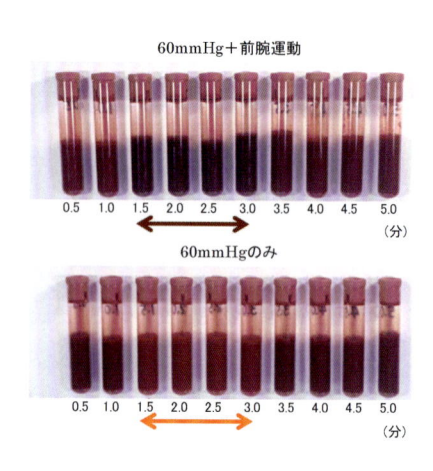

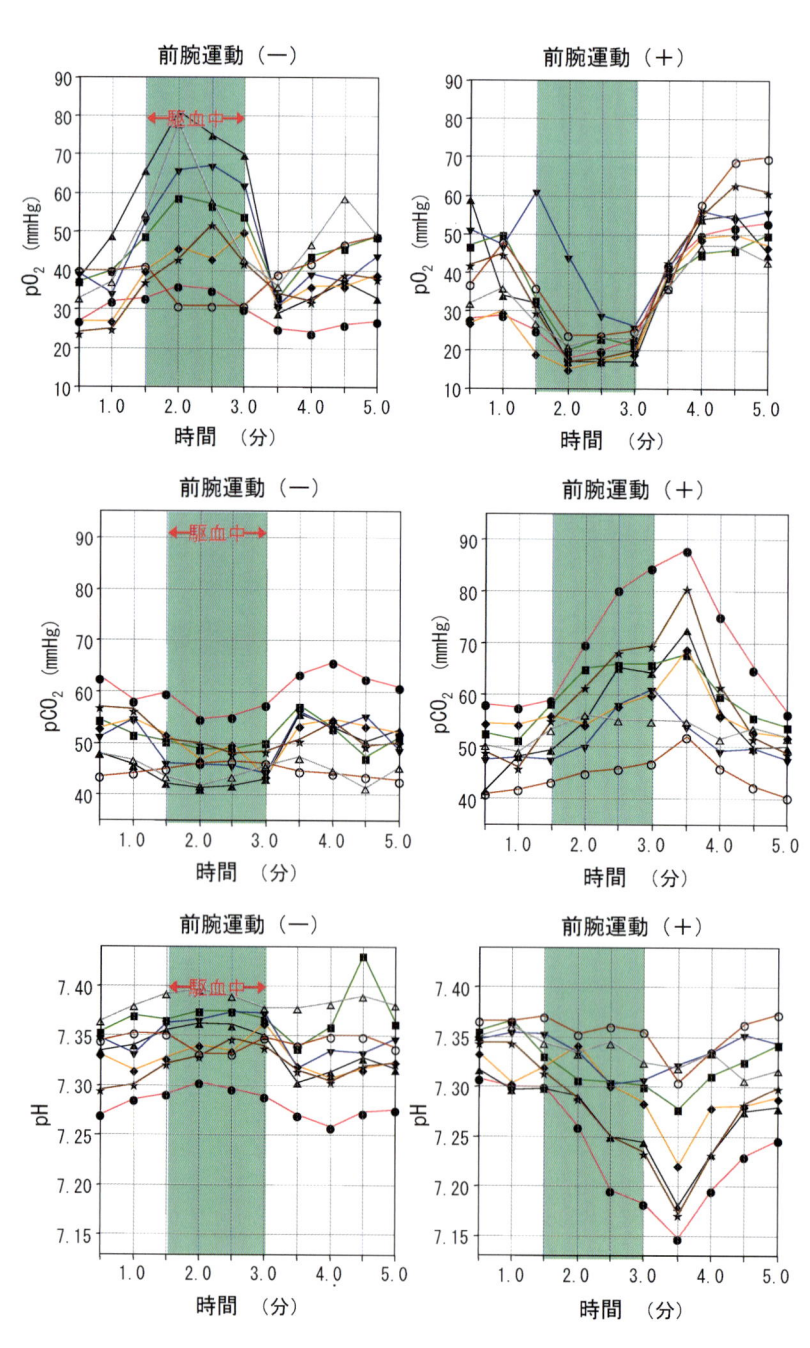

■電解質

　60mmHgの駆血圧をかけたままの状態で、前腕運動開始30秒後からKが平均0.9mEq/lの著明な上昇を認めた[31]。これは筋細胞の脱分極の間に細胞内の電気的陰性度が弱まり、能動輸送によるKの取り込みより放出の方が優位になるためと考えられており[32]、これまでの報告[33]通りの結果である。このことはKには個体差が少なく、個体内変動は基準範囲の中で生じ、それを外れると、異常と判断されることを考慮すると、この採血時の変化は検査診断上重要と考えられる。さらに運動停止後、速やかに元値に復した。Na、Caについても軽度ではあるが前腕運動により同様の上昇傾向を示した。

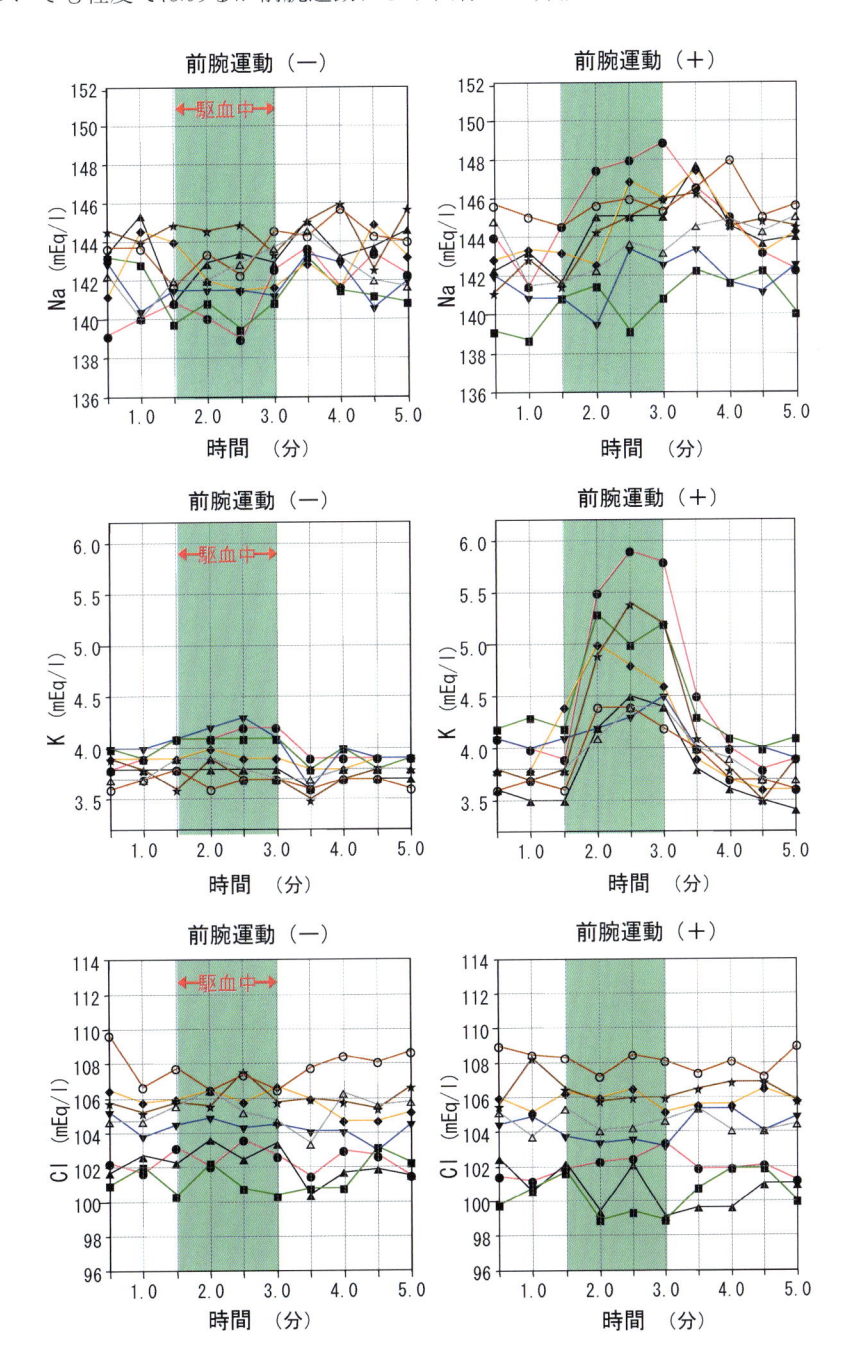

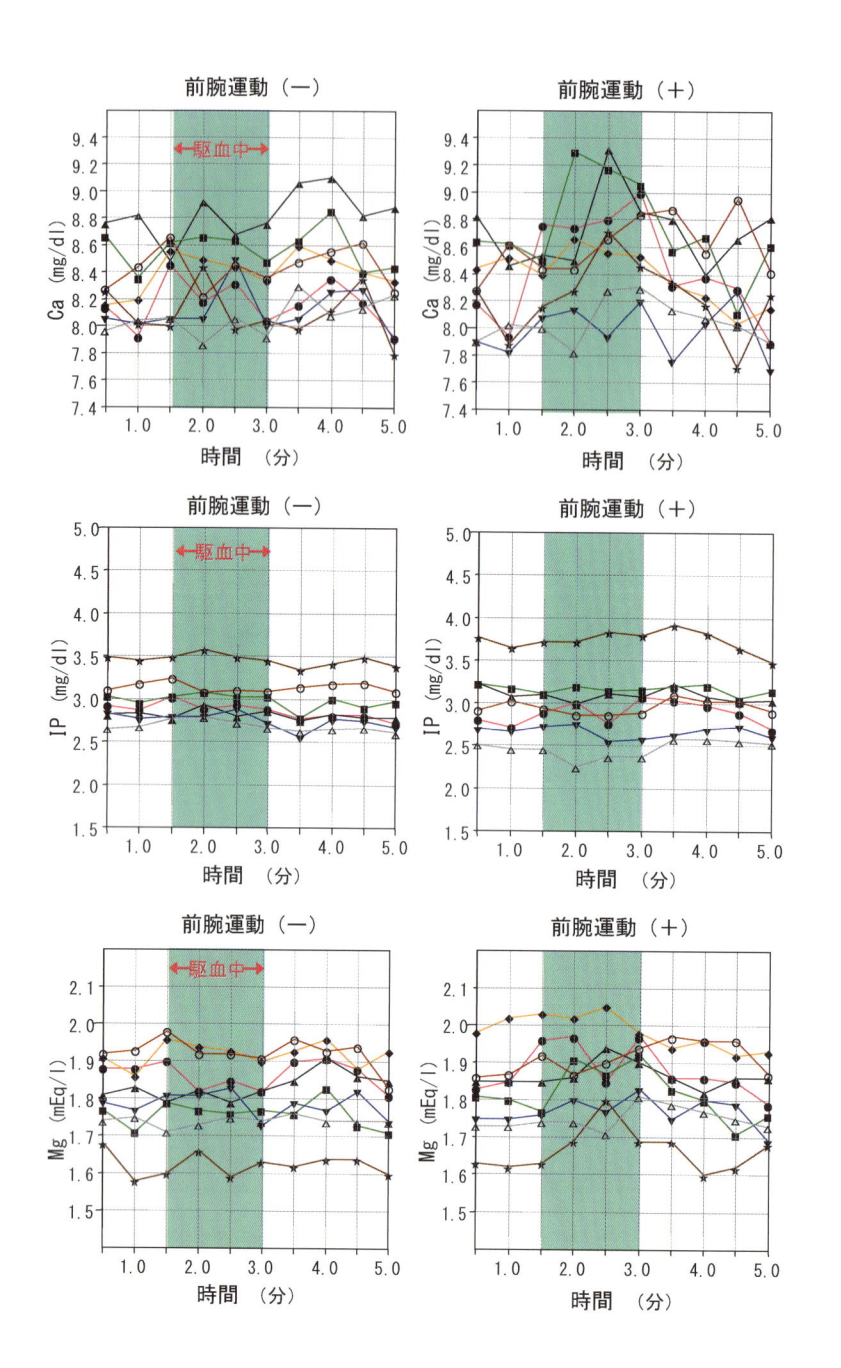

■乳酸

乳酸については前腕運動開始30秒後から増加を認め、運動停止後も前値に復さず、5分目まで値の上昇を示した。このような現象があることより、静脈を怒張させるために行うクレンチングはできるだけ短時間とし、刺入後は、拳を緩めさせるよう、採血担当者や医師に十分周知する必要がある。

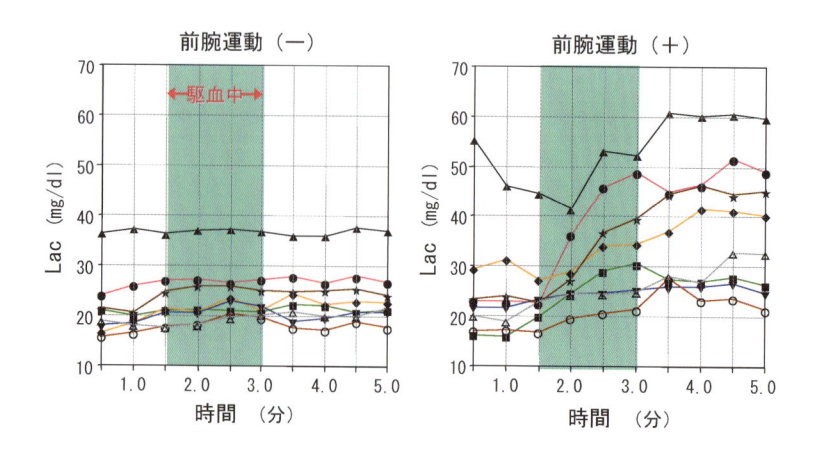

12 血漿と血清の差

血漿と血清の差による臨床検査値の変動

　患者試料80例を対象に、血漿K、IP値（X）と血清K、IP値（Y）の相関をみたものである。点線はY=Xで、KではYが平均的にXより約0.3mEq/L高く、IPでは約0.25mg/dl高い。また右の2つの図は偏差Y-Xと血小板数、白血球数との相関をみたもので、これらが多いほど偏差Y-Xが大きい。すなわち血漿・血清差は、血液凝固で血小板や白血球が破壊された結果生じることは明らかである。

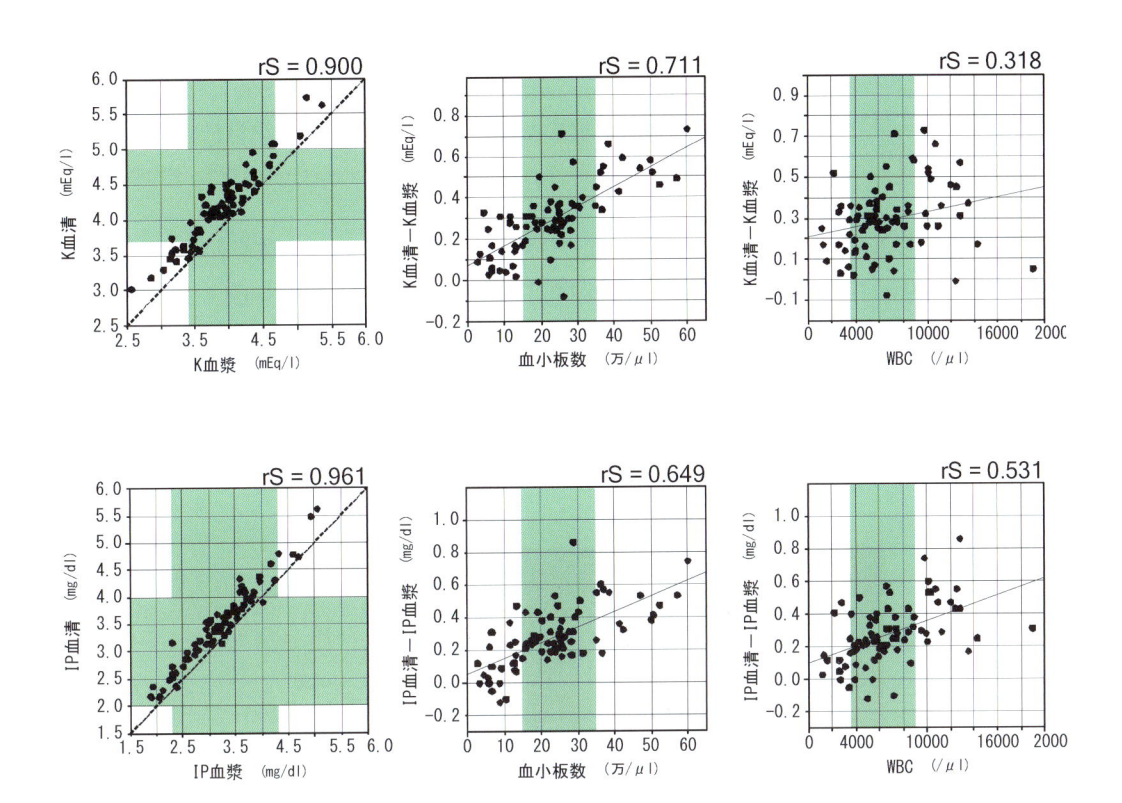

13 検体容器の形状と無栓放置

検体容器の形状と無栓放置による臨床検査値の変動

　血清分離後の検査開始前やシステムトラブル時の検体放置で、検体濃縮に関する報告はあるが、検体容器の形状の違いと水分蒸発による重量変化が、濃縮にどのような影響を与えるのか明確でない。筆者らは、試料を無栓状態で放置すると、濃縮により測定値がどう変化し、その程度が容器の形状でどう違うか系統的に検討した[34]。また蒸発量を考慮した補正により、どの程度検査値が補正し得るか検討した。

　検体容器は内径と高さから図1の5種類（サンプルカップとしてA：7×24mm、B：12.5×24mm、C：9.5×36mm、およびプラスチック試験管としてD：11.5×78mm、E：13×100mm）のものを用意し、プール血清を各々に0.2、0.5ml分注し、無栓状態で0.5、1、2、4、6時間放置した。各容器の重量を所定時間に精密天秤で秤量するとともに、生化学項目も同時に測定した。さらに水分蒸発による重量変化を求め、濃度補正に利用した。

　図2は横軸に放置時間、縦軸左側に重量、縦軸右側に重量変化率を示した。0.2ml血清分注で4.6～21.7％、0.5mlでは2.0～12.1％の重量変化を示すことから、検体量が少ないほど重量の変化率が大きくなる傾向を認めた。そしてその程度は内径が大きく高さが低い容器Bで最も強い現象を示した。

　また図3の左は、無栓状態で6時間放置した時の測定値の経時的変動を示した。検体容器Bでは、分注時4.2mEq/lであったK値は0.2ml分注の場合、6時間後5.5mEq/l、0.5ml分注では4.9mEq/lと大きく変化することを認めた。さらに図中右は先の重量変化率を用いて各時間の値に重量補正を行うと、測定値の変化は打ち消された。すなわち無栓放置による測定値の経時的上昇は、水分蒸発の割合と同率であることが明確に示された。以上より、検査開始前やシステムトラブル時の検体放置には、試料容量が少なく、浅く内径の広い容器を用いる場合、無栓状態にすると比較的短時間でも著明な測定値の誤差を生じるので、開栓時間の厳密な管理とともに、湿潤箱に保存するなどの対応が必要である。

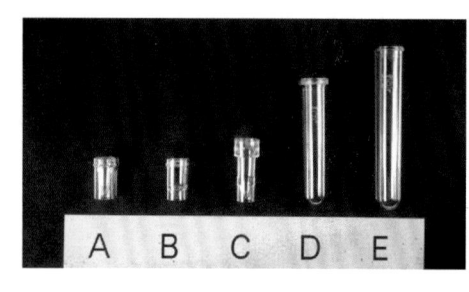

図1　検体容器の種類と無栓放置血清

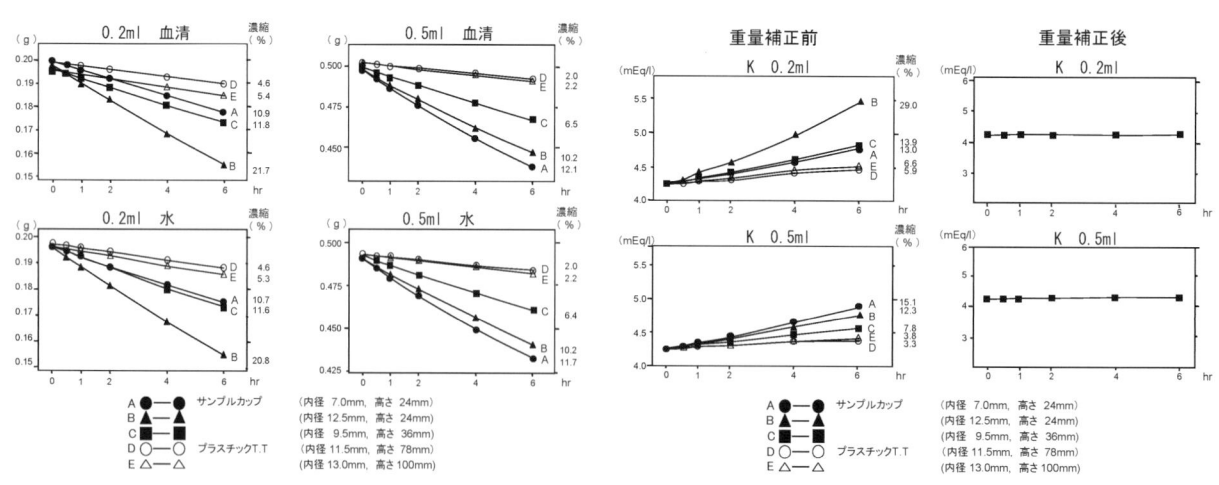

図2　検体容器の形状と無栓放置による血清と水の重量変化

図3　検体容器の形状と無栓放置による測定値の変動（K）

14　保存条件（全血の短期保存）

短期保存による臨床検査値の変動

　採血後直ちに試験管に分注し、全血のまま0、2、4、10、24時間まで4℃、10℃、25℃、30℃、37℃に放置した。所定時間後血清分離し、-70℃に凍結保存後、翌日まとめて測定し、全血放置による影響を検討した[35]。

■全血保存で上昇傾向がみられる項目

　Kについては、低温下では赤血球膜上のNa、K-ATPase活性が失活し、膜の透過性が変化して赤血球中Kが血清中に漏出するため、徐々に高くなることはよく知られているが、10℃でも著明な上昇を認めた。また37℃においては24時間後、4℃保存と同様に強い上昇とやはり明瞭な個体差を認めた。一方、30℃では程度は軽いが10時間まで、37℃では4時間まで明瞭な低下傾向を認め、25℃保存においては、24時間まで安定していた。特に10℃あるいは30℃という温度は日常十分あり得る室温であり、このような変動は検査診断上重要な所見である。

　IPについては、全血のまま放置すると25℃以下はむしろ安定で、30℃で10時間、37℃でも4時間まで安定であるが、24時間後においては強い上昇と明瞭な個体差を認めた。これは、温度に応じたGluの低下により、赤血球内のATP産生が低下し、その結果、ADPの血球内増加を反映してIPが増加するためである。

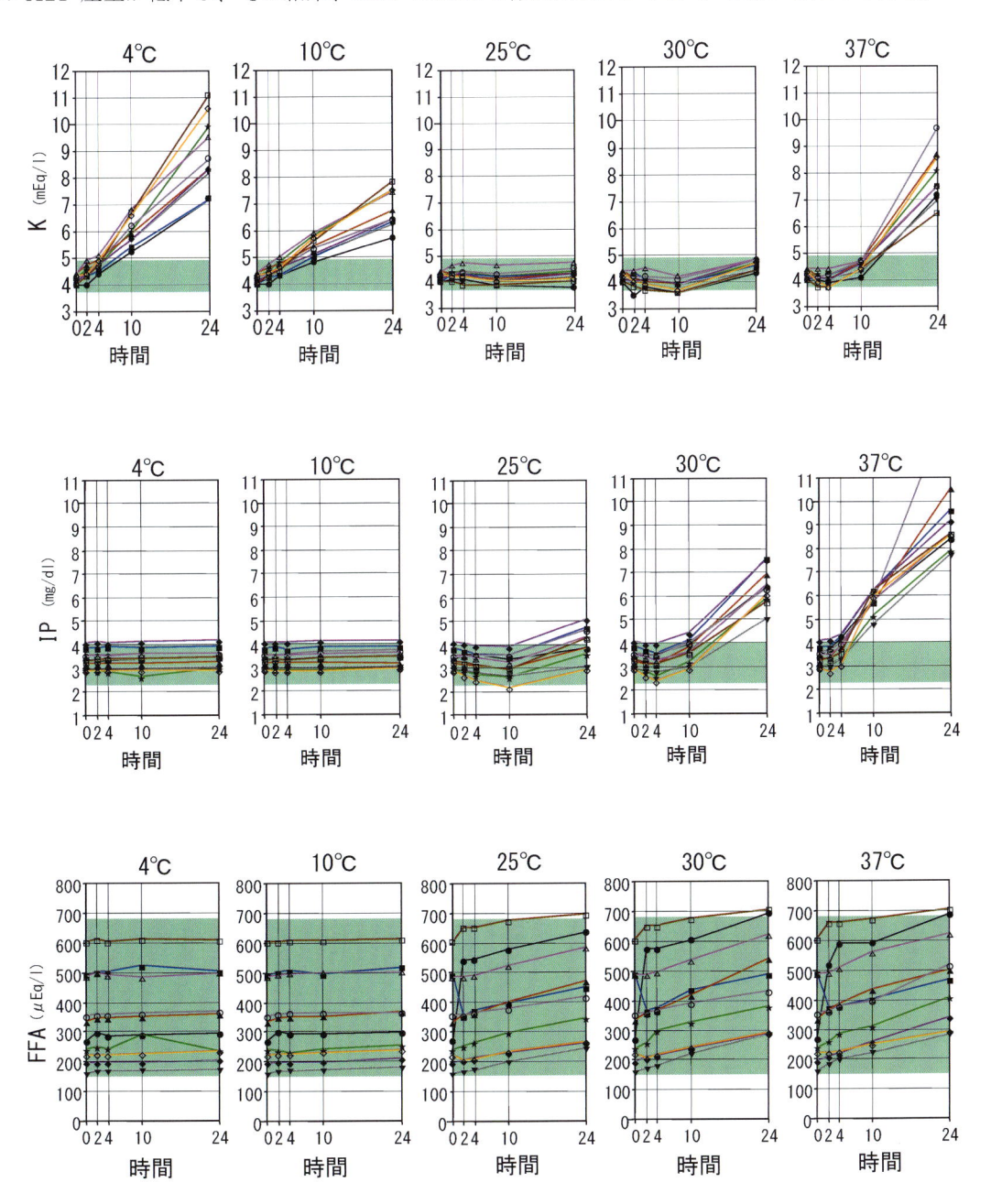

アンモニアは採血後の血液中でも細胞内代謝により生成される。これは血液凝固に伴う脱アミノ反応の進行や二酸化炭素喪失に伴う含窒素化合物の分解、さらに赤血球中からの遊離などによる。これらは温度に依存し、低温下ではアンモニア値の上昇を若干回避できるが、全血室温放置はアンモニア値に大きな正誤差を与える。図は採血後、全血を室温と氷中に保存した時の経時的変動を見たものであるが、室温下保存で30分以内に測定する必要性が示唆される。さらに氷中においてもその上昇は若干緩和されるものの反応を止めることができず、システムトラブル時や病棟・外来からの搬送時の保存温度・時間など、検体取扱いについて周知徹底する配慮が必要である。

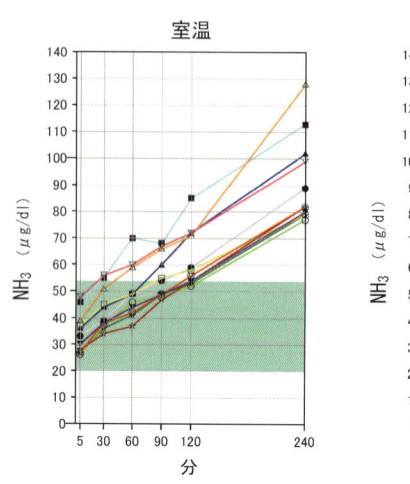

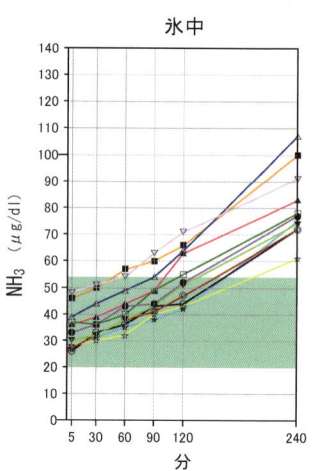

■ 全血保存で低下傾向がみられる項目

GLUについては、予想通り解糖作用により時間とともに速やかに減少するが、この減少傾向は4℃より37℃の方が顕著で、温度が高いほど減少率は高くなる傾向を示すことから、全血放置時の室温が高い場合、特に注意が必要である。

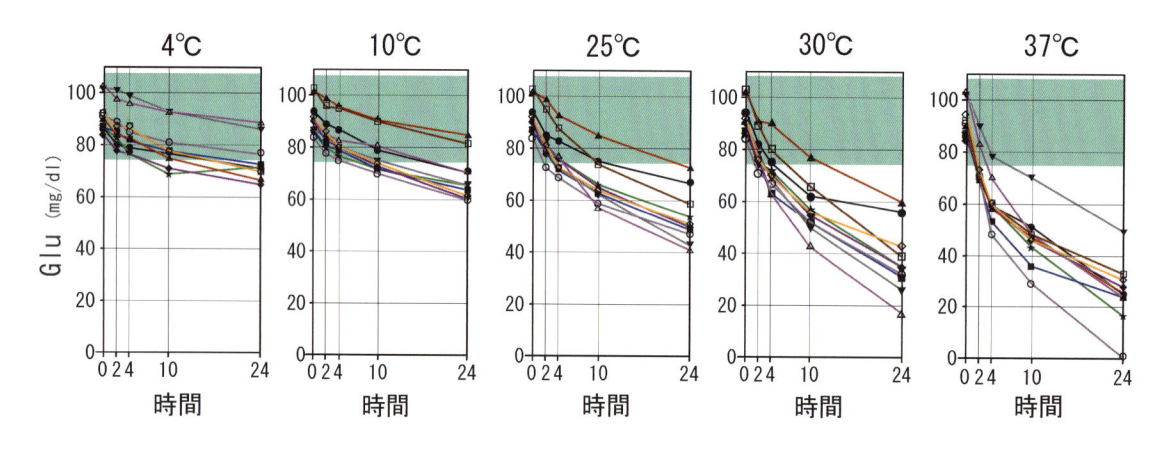

BNPの全血放置による影響を、採血後直ちに測定した値を100%として変化率で示す。4℃では25℃より減少率は低く、4℃における1時間値の変化は8%以内であるが、その後も低下傾向を示し、24時間後には約20%の低下を認めた[36]。

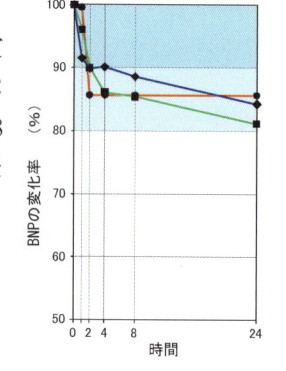

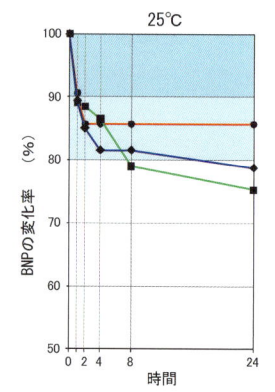

■全血保存で変化がみられない項目

RBC、Hbなどは全血保存で変化は認められない。

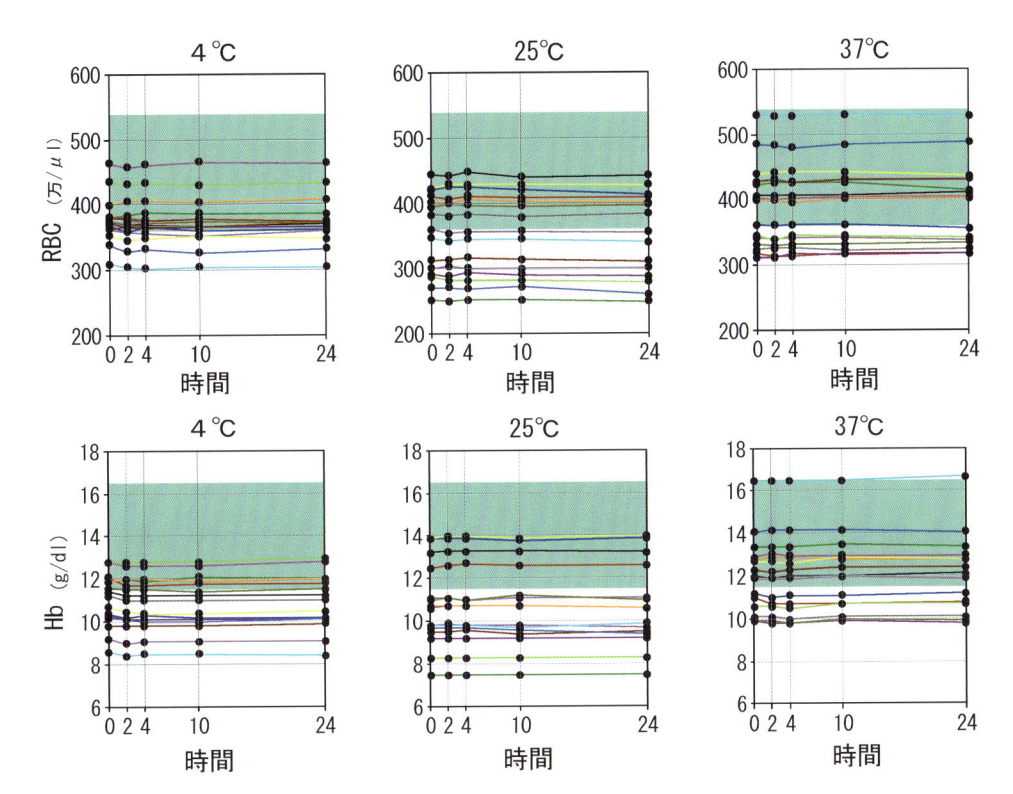

15　保存条件（血清の長期保存）

長期保存による臨床検査値の変動

　血清分離後、検体を放置したときの時間と温度が、臨床検査値にどのような変動を及ぼすかについてはすでに多くの報告[37]があるが、長期保存による変動はまだよく知られていない。筆者らは、患者血清を対象に冷蔵（7℃）、凍結（−30℃）、超低温（−70℃）に分け、血清分離後、2週間〜6ヶ月の影響について検討した。

■血清保存で上昇傾向がみられる項目

　FFAは7℃の保存においてのみ血清分離直後から上昇を認めた。これは血清中に存在するリパーゼあるいはホスホリパーゼがゆっくりと脂肪酸の遊離を触媒するためであり、−30℃以下ではこれらの酵素の活性が抑制されているためと思われる。C3、C4は7℃の条件下で分離直後より14日目まで上昇し続け、−30℃では4週目まで上昇し、その後変化を認めなかった。

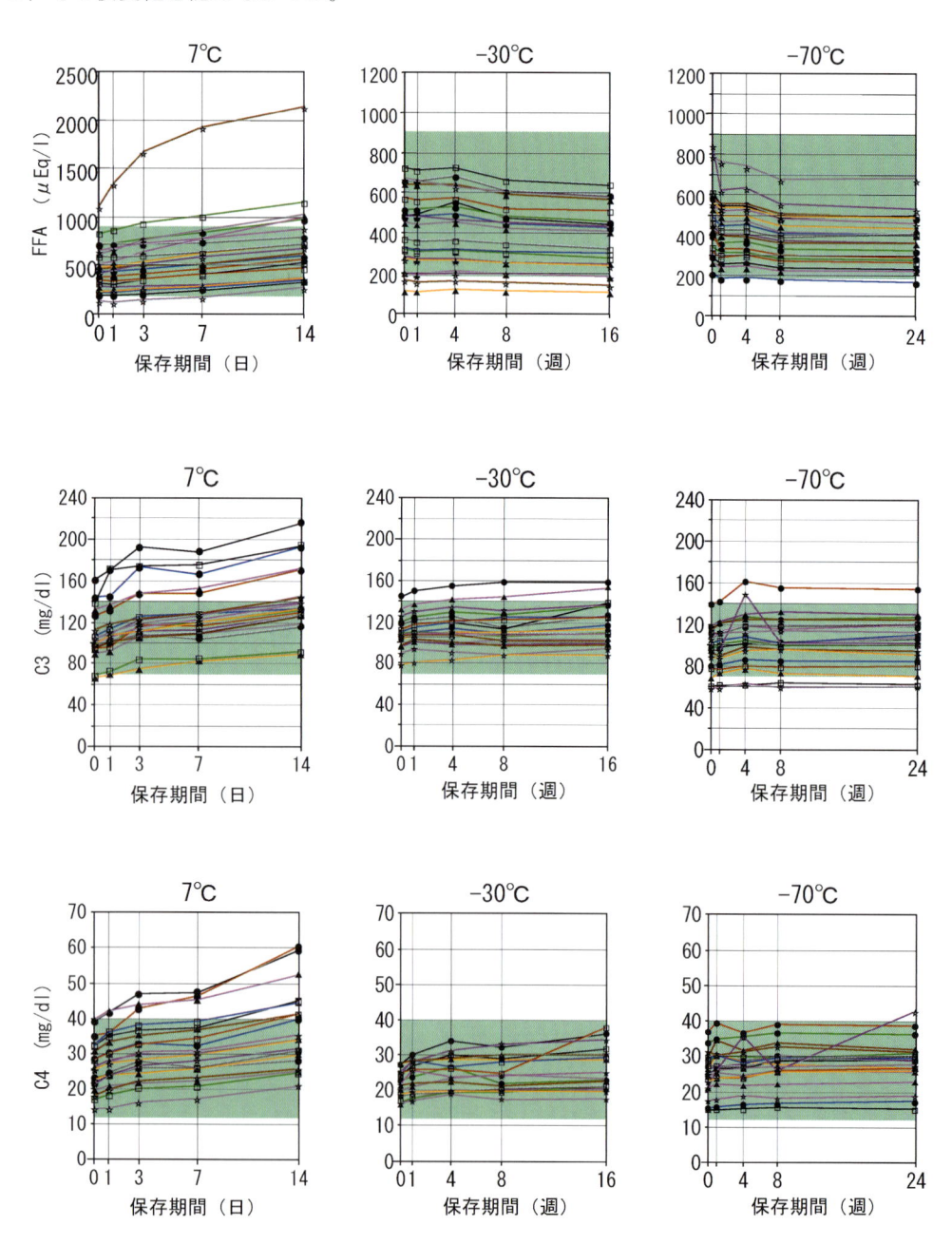

■血清保存で低下傾向がみられる項目

　ALT については 7 ℃保存で低下傾向を認め、− 30 ℃でも徐々に失活した。この ALT の失活について、山内ら[38]は− 20 ℃で 72 時間の短期間に ALT が失活した原因は、凍結の際に最大氷結晶生成帯（− 5 〜− 1 ℃）の通過に時間がかかるか、あるいはそれに近似する温度条件下に長時間放置すると、これが酵素の立体構造に障害を与えるためと報告している。筆者らの検討では− 30 ℃の条件下で活性の低下を認めたものの、− 70 ℃では低下傾向は認められなかった。このことから ALT の失活に関しては、山内らの報告と合致した。しかし、ALT と AST の長期安定性を比較した場合、− 30 ℃の条件下で AST の失活が認められなかったことから凍結保存の失活について別の機序が関与している可能性が考えられる。

　LD は 7 ℃において活性の低下を認めた。これは低温失活性を示し、アイソザイムで不安定な M 型の割合が多い LD4、LD5 の活性が著明に低下するためである。− 30 ℃でも LD4、LD5 は失活し、総活性値の低下を認めた。CK 総活性値は酸化によって不活化されやすく、冷所保存でも一夜で活性は低下するといわれているが、筆者らの検討では 7 ℃でも 14 日目まで安定していた。しかし− 30 ℃では緩やかであるが、経過と共に少しずつ活性が低下した。

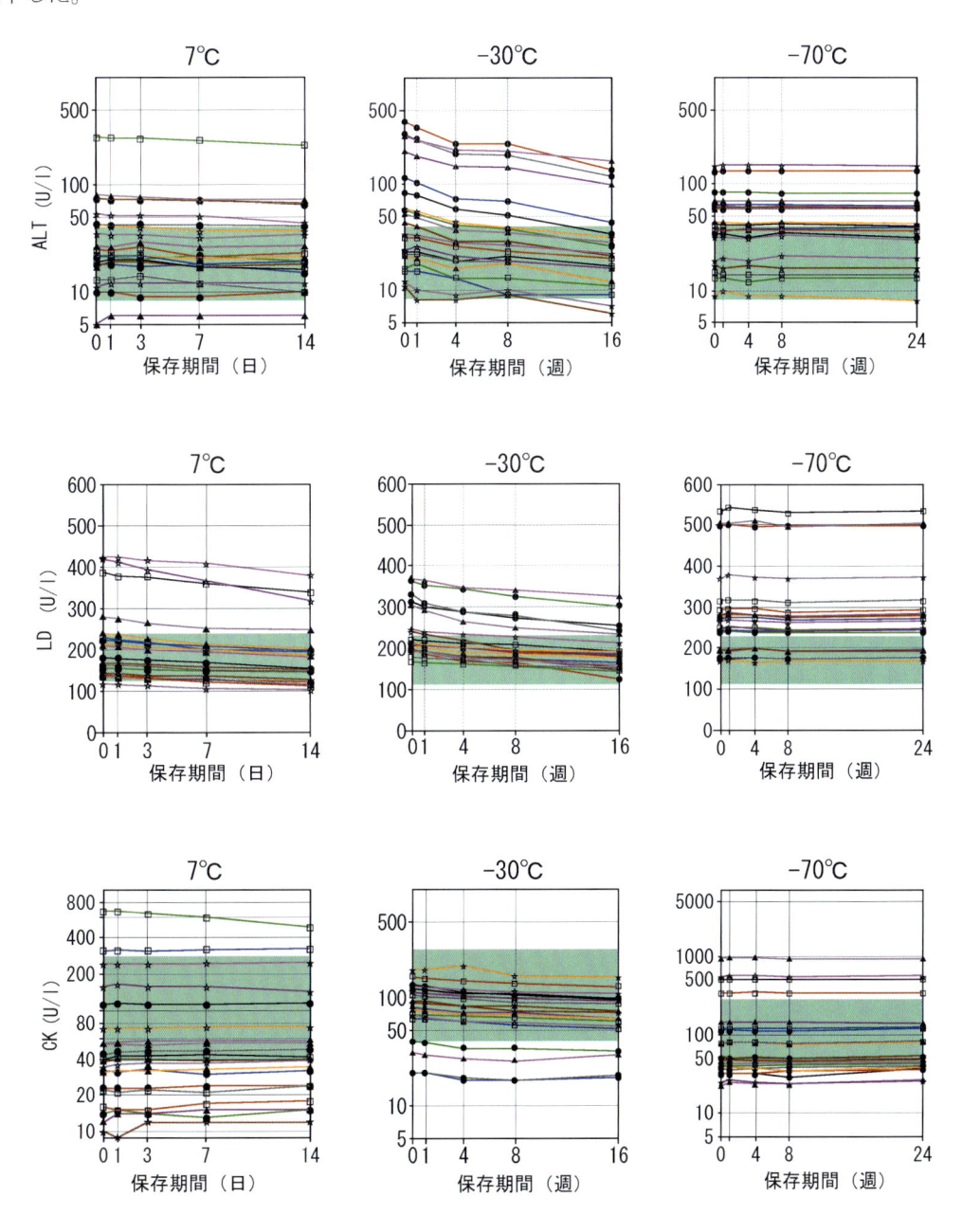

■血清保存で変化の小さい項目

ASTは7℃保存では低下傾向を示したが、−30℃、−70℃では変化は認められなかった。なおAMY、ChEなどは7℃での長期放置でも、その活性値への影響をほとんど認めず、保存安定性は極めて高いと考えられる。

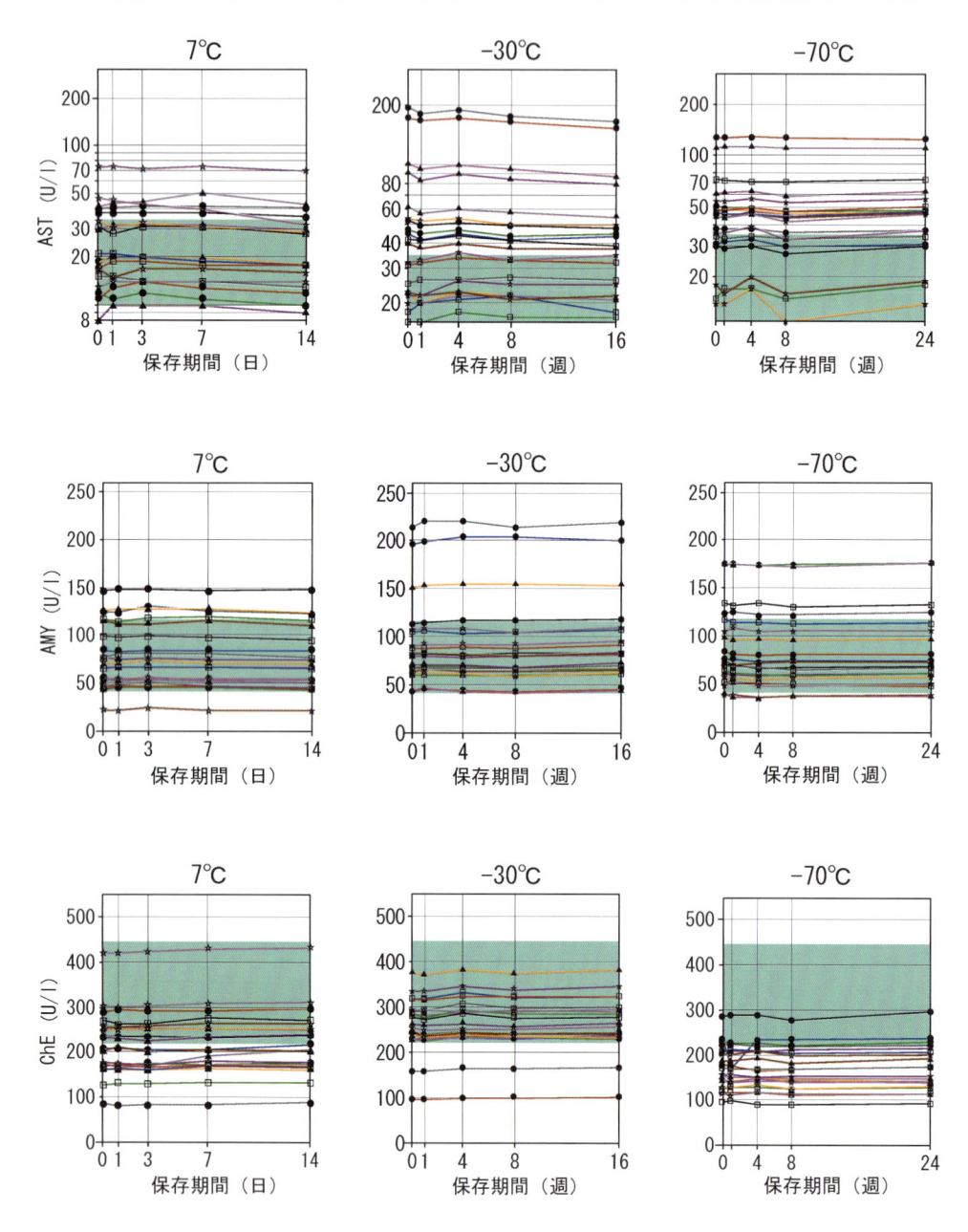

第 V 章
付　録

1　基準範囲一覧

アジア地域共有基準範囲設定国際プロジェクト[39]で得られた健常人のデータのうち、日本国内データに限定。調整 Box-Cox べき乗変換式[40]によるパラメトリック法で設定した基準範囲一覧を示す。年齢は 20～64 才でほぼ均等。男女差指数は枝分かれ分散分析法に基づく市原方式[40]で求めた。

項目	単位	標準化対応	男女差指数	n	LL (M+F)	Me (M+F)	UL (M+F)	n	LL (M)	Me (M)	UL (M)	n	LL (F)	Me (F)	UL (F)	
TP	g/dL		0.00	1732	6.5	7.2	8.0	784	6.5	7.2	8.0	948	6.5	7.2	8.0	
Alb	g/dL	○	0.40	1751	3.8	4.3	5.0	792	3.8	4.3	5.0	960	3.8	4.3	5.0	
CRE	mg/dL	○	1.83	1731				781	0.69	0.85	1.07	949	0.47	0.64	0.80	
UN	mg/dL		0.33	1730	7.5	12.3	19.5	783	8.6	13.1	20.4	947	7.3	11.5	19.3	
UA	mg/dL	○	1.30	1313				478	3.7	5.6	7.7	837	2.5	3.9	5.4	*1
CysC	mg/L		0.72	1725	0.62	0.83	1.12	782	0.69	0.90	1.17	944	0.61	0.78	1.03	
AST	U/L	○	0.41	1715	16	22	32	769	17	24	34	953	15	21	29	
ALT	U/L	○	0.68	1280	10	17	33	467	12	20	41	826	10	15	26	
LD	U/L	○	0.12	1730	124	165	215	783	127	168	220	945	123	162	209	*3
ALP	U/L	○	0.43	1725	116	202	342	781	134	221	371	944	110	187	309	*3
GGT	U/L	○	0.69	1283	14	20	54	470	15	25	66	819	15	19	44	*1
CK	U/L	○	0.82	1712	42	86	192	781	60	108	263	938	40	71	135	
AMY	U/L	○	0.15	1723	47	79	134	780	45	77	126	943	49	81	142	
LIP	U/L		0.00	1723	13	24	39	776	13	23	40	946	13	24	38	
Na	mEq/L	○	0.44	1730	139	142	146	783	140	143	146	946	139	142	145	
K	mEq/L	○	0.08	1721	3.7	4.2	4.7	778	3.7	4.2	4.7	944	3.7	4.1	4.6	
Cl	mEq/L	○	0.23	1732	101	104	108	783	100	104	108	949	101	105	108	
Ca	mg/dL	○	0.35	1729	8.8	9.3	9.9	783	8.9	9.4	10.0	948	8.8	9.2	9.8	
IP	mg/dL		0.36	1732	2.8	3.8	4.8	784	2.8	3.7	4.8	948	3.0	3.9	4.8	*3
Fe	µg/mL		0.31	1721	31	95	189	778	47	103	191	943	25	86	189	
UIBC	µg/mL		0.49	1731	118	231	386	781	102	213	312	949	136	249	427	
TCho	mg/dL	○	0.00	1731	137	189	260	781	141	191	262	948	137	187	263	
TG	mg/dL	○	0.56	1307	36	65	152	474	42	80	193	836	35	59	124	*1
HDL-C	mg/dL	○	0.55	1748	35	57	93	790	33	50	82	955	41	63	97	
LDL-C	mg/dL	○	0.16	1313	61	106	168	471	69	112	175	836	60	102	165	*1
ApoA1	mg/dL		0.40	1724	118	151	202	778	114	144	191	943	124	157	205	
ApoB	mg/dL		0.26	1289	53	82	121	467	56	86	125	824	52	79	120	*1
ApoE	mg/dL		0.16	1299	2.6	4.0	6.3	476	2.4	3.8	5.7	829	2.6	4.1	6.5	*1
RBC	$10^4/\mu L$		1.32	1039				468	416	486	556	569	375	429	489	
Hb	g/dL		1.56	1039				468	13.5	15.1	16.8	569	10.8	13.1	14.9	
Ht	%		1.58	1038				468	39.7	44.7	50.4	571	32.7	38.8	44.0	
PLT	$10^4/\mu L$		0.00	1030	16	24	37	466	16	24	36	568	16	24	36	
WBC	$10^2/\mu L$		0.07	1034	35	54	89	466	37	56	88	560	34	52	87	
Neu	%		0.05	1038	37	55	72	468	37	54	71	570	38	55	73	
Eos	%		0.16	671	0.6	2.3	8.3	300	0.8	2.5	8.6	371	0.5	2.1	7.9	*2
Bas	%		0.00	1035	0.0	0.5	1.3	466	0.0	0.5	1.1	569	0.0	0.4	1.5	
Mon	%		0.00	1034	4.1	6.7	10.6	465	4.4	6.9	10.6	568	4.0	6.5	10.6	
Lym	%		0.13	1037	20	34	50	467	20	34	50	571	19	34	50	
IgG	mg/dL	○	0.00	1728	895	1250	1779	769	901	1212	1718	948	937	1286	1829	
IgA	mg/dL	○	0.00	1077	94	212	396	491	99	223	413	583	95	204	380	*2
IgM	mg/dL	○	0.15	1718	36	101	230	775	31	79	166	944	52	124	262	
IgE	IU/mL		0.00	1073	2	46	654	489	3	65	671	575	1	33	465	*2
C3	mg/dL	○	0.71	1727	72	97	130	771	74	100	135	954	71	95	126	
C4	mg/dL	○	0.13	1725	11	19	31	780	12	20	31	942	11	18	29	

項目	単位	標準化対応	男女差指数	n	Male+Female LL	Me	UL	n	Male LL	Me	UL	n	Female LL	Me	UL	
CRP	mg/dL	○	0.00	1223	0.0	0.0	0.3	458	0.01	0.03	0.24	820	0.00	0.03	0.26	*1
SAA	μg/mL		0.00	1698	0.9	3.2	16.4	767	0.9	3.3	16.4	930	1.0	3.2	15.9	
RBP	mg/dL	○	0.94	1725	1.7	2.8	4.9	780	2.2	3.4	5.1	942	1.7	2.4	4.1	
TTR	mg/dL	○	1.05	1730				783	24	31	40	949	19	25	33	
ASO	IU/mL		0.00	1730	1	38	292	778	2	37	343	946	2	36	295	
Tf	mg/dL	○	0.36	1717	201	258	352	775	199	248	318	941	204	268	366	
sTfR	nmol/L		0.08	1724	10	15	30	768	10	14	23	935	10	15	36	
Ferritin	ng/mL		1.38	1729				764	24	102	268	949	3	18	121	
AFP	ng/mL		0.00	1713	1.1	2.6	6.4	772	1.2	2.7	6.2	941	1.1	2.6	6.6	
CEA	ng/mL		0.32	1726	0.4	1.3	4.0	780	0.4	1.5	4.6	940	0.4	1.1	3.1	
CA19-9	U/mL		0.18	1732	0.9	6.2	28.6	771	0.8	5.0	20.2	949	0.9	7.4	30.6	
CA125	U/mL		0.65	1716	3.6	9.2	30.4	776	3.2	7.4	15.9	935	4.1	11.3	38.5	*3
CA15-3	U/mL		0.00	1726	3.8	6.1	17.4	775	4.1	6.7	17.8	942	3.8	5.7	16.4	
PSA	ng/mL		17.29	1715				775	0.3	0.9	2.6	948	0.000	0.004	0.036	
PG1	ng/mL		0.29	1697	23	42	88	765	25	46	93	930	22	39	81	
PG2	ng/mL		0.00	1694	4	8	30	759	4	8	26	927	4	8	30	
PG1/2				1699	1.9	5.3	7.9	769	1.9	5.4	8.2	930	1.7	5.2	7.6	
Cortisol	μg/dL	○	0.24	1724	5	10	20	778	6	11	20	946	4	10	20	
DHEA-S	μg/dL		0.77	1727	46	181	420	780	96	232	462	944	39	144	341	
Testosterone	ng/dL	○	7.57	1732				781	2.9	5.1	8.1	948	0.27	0.57	1.01	
Estradiol	pg/mL	○	0.89	1710				775	18	26	37	948	14	55	246	*3
Progesterone	ng/mL	○	0.42	1732				777	0.14	0.57	1.43	949	0	1	27	*3
PRL	ng/mL		0.43	1714	4	10	29	780	4	8	20	941	5	12	35	*3
hLH	mIU/mL		0.76	1719				774	1	3	6	936	1	7	68	*3
hFSH	mIU/mL		0.55	1726				776	2	5	13	943	2	8	159	*3
TSH	IU/mL		0.00	1721	0.45	1.47	4.22	778	0.44	1.45	4.07	942	0.45	1.49	4.28	
FT4	ng/dL		0.23	1728	0.71	0.90	1.12	780	0.73	0.92	1.16	948	0.69	0.88	1.09	
FT3	pg/mL		0.52	1721	2.49	2.96	3.58	781	2.62	3.07	3.64	941	2.45	2.87	3.46	
Tg	ng/mL		0.00	1710	2	9	31	774	2	9	27	936	1	10	34	
PTH	pg/mL		0.00	1720	23	48	96	779	23	48	93	943	24	49	101	
Insulin	μIU/mL		0.00	1257	2.0	4.3	9.8	447	2.1	4.4	10.0	818	1.7	4.1	9.3	
Adiponectin	μg/mL		0.65	1296	4.2	10.9	23.6	467	3.7	8.3	17.2	824	5.7	12.7	25.6	
EPO	mIU/mL		0.27	1709	4.2	8.6	23.7	777	3.9	7.9	16.2	932	4.1	9.5	26.5	
BoneALP	μg/L		0.41	1706	7.0	11.7	21.8	770	7.9	12.8	23.2	942	6.4	10.8	19.9	*3
TRAP-5b	U/L		0.23	1676	1.5	2.8	5.2	764	1.7	3.0	5.5	915	1.5	2.6	5.0	*3
VitB12	pg/mL		0.26	1719	177	450	1037	774	156	407	887	940	202	488	1110	
Folate	ng/mL		0.08	1701	4.1	8.5	17.7	777	3.8	7.7	15.3	930	4.8	9.2	20.3	

略称→ Hb: hemoglobin, Ht: hematocrit, PLT: platelet, TP: total protein, Alb: albumin; CRE: creatinine, UN: urea nitrogen, CysC: cystatin C, IP: inorganic phosphate, TG: triglyceride , TCho: total cholesterol, HDL-C: HDL-cholesterol, LDL-C: LDL-cholesterol, AMY: amylase, LIP: lipase, SAA: serum amyloid A, TTR: transthyretin(prealbumin), RBP: retinol-binding protein, UIBC: unsaturated iron-binding capacity, Tf: transferrin, sTf-R: soluble transferrin receptor, PG1: pepsinogen I, PG2: pepsinogen II, Tg: thyroglobulin, TRAP-5b: tartrate-resistant acid phosphatase 5b

BC社以外の試薬：ニットボーメディカル（CRP, IgG, IgA, IgM, ApoE, RBP, TRAP-5ｂ, CysC）、栄研化学（SAA, PG1, PG2）、大塚製薬（adiponectin）

男女差：3レベル枝分かれ分散分析による、男女差指数＝SD性差／SD純個体間≧0.3を実質的に有意な性差とした。

*1) BMI≦26,飲酒≦2合限定； *2) アレルギー疾患既往除外；
*3) 女性閉経前後基準範囲□項目名　閉経前(n)／閉経後(n)：ALP 111~288(796)／123~388(166); LD 122~204(796)／140~243(166); ferritin 3~94(799)／8~146(167); CA125 5~42(788)／3~13(164); estradiol 23~266(798)／12~45(164); progesterone 0.2~18.6(800)／0.03~0.96(164); PRL 5~35(791)／4~19(167); LH 1~29(785)／7~58(167);
FSH 2~22(782)／22~159(167); BoneALP 6~18(797)／8~26(165); TRAP-5b 0.8~3.1(783)／1.3~5.4(160)

略称	被験物質	測定法	試薬	標準化対応	日内 CV%	日間 CV%
TP	protein, total	Timed endpoint biuret method	BeckmanCoulter	–	0.76	1.49
Alb	albumin	Timed endpoint bromcresol green method	BeckmanCoulter	CRM470	1.53	1.37
CRE	creatinine	Modified rate Jaffé method	BeckmanCoulter	JCCRM521	2.41	2.97
UN	urea	Enzymatic rate method	BeckmanCoulter	JCCRM521	1.54	2.46
UA	urate	Timed endpoint Uricase POD method	BeckmanCoulter	JCCRM521, 21	0.68	1.11
CysC	cystatin C	Latex immunoturbidimetric method	Nittobo Medical	–	1.54	2.56
AST		JSCC recommended method	BeckmanCoulter	JCCLS CRM-001b	3.40	0.37
ALT		JSCC recommended method	BeckmanCoulter	JCCLS CRM-001b	3.44	0.44
LD		JSCC recommended method	BeckmanCoulter	JCCLS CRM-001b	1.93	0.80
ALP		JSCC recommended method	BeckmanCoulter	JCCLS CRM-001b	1.45	0.83
GGT		JSCC recommended method	BeckmanCoulter	JCCLS CRM-001b	1.60	1.86
CK		JSCC recommended method	BeckmanCoulter	JCCLS CRM-001b	1.22	0.91
AMY	amylase	JSCC recommended method	BeckmanCoulter	JCCLS CRM-001b	0.89	0.61
LIP	lipase	Enzymatic rate method	BeckmanCoulter	–	2.36	3.43
Na	sodium	Indirect potentiometry	BeckmanCoulter	JCCRM111,321	0.22	0.91
K	potassium	Indirect potentiometry	BeckmanCoulter	JCCRM111,321	0.46	0.89
Cl	chloride	Indirect potentiometry	BeckmanCoulter	JCCRM111,321	0.25	0.72
Ca	total serum calcium	Indirect potentiometry	BeckmanCoulter	JCCRM321	0.57	1.26
IP	inorganic phosphate	Timed endpoint molybdate UV method	BeckmanCoulter	–	1.55	0.00
Fe	iron	Timed endpoint direct colorimetry	BeckmanCoulter	–	1.97	1.46
UIBC	unsaturated iron-binding capacity	Timed endpoint direct colorimetry	BeckmanCoulter	–	1.74	2.18
TCho	total cholesterol	Timed endpoint enzyme colorimetry	BeckmanCoulter	JCCRM223	1.20	0.74
TG	triglyceride	Timed endpoint enzyme colorimetry	BeckmanCoulter	JCCRM223,224	1.21	0.80
HDL-C	HDL-cholesterol	Timed endpoint direct method	BeckmanCoulter	JCCRM223,224	0.99	1.61
LDL-C	LDL-choleterol	Timed endpoint direct method	BeckmanCoulter	JCCRM224	1.17	1.31
Apo A1	apolipoprotein A-I	Turbidimetric method	BeckmanCoulter	–	1.91	3.72
Apo B	apolipoprotein B	Turbidimetric method	BeckmanCoulter	–	1.56	2.59
Apo E	apolipoprotein E	Turbidimetric immunoassay	Nittobo Medical	–	1.62	2.71
IgG	immunoglobulin G	Turbidimetric method	Nittobo Medical	CRM470	0.63	1.76
IgA	immunoglobulin A	Turbidimetric method	Nittobo Medical	CRM470	1.76	3.40
IgM	immunoglobulin M	Turbidimetric method	Nittobo Medical	CRM470	1.09	1.46
IgE	immunoglobulin E	Chemiluminescent Enzyme Immunoassay	BeckmanCoulter	–	2.61	2.17
C3	complement component 3	Turbidimetric method	BeckmanCoulter	CRM470	0.81	1.77
C4	complement component 4	Turbidimetric method	BeckmanCoulter	CRM470	2.04	2.82
CRP	C-reactive protein	Latex immunoturbidimetric method	Nittobo Medical	CRM470	0.68	2.29
SAA	serum amyloid A	Latex immunoturbidimetric method	Eiken Medical	–	1.64	2.63
RBP	retinol-binding protein	Latex immunoturbidimetric method	Nittobo Medical	–	1.78	3.20
TTR	transthyretin(prealbumin)	Turbidimetric method	BeckmanCoulter	CRM470	1.72	2.98
ASO	anti-streptolysin O	Turbidimetric rate method	BeckmanCoulter	–	1.83	3.34
Tf	transferrin	Turbidimetric method	BeckmanCoulter	CRM470	2.65	3.61
sTf-R	soluble transferrin receptor	Chemiluminescent Enzyme Immunoassay	BeckmanCoulter	–	1.30	1.50
Ferritin	ferritin	Chemiluminescent Enzyme Immunoassay	BeckmanCoulter	–	1.79	2.01
AFP	α-fetoprotein	Chemiluminescent Enzyme Immunoassay	BeckmanCoulter	–	2.00	1.90
CEA	carcinoembryonic antigen	Chemiluminescent Enzyme Immunoassay	BeckmanCoulter	–	3.03	2.49
CA19-9	carbohydrate antigen 19-9	Chemiluminescent Enzyme Immunoassay	BeckmanCoulter	–	3.44	5.46
CA125	carbohydrate antigen 125	Chemiluminescent Enzyme Immunoassay	BeckmanCoulter	–	2.57	2.16
CA15-3	carbohydrate antigen 15-3	Chemiluminescent Enzyme Immunoassay	BeckmanCoulter	–	1.94	2.51
PSA	prostate-specific antigen	Chemiluminescent Enzyme Immunoassay	BeckmanCoulter	–	2.54	3.03
PG1	pepsinogen I	Latex immunoturbidimetric method	Eiken Medical	–	1.61	2.70
PG2	pepsinogen II	Latex immunoturbidimetric method	Eiken Medical	–	1.55	2.58
Cortisol	cortisol	Chemiluminescent Enzyme Immunoassay	BeckmanCoulter	JCTLM ref lab*	2.17	1.94
DHEA-S	dehydroepiandrosterone sulfate	Chemiluminescent Enzyme Immunoassay	BeckmanCoulter	–	1.52	1.46
Testo	testosterone	Chemiluminescent Enzyme Immunoassay	BeckmanCoulter	JCTLM ref lab*	2.70	2.38
E2	estradiol	Chemiluminescent Enzyme Immunoassay	BeckmanCoulter	JCTLM ref lab*	7.43	6.40
Prog	progesterone	Chemiluminescent Enzyme Immunoassay	BeckmanCoulter	JCTLM ref lab*	5.98	6.35
PRL	prolactin	Chemiluminescent Enzyme Immunoassay	BeckmanCoulter	–	1.16	0.98
LH	luteinizing hormone	Chemiluminescent Enzyme Immunoassay	BeckmanCoulter	–	2.64	1.95
FSH	follicle-stimulating hormone	Chemiluminescent Enzyme Immunoassay	BeckmanCoulter	–	2.68	1.80
TSH	thyroid-stimulating hormone	Chemiluminescent Enzyme Immunoassay	BeckmanCoulter	–	2.23	1.53
FT4	free thyroxine	Chemiluminescent Enzyme Immunoassay	BeckmanCoulter	–	2.07	2.14
FT3	free triiodothyronine	Chemiluminescent Enzyme Immunoassay	BeckmanCoulter	–	1.95	1.05
Tg	thyroglobulin	Chemiluminescent Enzyme Immunoassay	BeckmanCoulter	–	1.95	1.88
PTH	intact parathyroid hormone	Chemiluminescent Enzyme Immunoassay	BeckmanCoulter	–	1.92	1.76
Insulin	Insulin	Chemiluminescent Enzyme Immunoassay	BeckmanCoulter	–	1.75	2.06
ADP	adiponectin	Latex immunoturbidimetric method	Ostuka Pharma.	–	1.64	2.76
EPO	erythropoietin	Chemiluminescent Enzyme Immunoassay	BeckmanCoulter	–	1.74	1.76
BAP	bone alkaline phospatase	Chemiluminescent Enzyme Immunoassay	BeckmanCoulter	–	1.85	1.98
TRAP-5b	tartrate-resistant acid phosphatase 5b	Enzyme Immunoassay	Nittobo Medical	–	1.62	2.71
VitB12	vitamin B12	Chemiluminescent Enzyme Immunoassay	BeckmanCoulter	–	3.33	2.36
Folate	folic acid	Chemiluminescent Enzyme Immunoassay	BeckmanCoulter	–	1.68	0.77

* Used for recalibration were lyophilized specimens of 5~8 concentrations which were value-assigned by RMS.

2 基準範囲とモル濃度比較図

主要な臨床検査の成人基準範囲をモル濃度で表し、その領域を対数スケールで濃度の降順に比較表示した。

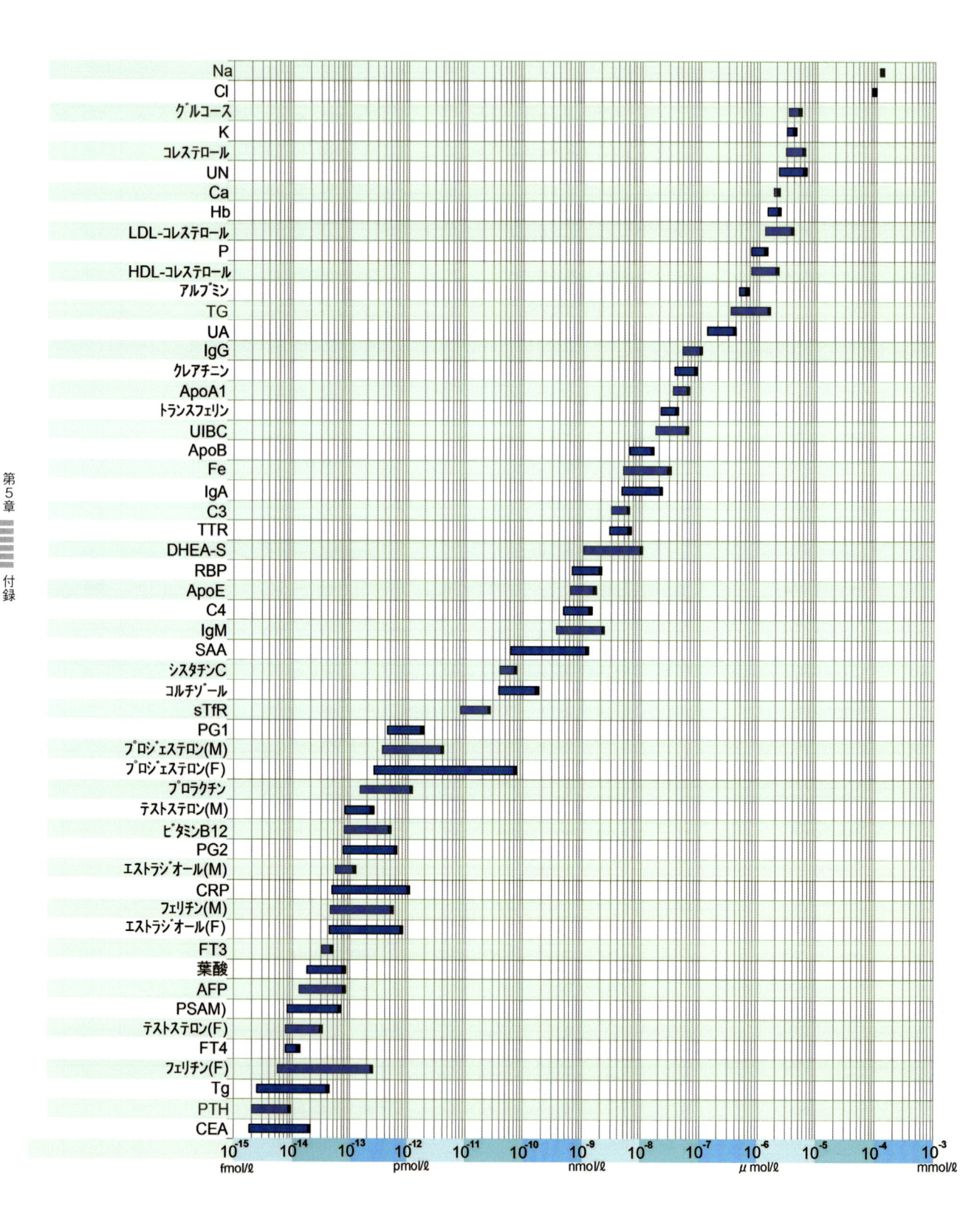

3 個体内変動の個体差

　集団の分布型と個人の分布型との関係を見るため、統計解析ソフトStatFlex[41]を用いて、1年間定期的に測定した健常者の検査値を分布図に示した。対象は8施設より募った**健常ボランティア139名**（男性62例13〜58歳、女性77例17〜58歳）とし、**空腹時採血を毎月1回1年間行い、主要臨床化学検査28項目を測定**した[42]。測定は被験者の属する各施設で行ったが、HbA1c、LDL-C、は1施設で一括して測定した。測定値には有意な施設間差を認めたため、共通QC試料を用いたクロスチェック結果から、測定値を全て一施設の値に換算した。分布図は個人別の年間平均値で個人を昇順に並べ、**青丸は男性、赤丸が女性**とした。さらに**背景の着色領域は 水色が男性、淡紅色が女性、紫色が男女共通の集団の基準範囲**を示している。

　各項目の基準値の分布型を視覚的に比較すると、一般的に正規型に属する項目（Na、UA、TCho、等）ではどの個体もその平均値に関係なく測定値の変動幅がほぼ一定している傾向があり、対数正規型に属する項目（ALT、GGT、CK、TG、等）では平均値の低い個体では変動幅が狭く、その平均値が大きくなるにつれ変動幅が広くなっていく傾向を認めた。また平方根正規型に属する項目（AST、K、等）では、その分布は両者の中間の傾向を示した。ここで全体として言えることは、集団の検査値の分布型は様々であるが、個人の検査値の1年間の分布は、ほぼ正規分布とみなせることである。このことは、同じ対象を繰り返し計測した場合、その計測値はガウスの誤差分布（正規分布）に従うことから、個人の生活習慣に大きな変化がなければ、個人の検査値は正規分布に従うと予測できる。

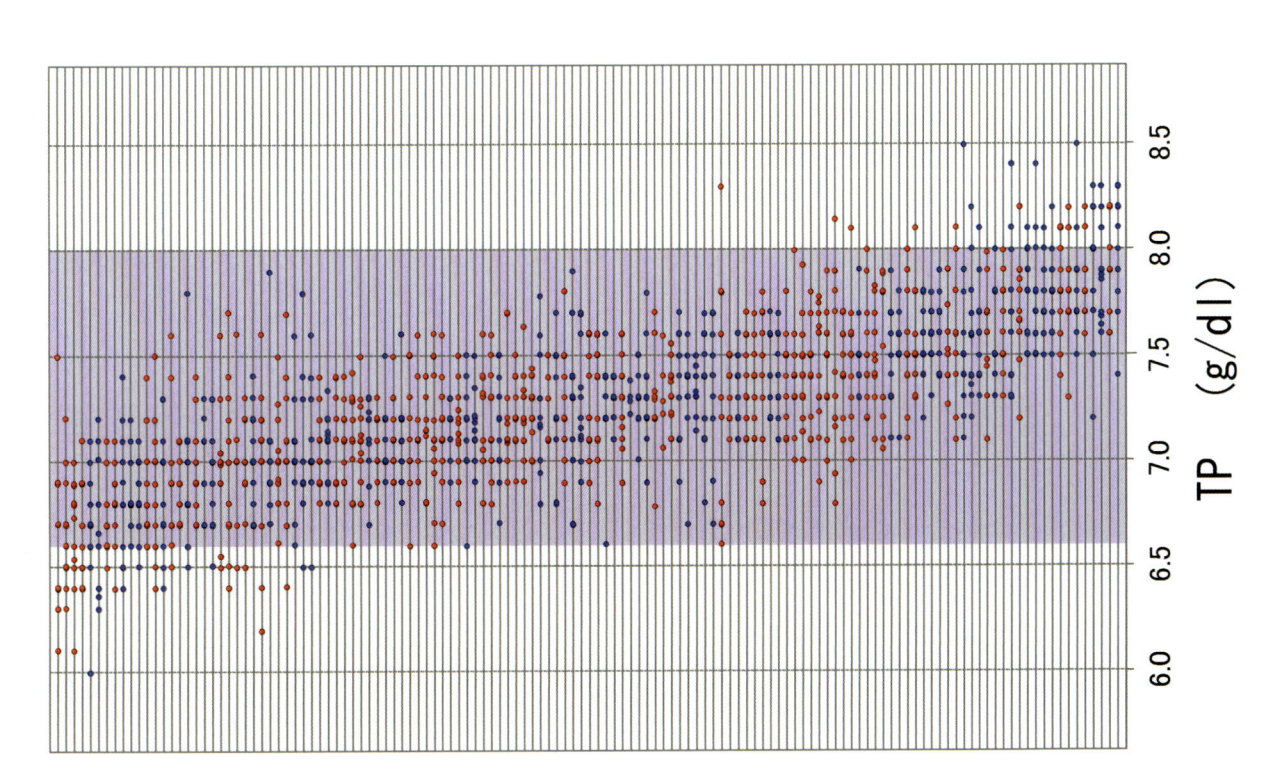

第5章 付録

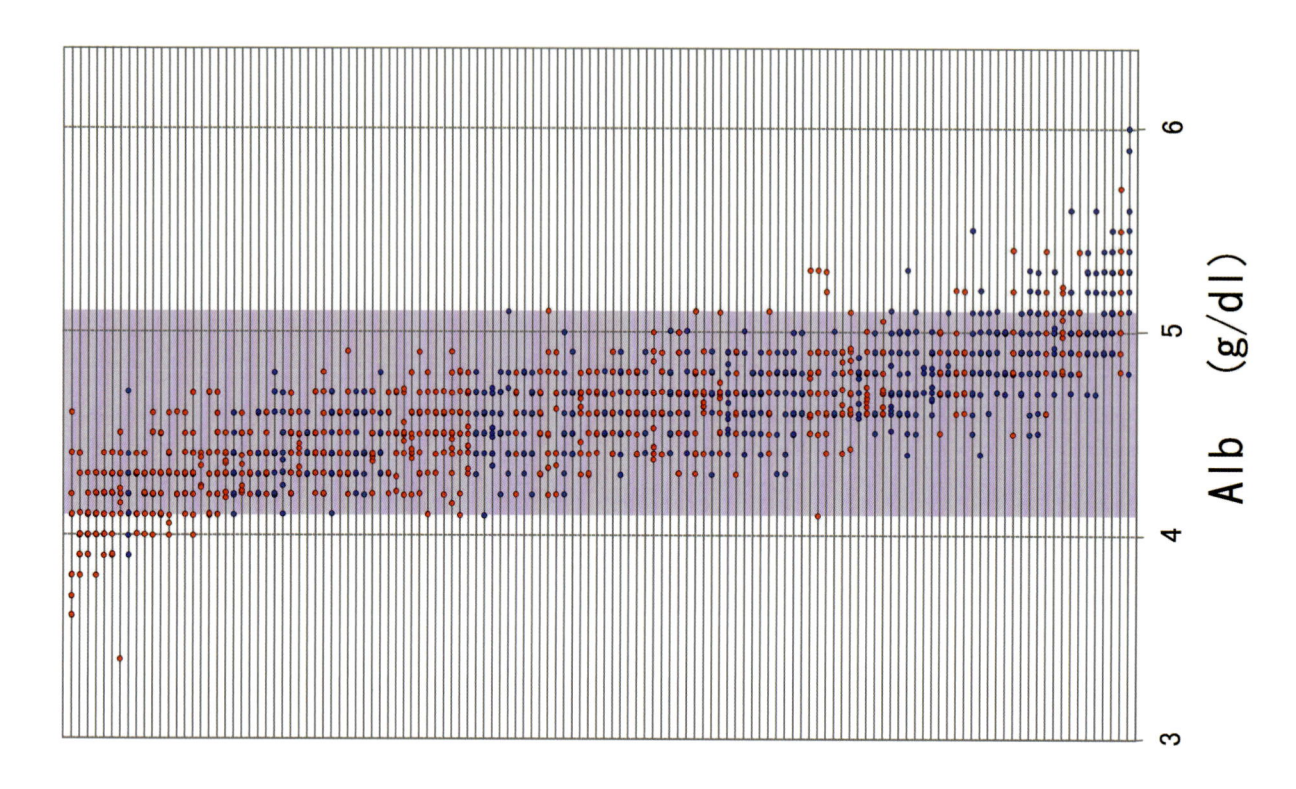

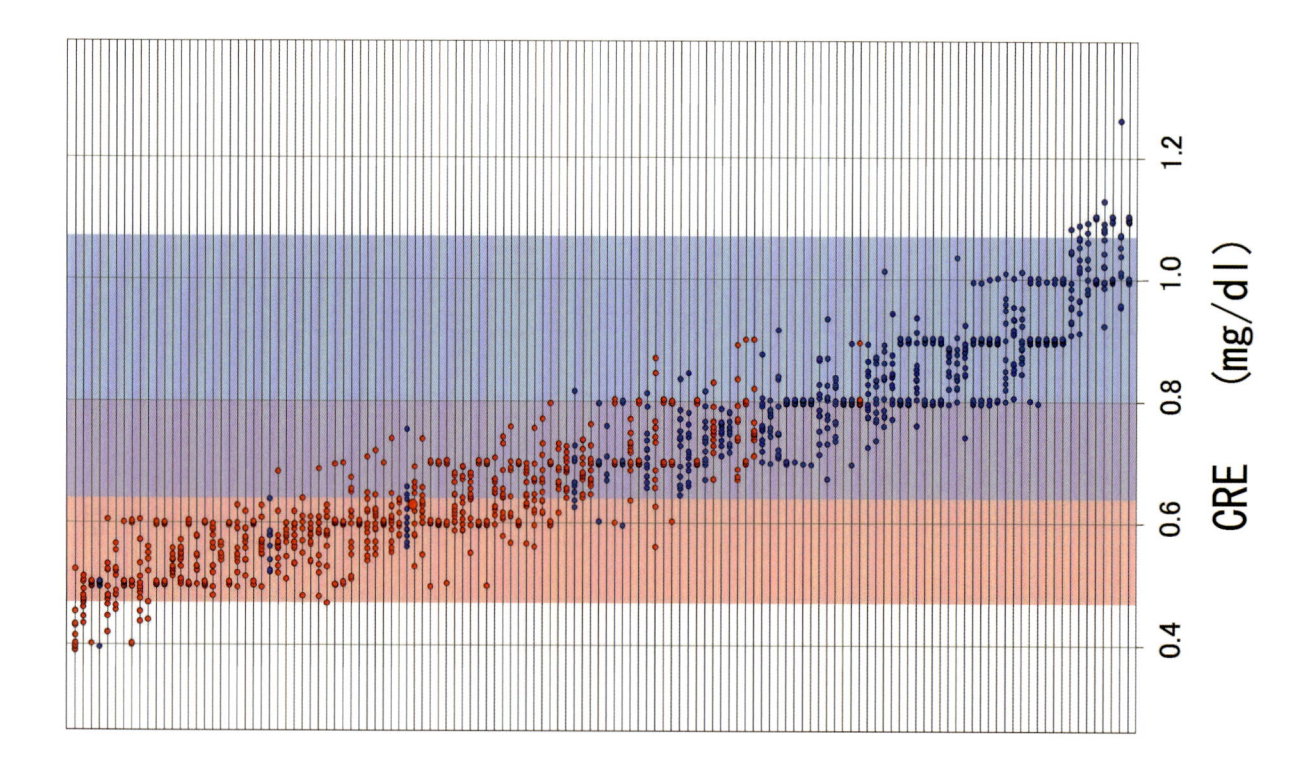

第5章 付録

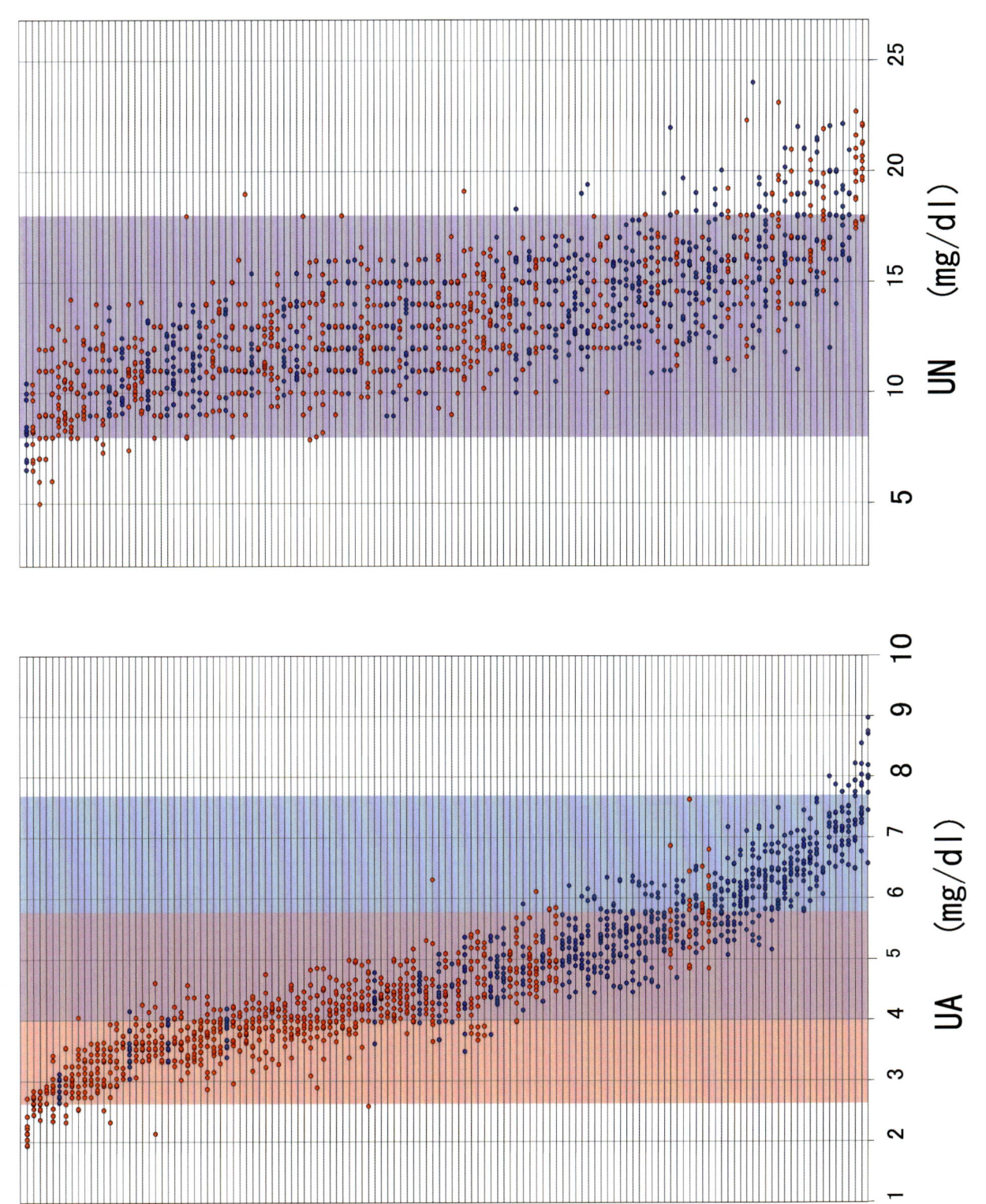

371

第5章 付録

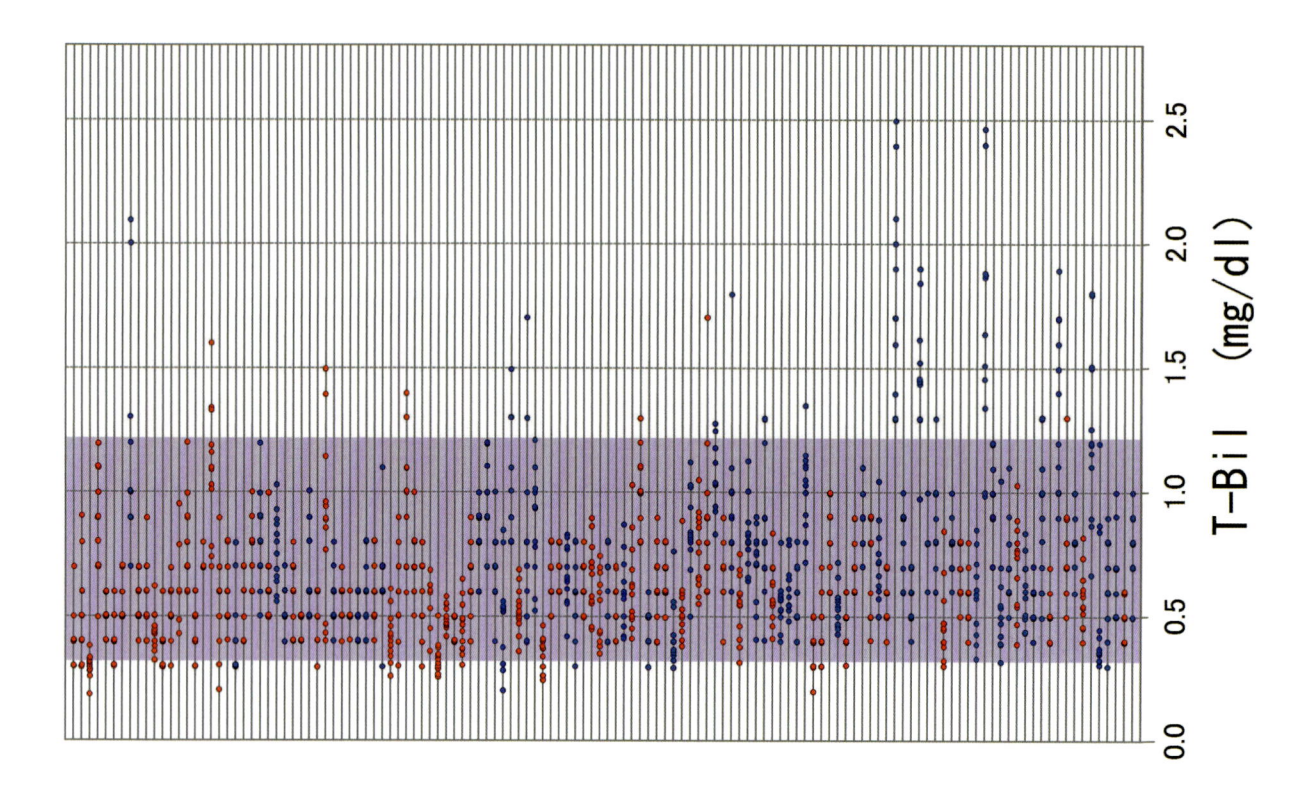

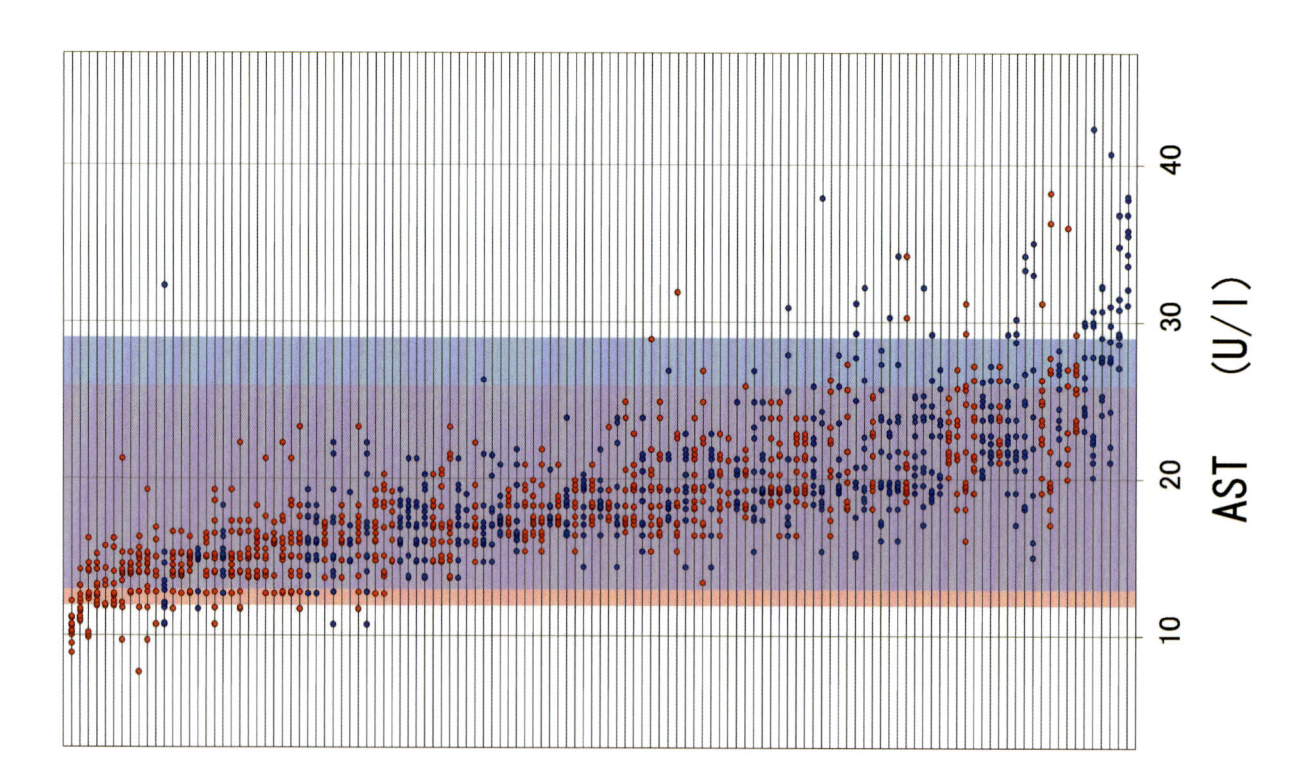

第5章 付録

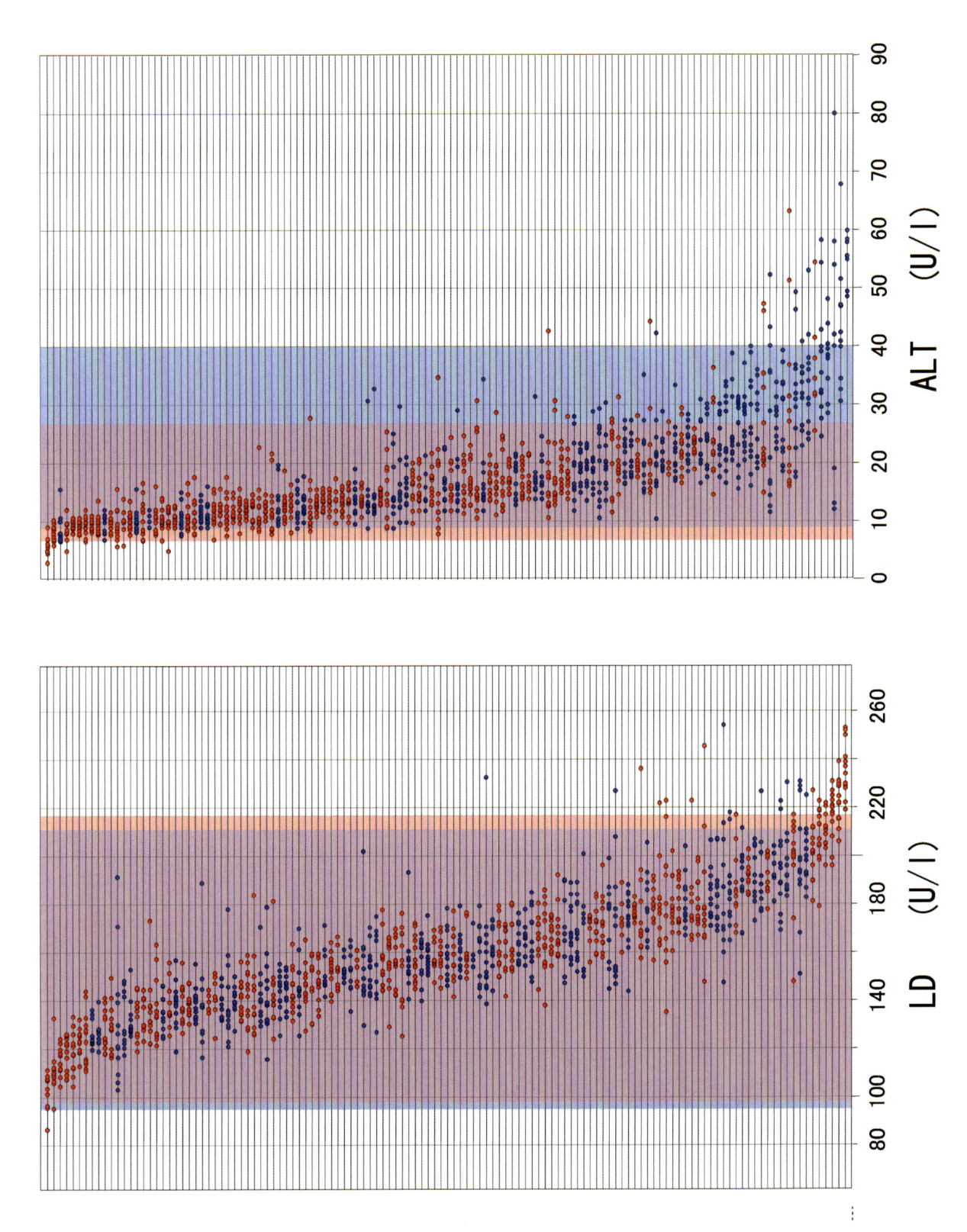

373

第5章 付録

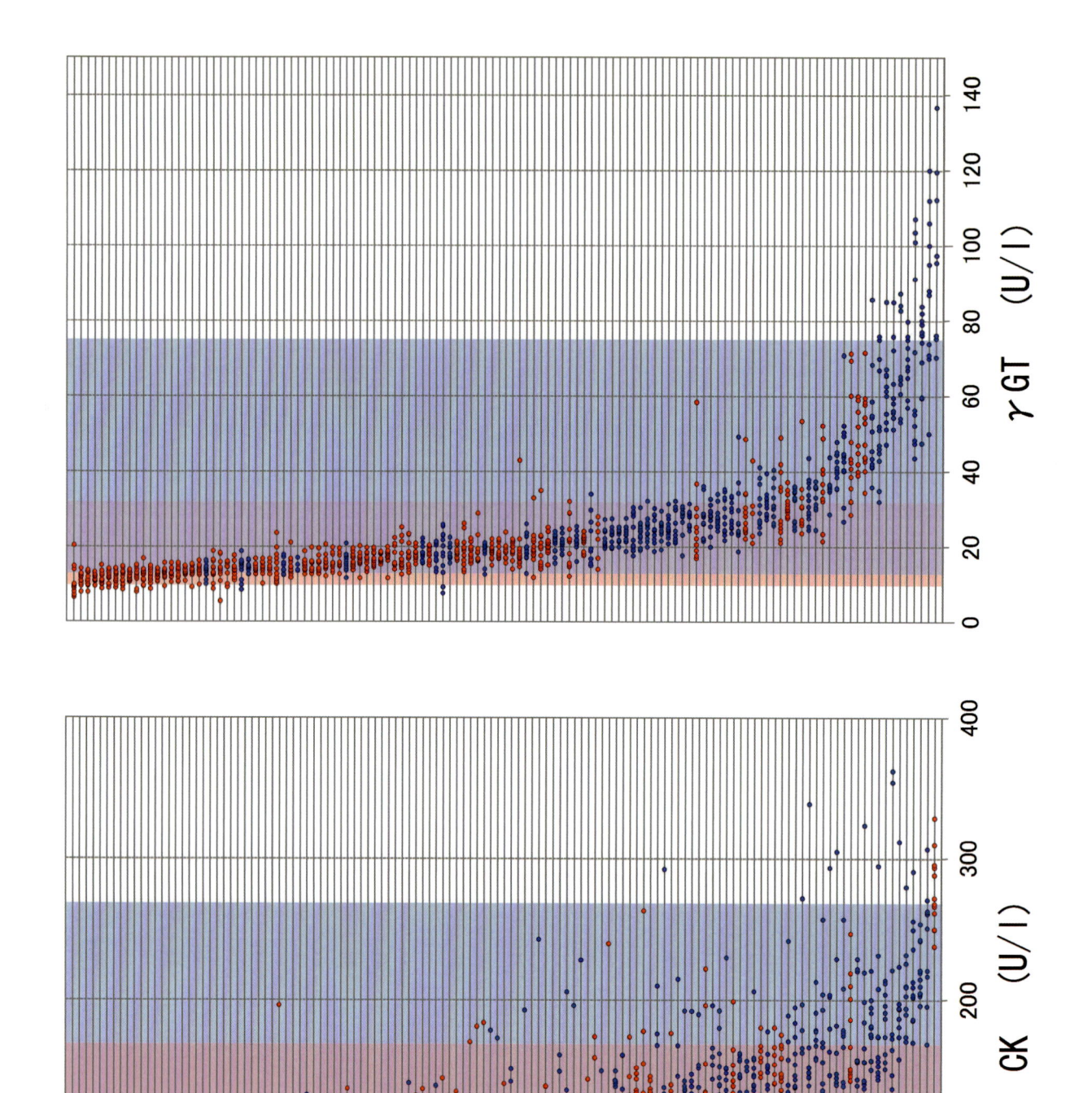

CK (U/l)

γGT (U/l)

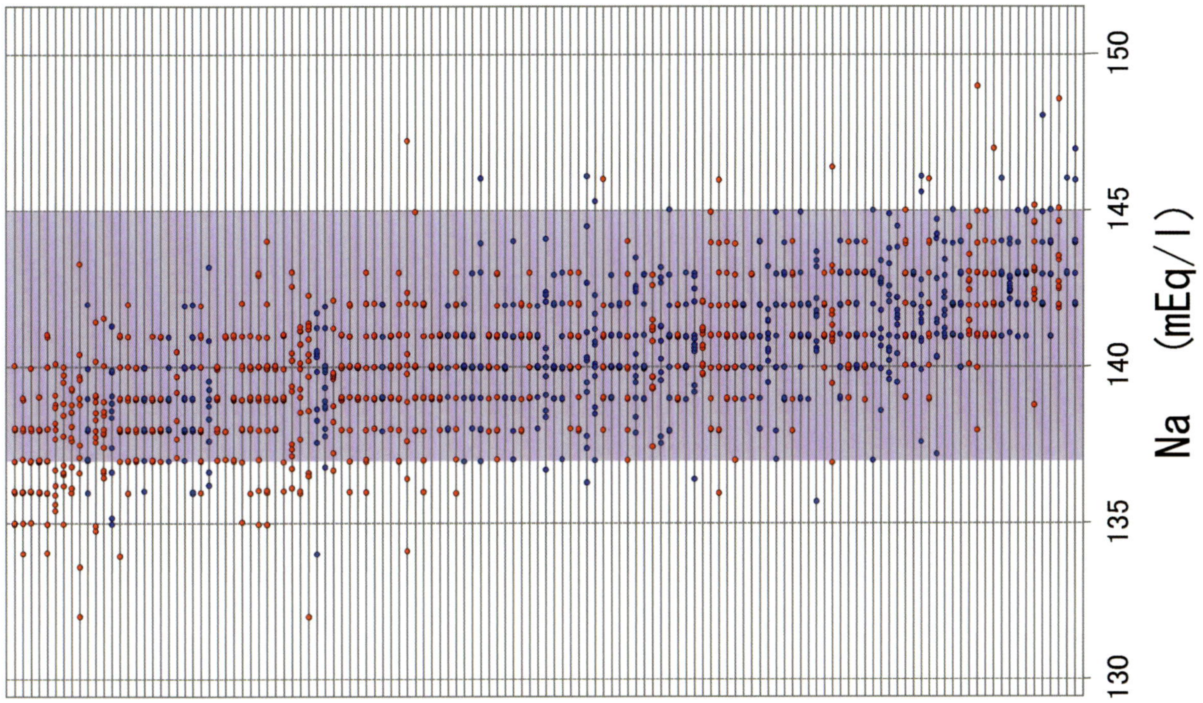
Na (mEq/l)
130
135
140
145
150

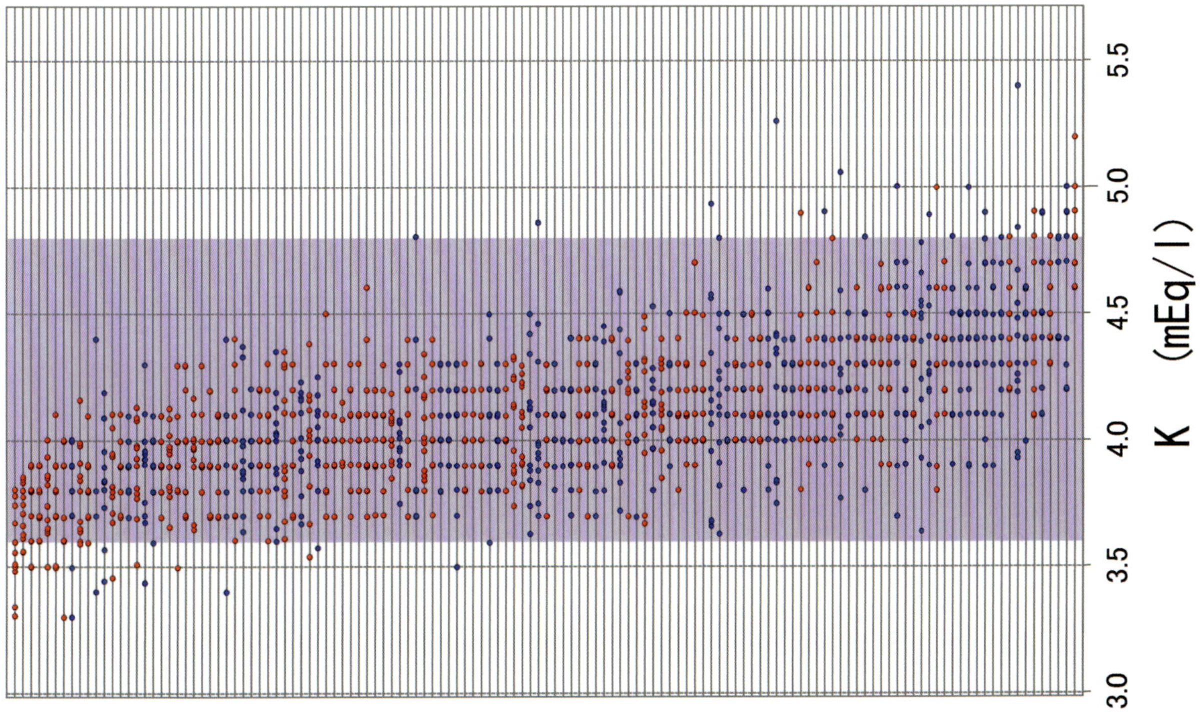
K (mEq/l)
3.0
3.5
4.0
4.5
5.0
5.5

第5章 付録

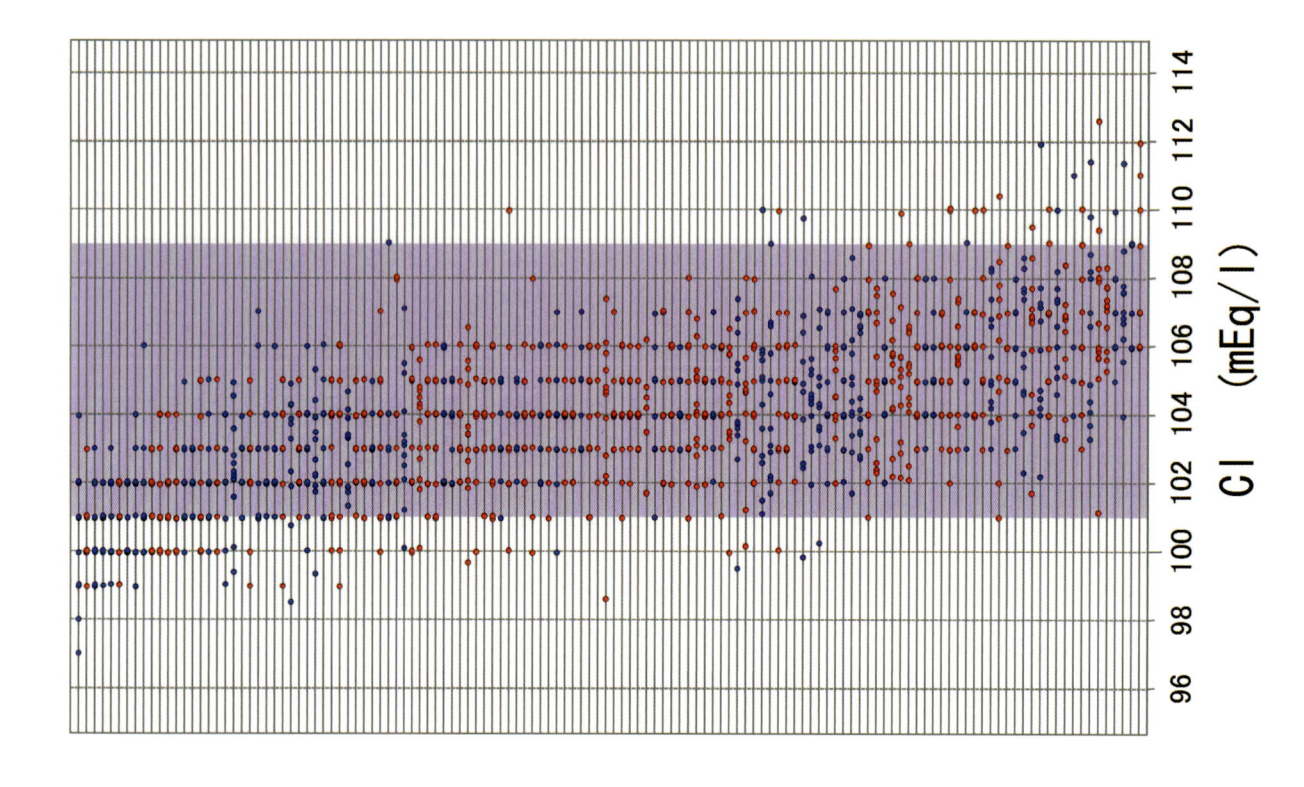

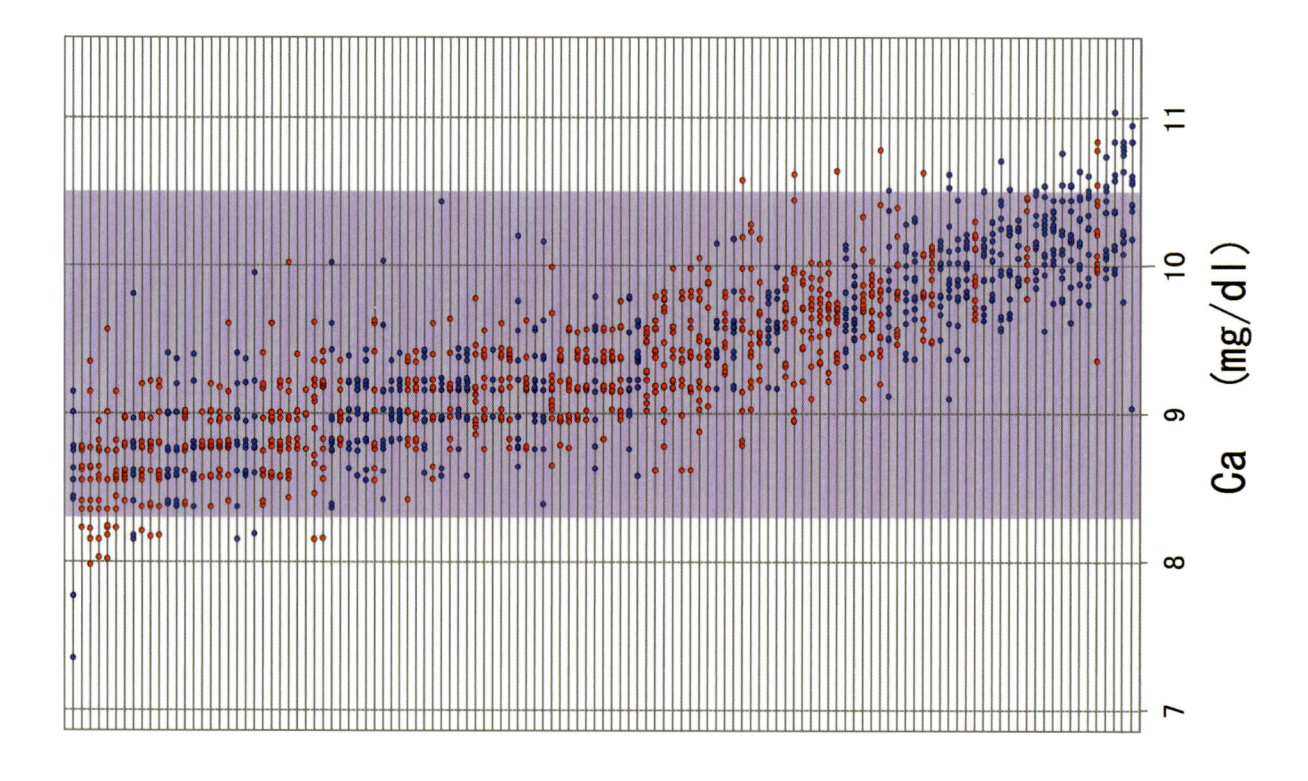

Fe (μg/dl)

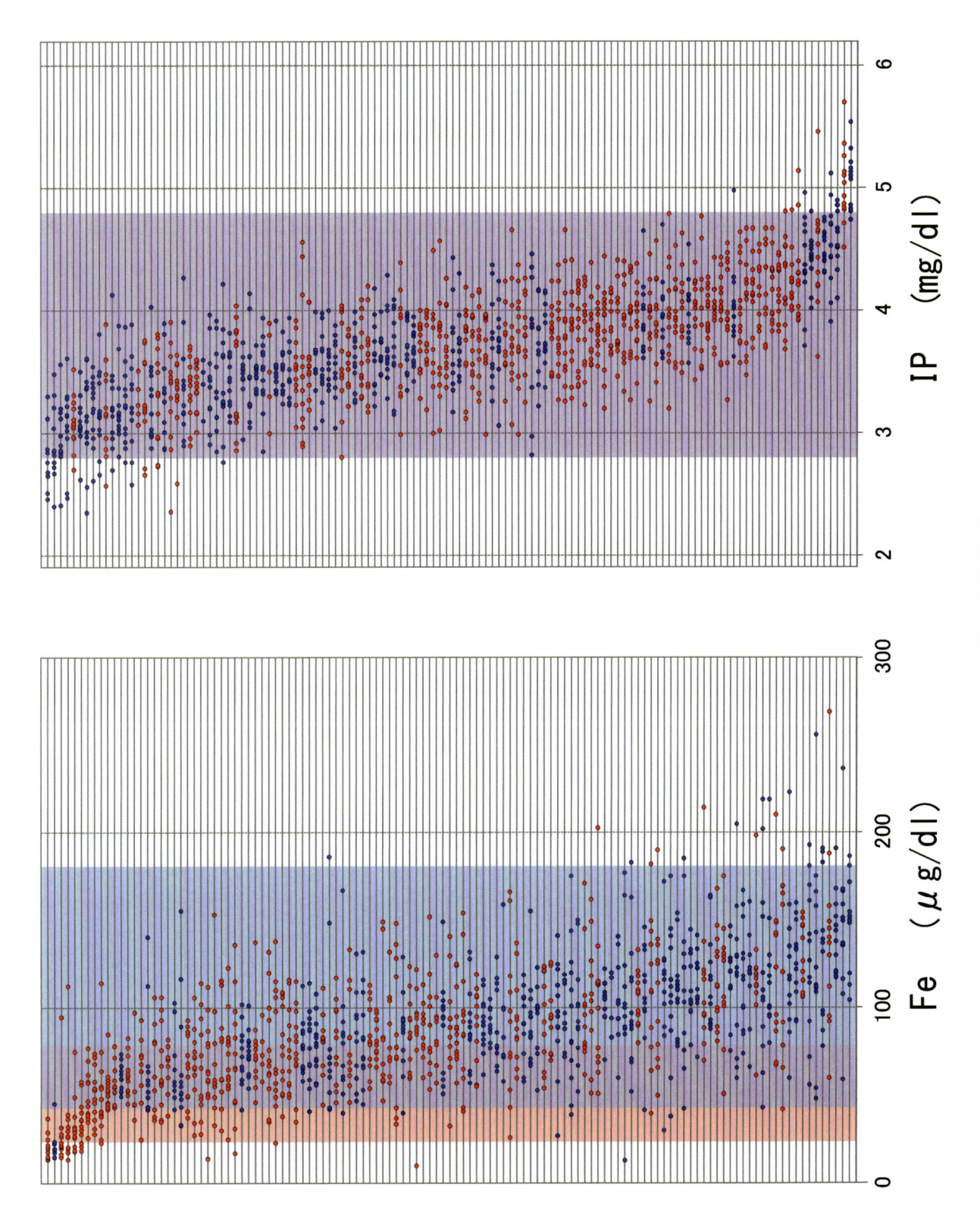

IP (mg/dl)

第5章 付録

377

第5章 付録

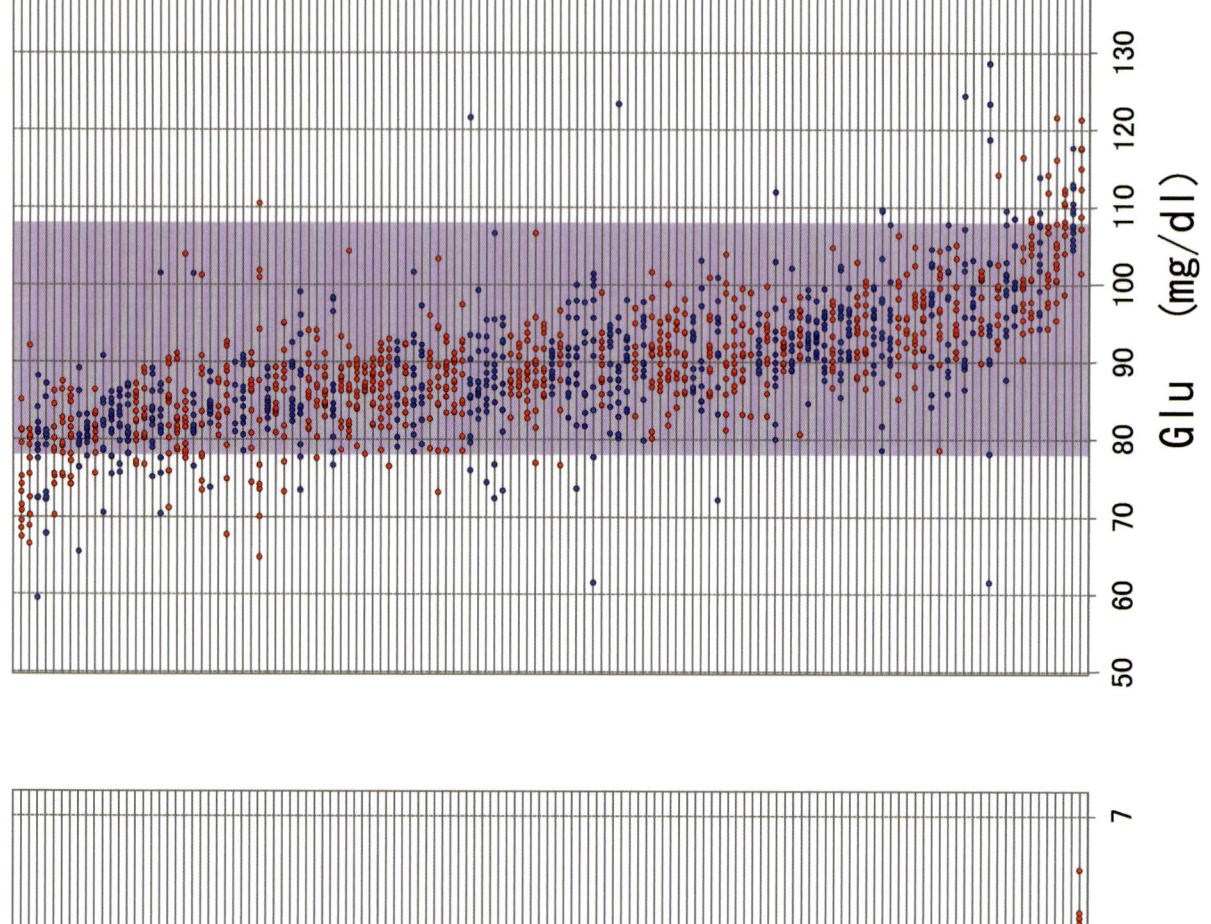

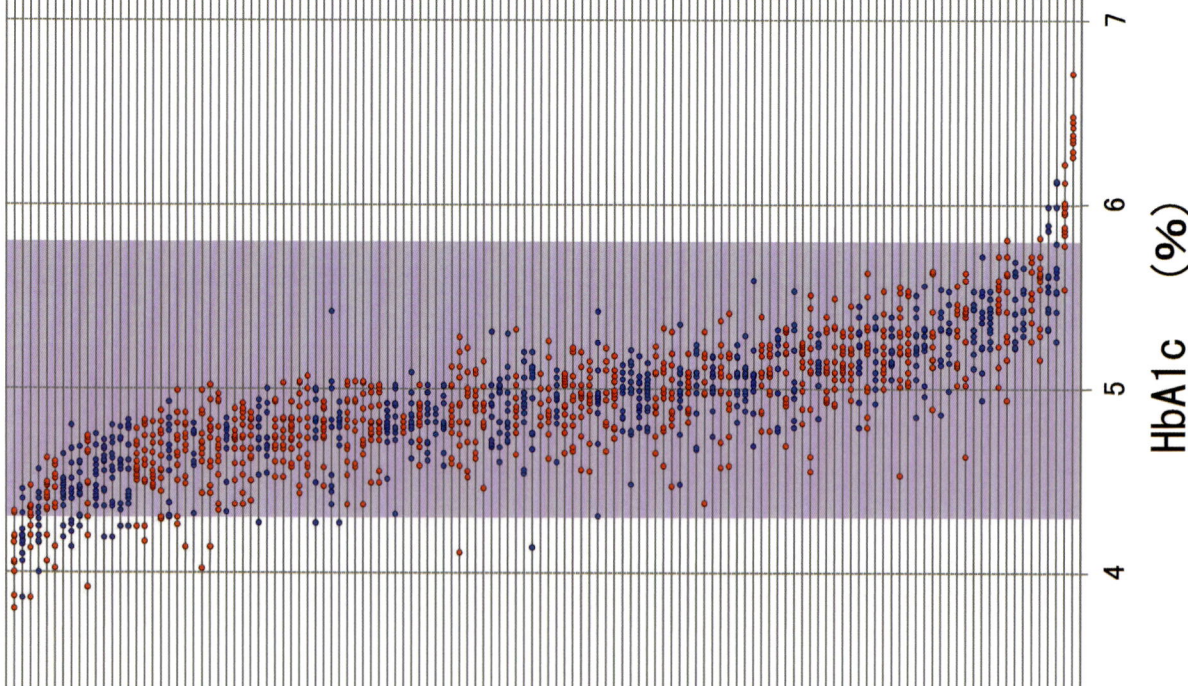

378

第5章 付録

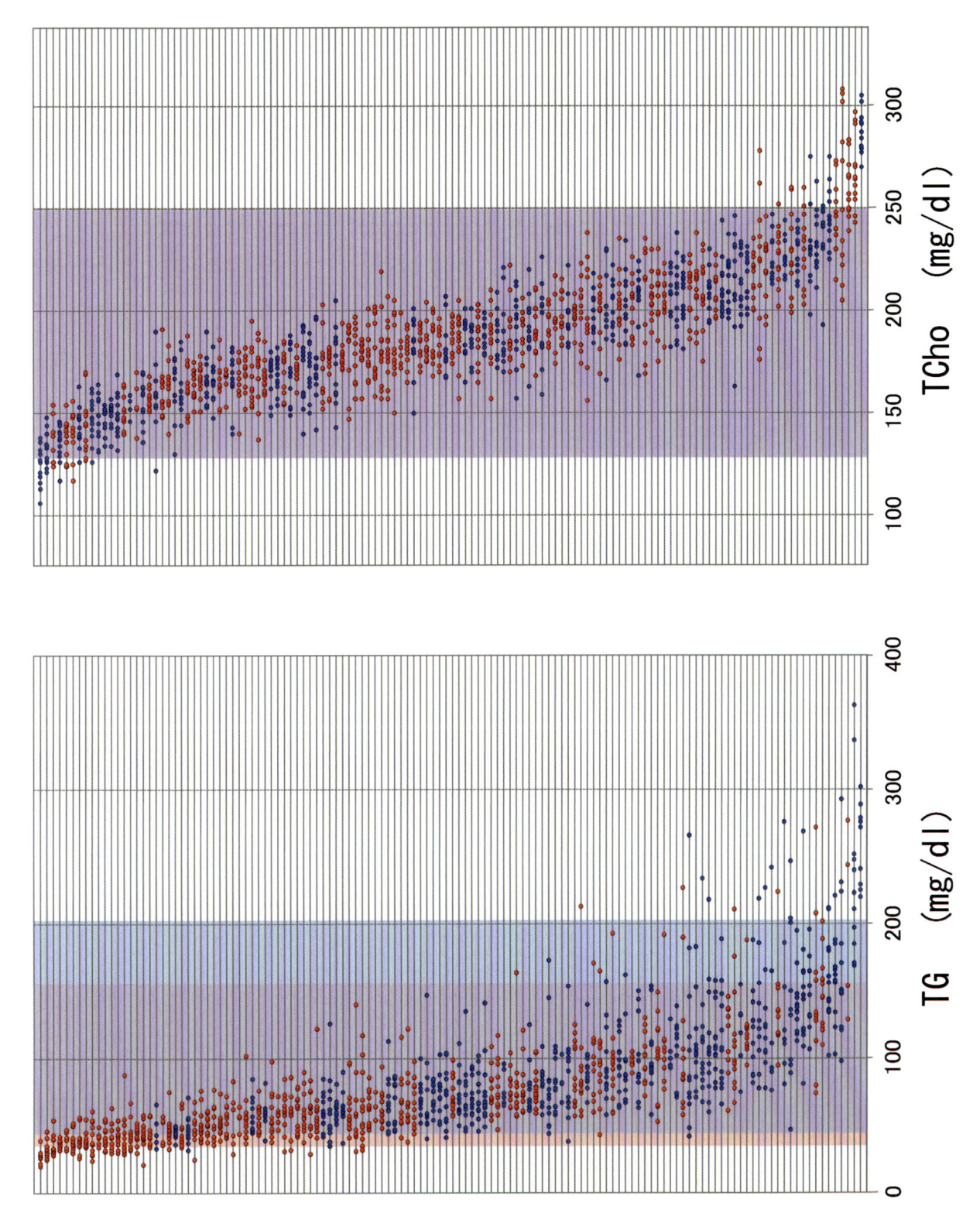

第5章 付録

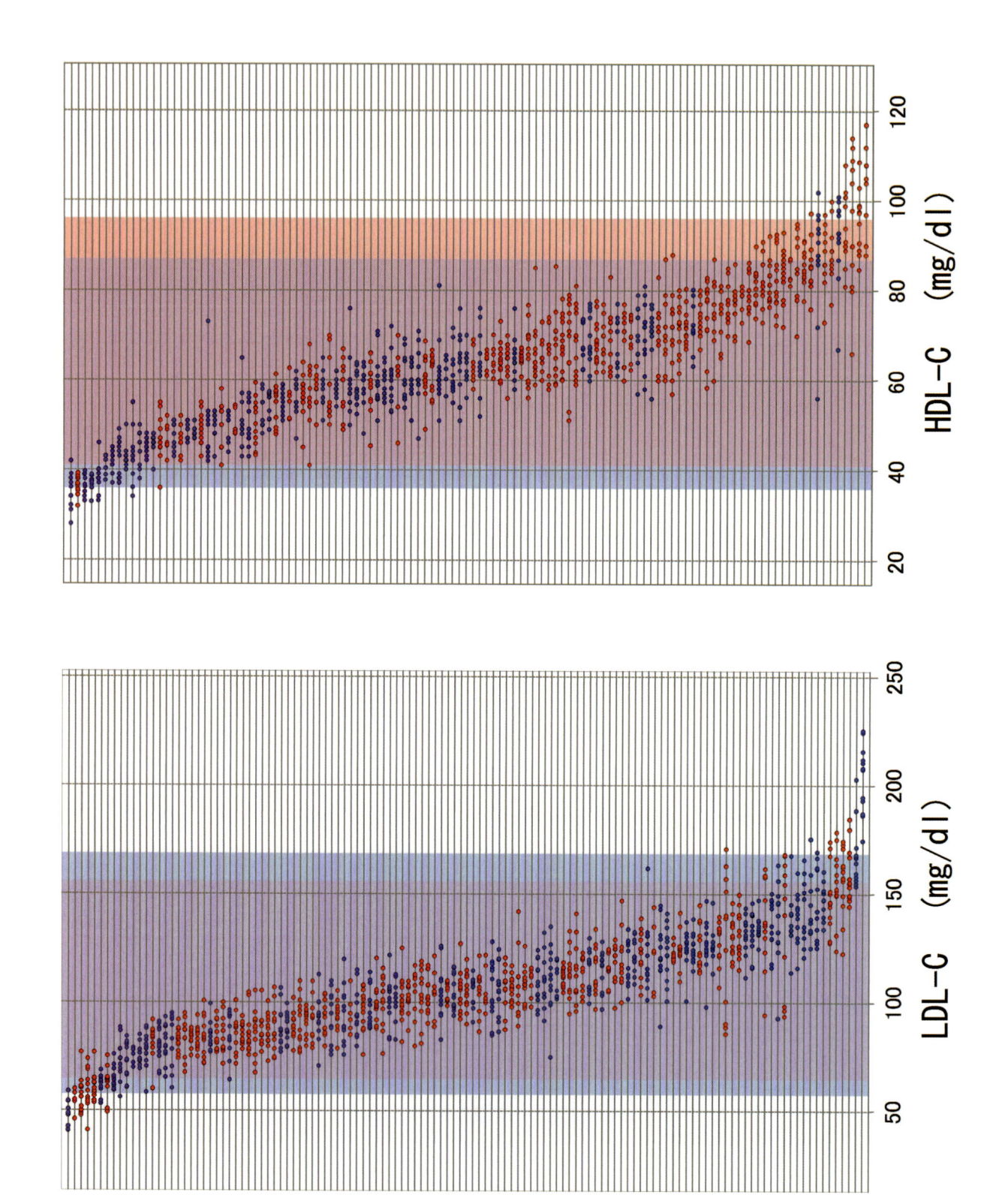

380

4 主要検査項目の分類と測定意義(年度別)

主要検査項目における保険診療の変遷

　臨床検査は現在の医療に必須のものとなっており、ここ数10年の進歩は目覚ましいものである。臨床検査の進歩・研究により、新しい検査項目や方法が開発され、新しい病気や既存の疾病の診断、治療経過の把握、病因の解明等に臨床検査の価値が認められる[43]。これらの検査を厚生労働省が認可することにより、保険適用となり、実際の医療現場で活用されるようになる。本書では、1980年より2006年末までの新規保険収載項目を8つの分野を年表としてまとめ、次に各検査の物質特性や測定意義などの概要を記す。

■感染マーカ

　この分野は特に新しい疾患の出現、病態解析の進歩等により多数の検査項目がでてきており、1980年以降の全新規保険収載項目の約3割を占める100項目弱の検査がある。病原体が判明することにより、それぞれに対する抗体検査が開発され、その後抗原や遺伝子の直接的な検出が可能となり、より迅速、精密に診断できるようになった。C型肝炎は、非A,非B肝炎として原因不明の疾患だったが、1987年にHCVウイルスが発見、遺伝子配列の解明により迅速かつ微量のウイルス量まで測定可能となった。また、近年発見されたHIV、Helicobacter pyrori菌やO157の感染、世界的に振興感染症として問題になったSARSも検査技術の進歩により、感染発生から短時間で検査可能となっている。

■自己抗体検査

　近年急速に発展した分野で、現在保険収載されている項目の約8割が1980年以降新たに検査可能となった。糖尿病関連の自己抗体検査も抗インスリン抗体に始まり、抗GAD抗体、抗IA‐2抗体などの検査が、またリウマチ関連検査おいては、RF(リウマチ因子)よりも特異性の高い抗CCP抗体が開発されている。疾病の確定診断に貢献している検査分野の一つである

■腫瘍マーカ

　ホルモン検査より数年遅れて続々と開発され、現在保険収載されている項目の約9割が1980年以降に登場した。造血器悪性腫瘍のマーカとしてsIL-2Rや肺小細胞癌の早期診断・治療効果の判定にProGRPなど欠かせないものも多数ある。ただ前立腺癌のマーカはPSAの登場で、PAPやr-Smの検査が廃れるなど、診断能の差に基づく検査法の淘汰も生じている。また測定法もRIA法からnon-RIA法への移行が進んでいる。

■臓器マーカ

　医学研究の進歩で新しい検査が多数開発された。心臓マーカもCK-MBに始まり、心室筋ミオシン軽鎖I、トロポニンT、トロポニンI、ANP、BNP、H‐FABPと多数登場し多様なニーズに対応しており、特にBNPはなくてはならないものとなっている。また、KL-6も間質性肺炎の指標として必須検査となっている。

■ホルモン関連

　ホルモンは血中濃度が微量で測定が困難であったが、RIA法の確立により測定可能となった。このため、1981～2年に多数の項目が保険収載された。現在保険収載されている項目の約6割が1980年以降新たに検査可能となった。近年、測定法はRI標識を用いるRIA法から、酵素や化学発光物質を標識に用いる方法へと移行し、全自動でより迅速・精度の高い測定が可能となった。

■血液・凝固検査

　現在無くては成らないものとなっているPIC、DDダイマー、TATは1988、89年に認可されている。

■代謝マーカ

　HbA1cは1981年に初めて医療現場に登場し、今では糖尿病診断・管理に不可欠の診療前検査として広く用いられている。その後、脂質・糖代謝に関するマーカを中心に検査法の開発が進んだ。

■免疫・炎症マーカ

　1986年に保険収載されたCRP定量も現在では必要不可欠な検査となっている。また、検査方法にも変遷があり、測定法の改良、開発にも後押しされ主要な検査項目となっている。

第5章 付録

	1980	1981	1982	1983	1984	1985	1986
感染マーカ	HBs抗原 HBs抗体	HBe抗原 HBe抗体 百日咳菌抗体（半定量）	HBc抗体 HA抗体 ツツガムシ抗体				IgM-HBc抗体 DNAポリメラーゼ C.トラコマチス抗原 風疹ウイルスIgG・IgM CMV-IgG・IgM トキソプラズマ抗体 淋菌抗原
自己抗体		抗血小板抗体	インスリン抗体		AMA		TRAb(TBII)
腫瘍マーカ		尿中BJ蛋白同定		IAP		CA19-9	TPA SCC ER/PgR NSE γ-Sm CA125
臓器マーカ			エラスターゼ1	CK-MB	γ-GTアイソザイム GU		トリプシン PSTI
ホルモン関連		TBG VMA　HVA メタネフリン カテコールアミン 17-KS分画 17-KGS E2　E3 プロジェステロン プレグナントリオール	PTH FT4 グルカゴン テストステロン	カルシトニン		ACE FT3	ソマトメジンC Tg cAMP
血液・凝固		β-TG PF-4			第Ⅷ因子インヒビター		Hpx フィブリノペプタイド PIVKA Ⅱ
代謝マーカ		フェリチン　HbA1c Cp　Tf Hp　Alb F-Cho　Zn VB1　VB2 アミノ酸定量	UIBC L-CAT		アポリポ蛋白(AⅠ・AⅡ・B・CⅡ・CⅢ・E)	CKアイソザイム	
免疫・炎症マーカ	特異的IgE クリオグロブリン	IgD　Sm-Ig ABO血液型亜型 IgG-FcR+T% α1AT　α2-MG C3　C4	m-AST				リンパ球表面マーカ C1インアクチベーター α1-AG C3PA CRP定量
その他				特定薬剤治療管理料			

1987	1988	1989	1990	1991	1992	1993
便中CD抗原	RSV抗原 / HDV抗体	便中アデノウイルス抗原	赤痢アメーバ抗体	カンジダ抗原	HCV抗体	百日咳菌抗体（定量）
便中ロタウイルス抗原	ヘルペスIgG	エンドトキシン	EBNA-IgG・IgM	抗酸菌群核酸同定	トキソプラズマIgM	HCV特異抗体(RIBA法)
VZV-IgG・IgM	髄液・尿中肺炎球菌抗原			MAC核酸同定	HBV核酸同定	HCVコア抗体
HSV抗原	髄液・尿中ヘモフィルスインフルエンザb型抗原			抗ボレリア・ブルグドルフェリ抗体	アデノウイルス抗原	
	HIV抗原 / HIV抗体			HTLV-Ⅰ抗体		
	Cトラコマチス IgG・IgA			D-アラビニトール		
	HIV-1抗体(WB)					
			抗AChR抗体	抗SS-A/Ro抗体	IgG-RF	PR3-ANCA(C-ANCA)
				抗SS-B/La抗体	抗Jo-1抗体	抗CL・β2GPⅠ抗体
				抗Scl-70抗体	抗RNP抗体	
				抗Tg抗体	抗Sm抗体	
DUPAN-2	TdT	PIVKAⅡ	CA130	BCA225	CA602	
CA15-3	SLX抗原	POA		STN	CA54/61	
PSA	NCC-ST-439	BFP				
SP1	CA-50	SPan-1				
		CA72-4				
便中Hb	便中Hb&Tf		心室筋ミオシン軽鎖Ⅰ		膵PLA2	HGF
P-Ⅲ-P			Ⅳ型コラーゲン・7S		Ⅳ型コラーゲン	トロポニンT
PH			ANP		オステオカルシン	
尿中Alb						
HCG-β	ノルメタネフリン	レニン定量	エリスロポエチン			DHEA-S
ADH	17α-OHP		Fテストステロン			C-PTHrP
vWF	PIC	D-Dダイマー	プロテインS			tPA・PAI-1複合体
	プロテインC	TAT				
ケトン体分画	コレステロール分画	RBP		1,5-AG	GA	Lp(a)
プレアルブミン	葉酸					RLP-C
	APRスコア	C1q結合免疫複合体	2,5AS	TK	ヒアルロン酸	
		C3d結合免疫複合体		ICmRF		

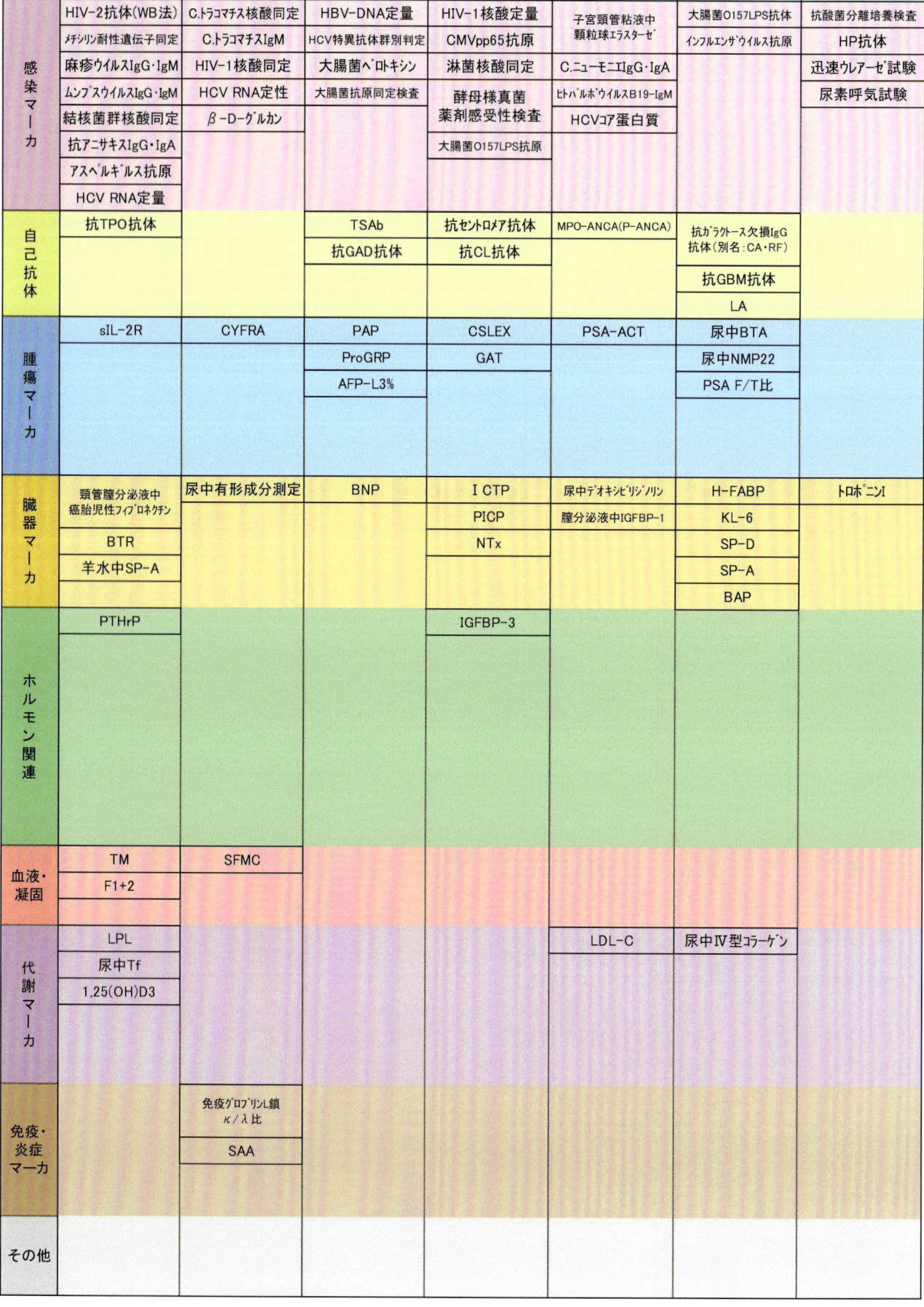

	1994	1995	1996	1997	1998	1999	2000
感染マーカ	HIV-2抗体(WB法)	C.トラコマチス核酸同定	HBV-DNA定量	HIV-1核酸定量	子宮頸管粘液中顆粒球エラスターゼ	大腸菌O157LPS抗体	抗酸菌分離培養検査
	メチシリン耐性遺伝子同定	C.トラコマチスIgM	HCV特異抗体群別判定	CMVpp65抗原		インフルエンザウイルス抗原	HP抗体
	麻疹ウイルスIgG・IgM	HIV-1核酸同定	大腸菌ベロトキシン	淋菌核酸同定	C.ニューモニエIgG・IgA		迅速ウレアーゼ試験
	ムンプスウイルスIgG・IgM	HCV RNA定性	大腸菌抗原同定検査	酵母様真菌薬剤感受性検査	ヒトパルボウイルスB19-IgM		尿素呼気試験
	結核菌群核酸同定	β-D-グルカン			HCVコア蛋白質		
	抗アニサキスIgG・IgA			大腸菌O157LPS抗原			
	アスペルギルス抗原						
	HCV RNA定量						
自己抗体	抗TPO抗体		TSAb	抗セントロメア抗体	MPO-ANCA(P-ANCA)	抗ガラクトース欠損IgG抗体(別名:CA・RF)	
			抗GAD抗体	抗CL抗体		抗GBM抗体	
						LA	
腫瘍マーカ	sIL-2R	CYFRA	PAP	CSLEX	PSA-ACT	尿中BTA	
			ProGRP	GAT		尿中NMP22	
			AFP-L3%			PSA F/T比	
臓器マーカ	頸管膣分泌液中癌胎児性フィブロネクチン	尿中有形成分測定	BNP	I CTP	尿中デオキシピリジノリン	H-FABP	トロポニンI
	BTR			PICP	膣分泌液中IGFBP-1	KL-6	
	羊水中SP-A			NTx		SP-D	
						SP-A	
						BAP	
ホルモン関連	PTHrP			IGFBP-3			
血液・凝固	TM	SFMC					
	F1+2						
代謝マーカ	LPL				LDL-C	尿中Ⅳ型コラーゲン	
	尿中Tf						
	1,25(OH)D3						
免疫・炎症マーカ		免疫グロブリンL鎖κ/λ比					
		SAA					
その他							

第5章 付録

384

2001	2002	2003	2004	2005	2006
PBP2'	結核菌群リファンピシン耐性遺伝子	HBV preC/CP mutation		尿中肺炎球菌莢膜抗原	結核菌特異蛋白刺激性遊離インターフェロン-γ測定
白血球中細菌核酸同定検査		尿中レジオネラ抗原		C.ニューモニエIgM	
結核菌群抗原		糞便中HP抗原			PCT
抗抗酸菌抗体		SARSコロナウイルス核酸増幅同定検査			淋菌及びC.トラコマチス同時核酸増幅同定
ノイラミニダーゼ					
抗LKM-1抗体		抗Dsg1抗体	抗IA-2抗体		
		抗Dsg3抗体			
HER2タンパク		HER2遺伝子	Major bcr-abl mRNA		
		尿中β-CTx		CysC	ペントシジン
	Mn				
MMP-3					

＊＊＊＊＊感染マーカ＊＊＊＊＊

検査項目名	HBs抗原		略称・通称	HBs抗原				
分類	感染マーカ／ウイルス		診療報酬区分	D013	保険点数	29[90]	収載年	1980
測定意義	B型肝炎ウイルス（HBV）の表面抗原の検査で、陽性の場合HBVに感染していることを表す。							

検査項目名	HBs抗体価		略称・通称	HBs抗体				
分類	感染マーカ／ウイルス		診療報酬区分	D013	保険点数	32[90]	収載年	1980
測定意義	B型肝炎ウイルス（HBV）の表面抗原に対する抗体の検査で、陽性の場合、過去HBVに感染し、免疫を有することを表す。							

検査項目名	HBe抗原		略称・通称	HBe抗原				
分類	感染マーカ／ウイルス		診療報酬区分	D013	保険点数	110	収載年	1981
測定意義	HBe抗原は、HBV感染患者のウイルス量を反映するDane粒子、HBc抗原、血清中のDNAポリメラーゼ活性のレベルと関連しており、他者への感染リスクを判断する指標となる。急性感染では、HBs抗原に引き続いて血中に出現し、ウイルスの増殖（複製）に伴って、急激に増加する。HBVキャリアでは、その状態が長期間続くと、抗HBe抗体が出現（セロコンバージョン）し、検出されなくなることが多い。							

検査項目名	HBe抗体価		略称・通称	HBe抗体				
分類	感染マーカ／ウイルス		診療報酬区分	D013	保険点数	110	収載年	1981
測定意義	HBe抗原が感染力を表すのに対して、B型肝炎ウイルス感染の沈静化の指標となる。通常HBVキャリアでは、HBe抗原が陰性化するとともに血中に出現する（セロコンバージョン）。ただし、変異株の場合、見かけ上、必ずしもHBe抗体陽性は、感染の沈静化を表さない。							

検査項目名	百日咳菌抗体価(半定量)		略称・通称	百日咳菌抗体(半定量)				
分類	感染マーカ／細菌		診療報酬区分	D012	保険点数	80	収載年	1981
測定意義	百日咳は、主としてBordetella pertussis（百日咳菌）による感染症であるが、本菌の東浜株（旧ワクチン株）と、流行株（山口株）の菌体成分に対する抗体（凝集素）を検出するもので、ペア血清で抗体価の上昇から判断するが、上昇を見ないことも多い。本検査は、百日咳菌感染症の補助診断として用いられる。							

検査項目名	HBc抗体価		略称・通称	HBc抗体				
分類	感染マーカ／ウイルス		診療報酬区分	D013	保険点数	150	収載年	1982
測定意義	B型肝炎ウイルスのコア蛋白すなわちHBc抗原に対する抗体。キャリア発症では特に高い抗体価を示し、急性感染後の抗体価と区別できることが多い。初感染と区別するには、IgM-HBc抗体を測定する必要がある。							

検査項目名	HA抗体価		略称・通称	HA抗体				
分類	感染マーカ／ウイルス		診療報酬区分	D013	保険点数	150	収載年	1982
測定意義	A型肝炎ウイルス感染の既往と病態把握のための検査。初感染の診断にはIgM-HA抗体の測定が必要。							

検査項目名	ツツガムシ抗体価		略称・通称	ツツガムシ抗体				
分類	感染マーカ／リケッチア		診療報酬区分	D012	保険点数	220	収載年	1982
測定意義	ツツガムシ病は、つつが虫の刺し口から侵入したリケッチアに属するOrientia (Rickettsia) tsutsuramushiによって発病する急性感染症である。抗体検査は、ギリアム(Gilliam)・カープ(Karp)・カトウ(Kato)の3株に対してそれぞれ実施される。従来CF法が用いられていたが、現在はIgG抗体とIgM抗体の測定が可能な蛍光抗体法がツツガムシ病の補助診断に用いられる。							

検査項目名	IgM-HBc抗体価		略称・通称	IgM-HBc抗体				
分類	感染マーカ／ウイルス		診療報酬区分	D013	保険点数	150	収載年	1986
測定意義	B型肝炎ウイルスのコア蛋白に対する抗体で、初感染時に出現する。IgG型のHBc抗体はHBVのキャリアで高値となるが、このIgM型は通常陰性であるため、初感染とキャリアの鑑別に利用される。ただし、慢性B型肝炎ウイルス感染者でも少量ながら存在することがあるので注意を要する。							

検査項目名	DNAポリメラーゼ		略称・通称	DNAポリメラーゼ			
分類	感染マーカ／ウイルス		診療報酬区分	D023	保険点数	310	収載年	1986
測定意義	B型肝炎ウイルスHBVの増殖時に必要となる酵素で、HBVの活動性を表す血中マーカ。HBVはS、C、P、Xの4遺伝子からなるDNAウイルスであるが、P遺伝子がコードする蛋白の一部がDNA-ポリメラーゼ(DNA-P)となる。急性感染では、潜伏期から病初期にかけて血中に検出され、HBe抗原の消失に先だって検出されなくなる。キャリアでは、HBVの増殖が強い時に増加する。なお、HBe抗原を作らないHBVのpre-C変異株でも検出されるので、HBe抗原より特異性が高い。DNA-P活性とHBV-DNA量はよく相関する。							

検査項目名	クラミジア・トラコマチス抗原		略称・通称	C.トラコマチス抗原			
分類	感染マーカ／細菌		診療報酬区分	D012	保険点数	170	収載年	1986
測定意義	クラミジア トラコマチス(Chlamydia trachomatis)は結膜炎、肺炎および性感染症(STD)の原因となる病原体である。日本での感染症はほとんどSTDの形をとり、前立腺炎・副睾丸炎、不妊症を引き起こす。 本検査は、患部の擦過検体あるいは尿からからクラミジア抗原を免疫学的方法により、迅速かつ特異的に検出する。その後、DNAプローブを用いた遺伝子検査(液相ハイブリダイゼーション法及びPCR法他)が開発され、現在では遺伝子を増幅させ、より高感度なPCR法等を用いた方法が主流となっている。							

検査項目名	風疹ウイルスIgG		略称・通称	風疹ウイルスIgG			
分類	感染マーカ／ウイルス		診療報酬区分	D012	保険点数	230	収載年	1986
測定意義	風疹(3日はしか)は特徴的な皮疹を伴う小児性急性発疹症である。その初感染が妊娠初期に起こると、先天性風疹症候群(CRS)という重篤な胎児障害が起こる。このため、妊娠前に感染の既往があるかどうかを判定するため、その抗体価の測定が重要となる。本検査は風疹ウイルスのIgGを検出するもので、感染の既往、ワクチン効果の判定に用いられる。							

検査項目名	風疹ウイルスIgM		略称・通称	風疹ウイルスIgM			
分類	感染マーカ／ウイルス		診療報酬区分	D012	保険点数	230	収載年	1986
測定意義	風疹(3日はしか)は特徴的な皮疹を伴う小児性急性発疹症である。その初感染が妊娠初期に起こると、先天性風疹症候群(CRS)という重篤な胎児障害が起こる。このため、妊娠前に感染の既往があるかどうかを判定するため、その抗体価の測定が重要となる。本検査は風疹ウイルスのIgMを検出するもので、初感染かどうかの判定に用いられる。							

検査項目名	サイトメガロウイルスIgG		略称・通称	CMV-IgG			
分類	感染マーカ／ウイルス		診療報酬区分	D012	保険点数	230	収載年	1986
測定意義	サイトメガロウイルス(CMV)による感染は、間質性肺炎、網膜炎、肝炎、脳炎の原因となるが、通常は不顕性感染で終わることが多い。いずれにしろ細胞内には残存し、宿主の免疫能が低下したときに再活性化する。 本検査はCMV-IgG抗体を検出するもので、感染の既往、また感染時期の推定に用いられる。							

検査項目名	サイトメガロウイルスIgM		略称・通称	CMV-IgM			
分類	感染マーカ／ウイルス		診療報酬区分	D012	保険点数	230	収載年	1986
測定意義	サイトメガロウイルス(CMV)による感染は、間質性肺炎、網膜炎、肝炎、脳炎の原因となるが、通常は不顕性感染で終わることが多い。いずれにしろ細胞内には残存し、宿主の免疫能が低下したときに再活性化する。 本検査はCMV-IgM抗体を検出するもので、初感染および再感染、回帰感染の診断補助に用いられる。							

検査項目名	トキソプラズマ抗体価		略称・通称	トキソプラズマ抗体			
分類	感染マーカ／原虫		診療報酬区分	D012	保険点数	27[95]	収載年	1986
測定意義	トキソプラズマは哺乳類や鳥類の細胞内に寄生し増殖する原虫で、人では主にネコとの接触や生の鶏肉・豚肉の摂食で感染する。 トキソプラズマ感染は大部分が不顕性感染であるが、妊婦や免疫不全患者への感染が臨床上重要となっている。抗原検査が一般に行われていないため、トキソプラズマ症の診断には本抗体検査が利用される。							

検査項目名	淋菌抗原同定検査		略称・通称	淋菌抗原			
分類	感染マーカ／細菌		診療報酬区分	D012	保険点数	180	収載年	1986
測定意義	淋菌(Neisseria gonorrhoeae)は、頻度の多い性感染症である淋病の原因となる細菌で、男性では尿道炎、前立腺炎、副睾丸炎を、女性では子宮頚管炎、卵管炎、骨盤腔内炎を引き起こし不妊症の原因ともなる。結膜にも感染し、産道感染により新生児結膜炎を引き起こす。グラム染色で検出できるが、体外では死滅しやすく培養は困難で時間もかかる。 本検査は、患部の分泌物中の淋菌抗原を免疫学的方法(EIA法)により、迅速かつ特異的に検出する。なお、DNAプローブを用いた遺伝子検査(液相ハイブリダイゼーション法他)が、その後開発され、現在では遺伝子を増幅させ、より高感度なPCR法等を用いた方法が主流となっている。							

検査項目名	クロストリジウム・ディフィシル抗原(糞便中)	略称・通称	便中CD抗原			
分類	感染マーカ／細菌	診療報酬区分	D012	保険点数	80	収載年 1987
測定意義	クロストリジウム・ディフィシル(Clostridum difficile)はグラム陽性桿菌で、偽膜性大腸炎の原因菌であり、酸素に極めて弱い嫌気性菌であるため分離が困難とされている。また、腸管毒素のD-1と細胞傷害毒素のD-2を産生する。本検査は、便中のクロストリジウム・ディフィシルの産生するD-1を免疫学的方法により検出するものである。					

検査項目名	ロタウイルス抗原(糞便中)	略称・通称	便中ロタウイルス抗原			
分類	感染マーカ／ウイルス	診療報酬区分	D012	保険点数	65	収載年 1987
測定意義	ロタウイルスは、腸管ウイルスの一つで、冬季に流行する乳幼児下痢症の原因となる。抗原特異性でA～G群に分類されており、乳幼児下痢症はA群によって引き起こされる。本検査は、便中のA群ロタウイルスを免疫学的方法で検出する。					

検査項目名	水痘・帯状疱疹ウイルス抗体IgG	略称・通称	VZV-IgG			
分類	感染マーカ／ウイルス	診療報酬区分	D012	保険点数	230	収載年 1987
測定意義	水痘・帯状疱疹ウイルス(varicella－zoster virus:VZV)は、小児期の初感染では水痘(みずぼうそう)を、成人で見られる再活性化では帯状疱疹を引き起こす。本検査はVZV-IgG抗体を検出するもので、ワクチン接種および経過観察に用いられる。					

検査項目名	水痘・帯状疱疹ウイルス抗体IgM	略称・通称	VZV-IgM			
分類	感染マーカ／ウイルス	診療報酬区分	D012	保険点数	230	収載年 1987
測定意義	水痘・帯状疱疹ウイルス(varicella－zoster virus:VZV)は、小児期の初感染では水痘(みずぼうそう)を、成人で見られる再活性化では帯状疱疹を引き起こす。本検査はVZV-IgM抗体を検出するもので、初感染かどうかの診断に用いられる。					

検査項目名	単純ヘルペスウイルス特異抗原	略称・通称	HSV抗原			
分類	感染マーカ／ウイルス	診療報酬区分	D012	保険点数	180	収載年 1987
測定意義	単純ヘルペスウイルス(herpes simple virus:HSV)は血清型または遺伝子型より1型と2型に分類される。1型は口腔、口唇、眼に、2型は生殖器の皮膚粘膜等に感染する。初感染は不顕性のことが多いが、ウイルスは終生神経節に潜伏する。再活性化しやすく、1型は再発性口唇ヘルペスの形を取り、2型は再帰性の性器ヘルペスの形を取り、いずれも痛みを伴った水疱性発疹を特徴とする。後者では、産道感染により新生児に重篤な全身性感染を来すことがある。本検査は、患部の細胞中の2つの型のHSV抗原を同時検出するもので、抗ウイルス療法の必要性や妊婦では帝王切開の必要性の判定に利用される。					

検査項目名	RSウイルス抗原	略称・通称	RSV抗原			
分類	感染マーカ／ウイルス	診療報酬区分	D012	保険点数	150	収載年 1988
測定意義	RSウイルス(respiratory syncytial virus:RSV)は、冬季に主に乳幼児に感染し、上気道炎や気管支炎を引き起こすが、重篤な肺炎に至ることもある。終生免疫は得られず繰り返し感染し、成人でも免疫力の低下で重症の気道感染を起こすことがある。本検査は、鼻汁、鼻咽腔分泌物、気管支分泌物中のRSV抗原を免疫学的方法で検出する。					

検査項目名	デルタ肝炎ウイルス抗体価	略称・通称	HDV抗体			
分類	感染マーカ／ウイルス	診療報酬区分	D013	保険点数	330	収載年 1988
測定意義	D型肝炎ウイルス(HDV)は、B型肝炎ウイルスと共存することによってのみ増殖できる不完全型RNAウイルスで、単独では肝炎を起こさない。B型肝炎と同じく体液・血液を介して感染する。外側の皮膜はHBsAgと同じである。本検査はHDVに対する抗体(デルタ抗体ともいう)を検出するもので、B型肝炎の重症化や劇症化の原因の検索に用いられる。					

検査項目名	ヘルペスウイルスIgG抗体	略称・通称	ヘルペスIgG			
分類	感染マーカ／ウイルス	診療報酬区分	D012	保険点数	80	収載年 1988
測定意義	ヘルペスIgG抗体測定は、水痘・帯状疱疹ウイルス(VZV)および単純ヘルペスウイルス(HSV)のIgG抗体を検出するものである。実際には、VZVについてはIgG、IgM抗体の精密測定が保険適用されており、主に、HSVについて実施され、現在はIgMも保険適用されている。本検査は、HSV感染の診断に用いられる。					

検査項目名	髄液又は尿中肺炎球菌抗原	略称・通称	髄液・尿中肺炎球菌抗原			
分類	感染マーカ／細菌	診療報酬区分	D012	保険点数	150	収載年	1988
測定意義	肺炎球菌(Streptococcus pneumoniae)は、咽頭炎、扁桃炎、中耳炎の重要な起炎菌で、小児、高齢者、免疫不全患者では肺炎、化膿性髄膜炎、敗血症などの重篤な感染症を引き起こす。特に、化膿性髄膜炎では、早期の診断と治療が重要となる。 本検査は、髄液または尿より、肺炎球菌に特異的な莢膜多糖体抗原を免疫学的に迅速に検出することができ、病因診断の一助となる。						

検査項目名	髄液又は尿中ヘモフィルスインフルエンザb型抗原	略称・通称	髄液・尿中ヘモフィルスインフルエンザb型抗原			
分類	感染マーカ／細菌	診療報酬区分	D012	保険点数	150	収載年	1988
測定意義	ヘモフィルスインフルエンザ菌(Haemophilus influenzae)は、気管支炎、中耳炎、副鼻腔炎、髄膜炎の原因となる細菌で、莢膜多糖類の抗原性からa〜f型の6つに分類される。このうちb型は小児の化膿性髄膜炎の主な起因菌となっている。 本検査は、髄液または尿より、本菌のb型莢膜多糖類抗原を免疫学的反応により迅速に検出するもので、病因診断の一助となる。						

検査項目名	HIV抗原	略称・通称	HIV抗原			
分類	感染マーカ／ウイルス	診療報酬区分		保険点数	削除2003	収載年	1988
測定意義	HIVはAIDS(後天性免疫不全症候群)の原因ウイルスで、Tヘルパー細胞に持続感染し、免疫不全を引き起こす。HIV-1とHIV-2の2種が存在する。 本検査は、HIV-1コア蛋白であるp24抗原の検出に用いられてきたが、現在は、PCR法等を利用した感度、特異性に優れた検査法が登場し、また、抗体測定においても、第4世代と呼ばれる試薬により、HIV-1,2抗体と抗原が同時検出可能となり、それがHIVスクリーニング検査に用いられるに至り、用いられなくなった。						

検査項目名	HIV−1抗体価	略称・通称	HIV-1抗体			
分類	感染マーカ／ウイルス	診療報酬区分	D012	保険点数	120	収載年	1988
測定意義	HIVはAIDS(後天性免疫不全症候群)の原因ウイルスで、Tヘルパー細胞に持続感染し、免疫不全を引き起こす。HIV-1とHIV-2の2種が存在する。 HIV抗体検査は、当初スクリーニング検査に広く用いられたが、HIV-1抗体のみの検査であった。その後HIV-2抗体も検出可能となり、HIV1、2同時検出、鑑別も可能な試薬も開発されてきた。現在は第4世代と呼ばれる試薬により、HIV-1、2抗体と抗原の同時検出が可能となり、HIVスクリーニング検査として汎用されている。 ［保険収載当初の検査項目名はHIV抗体］						

検査項目名	グロブリンクラス別クラミジアトラコマチス抗体価(IgG・A)	略称・通称	CトラコマチスIgG・IgA			
分類	感染マーカ／細菌	診療報酬区分	D012	保険点数	220	収載年	1988
測定意義	クラミジア トラコマチス(Chlamydia trachomatis)は結膜炎、肺炎および性感染症(STD)の原因となる病原体である。日本での感染症はほとんどSTDの形をとり、前立腺炎・副睾丸炎、不妊症を引き起こす。 本検査は、クラミジア トラコマティスに特異的なIgG、IgA抗体を測定する。クラミジア感染症では菌の増殖が活発な時期と一致してIgA抗体が増加し、治療により陰性化するので、感染の活動性の指標となる。一方、IgG抗体は感染既往の診断に利用される。なお、IgM抗体の測定は、感染初期の症状が顕著でなく、検出が困難なためあまり用いられない。なお本検査は、C.psittaciやC.pneumoniaeに対する抗体も検出する。						

検査項目名	HIV−1抗体価精密測定	略称・通称	HIV-1抗体(WB)			
分類	感染マーカ／ウイルス	診療報酬区分	D012	保険点数	280	収載年	1988
測定意義	HIVはAIDS(後天性免疫不全症候群)の原因ウイルスで、Tヘルパー細胞に持続感染し、免疫不全を引き起こす。HIV-1とHIV-2の2種が存在する。 本検査は、ウェスタンブロット法によるHIV-1抗体の確認検査となっている。						

検査項目名	アデノウイルス抗原(糞便中)	略称・通称	便中アデノウイルス抗原			
分類	感染マーカ／ウイルス	診療報酬区分	D012	保険点数	60	収載年	1989
測定意義	乳幼児に見られる嘔吐下痢症の主な原因ウイルスで、年間を通じて散在性に発症する。アデノウイルスの中でも、腸管アデノウイルスとして知られる40と41型が、同疾患を引き起こす。本検査は、便中の同アデノウイルス抗原を免疫学的方法により検出する。						

検査項目名	エンドトキシン検査	略称・通称	エンドトキシン			
分類	感染マーカ／細菌	診療報酬区分	D012	保険点数	270	収載年	1989
測定意義	エンドトキシンは、グラム陰性桿菌の細胞壁を構成している成分の1つであるリポ多糖体で、血中に入ると発熱、ショック、血管内凝固など、様々な生物活性を示す。 本検査は、グラム陰性桿菌感染による敗血症の診断および治療効果の判定に用いられている。						

検査項目名	赤痢アメーバ抗体価	略称・通称	赤痢アメーバ抗体			
分類	感染マーカ／細菌	診療報酬区分	D012	保険点数	230	収載年 1990
測定意義	赤痢アメーバ（Entamoeba histolytica）は人体寄生性原虫で、赤痢、大腸炎、肝膿瘍などを引き起こす。従来から、糞便中の原虫の嚢子を検出することで診断できたがその判定に熟練を要した。本検査は、抗体測定により赤痢アメーバ感染症の補助診断に用いられ、特に判定の困難な肝膿瘍の診断で重要となる。					

検査項目名	EBNA（EBウイルス特異的抗原）IgG	略称・通称	EBNA-IgG			
分類	感染マーカ／ウイルス	診療報酬区分	D012	保険点数	230	収載年 1990
測定意義	EBウイルス（EBV）は、一般に唾液を介してB細胞に感染する。初感染が幼小児期の場合、不顕性感染となることが多いが、それが思春期以降に起こると、伝染性単核症を引き起こし、高熱、頸部リンパ節炎、偽膜性扁桃腺炎、肝炎など強い感染症状を呈する。 EBNAはEBVの核内抗原（EBV nuclear antigen）で、EBNA抗体はEBV感染によりVCA抗体やEA抗体より遅れて出現し、生涯持続する。 本検査は、EBV感染症の診断において、感染の既往があるかどうかの判定に用いられる。初感染の診断には抗VCA-IgMと 抗EA-DR IgG抗体の検出が必要となる。					

検査項目名	EBNA（EBウイルス特異的抗原）IgM	略称・通称	EBNA-IgM			
分類	感染マーカ／ウイルス	診療報酬区分	D012	保険点数	230	収載年 1990
測定意義	本検査は、EBVの核内抗原（EBV nuclear antigen）に対する、IgM型の特異抗体で、初感染かどうかの診断に利用されるが、抗VCA-IgMのほうがより早期に検出される。					

検査項目名	カンジダ抗原	略称・通称	カンジダ抗原			
分類	感染マーカ／真菌	診療報酬区分	D012	保険点数	150	収載年 1991
測定意義	カンジダ属は通常、正常菌叢を構成する真菌の一つとして健康人の口腔や消化管、膣内などに存在している。深在性真菌症においては、このカンジダ属によるものが多く、深在性カンジダ症を引き起こす。深在性カンジダ症は日和見感染としての性格が強く、白血病や悪性リンパ腫、再生不良性貧血などの基礎疾患を伴う場合が多い。抗生物質の無効な発熱、口腔内の白斑などの臨床症状がみられ、早期に抗真菌剤の投与が必要となるが、血液培養で真菌の証明は難しい。 このため補助的な診断法として免疫血清学的診断法が研究・開発されてきた。深在性カンジダ症患者の多くは免疫不全を伴っており、抗体産生能が低く、抗体検出法では不十分であるため、抗原検出法が主流である。 本検査は、真菌の一種であるカンジダアルビカンスの抗原を、易熱性糖蛋白（Cand-Tec）抗原で感作した抗体ラテックスとの凝集反応で検出する迅速検査法であるが、宿主の体内に侵入しないコロニゼイションでも陽性になることがある。いずれにしても、カンジダ症の早期診断・早期治療・治療効果の判定など臨床上役立つ補助的診断法である。					

検査項目名	抗酸菌群核酸同定検査	略称・通称	抗酸菌群核酸同定			
分類	感染マーカ／細菌	診療報酬区分	D023	保険点数	410	収載年 1991
測定意義	抗酸菌には結核菌群、非定型抗酸菌群、らい菌があり、ヒト結核症の原因菌である結核菌群にはM.tuberclosis、M.bovis、M.africanum、M.microtiがある。このうちのM.microti以外が感染症の起因となる。 抗酸菌は培地（液体培地を含む）を用いた分離および同定には1～8週間と長い時間を必要とするが、本検査は結核菌群の検出をDNAプローブを用いて行うもので、抗酸菌のリボソームを標的としてRNA-DNAハイブリダイゼーションを行う。これは迅速で特異度が高く、結核症の早期発見、治療指針の確立に用いられている。現在は、より高感度な結核菌群核酸増幅同定精密検査が主流となっている。					

検査項目名	マイコバクテリウム　アビウム・イントラセルラー核酸同定検査	略称・通称	MAC核酸同定			
分類	感染マーカ／細菌	診療報酬区分	D023	保険点数	430	収載年 1991
測定意義	MAC（Mycobacterium Avium Complex）とは、Mycobacterium aviumおよびMycobacterium intracellulareの総称である。 MAC感染症は非定型抗酸菌症の約8割を占めるといわれ、その大部分は慢性気道感染症の経過をとるが、免疫不全症の日和見感染症の原因菌としても注目されている。 本検査は培養による菌分離に頼らず、MACのゲノムDNAを検出するPCRを用いることで所要日数3～4日と非常に短時間でMACの同定が可能である。結核を否定したい場合や、非定型抗酸菌症の早期発見と鑑別に大変有用である。 また、本検査ではM.aviumおよびM.intracellulareの各々が検査され、同時に報告されるが、非定型抗酸菌のすべてがカバーされないので注意が必要である。					

検査項目名	抗ボレリア・ブルグドルフェリ抗体価	略称・通称	抗ボレリア・ブルグドルフェリ抗体		
分 類	感染マーカ／細菌	診療報酬区分	D012	保険点数 270	収載年 1991
測定意義	ボレリア・ブルドルフェリ抗体は、ライム病抗体ともいわれる。 ライム病（ライムボレリア症）はIxodes属マダニ刺咬により伝達するらせん状の細菌（スピロヘータ）の一種Borrelia burgdorferi（ボレリア　ブルグドルフェリ）感染に起因する比較的新しい感染症である。 マダニ刺咬後に見られる関節炎、および遊走性皮膚紅斑、良性リンパ球腫、慢性萎縮性肢端皮膚炎、髄膜炎、心筋炎などが、現在ではライム病の一症状であることが明らかになっている。ライム病患者は多様な病態を呈するので、臨床症状のみから診断することは難しく、マダニ刺咬の有無、さらには本検査による抗体検査結果もふまえて総合的に診断する。 なお、ライム病は平成11年（1999年）4月1日より施行の『感染症の予防及び感染症の患者に対する医療に関する法律』で四類感染症に分類された。				

検査項目名	HTLV−Ⅰ抗体価	略称・通称	HTLV-Ⅰ抗体		
分 類	感染マーカ／ウイルス	診療報酬区分	D012	保険点数 85[190][450]	収載年 1991
測定意義	HTLV-Ⅰは、成人T細胞白血病（Adult T-cell Leukemia：ATL）の原因ウイルスである。Adult T-cell Leukemia Virus（ATLV）あるいはHuman T-lymphoma/Leukemia Virus- type-I（HTLV-I）と命名されている。したがってこのウイルスの抗体のことをATLA（ATL関連抗原）抗体、もしくはHTLV-Ⅰ抗体と呼んでいる。 HTLV-Ⅰは、ヒトリンパ球DNA中にプロウイルスDNAとして組み込まれて持続感染し、そのごく一部の患者が白血病を発症する。その感染経路には、輸血等による血液の注入、母子感染（主に母乳）、性行為による感染などがあり、感染リンパ球が移行することにより感染が成立する。 本検査は、成人T細胞白血病の原因ウイルスに対する抗体を検出するもので、PC法やCLEIA法でスクリーニング検査を実施し、その結果が陽性時にはウェスタンブロット法等で確認試験を行う。				

検査項目名	D−アラビニトール	略称・通称	D-アラビニトール		
分 類	感染マーカ／真菌	診療報酬区分	D012	保険点数 160	収載年 1991
測定意義	D-アラビニトールは5炭糖アルコールで、カンジダ属の真菌の主要代謝産物である。カンジダ属は通常、正常菌叢を構成する真菌の一つとして健康人の口腔や消化管、膣内などに存在している。日和見感染としておこる深在性真菌症は、このカンジダ属が原因となることが多い。しかし血液培養での同定は難しく、このD-アラビニトールが、カンジダ抗原や、(1→3)-β-D-グルカンとともに、感染の指標として用いられる。ただ、D-アラビニトールは、尿中に排泄されるため腎機能の影響を受ける。また、点滴液（マンニトールやキシリトール、ソルビトール）で測定干渉を受けるため、カンジダ抗原の測定がより有用となる。				

検査項目名	HCV抗体価	略称・通称	HCV抗体		
分 類	感染マーカ／ウイルス	診療報酬区分	D013	保険点数 120	収載年 1992
測定意義	C型肝炎ウイルス（HCV）は、2重皮膜を持つ1本鎖のRNAウイルスで、その構成蛋白は、ゲノム構造からコア蛋白（C）、エンベロープ蛋白（E1,E2/NS1）、非構造蛋白（NS2、NS3、NS4、NS5）に分類される。 HCV抗体検査は、C型肝炎の診断に広く用いられているが、測定法は第1～3世代へと順次改良されている。 開発当初の第1世代の測定系では、NS3～NS4領域に対する抗体（C100-3）のみが検出され、感度・特異性に問題があったが、第2世代の測定系ではコア領域に対する抗体の検出が可能となり、診断能が向上した。その後、第3世代として、さらにNS5領域に対する抗体の検出が可能となったが、実質的には第2世代の測定系の診断能と大差はない。				

検査項目名	トキソプラズマIgM抗体価	略称・通称	トキソプラズマIgM		
分 類	感染マーカ／原虫	診療報酬区分	D012	保険点数 95	収載年 1992
測定意義	トキソプラズマは広く哺乳類、鳥類にまで寄生する細胞内増殖性原虫で、ネコを最終宿主としており、ネコとの接触、生肉摂食などにより人に感染する。 トキソプラズマの感染は大部分が不顕性感染であるが、妊婦や免疫不全患者への感染が臨床上重要となる。 抗原検査が一般に行われていないため、トキソプラズマ症の診断には抗体検査が重要で、本検査はIgM抗体価を測定することにより、初感染あるいは急性感染症の診断が可能となる。なお、その後IgG抗体価測定も保険適用となった。				

検査項目名	HBV核酸同定精密測定	略称・通称	HBV核酸同定		
分 類	感染マーカ／ウイルス	診療報酬区分	D023	保険点数 290	収載年 1992
測定意義	B型肝炎ウイルス（HBV）は、外被（Surface）と芯（Core）の二重構造をもつ球形粒子で、芯の内部に単鎖で環状の二本鎖DNAとDNAポリメラーゼを有するDNAウイルスである。本検査は、液相ハイブリダイゼーション法により、ウイルスの遺伝子（DNA）を標的としており、特異性、感度の高い定量測定法である。しかし、その後開発が進み、さらに高感度な分岐核酸プローブ法や、現在ではより高感度のTMA法やPCR法が用いられている。 [2008年検査項目名の統合によりHIV核酸定量検査]				

検査項目名	アデノウイルス抗原	略称・通称	アデノウイルス抗原			
分類	感染マーカ／ウイルス	診療報酬区分	D012	保険点数	210	収載年 1992
測定意義	アデノウイルスは40以上の血清型からなり、結膜炎や小児の咽頭結膜熱(PCF)の病因となる。PCFは別名プール熱とも呼ばれ、夏季にプールを介して流行することが多い。本検査は角結膜上皮細胞、または角結膜上皮細胞を用いてアデノウイルスに共通する抗原を検出する。当初、角結膜上皮細胞について保険適用され、その後角結膜上皮細胞も適用となったが、現在二つの材料は統合され名称もアデノウイルス抗原精密測定となっている。					

検査項目名	百日咳菌抗体価	略称・通称	百日咳菌抗体(定量)			
分類	感染マーカ／細菌	診療報酬区分	D012	保険点数	300	収載年 1993
測定意義	百日咳菌(Bordetella pertussis)は、特有の激しい咳(痙咳)を伴う急性呼吸器感染症(百日咳)を引き起こす細菌である。本検査は、百日咳菌毒素および百日咳菌繊維状赤血球凝集素に対する抗体を測定するもので、百日咳菌感染症の補助診断として用いられる。					

検査項目名	HCV特異抗体価	略称・通称	HCV特異抗体(RIBA法)			
分類	感染マーカ／ウイルス	診療報酬区分	D013	保険点数	340	収載年 1993
測定意義	本検査は、RIBA(recombinant immunoblot assay)法、RIBA-Ⅲともよばれる方法で、HCV抗体の特異性を詳細に解析することを目的としており、HCVのコア、NS3、NS4、NS5の4種の抗原に対する抗体を分別して半定量的に測定できる。このためHCV抗体スクリーニング検査が陽性の場合にその確認試験として用いられてきた。しかし、現在は他に優れた方法(HCV-RNA等)があるためあまり利用されない。					

検査項目名	HCVコア抗体価	略称・通称	HCVコア抗体			
分類	感染マーカ／ウイルス	診療報酬区分	D013	保険点数	150	収載年 1993
測定意義	HCVコア抗体検査は、コア領域に対応したリコンビナント抗原(C22-3など)を抗原として用いている。 コア抗体は、一般的にHCV感染において早期に、かつ高頻度に出現するためHCVの感染の把握や、その抗体価は血中のウイルス量に伴って変動し、インターフェロン治療の効果判定に用いられてきた。 現在、HCV抗体(第3世代、RIBAテスト)、HCVコア抗体について、本検査に用いている試薬の添付文書には重要な基本的注意点として、「C型肝炎ウイルス(HCV)感染の診断は、本製品による検査結果のみで行わず、HCV-RNA測定等、他の検査結果および臨床経過を考慮して総合的に判断すること。」が記載されている。					

検査項目名	HIV-2抗体価	略称・通称	HIV-2抗体(WB法)			
分類	感染マーカ／ウイルス	診療報酬区分	D012	保険点数	380	収載年 1994
測定意義	HIVはAIDS(後天性免疫不全症候群)の原因ウイルスで、Tヘルパー細胞に持続感染し、免疫不全を引き起こす。 HIV-1とHIV-2の2種が存在する。 本検査は、ウェスタンブロット法によるHIV-2抗体の確認検査となっている。					

検査項目名	ブドウ球菌メチシリン耐性遺伝子同定検査	略称・通称	メチシリン耐性遺伝子同定			
分類	感染マーカ／細菌	診療報酬区分	D023	保険点数	450	収載年 1994
測定意義	メチシリン耐性黄色ブドウ球菌(MRSA)はβ-ラクタム系抗菌剤等に耐性を示し、免疫力の低下した患者に感染すると治療が困難となる。β-ラクタム系抗菌剤(ペニシリンやセファロスポリン系薬剤)は細菌の細胞壁合成酵素(PBP)と結合して、その細胞壁の合成を阻害することで抗菌作用を発揮するが、MRSAはPBPの代替酵素を産生することでそれに対抗する。このPBP2'はMRSAのmecA遺伝子に由来する。 本検査では、PCR法で迅速にmecA遺伝子を検出でき、MRSAを的確に診断できる。現在、黄色ブドウ球菌の特異蛋白であるプロテインAをコードするspa遺伝子も同時に検出でき、ブドウ球菌の型分類が行なわれる。MRSAでは、mecA(＋), spa(＋)となる。					

検査項目名	麻疹ウイルスIgG・IgM	略称・通称	麻疹ウイルスIgG・IgM			
分類	感染マーカ／ウイルス	診療報酬区分	D012	保険点数	230	収載年 1994
測定意義	麻疹(はしか)の原因である麻疹ウイルスの抗体を高感度、特異的に測定。IgG抗体はワクチン接種後の抗体検索に、IgM抗体は感染の診断に用いられる。					

検査項目名	ムンプスウイルスIgG・IgM	略称・通称	ムンプスウイルスIgG・IgM			
分類	感染マーカ／ウイルス	診療報酬区分	D012	保険点数	230	収載年 1994
測定意義	流行性耳下腺炎(おたふくかぜ)の原因であるムンプスウイルスの抗体を高感度、特異的に測定。IgG抗体はワクチン接種後の抗体検索に、IgM抗体は感染の診断に用いられる。					

検査項目名	結核菌群核酸同定検査	略称・通称	結核菌群核酸同定			
分類	感染マーカ／細菌	診療報酬区分	D023	保険点数	410	収載年 1994
測定意義	結核菌群は、非定型抗酸菌、らい菌などとともに、抗酸菌に属し、ヒトの結核症では、M.tuberclosis、M.bovis、M.africanumが起因菌となる。通常結核菌の培養・同定には1～8週間を要するが、本検査では、結核菌群のDNAまたはRNAを増幅して、感度よく迅速に検出できるので、結核症の早期診断や治療指針の確立に有用となる。					

検査項目名	抗アニサキスIgG・A抗体価	略称・通称	抗アニサキスIgG・IgA			
分類	感染マーカ／寄生虫	診療報酬区分	D012	保険点数	210	収載年 1994
測定意義	魚介類の生食によりアニサキス幼虫がヒトの消化管に刺入し、アニサキス症を発症する。アニサキスの刺入に伴って産生される特異抗体を検出するもので、アニサキス症の補助診断法として用いられる。					

検査項目名	アスペルギルス抗原	略称・通称	アスペルギルス抗原			
分類	感染マーカ／真菌	診療報酬区分	D012	保険点数	170	収載年 1994
測定意義	アスペルギルスは自然界に広く分布する真菌で、ヒトで主に感染し、アスペルギルス症を来すのはaspergillus fumigatusで、深在性真菌感染症の形を取ることが多い。免疫機能の低下で経気道感染し、肺を中心に重篤な感染症を引き起こす。本検査は、血清学的にその特異抗原を迅速に検出でき、感染症の早期診断に利用される。なお、保険適用は、侵襲型アスペルギルス症のみとなっている。					

検査項目名	HCV核酸定量検査	略称・通称	HCV RNA定量			
分類	感染マーカ／ウイルス	診療報酬区分	D023	保険点数	450	収載年 1994
測定意義	C型肝炎ウイルス(HCV)のRNA量を分岐DNAプローブ法、RT-PCR法、マルチサイクリックRT-PCR法等で定量するもので、病態把握やインターフェロン治療の方針決定、治療経過の観察等に用いられる。なお、本検査とHCVセロタイプやサブタイプ等のHCV関連検査と組み合わせることにより、その有用性が向上する。					

検査項目名	クラミジアトラコマチス核酸同定検査	略称・通称	C.トラコマチス核酸同定			
分類	感染マーカ／細菌	診療報酬区分	D023	保険点数	210	収載年 1995
測定意義	クラミジア トラコマチス(Chlamydia trachomatis)は結膜炎、肺炎および性感染症(STD)の原因となる病原体である。日本での感染症はほとんどSTDの形をとり、前立腺炎・副睾丸炎、不妊症を引き起こす。本検査は、患部の分泌物や尿中のクラミジア抗原遺伝子を増幅させ検出するもので、特異性、感度、迅速性に優れ、現在では最も広く利用されている。					

検査項目名	グロブリンクラス別クラミジアトラコマチス抗体価(IgM)	略称・通称	C.トラコマチスIgM			
分類	感染マーカ／細菌	診療報酬区分	D012	保険点数	220	収載年 1995
測定意義	クラミジア トラコマチス(Chlamydia trachomatis)は結膜炎、肺炎および性感染症(STD)の原因となる病原体である。日本での感染症はほとんどSTDの形をとり、前立腺炎・副睾丸炎、不妊症を引き起こす。本検査は、クラミジア トラコマティスIgM抗体を検出するもので、通常初感染後1週間以内に上昇し、2ヶ月以内に消失するが、成人の感染では、感染初期の症状が顕著でなく、検出が困難な場合が多い。しかし、産道感染による新生児の結膜炎や肺炎では、本検査が有用となる。					

検査項目名	HIV-1核酸同定検査	略称・通称	HIV-1核酸同定			
分類	感染マーカ／ウイルス	診療報酬区分		保険点数	削除2008	収載年 1995
測定意義	HIVはAIDS(後天性免疫不全症候群)の原因ウイルスで、Tヘルパー細胞に持続感染し、免疫不全を引き起こす。HIV-1とHIV-2の2種が存在する。本検査は、HIV-1ウイルス量をPCR法で検出するものである。現在では、通常ウイルス量を測定できるHIV-1核酸定量検査が利用されている。					

検査項目名	HCV核酸同定検査	略称・通称	HCV RNA定性			
分類	感染マーカ／ウイルス	診療報酬区分	D023	保険点数	360	収載年 1995
測定意義	C型肝炎の経過観察には通常、HCV RNA定量が用いられている。本検査は、HCV自体の存在を証明する特異性が高く、最終的にHCVが陰性であると判定するのに用いられる。					

検査項目名	(1→3)-β-D-グルカン	略称・通称	β-D-グルカン			
分類	感染マーカ／真菌	診療報酬区分	D012	保険点数	220	収載年 1995
測定意義	(1→3)-β-D-グルカンは主な真菌細胞壁構成成分で、深在性真菌症やカリニ肺炎の診断、治療法の選択および治療効果の判定に用いられる。なお、カリニ肺炎の病原体は、従来原虫と考えられてきたが、遺伝子解析の結果、現在真菌に分類されるようになった。カリニ肺炎では(1→3)-β-D-グルカンは特徴的な上昇を示す。ただし、保険適用は深在性真菌症のみとなっている。					

検査項目名	HBV核酸定量検査	略称・通称	HBV-DNA定量			
分類	感染マーカ／ウイルス	診療報酬区分	D023	保険点数	290	収載年	1996
測定意義	B型肝炎ウイルス（HBV）は、外被（Surface）と芯（Core）の二重構造をもつ球形粒子で、芯の内部に1つの二本鎖DNA有するDNAウイルスである。 本検査は、HBVのDNAを標的としており特異性が高く、HBVの存在を証明する最も高感度な測定法で定量可能であり、HBV感染の有無のみならず、B型慢性肝炎の病態や予後および抗ウイルス治療の効果判定に有用となる。保険適応当初は、分岐核酸プローブ法であったが、現在さらに高感度のTMA法やPCR法が用いられている。

検査項目名	HCV特異抗体価測定による群別判定	略称・通称	HCV特異抗体群別判定			
分類	感染マーカ／ウイルス	診療報酬区分	D013	保険点数	240	収載年	1996
測定意義	C型肝炎ウイルス（HCV）は、6つの遺伝子型（ジェノタイプ）に分類されるが、日本では血清学的に、グループ1（ジェノタイプでは1a,1b）とグループ2（ジェノタイプでは2a,2b）の2つに分類されている。HCVのインターフェロン（IFN）治療の効果はHCVの遺伝子型で異なり、患者の過半数を占めるグループ1では、IFN治療の効果が乏しく、グループ2で効果が高いとされている。 本検査では、遺伝子型によってNS4領域の抗原性が異なることを利用して、それぞれに特異的な抗原を利用することで、血清学的にHCVの群別判定を行う。これにより、遺伝子型の簡便な推測が可能となり、IFN治療において、治療効果の予測や方針決定の指標として用いられてきた。しかし現在は、HCV RNA定量と同時にHCV遺伝子型の判定が可能となり利用が減っている。

検査項目名	大腸菌ベロトキシン検出検査	略称・通称	大腸菌ベロトキシン			
分類	感染マーカ／細菌	診療報酬区分	D023	保険点数	200	収載年	1996
測定意義	大腸菌O157に代表される腸管出血性大腸菌（EHEC：entero hemorrhagic Escherichia coli）は、主に大腸に定着、増殖し、ベロ毒素（ベロトキシン:VT）を産生する。ベロ毒素により、出血性大腸炎、溶血性尿毒症症候群（Hemolytic Uremic Syndrome：HUS）、脳症などの重篤な合併症を発症し、死に至ることがある。また、ベロトキシンには抗原性の違いにより、ベロトキシン1（VT1）とベロトキシン2（VT2）がある。 本検査は、大腸菌O157のみならず、全ての大腸菌のベロトキシン産生を検出することができるので、EHEC感染症に対してより特異的で、従来法である培養法に比較し迅速性、簡便さにも優れており、早期診断するのに用いられる。

検査項目名	大腸菌抗原同定検査	略称・通称	大腸菌抗原同定検査			
分類	感染マーカ／細菌	診療報酬区分	D012	保険点数	180	収載年	1996
測定意義	大腸菌は腸内細菌科に属するグラム陰性の桿菌で、多くの菌は周毛性の鞭毛を持ち、活発に運動する。血清学的には、耐熱性のO抗原（菌体抗原）、易熱性のK抗原（莢膜抗原）とH抗原（鞭毛抗原）により分類される。 本検査は、糞便から分離培養された病原性大腸菌と血清型の明らかなO抗原とH抗原の抗血清との抗原抗体反応による凝集の有無より、分離大腸菌の血清型を同定し、病態を推測するのに用いられる。

検査項目名	HIV-1核酸定量検査	略称・通称	HIV-1核酸定量			
分類	感染マーカ／ウイルス	診療報酬区分	D023	保険点数	520	収載年	1997
測定意義	HIVはAIDS（後天性免疫不全症候群）の原因ウイルスで、Tヘルパー細胞に持続感染し、免疫不全を引き起こす。HIV-1とHIV-2の2種が存在する。 本検査は、HIV-1ウイルス量をPCR法で定量測定するもので、発症予測および病勢や治療効果の判定に用いられる。

検査項目名	白血球中サイトメガロウイルスpp66抗原	略称・通称	CMVpp65抗原			
分類	感染マーカ／ウイルス	診療報酬区分	D012	保険点数	410	収載年	1997
測定意義	サイトメガロウイルス（CMV）の感染症は、腎移植や骨髄移植などの臓器移植患者やAIDSなどの免疫不全の患者で起こりやすく、しばしば重篤になることがある。すなわち本感染症は間質性肺炎や骨髄機能不全をきたし、急速に進行することが多く、また致命的になることもあるため早期診断、早期治療が重要である。 本検査は、CMV感染初期から検出される同ウイルスの構造蛋白であるpp65に対するモノクローナル抗体を用い、CMV抗原陽性細胞（末梢血中の多核白血球）を染色して証明するもので、陽性細胞数も報告されることから定量値が得られ、迅速なCMV感染症診断法として、早期診断および発症予測に用いられる。

検査項目名	淋菌核酸同定検査	略称・通称	淋菌核酸同定			
分類	感染マーカ／細菌	診療報酬区分	D023	保険点数	210	収載年	1997
測定意義	淋菌（Neisseria gonorrhoeae）は、頻度の多い性感染症である淋病の原因となる細菌で、男性では尿道炎、前立腺炎、副睾丸炎を、女性では子宮頸管炎、卵管炎、骨盤腔内炎を引き起こし不妊症の原因ともなる。結膜にも感染し、産道感染により新生児結膜炎を引き起こす。グラム染色で検出できるが、体外では死滅しやすく培養は困難で時間もかかる。 その後、血清学的方法（EIA法）や遺伝子診断法（液相ハイブリダイゼーション法）が実施されてきた。本検査は、患部の分泌物や男子初尿中の淋菌抗原遺伝子を増幅させ検出するもので、特異度、感度、迅速性に優れ、広く利用されている。

検査項目名	酵母様真菌薬剤感受性検査	略称・通称	酵母様真菌薬剤感受性検査			
分類	感染マーカ／真菌	診療報酬区分	D019	保険点数	130	収載年 1997
測定意義	酵母様真菌による深在性真菌症に対し、臨床の現場では起因菌を同定せず比較的副作用の少ない抗真菌剤が経験的使われる傾向にあり、耐性菌（特にC.albicans）が増加する一因となっている。そこで日本医真菌学会から抗真菌剤感受性試験法が提案され、微量液体希釈法による酵母様真菌（カンジダ属、クリプトコックス属）を対象とした薬剤感受性試験が実施されるようになった。本検査は、抗真菌剤であるアムホテリシンB、フルシトシン、フルコナゾール、イトラコナゾール、ミコナゾール、（ミカファンギン）に対する感受性検査で、抗真菌剤の選択に利用される。					

検査項目名	大腸菌O157LPS抗原	略称・通称	大腸菌O157LPS抗原			
分類	感染マーカ／細菌	診療報酬区分	D012	保険点数	170	収載年 1997
測定意義	腸管出血性大腸菌O157感染は、発熱、嘔吐、下痢等の症状を呈し、児童や老人のように免疫力の低い人が感染した場合には重篤な溶血性尿毒症症候群(HUS)を引き起こすこともあり、臨床上速やかな検査および確認が必要である。 従来は、腸管出血性大腸菌O157感染の診断として、便を用いた大腸菌O157の分離培養・同定が最も一般的な検査として行われているが、便培養法のみでは、必ずしも大腸菌O157感染を正確に確認できず、また、検出に最低3日程度必要となる。 本検査は、糞便中の大腸菌O157LPS抗原を迅速に検出するもので、大腸菌O157感染症診断の一助として用いられる。					

検査項目名	子宮頸管粘液中顆粒球エラスターゼ	略称・通称	子宮頸管粘液中顆粒球エラスターゼ			
分類	感染マーカ／	診療報酬区分	D004	保険点数	100[135]	収載年 1998
測定意義	顆粒球エラスターゼは、好中球（顆粒球）が炎症性の刺激を受けて放出する分子量約30,000の蛋白分解酵素で、子宮頸管炎や膣炎では頸管粘液中に増加する。また妊婦においては、前期破水や切迫早産の原因の一つである絨毛羊膜炎は、頸管からの上行感染が原因とされている。本検査は頸管炎、膣炎の有無および前期破水、切迫早産、早産の診断に用いられる。					

検査項目名	クラミジア・ニューモニエIgG抗体価	略称・通称	C.ニューモニエIgG			
分類	感染マーカ／細菌	診療報酬区分	D012	保険点数	70	収載年 1998
測定意義	クラミジア ニューモニエ(C. pnuemoniae)はヒトを自然宿主とし、飛沫感染により呼吸器感染症を引き起こす。通常、症状が軽症で無症候感染者が多く、感染を繰り返しやすいが、非定型肺炎の起炎菌として頻度も高く、適切な抗菌薬選択のためにも、とくに細菌性肺炎との鑑別が重要となる。 本検査はC.ニューモニエに特異的な外膜複合体（COMC）抗原を用いてIgA、IgG抗体を測定するものである。C.ニューモニエの初感染の典型例では、感染後まずIgM抗体が3週以降に上昇し、次いでIgG、IgA抗体が2～3週遅れて上昇する。IgM抗体が陽性である時期のタイミングを逃すことも多いためIgA、IgG抗体を測定する。再感染では2～3週でIgA、IgG抗体が比較的急激に上昇する。					

検査項目名	クラミジア・ニューモニエIgA抗体価	略称・通称	C.ニューモニエIgA			
分類	感染マーカ／細菌	診療報酬区分	D012	保険点数	75	収載年 1998
測定意義	同上。 クラミジア・ニューモニエに対する分泌型のIgA抗体を測定する。					

検査項目名	ヒトパルボウイルスB19－IgM	略称・通称	ヒトパルボウイルスB19-IgM			
分類	感染マーカ／ウイルス	診療報酬区分	D012	保険点数	230	収載年 1998
測定意義	ヒトパルボウイルスB19（human parvovirus B19）は20nmの小型のDNAウイルスで、伝染性紅斑（リンゴ病）の病原体である。通常は一過性感染で予後も良好であるが、ヒト赤芽球前駆細胞で増殖するため、免疫能が低下した患者では、持続感染により高度の貧血を起こす。また妊婦の場合、胎盤を介して胎児に感染し流産や胎児水腫を起こすことがある。 本症の診断は臨床症状の他に血清抗体価及びウイルスDNAの証明により行われるが、保険の適用は、IgM抗体の測定のみで、紅斑が出現している妊婦について、このウイルスによる感染症が強く疑われる場合に限定されている。IgM抗体価は感染後7～10日で上昇し始め、その後1か月から3か月後に消失する。本検査は、妊婦のヒトパルボウイルスB19感染診断に用いられる。					

検査項目名	HCVコア蛋白質	略称・通称	HCVコア蛋白質			
分類	感染マーカ／ウイルス	診療報酬区分	D013	保険点数	120	収載年 1998
測定意義	本検査は、C型肝炎ウイルス（HCV）の遺伝子ではなく、抗原となるコア蛋白を直接定量するものである。 従来、治療効果の判定にはPCR法によるHCV-RNAの定量が行われてきたが、高感度ではあるが測定法が繁雑で高価な検査であった。それに比し本検査は、簡便で安価であり、感度ではPCR法よりやや劣るものの、DNAプローブ法より高感度で特異性があり、治療効果の予測および治療経過観察に利用される。					

検査項目名	大腸菌O157LPS抗体	略称・通称	大腸菌O157LPS抗体			
分類	感染マーカ／細菌	診療報酬区分	D012	保険点数 180	収載年	1999
測定意義	腸管出血性大腸菌O157感染は、発熱、嘔吐、下痢等の症状を呈し、児童や老人のように免疫力の低い人が感染した場合には重篤な溶血性尿毒症症候群(HUS)を引き起こすこともあり、臨床上速やかな検査および確認が必要である。 従来は、腸管出血性大腸菌O157感染の診断として、便を用いた大腸菌O157の分離培養・同定が最も一般的な検査として行われているが、便培養法のみでは、必ずしも大腸菌O157感染を正確に確認できず、また、検出に最低3日程度必要となる。 本検査は、血清中の大腸菌O157LPS(大腸菌O157:H7由来LPS:リポポリサッカライド)に対する抗体を検出するもので、大腸菌O157感染症を迅速に診断できる。					

検査項目名	インフルエンザウイルス抗原	略称・通称	インフルエンザウイルス抗原			
分類	感染マーカ／ウイルス	診療報酬区分	D012	保険点数 150	収載年	1999
測定意義	インフルエンザは、冬季に流行し、高齢者や乳幼児あるいはハイリスク患者などでは重症化しやすく、進行も早いことから早期診断、治療が重要となる。 従来は、分離培養法で診断されたが、操作が煩雑で時間を要し日常診療には利用できなかった。本検査は、検査材料(鼻腔洗浄液、鼻腔ぬぐい液、鼻腔吸引液、咽頭ぬぐい液)から抽出したインフルエンザウイルス抗原を検出するもので、操作が簡便で迅速診断法として広く普及している。当初はA型のみの検出可能であったが、現在A、Bそれぞれを分別して検出可能となっている。					

検査項目名	抗酸菌分離培養検査	略称・通称	抗酸菌分離培養検査			
分類	感染マーカ／細菌	診療報酬区分	D020	保険点数 180[200]	収載年	2000
測定意義	結核菌を検出するためには、従来は卵を主体とした固形培地(小川培地法)を用いていたが、4〜8週の長時間を必要とする。 本検査は、液体培地(MGIT：ミジット、Mycobacterium growth indicator tube)を用い、発育してきた抗酸菌の酸素消費を機械的に検知する方法で、培養結果が10〜14日、早い例では1週間待たずに判明し、迅速性および検出感度に優れている。しかし、菌量や菌種の推定はできないこと、結核菌と非結核性抗酸菌を区別できない、高価であるという欠点がある。 1993年に米国のCDCが結核菌の分離および鑑別・同定の結果を14日以内に，薬剤感受性試験の結果を30日以内に担当医に報告するよう勧告したこともあり、本検査のニーズが高まっている。					

検査項目名	ヘリコバクター・ピロリ抗体	略称・通称	HP抗体			
分類	感染マーカ／細菌	診療報酬区分	D012	保険点数 70[80]	収載年	2000
測定意義	ヘリコバクター・ピロリ(Helicobacter pylori：HP)は、らせん型のグラム陰性桿菌で、胃内に棲息する。胃内はpH1〜2で通常の細菌は破壊されるが、HPは強力なウレアーゼ活性を有し、胃酸を中和して胃粘膜に棲息している。胃・十二指腸潰瘍患者の胃粘膜から高頻度に検出され、特に消化器性潰瘍の再発や胃癌との関連が示唆されている。 HP感染症の検査には、確定診断に用いられる培養法をはじめ、鏡検法、迅速ウレアーゼ法、DNA同定、尿素呼気試験、便を用いた抗原検査のほか、血中や尿中の抗体価測定等が実用化されている。 本検査はHPに対する抗体、またはIgG抗体価を検出するもので、非侵襲的なため、HP感染のスクリーニング目的に用いられ、主に感染の既往、消長をみる検査である。除菌が奏功すると抗体の力価は徐々に低下するが、陰性となるまで下がるのは稀であり、長期にわたり低下しながらも陽性が持続する場合が多い。このため除菌治療後の効果判定には不向きである。					

検査項目名	迅速ウレアーゼ試験	略称・通称	迅速ウレアーゼ試験			
分類	感染マーカ／細菌	診療報酬区分	D012	保険点数 60	収載年	2000
測定意義	本検査は、ヘリコバクター・ピロリ(Helicobacter pylori：HP)の持つウレアーゼ活性を利用し、生検組織を尿素とpH指示薬を含む試薬中に入れ、尿素から産生されるアンモニアによってpHが上昇し、試薬の色調が変化することより判定する。 迅速性に優れ、簡便である。内視鏡による胃生検を必要とするため、侵襲的検査法であり、HPの胃内分布は均一でないため採取部位により偽陰性となることがある。					

検査項目名	尿素呼気試験	略称・通称	尿素呼気試験			
分類	感染マーカ／細菌	診療報酬区分	D023	保険点数 70	収載年	2000
測定意義	本検査は、ヘリコバクター・ピロリ(Helicobacter pylori：HP)のもつウレアーゼ活性を利用して、同菌が胃に感染しているかどうかを検出する方法である。本検査には、非放射性同位元素である13Cで標識した尿素を服用させる。HPが存在する場合、尿素がHPのウレアーゼによりアンモニアとCO2に分解され、標識されたCO2が呼気に排出される。このことを利用して服用前後の呼気を採取し、13CO2含量の変化からHP感染の有無を診断する。 内視鏡による胃粘膜採取は、採取部位により結果が左右されるのに反し、本検査は、非侵襲的な検査法でありながら胃内全体のHP感染を反映しているため、偽陰性となる可能性は低く、HP感染の診断や除菌効果の判定に有用である。					

検査項目名	黄色ブドウ球菌ペニシリン結合蛋白2'（PBP2'）	略称・通称	PBP2'			
分類	感染マーカ／細菌	診療報酬区分	D023	保険点数	55	収載年 2001
測定意義	黄色ブドウ球菌には分子量の違いにより4種のペニシリン結合蛋白（Penicillin Binding Protein; PBP）があり、メチシリン耐性黄色ブドウ球菌（MRSA）はそのうち分子量がPBP1と2の中間であるPBP2'を持っている。このPBP2'は、β-ラクタム系抗生剤との親和性が低いため、β-ラクタム系抗生剤が存在しても、MRSAは増殖が可能となる。 本検査は、分離されたコロニーから、PBP2'を検出することにより、速やかにMRSAか否かを識別する。					

検査項目名	白血球中細菌核酸同定検査	略称・通称	白血球中細菌核酸同定検査			
分類	感染マーカ／細菌	診療報酬区分	D023	保険点数	130	収載年 2001
測定意義	細菌感染症は、局所から侵入した細菌が侵入部位を足がかりとして血中に流入し、増殖することにより全身感染症に進展する。 本検査は、白血球に貪食された菌体DNAを5つの特異的プローブ（黄色ブドウ球菌、表皮ブドウ球菌、緑濃菌、腸球菌、大腸菌群）を用いて、感染の原因菌の検出をする。本検査は、抗菌薬の影響を全く受けず、血液培養法に比べ検出率も高く、短時間で検査結果が得られる。					

検査項目名	結核菌群抗原	略称・通称	結核菌群抗原			
分類	感染マーカ／細菌	診療報酬区分	D012	保険点数	300	収載年 2001
測定意義	結核菌群が特異的に菌体外に分泌するMPB64(Mycobacterial protein fraction BCG of Rm 0.64 in electrophoresis)タンパクを免疫クロマトグラフィー法により検出する。 検体として固形培地に発育したコロニーの菌懸濁液または液体培地の培養液を用い、操作も簡便で短時間で結果が得られる。 感度、特異性は高く、結核菌群による感染診断の補助的に用いられる。					

検査項目名	抗抗酸菌抗体価	略称・通称	抗抗酸菌抗体			
分類	感染マーカ／細菌	診療報酬区分	D012	保険点数	120	収載年 2001
測定意義	本検査は、コロイド呈色法により、血清中の抗抗酸菌(Lipoarabinomannan, LAM)抗体を検出する方法で、排菌のない結核症の補助診断に用いられる。しかし、結核症と非定型抗酸菌症の鑑別には利用できない。					

検査項目名	ノイラミニダーゼ	略称・通称	ノイラミニダーゼ			
分類	感染マーカ／ウイルス	診療報酬区分	D012	保険点数	140	収載年 2001
測定意義	ノイラミニダーゼは、A型およびB型インフルエンザウイルスの被膜上に存在する酵素である。本検査は、検体中のノイラミニダーゼ活性を測定することでインフルエンザウイルスA型およびB型の検出を行うが、A型とB型の鑑別はできない。					

検査項目名	結核菌群リファンピシン耐性遺伝子同定検査	略称・通称	結核菌群リファンピシン耐性遺伝子			
分類	感染マーカ／細菌	診療報酬区分	D023	保険点数	550	収載年 2002
測定意義	本検査は、抗酸菌培養検査で分離された結核菌から、ハイブリダイゼーション法により、リファンピシン（RFP）耐性結核菌遺伝子（rpoB遺伝子変異）を検出するもので、従来の培養検査に基づく薬剤感受性検査に比べ短日時で結果が判明し、有用性は高い。 なお、リファンピシン耐性の結核菌の85％前後は他の複数の抗結核菌剤にも耐性を示すと言われ、本検査で耐性結核患者を発見し、適切な薬剤を早期に投与することにより、治療期間を短縮することができる。					

検査項目名	血清中のHBVプレコア変異及びコアプロモーター変異遺伝子同定検査	略称・通称	HBV preC/CP mutation			
分類	感染マーカ／ウイルス	診療報酬区分	D023	保険点数	450	収載年 2003
測定意義	HBVは約3,200塩基よりなる不完全な二重鎖DNAウイルスで、コア、ポリメラーゼ、HBs抗原、Xの4つのDNA領域からなる。 HBVは、増殖する際に、プレコア領域、コアプロモーター領域などに変異を生じることがあり、B型肝炎の重症化や劇症化の一因と考えられている。 本検査は遺伝子変異を持ったB型肝炎ウイルスを同定することで、B型肝炎の劇症化や慢性肝炎の予後予測に用いられる。					

検査項目名	尿中レジオネラ抗原	略称・通称	尿中レジオネラ抗原			
分類	感染マーカ／細菌	診療報酬区分	D012	保険点数	240	収載年 2003
測定意義	レジオネラ(Legionella pneumophila)は、土壌や水の中に広く分布する細菌であるが、宿主の免疫力が低下すると、経気道的に感染し、感冒様症状や肺炎を引き起こす。特に給水・空調施設・温泉などを感染源として集団発生する例が多い。レジオネラはヒトの常在菌ではなく検出されれば起因菌と考えられるが、特殊な培地で3日以上の培養を要する。本検査により、同菌に特異的な尿中のレジオネラ抗原を検出することで、その早期迅速診断が可能となる。					

検査項目名	糞便中ヘリコバクター・ピロリ抗原	略称・通称	糞便中HP抗原			
分類	感染マーカ／細菌	診療報酬区分	D012	保険点数	150	収載年	2003
測定意義	糞便よりヘリコバクター・ピロリ（Helicobacter pylori：HP）抗原を直接検出する。非侵襲的に検査できる利点がある。					

検査項目名	SARSコロナウイルス核酸増幅同定検査	略称・通称	SARSコロナウイルス核酸増幅同定検査			
分類	感染マーカ／ウイルス	診療報酬区分	D023	保険点数	450	収載年	2003
測定意義	SARS(severe acute respiratory syndorome：重症急性呼吸器症候群)は、SARSコロナウイルスが原因となっておこる新興感染症で、インフルエンザ様の症状で発症し、重篤な肺感染症を引き起こす。本検査は、検査材料（糞便・鼻腔咽頭拭い液等）より遺伝子増幅法の一つであるLAMP(Loop-Mediated Isothermal Amplification)法を用いて検査材料中のSARSコロナウイルスを検出する。					

検査項目名	尿中肺炎球菌莢膜抗原	略称・通称	尿中肺炎球菌莢膜抗原			
分類	感染マーカ／細菌	診療報酬区分	D012	保険点数	210	収載年	2005
測定意義	肺炎球菌は莢膜を有するグラム陽性双球菌で、市中肺炎の原因となる頻度が最も高い細菌である。従来、本症の診断は、主に喀痰の培養によるものであったが、検査日数を要し、喀痰採取の良否により検出結果が左右された。本検査は、尿中の肺炎球菌の莢膜に含まれる多糖抗原を免疫クロマト法により検出するもので、肺炎の補助診断として用いられる。なお、肺炎球菌莢膜抗原は通常症状出現後3日目以降に尿中に排出され、また炎症所見が改善しても2ヶ月以上にわたって排出されることがある。					

検査項目名	抗クラミジア・ニューモニエIgM抗体価	略称・通称	C.ニューモニエIgM			
分類	感染マーカ／細菌	診療報酬区分	D012	保険点数	160	収載年	2005
測定意義	クラミジア ニューモニエ(C. pnuemoniae)はヒトを自然宿主とし、飛沫感染により各種の呼吸感染症を引き起こす。通常、症状が軽症で無症候感染者が多く、感染を繰り返しやすいが、非定型肺炎の起炎菌として頻度も高く、適切な抗菌薬選択のためにも、とくに細菌性肺炎との鑑別が重要となる。 本検査は、IgM抗体価測定を測定することで、その初感染の診断に利用される。一般に、IgM抗体は初感染後3週以降に上昇、5〜6週でピークに達して、2〜3ヵ月後に消失する。					

検査項目名	結核菌特異蛋白刺激性遊離インターフェロン−γ測定	略称・通称	結核菌特異蛋白刺激性遊離インターフェロン−γ測定			
分類	感染マーカ／細菌	診療報酬区分	D015	保険点数	600	収載年	2006
測定意義	結核菌特異蛋白刺激性遊離インターフェロン−γ測定は、結核感染の有無を診断するもので、患者の血液と結核菌特異抗原を反応させ、患者のT−リンパ球より産生されるインターフェロン−γを測定する。結核感染者では結核菌に対する細胞性免疫が亢進し、特異抗原に対するインターフェロン−γが産生されることを利用している。 本検査はBCGワクチンの影響を受けないため、ツベルクリン反応に代わり、初感染結核など結核感染の診断、活動性結核の診断、肺非定型抗酸菌症の鑑別などに効果的であるのみならず、結核集団感染、接触者検診でも応用されている。					

検査項目名	プロカルシトニン（PCT）	略称・通称	PCT			
分類	感染マーカ／	診療報酬区分	D007	保険点数	320	収載年	2006
測定意義	プロカルシトニンは、甲状腺のC細胞から分泌されるペプチドホルモン、カルシトニンの前駆体で、分子量は13kDaでアミノ酸116個よりなる。実際には、肺や消化管に散在する神経内分泌系の細胞でも産生されており、重症な細菌、寄生虫、真菌の感染症において、その産生が全身的に増え、ウイルス感染症や非感染性の炎症ではあまり増えないことが明らかとなった。特に敗血症性ショックでプロカルシトニンが著明に上昇し、臓器障害の重症度と関連するとされる。このような知見から、本検査は細菌や真菌感染に伴う敗血症の診断の補助や治療法選択、重症度判定に用いられる。					

検査項目名	淋菌及びクラミジアトラコマチス同時核酸増幅同定検査	略称・通称	淋菌及びC.トラコマチス同時核酸増幅同定			
分類	感染マーカ／細菌	診療報酬区分	D023	保険点数	300	収載年	2006
測定意義	尿（男子のみ）や、子宮頸管擦過物あるいは男性尿道擦過物を検査材料とし、その中に淋菌もしくはクラミジアトラコマチスが存在すれば、それらの遺伝子が増幅され、検出される。本検査は、淋菌とクラミジアトラコマチス両者を同時に検出でき、鑑別診断や重複感染の診断に用いられる。					

***** 自 己 抗 体 *****

検査項目名	抗血小板抗体検査	略称・通称	抗血小板抗体			
分類	自己抗体／特発性血小板減少性紫斑病	診療報酬区分	D011	保険点数	270	収載年	1981
測定意義	血小板と反応する自己抗体（自己免疫疾患で検出）や同種抗体（頻回輸血、妊娠後産生）を検出する検査。自己抗体は、特発性血小板減少性紫斑病（ITP）で検出され、同種抗体は血小板輸血不応状態で陽性となることが多い。					

検査項目名	インスリン抗体	略称・通称	インスリン抗体			
分類	自己抗体／糖尿病	診療報酬区分	D014	保険点数	110	収載年	1982
測定意義	抗インスリン抗体には、過去に投与されたインスリン製剤に対して産生されるものと、その投与歴なしに自己免疫により産生されるものがある。何れの場合も、血中インスリンのレベルが不安定となり、血糖値が変動しやすくなる。本検査は、インスリンに抵抗性を示し血糖の管理が困難な糖尿病の原因診断およびインスリン自己免疫症候群の診断に利用される。なお、血中インスリンを測定する場合、抗インスリン抗体が存在すると測定系に干渉するために 真のインスリン値を求めることはできない。自己抗体による測定干渉の起こり方は測定系によって異なり、インスリン濃度が極端な低値・高値の場合、本検査で抗体の有無をチェックする必要がある。						

検査項目名	抗ミトコンドリア抗体	略称・通称	AMA			
分類	自己抗体／原発性胆汁性肝硬変	診療報酬区分	D014	保険点数	210	収載年	1984
測定意義	抗ミトコンドリア抗体(anti-mitochondrial antibody: AMA)は、原発性胆汁性肝硬変 (primary biliary cirrhosis: PBC)患者血清中に高率に検出される自己抗体である。PBCは、中高年女性に好発し、肝小葉内胆管の変性、破壊による慢性肝内胆汁うっ滞をきたす自己免疫性肝疾患である。本検査はPBCと慢性肝内胆汁うっ滞症との鑑別に利用される。なお、AMAの対応抗原は、その局在や対応疾患の違いによってM1-M9の亜型に分類され、最もPBCに特異的で高頻度にみられる抗体は抗M2抗体であるとされており、現在抗ミトコンドリアM2抗体の形での測定も可能となっている。						

検査項目名	TSHレセプター抗体	略称・通称	TRAb(TBII)			
分類	自己抗体／自己免疫性甲状疾患	診療報酬区分	D014	保険点数	250	収載年	1986
測定意義	本検査は、甲状腺の濾胞細胞表面にあるTSHレセプターに対する自己抗体を調べる検査で、TRAb (TSH receptor antibody) またはTBII (TSH binding inhibitory immunogloblin)と略される。バセドウ病では、この自己抗体により、TSHレセプターが持続的に刺激され、血中TSHが完全に抑制されているにも関わらず甲状腺ホルモンの産生・分泌が亢進する。本抗体はバセドウ病に極めて特異的で偽陽性例をほとんど認めない。しかも治療と共に低下し、寛解状態になると消失することから、治療効果の判定や寛解・再発の指標となる。なお、特殊例として、甲状腺腫を伴わない甲状腺機能低下症の一部で、本抗体が陽性のことがあり、レセプターと結合するが刺激活性を持たない(TSHが高いことからバセドウ病とは明瞭に区別できる)。一方、バセドウ病でも本抗体が陰性の例が5〜10％存在し、この場合は、同じ抗TSHレセプター抗体でも刺激活性を調べる測定系(Thyroid Stimulating Antibody:TSAb)で陽性となることが多い。						

検査項目名	抗アセチルコリンレセプター抗体価	略称・通称	抗AChR抗体			
分類	自己抗体／重症筋無力症	診療報酬区分	D014	保険点数	900	収載年	1990
測定意義	アセチルコリンレセプター(AChR)は、骨格筋の神経筋接合部の後シナプス膜上に局在しており、神経伝達物質であるアセチルコリンに応答する受容体で、筋収縮を作動させる役割を持つ。抗AChR抗体は、重症筋無力症(myasthenia gravis:MG)の原因となる自己抗体で、本検査はその診断および治療経過の判定に用いられる。						

検査項目名	抗SS−A／Ro抗体	略称・通称	抗SS-A/Ro抗体			
分類	自己抗体／シェーグレン症候群	診療報酬区分	D014	保険点数	170	収載年	1991
測定意義	抗SS-A/Ro抗体は、抗SS-Ba/La抗体とともに、シェーグレン症候群(Sjogren syndrome)で検出される自己抗体で、SSはその病名の略称である。また別名のRo抗体とLa抗体は発見当時の患者名の略称である。一般に抗SS-A抗体の方が抗SS-B抗体よりシェーグレン症候群における陽性率が高いが、SLE、関節リウマチ、新生児ループスなどでも検出される。逆に、抗SS-B抗体はシェーグレン症候群により特異的である。						

検査項目名	抗SS−B／La抗体	略称・通称	抗SS-B/La抗体			
分類	自己抗体／シェーグレン症候群	診療報酬区分	D014	保険点数	170	収載年	1991
測定意義	抗SS-Ba/La抗体は、抗SS-A/Ro抗体とともに、シェーグレン症候群(Sjogren syndrome)で検出される自己抗体で、SSはその病名の略称である。また別名のLa抗体とRo抗体とは発見当時の患者名の略称である。一般に抗SS-B抗体の方が抗SS-A抗体よりシェーグレン症候群に対する特異性は高いが、陽性率は低い。						

検査項目名	抗Scl−70抗体	略称・通称	抗Scl-70抗体			
分類	自己抗体／強皮症	診療報酬区分	D014	保険点数	170	収載年	1991
測定意義	抗Scl-70抗体は、全身性硬化症(systemic sclerosis: SS)に特異性の高い自己抗体で、その名称のSclは旧病名である強皮症 (scleroderma)の略であり、70は対応抗原であるトポイソメラーゼⅠという酵素の分子量が70kDaであることに由来する。SSは多様な臨床像を呈するが、皮膚の硬化が全身性で内臓の繊維化や血管病変を伴う汎発型と、皮膚硬化が四肢に限られ内臓や血管病変が起こりにくい限局型の2つ分類される。SSにおける抗Scl-70抗体の陽性率は一般に低いが、より重症な汎発性での陽性率が高い。これに対して軽症の限局型では抗セントロメア抗体が過半数で陽性となる。						

検査項目名	抗サイログロブリン抗体	略称・通称	抗Tg抗体			
分類	自己抗体／自己免疫性甲状腺疾患	診療報酬区分	D014	保険点数	150	収載年	1991
測定意義	抗サイログロブリン抗体(Tg抗体)は、甲状腺ホルモン合成に関与する分子量約330kDaの糖蛋白であるサイログロブリン(thyroglobulin)に対する自己抗体。同じく甲状腺に特異的な抗マイクロゾーム抗体(抗TPO抗体)と共に、橋本病、バセドウ病などの自己免疫性甲状腺疾患の診断に用いられる。古くから間接凝集法による抗サイログロブリン抗体測定(サイロイドテスト)が実施されてきたが、イムノアッセイを用いた本検査では、定量測定により、高い感度、特異度が得られる。 [2010年甲状腺自己抗体精密測定から抗サイログロブリン抗体に検査項目名変更]						

検査項目名	IgG型リウマチ因子	略称・通称	IgG-RF			
分類	自己抗体／RA	診療報酬区分	D014	保険点数	210	収載年	1992
測定意義	リウマチ因子(RF)は、関節リウマチ(RA)で特徴的に出現する自己抗体で、同種または異種の変性IgGのFc部分が対応抗原となっている。血中や関節内で抗体同士が複合体が形成し、RAの病変を引き起こす。RFには、IgM型とIgG型があり、本検査は、IgGクラスのリウマチ因子(IgG-RF)を検出するものである。RAではIgM-RFが優位であり通常RAテストなどIgM-RFを検出する検査が利用される。本検査は、疾患活動性とよく相関し、RAテスト陰性のRAの診断や、関節外症状(血管炎)の出現予測に用いられる。						

検査項目名	抗Jo-1抗体	略称・通称	抗Jo-1抗体			
分類	自己抗体／皮膚筋炎・多発性筋炎	診療報酬区分	D014	保険点数	150	収載年	1992
測定意義	抗Jo-1抗体は、分子量50kDaのヒスチジルtRNA合成酵素に対する自己抗体であり、多発性筋炎(polymyositis:PM)や皮膚筋炎(dermatomyositis:DM)の患者に特異的に検出される。その名は、患者名Johnの略である。本検査は、PMやDMの診断や治療経過の把握に用いられる。						

検査項目名	抗RNP抗体	略称・通称	抗RNP抗体			
分類	自己抗体／混合性結合組織病	診療報酬区分	D014	保険点数	150	収載年	1992
測定意義	抗RNP抗体は、リボ核蛋白(ribonucleoprotein: RNP)に対する自己抗体の一種で、対応抗原が明らかとなり、現在本検査は抗U1-RNP抗体と呼ばれる。同様のRNPに対する自己抗体として、SLEに特異的な抗Sm抗体が存在するが、抗Sm抗体が陽性であれば、抗RNP抗体も陽性になる。一方、本抗体が陽性で抗Sm抗体が陰性の場合には、混合性結合組織病(MCTD)と診断される。						

検査項目名	抗Sm抗体	略称・通称	抗Sm抗体			
分類	自己抗体／SLE	診療報酬区分	D014	保険点数	170	収載年	1992
測定意義	抗Sm抗体は、SLEに特異性の高い自己抗体で、その名称は発見時の患者名Smithに由来する。SLEの診断や治療経過の判定に用いられる。その対応抗原は、真核細胞の核内に存在する小RNA(snRNA)と蛋白が結合したリボ核蛋白で、細胞核内ではメッセンジャーRNAの切り継ぎに関与している。						

検査項目名	細胞質性抗好中球細胞質抗体価(PR3-ANCA)	略称・通称	PR3-ANCA(C-ANCA)			
分類	自己抗体／Wegener肉芽腫症	診療報酬区分	D014	保険点数	290	収載年	1993
測定意義	抗好中球細胞質抗体(anti-neutrophil cytoplasmic antiody ANCA)には、好中球の細胞質と一様に反応するC-ANCA(cytoplasmic ANCA)と、細胞質の核周辺部と反応するP-ANCA(perinuclear ANCA)がる。C-ANCAの対応抗原は、セリンプロテアーゼ(serine proteinase:PR)3であることがわかり、PR3-ANCAとも呼ばれる。PR3-ANCAはウェゲナー肉芽種に特異的な自己抗体で、その診断に利用される。						

検査項目名	抗カルジオリピンβ2グリコプロテインⅠ(抗CLβ2GPⅠ)複合体抗体	略称・通称	抗CL・β2GPⅠ抗体			
分類	自己抗体／抗リン脂質抗体症候群	診療報酬区分	D014	保険点数	230	収載年	1993
測定意義	抗カルジオリピン抗体はSLEで高率に見られる抗リン脂質自己抗体の一種である。これにはカルジオリピン(CL)に直接反応する抗CL抗体と、CLのコファクターとなるβ2-glycoprotein I(β2GP I)に反応する抗CL-β2GPⅠ抗体がある。本検査は、後者を特異的に反応する抗体のみを測定する。						

検査項目名	抗甲状腺ペルオキシダーゼ抗体	略称・通称	抗TPO抗体			
分類	自己抗体／自己免疫性甲状腺疾患	診療報酬区分	D014	保険点数	150	収載年	1994
測定意義	抗甲状腺ペルオキシダーゼ抗体(antithyroid peroxydase antibody : TPO-Ab)は、甲状腺に特異的なペルオキシダーゼ(TPO)に対する自己抗体で、抗サイログロブリン抗体と共に自己免疫性甲状腺炎の診断に重要となる。従来は抗マイクロゾーム抗体と呼ばれていたが、その主要な対応抗原がTPOであることがわかり、抗TPO抗体と呼ばれるようになった。また、測定もイムノアッセイ法で定量的に測定されるようになった。自己免疫性甲状腺炎はバセドウ病と橋本病よりなるが、抗TPO抗体はいずれでもほぼ全例で陽性となる。これに対して、抗サイログロブリン抗体はバセドウ病での陽性率は低い。一方、抗TPO抗体の特異性は高く、検査が陽性の場合、甲状腺腫やホルモン異常がなくとも、甲状腺内では潜在的な甲状腺炎が存在すると報告されている。						

検査項目名	TSH刺激性レセプター抗体(TSAb)	略称・通称	TSAb			
分類	自己抗体／自己免疫性甲状疾患	診療報酬区分	D014	保険点数	350	収載年	1996
測定意義	TSHレセプターは分子量約100kDaの糖蛋白で、これにTSHが結合すると活性化されるが、このレセプターに対する自己抗体がバセドウ病の病因である。 この自己抗体は、通常TSHレセプターとの結合性で判定され、TRAb（またはTBII）と呼ばれる。しかし、一部のバセドウ病の症例でTRAbが陰性の症例がある。そこで、おなじ抗TSHレセプター抗体であるが、その甲状腺細胞に対する刺激活性として測定するのが、甲状腺刺激抗体（Thyroid Stimulating Antibody:TSAb）検査である。 バセドウ病の約90〜95％でTRAbが陽性であるが、それが陰性の症例にTSAbを測定すると陽性に出ることが多い。TRAbとともに、バセドウ病の病態の趨勢に応じて血中濃度が変化し、診断のみならず、治療経過の観察、予後判定に用いられる。							

検査項目名	抗グルタミン酸カルボキシラーゼ(GAD)抗体価	略称・通称	抗GAD抗体			
分類	自己抗体／1型糖尿病	診療報酬区分	D008	保険点数	140	収載年	1996
測定意義	抗グルタミン酸デカルボキシラーゼ(GAD)抗体は、膵β細胞由来の分子量64kDaの蛋白に対する自己抗体で、1型糖尿病の発症直後に高頻度に検出される。 本検査は、1型糖尿病の診断、発症予知に用いられる。なお、もう一つの自己抗体である抗IA-2抗体は、思春期前発症の1型糖尿病で高率に検出され、罹病期間が長い例や、年齢が高い例では陽性率が低下する。一方、抗GAD抗体は、思春期前発症の1型糖尿病では陽性率が低く、それ以降に発症する例で陽性率が高いが、やはり罹病期間が長くなると低下する。一般に、抗IA-2抗体と抗GAD抗体の間には相関関係を認めず、両抗体の測定を必要とするケースが多い。							

検査項目名	抗セントロメア抗体	略称・通称	抗セントロメア抗体			
分類	自己抗体／強皮症	診療報酬区分	D014	保険点数	190	収載年	1997
測定意義	抗セントロメア抗体は、全身性硬化症のうち皮膚硬化病変が四肢に限られる限局型で検出される自己抗体である。原発性胆汁性肝硬変症(PBC)でも陽性となり、それら病態の診断や病型分類に利用される。その対応抗原は、染色体のセントロメア部分のDNAに結合する蛋白でA、B、C型が知られている。本検査では、B型蛋白を抗原として自己抗体の検出が行われる。							

検査項目名	抗カルジオリピン抗体	略称・通称	抗CL抗体			
分類	自己抗体／抗リン脂質抗体症候群	診療報酬区分	D014	保険点数	250	収載年	1997
測定意義	抗カルジオリピン抗体は、ループス抗凝固因子と共に、抗リン脂質自己抗体の一種で、SLEなどで見られ、抗リン脂質抗体症候群（Antiphospholipid antibody syndrome：APS）を引き起こす。APSでは、動・静脈血栓症、習慣性流産、血小板減少症や血清梅毒反応の生物学的偽陽性などが見られる。抗カルジオリピン抗体にはカルジオリピンに直接反応するものと、カルジオリピンのコファクターであるβ2-glycoprotein IIに反応するものがあり、本検査はその両方を検出できる。							

検査項目名	抗好中球細胞質ミエロペルオキシダーゼ抗体(MPO-ANCA)	略称・通称	MPO-ANCA(P-ANCA)			
分類	自己抗体／顕微鏡的多発血管炎、壊死性半月体形成性腎炎	診療報酬区分	D014	保険点数	290	収載年	1998
測定意義	抗好中球細胞質抗体(anti-neutrophil cytoplasmic antiody ANCA)には、好中球の細胞質と一様に反応するC-ANCA(cytoplasmic ANCA)と、細胞質の核周辺部と反応するP-ANCA(perinuclear ANCA)がる。P-ANCAの対応抗原は、好中球のα顆粒に局在するミエロペルオキシダーゼ(myeloperoxidase:MPO)であることがわかり、MPO-ANCAとも呼ばれる。 MPO-ANCAは顕微鏡的多発血管炎、半月体形成性腎炎、ウェゲナー肉芽種などで陽性となり、これら疾患の診断に利用される。							

検査項目名	抗ガラクトース欠損IgG抗体価	略称・通称	抗ガラクトース欠損IgG抗体(別名：CA・RF)			
分類	自己抗体／RA	診療報酬区分	D014	保険点数	120	収載年	1999
測定意義	関節リウマチ(RA)患者血清中には糖鎖中のガラクトースが明瞭に減少したIgGが特異的に出現する。抗ガラクトース欠損IgG抗体(別名：CA・RF)は、このガラクトース欠損IgGに対する自己抗体で、RAの活動性と関連しており、RAの診断や病態の重症度、治療効果の判定に利用される。							

検査項目名	抗糸球体基底膜抗体	略称・通称	抗GBM抗体			
分類	自己抗体／抗GBM抗体腎炎やグッドパスチャー症候群	診療報酬区分	D014	保険点数	290	収載年	1999
測定意義	抗糸球体基底膜抗体(anti-glomerular basement membrane antibody：抗GBM抗体)は、糸球体基底膜を構成するIV型コラーゲンのNC1領域に対する自己抗体で、急速に進行する半月体形成性糸球体腎炎やそれに出血性肺炎を合併するグッドパスチャー症候群で陽性となり、その診断と治療方針の決定に利用される。							

検査項目名	ループスアンチコアグラント	略称・通称	LA				
分類	自己抗体／SLE、抗リン脂質抗体症候群	診療報酬区分	D014	保険点数	290	収載年	1999
測定意義	ループス抗凝固因子(lupus anticoagulant: LA)は、正常人血漿の凝固時間を延長させる抗凝固因子としてSLE患者の血中から見出された。その後、それが陰性荷電のリン脂質やプロトロンビンのような凝固因子とリン脂質の複合体に対する自己抗体であることが明らかとなった。実際上、SLEではリン脂質に対する自己抗体(anti-phospholipid antibody; 抗PL抗体)の陽性率が高く、LAは抗PL抗体の一つと考えられている。一般に抗PL抗体陽性例では、血清梅毒反応の生物学的偽陽性例が多く、臨床的には動・静脈血栓症や習慣性流産、血小板減少症を来す例が多いことが分かっている。						

検査項目名	抗LKM－1抗体	略称・通称	抗LKM-1抗体				
分類	自己抗体／自己免疫性肝炎	診療報酬区分	D014	保険点数	230	収載年	2001
測定意義	抗LKM-1抗体(liver/kidney microsome type1：抗肝腎ミクロソーム-1抗体)は、肝臓や腎臓組織のミクロソーム分画に対する自己抗体で、自己免疫性肝炎(autoimmune hepatitis：AIH)で陽性となる。その後、抗LKM-1抗体の対応抗原が、肝細胞のチトクロームP-450ⅡD6であることが分かった。実際上、AIHには1型と2型があり、抗LKM-1抗体は2型で陽性となり、1型では抗核抗体が陽性となる。2型のAIHは小児期に発生することが多く、しばしば急速に進行することから、本検査に基づく早期の診断・治療が重要となる。						

検査項目名	血清中抗デスモグレイン1抗体	略称・通称	抗Dsg1抗体				
分類	自己抗体／天疱瘡	診療報酬区分	D014	保険点数	300	収載年	2003
測定意義	抗デスモグレイン抗体は、皮膚や粘膜の広汎な水疱とびらんを特徴とする天疱瘡に出現する自己抗体である。天疱瘡は尋常性と落葉型に大別され、尋常性天疱瘡では全身の皮膚に難治性の水疱とびらんが生じ、粘膜にもびらんが見られる。一方、落葉型天疱瘡では、小さな水疱と落宵性の紅斑を生じるが、粘膜病変は見られず、治療への反応は比較的良い。デスモグレインは、細胞間接着因子で重層扁平上皮のデスモソームを構成する糖蛋白で、160kdのデスモグレイン1(Dsp1)と130kdのデスモグレイン3(Dsp3)などがある。尋常性では、主にDsp3に対する自己抗体が、落葉型ではDsp1に対する自己抗体が検出され、その存在により、細胞間の接着が障害され特異な水疱性病変を生じる。						

検査項目名	血清中抗デスモグレイン3抗体	略称・通称	抗Dsg3抗体				
分類	自己抗体／天疱瘡	診療報酬区分	D014	保険点数	270	収載年	2003
測定意義	同上						

検査項目名	抗IA－2抗体	略称・通称	抗IA-2抗体				
分類	自己抗体／1型糖尿病	診療報酬区分	D008	保険点数	220	収載年	2004
測定意義	1型糖尿病発症に関与する自己抗体の一つで、膵β細胞に発現している受容体タイプのチロシンホスファターゼ類似蛋白(IA-2蛋白)に反応する抗体である。同じく1型糖尿病で出現する抗GAD抗体は、思春期発症する例では陽性率が低く、それ以降に発症する例で陽性率が高い。逆に、抗IA-2抗体は、思春期前発症の1型糖尿病で高率に検出され、罹病期間が長い例や、年齢が高い例では陽性率が低下する。一般に、抗IA-2抗体と抗GAD抗体の間には相関関係を認めず、両抗体の測定を必要とするケースが多い。						

***** 腫 瘍 マ ー カ *****

検査項目名	尿蛋白免疫電気泳動(尿中ベンスジョーンズ蛋白の同定)	略称・通称	尿中BJ蛋白同定				
分類	腫瘍マーカ／造血器腫瘍	診療報酬区分	D015	保険点数	220	収載年	1981
測定意義	多発性骨髄腫や原発性マクログロブリンの患者尿中に検出される免疫グロブリンの軽鎖をBence-Jones蛋白と呼ぶ。軽鎖にはκ鎖とλ鎖があり、診断のためにどちらが過剰産生されているかを免疫電気泳動法で同定する。						

検査項目名	免疫抑制酸性蛋白(IAP)	略称・通称	IAP				
分類	腫瘍マーカ／非特異的	診療報酬区分		保険点数	削除2008	収載年	1983
測定意義	免疫抑制酸性蛋白(immunosuppressive acidic protein:IAP)は、肝細胞やマクロファージで産生される分子量約5万のα1-酸性糖蛋白の一つで、臓器特異性のない腫瘍マーカである。IAPは免疫抑制作用をもち免疫機能の低下により増加し、癌性疾患で上昇しやすいため、その重症度や治療経過の把握に用いられる。						

検査項目名	CA19－9	略称・通称	CA19-9				
分類	腫瘍マーカ／腺癌	診療報酬区分	D009	保険点数	140	収載年	1985
測定意義	CA19-9は、大腸癌培養細胞株を免疫原として作製されたモノクローナル抗体NS19-9によって認識されるLewis血液型に関連する糖鎖抗原である。CA19-9は、膵癌、胆道癌などの消化器系腫瘍で高値となり、その診断や治療効果の把握に用いられるよく利用される腫瘍マーカの一つである。 なお、CA19-9はLewis血液型が陰性(日本人の5〜10%)の場合には、癌化してもCA19-9は上昇せず偽陰性となる。						

検査項目名	組織ポリペプタイド抗原(TPA)	略称・通称	TPA				
分 類	腫瘍マーカ／非特異的	診療報酬区分	D009	保険点数	115	収載年	1986
測定意義	組織ポリペプチド抗原(tissue polypeptide antigen：TPA)は、単鎖ポリペプチドで、悪性腫瘍の増殖を反映して増加するため腫瘍マーカに分類される。しかし、臓器特異性に乏しく、良性疾患でも陽性を示すことから悪性腫瘍の早期診断法としての有用性は少ない。本検査は、悪性腫瘍の病態把握や治療効果の判定、転移や再発予測に用いられる。							

検査項目名	扁平上皮癌関連抗原(SCC抗原)	略称・通称	SCC				
分 類	腫瘍マーカ／扁平上皮癌	診療報酬区分	D009	保険点数	115	収載年	1986
測定意義	本抗原は、子宮頚部扁平上皮癌より精製された分子量約44,500Daの蛋白質で、扁平上皮癌関連抗原(squamous cell carcinoma-related antigen：SCC抗原)と名付けられた。SCC抗原は、子宮頚部扁平上皮癌、肺扁平上皮癌などの各種臓器の扁平上皮癌の診断、治療効果、経過観察の指標として用いられる。また、SCC抗原は皮膚表面や唾液に大量に存在するので、検体中にそれらが混入しないよう注意が必要である。							

検査項目名	エストロジェン／プロジェステロンレセプター検査	略称・通称	ER/PgR				
分 類	腫瘍マーカ／乳癌	診療報酬区分	D101	保険点数	720/690	収載年	1986
測定意義	乳癌細胞のエストロゲンやプロゲステロンに反応する受容体があるかどうかを調べる検査。乳癌のホルモン療法の適応を決めるために検査される。略称はER/PgR。							

検査項目名	神経特異エノラーゼ(NSE)	略称・通称	NSE				
分 類	腫瘍マーカ／神経内分泌腫瘍	診療報酬区分	D009	保険点数	150	収載年	1986
測定意義	解糖系の酵素でエノラーゼは、α、β、γの3種類のサブユニットからなる2量体で、5種類のアイソザイムがある。そのうちγサブユニットを有するγγ型とαγ型が、神経組織に特異的に存在することから、神経特異エノラーゼ(neuron-specific enolase：NSE)と呼ばれている。NSEは中枢および末梢の神経組織や神経内分泌細胞に存在し、その腫瘍である肺小細胞癌、神経芽細胞腫の腫瘍マーカとして、その補助診断、治療経過の観察に広く利用されている。							

検査項目名	γ-セミノプロテイン	略称・通称	γ-Sm				
分 類	腫瘍マーカ／前立腺癌	診療報酬区分	D009	保険点数	200	収載年	1986
測定意義	γセミノプロテイン(γ-Sm)は、精漿特異抗原ともいわれ、前立腺の腺上皮に存在し、電気泳動上、γ-グロブリン領域に泳動される分子量28,000の糖蛋白質で、前立腺癌のマーカとして開発された。前立腺癌のマーカの代表であるPSAは、α1-アンチキモトリプシンなどと複合体を作った結合型と遊離型の形で存在するが、γ-Smは、遊離型PSAとほぼ同じ物質に相当すると考えられている。現在は、感度と特異度がより優れたPSAが主流となり、γ-Smはほとんど測定されなくなった。							

検査項目名	CA125	略称・通称	CA125				
分 類	腫瘍マーカ／卵巣癌	診療報酬区分	D009	保険点数	160	収載年	1986
測定意義	ヒト卵巣漿液性嚢胞腺癌の腹水培養細胞から見出された糖鎖抗原。主に上皮性卵巣癌の腫瘍マーカとされるが、肺腺癌・胃癌・膵癌など他の腺癌でも上昇する。一方、子宮内膜症でも上昇し、子宮内膜症と子宮筋腫の鑑別にも用いられる。性周期の影響を受け月経中高値となり、妊婦初期にも高値をとる。さらに、肝硬変など腹水や胸水を伴う病態で高値をとる。							

検査項目名	DUPAN-2	略称・通称	DUPAN-2				
分 類	腫瘍マーカ／腺癌	診療報酬区分	D009	保険点数	130	収載年	1987
測定意義	DUPAN-2は、膵腺癌由来細胞を免疫原として作製した5種類のモノクローナル抗体のうち2番目の抗体が認識するムチン様糖蛋白である。名称は、DUがDuke大学を、PANがPancreas：膵臓を表す。本検査は、膵癌、肝・胆道癌の診断、治療効果や再発の判定に用いられる。膵癌のマーカとして広く利用されるCA19-9の場合、Lewis血液型陰性者では癌が存在しても偽陰性となるが、DUPAN-2はその影響を受けない。							

検査項目名	CA15-3	略称・通称	CA15-3				
分 類	腫瘍マーカ／乳癌	診療報酬区分	D009	保険点数	130	収載年	1987
測定意義	CA15-3は、ヒト乳脂肪球膜抗原に対する2種類のモノクローナル抗体により認識される乳癌関連抗原である。早期の乳癌では上昇せず、進行した乳癌で高値となる。従って本検査は、進行乳癌の診断や経過観察、治療効果や再発予知の指標として用いられる。							

検査項目名	PSA	略称・通称	PSA				
分類	腫瘍マーカ／前立腺	診療報酬区分	D009	保険点数	140	収載年	1987
測定意義	前立腺特異抗原PSA(prostate-specific angigen)は、前立腺にのみ局在する糖蛋白で、前立腺癌に特異性の高い腫瘍マーカであるが、前立腺肥大症などの良性疾患でも高値を示す。以前はPA(prostate angigen)と呼ばれていた。同じく前立腺の腫瘍マーカである、PAPやγSmと比較して、より感度が高いことが分かり、現在はPSAが第1選択検査として利用される。なお、最近は、より特異的な診断のため、その血中分画が分別測定されるようになった。すなわち、PSAは、プロテアーゼインヒビターであるα1-アンチキモトリプシンなどと結合した複合体のPSA-ACTと非結合の遊離型(Free:F)PSAの形で存在している。すなわち、PSAはPSA-ACTと遊離型PSAの総和を測定したことになっている。近年、前立腺癌ではPSA-ACTが、前立腺肥大症等より増加しているため、総PSAに対する遊離型の比(PSA F/T比)が低下、PSA-ACTが増加していることが示され、それらの計測値が鑑別診断上重視されている。						

検査項目名	SP1	略称・通称	SP1				
分類	腫瘍マーカ／胞状奇胎・絨毛上皮癌	診療報酬区分	D009	保険点数	170	収載年	1987
測定意義	SP1(Schwangerschafts protein 1)は、妊娠特異性β1糖蛋白とも呼ばれ、胎盤で産生、分泌される妊娠に特異的な糖蛋白。分子量42,300の糖蛋白で、免疫抑制作用と、胎児保護作用を持つと共に、ステロイドホルモンや鉄の運送や代謝にも関与している。妊娠の進行に伴い、分娩時まで漸増する。異常妊娠(切迫流産、妊娠中毒症)で低下し、胎児低酸素血症の予測に利用される。一方、絨毛存続症、胞状奇胎や絨毛上皮癌などの胎盤由来の腫瘍では強く増加する。なお、SP1は、乳癌や結腸癌などの腫瘍マーカとしての測定も認められているが、あまり利用されていない。						

検査項目名	ターミナルデオキシヌクレオチジルトランスフェラーゼ(TdT)	略称・通称	TdT				
分類	腫瘍マーカ／造血器腫瘍	診療報酬区分	D005	保険点数	250	収載年	1988
測定意義	ターミナルデオキシヌクレオチジルトランスフェラーゼ(TdT)は、DNA合成酵素で、正常ではその活性の大部分が胸腺皮質リンパ球(一部骨髄リンパ球様細胞)に認められる。正常ヒト末梢血にTdT陽性細胞は検出されないが、白血病、悪性リンパ腫など造血器腫瘍細胞で陽性となる。主に、未分化な段階の造血腫瘍細胞に出現する傾向が強く、AML、ALLの鑑別診断、CMLの急性転化の鑑別診断などに利用される。						

検査項目名	シアリルLeX−i(SLX)抗原	略称・通称	SLX抗原				
分類	腫瘍マーカ／腺癌	診療報酬区分	D009	保険点数	160	収載年	1988
測定意義	胎児性抗原SSEA-1抗原の類縁抗原の一つで、シアル酸によって修飾されたⅡ型糖鎖抗原。胎生の極めて初期に産生されるが、腺癌においても、その進展に伴い上昇するので、腫瘍マーカとして利用される。消化器癌で上昇するが、肺腺癌や卵巣癌など、他の腺癌でも上昇する。良性疾患(膵炎、肺炎)でも上昇するが、比較的偽陽性率は低く、Lewis血液型の影響を受けない。						

検査項目名	NCC−ST−439	略称・通称	NCC-ST-439				
分類	腫瘍マーカ／腺癌	診療報酬区分	D009	保険点数	130	収載年	1988
測定意義	NCC-ST-439抗原は、胃癌細胞株St-4を免疫原とするモノクローナル抗体で認識される末端にシアル酸をもつ分子量100万以上の糖鎖抗原である。 NCC-ST-439は、膵癌、胆道癌、乳癌、大腸癌、肝癌、胃癌なとの消化器系を主とする各種臓器の腺癌で陽性となり臓器特異性は乏しい。臨床的には乳癌での利用が多い。						

検査項目名	CA−50	略称・通称	CA-50				
分類	腫瘍マーカ／腺癌	診療報酬区分	D009	保険点数	150	収載年	1988
測定意義	CA-50は、ヒト大腸癌を免疫源として作製したモノクローナル抗体が認識するⅠ型糖鎖抗原である。 CA-50は、CA19-9より広範な癌を捉え、Lewis血液型の影響を回避できる腫瘍マーカであるが、CA19-9と類似した腫瘍特異性を有する。主に、膵・胆道系悪性腫瘍の診断および治療後の経過観察に利用される。しかし、現在はほとんど測定されていない。						

検査項目名	PIVKAⅡ	略称・通称	PIVKAⅡ				
分類	腫瘍マーカ／肝細胞癌	診療報酬区分	D009	保険点数	150	収載年	1989
測定意義	PIVKA-Ⅱ(Proteins Induced by Vitamin K Absence-Ⅱ)は、血液凝固第Ⅱ因子(プロトロンビン)の前駆物質であり、肝においてビタミンK欠乏状態で出現する生合成不全に由来する異常蛋白である。 ビタミンK欠乏性出血症の診断法として開発されたが、肝細胞癌でも上昇することが明らかとなり、その腫瘍マーカとしても利用が保険適用となった。代表的な肝細胞癌のマーカであるAFPとは全く相関がなく、独立したマーカである(腫瘍が小さい時期には、一方のみ陽性になりやすい)。なお、ビタミンKを投与すると偽陰性となり、逆に、ビタミンK阻害性の抗凝固剤であるワーファリン投与中は偽陽性となるので注意を要する。						

検査項目名	膵癌胎児性抗原（POA）	略称・通称	POA				
分類	腫瘍マーカ／腺癌	診療報酬区分	D009	保険点数	220	収載年	1989
測定意義	血中膵癌胎児性抗原（pancreatic oncofetal antigen:POA）は、膵癌患者血清から見出された抗原で、分子量80〜90万の糖蛋白である。膵癌に必ずしも特異的ではないが、粘液産生の高分化腺癌で上昇しやすい膵癌の腫瘍マーカ。胆嚢・胆管癌、肝癌でも高値を示す。						

検査項目名	塩基性フェトプロテイン（BFP）	略称・通称	BFP				
分類	腫瘍マーカ／非特異的	診療報酬区分	D009	保険点数	150	収載年	1989
測定意義	ヒト胎児血清や腸・脳組織から抽出された分子量5.5万の癌胎児性蛋白で、等電点がアルカリ側にあるためbasic fetoprotein:BFPと命名された。消化器癌、泌尿・生殖器の癌、肺癌など種々の癌で上昇するため、腫瘍マーカと見なされるが、臓器特異性に乏しい。現在、尿中BFP定量が、膀胱癌など尿路系悪性腫瘍の診断に利用される。						

検査項目名	SPan−1抗原	略称・通称	SPan-1				
分類	腫瘍マーカ／腺癌	診療報酬区分	D009	保険点数	150	収載年	1989
測定意義	SPan-1抗原は、ヒト膵癌細胞株を免疫抗原として作製されたモノクローナル抗体が認識する癌関連の糖鎖抗原である。免疫に用いられた細胞株SW1990のSとPancreas(膵臓)のPanよりSPanと名付けられた。 本検査は、膵癌および他の消化器癌、肝・胆道系で高い陽性率を示し、これらの癌の診断や、良性膵疾患との鑑別診断、膵癌等の治療効果の判定や経過観察に用いられる。						

検査項目名	CA72−4	略称・通称	CA72-4				
分類	腫瘍マーカ／腺癌	診療報酬区分	D009	保険点数	150	収載年	1989
測定意義	CA72-4は、転移性乳癌を免役して得られた2種類のモノクローナル抗体が認識する糖蛋白。胃癌や卵巣癌のうち特にムチン産生性の腺癌で陽性率が高く、これらの治療経過観察、再発のモニターに利用される。						

検査項目名	CA130	略称・通称	CA130				
分類	腫瘍マーカ／卵巣癌、肺癌	診療報酬区分	D009	保険点数	200	収載年	1990
測定意義	ヒト肺腺癌細胞を免疫して得た2つのモノクローナル抗体により見出された糖鎖抗原。主に卵巣癌のマーカであるCA125と同じ分子上の抗原でその血中濃度と強く相関する。CA125同様、女性では生理中、妊娠初期、子宮内膜症で高値となる。主に卵巣癌の腫瘍マーカとなるが、肺癌では、腺癌よりも小細胞癌や大細胞癌で陽性率がより高いという特性を有する。						

検査項目名	BCA225	略称・通称	BCA225				
分類	腫瘍マーカ／乳癌	診療報酬区分	D009	保険点数	170	収載年	1991
測定意義	BCA225は、乳癌細胞株T47Dの培養上清中に存在する糖蛋白を免疫原として2種類のモノクローナル抗体が認識する蛋白で、は乳癌に特異性が認められる。本検査は、乳癌の診断や治療効果の判定、再発の指標に利用される。						

検査項目名	シアリルTn抗原	略称・通称	STN				
分類	腫瘍マーカ／腺癌	診療報酬区分	D009	保険点数	150	収載年	1991
測定意義	シアリルTn抗原（sialyll Tn:STN）は、ヒツジ顎下腺ムチンを免疫抗原として作製されたマウスモノクローナル抗体により認識される糖鎖抗原である。本検査は主に卵巣癌および胃癌・膵癌などの消化器癌の腫瘍マーカとして、その補助診断や経過観察に利用される。卵巣癌では腹水貯留を伴う例で陽性率が高い。						

検査項目名	CA602	略称・通称	CA602				
分類	腫瘍マーカ／卵巣癌、腺癌	診療報酬区分	D009	保険点数	190	収載年	1992
測定意義	CA602は、卵巣明細胞腺癌由来細胞株RMGⅡを免疫原として作製された2種のモノクローナル抗体により認識されるコア蛋白関連抗原であり、その認識部位はCA125と極めて類似してる。本検査は、卵巣癌（特に卵巣漿液性嚢胞腺癌）の診断補助や治療効果の判定に用いられる。						

検査項目名	CA54／61	略称・通称	CA54/61				
分類	腫瘍マーカ／卵巣癌	診療報酬区分	D009	保険点数	190	収載年	1992
測定意義	CA54/61は、2種のモノクローナル抗体が認識するムチン型糖蛋白分子の母核糖鎖（シアリルTn）抗原の腫瘍マーカである。 偽陽性疾患が比較的少なく、卵巣癌（特にムチン性腺癌）の補助的診断、治療効果の判定に利用される。						

検査項目名	インターロイキン2受容体（IL－2）	略称・通称	sIL-2R			
分類	腫瘍マーカ／造血器腫瘍	診療報酬区分	D009	保険点数	460	収載年	1994
測定意義	インターロイキン-2レセプター（IL-2R）は、分子量70kDaのp70（β鎖）と分子量55kDaのTac抗原（α鎖）のサブユニットからなる複合体で、このうちα鎖は免疫担当細胞の表面から一部が可溶型（sIL-2R）となって血中に遊離する。このsIL-2R測定はT細胞の活性化の指標として利用される。 血中sIL-2R値は主に造血器悪性腫瘍（特に悪性リンパ腫、成人T細胞白血病）のマーカとして利用されるが、レトロウイルス感染症、慢性関節リウマチ・SLEなど、免疫系のさまざまな病的状態でも上昇する。また、肝炎の病態の指標としても用いられる。					

検査項目名	サイトケラチン19フラグメント	略称・通称	CYFRA			
分類	腫瘍マーカ／扁平上皮癌、腺癌	診療報酬区分	D009	保険点数	180	収載年	1995
測定意義	サイトケラチン19フラグメント（cytokeratin 19 fragmen）はシフラ（CYFRA）ともいわれ、上皮細胞の中間径フィラメントを形成するサイトケラチン19が可溶性の断片となり組織中から溶出したものである。 CYFRAは扁平上皮癌や腺癌で多量に産生され、特に、肺非小細胞肺癌の診断、手術後の経過観察に用いられる。					

検査項目名	前立腺酸性フォスファターゼ抗原	略称・通称	PAP			
分類	腫瘍マーカ／前立腺癌	診療報酬区分	D009	保険点数	130	収載年	1996
測定意義	前立腺酸性フォスファターゼ（prostatic acid phosphatase:PAP）は、至適pHが酸性側でリン酸エステルを加水分解する酵素である酸性フォスファターゼ（ACP）の中の前立腺に特異的な分画である。 ACPは、古くから前立腺癌の腫瘍マーカーとして用いられてきたが、前立腺組織以外に肝、腎、脾、血球成分などに含まれているため、必ずしも前立腺癌に特異的でなく、感度も不十分であった。本検査は、イムノアッセイにより前立腺に特異的な成分を測定している。しかし、前立腺特異抗原（PSA）と比較した場合、前立腺癌に対する診断特性が劣るため、現在、その腫瘍マーカーとしての意義はなくなっている。					

検査項目名	ガストリン放出ペプチド前駆体（ProGRP）	略称・通称	ProGRP			
分類	腫瘍マーカ／神経内分泌腫瘍	診療報酬区分	D009	保険点数	180	収載年	1996
測定意義	神経内分泌細胞ではガストリン放出ペプチド（GRP）が産生され、肺小細胞癌でその産生・分泌が増加することが判明していたものの、GRPは代謝が速く測定が困難であったが、血中で安定なGRPの前駆体であるガストリン放出ペプチド前駆体（Progastrin-Releasing Peptide：ProGRP）を精度よく測定することが可能となった。 本検査は、主に肺小細胞癌の早期診断や治療効果の判定に用いられる。なお、4歳未満の小児や腎不全患者では高値をとる。また、室温放置で急速に失活するため速やかに血清分離後短期に測定するか凍結保存する必要がある。					

検査項目名	AFPのレクチン反応性による分画比（AFP－L3％）	略称・通称	AFP-L3%			
分類	腫瘍マーカ／肝細胞癌	診療報酬区分	D009	保険点数	190	収載年	1996
測定意義	α-フェトプロテイン（AFP）は、肝細胞癌のマーカとして広く用いられているが、慢性肝炎、肝硬変等の良性肝疾患でも高値となるため、血清AFP値のみで良性疾患と肝細胞癌の鑑別は困難であった。レンズマメレクチン（Lens culinaris agglutinin：LCA）を用いた親和電気泳動により、AFPは陽極側よりL1～L3の3本のバンドに分画され、慢性肝炎、肝硬変等ではL1分画が、肝細胞癌ではL3分画が増加する。本検査は、肝細胞癌と肝良性疾患との鑑別診断、肝細胞癌の診断、治療効果および予後の指標に用いられる。 また、その後LBA法（Liquid－phase Binding Assay）が開発され、AFP濃度およびAFP-L3％を同時に、迅速に自動分析可能となっている。					

検査項目名	シアリルLeX（CSLEX）抗原	略称・通称	CSLEX			
分類	腫瘍マーカ／乳癌、腺癌	診療報酬区分	D009	保険点数	170	収載年	1997
測定意義	シアリルLex抗原（CSLEX）は、胃癌細胞を抗原として作製されたモノクローナル抗体（CSLEX-1）により認識されるII型糖鎖抗原である。本検査は、肺腺癌、膵癌、大腸癌、卵巣癌、胃癌、肝癌などで上昇するが、特に進行乳癌・再発乳癌で高値となり、その治療経過の診断に利用される。なお、肝疾患や各種炎症性疾患でも高値になることがある。					

検査項目名	癌関連ガラクトース転移酵素（GAT）	略称・通称	GAT			
分類	腫瘍マーカ／卵巣癌	診療報酬区分	D009	保険点数	190	収載年	1997
測定意義	癌関連ガラクトース転移酵素（galactosyltransferase associated with tumor:GAT）は、卵巣癌患者腹水中から発見された正常酵素より長い分子量約50,000の酵素で、2種のモノクローナル抗体により検出される。 本検査は、卵巣癌のマーカであるが、CA125よりも卵巣癌に対する特異性が高いとされ、卵巣癌の診断補助や治療経過の判定に用いられる。					

検査項目名	PSA－ACT	略称・通称	PSA-ACT			
分 類	腫瘍マーカ／前立腺癌	診療報酬区分	D009	保険点数	140	収載年	1998
測定意義	前立腺特異抗原(Prostate Specific Antigen:PSA)は、その6〜9割がプロテアーゼインヒビターであるα1-アンチキモトリプシン(α1-antichymotripsin)などと結合した複合体のPSA-ACTの形で存在し、残り(5〜40%程度)が遊離型(Free:F)で存在している。すなわち、従来測定されてきたPSAはPSA-ACTと遊離型PSAの総和と考えられている。前立腺癌ではPSA-ACTが、前立腺肥大症等より増加している。このため、本検査値の増加または総PSAに対する遊離型の比(PSA F/T比)の低下が、前立腺癌鑑別診断の指標として利用される。						

検査項目名	尿中BTA	略称・通称	尿中BTA			
分 類	腫瘍マーカ／膀胱癌	診療報酬区分	D009	保険点数	80	収載年	1999
測定意義	膀胱癌は、移行上皮より発生し、尿中に特異的な蛋白断片複合体を形成する。この複合体により構成されたBTA(bladder tumor antigen :膀胱腫瘍抗原)は、分子量16〜165kDaの特異的ポリペプチドであり膀胱癌患者の尿より検出される。本検査は、膀胱癌、特に再発膀胱癌のマーカとして再発の早期発見、治療に用いられる。						

検査項目名	尿中NMP22	略称・通称	尿中NMP22			
分 類	腫瘍マーカ／膀胱癌および腎盂尿管癌	診療報酬区分	D009	保険点数	160	収載年	1999
測定意義	NMP22は、核マトリックス蛋白質(Nuclear Matrix Protein)を免疫原として作製された2種類のモノクローナル抗体により認識される核蛋白質である。尿中NMP22は、尿路上皮癌(膀胱癌および腎盂・尿管癌)で上昇することから、尿路上皮癌の診断補助に用いられる。保険適用は顕微鏡的血尿がある場合に限定されている。						

検査項目名	フリーPSA／トータルPSA比	略称・通称	PSA F/T比			
分 類	腫瘍マーカ／前立腺癌	診療報酬区分	D009	保険点数	170	収載年	1999
測定意義	前立腺特異抗原(Prostate Specific Antigen:PSA)は、その6〜9割がプロテアーゼインヒビターであるα1-アンチキモトリプシン(α1-antichymotripsin)などと結合した複合体のPSA-ACTの形で存在し、残り(5〜40%程度)が遊離型(Free:F)で存在している。すなわち、従来測定されてきたPSAはPSA-ACTと遊離型PSAの総和と考えられている。前立腺癌ではPSA-ACTが、前立腺肥大症等より増加し、逆に、総PSAに対する遊離型の比(PSA F/T比)は低下する。このため、本検査は、前立腺癌の鑑別診断の指標として利用される。						

検査項目名	HER2タンパク	略称・通称	HER2タンパク			
分 類	腫瘍マーカ／乳癌	診療報酬区分	N002	保険点数	690	収載年	2001
測定意義	HER2とは、ヒト上皮増殖因子受容体(Human Epidermal growth factor Receptor－2)の略であり、HER2/neu タンパクは、分子量185kDaの上皮細胞の増殖に関与する蛋白である。HER2/neuタンパクの過剰発現は癌の早期再発や予後不良と相関し、特に乳癌の臨床経過の予測に用いられる。現在、HER2/neu タンパクを標的としてヒト化されたモノクローナル抗体治療薬であるトラスツズマブ(ハーセプチン®)がHER2/neuタンパク過剰発現の乳癌患者に用いられており、本検査は、トラスツズマブ治療の適応があるかどうかの判定に用いられる。 本検査には、外科的切除によって採取した乳癌組織が必要で、ホルマリン固定された病理組織標本から、免疫組織化学法(IHC)により、HER2/neuの発現量が半定量的に測定される。						

検査項目名	HER2遺伝子	略称・通称	HER2遺伝子			
分 類	腫瘍マーカ／乳癌	診療報酬区分	N005	保険点数	2500	収載年	2003
測定意義	HER2とは、ヒト上皮増殖因子受容体(Human Epidermal growth factor Receptor－2)の略であり、HER2/neu タンパクは、分子量185kDaの上皮細胞の増殖に関与する蛋白である。HER2/neuタンパクの過剰発現は癌の早期再発や予後不良と相関し、特に乳癌の臨床経過の予測に用いられる。現在、HER2/neu タンパクを標的としてヒト化されたモノクローナル抗体治療薬であるトラスツズマブ(ハーセプチン®)がHER2/neuタンパク過剰発現の乳癌患者に用いられており、本検査は、トラスツズマブ治療の適応があるかどうかの判定に用いられる。 本検査は、FISH法による遺伝子増幅検査でホルマリン固定パラフィン包埋された乳癌組織中のHER2遺伝子(DNA)を定量測定しており、従来からのIHC(免疫組織化学法)がHER2/neuタンパクの測定に比べ、感度・特異度が優れている。						

検査項目名	Major bcr-abl mRNA核酸増幅検査	略称・通称	Major bcr-abl mRNA			
分 類	腫瘍マーカ／造血器腫瘍	診療報酬区分	D006	保険点数	1200	収載年	2004
測定意義	慢性骨髄性白血病(CML)はフィラデルフィア(Ph)染色体が出現することを特徴とするが、遺伝子的にはPh染色体上にbcr-ablというキメラ遺伝子が出現する。本検査を用いれば、染色体検査を必要とせず、より特異的かつ短時間にCMLの診断・治療効果の判定が可能となる。						

＊＊＊＊＊臓器マーカ＊＊＊＊＊

検査項目名	エラスターゼ1	略称・通称	エラスターゼ1			
分類	臓器マーカ／膵臓	診療報酬区分	D009	保険点数	135	収載年	1982

測定意義 エラスターゼは膵臓から外分泌される蛋白分解酵素で、結合組織の弾性線維エラスチンを特異的に加水分解する。2種類のアイソザイム（エラスターゼ1, 2）のひとつで、膵癌で高率に著増する。膵の病変によって血中へ逸脱し高値を示し、他の膵酵素より半減期が長いことから、急性膵炎、慢性再発性膵炎の診断や、膵癌の早期診断の補助に用いられる。

検査項目名	CK－MB	略称・通称	CK-MB			
分類	臓器マーカ／心臓	診療報酬区分	D007	保険点数	55[90]	収載年	1983

測定意義 CKは2量体の酵素で、M型(筋型)とB型(脳型)の二つのサブユニットからなり、CK-MB型は主に心筋由来で、心筋梗塞などの心筋疾患の病態把握に利用される。LDやASTよりも心筋に特異的で、梗塞後より早期に上昇するので診断上重視される。なお、CK-MB型は骨格筋にも少量存在するので、皮膚筋炎や、筋損傷でも上昇する。このため、CK-MM型との比率を鑑別診断上重要となる。

検査項目名	γ－GTアイソザイム	略称・通称	γ-GTアイソザイム			
分類	臓器マーカ／肝臓	診療報酬区分	D007	保険点数	48	収載年	1984

測定意義 血清γ-GTを電気泳動で分画化すると、他の細胞膜成分やリポタンパクと結合していたり、糖鎖が変化したものが見出されるが、その意義は十分解明されていない。肝細胞癌に特有のアイソザイムが見出される場合がある。

検査項目名	グアナーゼ（GU）	略称・通称	GU			
分類	臓器マーカ／肝臓	診療報酬区分	D007	保険点数	35	収載年	1984

測定意義 グアニンをキサンチンに分解する酵素で、肝、腎、脳などに多く含まれる。ALTよりも肝疾患に特異性が高く、主に肝障害の診断、輸血後肝炎のスクリーニングに利用される。最近は、利用される頻度が少ない。

検査項目名	トリプシン	略称・通称	トリプシン			
分類	臓器マーカ／膵臓	診療報酬区分	D007	保険点数	200	収載年	1986

測定意義 膵臓に存在する蛋白分解酵素。前酵素の形で膵腺房細胞で合成され、膵管から十二指腸に分泌されてから活性化される。血中にはトリプシノーゲンとして存在し、活性化されたトリプシンはα1アンチトリプシン（α1AT）あるいはα2マクログロブリン（α2M）と結合して存在する。膵臓に特異性が高く、膵炎、膵癌、膵臓外分泌機能の指標となる。

検査項目名	膵分泌性トリプシンインヒビター（PSTI）	略称・通称	PSTI			
分類	臓器マーカ／膵臓	診療報酬区分	D007	保険点数	95	収載年	1986

測定意義 PSTIは、pancreatic secretory trypsin inhibitorの略で、膵臓の自己消化を防ぐ分子量6,242のペプチドであり、膵内でトリプシノーゲンが活性化されてトリプシンとなる際、それを阻害することで膵臓の自己消化を防ぐ。膵炎のマーカとして利用されるが、最近PSTIが膵臓以外の臓器にも見出され、生体の防御反応に関与していることが明らかとなったため、急性相反応蛋白の一つとみなされている。なお、腎不全でも血中濃度が上昇するので、鑑別が必要となる。

検査項目名	ヘモグロビン（糞便中）	略称・通称	便中Hb			
分類	臓器マーカ／消化管	診療報酬区分	D003	保険点数	37[42]	収載年	1987

測定意義 糞便中ヒトヘモグロビン（便Hb）は、糞便中の出血（特に、下部消化管における出血）の有無の判定に用いられる。従来の便潜血反応は、化学法であるグアヤック法・オルトトリジン法によるもので、食餌性の血液などによる偽陽性やビタミンCなどの還元剤による偽陰性の問題があり、検査前の食事制限が必要であった。
本検査は、免疫学的方法により、便中のヒトヘモグロビンを特異的に検出するもので、食事制限が不要である。上部消化管出血では、胃酸や蛋白消化酵素によって変性を受けヘモグロビンの抗原性を失っているため、検出率が低く、主に下部消化管出血（大腸癌）の検出に利用され、現在、大腸癌のスクリーニング検査法として承認を受けている。

検査項目名	P－Ⅲ－P	略称・通称	P-Ⅲ-P			
分類	臓器マーカ／肝臓	診療報酬区分	D007	保険点数	150	収載年	1987

測定意義 Ⅲ型プロコラーゲンからコラーゲンが生成される際に遊離するN末端側のペプチド。肝臓における線維化の程度を的確に反映し、主に肝硬変や骨髄繊維症のモニターに利用される。

検査項目名	プロリルヒドロキシラーゼ（PH）	略称・通称	PH				
分類	臓器マーカ／肝臓	診療報酬区分	D007	保険点数	230	収載年	1987
測定意義	Prolyl Hydroxylazeは、コラーゲン生合成に関与する酵素で、肝臓における線維化の程度を表す。主に、慢性肝炎や肝硬変の進行度のモニターや、肝細胞癌と転移性肝癌の鑑別に利用される。							

検査項目名	マイクロアルブミン（尿中）	略称・通称	尿中Alb				
分類	臓器マーカ／腎臓	診療報酬区分	D001	保険点数	115	収載年	1987
測定意義	尿中マイクロアルブミンは、尿中微量アルブミンとも呼ばれ、尿蛋白定性検査で検出されにくい軽度腎障害すなわち糖尿病性腎症の初期を診断できる。糖尿病性腎症の初期段階で、糖尿病のコントロールを十分に行うと、顕性の糖尿病性腎症の発症を防ぐことができるとされており、本検査は糖尿病性腎症の早期発見に用いられる。							

検査項目名	ヘモグロビン及びトランスフェリン（糞便中）	略称・通称	便中Hb＆Tf				
分類	臓器マーカ／消化管	診療報酬区分	D003	保険点数	57	収載年	1988
測定意義	消化管出血のマーカとしての便中ヘモグロビンは、従来の便潜血反応（グアヤック法・オルトトリジン法）と比べ、食事制限が不要で偽陽性が少ない。しかし、時間と共にヘモグロビンの抗原性が失われやすいという欠点があった。本検査では、その点をカバーするため、消化管出血で同時に排泄され比較的安定なトランスフェリン(Tf)も合わせて特異的に検出するため、便潜血の検出力が高まる。しかし、測定がやや煩雑で、あまり普及していない。							

検査項目名	心室筋ミオシン軽鎖Ⅰ	略称・通称	心室筋ミオシン軽鎖Ⅰ				
分類	臓器マーカ／心臓	診療報酬区分	D007	保険点数	190	収載年	1990
測定意義	ミオシンは筋肉繊維を構成する蛋白で、心筋にも骨格筋にも含まれ、その軽鎖は筋肉細胞の障害により血中に遊離する。そのうち心室筋ミオシン軽鎖Ⅰ（分子量28,000）は心筋により特異的で、心筋梗塞の発作後3～6時間で上昇、3～5日後をピークに1週間余り高値を持続する。半減期の短いCK-MBと比べ、心室筋ミオシン軽鎖Ⅰの値は梗塞のサイズをより的確に反映する。							

検査項目名	Ⅳ型コラーゲン・7S	略称・通称	Ⅳ型コラーゲン・7S				
分類	臓器マーカ／肝臓	診療報酬区分	D007	保険点数	160	収載年	1990
測定意義	細胞の基底膜を構成するⅣ型コラーゲン断片で、そのN末端ペプチドの7Sドメインに相当する。肝臓の線維化病変に伴って、血中に増加してくるため、主に慢性肝炎・肝硬変の進展度の診断、予後判定に利用される。							

検査項目名	ヒト心房性ナトリウム利尿ペプチド（HANP）	略称・通称	ANP				
分類	臓器マーカ／心臓	診療報酬区分	D008	保険点数	240	収載年	1990
測定意義	ヒト心房性ナトリウム利尿ペプチド(hANP)は、主に心房から分泌されるアミノ酸28個よりなるペプチドホルモンで、腎臓の尿細管に作用しNa利尿を促進するとともに、血管平滑筋を弛緩させ降圧作用を持つ。ANPにはα、β、γの3種の分子型があり、血中では生理活性が最も強いα-hANPが存在する。本検査は、心房圧が上昇する慢性心不全や慢性腎不全等で高値となり、心不全の重症度や治療効果の判定や血液透析における体液量の管理に用いられる。なお、その後豚の脳から発見され主に心室で産生されることの分かったBNP(brain natriuretic polypeptide)も、hANPと同様の機能と臨床的意義があることが明らかとなった。現在は、hANPよりも心不全病態をより的確に反映するとして、BNPの方が主に利用されている。							

検査項目名	膵ホスホリパーゼA2（膵PLA2）	略称・通称	膵PLA2				
分類	臓器マーカ／膵臓	診療報酬区分	D007	保険点数	210	収載年	1992
測定意義	膵ホスホリパーゼA2（膵PLA2）は膵臓で合成され、膵液中に分泌されて消化酵素として作用する。検査は臓器特異性が高く、膵炎の診断や治療経過の観察、膵癌の進展度の判定に用いられる。							

検査項目名	Ⅳ型コラーゲン	略称・通称	Ⅳ型コラーゲン				
分類	臓器マーカ／肝臓	診療報酬区分	D007	保険点数	150	収載年	1992
測定意義	Ⅳ型コラーゲン（Ⅳ型C）は、細胞の基底膜の主要構成成分で、肝臓の線維化病変に伴って、血中に増加してくるため、主に慢性肝炎・肝硬変の進展度の診断、予後判定に利用される。 このコラーゲンのC末端7S領域（Ⅳ型C-7S）の測定値と一致しない例があり、Ⅳ型Cはコラーゲンの産生系を、Ⅳ型C-7Sは産生系と分解系の両面を反映していると考えられている。現在、Ⅳ型Cのほうが肝硬変の病態を的確に反映するとして、より多く利用されている。							

検査項目名	オステオカルシン	略称・通称	オステオカルシン			
分類	臓器マーカ／骨	診療報酬区分	D008	保険点数	170	収載年	1992
測定意義	オステオカルシンは、ビタミンKに依存して骨芽細胞により合成される蛋白質で、γ-カルボキシルグルタミン酸(Gla)を含むことからBone Gla Protein(BGP)とも呼ばれる。骨疾患において骨の代謝回転(特に骨形成)状態を把握する指標となり、現在、二次性副甲状腺機能亢進症の手術適応の決定や、原発性または二次性副甲状腺機能亢進症の手術後の治療効果判定に利用される。						

検査項目名	肝細胞増殖因子(HGF)	略称・通称	HGF			
分類	臓器マーカ／肝臓	診療報酬区分	D007	保険点数	230	収載年	1993
測定意義	肝細胞増殖因子(HGF)は、肝細胞増殖活性をもつ蛋白として発見された。HGFは、肝炎や肝細胞障害時に一過性に増加するが、肝炎劇症化時に明瞭に増加し、主にその予知と治療開始時期の判定に利用される。また、肺炎や腎移植の拒絶反応時にも増加することが報告されている。						

検査項目名	心筋トロポニンT	略称・通称	トロポニンT			
分類	臓器マーカ／心臓	診療報酬区分	D007	保険点数	130	収載年	1993
測定意義	心筋トロポニンT(TnT)は、分子量3.7万の心筋構成蛋白である。TnTは急性心筋梗塞では約3～6時間位から上昇し、8～18時間後にピークに達し、1～3週間後まで高値を持続する。急性心筋梗塞発症後、再灌流の有無でTnTの経時変化が異なり、再灌流症例では3～7日後に第2のピークを認め、二峰性となる。腎排泄のため、高度腎不全では影響を受け高値となる。本検査は、心筋梗塞の診断に用いられるが、その上昇期間が長く、発症後時間の経過した例の診断にも利用できる。						

検査項目名	頸管腟分泌液中癌胎児性フィブロネクチン	略称・通称	頸管腟分泌液中癌胎児性フィブロネクチン			
分類	臓器マーカ／胎盤	診療報酬区分	D015	保険点数	210	収載年	1994
測定意義	癌胎児性フィブロネクチンは、絨毛膜トロホブラスト細胞で産生される分子量約320kDaの胎児膜固有の蛋白であり、絨毛膜や羊水中に存在する。頸管腟分泌液中癌胎児性フィブロネクチンは、主に羊水由来で妊娠していない女性や妊娠35週以前の正常妊婦ではほとんど存在しないが、切迫流産や早産では高値を示すため、破水・流産・早産の早期診断に利用される。						

検査項目名	総分岐鎖アミノ酸／チロシンモル比	略称・通称	BTR			
分類	臓器マーカ／肝臓	診療報酬区分	D010	保険点数	300	収載年	1994
測定意義	肝疾患におけるアミノ酸代謝異常の重症度を判定する検査で、アミノ酸分析を行わずにフィッシャー比の簡略値を求めることができる。すなわち、総分岐鎖アミノ酸／チロシンモル比はBTRともいわれ、酵素法により総分岐鎖アミノ酸(BCCA:バリン、ロイシン、イソロイシン)濃度とチロシン(Tyr)濃度を定量し、モル比(BCCA/Tyr)を求めるもので、簡便に測定できる。また、Fischer比=BCCA/AAA(芳香族アミノ酸=Tyr+フェニルアラニン)と良好な相関を示す。BTRは、Fischer比と同様、肝臓におけるアミノ酸代謝動態の良い指標となり、肝性脳症におけるアミノ酸製剤による治療指標および重症肝障害の治療(分岐鎖アミノ酸輸液)管理に用いられる。						

検査項目名	羊水中肺サーファクタントアポ蛋白(SP-A)	略称・通称	羊水中SP-A			
分類	臓器マーカ／肺	診療報酬区分	D004	保険点数	380	収載年	1994
測定意義	肺サーファクタントアポ蛋白-Aは、SP-A(Surfactant Protein A)と呼ばれ、Ⅱ型肺胞上皮細胞で産生されるリン脂質-蛋白複合体の1種であり、肺胞腔に分泌され肺胞壁の安定性を高めその虚脱を防止する作用がある。SP-Aは、間質性肺炎で上昇するため本症と他疾患との鑑別補助診断や急性憎悪などの病態判断に用いられる。また、新生児の気道吸引液などの羊水中SP-Aは、新生児の肺の成熟度判定や新生児呼吸窮迫症候群(RDS)の診断に利用される。						

検査項目名	フローサイトメトリー法による尿中有形成分測定	略称・通称	尿中有形成分測定			
分類	臓器マーカ／腎臓	診療報酬区分	D002	保険点数	30	収載年	1995
測定意義	尿沈渣検査は、従来より鏡検法により実施されてきたが、近年、自動分析装置(フローサイトメトリー法)により、遠心で沈渣をとることなく、尿中有形成分を定量的に測定可能となった。本検査は、赤血球、白血球数を定量的(個数/μℓ)に再現性よく計測できるが、円柱や上皮細胞分類の信頼性は不十分で、従来の尿沈渣鏡検法を併用する必要がある。本検査は、検査の迅速化、省力化に貢献し、スクリーニング検査として有効であり、分析結果画像の保存も可能という利点もある。						

検査項目名	ヒト脳性ナトリウム利尿ペプチド（BNP）	略称・通称	BNP				
分 類	臓器マーカ／心臓	診療報酬区分	D008	保険点数	140	収載年	1996
測定意義	ヒト脳性ナトリウム利尿ペプチド(brain natriuretic polypeptide:BNP)は、アミノ酸32個からなるNa利尿ポリペプチドファミリー（他にANP、CNP）に属するペプチドホルモンである。最初ブタの脳から発見され為、その名称が付けられたが、その後主に心室で合成、分泌されることが分かった。 BNPはANPとともに利尿作用、降圧作用があり、体液量や血圧の調整にも関与している。正常では血中BNP濃度はANPの数分の1以下であるが、重症心不全では基準範囲の数百〜1000倍にも達しANP濃度を超える。また、BNPは腎不全や高血圧症でも高値を示すが、特に心不全では無症候性のものでも上昇し、重症度に応じて増加するため、心不全の診断と経過観察に用いられることが多い。ANPと比べ、より的確に心不全病態を反映するため、現在BNPが主に利用されている。						

検査項目名	Ⅰ型コラーゲンCテロペプチド	略称・通称	ⅠCTP				
分 類	臓器マーカ／骨	診療報酬区分	D009	保険点数	170	収載年	1997
測定意義	Ⅰ型コラーゲンCテロペプチド(Carboxyterminal telopeptide of type I collagen:ⅠCTP)は、骨基質を構成するⅠ型コラーゲンの分解産物で、分子量は約12,000である。骨吸収マーカと考えられ、骨転移を起こしやすい乳癌、肺癌、前立腺癌などの骨転移マーカーとして用いられる。 一方、骨粗鬆症を含む原発性骨代謝障害に対しては必ずしも骨吸収状態を鋭敏に反映せず、保険適用も癌の骨転移診断に限定されている。						

検査項目名	Ⅰ型プロコラーゲン－C－プロペプチド	略称・通称	PICP				
分 類	臓器マーカ／骨	診療報酬区分	D009	保険点数	170	収載年	1997
測定意義	Ⅰ型コラーゲン-C-プロペプチド精密測定(PICP)は、骨芽細胞で産生されたⅠ型プロコラーゲンが細胞外で特異的酵素により切断されたC末端側フラグメントであり、骨形成マーカとして骨芽細胞の活性を表す。前立腺癌は骨転移を起こしやすく、一般に造骨性の変化をきたすので、本検査はその転移の有無と程度の判定に重要となる。実際上、本検査の保険適用は、前立腺癌に伴う転移性骨腫瘍の診断および経過観察に限られている。						

検査項目名	Ⅰ型コラーゲン架橋N－テロペプチド（NTx）	略称・通称	NTx				
分 類	臓器マーカ／骨	診療報酬区分	D008	保険点数	160	収載年	1997
測定意義	Ⅰ型コラーゲン架橋N-テロペプチド(NTx)は、骨基質の主要構成蛋白であるⅠ型コラーゲンの分解産物で、骨吸収マーカとなる。従来、NTxは尿中濃度を測定していたが、近年測定感度が向上し、従来困難であった血中濃度の測定も保険適用となった。原発性副甲状腺機能亢進症など、骨吸収亢進をきたす代謝性骨疾患では血中および尿中NTxが高値を示す。また骨粗鬆症患者に対する骨吸収抑制剤の薬物治療の効果判定指標としても利用される。さらにNTxは転移性骨腫瘍患者にみられる骨吸収の亢進をよく反映し、骨転移の診断にも利用される。						

検査項目名	尿中デオキシピリジノリン	略称・通称	尿中デオキシピリジノリン				
分 類	臓器マーカ／骨	診療報酬区分	D008	保険点数	200	収載年	1998
測定意義	デオキシピリジノリン(DPD)は、骨基質の主要構成成分であるⅠ型コラーゲンの分解産物で、骨吸収マーカである。骨量減少をきたす各種代謝性疾患、癌の骨転移等で尿中DPDは健常者に比べて有意な高値を示し、その診断や病態把握に利用される。						

検査項目名	腟分泌液中インスリン様成長因子結合蛋白1型（IGFBP－1）	略称・通称	腟分泌液中IGFBP-1				
分 類	臓器マーカ／胎盤	診療報酬区分	D007	保険点数	190	収載年	1998
測定意義	インスリン様成長因子結合蛋白1型(Insulin-like growth factor binding protein-1:IGFBP-1)は、胎盤基底脱落膜および胎児の肝臓で産生され、妊娠10週位から羊水中に蓄積し、妊娠週数の増加に伴って急激に上昇する。このため破水して羊水が腟内に漏れ出てきた場合には腟内にIGFBP-1が存在することとなる。従って、頸管腟分泌液のIGFBP-1を検出することは破水診断の指標となる。						

検査項目名	ヒト心臓由来脂肪酸結合蛋白（H－FABP）	略称・通称	H-FABP				
分 類	臓器マーカ／心臓	診療報酬区分	D007	保険点数	150	収載年	1999
測定意義	ヒト心臓由来脂肪酸結合蛋白(heart type fatty acid binding protein:H-FABP)は、遊離脂肪酸の細胞内輸送に関与し、心筋細胞へエネルギー供給する分子量約15kDaの低分子可溶性蛋白である。H-FABPは、心筋細胞の傷害後0.5〜3時間で上昇を開始し、5〜10時間でピークに達する。これは従来の心筋マーカ（トロポニンT、ミオグロビリン、CK-MB）の上昇が発症後3時間であったのに対して極めて早く、超急性期心筋マーカと見なされている。実際上、救急の現場で、血液を一滴落とすだけで迅速に測定できるキットが市販され広く普及している。本検査は、急性心筋梗塞の早期診断に利用される。						

検査項目名	シアル化糖鎖抗原KL-6	略称・通称	KL-6			
分類	臓器マーカ／肺	診療報酬区分	D007	保険点数	120	収載年	1999
測定意義	KL-6は、発見当初、肺癌マーカとして開発されたが、現在では間質性肺炎（進行すると肺線維症）のマーカとして、間質性肺炎と他疾患との鑑別、間質性肺炎の病勢把握や治療経過観察に用いられている。KLはドイツ語Krebs der Lungの略語で、肺癌を表す。 間質性肺炎の原因として、感染症（マイコプラズマ、ウイルスなど）、放射性肺臓炎（放射線治療による副作用）、夏型過敏性肺臓炎（真菌トリコスポロンが原因）、膠原病（強皮症、皮膚筋炎など）、薬剤性があるが、原因不明の場合を特発性間質性肺炎(idiopathic inter-stitial pneumonia: IIP)と呼ぶ。IIPは、厚生労働省の特定疾患に指定されており、KL-6がLD、SP-A、SP-Dとともにその診断基準の検査項目として採用されている。							

検査項目名	サーファクタントプロテインD（SP-D）	略称・通称	SP-D			
分類	臓器マーカ／肺	診療報酬区分	D007	保険点数	140	収載年	1999
測定意義	肺サーファクタントは、II型肺胞上皮細胞から産生・分泌される表面活性物質で、肺胞壁の安定性を高める機能を果たしている。肺サーファクタントには、リン脂質と糖蛋白(A, B, C, D)を主成分とする4種が存在するが、このうちSP-AとSP-Dが、肺疾患のマーカとして利用されるようになった。SP-D(Surfactant Protein D)は、肺疾患の中でも特に肺の線維化に伴い血中に逸脱する。 本検査は、KL-6およびSP-Aとともに間質性肺炎の診断とその病勢把握、治療経過の観察に利用される。本検査は、厚生労働省の特定疾患に指定されている特発性間質性肺炎の診断基準用検査項目として、KL-6、LD、SP-Aとともに採用されている。							

検査項目名	骨型アルカリフォスファターゼ（BAP）	略称・通称	BAP			
分類	臓器マーカ／骨	診療報酬区分	D008	保険点数	170	収載年	1999
測定意義	骨型アルカリフォスファターゼ(Bone Specific Alkaline Phosphatase;BAP)はアルカリフォスファターゼ(ALP)のアイソザイムのALP3に相当する。骨芽細胞で産出されその細胞膜に結合した状態で存在するが血中にも放出される。BAPの血中濃度は骨芽細胞活動性を表し、骨形成マーカとなる。 血中BAPは、骨代謝の盛んな小児期は高値を示し、成人では男性は年齢変動がないが、女性は閉経期以後明瞭に上昇する。BAPは血中半減期が約3.5日と比較的長く、日内変動がみられず、腎機能にも左右されにくい。また採血後の安定性も良いので、優れた骨形成マーカとされる。本検査は、骨代謝に異常を起こす疾患の診断やその治療指標として利用され、原発性副甲状腺機能亢進症、骨ページェット病などの代謝性骨疾患や癌の骨転移（前立腺癌、乳癌など）で高値を示す。また慢性腎不全に伴う腎性骨異栄養症の診断指標としても利用される。							

検査項目名	サーファクタントプロテインA（SP-A）	略称・通称	SP-A			
分類	臓器マーカ／肺	診療報酬区分	D007	保険点数	130	収載年	1999
測定意義	肺サーファクタントとは肺胞II型上皮細胞から産生・分泌されるリン脂質と、A、B、C、Dの4種類の特異蛋白を主成分とする表面活性物質で、気道-肺胞系の生体防御機能を果たしている。この中でSP-AとSP-Dは、肺疾患における様々なマーカになり得ることがわかってきた。 SP-A(Surfactant Protein A)はリン脂質と比較的緩く結合しており、各種肺疾患、特に肺の線維化により血中に逸脱する。 本検査は、KL-6(443)およびSP-D(444)とともに間質性肺炎と他疾患との鑑別、間質性肺炎の病勢把握（活動性と非活動性の鑑別）や治療経過観察に用いられる。							

検査項目名	心筋トロポニンI	略称・通称	トロポニンI			
分類	臓器マーカ／心臓	診療報酬区分	D007	保険点数	120	収載年	2000
測定意義	心筋の筋原線維の構成蛋白の1つである心筋トロポニン複合体は、横紋筋の収縮調整蛋白の複合体でトロポニンI・トロポニンT・トロポニンCの3種類によって形成されている。このトロポニンの構成要素である心筋トロポニンIは分子量22,500で、骨格筋由来のトロポニンI（分子量19,800）とは異なり、心筋特異性が高く、急性心筋梗塞(AMI)の診断に用いられる。 心筋トロポニンIはAMI発作開始後、およ3〜6時間で血清中に出現し、10〜20時間でピークに達し、また、基準範囲に戻るのに数日かかる事から早期だけでなく梗塞後時間を経過した症例の診断にも用いられる。							

検査項目名	尿中βクロスラプス	略称・通称	尿中β-CTx			
分類	臓器マーカ／骨	診療報酬区分	D008	保険点数	170	収載年	2003
測定意義	βクロスラプス(βCTx)は骨基質を形成するI型コラーゲンのC末端側の代謝産物で、骨吸収マーカである。αとβの2つの型があり、α型は骨吸収が急速に進む甲状腺機能亢進症や副甲状腺機能亢進症でその尿中排泄が増加するのに対し、β型は骨吸収が緩やかに進行する病態を表し、閉経後骨粗鬆症において骨吸収抑制治療の効果判定に利用される。 本検査は、骨塩定量検査と比べ、より短い期間に治療効果を判定でき、NTx(I型コラーゲン架橋N-テロペプチド)やBAP（骨性アルカリフォスファターゼ）と比べても治療前後の変動率が高くより有用とされる。							

検査項目名	シスタチンC		略称・通称	CysC			
分類	臓器マーカ／腎臓		診療報酬区分	D007	保険点数	130	収載年	2005
測定意義	シスタチンCはシステインプロティナーゼ・インヒビター機能を有する分子量13kDaの塩基性低分子蛋白質で、体内の全ての細胞で産生されている。血中に出たシスタチンCは腎糸球体で濾過され、近位尿細管で再吸収される。その血中濃度は、腎機能の変化を鋭敏に反映し、クレアチニンと異なり筋肉量の影響を受けず、β2Mgと異なり、悪性腫瘍影響を受けないなどの特徴を持つ。またその血中濃度は、糸球体濾過量(GFR)をほぼ的確に反映するとされ、これまで24時間蓄尿を必要とした、クレアチニン・クリアランス(CCR)の代用になると期待されている。

検査項目名	ペントシジン		略称・通称	ペントシジン			
分類	臓器マーカ／腎臓		診療報酬区分	D007	保険点数	120	収載年	2006
測定意義	ペントシジンはグルコースとの反応で生じる糖化蛋白の一つで、その産生に生体の酸化ストレスが関係している。特に、腎機能の低下で産生が増加し、慢性糸球体腎炎や腎硬化症等の診断の補助として用いられる。本検査は、血中クレアチニンや尿中アルブミンよりも鋭敏に腎機能の変化を反映し、腎症の初期診断に有用とされる。なお、本検査は、高血糖で糖化が亢進しても上昇するので、糖尿病がある場合は保険適用外となる。

＊＊＊＊＊ホルモン関連＊＊＊＊＊

検査項目名	サイロキシン結合蛋白(TBG)		略称・通称	TBG			
分類	ホルモン関連／		診療報酬区分	D008	保険点数	140	収載年	1981
測定意義	TBGは甲状腺ホルモン結合蛋白でthyroxine binding globulinの略称で、肝臓で作られる。TBGはサイロキシン(T4)およびトリヨードサイロニン(T3)と強く結合し、TBG濃度に依存して血中T4、T3の総濃度(TT4, TT3)が変化する。実際上、TBGは、エストロジェンの投与や妊娠で増加、肝硬変、低蛋白血症、遺伝的欠乏症で低下する。従って、それらの状態では、TT4、TT3は、甲状腺の機能を正しく反映しないので、TBGの測定が必要となった。しかし甲状腺ホルモンの遊離分画(FT4、FT3)の測定が広く普及した現在、本検査の必要性はほとんど無くなっている。

検査項目名	バニールマンデル酸(VMA)		略称・通称	VMA			
分類	ホルモン関連／		診療報酬区分	D008	保険点数	90	収載年	1981
測定意義	VMAはカテコールアミンの代謝産物でvanil mandelic acidの略。血中カテコールアミン濃度は採血条件により大きく変動するのに対して、蓄尿して求めた尿中VMAは、生体におけるカテコールアミンの産生量をより的確に表す。本検査は、副腎髄質、交感神経機能異常の診断に利用できるが、特に、小児期の神経細胞芽腫のスクリーニングおよび診断、青年期以降の褐色細胞腫の診断に用いられる。

検査項目名	ホモバニール酸(HVA)		略称・通称	HVA			
分類	ホルモン関連／		診療報酬区分	D008	保険点数	70	収載年	1981
測定意義	HVAはカテコールアミンの代謝産物でhomovanilic acidの略。血中カテコールアミン濃度は採血条件により大きく変動するのに対して、蓄尿して求めた尿中HVAは、生体におけるカテコールアミンの産生量をより的確に表す。本検査は、副腎髄質、交感神経機能異常の診断に利用できるが、特に小児期の神経細胞芽腫のスクリーニングおよび診断に用いられる。

検査項目名	メタネフリン		略称・通称	メタネフリン			
分類	ホルモン関連／		診療報酬区分	D008	保険点数	240	収載年	1981
測定意義	メタネフリンは、メタネフリン(MN)とノルメタネフリン(NMN)の2分画からなり、それぞれアドレナリン(AD)とノルアドレナリン(NAD)の中間代謝産物で、MNとNMNをあわせて総メタネフリンという。血中濃度は変動しやすいため、通常尿中濃度を計測し、副腎髄質、交感神経機能異常の診断に利用する。特に、神経細胞芽腫や褐色細胞腫で高値となる。

検査項目名	カテコールアミン		略称・通称	カテコールアミン			
分類	ホルモン関連／		診療報酬区分	D008	保険点数	220	収載年	1981
測定意義	現在、カテコールアミン(CA)は、アドレナリン(AD)、ノルアドレナリン(NAD)およびドーパミン(DA)の3分画、もしくはそのトータルの総CAとして測定されている。 副腎髄質、交感神経機能異常の診断に利用される。特にCA産生腫瘍である褐色細胞腫や神経細胞芽腫の診断に用いられる。

検査項目名	17－ケトステロイド分画(17-KS分画)		略称・通称	17-KS分画			
分類	ホルモン関連／		診療報酬区分	D008	保険点数	220	収載年	1981
測定意義	ステロイド代謝産物で17-ketosteroidsの略。現在、アンドロステロン(An)、エチオコラノロン(Et)、デヒドロエピアンドロステロン(DHEA)、11-ケトアンドロステロン(11-Kan)、11-ケトエチオコラノロン(11-Ket)、11-OHアンドロステロン(11-OHAn)、11-OHエチオコラノロン(11-OHEt)の7分画に分別して測定される。副腎皮質・性腺機能異常の病因診断に用いられる。

検査項目名	17-ケトジェニックステロイド(17-KGS)	略称・通称	17-KGS			
分類	ホルモン関連／	診療報酬区分	D008	保険点数	200[220]	収載年 1981
測定意義	ステロイド代謝産物で17-ketogenic steroidsの略。11-deoxy-17-KSと11-oxy-17-KSに分画され、2分画もしくは、その総量として測定される。副腎皮質・性腺機能異常の病因診断に用いられる。					

検査項目名	エストラジオール(E2)	略称・通称	E2			
分類	ホルモン関連／	診療報酬区分	D008	保険点数	200	収載年 1981
測定意義	エストラジオール(E2)は、エストロゲンの一つで生理活性は最も高い。主として下垂体のFSHの刺激を受けて卵巣で産生され、卵巣機能、とくに卵胞発育の状態を評価する上で重要となる。また更年期障害に対するホルモン補充の目安としても測定される。高値となるのは、副腎過形成症候群、エストロゲン産生腫瘍、肝硬変(男性)、低値となるのは各種の性腺機能不全である。なお妊娠中は胎盤から多量に分泌され、胎盤・胎児機能の評価にも利用される。					

検査項目名	エストリオール(E3)	略称・通称	E3			
分類	ホルモン関連／	診療報酬区分	D008	保険点数	180	収載年 1981
測定意義	エストリオール(E3)は、エストロン(E1)、エストラジオール(E2)の代謝物で尿中に排泄される。E1やE2よりもエストロゲン活性は弱いが、胎盤から妊娠後期に多量分泌され、E1・E2の子宮刺激作用に拮抗することで胎児・胎盤機能を調節する役割を持つ。E3の産生は、子宮内胎児発育不全や、胎盤酵素欠乏症で低下し、逆に多胎妊娠や巨大児妊娠で増加する。本検査は、母体尿中E3の測定は胎児・胎盤系機能の指標として産科領域で広く利用される。					

検査項目名	プロジェステロン	略称・通称	プロジェステロン			
分類	ホルモン関連／	診療報酬区分	D008	保険点数	170	収載年 1981
測定意義	女性ホルモンに属するステロイドホルモンの一種。主に黄体期(排卵から月経まで期間)に分泌され、黄体ホルモンとも呼ばれる。排卵を抑制する働きがあり、妊娠中の変動は胎児の維持・出産に重要な意味を持つ。					

検査項目名	プレグナントリオール	略称・通称	プレグナントリオール			
分類	ホルモン関連／	診療報酬区分	D008	保険点数	250	収載年 1981
測定意義	副腎皮質でコレステロールからプロゲステロンが生合成される過程で産生される17α-ヒドロキシプロゲステロン(17α-OHP)の尿中代謝産物。先天性副腎過形成、特に21-hydroxylase欠乏症では、代謝経路がブロックされ尿中に異常に増加するので、その診断に用いられる。					

検査項目名	副甲状腺ホルモン(PTH)	略称・通称	PTH			
分類	ホルモン関連／	診療報酬区分	D008	保険点数	190	収載年 1982
測定意義	副甲状腺ホルモン(parathyroid hormone: PTH)は副甲状腺から分泌されるカルシウム調節ホルモンで、84個のアミノ酸から構成されている。副甲状腺機能異常の診断に利用されてきた。しかし、血中の蛋白分解酵素で分解された成分も測定されるため、必ずしも病態を的確に反映しないので、現在はインタクト型の測定が要求される。					

検査項目名	遊離サイロキシン(FT4)	略称・通称	FT4			
分類	ホルモン関連／	診療報酬区分	D008	保険点数	140	収載年 1982
測定意義	サイロキシン(thyroxine: T4)は、甲状腺においてチロシン2分子とヨード4分子から合成された分子量777の小分子ホルモンで、生体の代謝速度の調節に関係している。血中T4は、そのほとんどがTBGなどの結合蛋白と結合しており、生物活性を有する遊離分画は全体の約0.03%である。従って、甲状腺の機能異常の診断には、従来の総サイロキシン濃度(TT4)でなく、この遊離サイロキシン(FT4)の測定が求められる。なお、T4からヨードが1分子取れると、活性型の甲状腺ホルモンである、トリヨードサイロニン(T3)になるが、その脱ヨード反応は甲状腺でなく、肝臓や腎臓で起こる。従って、血中T3濃度(遊離T3または総T3)は、脱ヨード反応が低下する状態(慢性消耗性疾患、熱性疾患、肝硬変など)では、甲状腺機能を正しく反映しない。このため、FT3ではなく、FT4が甲状腺機能診断の一次検査となる。					

検査項目名	グルカゴン	略称・通称	グルカゴン			
分類	ホルモン関連／	診療報酬区分	D008	保険点数	150	収載年 1982
測定意義	膵α細胞から分泌されるアミノ酸29個、分子量3,485のポリペプチド(単鎖)で、肝臓において糖新生と解糖を促進する血糖上昇ホルモン。グルカゴン産生腫瘍、重症糖尿病、グルカゴン欠損症などの診断に利用される。					

検査項目名	テストステロン		略称・通称	テストステロン			
分類	ホルモン関連／		診療報酬区分	D008	保険点数	140	収載年	1982
測定意義	テストステロンは、男性では主に精巣で産生される男性ホルモンの一つで活性は最も強い。女性でも副腎や卵巣で少量産生される。血中ではそのほとんど（98％）が性ホルモン結合蛋白（sex-hormone binding globulin: SHBG）と結合して存在し、テストステロン値はその変動（女性ホルモンで増加、肝硬変やネフローゼで低下）により増減するので、ホルモン作用の的確な判定には遊離型の測定が求められる。 テストステロンは、主に男性の精腺機能異常の診断、女性では副腎腫瘍や卵巣腫瘍に伴う男性化徴候の診断に用いられる。							

検査項目名	カルシトニン		略称・通称	カルシトニン			
分類	ホルモン関連／		診療報酬区分	D008	保険点数	150	収載年	1983
測定意義	カルシトニンは甲状腺のC細胞（傍濾胞細胞）から分泌されるペプチドホルモン。カルシウムの骨への取り込みを増やすことで、その血中濃度を下げる作用を持つ。甲状腺髄様癌で上昇するため、主にその診断のために利用される。							

検査項目名	アンギオテンシンⅠ転換酵素（ACE）		略称・通称	ACE			
分類	ホルモン関連／		診療報酬区分	D007	保険点数	160	収載年	1985
測定意義	ACEはアンギオテンシン転換酵素Angitensin converting enzymeの略で、主に肺で産生される酵素。レニンにより産生されたアンギオテンシンⅠをⅡに転換してその活性化に関与する。血圧異常との関連はなく、肺し、腎、甲状腺疾患で変動するが、その診断的意義は乏しい。主に、サルコイドーシスにおいて産生が増多するので、その補助診断として用いられる。							

検査項目名	遊離トリヨードサイロニン（FT3）		略称・通称	FT3			
分類	ホルモン関連／		診療報酬区分	D008	保険点数	140	収載年	1985
測定意義	トリヨードサイロニン（T3）は活性型の甲状腺ホルモンである。その大部分は結合蛋白に結合しているので、甲状腺機能の診断には、生物活性を表す遊離分画（全体の約0.3％）が測定される。ただし、血中T3のうち、甲状腺から分泌されるは1割未満で、そのほとんどは、肝臓や腎臓においてサイロキシン（T4）から脱ヨード反応で生じる。従って、脱ヨード反応が低下する肝不全・急性熱性疾患・慢性消耗性疾患では、FT3値が低下する（低T3症候群）。すなわち、FT4が正常の場合は、FT3が低値でも甲状腺機能低下症とは診断できない。このため、甲状腺におけるホルモン産生異常を診断には、遊離型T4(FT4)を測定するのが正しく、FT3を測定する意義は乏しい。							

検査項目名	ソマトメジンC		略称・通称	ソマトメジンC			
分類	ホルモン関連／		診療報酬区分	D008	保険点数	240	収載年	1986
測定意義	ソマトメジンCは70個のアミノ酸からなる単鎖のポリペプチドホルモンで、IGF-I(Insulin like growth factor)とも呼ばれる。成長ホルモンGHに依存して分泌され、骨や体細胞においてGHの成長促進作用を仲介する。血中では大部分が結合蛋白(IGF-BP3)と結合している。GHの分泌異常を反映し、末端肥大症や下垂体機能低下症などの鑑別や治療効果の判定に利用される。GHとは異なり、運動、ストレス、睡眠、食事による影響をほとんど受けないので、診断に利用しやすい。							

検査項目名	サイログロブリン		略称・通称	Tg			
分類	ホルモン関連／		診療報酬区分	D008	保険点数	140	収載年	1986
測定意義	サイログロブリン(Tg)は甲状腺濾胞細胞でつくられる分子量66万の糖蛋白で甲状腺ホルモンの合成に関与する。臓器特異性が高く、甲状腺癌の進行に伴い上昇するので、その進行度の術後再発の判定に利用される。しかし、甲状腺機能亢進、慢性甲状腺炎、良性腫瘍でも甲状腺の大きさに比例して増加するので、疾患特異性はない。							

検査項目名	サイクリックAMP（C-AMP）		略称・通称	cAMP			
分類	ホルモン関連／		診療報酬区分	D008	保険点数	180	収載年	1986
測定意義	サイクリックAMP(cAMP)は、ATPを基質として細胞内で産生され、ホルモンなどの作用のセカンドメッセンジャーとして働く。細胞の分化・増殖、免疫応答、ホルモン分泌に必須であり生理活性物質としてさまざまな作用を持つが、疾患に対する特異性は少なく、いくつかの内分泌負荷試験後の変化の測定でのみ有用性が認められている。血中cAMPはグルカゴン負荷試験後の反応から肝疾患の重症度の判定に用いられる。また、尿中cAMPはEllsworth-Howard試験(PTH負荷試験)による副腎甲状腺機能低下症の病型鑑別に用いられている。							

検査項目名	ヒト絨毛性ゴナドトロピンβ（HCGβ）分画		略称・通称	HCG-β			
分類	ホルモン関連／		診療報酬区分	D008	保険点数	150	収載年	1987
測定意義	ヒト絨毛性ゴナドトロピン(HCG)は、α鎖とβ鎖があり、α鎖はLH、FSH、TSHと共通であるため、HCGに特異的なβ鎖を定量。胞状奇胎や絨毛癌、睾丸腫瘍で高値となり、その診断に利用される。							

検査項目名	アルギニンバゾプレッシン	略称・通称	ADH			
分類	ホルモン関連／	診療報酬区分	D008	保険点数	240	収載年 1987
測定意義	視床下部で合成され下垂体後葉から分泌されるペプチドホルモン。腎の遠位尿細管で水の再吸収を促進し、体液量と血漿浸透圧を調節する役割を果たしている。欠乏した場合は尿崩症となる。増加する疾患として、SIADH（ADH分泌異常症候群）が知られる。					

検査項目名	ノルメタネフリン	略称・通称	ノルメタネフリン			
分類	ホルモン関連／	診療報酬区分	D008	保険点数	250	収載年 1988
測定意義	メタネフリンはアドレナリンとノルアドレナリンの代謝産物で、さらにメタネフリン（MN）とノルメタネフリン（NMN）に分別される。褐色細胞腫で血中濃度が上昇する。褐色細胞腫の診断および術後の効果判定に利用される。					

検査項目名	17α-ヒドロキシプロジェステロン	略称・通称	17α-OHP			
分類	ホルモン関連／	診療報酬区分	D008	保険点数	220	収載年 1988
測定意義	副腎、睾丸、卵巣で生成されるステロイドホルモンでエストロジェン、テストステロンなどの中間代謝産物。21-hydroxylaseの欠損によりコルチゾールおよびアルドステロンの生合成経路が遮断された場合に増加する。このため、先天性副腎皮質過形成症（日本では大部分21-hydroxylaseの欠損が原因）の診断に利用されるが、多嚢胞性卵巣症候群でも増加する。					

検査項目名	レニン定量	略称・通称	レニン定量			
分類	ホルモン関連／	診療報酬区分	D008	保険点数	115	収載年 1989
測定意義	腎臓の傍糸球体細胞で合成される蛋白分解酵素で、昇圧ホルモンであるアンギオテンシンの活性化に働く。レニンは、肝臓で産生されたアンギオテンシノーゲン（レニン基質）に作用し、アンギオテンシンⅠ（AⅠ）を生成する。AⅠはさらに、肺から分泌されたアンギオテンシン転換酵素により、活性型のアンギオテンシンⅡ（AⅡ）に転換される。レニンは、主に腎血管性の高血圧で上昇し、その診断に利用される。レニン活性（PRA: plasma renin activity）の計測がより一般的で広く利用されているが、PRAは内因性レニン質量の影響による測定値の変動がなく、活性型レニンの絶対量を特異的に測定できる。					

検査項目名	エリスロポエチン	略称・通称	エリスロポエチン			
分類	ホルモン関連／	診療報酬区分	D008	保険点数	220	収載年 1990
測定意義	主に腎臓で産生され分泌される赤血球系細胞の分化と増殖を調節するホルモン。骨髄の造血幹細胞に作用し赤血球新生・分化を制御する。低下するのは、慢性腎不全、腎性貧血、再生不良性貧血の指標、赤血球増加症の鑑別であり、貧血に対してのEPO薬投与時の指標として用いられる。					

検査項目名	遊離テストステロン	略称・通称	Fテストステロン			
分類	ホルモン関連／	診療報酬区分	D008	保険点数	170	収載年 1990
測定意義	テストステロンは最も活性の強い男性ホルモンであり、その97％以上が性ホルモン結合蛋白（sex-hormone binding globulin: SHBG）やアルブミンと結合しており、その生理活性は残り3％弱の遊離分画に依存している。本検査は、活性を持つ遊離型の男性ホルモンを定量する。 男性では遊離テストステロンは明瞭な加齢低下を示すが、その程度に個体差が大きく、性腺機能の判定には本検査が必要となる。なお、総テストステロン濃度は、SHBGの加齢増加や低蛋白血症での低下に影響されるため、性腺機能を的確に評価するには、本検査で遊離分画を計測する必要がある。					

検査項目名	DHEA-S	略称・通称	DHEA-S			
分類	ホルモン関連／	診療報酬区分	D008	保険点数	190	収載年 1993
測定意義	DHEA-S（デヒドロエピアンドロステロンサルフェート）は、男性ホルモンのDHEAの硫化物で、主に副腎皮質から分泌され、血中半減期が約6時間（DHEAの約15倍）と長く、日内変動幅が小さい。 DHEA-Sは副腎性男性ホルモンの分泌機能と間接的にACTHの分泌機能を判定することが可能であるため、主にCushing症候群の病型判定や副腎皮質機能低下の診断に用いられる。					

検査項目名	副甲状腺ホルモン関連蛋白C端フラグメント（C-PTHrP）	略称・通称	C-PTHrP			
分類	ホルモン関連／	診療報酬区分	D008	保険点数	180	収載年 1993
測定意義	副甲状腺ホルモン関連蛋白（PTHrP）は、悪性腫瘍に伴う高Ca血症を引き起こす因子として発見されたアミノ酸139個、141個、173個の3種類のペプチドホルモンである。その代謝産物として、N末端・中間部・C末端のフラグメントが血中に存在する。C末端フラグメント（PTHrP-C）は、骨吸収を抑制する性質を持つが、大部分は非活性型の代謝産物と考えられている。PTHrPを産生しやすい腫瘍として、成人T細胞性白血病、腎癌、肺癌、乳癌、扁平上皮癌などが知られている。なお、PTHrP-Cは腎臓から排泄されるため、腎機能障害で血中濃度が上昇する。					

検査項目名	副甲状腺ホルモン関連蛋白(PTHrP)	略称・通称	PTHrP			
分類	ホルモン関連／	診療報酬区分	D008	保険点数	200	収載年	1994
測定意義	副甲状腺ホルモン関連蛋白(PTHrP)は、悪性腫瘍に伴う高Ca血症を引き起こす因子として発見されたアミノ酸139個、141個、173個の3種類のペプチドホルモンである。その安定な代謝産物である、PTHrPのC末端部フラグメント(PTHrP-C)は腎臓から排泄されるため、腎機能障害で血中濃度が上昇する。これに対して本検査はインタクトなPTH-rPに特異的な部分を測定するため、腎不全による伴う変動は少ない。 PTHrPを産生しやすい腫瘍として、成人T細胞性白血病、腎癌、肺癌、乳癌、扁平上皮癌などが知られている。なお、PTHrPは、腎臓以外に全身いたるところの臓器で産生されており、癌細胞特有の物質ではないこと、Ca代謝だけでなく細胞の分化に関与することが最近明らかとなっている。						

検査項目名	インスリン様成長因子結合蛋白3型(IGFBP−3)	略称・通称	IGFBP-3			
分類	ホルモン関連／	診療報酬区分	D008	保険点数	280	収載年	1997
測定意義	成長ホルモン(GH)の成長促進作用は、インスリン様成長因子(IGF、別名:ソマトメジンC)を介して行われる。IGFは、体内ではIGFに特異的に結合する蛋白に結合しており、そのIGF特異的結合蛋白の主なものが、インスリン様成長因子結合蛋白3型 (IGFBP-3)である。IGFBP-3は、GH分泌状態をよく反映するので、GHの作用状態を判定するのに利用される。 本検査は、日内変動が少なく、食事、ストレス、運動、栄養状態などの影響を受けないことから、成長ホルモン分泌不全症の診断とホルモン補充療法の指標として用いられている。						

***** 血液・凝固 *****

検査項目名	β−トロンボグロブリン	略称・通称	β-TG			
分類	血液・凝固／	診療報酬区分	D006	保険点数	180	収載年	1981
測定意義	β-トロンボグロブリン(β-TG)は、血小板第4因子(PF-4)と同様に血小板α-顆粒に含まれる分子量8.8kDaの血小板特異蛋白で、血小板活性化により血中に放出される。β-TGはPF-4と同様に、血小板活性化の指標と考えられ、DICや血栓症の診断や治療効果の判定に用いられる。 なおPF-4より半減期が長いため血中に大量に存在するが、β-TGは腎で代謝されるため、腎不全で上昇する。また、β-TGは採血条件で値が変動しやすいので、最小限の駆血圧、太目の針で、スムーズな採血が要求される(PF-4も同様)。また採血後、氷水につけ冷却遠心後に血漿分離を行う。						

検査項目名	血小板第4因子(PF4)	略称・通称	PF-4			
分類	血液・凝固／	診療報酬区分	D006	保険点数	180	収載年	1981
測定意義	血小板第4因子(PF-4)は、β-トロンボグロブリン(β-TG)と同様に血小板α-顆粒に含まれる分子量3.1kDaの血小板特異蛋白である。血小板活性化により血中に放出され、ヘパリン中和作用により血栓形成に関与する。PF-4はβ-TGと同様、血小板活性化の指標として、DICや血栓症の診断や治療効果の判定に用いられる。 なおβ-TGより半減期は短く、PF-4は腎で代謝されないので、特に腎不全の影響を受けない。PF-4は、採血条件等で値が変動しやすいので、最小限の駆血圧、太目の針で、スムーズな採血が要求される(β-TGも同様)。また採血後、氷水につけ冷却遠心後に血漿分離を行う。						

検査項目名	凝固因子インヒビター(第Ⅷ因子)	略称・通称	第Ⅷ因子インヒビター			
分類	血液・凝固／	診療報酬区分	D006	保険点数	160	収載年	1984
測定意義	第Ⅷ因子インヒビターは、血友病A患者の治療中に生じる同種抗体と、非血友病患者では妊産婦や全身性エリテマトーデス(SLE)などの自己免疫疾患で発生する自己抗体がある。血友病A患者にインヒビターが出現すると、第Ⅷ因子製剤の補充療法が無効となるため、本検査は主に血友病A患者の止血管理に用いられる。						

検査項目名	ヘモペキシン	略称・通称	Hpx			
分類	血液・凝固／	診療報酬区分	D015	保険点数	180	収載年	1986
測定意義	ヘモペキシン(hemopexin:Hpx)は、β分画に属する分子量約7万の糖蛋白で、ヘモグロビンから分離し酸化されたヘムと結合する働きを持つ。また、急性相反応蛋白として炎症で増加する。本検査は、溶血性貧血、出血、膵炎、閉塞性黄疸で低値を、感染症、リウマチ、悪性腫瘍、大量の輸血で高値を示す。						

検査項目名	フィブリノペプタイド	略称・通称	フィブリノペプタイド			
分類	血液・凝固／	診療報酬区分	D006	保険点数	300	収載年	1986
測定意義	フィブリノペプタイドA(fibrinopeptido A:FPA)は、アミノ酸15個からなる分子量1,535のペプチドで、トロンビンがフィブリノゲンに作用して最初に遊離してくる。FPAはトロンビン作用を直接反映するとされ、凝固亢進状態で高値を示し、その診断や治療の指標とされていたが、最近はほとんど利用されない。						

検査項目名	PIVKA Ⅱ（出血・凝固検査）	略称・通称	PIVKA Ⅱ		
分類	血液・凝固／	診療報酬区分	D006	保険点数 150	収載年 1986
測定意義	PIVKA-Ⅱ（Proteins Induced by Vitamin K Absence-Ⅱ）は、血液凝固第Ⅱ因子（プロトロンビン）の前駆物質であり、肝においてビタミンK欠乏状態で出現する生合成不全に由来する異常蛋白である。ビタミンK欠乏性出血症の診断に用いられるが、同時に肝細胞癌でも上昇するので、その腫瘍マーカとしても利用される。ただし、AFPとは全く相関がなく、独立したマーカである（腫瘍が小さい時期には、一方のみ陽性になりやすい）。なお、腫瘍マーカとして利用する場合、ビタミンKを投与すると、偽陰性となり、逆に、抗凝固剤、ワーファリン投与中は偽陽性となるので注意を要する。				

検査項目名	フォン・ウィルブラント因子	略称・通称	vWF		
分類	血液・凝固／	診療報酬区分	D006	保険点数 140[160]	収載年 1987
測定意義	フォン・ウィルブラント因子（von-Willebrand factor: vWF）は、分子量約50〜2,000万の多量体で血管内皮細胞や骨髄巨核球で産生され、血小板中にも存在する。vWFは、障害を受けた血管内皮下組織へ結合し、血小板粘着を引き起こし、止血に重要な役割を果たしている。常染色体遺伝疾患であるフォン・ウィルブランド病は、vWFの量的または質的異常によるもので、本検査は、主にその診断に用いられる。				

検査項目名	α2-プラスミンインヒビター・プラスミン複合体	略称・通称	PIC		
分類	血液・凝固／	診療報酬区分	D006	保険点数 170	収載年 1988
測定意義	PIC（α2 plasmin inhibitor・plasmin complex）は、線溶を引き起こすプラスミンとそれを阻止する蛋白であるα2プラスミン・インヒビター（α2-PI）とが1:1で結合した複合体である。プラスミンはその半減期が短く直接定量するのは困難なため、代わってPICが線溶亢進状態のマーカとして測定される。本検査は、DICや血栓症の診断や血栓溶解療法のモニタリングに用いられる。 本検査は、DICの診断基準における補助検査項目の一つとなっている。				

検査項目名	プロテインC	略称・通称	プロテインC		
分類	血液・凝固／	診療報酬区分	D006	保険点数 260	収載年 1988
測定意義	プロテインC（PC）は、プロテインS（PS）とともにビタミンK依存性蛋白質で凝固阻害因子である。分子量は約62,000で、肝で合成される。PCやPSが欠乏したり、抗凝固活性をもたないPC、PSが産生されると、凝固反応を制御する機能が低下し、凝固亢進状態になり、血栓症の原因となる。本検査は、先天性プロテインC欠乏症、血栓症、ビタミンK欠乏症（新生児、高度肝障害等）の診断やワーファリン投与の経過観察に用いられる。				

検査項目名	D-Dダイマー	略称・通称	D-Dダイマー		
分類	血液・凝固／	診療報酬区分	D006	保険点数 140[150]	収載年 1989
測定意義	フィブリノーゲンやフィブリンがプラスミンによって分解されると、fibrin/fibrinogen degradation products（FDP）となる。FDPは一次線溶（フィブリノーゲン分解産物, FgDP）と二次線溶（フィブリン分解産物：D-ダイマーなど）のいずれでも上昇し、両者を区別できなかった。そこで、フィブリン分解産物のみを選択的に検出し、二次線溶のみ反映するマーカとしてD-Dダイマー（D-ダイマー）が開発された。 FDPが高値でD-ダイマーが正常であれば一次線溶亢進、またD-ダイマーも高値であれば二次線溶も亢進を示し、本検査はDICや血栓症の診断や血栓溶解療法のモニタリングに用いられる。 本検査は、DICの診断基準における補助検査項目の一つとなっている。				

検査項目名	トロンビン・アンチトロンビンⅢ複合体（TAT）	略称・通称	TAT		
分類	血液・凝固／	診療報酬区分	D006	保険点数 200	収載年 1989
測定意義	トロンビン・アンチトロンビンⅢ複合体（TAT）とは、トロンビンとアンチトロンビンⅢ（AT-Ⅲ）の複合体で、分子量約58,000の糖蛋白である。凝固阻害因子であるAT-Ⅲは、トロンビン（凝固因子Ⅱa）と結合することでTATを形成し、Ⅱaの過剰に凝固促進作用を防止する。すなわち、TATはトロンビン生成マーカであり、凝固系の活性化を知ることができる。また、TATの血中半減期は10〜15分で、短期液な凝固亢進病態の診断に役立つ。本検査はDICや血栓症の診断、病態および治療効果の把握に用いられ、DICの診断基準では、補助検査項目の一つとなっている。				

検査項目名	プロテインS	略称・通称	プロテインS		
分類	血液・凝固／	診療報酬区分	D006	保険点数 170	収載年 1990
測定意義	プロテインS（PS）は、プロテインC（PC）とともにビタミンK依存性蛋白質で凝固阻害因子である。分子量は約80,000で、肝で合成され、PCの補酵素として働く。PCやPSが欠乏したり、抗凝固活性をもたないPC、PSが産生されると、凝固反応を制御する機能が低下し、凝固亢進状態になり血栓症の原因となる。本検査は、先天性プロテインS欠乏症、血栓症、ビタミンK欠乏症（新生児、高度肝障害等）の診断やワーファリン投与の経過観察に用いられる。				

検査項目名	tPA・PAI－1複合体	略称・通称	tPA・PAI-1複合体			
分 類	血液・凝固／	診療報酬区分	D006	保険点数	260	収載年 1993
測定意義	tPA・PAI-1複合体（T-IC）とは、組織プラスミノーゲンアクチベータ（tPA）とプラスミノーゲンアクチベータ・インヒビター（PAI-1）の複合体である。tPAは、プラスミノーゲンをプラスミンに活性化し線溶系を促進する蛋白で、血管内皮細胞より産生される。またPAI-1は、tPAと結合することにより線溶系を開始段階で制御する蛋白で、血管内皮細胞や肝臓で産生される。tPAがプラスミノーゲンをプラスミンにするためには、tPAがフィブリンに結合する必要がある。しかし、PAI-1と結合しT-ICになるとフィブリンには結合できず、その結果プラスミンは産生されないので、線溶系が抑制される。T-ICの増加はtPAの増加を反映し線溶系の亢進状態を表す。また、T-ICは血管内皮細胞の障害でも上昇し、血管の障害も反映する。本検査はDIC、血栓症などの診断や病態把握に用いられる。					

検査項目名	トロンボモジュリン	略称・通称	TM			
分 類	血液・凝固／	診療報酬区分	D006	保険点数	215	収載年 1994
測定意義	トロンボモジュリン（thrombomodulin：TM）は、血管内皮細胞に存在し、トロンビンと結合し凝固促進活性を阻害すると同時に凝固阻害因子のプロテインCを活性化する。TMは脳を除く全身の血管に存在し、細小血管壁の障害や破壊により血中に遊離されるため血管機能マーカとなり、腎より排泄される。全身の細小血管障害をきたすDIC、糖尿病、SLEなどの膠原病や腎不全で高値を示す。					

検査項目名	プロトロンビンフラグメントF1＋2	略称・通称	F1+2			
分 類	血液・凝固／	診療報酬区分	D006	保険点数	200	収載年 1994
測定意義	プロトロンビンフラグメントF1＋2（F1＋2）は、凝固系の活性化によりプロトロンビンが活性型第X因子によりトロンビンになる際に遊離する凝固マーカである。F1＋2は、トロンビン生成を反映し、凝固亢進状態で増加するため、DICや各種血栓症の病態や治療効果の把握に用いられる。また、F1＋2はワーファリン投与で低下するため、そのモニターにも用いられる。					

検査項目名	フィブリンモノマー複合体定量	略称・通称	SFMC			
分 類	血液・凝固／	診療報酬区分	D006	保険点数	240	収載年 1995
測定意義	凝固系の活性化によりプロトロンビンがフィブリノゲンに作用すると、フィブリンモノマーを生ずる。さらにこのフィブリンモノマーは互いに重合して、フィブリンポリマーとなり凝固が完了するが、一方でフィブリンモノマーの一部がフィブリノゲン、フィブロネクチン、FDPなどと結合し、可溶性フィブリンモノマー複合体（soluble fibrin monomer complex：SFMC）を形成する。SFMCは、トロンビン生成を鋭敏に反映し凝固亢進状態で血中に大量に出現するため、DICや各種血栓症の早期発見の指標として用いられる。本検査は、DIC診断基準における補助検査項目の一つとなっている。					

*****代 謝 マ ー カ*****

検査項目名	フェリチン	略称・通称	フェリチン			
分 類	代謝マーカ／鉄	診療報酬区分	D007	保険点数	120	収載年 1981
測定意義	フェリチンは、アポフェリチンと鉄が結合した分子量約44万の可溶性鉄貯蔵蛋白である。血清フェリチンは通常、貯蔵鉄量を反映するが、悪性腫瘍などでは貯蔵鉄量とは関係なく上昇することがある。本検査は、各種の鉄代謝異常を来たす疾患の診断に利用され、増加する疾患として、ヘモクロマトーシス、再生不良性貧血、過剰輸血などが、低下する疾患として、鉄欠乏貧血、低栄養状態、発作性夜間ヘモグロビン尿症などがある。また特異的ではないが、腫瘍マーカとしても利用され、特に造血器腫瘍（白血病、悪性リンパ腫など）において著増する。なお、生理的には妊娠、月経などで低下する。					

検査項目名	ヘモグロビンA1C（HbA1C）	略称・通称	HbA1c			
分 類	代謝マーカ／糖尿病	診療報酬区分	D005	保険点数	50	収載年 1981
測定意義	血中ヘモグロビンAのβ鎖N末端の糖化率で、過去1〜3ヶ月の平均血糖値を反映し、糖尿病の管理指標として広く利用されている。赤血球寿命が短縮する溶血性貧血では偽低値となる。また異常ヘモグロビン（陰性荷電ヘモグロビン）の存在や、大量飲酒（アセチル化Hbの増加）で偽高値に出ることがある。					

検査項目名	セルロプラスミン	略称・通称	Cp			
分 類	代謝マーカ／	診療報酬区分	D015	保険点数	90	収載年 1981
測定意義	セルロプラスミン（ceruloplasmin：Cp）は、血清銅を運搬する肝由来の血漿蛋白。Wilson病で低下する一方、急性相反応蛋白として炎症で増加する。					

検査項目名	トランスフェリン	略称・通称	Tf			
分類	代謝マーカ／鉄	診療報酬区分	D015	保険点数	60	収載年 1981
測定意義	トランスフェリン(transferrin: Tf)は主に肝臓で産生される鉄輸送に関わる糖蛋白。1分子あたり2分子の鉄を結合する。血清蛋白電気泳動のβ分画の主成分。鉄代謝、造血機能を反映し、鉄欠乏貧血や妊娠では増加し、ヘモクロマトーシス・肝硬変・無効造血では低下する。						

検査項目名	ハプトグロビン（型補正を含む）	略称・通称	Hp			
分類	代謝マーカ／	診療報酬区分	D015	保険点数	150	収載年 1981
測定意義	ハプトグロビン(haptoglobin: Hp)肝臓や網内系で産生される糖蛋白で、ヘモグロビンに特異的な結合蛋白。蛋白電気泳動では、α2分画に属する。溶血により遊離したヘモグロビンと結合してその毒性を中和し、腎臓への傷害を抑える。臨床的には、血管内溶血のマーカで、溶血性貧血では低下する。また正の急性相反性物質の一つであり、慢性炎症で増加する。						

検査項目名	アルブミン	略称・通称	Alb			
分類	代謝マーカ／	診療報酬区分	D007	保険点数	11	収載年 1981
測定意義	アルブミン(albumin)は血清中に最も多い分子量約66,000の蛋白。肝臓で合成され、血漿浸透圧の維持や各種微量物質の結合蛋白として機能する。肝臓の蛋白合成能を反映すると共に、栄養状態が悪いと低下するので栄養マーカとなる。						

検査項目名	遊離コレステロール	略称・通称	F-Cho			
分類	代謝マーカ／脂質	診療報酬区分	D007	保険点数	11	収載年 1981
測定意義	血中コレステロールの30%が脂肪酸とエステル化していない遊離型コレステロールとして存在。総コレステロールと同時測定し、それとの比を見ることで、肝実質障害の程度を推定する。肝実質障害やLCAT欠損で、その比が上昇する。						

検査項目名	亜鉛	略称・通称	Zn			
分類	代謝マーカ／微量金属	診療報酬区分	D007	保険点数	150	収載年 1981
測定意義	必須微量金属。偏食や中心静脈栄養・経腸栄養で低下することがあり、皮膚炎や味覚障害をきたすので、その診断に利用される。						

検査項目名	ビタミンB1	略称・通称	VB1			
分類	代謝マーカ／ビタミン	診療報酬区分	D007	保険点数	270	収載年 1981
測定意義	水溶性ビタミンで、欠乏すると脚気（手足のしびれ、むくみ、動悸）をきたすので、その診断に利用される。						

検査項目名	ビタミンB2	略称・通称	VB2			
分類	代謝マーカ／ビタミン	診療報酬区分	D007	保険点数	280	収載年 1981
測定意義	水溶性ビタミン。脂質代謝、糖代謝を促進し、また粘膜を保護する働きがある。不足すると口内炎、角膜炎などを起こす。						

検査項目名	アミノ酸定量	略称・通称	アミノ酸定量			
分類	代謝マーカ／	診療報酬区分	D010	保険点数	1300	収載年 1981
測定意義	血漿アミノ酸は、食事や運動の影響を受けるが、その組成の変化は先天性や後天性のアミノ酸代謝障害により生じる。慢性肝不全では、バリン、イソロイシン、ロイシンよりなる分枝鎖アミノ酸(BCAA)が低栄養などにより減少し、チロシンとフェニルアラニンよりなる芳香族アミノ酸(AAA)が肝臓の処理能力低下により増加するため、BCAAとAAAのモル比(Fischer比)は低値となる。本検査は約40種のアミノ酸を定量するとともに、Fischer比を算出するもので、先天性アミノ酸代謝異常症の早期発見・治療や、肝障害の重症度の判定、全身の栄養状態の把握、アミノ酸製剤治療の指針に用いられる。						

検査項目名	不飽和鉄結合能（UIBC）	略称・通称	UIBC			
分類	代謝マーカ／鉄	診療報酬区分	D007	保険点数	11[31]	収載年 1982
測定意義	不飽和のトランスフェリンと結合しうる鉄量。血清鉄の測定とあわせて鉄欠乏性貧血や、鉄過剰を示すヘモジデローシスの診断に用いる。						

検査項目名	レシチン・コレステロール・アシルトランスフェラーゼ(L-CAT)	略称・通称	L-CAT			
分類	代謝マーカ／脂質	診療報酬区分	D007	保険点数	70	収載年 1982
測定意義	レシチン・コレステロール・アシルトランスフェラーゼ(L-CAT)はレシチンの脂肪酸を遊離コレステロールに転送してコレステロールエステルを生成する酵素で、肝で合成され、血中ではHDLに結合して存在する。半減期が短いため、肝の蛋白合成能を鋭敏に反映する。本検査は、L-CAT欠損症、アポ蛋白異常症の診断や肝の蛋白合成能のマーカとして用いられる。					

検査項目名	アポリポ蛋白(AⅠ・AⅡ・B・CⅡ・CⅢ・E)	略称・通称	アポリポ蛋白(AⅠ・AⅡ・B・CⅡ・CⅢ・E)			
分類	代謝マーカ／脂質	診療報酬区分	D007	保険点数	95	収載年 1984
測定意義	リポ蛋白を構成する蛋白成分(アポ蛋白)の分別測定。それぞれ生物活性を持ち、リポ蛋白代謝に関与している。血中に最も多いのはHDLを構成するAⅠでLCATの活性化に関与、AⅡはLCAT抑制、BはVLDLやカイロミクロンの形成、CⅠはLCAT活性化、CⅡはLPL活性化、CⅢはLPL抑制、EはLPL抑制の機能を有する。					

検査項目名	CKアイソザイム	略称・通称	CKアイソザイム			
分類	代謝マーカ／	診療報酬区分	D007	保険点数	55	収載年 1985
測定意義	CKが高値の場合にその由来臓器を推定するために測定する。CKはM型(筋型)とB型(脳型)の2種のサブユニットからなる2量体の酵素である。3種のアイソザイムがあり、MM型は骨格筋、MB型は心筋、BB型は脳・子宮・腸管に多く含まれ、健常人は大部分がMM型である。MB型は心筋梗塞で明瞭に増加し、多発性筋炎でも増加することがある。BB型の増加はまれであるが、脳損傷や胃・前立腺・肺の悪性腫瘍で増加することがある。					

検査項目名	ケトン体分画	略称・通称	ケトン体分画			
分類	代謝マーカ／	診療報酬区分	D007	保険点数	60	収載年 1987
測定意義	血液中のケトン体分画を求め、主要ケトン体である、アセト酢酸(AA)と3-ヒドロキシ酪酸(3-HB)の成分比(AA/3-HB)を求めると、それが肝のエネルギー代謝の異常を反映する。しかし、ケトン体は細胞膜を通過するため、末梢組織で消費されるので採血条件の影響を受けうる。このためその影響の少ない動脈血中ケトン体比が測定される。主に肝移植に際して肝細胞予備能の評価に利用される。また救急医療では、多臓器不全においてその予後を評価する際に測定される。					

検査項目名	プレアルブミン	略称・通称	プレアルブミン			
分類	代謝マーカ／	診療報酬区分	D015	保険点数	115	収載年 1987
測定意義	肝臓で合成される分子量5.5万の4量体で、電気泳動でアルブミンより陽極側に泳動されることからプレアルブミンと呼ばれる。甲状腺ホルモン(T4, T3)およびレチノール(ビタミンAの一種)の結合蛋白RBP(retinol binding protein)と複合体を形成し、それらの特異的な運搬に関与している。正式名称はトランスサイレチン(transthyretin: TTR)になっている。半減期が2.5日と短くrapid turnover proteinとして、栄養状態を速やかに反映するため、最近では栄養管理の指標に用いられる。					

検査項目名	コレステロール分画	略称・通称	コレステロール分画			
分類	代謝マーカ／脂質	診療報酬区分	D007	保険点数	57	収載年 1988
測定意義	コレステロールを電気泳動法により、HDL、LDL、VLDLに分画し、各分画の増減を調べる検査である。しかし、現在では、HDLおよびLDLコレステロールを迅速に直接定量可能となり、必要性は低くなっている。					

検査項目名	葉酸	略称・通称	葉酸			
分類	代謝マーカ／ビタミン	診療報酬区分	D007	保険点数	170	収載年 1988
測定意義	葉酸(folic acid)は、ビタミンB複合体の1つで、細胞の分化や造血に必要になる。欠乏すると、動脈硬化を起こしやすく、ビタミンB12の欠乏と同様に、大球性貧血や神経障害を起こす。本検査は、主に大球性貧血の診断に利用される。欠乏の原因には、アルコール中毒や偏食による摂取不足、胃切除後などの吸収障害がある。					

検査項目名	レチノール結合蛋白(RBP)	略称・通称	RBP			
分類	代謝マーカ／ビタミン	診療報酬区分	D015	保険点数	140	収載年 1989
測定意義	血中レチノール(ビタミンA)に対する輸送蛋白(retinol binding protein)で、分子量21,000。肝臓で合成されるためその蛋白合成能を反映し、肝機能障害や低栄養状態で低下するので栄養マーカとしても利用される。レチノールと結合したRBPはプレアルブミンに結合した状態で組織にレチノールを配送するが、レチノールがはずれるとプレアルブミンから遊離し、その一部は腎から排泄される。このため、尿細管の病変では尿中RBPが増加する。					

検査項目名	1,5-アンヒドロ-D-グルシトール(1,5AG)	略称・通称	1,5-AG			
分類	代謝マーカ／糖尿病	診療報酬区分	D007	保険点数	80	収載年	1991
測定意義	1,5-アンヒドログルシトール(1,5-AG)は、グルコースの1位のOH基がとれた構造のポリオール(グルコース誘導体の一種)で、主に食物から摂取され、糸球体で濾過されるが、正常ではそのほとんどが尿細管で再吸収される。しかし、1,5-AGとグルコースの構造が類似しており、高血糖で尿糖が生じる状況では、尿細管でグルコースと1,5-AGの再吸収が競合し、グルコース排泄量が多いほど1,5-AGの再吸収が阻害され、血中濃度は低下する。すなわち尿糖値が高いほど血中1,5-AG値が低下する。1,5-AGは、正常〜境界域血糖値の変動に敏感に反応し、短期的な血糖の管理状態の指標となる。特に、良好にコントロールされている糖尿病のモニタリングや治療効果の判定に用いられる。なお、腎不全患者では尿細管での1,5-AG再吸収が低下し、血中濃度が低値となる。						

検査項目名	グリコアルブミン	略称・通称	GA			
分類	代謝マーカ／糖尿病	診療報酬区分	D007	保険点数	55	収載年	1992
測定意義	グリコアルブミン(GA)はグルコースとアルブミンが非酵素的糖化反応により結合して形成された糖化蛋白である。GAは、HbA1cより短期間の平均血糖値を反映するため、糖尿病治療開始時の効果判定、不安定型糖尿病の治療評価や妊婦の糖尿病など厳格なコントロールが必要な場合に用いられている。なお、フルクトサミンは低アルブミン血症で低値傾向を示し、またHbA1cは高窒素血症の際に生じるカルバミル化Hbの影響を受け高値となるが、GAはこれらの影響が少ない。						

検査項目名	リポ蛋白(a)	略称・通称	Lp(a)			
分類	代謝マーカ／脂質	診療報酬区分	D007	保険点数	110	収載年	1993
測定意義	リポ蛋白(a):Lp(a)は、脂質構成がLDLと類似した粒子で、アポ蛋白Bとアポ蛋白(a)が結合したリポ蛋白である。本検査は、虚血性心疾患,脳梗塞などで高値を示し、動脈硬化性疾患の危険度の指標として用いられる。						

検査項目名	レムナント様リポ蛋白(RLP)コレステロール	略称・通称	RLP-C			
分類	代謝マーカ／脂質	診療報酬区分	D007	保険点数	200	収載年	1993
測定意義	レムナント様リポ蛋白-コレステロール(RLP-コレステロール:RLP-C)は、カイロミクロンやVLDLなどのトリグリセライド(TG)に富むリポ蛋白が、リポ蛋白リパーゼにより内部のTGが消費されて生じる中間代謝産物(RPL)の量を反映する。RLP-Cは、動脈硬化性疾患の危険因子の一つであり、本検査は動脈硬化性疾患の指標として用いられている。						

検査項目名	リポ蛋白リパーゼ	略称・通称	LPL			
分類	代謝マーカ／脂質	診療報酬区分	D007	保険点数	230	収載年	1994
測定意義	リポ蛋白リパーゼ(LPL)は、分子量は61kDaの糖蛋白で、毛細血管内皮細胞表面に存在し、カイロミクロンやVLDL中のトリグリセライド(TG)を水解する酵素である。LPLが欠損すると血中にカイロミクロンが停滞し、高TG血症が生じる。本検査は、高TG血症の成因がLPLの欠損または低下によるものかどうかを鑑別するのに利用される。						

検査項目名	マイクロトランスフェリン(尿中)	略称・通称	尿中Tf			
分類	代謝マーカ／糖尿病	診療報酬区分	D001	保険点数	115	収載年	1994
測定意義	トランスフェリン(Tf)は、分子量77kDaで通常、糸球体で濾過されない。腎疾患では、Tfは分子量67kDaのアルブミンより大きいが、陰性荷電はアルブミンより弱いため、糸球体のわずかな変化を鋭敏にとらえ、アルブミンより早く尿中に排泄されやすい。尿中Tfは、糖尿病性腎症の早期発見、治療開始の判断に用いられる。						

検査項目名	1,25ジヒドロキシビタミンD3(1,25(OH)2D3)	略称・通称	1,25(OH)D3			
分類	代謝マーカ／ビタミン	診療報酬区分	D007	保険点数	400	収載年	1994
測定意義	1,25ジヒドロキシビタミンD3(1,25(OH)2D3)は、ビタミンDの代謝物の一つであり、肝臓で生成された25-OHビタミンDが腎臓で水酸化を受けた結果生じる。活性型ビタミンDとも呼ばれ、高い生理活性を示す。その活性化は、血清中のCaやリン濃度、副甲状腺ホルモンなどにより調節されている。なお、骨疾患の治療薬として、最近は活性型ビタミンDが広く用いられており、本検査は、投与したビタミンD効果の推測(薬剤モニタリング)に利用される。						

検査項目名	LDL-コレステロール	略称・通称	LDL-C			
分類	代謝マーカ／脂質	診療報酬区分	D007	保険点数	18	収載年	1998
測定意義	LDL-コレステロール(LDL-C)は、LDL(低比重リポ蛋白)に含まれるコレステロールで、その血中濃度は、総コレステロールよりも動脈硬化性疾患の危険度を的確に表す指標とされている。従来LDL-C値はFriedewaldの推定式 LDL-C=総コレステロール(TC)－HDL-C－トリグリセライド(TG)/5により求められることが多かったが、TGが高値の場合には推定値に問題があった。最近、自動分析装置に対応した、直接法により測定が可能となった。本法により、LDL-C値を正確に測定でき、高脂血症の診断、治療開始基準の指標として用いられる。						

検査項目名	IV型コラーゲン（尿中）	略称・通称	尿中IV型コラーゲン				
分類	代謝マーカ／糖尿病	診療報酬区分	D001	保険点数	210	収載年	1999
測定意義	IV型コラーゲンは基底膜の主要構成成分で、腎では糸球体基底膜の主な構成成分の一つである。従来より、糖尿病性腎症の診断に用いられている尿中アルブミンやトランスフェリン等の血中由来蛋白が糸球体の透過性異常を反映するのに対し、尿中IV型コラーゲンは、分子量が約50万と大きいため、糸球体を透過したものでなく、糸球体上皮細胞や尿細管上皮細胞で産生されたものが尿中に出現したものと考えられている。糖尿病性腎症において尿中IV型コラーゲンは、尿中アルブミン値が正常域においても上昇するため、本検査は糖尿病性腎症の早期診断や病態把握に用いられる。							

検査項目名	マンガン	略称・通称	Mn				
分類	代謝マーカ／微量金属	診療報酬区分	D007	保険点数	27	収載年	2002
測定意義	マンガン（Mn）は必須微量金属のひとつで、血液中では約7割が赤血球に、約3割が血小板と白血球に存在する。半減期は約40日、主に胆汁〜腸管経路で排泄され、尿からの排泄は極めて少ない。職業的曝露によりマンガン粉塵の吸入、嚥下により中枢神経障害を引き起こすが、現在は職場環境の改善であまり見られない。また、欠乏の場合、貧血、皮膚症状、骨病変、糖・脂質代謝異常が見られる。通常の食事ではマンガン欠乏症は考えにくいが、長期の経静脈栄養を行っている患者では、考慮すべきである。							

***** 免疫・炎症 マーカ *****

検査項目名	特異的IgE	略称・通称	特異的IgE				
分類	免疫・炎症マーカ／	診療報酬区分	D015	保険点数	110	収載年	1980
測定意義	即時型アレルギーに関与する免疫グロブリンE分画のうち、特定のアレルゲンに対する特異なIgE量を測定する検査を、特異的IgE検査またはRAST（放射性アレルゲン吸着法：radio-allergosorbent test）と呼び、現在、吸入性、食餌性、職業性に関する多数のアレルゲンの検査が可能となっている。							

検査項目名	クリオグロブリン	略称・通称	クリオグロブリン				
分類	免疫・炎症マーカ／	診療報酬区分	D015	保険点数	42	収載年	1980
測定意義	37℃以下に冷却すると白色沈殿したりゲル化し、加温すると再び溶解する病的な免疫グロブリンまたは免疫複合体。多発性骨髄腫や、原発性マクログロブリン血症、リンパ増殖性疾患で検出される。検体採取後、血清分離まで37℃に保存する必要がある。							

検査項目名	免疫グロブリン（IgD）	略称・通称	IgD				
分類	免疫・炎症マーカ／	診療報酬区分	D015	保険点数	38	収載年	1981
測定意義	IgDは、分子量約18万の免疫グロブリンで、IgEの次に少なく、胎盤通過性はない。B細胞表面に存在し、IgMと同様に抗原受容体として働いているとされているが、機能の詳細は不明である。IgD型骨髄腫で著明に増加するが、その他の病態変動は明らかでない。							

検査項目名	ABO血液型亜型	略称・通称	ABO血液型亜型				
分類	免疫・炎症マーカ／	診療報酬区分	D011	保険点数	260	収載年	1981
測定意義	ABO式血液型の抗原には、A、B、Hの3種類がある。H抗原はA抗原、B抗原の前駆物質である。A抗原、B抗原の活性が遺伝的に弱いものを亜型あるいは変異型と称する。通常、ABO式血液型検査において、オモテ試験とウラ試験の結果が不一致となる場合の多くは、亜型・変異型が原因である。臨床的には、H遺伝子の変異により、A抗原、B抗原、H抗原が発現しないBombay型（Oh）が、その代表であるが、それ以外には多種多様な病態が存在する。本検査は、ABO式血液型亜型の詳細な型を決定するもので、様々な免疫血清学的手法が利用される。							

検査項目名	IgG－FcR＋・T細胞百分率	略称・通称	IgG-FcR+T%				
分類	免疫・炎症マーカ／	診療報酬区分	D016	保険点数	210	収載年	1981
測定意義	IgGのFc部分に対する受容体を有するT細胞（IgG-FcR+T細胞）の割合を計測する。IgG-FcR+T細胞は抗体依存性細胞障害反応（ADCC）に関与しており、造血機構に抑制的に作用している。本検査は免疫不全症候群、悪性リンパ腫、再生不良性貧血で高値となり、T細胞表面の状態を把握するために用いられる。							

検査項目名	表面免疫グロブリン	略称・通称	Sm-Ig				
分類	免疫・炎症マーカ／	診療報酬区分	D016	保険点数	170	収載年	1981
測定意義	表面免疫グロブリン（Surface membrance Immunoglobulin: SmIg）の測定は、B細胞のみに発現している各種SmIg（総Ig・IgG・IgA・IgM・IgD・Igκ・Igλ）を分別定量することで、B細胞の分化段階の判定に利用される。SmIgを詳細に検討することで、B細胞性リンパ性白血病や悪性リンパ腫では、B細胞のどの成熟段階での単クローン性増殖であるか、また原発性免疫不全症候群では、どの分化段階の障害かを推定できる。本検査は、B細胞性リンパ性白血病や悪性リンパ腫の細胞同定や分化段階の検索、また免疫不全症の病態把握に用いられる。							

検査項目名	α1-アンチトリプシン	略称・通称	α1AT			
分 類	免疫・炎症マーカ／	診療報酬区分	D006	保険点数	80	収載年	1981
測定意義	α1-アンチトリプシン（α1-antitrypsin：α1AT）は、肝で産生される分子量5.2万の糖蛋白で、蛋白分画ではα2分画に属する。プロテアーゼインヒビターであり、急性相反性物質の一つでもある。炎症性疾患で増加するが、産生の低下する肝障害や尿中へ大量に排泄されるネフローゼ症候群では低下する。本検査は、炎症性疾患の活動性の把握や、悪性腫瘍、肝機能障害、ネフローゼ症候群等の診断補助に用いられる。					

検査項目名	α2-マクログロブリン	略称・通称	α2-MG			
分 類	免疫・炎症マーカ／	診療報酬区分	D006	保険点数	140	収載年	1981
測定意義	α2-マクログロブリン（α2-macroglobulin：α2-MG）は、肝・網内系などで産生される分子量約72.5万の糖蛋白で、蛋白分画ではα2分画に属する。巨大分子であるため腎障害でも尿に排泄されにくく、血中濃度が上昇する。またプロテアーゼインヒビターの一つで、炎症で放出されるプロテアーゼを阻害し、トロンビンやプラスミンの作用、すなわち線溶も阻止する。本検査は、炎症性疾患やネフローゼ症候群で高値となり、線溶亢進、肝機能障害、前立腺癌で低値となる。					

検査項目名	補体蛋白（C3）	略称・通称	C3			
分 類	免疫・炎症マーカ／	診療報酬区分	D015	保険点数	70	収載年	1981
測定意義	補体の第3成分で、主に肝で合成される糖蛋白である。β1C/β1Aグロブリンとも呼ばれる。補体成分中で最も血中濃度が高く、古典経路と第2経路の活性化に関与する。急激な炎症反応で低下するが、慢性炎症では増加する。					

検査項目名	補体蛋白（C4）	略称・通称	C4			
分 類	免疫・炎症マーカ／	診療報酬区分	D015	保険点数	70	収載年	1981
測定意義	補体の第4成分で、主に肝で合成される糖蛋白である。β1Eグロブリンとも呼ばれる。補体成分中でC3に次いで血中濃度が高い。急激な炎症反応で低下するが、慢性炎症では増加する。					

検査項目名	ミトコンドリアAST	略称・通称	m-AST			
分 類	免疫・炎症マーカ／	診療報酬区分	D007	保険点数	49	収載年	1982
測定意義	ミトコンドリア由来のASTで、通常のASTとは異なり簡単には遊出せず、細胞壊死ではじめて上昇する。肝・胆道系疾患、筋肉、溶血性疾患の細胞障害の程度の判定に利用される。					

検査項目名	リンパ球表面マーカー	略称・通称	リンパ球表面マーカ			
分 類	免疫・炎症マーカ／	診療報酬区分	D016	保険点数	210	収載年	1986
測定意義	当初は、OKT4、Leu3a（いずれも、現在のCD4）およびOKT8、Leu2a（いずれも、現在のCD8）として保険適用となったが、その後の研究でそれぞれCD4およびCD8と判明した。リンパ球は，機能または表面マーカーにより細かく分類される。表面マーカーである分化抗原はモノクローナル抗体で検索され、これを整理するための番号がCD（Cluster of Differentiation）番号と名づけられ、CD抗原とも呼ばれている。現在は約170のCD抗原が同定されている。CD抗原は、白血病・リンパ腫を含む細胞の分化及び型分類に用いられ、CD4/8比は免疫活動性の指標に、またCD4陽性細胞数はHIV感染症のAIDS発症の指標として用いられている。					

検査項目名	C1インアクチベーター	略称・通称	C1インアクチベーター			
分 類	免疫・炎症マーカ／	診療報酬区分	D015	保険点数	290	収載年	1986
測定意義	C1インアクチベーターは、プロテアーゼインヒビターの一つであり、主に肝で産生される分子量約10万の糖蛋白で、補体系（C1）、線溶系（プラスミン）、凝固系、キニン系（カリクレイン）に関与し、活性を阻害する。本検査は、後天性血管神経性浮腫瘍、肝疾患等で低値を示し、先天性欠乏症である遺伝性血管神経性浮腫の診断、経過観察に主に利用される。					

検査項目名	α1-酸性糖蛋白	略称・通称	α1-AG			
分 類	免疫・炎症マーカ／	診療報酬区分		保険点数	削除2008	収載年	1986
測定意義	α1-酸性糖蛋白（α1-acid glycoprotein：α1-AG）は主に肝で産生される分子量約5万の糖蛋白で、α1分画に属する。血清ムコ蛋白（セロムコイド）の主成分で別名オロソムコイドorosomucoidとも呼ばれる。急性相反応物質の1つで、慢性炎症で増加するが、産生の低下する肝障害や尿中へ大量に排泄されるネフローゼ症候群では低下する。また、α1-AGは免疫抑制酸性蛋白（IAP）と共通の抗原性を有し、腫瘍マーカとしても利用される。本検査は、炎症性疾患の活動性の把握や、悪性腫瘍、肝機能障害、ネフローゼ症候群等の診断補助に用いられる。					

検査項目名	C3プロアクチベータ	略称・通称	C3PA			
分類	免疫・炎症マーカ／	診療報酬区分	D015	保険点数	160	収載年 1986
測定意義	C3プロアクチベーター(C3PA)は、補体成分C3の活性化に関与する分子量約7.1万の糖蛋白である。C3PAは、主に肝臓、単球、マクロファージで産生され、自己免疫性疾患、膠原病等で補体の活性化が亢進すると低下し、補体制御因子(Ⅰ因子)の欠損症では著しく低下する。本検査は全身性エリテマトーデス、関節リウマチ等の診断補助やⅠ因子欠損症の診断に用いられるが、現在はあまり利用されていない。					

検査項目名	C反応性蛋白(CRP)定量	略称・通称	CRP定量			
分類	免疫・炎症マーカ／	診療報酬区分	D015	保険点数	16	収載年 1986
測定意義	C反応性蛋白(C-reactive protein: CRP)は、分子量約105kDaの急性相反応物質で、肺炎双球菌のC多糖体と反応する蛋白として見出されたことからその名前が付いた。本検査は、臨床の現場で最も広く利用されている炎症マーカであり、感染症、悪性腫瘍、自己免疫性疾患、組織壊死(心筋梗塞等)で上昇するため、炎症性疾患の活動性の把握、経過観察に用いられる。感染症の場合、一般に細菌性の場合に比べ、非細菌性(ウイルス性、真菌性等)では、その上昇の程度が低い。なお現在、保険点数上は定性・定量の区別はなくなっている。					

検査項目名	血中APRスコア	略称・通称	APRスコア			
分類	免疫・炎症マーカ／	診療報酬区分	D015	保険点数	200	収載年 1988
測定意義	急性相反応物質(Acute Phase Reactants:APR)には種々の物質があるが、本検査はこの中のα1-酸性糖蛋白、ハプトグロビン、CRPの3成分の高さを定性的に検出し、結果をスコア化することで、新生児感染症の診断に利用される。					

検査項目名	C1q結合免疫複合体	略称・通称	C1q結合免疫複合体			
分類	免疫・炎症マーカ／	診療報酬区分	D014	保険点数	170	収載年 1989
測定意義	C3d結合免疫複合体精密測定は、血中の免疫複合体(IC)を補体第1成分の構成成分の一つであるC1qを用いて検出する。ICは、抗原(自己抗原等)・抗体・補体の複合体で、血中では循環ICとして存在し、網内系や貪食細胞に取り込まれ、通常では検出されない。しかし、大量のICの出現、貪食細胞機能不全では、組織へ沈着し、臓器障害を引き起こす。本検査は、膠原病、自己免疫疾患、感染症、悪性腫瘍などで陽性となるが、特に全身性エリテマトーデス(SLE)や関節リウマチやで陽性率が高く、診断や治療効果の判定、経過観察に用いられる。					

検査項目名	C3d結合免疫複合体	略称・通称	C3d結合免疫複合体			
分類	免疫・炎症マーカ／	診療報酬区分	D014	保険点数	210	収載年 1989
測定意義	C3d結合免疫複合体精密測定は、血中の免疫複合体(IC)を補体第3成分の分解産物の一つであるC3dを用いて検出する。ICは、抗原(自己抗原等)・抗体・補体の複合体で、血中では循環ICとして存在し、網内系や貪食細胞に取り込まれ、通常では検出されない。しかし、大量のICの出現、貪食細胞機能不全では、組織へ沈着し、臓器障害を引き起こす。本検査は、膠原病、自己免疫疾患、感染症、悪性腫瘍などで陽性となるが、特に全身性エリテマトーデス(SLE)や関節リウマチやで陽性率が高く、診断や治療効果の判定、経過観察に用いられる。					

検査項目名	2,5-オリゴアデニル酸合成酵素活性	略称・通称	2,5AS			
分類	免疫・炎症マーカ／	診療報酬区分	D007	保険点数	250	収載年 1990
測定意義	2,5-オリゴアデニレートシンセターゼ(2,5-oligoadenylate synthetase:2,5-AS)は、インターフェロン(INF)により誘導される酵素で、INFの抗ウイルス作用のマーカとなる。2,5-ASは、ウイルス感染時やウイルス性肝炎のINF療法が有効であったときに高値となる。本検査は、ウイルス性感染症の診断やウイルス性肝炎のINF療法の効果判定に利用される。					

検査項目名	デオキシチミジンキナーゼ(TK)活性	略称・通称	TK			
分類	免疫・炎症マーカ／	診療報酬区分	D005	保険点数	240	収載年 1991
測定意義	デオキシチミジンキナーゼ(deoxythymidine kinase:TK)は、DNAの合成酵素で、その活性は、細胞分裂活動の強さの指標となる。TK活性は、細胞再生やウイルス感染細胞で上昇する。本検査は、白血病、多発性骨髄腫、悪性腫瘍、ウイルス感染症などの治療効果や予後の判定の指標に用いられる。					

検査項目名	モノクローナルRF結合免疫複合体	略称・通称	ICmRF			
分類	免疫・炎症マーカ／	診療報酬区分	D014	保険点数	200	収載年 1991
測定意義	モノクローナルRF結合免疫複合体精密測定(ICmRF)は、血中の免疫複合体(IC)をモノクローナルリウマトイド因子(mRF)を用いて検出する。ICは、抗原(自己抗原 等)・抗体・補体の複合体で、血中では循環ICとして存在し、網内系や貪食細胞に取り込まれ、通常では検出されない。しかし、大量のICの出現、貪食細胞機能不全では、組織へ沈着し、臓器障害を引き起こす。本検査は、膠原病、自己免疫疾患、感染症、悪性腫瘍などで陽性となるが、特に全身性エリテマトーデス(SLE)や関節リウマチで陽性率が高く、診断や治療効果の判定、経過観察に用いられる。					

検査項目名	ヒアルロン酸	略称・通称	ヒアルロン酸			
分類	免疫・炎症マーカ／	診療報酬区分	D007	保険点数	190	収載年	1992
測定意義	ヒアルロン酸（hyaluronic acid：HA）は酸性ムコ多糖体の一つで、主に線維芽細胞や中皮表皮細胞で産生され、肝の内皮細胞で異化される。HAは、繊維性コラーゲンの分子間の空洞を埋めるゼリー状の物質で、潤滑作用や組織の保持作用を持ち、結合組織や関節滑液にも存在する。本検査は、肝線維化の指標として、また慢性関節リウマチの診断や癌性の胸水・腹水の鑑別に用いられる。						

検査項目名	免疫グロブリンL鎖κ／λ比	略称・通称	免疫グロブリンL鎖κ／λ比			
分類	免疫・炎症マーカ／	診療報酬区分	D015	保険点数	340	収載年	1995
測定意義	免疫グロブリンを構成するL鎖（Light chain）は、κ型とλ型の2種類がある。κ型とλ型の比率は、通常個体内ではほぼ一定と考えられるが、単クローン性の免疫グロブリンの増加がある場合、その比が極端な値となる。本検査は、多発性骨髄腫などによる単クローン性の免疫グロブリン増加症の鑑別診断や病態把握に用いられる。						

検査項目名	血清アミロイドA（SAA）蛋白	略称・通称	SAA			
分類	免疫・炎症マーカ／	診療報酬区分	D015	保険点数	48	収載年	1995
測定意義	血清アミロイドA（Serum Amyloid A：SAA）は、慢性炎症性疾患に合併しやすいアミロイドーシスで組織に沈着するアミロイドA蛋白の血中前駆体で、分子量約約12万ダルトンの糖を含まない蛋白である。主に肝臓で合成され、血中では高比重リポ蛋白（HDL）中のアポ蛋白として存在する。SAAは、急性相反応物質で、CRPと同様の動態を示すが、変化の度合いがCRPよりも大きい。またウイルス感染やステロイド治療中などCRPがあまり上昇しない疾患でも顕著に上昇する。さらに回復期において、CRPよりも短期間に低下するなどの特徴がある。本検査は、感染症、悪性腫瘍、自己免疫疾患、組織障害などの診断、病態把握および経過観察に用いられる。						

検査項目名	マトリックスメタロプロテイナーゼ3（MMP-3）	略称・通称	MMP-3			
分類	免疫・炎症マーカ／	診療報酬区分	D014	保険点数	120	収載年	2001
測定意義	マトリックスメタロプロテイナーゼ-3（MMP-3）は、慢性関節リウマチ（RA）患者の滑膜表層細胞で産生される酵素である。MMP-3は、種々の結合組織であるマトリックス巨大分子を分解し、関節を破壊する。滑膜表層細胞で産生されたMMP-3が関節液中に貯留し、血管やリンパ管を経由して血中に移行し、血清中MMP-3が上昇する。本検査は、早期RAの診断、関節破壊の指標としてRAの予後推定および変形性関節症や痛風等との鑑別に用いられる。						

***** その他 *****

検査項目名	特定薬剤治療管理料	略称・通称	特定薬剤治療管理料			
分類	その他／	診療報酬区分	B001	保険点数	470	収載年	1983
測定意義	特定薬剤治療管理料として、強心剤のジキタリス製剤が初めて保険適用となる。薬物維持量のモニター、薬物中毒状態の診断と治療、患者の病態に応じた治療計画のため実施される。その後、抗てんかん剤、不整脈用剤、精神神経用剤、抗生物質製剤、免疫抑制剤ほか種々の薬剤が保険適用となってきている。						

5　採血管の種類と主な用途

採血管の種類と主な用途

　測定しようとする物質の安定性を保持するために様々な添加剤が用いられる。抗凝固目的には、EDTA（エチレンジアミン四酢酸）、ヘパリン、クエン酸 Na（クエン酸ナトリウム）、シュウ酸 Na（シュウ酸ナトリウム）、解糖阻止目的には NaF（フッ化ナトリウム）、ヨード酢酸、酵素阻害には EDTA、アプロチニンが用いられる。

　採血時の混乱を防ぐために、採血管のキャップを色分けする方式が広く用いられている。EDTA を含む採血管のキャップは紫色、ヘパリンは緑色、フッ素あるいはヨード酢酸などの解糖阻止剤を含む場合は灰色で、何も含まない場合は赤（茶）である。このような色分けは ISO（国際標準化機構）の標準化の申し合わせに従っている[1]。

■抗凝固剤

　EDTA：EDTA は二価の金属イオンをキレートする作用があり、血液凝固の際に必要となるカルシウムをキレート結合し、凝固を阻止する。カリウム塩（2K、3K）、ナトリウム塩（2Na）がある。血小板保存能が良く、血球形態変化を与えることが少ない。EDTA-2K と EDTA-2Na では大きい差はないが、EDTA-2K は溶解性が高い。

　ヘパリン：ヘパリンは抗トロンビン作用により抗凝固効果を発揮する。アンチトロンビンIII（AT-III）との結合により、活性型X因子阻害活性を増強し、抗凝固作用を発現する。ヘパリン化合物にはリチウム塩、ナトリウム塩、アンモニウム塩、二重シュウ酸塩（シュウ酸アンモニウム）がある。ただし、二重シュウ酸塩入の採血管で採血した血液で尿素窒素を測定すると、正誤差を生じる。細胞検査のときは、ナトリウム塩を用いる。

　クエン酸ナトリウム：クエン酸ナトリウム液は血液と等張であり、その脱カルシウム作用で凝固を阻止する。

■解糖阻止剤

　NaF（フッ化ナトリウム）：NaF はカルシウムとキレート結合し、凝固を阻止するとともに、解糖系酵素のエノラーゼ活性を阻害して、グルコースの代謝（分解）を阻止する。

　ヨード酢酸：解糖系の酵素であるグリセルアルデヒド3リン酸デヒドロゲナーゼ（GAPDH）を阻害してグルコースの代謝を阻止する。

■蛋白分解阻止剤

　EDTA：代表的な抗凝固剤であるが、メタロプロテアーゼインヒビターに属する蛋白分解阻止剤であり、各種血中の不安定物質（特に蛋白、ペプチド）のサンプリングに利用される。

　アプロチニン：セリンプロテアーゼインヒビターに属する蛋白分解阻止剤で、より不安定な物質の蛋白分解酵素阻止剤として EDTA と一緒に用いられる。

---

[1] ISO 6710. Single use containers for venous blood. specimen collection. Geneve:Intern Organ for. Standardization; 1995.

用途	外観・容量 / 内容 / 検査材料	備考1	備考2
血清を材料とする 　生化学検査 　ホルモン 　腫瘍マーカ 　免疫血清学検査 など	外観・容量：茶色　6ml, 9ml 内容：分離剤・凝固促進剤 　　　（プレーン管とも呼ばれる） 検査材料：血清	材料として血清を用いる多くの検査に使用される。血中薬物検査には使用不可。	血清分離時間短縮のため、**凝固促進剤**または**凝固促進フィルム**が添加される。
血液学検査用 　血算（CBC） 　白血球分類 など	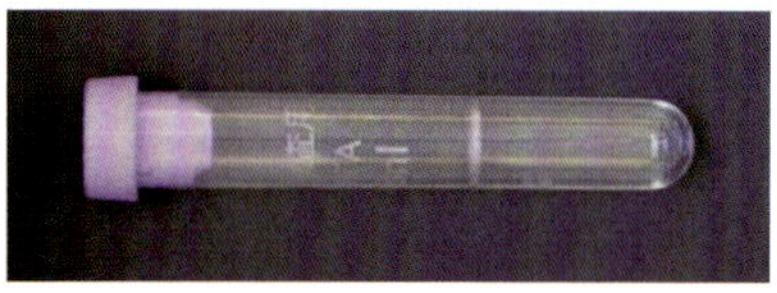 外観・容量：紫色　2ml 内容：抗凝固剤（EDTA-2K） 検査材料：血漿	カルシウムをキレート結合し凝固を阻止。血小板保存能が良く、血球形態変化を与えることが少ない。EDTA-2KとEDTA-2Naがあるが、血液学検査には溶解性の高いEDTA-2Kが用いられる。EDTA-3Kは高濃度では赤血球を収縮させ注意が必要。	シクロスポリン検査用にも使用。 ヘパリンは血小板凝集をおこすため、抗凝固剤には不適。
血液型 など	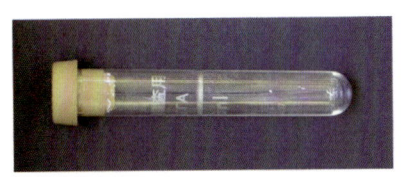 外観・容量：黄土色　2ml 内容：抗凝固剤（EDTA-2Na） 検査材料：血漿、赤血球	血漿、赤血球の両方を使用するため、分離剤の入らないものを使用。	血液型検査を自動分析機で行う場合、この採血管を用いる。用手法の場合はプレーン管（分離材なし）が使われる。
アンモニア 乳酸 ピルビン酸 など	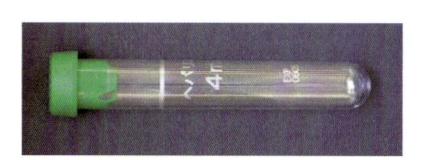 外観・容量：緑色　4ml 内容：抗凝固剤（ヘパリンLi） 検査材料：血漿	抗トロンビン作用により抗凝固効果を発揮。AT-Ⅲとの結合により、AT-Ⅲ分子の構造変化を起こし、抗凝固作用を発現。	採血後**氷冷保存**、**冷却遠心分離** ヘパリン化合物のうち、物質の測定への影響が最も少ないリチウム塩が多く用いられる。
グルコース（血糖） HbA1c など	外観・容量：灰色　2ml 内容：抗凝固剤・解糖系阻害剤（NaF） 検査材料：全血または血漿	NaF(フッ化ナトリウム)はカルシウムとキレート結合して凝固を阻止し、エノラーゼ活性を阻害して、グルコースの代謝（分解）を阻止。	HbA1cはEDTA-2K採血でも測定できる。

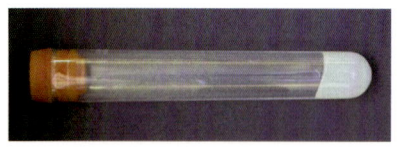

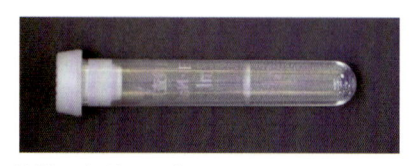

第5章　付録

用途	外観・容量 / 内容 / 検査材料	備考1	備考2
血沈検査専用	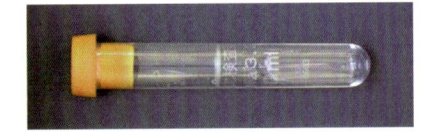 外観・容量：橙色　2.4ml 内容：抗凝固剤（3.28％クエン酸Na） 検査材料：全血	クエン酸Naの脱カルシウム作用で凝固を阻止。Westergren法の国際標準法で、109mmol/lクエン酸Na（3.28％ $Na_3C_6H_5O_7・2H_2O$）溶液1溶（0.6ml）に血液4溶（2.4ml）を加えると定められている。	EDTAの抗凝固剤を用いて採取した血液を用いても良い。この場合、検査直前に3.28％クエン酸Naまたは0.9％NaClで4：1に希釈して検査を行う。
凝固検査専用	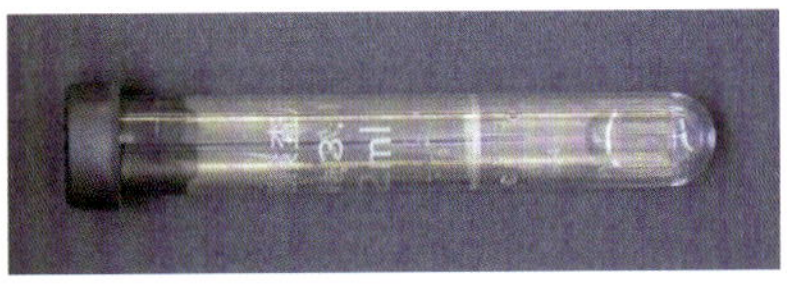 外観・容量：黒色　1.8ml 内容：抗凝固剤（3.13％クエン酸Na） 検査材料：血漿	クエン酸Naの脱カルシウム作用を利用し凝固を阻止。検査時には必要なカルシウムイオンを添加する。	3.13％クエン酸Na 1溶（0.2ml）に血液9溶（1.8ml）採血。血液量は正確にする必要がある。シュウ酸Naは、第V因子、第VIII因子の活性が経時的に低下しやすく、用いられない。EDTAは脱カルシウム作用が強く、凝固検査には適さない。
FDP検査 Dダイマーなど	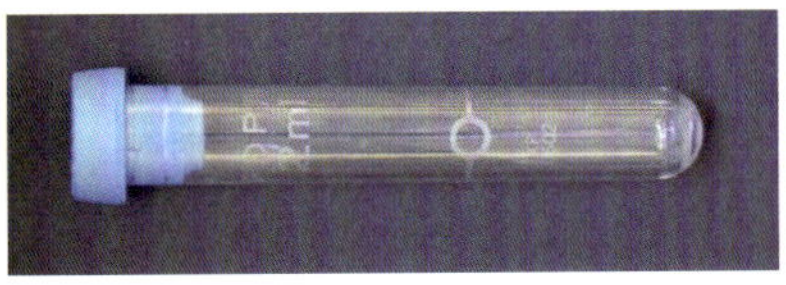 外観・容量：青色　2ml 内容：凝固促進剤（トロンビン） 　　　繊維素溶解阻止剤 　　　（抗線溶ビーズ：抗プラスミン剤） 検査材料：血漿	トロンビンにより凝固促進を行い、抗プラスミンによりプラスミンによるフィブリンの分解（FDPの生成）を抑制。	3.13％クエン酸Naを用いる場合もある。
不安定な蛋白／ペプチド用 ACTH、レニン、ADA(AVP)、カテコールアミン サイクリックAMPなど	外観・容量：紫色　2ml, 5ml, 7ml 内容：抗凝固剤(EDTA-2Na) 検査材料：血漿	ACTH, レニンなど不安定な蛋白やペプチドに対しては、速やかに分離し、分解や代謝を阻止するために抗凝固剤と蛋白分解酵素阻止剤としてEDTAを用いる。	採血後氷冷保存，冷却遠心分離
非常に不安定な蛋白／ペプチド用 HANP、BNP、グルカゴンなど	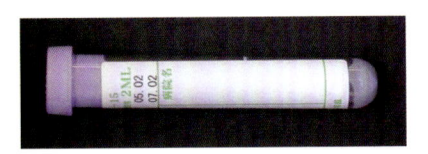 外観・容量：紫色　2ml 内容：抗凝固剤(EDTA-2Na＋アプロチニン) 検査材料：血漿	BNP、グルカゴンなど、非常に不安定な物質に対し、抗凝固剤としてEDTA、プロテアーゼによる分解や代謝を阻止するための蛋白分解酵素阻止剤としてEDTAに加えアプロチニンを用いる。	採血後氷冷保存、冷却遠心分離
細胞性免疫検査、染色体検査、アミノ酸分析などの生化学的検査、血中薬物検査など	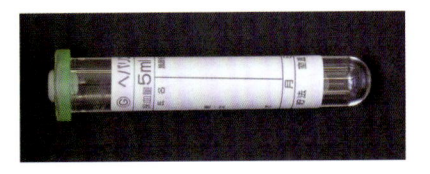 外観・容量：緑色　5ml、10ml 内容：抗凝固剤(ヘパリンNa) 検査材料：血漿	抗トロンビン作用により抗凝固作用を発現する。	pHに変化を与えないため、血液ガスや血液pH測定にも抗凝固剤としても用いる。

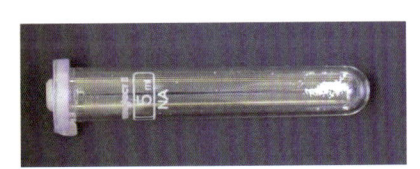

疾患別症例データベース作成用 症例カード集

疾患別症例データベースの構築に用いた症例カードのうち、30疾患分を作成日順に掲載した。

多発性骨髄腫 症例カード

1996-04-17

カルテ番号_____ 入院㍍_____ 年齢_____ 性別 [M, F]

入院日　年　月　日

症状：……記載なし [ ]……なし [0]……あり [1]……

骨痛 [ ]　四肢のしびれ [ ]　発熱 [ ]　貧血 [ ]　意識障害 [ ]

臨床所見：

病的骨折 [ ]（胸椎、腰椎、大腿骨、下腿、　　　）骨溶解像 [ ]（punched out shadow）
感染症 [ ]（上気道炎、肺炎、腎盂炎、膀胱炎　　　）白赤芽球症 [ ]
出血傾向 [ ]（紫斑、斑状出血、鼻血、　　）脾腫 [ ]　肝腫 [ ]　リンパ節腫 [ ]
アミロイドーシス [ ]（心不全、巨大舌、消化吸収障害、　　）
過粘稠症候群 [ ]（意識障害、脳梗塞、眼底出血、テアノーゼ）
Bence-Johns 蛋白 [ ]　腎機能障害 [ ]
Ig サブクラス [IgG, IgM, IgA, IgD, IgE, B-J] 型　light chain [κ, λ] 型　Stage [ ]

身長　　cm　体重　　kg　血圧　　／　　mmHg

検査所見：

化学スクリーニング	末梢血液検査	電解質	尿検査	蛋白電気泳動
（年 月 日）	（年 月 日）	（年 月 日）	（年 月 日）	（年 月 日）
TP	WBC	Na	pH	Alb　　　%
BS	RBC	K	蛋白	α1　　　%
A/G	Hb	Cl	蛋白定量	α2　　　%
TBil	Ht	P	糖	β　　　%
DBil	Plt	Ca	潜血	γ　　　%
ALP	ProGr	Posm	アセトン	M蛋白
TCho	Myelo		ビリルビン	（年 月 日）
GGT	Meta	LDHアイソザイム	ウロビリノーゲン	IgG
LDH	N.Band	（年 月 日）	尿比重	IgA
Alb	N.Seg	LDH1		IgM
Glb	Eos	LDH2	（年 月 日）	（年 月 日）
ChE	Bas	LDH3	Ccr	出血時間
GPT	Mon	LDH4	尿量	PT
GOT	Lym	LDH5	（年 月 日）	APTT
Crn	AtLym		β2M（血清）	Fib
BUN	赤芽球		β2M（尿中）	TT
UA	血沈 1h　（年 月 日）			HP
Amy	CRP　（年 月 日）			

症例概要：

急性糸球体腎炎（溶連菌感染後）症例カード　1996-04-12

カルテ番号　　　　　入院加療　　　　　年齢　　　　　性別 [M, F]
入院日　年 月 日 (発症後日数　　日) 退院日　年 月 日
症状：記載なし[0] あり[1]
発熱[ ] 咽頭痛[ ] 咳[ ] 鼻汁[ ] 頭痛[ ]
乏尿[ ] 血尿[ ]

臨床所見：
咽頭発赤[ ] 扁桃腺炎[ ] 中耳炎[ ] 身長　　　cm 体重　　　kg 血圧　　　/　　mmHg
顔面浮腫[ ] 下腿浮腫[ ] 腹水[ ] 胸水[ ] 心嚢水[ ]
その他

検査所見：
化学スクリーニング　　　　　末梢血液検査　　電解質　　　尿検査　　　　蛋白電気泳動
(年 月 日)　　　　　　(年 月 日)　Na　　　ph(年 月 日)　(年 月 日)
SP　　WBC　　　　　　　　K　　　蛋白　　　　Alb　　　％
BS　　RBC　　　　　　　Cl　　　蛋白定量　　　α1　　　％
A/G　　Hb　　　　　　　P　　　糖　　　　　　α2　　　％
TBil　　Ht　　　　　　　Ca　　　潜血　　　　β　　　　％
DBil　　Plt　　　　　　Posm　　アセトン　　　γ　　　　％
ALP　　N.Band　　　　　　　　ビリルビン　　 IgG (年 月 日)
Tcho　　N.Seg　　　　　　　　ウロビリノーゲン IgA
GGT　　Eos　　　　　　　　　尿比重　　　　IgM
LDH　　Bas　　　　　　　　　RBC　　/HPF
Alb　　Mon　　　　　　　　　WBC　　/HPF
Glb　　Lym　　　　　　　　　硝子円柱
ChE　　AtLym　　　　　　　　顆粒円柱
GPT　　　　　　　　　　　　赤血球円柱
GOT　　血沈 1h (年 月 日)　Ccr (年 月 日)
Cm　　CRP (年 月 日)　　　尿量
BUN　　ASO　　　　　　　　β2ミクログロブリン(血清)
UA　　ASK　　　　　　　　β2ミクログロブリン(尿中)
Amy　　免疫特殊 (年 月 日)
　　　　CH50　　　　　　　　起炎菌
　　　　C3
　　　　C4

症例概要：

胃癌症例カード　1996-05-13

カルテ番号　　　　　　　　　年齢　　　　　　性別 [0:M, 1:F]
入院日　年 月 日　手術　年 月 日

症状：腹痛[ ] 胃部不快感[ ] 悪心・嘔吐[ ] 食欲不振[ ] 腹部膨満感[ ] 貧血[ ]
体重減少[ ] 吐血[ ] 下血[ ] 嚥下困難[ ] 喫煙習慣[ ]

臨床所見：
胃潰瘍[ ] 腹部リンパ節腫瘍(Virchow)[ ] 便潜血[ ] 腹部腫瘤[ ] 腹水[ ]
頸部リンパ節腫瘍[ ] イレウス[ ]
分類 [早期癌 1:I 2:IIa 3:IIb 4:IIc 5:III
深達度 [1:m 2:sm 3:pm 4:ss 5:se 6:si 7:sel
組織型 [1:膨瘤 T[ ] N[ ] M[ ] 肝[ ] 腹膜[ ]
進行度 [   ] 身長　cm 体重　kg 血圧　/　mmHg

検査所見：
化学スクリーニング　　末梢血液検査　　電解質　　　　蛋白電気泳動
(年 月 日)　　　　(年 月 日)　Na (年 月 日)　(年 月 日)
TP　　WBC　　　　　　K　　　　　　　AFP
BS　　RBC　　　　　　Cl　　　　　　CEA
A/G　　Hb　　　　　　P　　　　　　フェリチン
TBil　　Ht　　　　　　Ca　　　　　DUPAN2
DBil　　Plt　　　　　Mg　　　　　CA19-9
ALP　　　　　　　　　Posm　　　　CA125
TCho
GGT　　Meta　　　　LDHアイソザイム
LDH　　N.Band　　　(年 月 日)
Alb　　N.Seg　　　　LDH1　　　　　(年 月 日)
Glb　　Eos　　　　　LDH2　　　　　出血時間
ChE　　Bas　　　　　LDH3　　　　　PT
GPT　　Mon　　　　　LDH4　　　　　APTT
GOT　　Lym　　　　　LDH5　　　　　Fib
Cm　　AtLym　　　　　　　　　　　TT
BUN　　　　　　　　　　　　　　　HP
UA　　血沈 1h (年 月 日)
Amy　　CRP (年 月 日)

症例概要：
手術所見：術式 [1:全摘 2:亜全摘 GOS, GOI] 3:B-I 3:B-II anti-coli 4:B-II ret-coli] リンパ廓清 [ ] 手術時間 [ ] 分
麻酔：全麻 [除] 硬膜外麻酔 [ ] 麻酔時間 [ ] 分
出血量：[除] (OR　　) ml ( )内は術中 (OR　　) ml
輸液量：[除] (OR　　) ml ( )内は術中 代用血漿：[除] (OR　　) ml
尿量：[除] (OR　　) ml

肺癌症例カード 1996-06-07

加斤番号＿＿＿＿＿ 入院日＿＿年＿月＿日 手術＿＿年＿月＿日 年齢＿＿＿＿ 性別 [0:M, 1:F]

症状：咳[ ] 喀痰[ ] 血痰[ ] 胸痛[ ] 呼吸困難[ ]
発熱[ ] 体重減少[ ] 胸部異常陰影の指摘[ ]
喫煙歴　　　年×　　　本　職業歴　　　　　い草暴露

臨床所見：
胸水[ ] 癌性胸膜炎[ ] 癌性心嚢水[ ] 顔面浮腫[ ] 上肢浮腫[ ]
胸壁静脈の怒張[ ] チアノーゼ[ ] リンパ節腫大[ ] ばち状指[ ]
身長　　cm 体重　　kg 血圧　　 /　　mmHg
分類 [1: 腺癌　2:扁平上皮癌　3:小細胞癌　4:大細胞癌　5:その他（　　）]
臨床分類 TNM T[ ] N[ ] M[ ] Stage[I II III IV V]
病理学的分類 SCC(1:wel 2:mod 3:por) pT[ ] pN[ ] pM[ ]
組織型　SCC(1:wel 2:mod 3:por) ADC(1:wel 2:mod 3:por) SML(1:oat 2:itm) LAG( )
遠隔転移：脳[ ] 骨[ ] 肝臓[ ] 副腎[ ] 胸膜[ ] その他[ ]

検査所見：

化学スクリーニング　末梢血液検査　電解質　蛋白電気泳動
(年 月 日)　(年 月 日)　(年 月 日)　(年 月 日)
TP　　WBC　　Na　　CEA
BS　　RBC　　K　　SCC
A/G　　Hb　　Cl　　SLX
TBil　　Ht　　P　　NSE
DBbil　　Plt　　Ca
ALP　　　　　Mg　　血液ガス
TCho　　　　　Posm　　pH
GGT　　Meta　LDHアイソザイム　PaCO2
LDH　　N.Band　(年 月 日)　PaO2
Alb　　N.Seg　LDH1　　BE
Glb　　Eos　LDH2　　HCO3
ChE　　Bas　LDH3　　O2投与
GPT　　Mon　LDH4　　スパイロ
GOT　　Lym　LDH5　　(年 月 日)
Cm　　AtLym　　　　VC　　リットル
BUN　　　　　　　　%VC　　%
UA　　血沈1h　(年 月 日)　FEV1.0
Amy　　CRP　(年 月 日)　FEV1.0%

症例概要：

手術所見：術式 [1:肺切除 2:肺葉切除 3:胸膜下肺葉切除 4:その他　　] リンパ節郭清 [　　]手術時間 [　]分
麻酔　：全麻　[GOS, GOI] フェンタニル[ ] 硬膜外麻HP　　　　酔量 [ ] 病看時間 [総　 分
出血量：（総　　OR　　）内は術中 （　ml）輸血量　：［総　　OR　　 ）ml
輸血液量：（総　　OR　　）内は術中 （　ml）代用血漿　：［総　　OR　　 ）ml
尿量　：（総　　OR　　）内は術中 （　ml）

急性膵炎症例カード 1996-09-04

加斤番号＿＿＿＿＿ 入院日＿＿年＿月＿日 発症後推定＿＿＿日 年齢＿＿＿＿ 性別 [0:M, 1:F]

症状：上腹部痛[ ] 悪心・嘔吐[ ] 背部痛[ ] 下痢[ ] 発熱[ ] 黄疸[ ] 意識障害[ ]
呼吸困難[ ]

臨床所見：
ショック[ ] 腹水[ ] 脂肪肝[ ] 膵石灰化[ ] 呼吸器合併症（ ARDS[ ], 胸水[ ],
脾腫[ ], その他　　　　　）
消化管出血[ ] 高血糖[ ] DIC[ ] 腎不全[ ] 重症感染症[ ]
身長　　cm 体重　　kg 血圧　　/　　mmHg 喫煙歴　　年×　　本
アルコール歴　　　/日×　　年 飲酒度 [ ] (0:なし 1:少量 2:中等度 3:高度)

原因：[ ] (1:アルコールの過飲　2:特発　3:胆石) LAG( )
既往：急性膵炎[ ] 慢性膵炎[ ] 6:不明

検査所見：

化学スクリーニング　末梢血液検査　電解質　蛋白電気泳動　尿検査
(年 月 日)　(年 月 日)　(年 月 日)　(年 月 日)　(年 月 日)
TP　　WBC　　Na　　エラスターゼ　pH
BS　　RBC　　K　　リパーゼ　蛋白
A/G　　Hb　　Cl　　トリプシン　蛋白定量
TBil　　Ht　　P　　PSTI　糖
DBbil　　Plt　　Ca　　　　潜血
ALP　　　　　Mg　　　　　アセトン
TCho　　　　　Posm　　血液ガス　ビリルビン
GGT　　Meta　血中 Amy アイソザイム　pH　ウロビリノーゲン
LDH　　N.Band　(年 月 日)　PaCO2　尿比重
Alb　　N.Seg　P型　　PaO2　Amy
Glb　　Eos　S型　　BE　(年 月 日)
ChE　　Bas　　　　HCO3　出血時間
GPT　　Mon　　　　O2投与　PT
GOT　　Lym　　　　　　　APTT
Cm　　AtLym　　　　　　Fib
BUN　　　　　　　　　　TT
UA　　血沈1h　(年 月 日)　　HP
Amy　　CRP　(年 月 日)

症例概要：

肝硬変症例カード

1996-09-09

カルテ番号＿＿＿＿＿　年齢＿＿＿＿　性別 [M, F]

入院日　　年　月　日　診断後推定　　　年

症状：全身倦怠感 [ ]　疲労感 [ ]　食欲不振 [ ]　腹部膨満感 [ ]　悪心・嘔吐 [ ]　紫斑 [ ]
浮腫 [ ]　吐・下血 [ ]　肝性口臭 [ ]　洞んだき振戦 [ ]　意識障害 [ ]

臨床所見：
肝腫大 [ ]　黄疸 [ ]　クモ状血管腫 [ ]　手掌紅斑 [ ]　腹壁静脈怒張 [ ]　食道静脈瘤 [ ]
腹水 [ ]　胸水 [ ]　脾腫 [ ]　血小板減少 [ ]　食血 [ ]　出血傾向 [ ]　女性化乳房 [ ]
身長　　　cm　体重　　　kg　血圧　　　/　　　mmHg
アルコール歴　　　　　　　/日× 　　　年 (程度)　10なし 1軽度 2中等度 3高度　喫煙歴　　　本×　本禁煙後 [ ]年
感染原因：[ ]（1:HBV 2:HCV 3:アルコール 4:先天性代謝異常 5:循環障害 6:寄生虫 7:その他　　　　　　）
重症度 (Child-Turcott 分類)　血清ビリルビン [ ]　<2.0 [ ] :2.0～3.0 [ ] 3.0～3.5 [ ] :<3.0　コントロールできない
　　　　　　　　　　　　　腹水 [ ]　　なし　可　　　　　　　　　　　　不良
　　　　　　　　　　　　　栄養状態 [ ]　良　　軽度　　中等度～高度
　　　　　　　　　　　　　精神神経症状 [ ]　なし　（1）　　（2）　　　（3）
　　　　　　　　　　　　　計 [ ]

検査所見：

化学スクリーニング	末梢血液検査	電解質	尿検査	蛋白電気泳動
(　年　月　日)	(　年　月　日)	(　年　月　日)	(　年　月　日)	(　年　月　日)
TP	WBC	Na	pH	Alb　　%
BS	RBC	K	蛋白	α1　　%
A/G	Hb	Cl	蛋白定量	α2　　%
TBil	Ht	P	糖	β　　%
DBil	Plt	Ca	潜血	γ　　%
ALP	N.Band	Mg	アセトン	(　年　月　日)
TCho	N.Seg	Posm	ビリルビン	出血時間
GGT	Eos	ウロビリノーゲン	PT
LDH	Bas	(　年　月　日)	尿比重	APTT
Alb	Mon	HBs 抗原	(　年　月　日)	Fib
Glb	Lym	HBs 抗体	ICG	TT
ChE		HBcIgG	NH3	HP
GPT		HBe 抗原	αFeto	
GOT		HBe 抗体	ZTT	
Cm		HCV 抗体	Fisher 比	
BUN	血沈 1h			
UA	CRP			
Amy				

症例概要：＿＿＿＿＿＿＿＿＿＿＿＿＿＿＿＿

膵癌症例カード

1996-09-05

カルテ番号＿＿＿＿＿　年齢＿＿＿＿　性別 [0:M, 1:F]

入院日　年　月　日　発症後推定　　　日

症状：上腹部痛 [ ]　背部痛 [ ]　食欲不振 [ ]　悪心・嘔吐 [ ]　下痢 [ ]　発熱 [ ]　黄疸 [ ]
意識障害 [ ]　体重減少 [ ]

臨床所見：
消化管出血 [ ]　胸水の貯留 [ ]　多臓器不全 [ ](ARDS, DIC, 重症感染症, 腎不全)
肝腫大 [ ]　膵機能障害 [ ]　閉塞性黄疸 [ ]　高血糖 [ ]

既往：膵頭部癌 [ ]　膵体部癌 [ ]　膵全体癌 [ ]

身長　　cm　体重　　kg　血圧　　/　　mmHg　喫煙歴　　　年×　　本

検査所見：

化学スクリーニング	末梢血液検査	電解質	腫瘍マーカー	尿検査
(　年　月　日)	(　年　月　日)	(　年　月　日)	(　年　月　日)	(　年　月　日)
TP	WBC	Na	CEA	pH
BS	RBC	K	CA19-9	蛋白
A/G	Hb	Cl	CA-50	蛋白定量
TBil	Ht	P	DU-PAN-2	糖
DBil	Plt	Ca	CA-125	潜血
ALP	N.Band	Mg	α-FET	アセトン
TCho	N.Seg	Posm		ビリルビン
GGT	Eos	血中 Amy アイソザイム	ウロビリノーゲン
LDH	Bas	(　年　月　日)　Amy＿＿	尿比重
Alb	Mon	P 型	(　年　月　日)
Glb	Lym	S 型	PSP
ChE			酵素
GPT	(　年　月　日)		エラスターゼ
GOT	血沈 1h		リパーゼ
Cm	CRP		トリプシン
BUN			PSTI
UA			
Amy			

症例概要：＿＿＿＿＿＿＿＿＿＿＿＿＿＿＿＿

急性ウイルス肝炎 症例カード

1996-10-01

カルテ番号＿＿＿＿ 入院カルテ＿＿＿ 年齢＿＿＿ 性別 [M, F]

入院日＿年＿月＿日 発症後推定＿＿日

症状：食欲不振[ ] 倦怠感[ ] 悪心・嘔吐[ ] 上腹痛[ ] 黄疸[ ] 灰白便・脂肪便[ ]
発熱[ ] 頭痛[ ] 咽頭痛[ ] 筋・関節痛[ ] 腹水[ ] 出血傾向[ ] 発疹[ ]

臨床所見：肝腫大[ ] 肝部圧痛[ ] 腹水[ ] 出血傾向[ ] 肝不全[ ]

身長＿＿cm 体重＿＿kg
アルコール歴 ：[ ] /日×＿＿年 (程度 [0:なし 1:軽度 2:中等度 3:高度])
分類 ：[ ] (1：A型 2：B型 3：C型 4:非A非B非C型 5:その他[＿＿＿＿] 6:不明 7:その他[＿＿])
感染原因 ：[ ] (1:輸血歴 2:入れ墨 3:性的感染 4:血液事故 5:食物[＿＿])
重傷度 ：[ ] (1：軽症 2：中症 3：重症 4：劇症)

検査所見：

化学スクリーニング　　末梢血液検査　　電解質　　尿検査　　蛋白電気泳動
(　年　月　日)　　(　年　月　日)　　(　年　月　日)　　(　年　月　日)　　(　年　月　日)
TP　　　　WBC　　　　Na　　　　pH　　　　Alb　　　％
BS　　　　RBC　　　　K　　　　蛋白　　　α1　　　％
A/G　　　　Hb　　　　Cl　　　　蛋白定量　α2　　　％
TB　　　　Ht　　　　P　　　　糖　　　　β　　　％
DB　　　　Plt　　　　Ca　　　　潜血　　　γ　　　％
Alp　　　　Band　　　Posm　　アセトン
Cho　　　　Seg　　　　　　　　　ビリルビン　　LDH1
GT　　　　Eos　　　ウイルスマーカー　ウロビリノーゲン　LDH2
LD　　　　Bas　　　(　年　月　日)　尿比重　　LDH3
Alb　　　　Mon　　　HAV 抗体　　　　　　　　LDH4
Glb　　　　Lym　　　HBs 抗原　ICG　　　　LDH5
ChE　　　　　　　　　HBs 抗体　NH3
GPT　　　　　　　　　HBcIgM　　AFP
GOT　　　　　　　　　HBcIgG
Cm　　　　　　　　　HBe 抗原　出血時間
BUN　　　(　月　日)　HBe 抗体　PT
UA　　　　血沈 1h　　HCV 抗体　APTT
Amy　　　　CRP　　　DNAポリメラーゼ　Fib
　　　　　　　　　　　　　　　　　　　TT
　　　　　　　　　　　　　　　　　　　HP

症例概要：

熱傷症例カード

1996-09-09

カルテ番号＿＿＿＿ 入院カルテ＿＿＿ 年齢＿＿＿ 性別 [0:M, 1:F]

入院日＿年＿月＿日

臨床所見：尿の有無[ ] 不整脈[ ] 消化管出血[ ] 気道熱傷[ ] ショック[ ] 浮腫[ ]
肝機能不全[ ] 腎機能不全[ ] 呼吸不全[ ] 外傷[ ] 溶血[ ]
身長＿＿cm 体重＿＿kg 血圧＿＿/＿＿mmHg 脈拍数＿＿
呼吸数＿＿ 時間尿量＿＿
既往症 ：心不全[ ] 呼吸不全[ ] 腎不全[ ] DM[ ] 高血圧[ ] 虚血性心疾患[ ]
肝疾患[ ] その他[ ]
意識レベル：Glasgon Coma Scale E：[ ] -V：[ ] -M：[ ]，合計[ ]点
深度分類と面積：[ ] I×[ ]% (1：I 度熱傷 2:浅達性 II 度熱傷 3:深達性 II 度熱傷 4:III 度熱傷
[ ] I×[ ]% (×0) (×1/2) (×1/2) (×1)
Burn index：[ ] (III 度熱傷面積 (%) + 1/2 II 度熱傷面積 IV)

検査所見：

化学スクリーニング　末梢血液検査　電解質　　血液ガス　　尿検査
(　年　月　日)　　(　年　月　日)　(　年　月　日)　(　年　月　日)　(　年　月　日)
TP　　　WBC　　　Na　　　pH　　　pH
BS　　　RBC　　　K　　　PaCO2　蛋白
A/G　　　Hb　　　Cl　　　PaO2　　蛋白定量
TBil　　　Ht　　　P　　　BE　　　糖
DBil　　　Plt　　　Ca　　　HCO3　潜血
ALP　　　　　　　Mg　　　O2 投与　アセトン
TCho　　　Meta　　Posm　　%O2Hb　ウロビリノーゲン
GGT　　　N.Band　　　　　%COHb　尿比重
LDH　　　N.Seg　　　　　%MetHb　Amy
Alb　　　Eos　　　　　　　%RHb
Glb　　　Bas　　　　　　　　　　　(　年　月　日)
ChE　　　Mon　　　　　　(　年　月　日)　Lactate
GPT　　　Lym　　　　　　出血時間　AKBR
GOT　　　AtLym　　　　　PT　　　CK
Cm　　　　　　　　　　　APTT　　NH3
BUN　　　　　　　　　　Fib　　　ミオグロビン
UA　　　血沈 1h (　年　月　日)　TT　　β2-ミクログロブリン
Amy　　　CRP　(　年　月　日)　HP

症例概要：

434

膵癌症例カード　　　　　　　　　　　　　　　　1996-09-10　　1998-10-20 rev

カルテ番号＿＿＿＿　　年齢＿＿＿＿　性別 [0:M, 1:F]
入院日　年　月　日　　手術　年　月　日

症状：体重減少[ ]　全身倦怠感[ ]　食思不振[ ]　悪心・嘔吐[ ]　上腹部痛[ ]　背部痛[ ]　高血糖[ ]　貧血[ ]
　　　腹部腫瘤感[ ]　白色便[ ]　黄疸[ ]

臨床所見：
喫煙習慣 [ ]　飲酒度 [0, 1, 2, 3]　急性膵炎 [ ]　慢性膵炎 [ ]
腹部腫瘤 [ ]　胸水 [ ]　腹水 [ ]　イレウス [ ]　腹膜炎 [ ]　消化管出血 [ ]　血栓性静脈炎 [ ]
頚部リンパ節腫 [ ]　臨床的重症度（I, II, III, IV ）　皮下結節 [ ]　肝腫大 [ ]
腺腺腫瘍 [ ]　膵腺癌（1: pap 2:tub-wel 3:tub-mod 4:tub-poor 5:他　6:その他（　　　　　　　　））
組織型の進行度（I, II, III, IVa, IVb）　手術的膵周囲進展度[T1a, T1b, T2, T3]　手術的進展度詳細（　　）
手術的所属リンパ節転移[N0, N1, N2, N3]　手術的膵外進展度[P0, P1, P2]　手術的肝転移度[H0, H1, H2, H3]
H2, H3]　手術的腹腔外遠隔転移[M0, M1]
総合的進展度（I, II, III, IVa, IVb）　総合的進展度[t1a, t1b, t2, t3]　総合的進展度詳細（　　　　）
総合的所属リンパ節転移[n0, n1, n2, n3]　総合的膵外進展度[p0, p1, p2]　総合的肝転移度[H0, H1, H2, H3]

身長　　　cm　体重　　　kg　血圧　　　／　　　mmHg

検査所見：

化学スクリーニング	末梢血液検査	電解質	腫瘍マーカ
（年　月　日）	（年　月　日）	（年　月　日）	（年　月　日）
TP	WBC	Na	AFP
BS	RBC	K	CEA
A/G	Hb	Cl	フェリチン
TBil	Ht	P	DUPAN2
DBbil	Plt	Ca	CA19-9
ALP	Meta	Mg	CA125
TCho	N.Band	Posm	SLX
GGT	N.Seg	AMYアイソザイム	CA50
LDH	Eos	（年　月　日）	Span1
Alb	Bas	総AMY	
Glb	Mon	pAMY	（年　月　日）
ChE	Lym	sAMY	出血時間
GPT	AtLym	エラスターゼ	PT
GOT		リパーゼ	APTT
Cm		トリプシン	Fib
BUN		PSTI	TT
UA			HP
Amy	血沈 1h	（年　月　日）	
	CRP	（年　月　日）	

症例概要：

SLE 症例カード　　　　　　　　　　　　　　　　1996-11-21　Rev 1998/10/4

カルテ番号＿＿＿＿　入院時＿＿＿＿　年齢＿＿＿＿　性別 [M, F]
入院日　年　月　日　発症後推定 [　] ヶ月

臨床症状・所見：

全身症状：発熱 [ ]　関節痛 [ ]　意識障害（昏睡）[ ]
皮膚症状：蝶形紅斑 [ ]　網状皮斑（手足等）[ ]　光線過敏症 [ ]　Raynaud現象 [ ]　脱毛 [ ]
　　　　　皮膚潰瘍（びらん）[ ]　口腔潰瘍 [ ]
粘膜・漿膜炎：胸膜炎（胸水）[ ]　心外膜炎 [ ]　心内膜炎 [ ]
精神神経病変(CNSループス)：精神症状 [ ]　痙攣発作 [ ]　脳局所所見（梗塞、脳神経麻痺等）[ ]
腎障害（ループス腎炎）：蛋白尿(0.5g/日以上)[ ]　尿円柱RBC,顆粒[ ]　腎機能障害(Cm≧2)[ ]
血液異常：溶血性貧血 [ ]　白血球減少症 [ ]　リンパ球減少症 [ ]　血小板減少症 [ ]
合併症：RA [ ]　シェーグレン [ ]　強皮症 [ ]　皮膚筋炎 [ ]　橋本病 [ ]　ベーチェット病 [ ]
免疫異常：補体価減少 [ ]　高γGlb [ ]　抗核抗体 [ ]　LE細胞 [ ]　抗dsDNAI [ ]　抗SM [ ]
　　　　　梅毒反応(BFP)[ ]　抗リン脂質 [ ]　ループス抗凝固因子(LAC)[……0, 1:重複して記入

身長　　　cm　体重　　　kg　血圧　　　／　　　mmHg

検査所見：

化学スクリーニング	末梢血液検査	電解質	尿検査	蛋白電気泳動
（年　月　日）	（年　月　日）	（年　月　日）	（年　月　日）	（年　月　日）
TP	WBC	Na	pH	Alb　　％
BS	RBC	K	蛋白	α1　　％
A/G	Hb	Cl	蛋白定量	α2　　％
TBil	Ht	P	糖	β　　％
DBbil	Plt	Ca	潜血	γ　　％
ALP	ProGr	Posm	ビリルビン	M蛋白
TCho	Myelo		ウロビリノーゲン	（年　月　日）
GGT	Meta		尿比重	IgG
LDH	N.Band	（年　月　日）	硝子・顆粒円柱	IgA
Alb	N.Seg	出血時間	（年　月　日）	IgM
Glb	Eos	PT	Ccr	抗核抗体
ChE	Bas	APTT	尿量	抗dsDNA
GPT	Mon	Fib	（年　月　日）	抗ssDNA
GOT	Lym	TT	C3	抗Sm
Cm	LE細胞	HP	C4	抗U1-RNP
BUN			CH50	抗SS-A
UA	血沈 1h		梅毒反応 STS	抗SS-B
Amy	CRP		TPHA	ループス抗凝固因子
				抗リン脂質抗体
				抗カルジオリピン
				RF

症例概要：

悪性リンパ腫 症例カード

カルテ番号_____ 年齢_____ 性別 [M , F]　　　　　　　　1997-01-16

入院カルテ_____

入院日　年　月　日　　発症後[　]ヶ月

症状：リンパ節腫脹 [ ](鼻腔, 扁桃, 頸部, 腋窩, 鼠径)
　　　　体重減少[　]　　発熱[　]　　寝汗(盗汗)[　]

臨床所見：
貧血[　]　感染症[　]　出血傾向[　](紫斑, 球状出血, 鼻出血, 　　)
脾腫[　]　肝腫[　]　胃腸浸潤[　]　骨髄浸潤[　]　皮膚浸潤(結節)[　]
Bone Marrow [1:Hodgkin　2:NHL]　細分類 [　　　　　　　　　　]
病型：[1:Hypocellular　2:Normal Cellular　3:HyperCellular
Stage : CS[　]　PS[　]
主病変部位 [1:頭部　2:頸部　3:縦隔　4:後腹膜　5:その他]　部位詳細[　　　　　]
身長　　cm　体重　　kg　血圧　　　/　　　mmHg

検査所見：

化学スクリーニング	末梢血液検査	電解質	尿検査	蛋白電気泳動
(　年　月　日)	(　年　月　日)	(　年　月　日)	(　年　月　日)	(　年　月　日)
TP	WBC	Na	pH	Alb　　　%
BS	RBC	K	蛋白	α1　　　%
A/G	Hb	Cl	蛋白定量	α2　　　%
TBil	Ht	P	糖	β　　　%
DBil	Plt	Ca	潜血	γ　　　%
ALP	ProGr	Posm	アセトン	(　年　月　日)
TCho	Myelo	LDHアイソザイム	ｳﾛﾋﾞﾘﾉｰｹﾞﾝ	IgG
GGT	Meta	(　年　月　日)	尿比重	IgA
LDH	N.Band	LDH1	(　年　月　日)	IgM
Alb	N.Seg	LDH2	β2M(血清)	出血時間
Glb	Eos	LDH3	β2M(尿中)	PT
ChE	Bas	LDH4	フェリチン	APTT
GPT	Mon	LDH5	CD3	Fib
GOT	Lym		CD4	TT
Cm	AtLym		CD8	HP
BUN	赤芽球		CD4/CD8	ConA (低 正 高)
UA	血沈 1h	(　年　月　日)	HLA-DR	PHA (低 正 高)
Amy	CRP	(　年　月　日)	可溶 IL2Rc	T-Kinase*(低 正 高)

症例概要：

慢性腎不全症例カード（透析導入時データ）

カルテ番号_____ 年齢_____ 性別 [M , F]　　　　　　　　1998-10-25

入院カルテ_____

入院日　年　月　日

原因疾患：[　](1:慢性糸球体腎炎　2:糖尿病　3:高血圧　4:膠原病　5:アミロイドーシス　6:原因不明)

症状：悪心[　]　嘔吐[　]　下痢[　]　口臭[　]　せん妄[　]　貧血[　]　浮腫[　]　腹水[　]
　　　　乏尿[　]　皮膚色素沈着[　]　皮膚瘙痒症[　]　末梢神経障害[　]　肺水腫[　]　高血圧[　]　不整脈[　]

身長　　cm　体重　　kg　血圧　　　/　　　mmHg

検査所見：

化学スクリーニング	末梢血液検査	電解質	血液ガス	尿検査
(　年　月　日)	(　年　月　日)	(　年　月　日)	(　年　月　日)	(　年　月　日)
TP	WBC	Na	pH	pH
BS	RBC	K	PaCO2	蛋白
A/G	Hb	Cl	PaO2	蛋白定量　　mg/dl
TBil	Ht	Ca	BE	糖
DBil	Plt	Mg	HCO3	潜血
ALP	網赤(Retic)	血漿浸透圧	%O2Hb	アセトン
TCho	N.Band		HbA1c	ｳﾛﾋﾞﾘﾉｰｹﾞﾝ
GGT	N.Seg	(　年　月　日)	Fe	尿比重
LDH	Eos	出血時間	UIBC	尿円柱
Alb	Bas	PT		β2M(血清)
Glb	Mon	APTT	抗核抗体	β2M(尿中)
ChE	Lym	Fibrinogen	RA	尿NAG
GPT	AtLym	HP	IgG	(　年　月　日)
GOT		TT	IgA	Ccr　　ml/min
Cm	TG	(　年　月　日)	IgM	尿量
BUN	HDL-Chol		C3	PSP15分値
UA	血沈 1h	(　年　月　日)	C4	
Amy	CRP		CH50	

症例概要：

進行性全身性硬化症・強皮症 症例カード　　　　　　　　　　　　　　　　　　　1999/1/12

カルテ番号　　　　　　　入院カルテ　　　　　　　年齢　　　　　　　性別 [M, F]

入院日　　年　月　日　発症後推定 [　　] ヶ月

臨床症状・所見：

全身症状：体重減少 [ ] 関節症状 [ ] 筋力低下 [ ] 口内乾燥 [ ] 涙液低下 [ ]

皮膚症状：燕下困難 [ ] 胸やけ [ ] 下痢 [ ] 息切れ [ ] 乾性咳 [ ]
手指浮腫 [ ] 強指症 [ ] 指尖潰瘍 [ ] 指の屈曲拘縮 [ ] Raynaud 現象 [ ]
顔面紅斑 [ ] 口周囲放線状しわ [ ] 舌小帯短縮 [ ] 斑状毛細血管拡張 [ ] 色素沈着 [ ]

t 臓器障害：肺線維症 [ ] 軟部組織石灰沈着 [ ] 食道蠕動低下 [ ] 小腸低緊張 [ ] 腎クリーゼ [ ]
肺高血圧 [ ] 心筋症 [ ]

病型：全身硬化型 [ ] 局所硬化型 [ ]
合併症：シェーグレン [ ] SLE [ ] RA [ ] 皮膚筋炎 [ ]
免疫異常：高γGlb [ ] 抗核抗体 [ ] 抗 Scl70 [ ] 抗セントロメア [ ] ……0.1 で下の検査値と重複して記入
身長　　　cm　体重　　kg　血圧　　　／　　　mmHg

検査所見：

化学スクリーニング	末梢血液検査	電解質	尿検査	蛋白電気泳動
(　年　月　日)	(　年　月　日)	(　年　月　日)	(　年　月　日)	(　年　月　日)
TP	WBC	Na	pH	Alb　　　%
BS	RBC	K	蛋白	α1　　　%
A/G	Hb	Cl	蛋白定量	α2　　　%
TBil	Ht	P	糖	β　　　%
DBbil	Plt	Ca	潜血	γ　　　%
ALP	N.Band	Posm	アセトン	
TCho	N.Seg		ウロビリノーゲン	(　年　月　日)
GGT	Eos	(　年　月　日)	尿比重	抗 Scl70
LDH	Bas	出血時間		抗セントロメア
Alb	Mon	PT		抗核抗体
Glb	Lym	APTT		抗 dsDNA
ChE		Fib		抗 Sm
GPT	血沈 1h	PT		抗 U1-RNP
GOT	CRP	APTT		抗 Jo1
Cm		Fib		抗 SS-A
BUN		TT		ループス抗凝固因子
UA		HP		抗リン脂質抗体
Amy				抗ポリボゾーム P 抗体
CK				抗マイクロゾーム抗体
				RF
				IgG
				IgA
				IgM

症例概要：

第5章　付録

皮膚筋炎・多発性筋炎 症例カード　　　　　　　　　　　　　　　　　　　1998/12/15

カルテ番号　　　　　　　入院カルテ　　　　　　　年齢　　　　　　　性別 [M, F]

入院日　　年　月　日　発症後推定 [　　] ヶ月

臨床症状・所見：

全身症状：発熱 [ ] 全身倦怠 [ ] 筋肉痛 [ ] 筋力低下 [ ] 筋萎縮 [ ] 関節痛 [ ]
皮膚症状：ヘリオトロープ疹 [ ] Gottron 疹 [ ] 機械工指 [ ] 関節痛 [ ]
Raynaud 現象 [ ] Gower 徴候 [ ]

臓器障害：間質性肺炎 [ ] 心筋炎 [ ] 腎機能障害 (Cm≧2) [ ] 急性間質性肺炎 [ ] 色素沈着 [ ]
顔面紅斑 [ ]

分類：1. 皮膚炎型　2. 皮膚炎・筋炎型　3. 筋炎型　4. 全身型
合併症：RA [ ] シェーグレン [ ] 強皮症 [ ] SLE [ ] 橋本病 [ ] 悪性腫瘍 [ ]
免疫異常：高γGlb [ ] 抗核抗体 [ ] 抗 Jo1 [ ]……0.1 で下の検査値と重複して記入
身長　　cm　体重　　kg　血圧　　　／　　　mmHg

検査所見：

化学スクリーニング	末梢血液検査	電解質	尿検査	蛋白電気泳動
(　年　月　日)	(　年　月　日)	(　年　月　日)	(　年　月　日)	(　年　月　日)
TP	WBC	Na	pH	Alb　　　%
BS	RBC	K	蛋白	α1　　　%
A/G	Hb	Cl	蛋白定量	α2　　　%
TBil	Ht	P	糖	β　　　%
DBbil	Plt	Ca	潜血	γ　　　%
ALP	N.Band	Posm	アセトン	
TCho	N.Seg		ウロビリノーゲン	(　年　月　日)
GGT	Eos	(　年　月　日)	尿比重	抗核抗体
LDH	Bas	出血時間		抗 dsDNA
Alb	Mon	PT		抗 Sm
Glb	Lym	APTT		抗 U1-RNP
ChE		Fib		抗 Jo1
GPT	血沈 1h	TT		抗 SS-A
GOT	CRP	HP		ループス抗凝固因子
Cm				抗リン脂質抗体
BUN				抗ポリボゾーム P 抗体
UA				抗マイクロゾーム抗体
Amy	総 LDH			RF
CK	LDH1			IgG
アルドラーゼ LDH4	LDH2			IgA
ミオグロビン LDH5	LDH3			IgM

症例概要：

第5章 付録

シェーグレン症候群 症例カード

1999/2/20

カルテ番号＿＿＿＿　入院カルテ＿＿＿＿　年齢＿＿＿　性別 [M, F]

入院日　年　月　日　発症後推定 [ ] ヶ月

臨床症状：口内乾燥 [ ]

眼所見：シルマー試験右 [ ] mm 左 [ ] mm　虫歯増加 [ ]　涙液低下 [ ]　関節症状 [ ]　蛍光色素試験右 [ ] 左 [ ]　Raynaud現象 [ ]
ローズベンガル試験右 [ ] 左 [ ] [0:(-)　1:(+)瞼裂部　2:(2+)眼球下　3:(3+)全体]

唾液腺所見：唾液腺腫脹 [ ]　シアロシンチ唾液腺大損像 [ ]　ガム試験異常 [ ]

合併症：強皮症 [ ]　SLE [ ]　RA [ ]　抗核抗体 [ ]　抗SS-A [ ]　抗SS-B [ ]……0.1以下の検査値と重複記入　皮膚筋炎 [ ]

免疫異常：高γGlb [ ]　血圧　　/　　mmHg

身長　　cm　体重　　kg

検査所見：

化学スクリーニング　末梢血液検査　電解質　尿検査　蛋白電気泳動
(　年　月　日)　(　年　月　日)　(　年　月　日)　(　年　月　日)　(　年　月　日)

TP	WBC	Na	pH	Alb
BS	RBC	K	蛋白	α1　%
A/G	Hb	Cl	蛋白定量	α2　%
TBil	Ht	P	糖	β　%
DBbil	Plt	Ca	潜血	γ　%
ALP	N.Band	Posm	アセトン	
TCho	N.Seg		ビリルビン	(　年　月　日)
GGT	Eos	(　年　月　日)	ウロビリノーゲン	抗SS-A
LDH	Bas	出血時間	尿比重	抗SS-B
Alb	Mon	PT		RF
Glb	Lym	APTT		抗核抗体
ChE		Fib	(　年　月　日)	抗マイクロゾーム
GPT	血沈 1h	TT	C3	抗サイログロブリン
GOT	CRP	HP	C4	抗Jo1
Cm			CH50	抗Scl70
BUN			IgG	抗セントロメア
UA			IgA	抗リン脂質抗体
Amy			IgM	抗U1-RNP
				抗Sm
				抗DNA

症例概要：

急性心筋梗塞 症例カード

1999/3/27

カルテ番号＿＿＿＿　入院カルテ＿＿＿＿　年齢＿＿＿　性別 [M, F]

入院日　年　月　日　発症後 [ ] 時間目に入院、検査日　年　月　日発症後 [ ] 時間目

臨床症状・所見：

全身症状：胸痛 [ ]　左肩放散痛 [ ]　心停止 [ ]　意識障害 [ ]
部位：前壁 [ ]　中隔 [ ]　下壁 [ ]　後壁 [ ]
EKG異常：(　　　　　　　　　　　　　　　　　　　)
発症状況：時間帯 [ ]　時(0～24h)　過労状態 [ ]　興奮状態 [ ]　寒冷刺激 [ ]　感染症 [ ]
危険因子：喫煙 [ ]　糖尿病 [ ]　高血圧 [ ]　高コレステロール血症 [ ]　高TG血症 [ ]　脳梗塞 [ ]
　四肢動脈閉塞症 [ ]　大動脈瘤 [ ]　痛風 [ ]　肥満 [ ]　TypeA性格 [ ]　低活動度 [ ]
　過剰飲酒 [ ]

身長　　cm　体重　　kg　血圧　　/　　mmHg

検査所見：

化学スクリーニング　末梢血液検査　電解質
(　年　月　日)　(　年　月　日)　(　年　月　日)

TP	WBC	Na
BS	RBC	K
A/G	Hb	Cl
TBil	Ht	P
DBbil	Plt	Ca
ALP	N.Band	Posm
TCho	N.Seg	
GGT	Eos	(　年　月　日)
LDH	Bas	出血時間
Alb	Mon	PT
Glb	Lym	APTT
ChE		Fib
GPT	血沈 1h	TT
GOT	CRP	HP
Cm		
BUN	<総LDH＞	
UA	LDH1	
Amy	LDH2	<総CK＞
CK	LDH3	CK-BB
アルドラーゼ	LDH4	CK-MB
ミオグロビン	LDH5	CK-MM

症例概要：

慢性骨髄性白血病 症例カード   1999-05-14

カルテ番号_____ 入院所_____ 年齢_____ 性別 [M, F]

入院日___年_月_日 発症後[   ]1ヶ月

症状：口腔症状 [ ] 体重減少 [ ] 発熱 [ ] 寝汗盗汗 [ ] 倦怠感 [ ] 浮腫 [ ]
リンパ節腫脹（鼻腔、扁桃、頸部、腋窩、鼠径 [ ] 腹部圧迫感 [ ]

臨床所見：
貧血 [ ] 血小板増多 [ ] 白血球増加 [ ] 出血傾向 [ ]（鼻出血、歯齦出血、皮下出血）
脾腫 [ ] 肝腫 [ ] 蛋白尿 [ ] 感染症 [ ] 尿酸増加 [ ] 血清VB12増加 [ ] LDH値上昇 [ ]
幼若白血球出現 [ ] Ph¹染色体 [ ] Ph1BCR再構成 [ ]
白血球裂化 [ ] NAPスコアの低下 [ ]
急性転化 [ ] 細分類 [   ]
Bone Marrow [1:Hypocellular 2: Normal Cellular 3: HyperCellular]
Stage : CSI [ ] PSI [ ]
身長   cm 体重   kg 血圧   /   mmHg

検査所見：

化学スクリーニング	末梢血液検査	電解質	尿検査	蛋白電気泳動
(年 月 日)	(年 月 日)	Na	(年 月 日)	(年 月 日)
SP	WBC	K	pH	Alb %
BS	RBC	Cl	蛋白	α1 %
A/G	Hb	P	蛋白定量	α2 %
TBil	Ht	Ca	糖	β %
DBbil	Plt	Posmo	潜血	γ %
ALP	Blast	LDHアイソザイム	アセトン	(年 月 日)
TCho	ProGr	(年 月 日)	ウロビリノーゲン	出血時間
GGT	Myelo	LDH1	尿比重	PT
LDH	Meta	LDH2	β2M(血清)	APTT
Alb	N.Band	LDH3	β2M(尿中)	Fib
Glb	N.Seg	LDH4	フェリチン	TT
ChE	Eos	LDH5	CD3	NAPスコア
GPT	Bas		CD4	VitB12
GOT	Mon		CD8	
Cm	Lym		CD10	
BUN	AtLym		CD13	CD33
UA	赤芽球		CD19	CD34
Amy	ESR			CD4/CD8
	CRP			HLA-DR
(年 月 日)				可溶IL2Rc

症例概要：

再生不良性貧血 症例カード   1999-06-02

カルテ番号_____ 入院所_____ 年齢_____ 性別 [M, F]

入院日___年_月_日

症状：発熱 [ ] 倦怠感 [ ] 耳鳴 [ ] 頭痛 [ ] 動悸 [ ] 息切れ・呼吸困難 [ ] めまい [ ]

臨床所見：
血小板低下 [ ] 白血球低下 [ ] 出血傾向 [ ]（鼻出血、歯齦出血、皮下出血、下血）
網状球 [ ] 血清鉄低下 [ ] UIBC低下 [ ] 鉄利用率低下 [ ] 血漿鉄消失時間の延長 [ ]
エリスロポエチン増加 [ ] Bone Marrow : 赤芽球増加 [ ] 骨髄球減少 [ ] 巨核球減少 [ ] 血色素量低下 [ ]
細分類 1.原発性 2.先天性 3.二次性 Sugar Water 試験 [ ] HAM 試験 [ ] 直接クームス試験 [ ] 間接クームス試験 [ ]
身長   cm 体重   kg 血圧   /   mmHg 体温   ℃

検査所見：

化学スクリーニング	末梢血液検査	電解質	尿検査	蛋白電気泳動
(年 月 日)	(年 月 日)	Na	(年 月 日)	(年 月 日)
SP	WBC	K	pH	Alb %
BS	RBC	Cl	蛋白	α1 %
A/G	Hb	P	蛋白定量	α2 %
TBil	Ht	Ca	糖	β %
Dbbil	MCV		潜血	γ %
ALP	MCH		アセトン	(年 月 日)
TCho	MCHC		ウロビリノーゲン	出血時間
GGT	網状赤血球	(年 月 日)	尿比重	PT
LDH	Plt	IgG		APTT
Alb	Blast	IgA		Fib
Glb	ProGr	IgM	(年 月 日)	TT
ChE	Myelo	抗核抗体	β2M(血清)	便検査
GPT	Meta	(年 月 日)	β2M(尿中)	(年 月 日)
GOT	N.Band	血沈 1h	フェリチン	カルトレージン
Cm	N.Seg	CRP	CD3	グアヤック
BUN	Eos	ESR	CD4	便中ヘモグロビン
UA	Bas		CD8	
Amy	Mon	TIBC	CD4/CD8	鉄利用率
	Lym	UIBC	HLA-DR	鉄消失時間
	AtLym	エリスロポエチン	可溶IL2Rc	ヘプトグロビン
	赤芽球	VitB12	PIT	
		葉酸		

症例概要：

骨髄異形成症候群 症例カード　1999-06-15

カルテ番号　　　　　　年齢　　　　　性別 [M, F]

入院日　　年　月　日

症状: 体重減少[ ] 発熱[ ] 倦怠感[ ] 浮腫[ ] めまい[ ]
リンパ節腫脹 (鼻腔, 扁桃, 頸部, 腋窩, 鼠径) [ ]

臨床所見:
貧血[ ] 赤芽球癆[ ] 巨赤芽球[ ] 環状鉄芽球[ ] 多核赤芽球[ ]
白血球減少[ ] 過分葉好中球[ ] 好中球脱顆粒[ ] 単球増加[ ] AuerBody[ ] 感染症[ ]
巨大血小板[ ] 微小巨核球[ ] 出血傾向[ ] (鼻出血, 歯齦出血, 皮下出血) 脾腫[ ]
BM:(1.hypocellular　2.nomocellular　3.hypercellular)
ALP活性低下[ ] 染色体異常[ ] フェリチン増加[ ] NAPスコア低下[ ] POD活性低下[ ]
細分類: [1.RA　2.RARS　3.RAEB　4.CMML　5.RAEB-T]
身長　　　cm 体重　　　kg 血圧　　　／　　　mmHg

検査所見:

化学スクリーニング　末梢血液検査　電解質　尿検査　蛋白電気泳動
(　年　月　日)　(　年　月　日)　Na　(　年　月　日)　Alb　　%
SP　　　　WBC　　　K　　　pH　　　α1　　%
BS　　　　RBC　　　Cl　　蛋白　　α2　　%
A/G　　　Hb　　　P　　蛋白定量　β　　%
TBil　　　Ht　　　Ca　　糖　　γ　　%
DBil　　　Plt　　　　　潜血　　(　年　月　日)
ALP　　　Ret　　LDHアイソザイム　ビリルビン　出血時間
TCho　　　Blast　(　年　月　日)　ウロビリノーゲン　PT
GGT　　　ProGr　LDH　　尿比重　APTT
LDH　　　Myelo　LDH1　　　　　Fib
Alb　　　Meta　LDH2　β2M(血清)　TT
Glb　　　N.Band　LDH3　β2M(尿中)　NAPスコア
ChE　　　N.Seg　LDH4　フェリチン　VitB12
GPT　　　Eos　　LDH5　CD3　葉酸
GOT　　　Bas　　ESR　CD4　血清鉄
Cm　　　Mon　　CRP　CD8　TIBC
BUN　　　Lym　　　　CD4/CD8　UIB
UA　　　AtLym　　　HLA-DR
Amy　　　赤芽球

症例概要:

原発性副甲状腺機能亢進症 症例カード　1999-06-20

カルテ番号　　　　　　入院加ルテ　　　　　年齢　　　　　性別 [M, F]

入院日　　年　月　日

臨床症状・所見:
口渇[ ] 多尿[ ] 易疲労[ ] 脱力感[ ] 食欲不振[ ] 掻痒[ ] 便秘[ ] 消化性潰瘍[ ]
膵炎[ ] 骨痛[ ] 骨折[ ] 病的骨折[ ] 腎結石[ ] 尿管結石[ ] 腎機能障害[ ]
痛風[ ] 関節痛[ ] 角膜輪[ ] 膵腫症 MEN[ ]
骨透過性↑[ ] 骨膜下吸収像[ ] salt peper像[ ] 骨塩量腰椎[ ] 骨塩量腰椎[ ]
副甲状腺 hot spot[ ] QT 短縮[ ] 腫瘍部位[ ](1: 右上　2:右下　3:左上　4:左下…主要部)
腫瘍重量[　] mg 腫瘍サイズ[　]
身長　　　cm 体重　　　kg 血圧　　　／　　　mmHg

検査所見:

化学スクリーニング　末梢血液検査　電解質　尿検査　骨代謝
(　年　月　日)　(　年　月　日)　(　年　月　日)　(　年　月　日)　(　年　月　日)
TP　　　WBC　　　Na　　pH　　Ca++
BS　　　RBC　　　K　　蛋白　ACP
A/G　　　Hb　　　Cl　　蛋白定量　PAP
TBil　　　Ht　　　P　　糖　　PTH
DBil　　　Plt　　　Ca　　潜血　i: PTH
ALP　　　Meta　　Posm　ビリルビン　PTH C端
TCho　　　N.Band　　　ウロビリノーゲン　カルシトニン
GGT　　　N.Seg　　　　尿比重　オステオカルシン
LDH　　　Eos　　　　　　　尿 cAMP
Alb　　　Bas　　(　年　月　日)
Glb　　　Mon　　出血時間　(　年　月　日)
ChE　　　Lym　　PT　　　Ccr
GPT　　　　　　APTT　尿量
GOT　　　　　　Fib　　β2M(血清)
Cm　　　　　　TT　　β2M(尿中)
BUN　　　(　年　月　日)　HP
UA　　　ESR 1h
Amy　　　CRP

症例概要:

アルドステロン症 症例カード

1999-10-26

加研番号 _____ 入院病所 _____ 年齢 _____ 年 性別 [0: M, 1: F]

入院日 ___年 ___月 ___日 高血圧罹病期間 _____ 年

臨床症状・所見：

頭痛[ ] 多飲[ ] 多尿[ ] 四肢麻痺[ ] 筋力低下[ ] 脱力感[ ] テタニー[ ]
腎機能障害[ ] 心肥大[ ] 副腎皮質腺腫[ ] T平低[ ] U波増高[ ] 副腎シンチ集積像[ ] 耐糖能異常[ ]
原因 [ ](1:副腎皮質腺腫 2:特発性アルドステロン症 3:原発性副腎過形成 4:副腎癌 5:その他 6:不明)
腫瘍部位 [ ](1: 右 2:左 3:両側…主要部)
腫瘍重量 [ ]mg 腫瘍サイズ [ ]
身長 ___cm 体重 ___kg 血圧 ___/___ mmHg

検査所見：

化学スクリーニング	末梢血液検査	電解質	尿検査	骨代謝
(年 月 日)	(年 月 日)	(年 月 日)	(年 月 日)	(年 月 日)
TP	WBC	Na	pH	Ald
BS	RBC	K	蛋白	Ald(アルブミン負荷)
A/G	Hb	Cl	蛋白定量	Ald(カプトプリル負荷)
TBil	Ht	P	糖	PRA (安静)
DBil	Plt	Ca	潜血	PRA (立位)
ALP	Meta	Posm	アセトン	PRA(カプトプリル負荷)
TCho	N.Band		ビリルビン	コルチゾール
GGT	N.Seg		ウロビリノーゲン	ACTH
LDH	Eos		尿比重	カテコールアミン
Alb	Bas		(年 月 日)	VMA
Glb	Mon		Ccr	
ChE	Lym		尿量	
GPT			β2M	
GOT	(年 月 日)		尿β2M	
Cm	ESR			
BUN	CRP			
UA		(年 月 日)		
Amy		PT		
		APTT		
		Fib		
		TT		
		HP		

症例概要：

卵巣癌 症例カード

1999-10-06

加研番号 _____ 入院病所 _____ 年齢 _____ 性別 [0:M, 1:F]
入院日 ___年 ___月 ___日 手術 ___年 ___月 ___日

症状：下腹部腫瘤感[ ] 腹部膨満感[ ] 下腹痛[ ] 便秘[ ] 腰痛[ ] 排尿障害[ ]
月経異常[ ] 不正性器出血[ ]

臨床所見：

下腹部腫瘤[ ] 癒着性腹膜炎[ ] 腹水[ ]
TNM分類 T( ) N( ) M( ) Stage(FIGO)[ ]
腫瘍部位 [ ](1:右 2:左 3:両側) 腫瘍重量 [ ]g 腫瘍サイズ [ ]
腫瘍分類 [ ](1:表層上皮性・間質性腫瘍 2:性索間質性腫瘍 3:胚細胞腫瘍 4:その他)
組織型 [ ](1:漿液性嚢胞腺腫 2:未成熟性嚢胞腺腫 3:類γ嚢胞腺癌 4:明細胞腺癌
5:腺癌 6:未分化細胞癌 7:未分化胚細胞腫 8:卵黄嚢腫瘍 9:未熟奇形腫
10:その他)

組織型詳細[

進行度 大網[ ] 肝臓[ ] 腹膜播種[ ] 子宮[ ] 卵管[ ] 膀胱[ ] 横隔膜下[ ]
直腸[ ] 腸管[ ] 傍大動脈リンパ節[ ] 骨盤内リンパ節[ ]
腹腔洗浄細胞診 Class[ ] 腹水細胞診 Class [ ]
妊娠・分娩歴[ ]

経妊 ___ 経産 ___ 身長 ___cm 体重 ___kg 血圧 ___/___ mmHg

検査所見：

化学スクリーニング	末梢血液検査	電解質	尿検査	蛋白電気泳動
(年 月 日)	(年 月 日)	(年 月 日)	(年 月 日)	(年 月 日)
TP	WBC	Na	pH	AFP
BS	RBC	K	蛋白	CEA
A/G	Hb	Cl	蛋白定量	TPA
TBil	Ht	P	糖	CA125
DBil	Plt	Ca	潜血	CA19-9
ALP	Meta	Mg	アセトン	STN
TCho	N.Band	Posm	ビリルビン	IAP
GGT	N.Seg		ウロビリノーゲン	
LDH	Eos		尿比重	(年 月 日)
Alb	Bas			PT 出血時間
Glb	Mon			APTT
ChE	Lym			Fib
GPT				TT
GOT	(年 月 日)			HP
Cm	血沈 1h			
BUN	CRP			(年 月 日)
UA				Ccr ml/min
Amy				尿量 ml

コメント：

特発性間質性肺炎症例カード　1999-11-16

カルテ番号　　　　　　　　　　入院カルテ　　　　　　　　年齢　　　　　性別 [0:M, 1:F]
入院日　　年　月　日

症状：発熱[ ] 関節痛[ ] 咳嗽[ ] 喀痰[ ] 呼吸困難[ ] 動悸[ ]
喫煙歴　　　　年×　　　本

臨床所見：
捻髪音[ ] 肺陰影[ ] ばち状指[ ] チアノーゼ[ ] 肺高血圧[ ] 肺性心[ ]
肺機能障害[ ] (1:拘束性障害 2:閉塞性障害 3:混合性障害)
肺活量減少[ ] 残気量減少[ ] DLCO減少[ ] 肺生P波[ ]
RAの有無[ ] 抗核抗体の有無[ ] 赤沈亢進[ ] CRP高値[ ] LDH高値[ ]

身長　　　cm 体重　　　kg 血圧　　/　　mmHg

検査所見：

化学スクリーニング　末梢血液検査　電解質　蛋白電気泳動　肺機能検査
(年月日)　(年月日)　Na　(年月日) Alb %　(年月日)
TP　WBC　K　α1 %　VC　L
BS　RBC　Cl　α2 %　VC
A/G　Hb　P　β %　FEV1 %
TBil　Ht　Ca　γ %　FEV1%
DBbil　Plt　Posm　　　DLCO %
ALP　N.Band　(年月日)　(年月日)
TCho　N.Seg　C3　抗core抗体血液ガス
GGT　Eos　C4　抗dsDNA　血液pH
LDH　Bas　CH50　抗Sm　PaCO2
Alb　Mon　IgG　抗Jo1　PaO2
Glb　Lym　IgA　抗SS-A　HCO3−
ChE　　　IgM　抗サイログロブリン　BE
GPT　(年月日)　　RF　O2投与
GOT　ESR　　KL-6
Cm　CRP
BUN
UA
Amy

コメント：

肝細胞癌症例カード　2000-04-20

カルテ番号　　　　　　　　　　入院カルテ　　　　　　　　年齢　　　　　性別 [M, F]
入院日　　年　月　日　発現後　　　　年　　月　死亡[ ]　入院日数

症状：右季肋部痛[ ] 全身倦怠感[ ] 食欲不振[ ] 悪心・嘔吐[ ]

臨床所見：腫瘤触知[ ] 肝腫大[ ] 黄疸[ ] クモ状血管腫[ ] 手掌紅斑[ ] 食道静脈瘤[ ]
腹水[ ] 脾腫[ ] 血小板減少[ ] 貧血[ ] 出血傾向[ ] 肝便変[ ] 糖尿病[ ]
HBV[ ] HCV[ ] アルコール多飲[ ]
腸転移[ ] 骨転移[ ] 肺転移[ ] 肝破裂[ ] 門脈侵潤[ ] 主要部位(　　　　)
腫瘍数[ ] (1:単発 2:2 3:3 4:多発) 最大径 [　　cm (　　)] T分類
肉眼分類：[ ] (1:結節型 2:塊状型 3:びまん型)
分化度：[ ] (1:高分化型 2:中分化型 3:低分化型 4:未分化型)
組織分類：[ ] (1:索状型 2:偽腺管型 3:充実型 4:硬化型)
身長　　　cm 体重　　　kg 血圧　　/　　mmHg
アルコール歴　　年×　　本 禁煙後[0:なし 1軽度 2中等度 3高度]
喫煙歴　　　　年×　　本 禁煙後[　]年

検査所見：

化学スクリーニング　末梢血液検査　電解質　尿検査　蛋白電気泳動
(年月日)　(年月日)　Na　(年月日) pH　(年月日) Alb %
TP　WBC　K　蛋白　α1 %
BS　RBC　Cl　蛋白定量　α2 %
A/G　Hb　P　糖　β %
TBil　Ht　Ca　潜血　γ %
DBbil　Plt　Mg　アセトン
ALP　N.Band　Posm　ビリルビン
TCho　N.Seg　(年月日)　ウロビリノーゲン　(年月日)
GGT　Eos　HBs抗原　尿比重　出血時間
LDH　Bas　HBs抗体　　PT
Alb　Mon　HBcIgG　(年月日)　APTT
Glb　Lym　HBe抗原　ICG　Fib
ChE　(年月日)　HBe抗体　NH3　TT
GPT　血沈1h　HCV抗体　Ccr　HPT
GOT　CRP　DNAポリメラーゼ　CEA
Cm　　　　AFP
BUN　　　　PIVKAII
UrA　　　　HbA1c
Amy

症例概要：

2000-09-13

ネフローゼ症候群症例カード

カルテ番号＿＿＿＿＿　年齢＿＿＿　性別 [M, F]

入院日　年　月　日 :

臨床症状・所見 :

全身症状 : 発熱[ ] 全身倦怠感[ ] 浮腫[ ]
検査所見 : 尿潜血[ ] 高血圧[ ] 腎機能低下(Cm≧2.0)[ ] 高脂血症[ ] 補体価低下[ ]
病理所見 : 基底膜の肥厚[ ] メサンギウム細胞の増殖[ ] 糸球体の分葉化[ ] 尿細管の萎縮[ ]
　　　　　間質細胞浸潤[ ] 間質の繊維化[ ] 糸球体の結節性病変[ ]
分類 : [ ]原発性 : MCGN(微小変化性ｶﾞｰﾍﾞ症候群), MGN(膜性腎症), MPGN(膜性増殖性糸
　　　　　球体腎炎), FGN(巣状糸球体硬化症), SLE(ﾙｰﾌﾟｽ腎炎), PGN(進行性腎炎),
　　　　　続発性 : DM(糖尿病), MM(多発性骨髄腫), otherその他

身長　　cm　体重　　kg　血圧　　　/　　　mmHg

検査所見 :

化学ｽｸﾘｰﾆﾝｸﾞ　　末梢血液検査　　電解質　　　　血液ガス　　　　尿検査
(年 月 日)　(年 月 日)　(年 月 日)　(年 月 日)　(年 月 日)
TP　　　WBC　　　Na　　　　pH　　　　　pH
BS　　　RBC　　　K　　　　PaCO2　　　蛋白
A/G　　　Hb　　　Cl　　　　PaO2　　　蛋白定量 mg/dl
TBil　　Ht　　　P　　　　BE　　　　糖
DBbil　　Plt　　　Ca　　　HCO3　　　潜血
ALP　　　　　　　Mg　　　%O2Hb　　　尿比重
TCho　　N.Band　　血漿浸透圧　HbA1c　　　尿中赤血球
GGT　　　N.Seg　　　　　　　　　　　　尿中白血球
LDH　　　Eos　　　　　　　　　　　　　尿細管上皮[ ]
Alb　　　Bas　　(年 月 日)　蛋白電気泳動　尿円柱[ ]
Glb　　　Mon　　出血時間　　(年 月 日)
ChE　　　Lym　　PT　　　　　Alb　　%　(年 月 日)
GPT　　　AtLym　APTT　　　　α1　　%　Ccr　　　ml/min
GOT　　　　　　　Fibrinogen　α2　　%　尿量
Cm　　　TG　　　　HP　　　　β　　　%　PSP15 分値
BUN　　　HDL-Chol　TT　　　γ　　　%　RBF
UA　　　血沈 1h　　　　　　　　　　　　RPF
Amy　　　CRP　　(年 月 日)　　　　GFR
　　　　　　　　(年 月 日)　抗核抗体　　FF
　　　　　　　　　　　　　　　　RA　　　　尿中 β2M
　　　　　HBsAg (　)　　　　　IgG　　　尿中 NAG
　　　　　HCV 抗体 (　)　　　　IgA　　　尿中 Alb
　　　　　　　　　　　　　　　　IgM　　　濃縮試験(比重)
　　　　　　　　　　　　　　　　C3　　　　　(浸透圧)
　　　　　　　　　　　　　　　　C4
　　　　　　　　　　　　　　　　CH50　　　　　　　　/日

症例概要 :

2000-09-09

原発性胆汁性肝硬変症例カード

カルテ番号＿＿＿＿＿　年齢＿＿＿　性別 [M, F]

入院日　年　月　日　診断後　　年　発症後　　年(推定)

症状 : 全身倦怠感[ ] 疲労感[ ] 食欲不振[ ] 悪心・嘔吐[ ] 浮腫[ ] 吐・下血[ ]

臨床所見 : 発熱[ ] 関節痛[ ] 胸水[ ] 黄疸[ ] ｸﾓ状血管腫[ ] 手掌紅斑[ ] 紫斑[ ] 腹壁静脈怒張[ ]
食道静脈瘤[ ] 腹水[ ] 肝腫大[ ] 脾腫[ ] 血小板減少[ ] 貧血[ ] 出血傾向[ ]
女性化乳房[ ] ｼｪｰｸﾞﾚﾝ合併[ ]
身長　　cm　体重　　kg　血圧　　/　　mmHg
飲酒度[ ]0なし, 2中等度, 3高度　喫煙歴　　年×　　本禁煙後　　年

病理所見 : 門脈域細胞浸潤[ ] ｸｯﾊﾟｰ細胞[ ] 優性非化膿性破壊性胆管炎), 2 : stageII(細胆管増生), 3 : stageIII(線維化)
Scheuer 分類 [ ]1 : stage I (優性非化膿性破壊性胆管炎), 2 : stage II (細胆管増生), 3 : stage III (線維化)
4 : stageIV(肝硬変)}

検査所見 :

化学ｽｸﾘｰﾆﾝｸﾞ　末梢血液検査　　電解質　　　　尿検査　　　　　蛋白電気泳動
(年 月 日)　(年 月 日)　(年 月 日)　(年 月 日)　(年 月 日)
TP　　　WBC　　　Na　　　　pH　　　　Alb　　　%
BS　　　RBC　　　K　　　　蛋白　　　α1　　　%
A/G　　　Hb　　　Cl　　　　蛋白定量　α2　　　%
TBil　　Ht　　　P　　　　　糖　　　　β　　　%
DBbil　　Plt　　　Ca　　　　潜血　　　γ　　　%
ALP　　　Meta　　Posm　　　ｱｾﾄﾝ　　　M 蛋白
TCho　　N.Band　　　　　　　ﾋﾞﾘﾙﾋﾞﾝ
GGT　　　N.Seg　　(年 月 日)　ｳﾛﾋﾞﾘﾉｰｹﾞﾝ　(年 月 日)
LDH　　　Eos　　　出血時間　　尿比重　　　抗核抗体
Alb　　　Bas　　　PT　　　　　尿円柱　　　RF
Glb　　　Mon　　　APTT　　　　　　　　　　抗ﾐﾄｺﾝﾄﾞﾘｱ抗体
ChE　　　Lym　　　Fib　　　　　　　　　　　抗ﾐﾄｺﾝﾄﾞﾘｱ M2 抗体
GPT　　　LE 細胞　TT　　　　　　　　　　　抗平滑筋抗体
GOT　　　　　　　HPT　　　　　　　　　　　抗 dsDNA
Cm　　　　　　　　　　　　　(年 月 日)　抗 ssDNA
BUN　　(年 月 日)　AFP　　IgG　　　　　抗 SS-A
UA　　　血沈 1h　　PIVKA-II　IgA　　　　抗ﾏｲｸﾛｿﾞｰﾑ
Amy　　　CRP　　　ICG　　　IgM　　　　　抗 RNP 抗体
　　　　　　　　　NH3　　　C3
　　　　　　　　　HBsAb　　C4
　　　　　　　　　HCV 抗体　CH50

症例概要 :

急性白血病 症例カード

カルテ番号 _____ 入院№ _____ 年齢 _____ 性別 [M, F]
入院日　年　月　日

FAB 分類　[ ] (M0 M1 M2 M3 M4 M5 M6 M7 L1 L2 L3 その他)
血液検査異常既往 [ ] 検査異常後年数 (　　)
合併症 [ ] (疾患名　　　　　　　　　　)
症状：発熱 [ ]　倦怠感 [ ]　骨痛 [ ]　関節痛 [ ]
　　　出血 [ ] (紫斑、出血斑、鼻出血、歯肉出血、消化管出血、その他)

臨床所見
貧血 [ ]　血小板減少 [ ]　出血傾向 [ ]　赤芽球 [ ]　白血球増加 [ ]　白血球減少 [ ]
白赤芽球症 [ ]　CNS 白血病 [ ] (偽あり 2)　脾腫 [ ]　肝腫 [ ]　リンパ節腫脹 [ ]　皮膚白血病 [ ]
歯肉浸潤 [ ]　　その場合　部位
他の髄外浸潤 [ ] (1 の場合 施行せず 0 施行した 1)
染色体 [ ] (1 の場合 施行せず 0 施行した 1)　染色体異常 [無 0, 有 1 (単クローン 2, 多クローン 3 解析不能 4)
感染症 [ ]　感染巣有 1；感染巣不明 0
身長　　　cm　体重　　　kg　血圧　　　/　　　mmHg

検査所見：

化学スクリーニング　　末梢血液検査　　電解質　　尿検査　　　　蛋白電気泳動
(　年　月　日)　　　(　年　月　日)　(　年　月　日)　(　年　月　日)　(　年　月　日)
SP　　　WBC　　　Na　　　pH　　　　Alb　　　%
BS　　　RBC　　　K　　　蛋白　　　α1　　　%
A/G　　　Hb　　　Cl　　　蛋白定量　α2　　　%
TBil　　Ht　　　　P　　　糖　　　　β　　　%
DBbil　　Ret　　　Ca　　　潜血　　　γ　　　%
ALP　　　MCV　　　Mg　　　アセトン
TCho　　PLT　　　Posm　　ビリルビン　　　(　年　月　日)
GGT　　　Blast　　　　　　ウロビリノーゲン　IgG
LDH　　　ProGr　　LDHアイソザイム　尿比重　　IgA
Alb　　　Myelo　　(　年　月　日)　　　　　IgM
Glb　　　Meta　　　LDH
ChE　　　N.Band　　LDH1　　　　　　　(　年　月　日)
GPT　　　N.Seg　　　LDH2　　　　　　　Ccr　　尿量
GOT　　　Eos　　　　LDH3
Cm　　　Bas　　　　LDH4　　　　　　　(　年　月　日)
BUN　　　Mon　　　　LDH5　　　　　　　ムコタンパク
UA　　　Lym　　　　　　　　　　　　　尿ﾌﾞﾗｽﾃｰｾﾞ
Amy　　AtLym　　　　　　　　　　　　　ビタミン B12
　　　　赤芽球　　　　　　　　　　　　　　NAP
CRP　　(　年　月　日)　　　　　　　HPT　　NAP_Cntl
ESR　　(　年　月　日)　　　　　　　　　　フェリチン

PT
APTT
Fib
FDP
TT

潰瘍性大腸炎 症例カード

カルテ番号 _____ 入院№ _____ 年齢 _____ 性別 [M, F]
入院日　年　月　日　発症後推定 [　　] ヶ月

臨床症状・分類

全身症状：発熱 [ ]　全身倦怠 [ ]　貧血 [ ]　頻脈 [ ]　関節炎 [ ]　下腹部痛 [ ]
　　　　下痢 [ ]　血便 [ ]　結節性紅斑 [ ]　膿皮疹 [ ]　虹彩炎 [ ]　大腸癌 [ ]
大腸内視鏡・注腸所見：びらん [ ]　潰瘍 [ ]　鋸歯状変化 [ ]　肛門周囲病変 [ ]
鉛管像 [ ]　腸管狭窄 [ ]　巨大結節[ ]　偽ポリポーシス [ ]
病変の拡がりによる病型分類 [ ]
(1. 全大腸炎　2. 左側大腸炎　3. 直腸炎　4. 区域性大腸炎)
臨床的重症度 [ ] (1. 軽度　2. 中等度　3. 重度)
身長　　　cm　体重　　　kg　血圧　　　/　　　mmHg

検査所見：

化学スクリーニング　末梢血液検査　　電解質　　　尿検査　　　　蛋白電気泳動
(　年　月　日)　　(　年　月　日)　(　年　月　日)　(　年　月　日)　(　年　月　日)
SP　　　　WBC　　　Na　　　pH　　　　Alb　　　%
BS　　　　RBC　　　K　　　蛋白　　　α1　　　%
A/G　　　Hb　　　　Cl　　　蛋白定量　α2　　　%
TBil　　　Ht　　　　P　　　糖　　　　β　　　%
DBbil　　Plt　　　　Ca　　　潜血　　　γ　　　%
ALP　　　N.Band　　Posm　　アセトン
TCho　　N.Seg　　　　　　　ビリルビン　　(　年　月　日)
GGT　　　Eog　　　(　年　月　日)　ウロビリノーゲン　Fe
LDH　　　Bas　　　出血時間　　尿比重　　　TIBC
Alb　　　Mon　　　PT　　　　　　　　　　　UIBC
Glb　　　Lym　　　APTT　　　IgG　　　　　フェリチン
ChE　　　　　　　　Fib　　　　IgA
GPT　　　　　　　　TT　　　　IgM　　　　(　年　月　日)
GOT　　　　　　　　HP　　　　C3　　　　　CEA
Cm　　　　　　　　　　　　　　C4　　　　　CA125
出BUN　　　　　　　　　　　　CH50　　　　CA19-9
UA　　　血沈 1h　(　年　月　日)　　　　　SCC
Amy　　　C R P　(　年　月　日)

症例概要：

関節リウマチ 症例カード

カルテ番号 _____ 年齢 _____ 性別 [M, F]
入院日 ___年___月___日 入院期間 _____ 発症後 [ ] 年

臨床症状
関節炎症状：
- 対称性 [ ] 多発性 [ ] (□ PIP □ MCP □ 手 □ 肘 □ 膝 □ 足 □ MTP)
- 朝のこわばり [ ] 関節痛 [ ] 微熱 [ ] 関節熱感 [ ] 関節発赤 [ ]
- 可動域制限 [ ]

関節外症状：
- 全身症状：倦怠感 [ ] 食欲不振 [ ] 体重減少 [ ] リンパ節腫脹 [ ]
- 皮膚症状 [ ] (□ Raynaud 現象) 眼症状 [ ] (□ 乾燥性角結膜炎 □ 強膜炎)
- 呼吸器症状 [ ] (□ 肺繊維症 □ 胸膜炎) 心症状 [ ] (□ 心膜炎 □ 心筋障害)
- 腎症状 [ ] (□ 続発性アミロイドーシス) 消化器症状 [ ] (□ 口腔乾燥症 □ 虚血性腸炎)
- 神経症状 [ ] (□ 末梢神経炎 □ 硬膜のリウマトイド肉芽腫)

臨床所見
- 骨破壊 [ ] 関節変形 [ ] 骨硬直 [ ] 筋萎縮 [ ] 腱鞘炎 [ ]
- 皮下結節 [ ] 皮下潰瘍 [ ]
- 病期 (Stage) [ ] (1. 初期 2. 中等期（筋萎縮＋軽度骨破壊) 3. 高度（骨破壊) 4. 末期（骨硬直))
- 機能障害度 (Class) [ ] (1. 不自由なしに生活できる 2. 普通の仕事ならなんとかできる 3. 自分の身の回りのことがなんとかできる 4. 身の回りのこともほとんどできない)

CRP 高値 [ ] 赤沈亢進 [ ] γGlb 高値 [ ] 貧血 [ ] 白血球増加 [ ] RF [ ] 他( )
治療薬：[プレドニン( )mg シオゾール( )mg アザルフィジン( )mg 血圧 / mmHg]
身長 ___ cm 体重 ___ kg

検査所見：

化学スクリーニング (年 月 日) | 末梢血液検査 (年 月 日) | 電解質 (年 月 日) | 尿検査 (年 月 日) | 蛋白電気泳動 (年 月 日)
SP | WBC | Na | pH | Alb %
BS | RBC | K | 蛋白 | α1 %
A/G | Hb | Cl | 蛋白定量 | α2 %
TBil | Ht | P | 糖 | β %
DBil | Plt | Ca | 潜血 | γ %
ALP | N.Band | Posm | ｱｾﾄﾝ | (年 月 日)
TCho | N.Seg | | ﾋﾞﾘﾙﾋﾞﾝ | RA
GGT | Eog | (年 月 日) | ｳﾛﾋﾞﾘﾉｰｹﾞﾝ | RAPA
LDH | Bas | 出血時間 | 尿比重 | リウマチ因子 IgG
Alb | Mon | PT | (年 月 日) | 抗 Gal 欠損 IgG
Glb | Lym | APTT | IgG | 抗核抗体
ChE | | Fib | IgA | 抗 SS-A
GPT | | TT | IgM | 抗 SS-B
GOT | | HP | C3 | 抗 Scl70
Crn | | | C4 | 抗 Jo1
BUN | 血沈 1h | | CH50 | 抗セントロメア
UA | CRP | | クリオグロブリン | 抗カルジオリピン
Amy | | | SAA
| | | フェリチン

症例概要：

骨髄所見 (年 月 日)
BM 採取部位 _____
BM Cellularity [ ] (過形成 1, 正形成 2, 低形成 3, ドライタップ 4)
<有核細胞数>
<巨核細胞数>

<Myeloid series>   <Lymphoid series>   <Erythroid series>
Myeloblast I   Lymphocyte   Ruburiblast
Myeloblast II   Atypical Lymph   Prorubricyte
Promyerocyte   Plasmoblast   Rubricyte
N.myelocyte   Proplasmocyte   Metarubricyte
N.Metamyelocyte   Plasmocyte
N.Band   Monoblast   Promegaroblast
N.Segmented   Promonocyte   Basophilic megaroblast
Eosinophil   Monocyte   Polychromatophilic megaroblast
Eo.Pro   Histiocyte   Orthochromatophilic megaloblast
Eo.Mye   Patholo.cell
Eo.Meta   Atypical cell   M : L ; E Ratio= : : 1
Eo.Band   Sideroblast 数
Eo.Seg   Sideroblast Cntl
Basophil

ペルオキシダーゼ [ ] (芽球の約 %) SBB [ ] (芽球の約 %) PAS 染色 [ ]
α-N.B.esterase [ ] N-ASD-CA esterase [ ] Auer 小体 [ ]

その他特記所見：

症例概要：

参考文献

1) 日本臨床検査医学会標準委員会基準値・基準範囲特別委員会. 基準値, 基準範囲について 臨床病理, 50：1154-1159, 2002.

2) NCCLS C28-A2: How to define and determine reference intervals in the clinical laboratory - Second edition - Approved Guideline. Villanova, PA: National Committee for Clinical Laboratory Standards, 2000.

3) 市原清志：正常値 (基準値基準範囲) 異常値に対する考え方. 日本臨床, 増 53:9-28, 1995

4) 市原清志：基準範囲の設定における基準個体の選別 統計処理上の問題点と対応. 臨床検査 40:1383-1392, 1996

5) 市原清志：潜在基準値法による日常検査情報の活用. 臨床検査, 増 49:1471-85, 2005

6) Ichihara, K. and Kawai, T.：Determination of reference intervals for 13 plasma proteins based on IFCC international reference preparation (CRM470) and NCCLS proposed guideline (C28-P,1992): trial to select reference individuals by results of screening tests and application of maximal likelihood method. J Clin Lab Anal 10: 110-7, 1996

7) 市原清志：エンザイムアッセイにおける基準範囲ならびにカットオフ値の設定とその問題点. 日本臨床 53: 2220-2230, 1995

8) 日本臨床検査自動化学会会誌編集部. 極端値・パニック値対応マニュアル. 日本臨床検査自動化学会会誌, 30 Suppl.1：1-190, 2005.

9) 市原清志, 佐藤和孝, 加藤卓司, 石田博, 松田信義：疾患別症例からの動的知識生成法と診断支援. 臨床病理 47:850-859, 1999

10) Ichihara K, Sato K: Evidence-based laboratory interpretation system built on a large collection of case records with well-defined diagnosis. Clin Chem Labo Med. 39：1033-44, 2001

11) 望月隆弘、本邦臨床統計集 (3) 日本臨床 60 補 1:508-514,2002

12) 富野康日己、内科疾患の診断基準・病型分類・重症度 内科 85(6):1248-1251,2000

13) 土肥和紘、内科疾患の診断基準・病型分類・重症度 内科 85(6):1244-1247,2000

14) International Myeloma Working Group. Br J Haematol 121(5):749-57, 2003

15) Am. J. Respir. Crit. Care Med. 165: 277-304, 2002

16) Arthritis Rheum40(9):1725,1997

17) 市原清志：基準範囲の性差, 年齢差, 地域差. 検査と技術, 35(11):1223-1233 2007

18) 田中敏章, 山下篤, 市原清志：潜在基準値抽出法による小児臨床検査基準範囲の設定. 日本小児科学会雑誌, 112(7):1117-1132 2008.

19) 斎藤憲祐, 河合忠, 市原清志：血清蛋白 13 項目基準範囲設定のための解析結果. 臨床病理, 臨増.101:102-206 1996

20) Amino, N., Kuro, R., Yabu, Y., Takai, SI., Kawashima, M., Morimoto, S., Ichihara, K., Miyai, K. and Kumahara, Y.：Elevated levels of circulating carcinoembryonic antigen in hypothyroidism. J Clin Endocrinol Metab. 1981; 52:457-62

21) Ichihara K, Saito K, Itoh Y. Sources of variation and reference intervals for serum cystatin C in a healthy Japanese adult population. Clin Chem Lab Med. 2007;45:1232-6

22) Ichihara, K. and Kawai, T. : Determination of reference intervals for 13 plasma proteins based on IFCC international reference preparation (CRM470) and NCCLS proposed guideline (C28-P, 1992): a strategy for partitioning reference individuals with validation based on multivariate analysis. J Clin Lab Anal. 1997; 11:117-24

23) Statland BE, Winkel P. Selected Pre-Analytical Sources of Variation. In: Grasbeck R, Alstrom T, eds. *Reference Values in Laboratory Medicine*. Chichester:John Whiley & Sons Ltd, 1981; 127-37

24) 河口豊, 市原清志, 濱野政弘, 他：生化学検査値の日内リズムとその再現性. 臨床検査, 41:345-352 1997

25) 市原清志：基準範囲と日内リズム. 臨床検査, 45:617-631 2001

26) Uchida T, Akitsuki T, Kimura H, et al : Relationship among plasma iron, turnover, and reticuloendothelial iron release. Blood 1983;61 : 799-802

27) Kemp GJ, Blumsohn A, Morris BW : circadian changes in plasma phosphate concentration, urinary phosphate excretion, and cellular phosphate shifts. Clin Chem 1992;38 : 400-402

28) Nicolau GY, Haus E, Lakatua DJ, et al : Circadian periodicity of the results of frequently used laboratory tests in elderly subjects. Endocrinologie 1983;21 : 3-21

29) 河口勝憲, 市原清志：生理的変動要因. メタボリックシンドローム健診検査技術マニュアル, 検査と技術, 臨増.35(11):1062-1076 2007

30) Docter R, Krenning EP, de Jong M, Hennemann G. The sick euthyroid syndrome: changes in thyroid hormone serum parameters and hormone metabolism. Clin Endocrinol 1993;39:499-518

31) 河口豊, 市原清志, 河口勝憲, 他：採血時の前腕運動に伴う生化学検査値の変動. 臨床検査, 42 : 819-822 1998

32) Clausen T, Everts ME : Regulation of the Na, K-pump in skeletal muscle. Kidney Int 1989;35:1-13

33) Burl RD , Anthony S, Melvin C, et al : Pseudohyperkalemia caused by fist clenching during phlebotomy . New Eng J Med 1990;322:1290-1292

34) 河口勝憲, 松本敬子, 河口豊, 他：検体容器の形状と無栓放置による生化学検査値の経時的変動. 医学検査, 44:1809-1813 1995

35) 河口勝憲, 市原清志, 小野聡子, 他：全血放置後の臨床検査値の変動における温度条件と個体差. 医学検査, 45:1270-1275 1996

36) 上杉里枝, 河口勝憲, 見手倉久治, 他：BNPの診療前検査における変動要因解析. 岡山医学検査, 43:1-5 2006

37) 玄番昭夫：検体の安定性.Medical Technology. 13:273-278 1985

38) 山内昭浩, 青木哲雄：ALT活性測定用血清検体の保存に関する検討. 医学検査, 44:907-910 1995

39) 市原清志：標準化 up-to-date: 共有基準範囲設定国際プロジェクト 臨床化学 38:416-423 2009

40) Ichihara K, Boyd J. An appraisal of statistical procedures used in derivation of reference intervals. Clin Chem Lab Med 2010;48(11):1537-1551

41) 市原清志：StatFrex for Windows Ver5.0活用マニュアル. アーテック,2000

42) 松原朱實, 市原清志：個人基準範囲の概念と分布型－個人の分布特性から個人基準範囲の設定意義. メタボリックシンドローム健診検査技術マニュアル, 検査と技術, 臨増.35(11):1235-1244 2007

43) 河口勝憲, 河口宏美, 市原清志：臨床検査における保険診療の歴史 -診療報酬と新規保険収載項目認可の変遷- . 医学検査, 56:1054-1065 2007

第5章 付録

索 引

索 引

Symbols

α₁ アンチトリプシン欠損症 263
γGlb 294
γGT 64
α 1-AG 424
α 1-アンチトリプシン 424
α 1-酸性糖蛋白 424
α 1AT 424
α 2-MG 424
α 2-プラスミンインヒビター・プラスミン複合体 .
    418
α 2-マクログロブリン 424
β-D-グルカン 393
β-TG 417
β-トロンボグロブリン 417
γ-GT アイソザイム 408
γ-Sm 403
γ-セミノプロテイン 403
1,25(OH)2D3 422
1,25 ジヒドロキシビタミン D3(1,25(OH)2D3) .. 422
1,5-アンヒドロ-D-グルシトール (1,5-AG) 422
1,5-AG 422
(1→3)-β-D-グルカン 393
17-KGS 414
17-KS 分画 413
17 α-OHP 416
17-ケトジェニックステロイド (17-KGS) 414
17-ケトステロイド分画 (17-KS 分画) 413
17 α-ヒドロキシプロジェステロン 416
Ⅰ CTP 411
Ⅰ 型コラーゲン C テロペプチド 411
Ⅰ 型コラーゲン架橋 N-テロペプチド (NTx) .. 411
Ⅰ 型プロコラーゲン-C-プロペプチド 411
1 秒率 (FEV1) 264
2,5-オリゴアデニル酸合成酵素活性 425
2,5AS 425
Ⅳ型コラーゲン 409
Ⅳ型コラーゲン (尿中) 423
Ⅳ型コラーゲン・7S 409

A

A/G 比 26
ABI 262
ABO 血液型亜型 423
ACE 415
Acute glomerulonephritis 201
Acute leukemia 227
Acute myocardial infarction(AMI) 254
Acute pancreatitis 189
Acute viral hepatitis 178
ADH 416
Adult T cell leukemia/lymphoma(ATLL/ATL) ...
    245
AFP 184, 187, 215, 306
AFP のレクチン反応性による分画比 (AFP-L3 ％)
    406
Alb 19, 184, 212, 215, 420
ALP 59, 215, 246, 291, 300
ALT 180, 187
ALT(GPT) 50
AMA 399
AMI/Acute myocardial infarction 254
AMY 72
ANP 409
Aplastic anemia 217
APTT 151
Aarteriosclerosis obliterans(ASO) 261
ASO 202
ASO/ arteriosclerosis obliterans 261
AST 180, 187, 255, 294
AST(GOT) 46
ATLL/ATL:Adult T cell leukemia/lymphoma ...
    245

B

BAP 412
BCA225 405
BCR - ABL キメラ遺伝子 238
BFP 405
Bil 41
BNP 255, 350, 411
BTR 410
Burn 310

C

C-PTHrP 416
C-reactive protein(CRP) 167
C1q 結合免疫複合体 425
C1 インアクチベーター 424
C3 .... 164, 202, 274, 424
C3d 結合免疫複合体 425
C3PA 425
C3 プロアクチベータ 425
C4 .... 164, 424
Ca 91, 190, 204, 245, 246, 249, 300
異常リンパ球 246
CA-50 404
CA125 .... 215, 306, 403

CA130	405	FT3	415
CA15-3	403	FT4	291, 294, 414
CA19-9	193, 402		
CA54/61	405	**G**	
CA602	405	GA	422
CA72-4	405	Gastric cancer	195
cAMP	415	GAT	406
CEA	271	Glb	23, 184, 243, 249
CH50	202, 274	Glu	104, 190
ChE	68, 184, 212	Gottron 徴候	277
CHOP 療法	243	GU	408
Chronic myeloid leukemia (CML)	238		
Chronic renal failure	204	**H**	
CK	75, 278, 294	H-FABP	255, 411
CK-MB	255, 408	HANP	409
CK アイソザイム	421	HA 抗体価	386
Cl	88	Hb	127, 204
CML	238	HbA1c	419
Cp	419	HBc 抗体価	386
CRE	28, 204	HBe 抗原	386
CRP	167, 190	HBe 抗体価	386
CSLEX	406	HBs 抗原	180, 386
Cushing syndrome	296	HBs 抗体価	386
CYFRA	406	HBV 核酸定量検査	394
CysC	413	HBV 核酸同定精密測定	391
C 反応性蛋白 (CRP)	167	HCC	186
C 反応性蛋白 (CRP) 定量	425	hCG	306
		HCG-β	415
D		HCV-RNA	180
D-D ダイマー	418	HCV 核酸定量検査	393
Dermatomyositis/Polimyositis	277	HCV 核酸同定検査	393
DHEA-S	416	HCV コア抗体価	392
DLCO	267	HCV コア蛋白質	395
DNA ポリメラーゼ	387	HCV 抗体価	391
DUPAN-2	403	HCV 特異抗体価	392
D-アラビニトール	391	HCV 特異抗体価測定による群別判定	394
		ＨＤＬコレステロール (HDL-C)	118
E		hepatocellular carcinoma	186
E2	414	hepatoma	186
E3	414	HER2 遺伝子	407
EBLM	175	HER2 タンパク	407
EBM	175	HGF	410
EBNA(EB ウイルス特異的抗原)IgM	390	HIV-1 核酸定量検査	394
EBNA(EB ウイルス特異的抗原)IgG	390	HIV-1 核酸同定検査	393
ESR	170	HIV-1 抗体価	389
		HIV-1 抗体価精密測定	389
F		HIV-2 抗体価	392
F-Cho	420	HIV 抗原	389
Fe	101	Hp	420
FEV1	264	Hpx	417
Fib	157	Ht	132
flower cell	246	HTLV-I 抗体価	391

HVA	413
Hyperparathyroidism	300
Hyperthyroidism	289
Hypothyroidism	293

I

IAP	402
Idiopathic interstitial pneumonia (IIP)	266
IgA	160
IgA nephropathy	207
IgA 腎症	207
IgD	423
IGFBP-3	417
IgG	160, 267, 274
IgG-FcR ＋ピ細胞百分率	423
IgG 型リウマチ因子	400
IgM	160
IgM-HBc 抗体価	386
IgM 型抗 HA 抗体	180
IgM 型抗 HBc 抗体	180
IIP/Idiopathic interstitial pneumonia	266
Infectious mononucleosis	252
intact PTH	300
IP	96, 204, 300

K

K	82, 204, 303
KL-6	267, 412

L

L-CAT	421
LA	402
LD	54, 187, 190, 215, 228, 238, 243, 246, 255, 267, 271, 294
LDL-C	422
LDL-コレステロール	422
Liver cirrhosis	182
Lp(a)	422
LPL	422
Lung cancer	269

M

m-AST	424
Major bcr-abl mRNA 核酸増幅検査	407
Malignant lymphoma	241
MCH	135
MCHC	135
MCV	135
MDS	220
MMP-3	426
Mn	423
MPO-ANCA(P-ANCA)	401
MP 療法	250

Multiple myeloma	248
Multiple trauma/Crush syndrome	312
Myelodysplastic syndrome (MDS)	220
M 蛋白血症	248

N

Na	78
NAP スコア	238
NCC-ST-439	404
Nephrotic syndrome	210
NSE	271, 403
NT-proBNP	255
NTx	411

O

Osteoporosis	308
Ovarian cancer	305

P

P-III-P	408
$PaCO_2$	259, 264
Pancreatic carcinoma	192
PaO_2	259, 264, 267
PAP	406
Paraquart poisoning	314
PCT	398
PF-4	417
PIC	418
PICP	411
PIH	214
PIVKA-II	187
PIVKA II	404
PIVKA II (出血・凝固検査)	418
PLT	137
POA	405
PR3-ANCA(C-ANCA)	400
Pregnancy induced hypertension(PIH)	214
Primary aldosteronism	303
ProGRP	406
proGRP	271
PSA	404
PSA F/T 比	407
PSA-ACT	407
PSTI	408
PT	146, 184
PTH	204, 414
PTHrP	417
Pulmonary embolism	259
Pulmonary emphysema	263

Q

QT 間隔	300

R

- RA/Rheumatoid arthritis 286
- RBC 122
- RBP 421
- Rdaynaud（レイノー）現象 283
- RF 287
- Rheumatoid arthritis(RA) 286
- RLP-C 422
- RS ウイルス抗原 388

S

- SAA 426
- SARS コロナウイルス核酸増幅同定検査 398
- SCC 271, 403
- Schirmer 試験 281
- Scleroderma (Progressive systemic sclerosis) . 283
- SFMC 419
- sIL-2R 406
- sIL2-R 243, 246
- Sjögren Syndrome 280
- SLE/Systemic lupus erythematosus 273
- SLX 抗原 404
- Sm-Ig 423
- SP-A 267, 412
- SP-D 267, 412
- SP1 404
- SPan-1 抗原 405
- STN 405
- Systemic lupus erythematosus(SLE) 273

T

- TAT 418
- TBG 413
- TCho 108, 212, 291, 294
- Tf 420
- TG 114
- Tg 415
- TK 425
- TM 419
- TP 15, 215
- TPA 403
- tPA・PAI-1 複合体 419
- TRAb 291
- TRAb(TBII) 399
- TSAb 401
- TSH 291
- TSH 刺激性レセプター抗体 (TSAb) 401
- TSH レセプター抗体 399

U

- UA 37, 204
- UIBC 420
- Ulcerative colitis 199
- UN 33, 204, 212

V

- VB$_{12}$ 238
- VB1 420
- VB2 420
- VMA 413
- vWF 418

W

- WBC 141, 190

Z

- Zn 420

ア

アイソザイムの分布と変動要因
   ―ALP 61
   ―LD 57
亜鉛 420
悪性リンパ腫 241
アスペルギルス抗原 393
アデノウイルス抗原 392
アデノウイルス抗原(糞便中) 389
アポリポ蛋白(AⅠ・AⅡ・B・CⅡ・CⅢ・E) 421
アミノ酸定量 420
アミラーゼ 190, 204
アミラーゼ (AMY) 72
アミロイド沈着 249
アルカリフォスファターゼ (ALP) 59
アルギニンバゾプレッシン 416
アルブミン 420
アルブミン (Alb) 19
アンギオテンシンⅠ転換酵素 (ACE) 415

イ

胃癌 195
易感染性 217, 249
異型リンパ球 252
易疲労感 290
イマチニブ 239
飲酒習慣 335
インスリン抗体 399
インスリン様成長因子結合蛋白3型 (IGFBP-3) ...
   417
インターロイキン2受容体 243, 246
インターロイキン2受容体 (IL-2) 406
インフルエンザウイルス抗原 396
インフルエンザ様症候 179

ウ

運動 344

エ

栄養状態(肥満・過食の影響) 336
エストラジオール (E2) 414
エストリオール (E3) 414
エストロジェン/プロジェステロンレセプター検査
   403
エラスターゼ1 .... 190, 193, 408
エリスロポエチン 218, 416
塩基性フェトプロテイン (BFP) 405
嚥下困難 280
エンドトキシン検査 389

オ

嘔気・嘔吐 190

黄色ブドウ球菌ペニシリン結合蛋白2'(PBP2').
   397
黄疸 179, 183, 190
悪心 204
オステオカルシン 410

カ

解糖阻止剤 427
潰瘍性大腸炎 199
化学特性
   ―ALT(GPT) 50
   ―AST(GOT) 46
   ―アミラーゼ (AMY) 72
   ―アルカリフォスファターゼ (ALP) 59
   ―アルブミン (Alb) 19
   ―グルコース (Glu) 104
   ―クレアチニン (CRE) 28
   ―クレアチンキナーゼ (CK) 75
   ―コリンエステラーゼ (ChE) 68
   ―総コレステロール (TCho) 108
   ―乳酸脱水素酵素 (LD) 54
   ―尿酸 (UA) 37
   ―尿素窒素 (UN) 33
   ―ビリルビン (Bil) 41
   ―免疫グロブリン (IgG, IgA, IgM) 160
ガストリン放出ペプチド前駆体 (ProGRP) ... 406
活性型ビタミンA 236
活性化部分トロンボプラスチン時間 (APTT) . 151
カテコールアミン 413
下腹痛 305
過分葉好中球 224
ガム試験 281
仮面様顔貌 283
カリウム (K) 82
カルシウム (Ca) 91
カルシトニン 415
癌関連ガラクトース転移酵素 (GAT) 406
肝機能障害 252
眼球運動障害 290
眼球乾燥症 280
眼球突出 290
間欠性跛行 261
肝硬変 182
肝細胞癌 186
肝細胞増殖因子 (HGF) 410
カンジダ抗原 390
間質性肺炎 277
乾性咳嗽 267
関節痛 273
関節リウマチ 286
感染マーカ 386

キ

起座位	257
基準個体の定義	8
基準値の3つの意味	9
基準範囲	365
基準範囲 vs. 基準値	7
基準範囲とモル濃度比較図	368
基準範囲と臨床判断値の比較	10
基準範囲の定義	7
喫煙	263
喫煙習慣	334
キャピラリー電気泳動	15
急性ウイルス肝炎	178
急性糸球体腎炎	201
急性心筋梗塞	254
急性膵炎	189
急性白血病	227
凝固因子インヒビター (第VIII因子)	417
強皮症 (進行性全身性硬化症)	283
胸膜炎	273, 274
巨大血小板	224
筋萎縮	277
筋力低下	277, 303

ク

グアナーゼ (GU)	408
駆血圧と前腕運動	351
クッシング症候群	296
クモ状血管腫	183
クラミジア・トラコマチス抗原	387
クラミジア・ニューモニエ IgA 抗体価	395
クラミジア・ニューモニエ IgG 抗体価	395
クラミジアトラコマチス核酸同定検査	393
クリオグロブリン	423
グリコアルブミン	422
グルカゴン	414
グルコース (Glu)	104
クレアチニン (CRE)	28
クレアチンキナーゼ (CK)	75
クロール (Cl)	88
クロストリジウム・ディフィシル抗原 (糞便中)	388
グロブリン (Glb)	23
グロブリンクラス別クラミジアトラコマチス抗体価 (IgM)	393
グロブリンクラス別クラミジアトラコマチス抗体価 (IgG・A)	389

ケ

頸管腟分泌液中癌胎児性フィブロネクチン	410
傾眠傾向	300
激痛	190
結核菌群核酸同定検査	393
結核菌群抗原	397
結核菌群リファンピシン耐性遺伝子同定検査	397
結核菌特異蛋白刺激性遊離インターフェロン-γ 測定	398
血管病変	273
月経異常	305
血漿と血清の差	355
血小板数	184, 238
血小板数 (PLT)	137
血小板第4因子 (PF4)	417
血清アミロイド A(SAA) 蛋白	426
血清中抗デスモグレイン 1 抗体	402
血清中抗デスモグレイン 3 抗体	402
血清中の HBV プレコア変異及びコアプロモーター変異遺伝子同定検査	397
血清鉄	218
血中 APR スコア	425
血沈	170, 249
血尿	202
ケトン体分画	421
検体容器の形状と無栓放置	356
原発性アルドステロン症	303
原発性副甲状腺機能亢進症	300
顕微鏡的血尿	202

コ

抗 CL・β 2GPI 抗体	400
抗 CL 抗体	401
抗 CCP 抗体	287
抗 dsDNA 抗体	274
抗 EA-DR IgG 抗体	252
抗 EBNA 抗体	252
抗 GAD 抗体	401
抗 GBM 抗体	401
抗 IA-2 抗体	402
抗 Jo-1 抗体	278, 400
抗 LKM-1 抗体	402
抗 RNP 抗体	400
抗 Scl-70 抗体	284, 399
抗 Sm 抗体	274, 400
抗 SS-A/Ro 抗体	399
抗 SS-A 抗体	281
抗 SS-B/La 抗体	399
抗 SS-B 抗体	281
抗 Tg 抗体	400
抗 TPO 抗体	291, 294, 400
抗 VCA-IgM 抗体	252
抗アセチルコリンレセプター抗体価	399
抗アニサキス IgG・A 抗体価	393
好塩基球	238
抗ガラクトース欠損 IgG 抗体	287
抗ガラクトース欠損 IgG 抗体価	401

抗カルジオリピンβ2グリコプロテインI(抗CLβ2GPI)複合体抗体	400
抗カルジオリピン抗体	401
抗凝固剤	427
抗クラミジア・ニューモニエIgM抗体価	398
抗グルタミン酸カルボキシラーゼ(GAD)抗体価	401
高血圧	202, 204, 297, 303
抗血小板抗体検査	398
高血糖	298
抗抗酸菌抗体価	397
抗甲状腺ペルオキシダーゼ抗体	400
抗甲状腺薬	291
抗好中球細胞質ミエロペルオキシダーゼ抗体(MPO-ANCA)	401
抗サイログロブリン抗体	294, 400
好酸球	298
抗酸菌群核酸同定検査	390
抗酸菌分離培養検査	396
抗糸球体基底膜抗体	401
甲状腺機能亢進症	289
甲状腺機能低下症	293
甲状腺腫	294
抗セントロメア抗体	284, 401
高窒素血症	204
好中球	298
好中球脱顆粒	224
酵母様真菌薬剤感受性検査	395
抗ボレリア・ブルグドルフェリ抗体価	391
抗ミトコンドリア抗体	399
抗リン脂質抗体	274
抗リン脂質抗体症候群	273
呼吸困難	259
個体内変動の個体差	369
―γGT	374
―Alb	370
―ALT	373
―AST	372
―Ca	376
―CK	374
―Cl	376
―CRE	370
―Fe	377
―Glu	378
―HbA1c	378
―HDL-C	380
―IP	377
―K	375
―LD	373
―LDL-C	380
―Na	375
―T-Bil	372
―TCho	379
―TG	379
―TP	369
―UA	371
―UN	371
骨異栄養症	204
骨型アルカリフォスファターゼ(BAP)	412
骨髄異形成症候群	220
骨粗鬆症	297, 308
骨痛	248, 300
コリンエステラーゼ(ChE)	68
コレステロール分画	421

サ

サーファクタントプロテインA(SP-A)	412
サーファクタントプロテインD(SP-D)	412
サイクリックAMP(C-AMP)	415
採血管の種類と主な用途	427
再生不良性貧血	217
サイトケラチン19フラグメント	406
サイトメガロウイルスIgG	387
サイトメガロウイルスIgM	387
細胞質性抗好中球細胞質抗体価(PR3-ANCA)	400
サイロキシン結合蛋白(TBG)	413
サイログロブリン	415
嗄声	294
サリチル酸製剤	199
サリドマイド	250
酸素吸入	257

シ

シアリルLe X (CSLEX)抗原	406
シアリルLe X-i(SLX)抗原	404
シアリルTn抗原	405
シアル化糖鎖抗原KL-6	412
シェーグレン症候群	280
子宮頸管粘液中顆粒球エラスターゼ	395
シスタチンC	413
持続性蛋白尿	207
疾患修飾性抗リウマチ薬(DMARD)	287
疾患別症例データベース	175
紫斑	183
しびれ感	261
出血傾向	217, 249
手指振戦	290
手掌紅斑	183
主要検査項目の分類と測定意義	
―感染マーカ	386
―血液・凝固	417
―自己抗体	398

—腫瘍マーカ	402
—臓器マーカ	408
—その他	426
—代謝マーカ	419
—ホルモン関連	413
—免疫・炎症マーカ	423
主要検査項目の分類と測定意義 (年度別)	381
消化性潰瘍	300
情緒不安定	290
食思不振	204
食事	349
食道静脈瘤	183
食欲不振	300
徐脈	294
心筋トロポニンI	412
心筋トロポニンT	410
神経特異エノラーゼ (NSE)	403
心室筋ミオシン軽鎖I	409
迅速ウレアーゼ試験	396
心膜炎	273

ス

髄液又は尿中肺炎球菌抗原	389
髄液又は尿中ヘモフィルスインフルエンザb型抗原	389
膵癌	192
膵癌胎児性抗原 (POA)	405
水痘・帯状疱疹ウイルス抗体 IgG	388
水痘・帯状疱疹ウイルス抗体 IgM	388
膵腫大	190
膵分泌性トリプシンインヒビター (PSTI)	408
膵ホスホリパーゼA2(膵PLA2)	409
スリガラス陰影	267

セ

性差・年齢差	320
—γGT	326
—A/G	321
—Alb	320
—ALP	325
—ALT	324
—AMY	327
—AST	324
—Ca	329
—ChE	326
—CK	327
—Cl	329
—CRE	322
—Glb	321
—Hb	331
—Ht	332
—IP	330

—K	328
—LD	325
—Na	328
—PLT	332
—RBC	331
—T-Bil	323
—TCho	330
—TP	320
—UA	323
—UN	322
—WBC	333
成人T細胞性白血病/リンパ腫	245
生理的変動	319
—γGT	65
—A/G 比	26
—ALT(GPT)	51
—AST(GOT)	47
—C-reactive protein(CRP)	168
—HDLコレステロール (HDL-C)	120
—アミラーゼ (AMY)	73
—アルカリフォスファターゼ (ALP)	60
—アルブミン (ALB)	19
—活性化部分トロンボプラスチン時間 (APTT) 153	
—カリウム (K)	83
—カルシウム (Ca)	92
—グルコース (Glu)	105
—クレアチニン (CRE)	30
—クレアチンキナーゼ (CK)	76
—クロール (Cl)	89
—グロブリン (Glb)	23
—血小板数 (PLT)	138
—血沈 (ESR)	170
—コリンエステラーゼ (ChE)	69
—赤血球数 (RBC)	123
—総コレステロール (TCho)	110
—総蛋白 (TP)	16
—中性脂肪 (TG)	115
—鉄 (Fe)	102
—ナトリウム (Na)	79
—乳酸脱水素酵素 (LD)	55
—尿酸 (UA)	38
—尿素窒素 (UN)	35
—白血球数 (WBC)	143
—ビリルビン (Bil)	43
—フィブリノゲン (Fiburinogen)	158
—プロトロンビン時間 (PT)	148
—ヘマトクリット (Ht)	133
—ヘモグロビン (Hb)	128
—補体成分 (C3,C4)	164
—無機リン (IP)	97

―免疫グロブリン (IgG,IgA,IgM) 161
赤芽球血症 224
赤沈 170
赤痢アメーバ抗体価 390
赤血球恒数 (MCV, MCH, MCHC) 135
赤血球数 (RBC) 122
赤血球沈降速度 (赤沈、血沈) 170
セルロプラスミン 419
線維性骨炎 204
全身性エリテマトーデス 273
前立腺酸性フォスファターゼ抗原 406

ソ

総コレステロール (TCho) 108
総蛋白 (TP) 15
総分岐鎖アミノ酸/チロシンモル比 410
ソーセージ様指 283
測定意義
　　―γGT 64
　　―A/G 比 26
　　―ALT(GPT) 50
　　―AST(GOT) 46
　　―C-reactive protein(CRP) 167
　　―ＨＤＬコレステロール (HDL-C) 118
　　―アミラーゼ (AMY) 72
　　―アルカリフォスファターゼ (ALP) 59
　　―アルブミン (Alb) 19
　　―活性化部分トロンボプラスチン時間 (APTT)
　　　　151
　　―カリウム (K) 82
　　―カルシウム (Ca) 91
　　―グルコース (Glu) 104
　　―クレアチニン (CRE) 28
　　―クレアチンキナーゼ (CK) 75
　　―クロール (Cl) 88
　　―グロブリン (Glb) 23
　　―血小板数 (PLT) 137
　　―血沈 (ESR) 170
　　―コリンエステラーゼ (ChE) 68
　　―赤血球恒数 (MCV, MCH, MCHC) 135
　　―赤血球数 (RBC) 122
　　―総コレステロール (TCho) 108
　　―総蛋白 (TP) 15
　　―中性脂肪 (TG) 114
　　―鉄 (Fe) 101
　　―ナトリウム (Na) 78
　　―乳酸脱水素酵素 (LD) 54
　　―尿酸 (UA) 37
　　―尿素窒素 (UN) 33
　　―白血球数 (WBC) 141
　　―ビリルビン (Bil) 41
　　―フィブリノゲン (Fibrinogen) 157
　　―プロトロンビン時間 (PT) 146
　　―平均赤血球ヘモグロビン濃度 (MCHC) 135
　　―平均赤血球ヘモグロビン量 (MCH) 135
　　―平均赤血球容積 (MCV) 135
　　―ヘマトクリット (Ht) 132
　　―ヘモグロビン (Hb) 127
　　―補体成分 (C3, C4) 164
　　―無機リン (IP) 96
　　―免疫グロブリン (IgG, IgA, IgM) 160
測定技術変動 319
測定原理
　　―BCG 法 (Alb) 19
　　―BCP 改良法 (Alb) 19
　　―HPLC 法 (CRE) 29
　　―HPLC 法 (UA) 37
　　―HPLC 法 (Bil) 42
　　―JSCC・IFCC 常用基準法 (γGT) 64
　　―JSCC・IFCC 常用基準法 (AMY) 72
　　―JSCC 常用基準法 (ALP) 59
　　―JSCC 常用基準法 (ALT) 50
　　―JSCC 常用基準法 (AST) 46
　　―JSCC 常用基準法 (ChE) 68
　　―JSCC 常用基準法 (CK) 75
　　―JSCC 常用基準法 (LD) 54
　　―Westergren 法 (ESR) 170
　　―イオン選択電極法 (Cl) 88
　　―イオン選択電極法 (K) 82
　　―イオン選択電極法 (Na) 78
　　―炎光光度計法 (K) 82
　　―炎光光度計法 (Na) 78
　　―化学酸化法 (Bil) 42
　　―原子吸光法 (Ca) 91
　　―酵素法 (CRE) 29
　　―酵素法 (UA) 38
　　―酵素法 (UN) 33
　　―酵素法 (Bil) 42
　　―酵素法 (Ca) 91
　　―酵素法:GDH 法 (Glu) 104
　　―酵素法:HK-G-6-PDH 法 (Glu) 104
　　―酵素法:PNP-XOD-POD 法 (IP) 96
　　―酵素法 (TCho) 109
　　―酵素法 (TG) 114
　　―酵素法・電極法:GOD 法 (Glu) 104
　　―ジアゾ法 (Bil) 42
　　―シアンメトヘモグロビン法 (Hb) 127
　　―超遠心法 (HDL-C) 118
　　―直接比色法 (Fe) 101
　　―直接法 (HDL-C) 118
　　―沈殿法 (HDL-C) 118
　　―電気泳動法 (Alb) 19
　　―電気泳動法 (HDL-C) 118

―電量滴定法:クロライドメータ法 (Cl) ... 88
―ビウレット法 (TP) 15
―比色法:MXB 法 (Ca) 91
―比色法:o-CPC 法 (Ca) 91
―比色法:アルセナゾⅢ法 (Ca) 91
―比色法:クロロホスフォナゾⅢ法 (Ca) ... 91
―松原法 (Fe) 101
―免疫比濁法 (C3, C4) 164
―免疫比濁法 (CRP) 167
―免疫比濁法 (IgG, IgA, IgM) 160
―免疫比ろう法 (C3, C4) 164
―免疫比ろう法 (CRP) 167
―免疫比ろう法 (IgG, IgA, IgM) 160
―モリブデン酸法 (IP) 96
―ヤッフェ(Jaffe) 法 (CRE) 29
―ラウリル硫酸ナトリウム法 (Hb) 128
―ラテックス凝集免疫比濁法 (C3, C4) ... 164
―ラテックス凝集免疫比濁法 (IgG, IgA, IgM) 161
―ラテックス免疫比ろう法 (CRP) 167
組織ポリペプタイド抗原 (TPA) 403
ソマトメジン C 415

タ
ターミナルデオキシヌクレオチジルトランスフェラーゼ (TdT) 404
体位 346
大気汚染 263
代謝性アシドーシス 204
代謝性アルカローシス 303
体重減少 242, 290
大腸菌 O157LPS 抗原 395
大腸菌 O157LPS 抗体 396
大腸菌抗原同定検査 394
大腸菌ベロトキシン検出検査 394
多飲 300
多汗 290
ダサチニブ 239
多尿 300
多発外傷・筋挫滅症候群 312
多発性関節炎 286
多発性骨髄腫 248
樽状胸 263
単純ヘルペスウイルス特異抗原 388
蛋白電気泳動 15, 17
蛋白尿 202, 274
蛋白分解阻止剤 427

チ
膣分泌液中インスリン様成長因子結合蛋白1型 (IGFBP-1) 411

膣分泌液中 IGFBP-1 411
中心性肥満 297
中枢神経症状 273
中性脂肪 (TG) 114
腸管蠕動低下 283
蝶形紅斑 273, 274
鎮痛剤 257

ツ
ツツガムシ抗体価 386

テ
ディスコイド疹 273
低分葉好中球 224
デオキシチミジンキナーゼ (TK) 活性 425
デキサメゾン抑制試験 296, 298
滴状心 264
テストステロン 415
テタニー発作 303
鉄 (Fe) 101
デルタ肝炎ウイルス抗体価 388
伝染性単核球症 252

ト
動悸 290
糖尿病 297
トキソプラズマ IgM 抗体価 391
トキソプラズマ抗体価 387
特異的 IgE 423
特定薬剤治療管理料 426
特発性間質性肺炎 266
トランスフェリン 420
トリプシン 190, 408
トロポニン I 412
トロンビン・アンチトロンビンⅢ複合体 (TAT) .. 418
トロンボモジュリン 419

ナ
ナトリウム (Na) 78

ニ
日内リズム 338
乳酸脱水素酵素 (LD) 54
尿酸 228
尿酸 (UA) 37
尿素呼気試験 396
尿素窒素 (UN) 33
尿蛋白免疫電気泳動 (尿中ベンスジョーンズ蛋白の同定) 402
尿中 β-CTx 412
尿中 βクロスラプス 412
尿中 Alb 409
尿中 BJ 蛋白同定 402

項目	ページ
尿中 BTA	407
尿中 E3	215
尿中 NMP22	407
尿中 Tf	422
尿中ウロビリノーゲン	180
尿中デオキシピリジノリン	411
尿中肺炎球菌莢膜抗原	398
尿中レジオネラ抗原	397
尿路結石	300
ニロチニブ	239
妊娠中毒症	214

ネ

項目	ページ
寝汗(盗汗)	242
熱傷	310
ネフローゼ症候群	210
粘血便	199

ノ

項目	ページ
ノイラミニダーゼ	397
ノルメタネフリン	416

ハ

項目	ページ
肺活量%VC	267
肺癌	269
肺気腫	263
肺小細胞癌	296
肺性 P 波	264
肺線維症	283
肺塞栓	259
蜂巣肺	267
白血球数	252
白血球数 (WBC)	141
白血球中細菌核酸同定検査	397
白血球中サイトメガロウイルス pp66 抗原	394
白血病裂孔	228
発熱	190, 242, 273
バニールマンデル酸 (VMA)	413
ハプトグロビン(型補正を含む)	420
パラコート中毒	314
汎血球減少	274
汎血球減少症	248

ヒ

項目	ページ
ヒアルロン酸	426
皮下結節	286
脾腫	183, 238
ビタミン B1	420
ビタミン B2	420
ヒト絨毛性ゴナドトロピンβ (HCG β) 分画	415
ヒト心臓由来脂肪酸結合蛋白 (H-FABP)	411
ヒト心房性ナトリウム利尿ペプチド (HANP)	409
ヒト脳性ナトリウム利尿ペプチド (BNP)	411
ヒトパルボウイルス B19-IgM	395
皮膚乾燥	294
皮膚筋炎・多発性筋炎	277
皮膚症状	245
百日咳菌抗体価	392
百日咳菌抗体価(半定量)	386
病態変動	319
—γGT	66
—A/G 比	26
—ALT(GPT)	52
—AST(GOT)	48
—C-reactive protein(CRP)	168
—HDLコレステロール (HDL-C)	121
—アミラーゼ (AMY)	73
—アルカリフォスファターゼ (ALP)	62
—アルブミン (ALB)	21
—活性化部分トロンボプラスチン時間 (APTT)	155
—カリウム (K)	85
—カルシウム (Ca)	94
—グルコース (Glu)	106
—クレアチニン (CRE)	31
—クレアチンキナーゼ (CK)	77
—クロール (Cl)	89
—グロブリン (Glb)	24
—血小板数 (PLT)	139
—血沈 (ESR)	171
—コリンエステラーゼ (ChE)	70
—赤血球恒数 (MCV, MCH, MCHC)	136
—赤血球数 (RBC)	125
—総コレステロール (TCho)	112
—総蛋白 (TP)	17
—中性脂肪 (TG)	117
—鉄 (Fe)	103
—ナトリウム (Na)	80
—乳酸脱水素酵素 (LD)	57
—尿酸 (UA)	39
—尿素窒素 (UN)	35
—白血球数 (WBC)	144
—ビリルビン (Bil)	44
—フィブリノゲン (Fiburinogen)	158
—プロトロンビン時間 (PT)	149
—ヘマトクリット (Ht)	134
—ヘモグロビン (Hb)	130
—補体成分 (C3,C4)	166
—無機リン (IP)	99
—免疫グロブリン (IgG,IgA,IgM)	162
病的骨折	249, 300
表面免疫グロブリン	423
ビリルビン (Bil)	41
ピロリ菌	195

貧血 204, 217, 249

フ

フィブリノゲン 212
フィブリノゲン (Fiburinogen) 157
フィブリノペプタイド 417
フィブリンモノマー複合体定量 419
フィラデルフィア染色体 238
風疹ウイルス IgG 387
風疹ウイルス IgM 387
フェリチン 218, 228, 238, 419
フォン・ウィルブラント因子 418
副甲状腺ホルモン関連蛋白 C 端フラグメント (C-PTHrP) 416
副甲状腺ホルモン (PTH) 414
副甲状腺ホルモン関連蛋白 (PTHrP) 417
副腎皮質ステロイド剤 278
副腎皮質ステロイド剤 199, 275, 284
腹水 183, 305
腹部膨満感 238, 305
浮腫 183, 202, 204, 294
浮腫性紅斑 277
不正性器出血 305
ブドウ球菌メチシリン耐性遺伝子同定検査 ... 392
不飽和鉄結合能 (UIBC) 420
フリー PSA/トータル PSA 比 407
プレアルブミン 421
プレグナントリオール 414
フローサイトメトリー法による尿中有形成分測定 . 410
プロカルシトニン (PCT) 398
プロジェステロン 414
プロテアソーム阻害剤 250
プロテイン C 418
プロテイン S 418
プロトロンビン時間 (PT) 146
プロトロンビンフラグメント F1 + 2 419
プロリルヒドロキシラーゼ (PH) 409
糞便中ヘリコバクター・ピロリ抗原 398

ヘ

平均赤血球ヘモグロビン濃度 (MCHC) 135
平均赤血球ヘモグロビン量 (MCH) 135
平均赤血球容積 (MCV) 135
閉塞性動脈硬化症 261
ヘパプラスチンテスト (HPT) 184
ペプシノゲン 197
ヘマトクリット (Ht) 132
ヘモグロビン (Hb) 127
ヘモグロビン (糞便中) 408
ヘモグロビン A1c(HbA1c) 419

ヘモグロビン及びトランスフェリン (糞便中) . 409
ヘモペキシン 417
ヘリコバクター・ピロリ抗体 396
ヘルペスウイルス IgG 抗体 388
ペントシジン 413
便秘 294
扁平上皮癌関連抗原 (SCC 抗原) 403

ホ

放射性ヨード療法 291
保存条件 (血清の長期保存) 360
保存条件 (全血の短期保存) 357
補体価 202
補体成分 (C3, C4) 164
補体蛋白 (C3) 424
補体蛋白 (C4) 424
骨抜き打ち像 249
閉塞性黄疸 193
ホモバニール酸 (HVA) 413

マ

マイクロアルブミン (尿中) 409
マイクロトランスフェリン (尿中) 422
マイコバクテリウム　アビウム・イントラセルラー核酸同定検査 390
麻疹ウイルス IgG・IgM 392
マトリックスメタロプロテイナーゼ 3(MMP-3) 426
マンガン 423
満月様顔貌 297
慢性骨髄性白血病 238
慢性腎不全 204

ミ

ミエローマ腎 249
ミオグロビン 255, 278
ミトコンドリア AST 424

ム

無機リン (IP) 96
虫歯増加 280
無症候性血尿 207
ムンプスウイルス IgG・IgM 392

メ

メタネフリン 413
メトトレキセート 287
免疫グロブリン (IgG, IgA, IgM) 160
免疫グロブリン (IgD) 423
免疫グロブリン L 鎖 κ/λ 比 426
免疫抑制酸性蛋白 (IAP) 402

モ

網状赤血球 218

モノクローナル RF 結合免疫複合体 425
門脈圧亢進 183, 184

ユ
遊離コレステロール 420
遊離サイロキシン (FT4) 414
遊離テストステロン 416
遊離トリヨードサイロニン (FT3) 415

ヨ
溶血 350
葉酸 421
羊水 SP-A 410
羊水中肺サーファクタントアポ蛋白 (SP-A) .. 410
腰痛 248
腰背部痛 249

ラ
ラジオ波焼灼療法 (RFA) 187
卵巣癌 305

リ
リツキシマブ 243
リパーゼ 190
リポ蛋白 (a) 422
リポ蛋白リパーゼ 422
淋菌及びクラミジアトラコマチス同時核酸増幅同定
　　　　検査 398
淋菌核酸同定検査 394
淋菌抗原同定検査 387
臨床検査の生理的変動要因とその分析 319
臨床判断値の定義と分類   9
リンパ球 298
リンパ球表面マーカー 424
リンパ節腫脹 242, 245

ル
ループスアンチコアグラント 402
ループス腎炎 273, 274

レ
冷感 261
レシチン・コレステロール・アシルトランスフェラー
　　　　ゼ (L-CAT) 421
レチノール結合蛋白 (RBP) 421
レニン活性 303
レニン定量 416
レムナント様リポ蛋白 (RLP) コレステロール 422
連銭形成 249

ロ
労作性呼吸困難 267
ロタウイルス抗原 (糞便中) 388

著者略歴

市原清志（いちはらきよし）

1975年	山口大学医学部卒業
1979年	大阪大学大学院　医学研究科博士課程修了
1981年	大阪大学講師　医学部臨床検査診断学講座
1992年	川崎医科大学助教授　検査診断学講座
2002年	山口大学教授　医学部保健学科・病態検査学
2006年	山口大学大学院教授　医学研究科保健学系学域・生体情報検査学
	現在に至る

専門：臨床検査医学、医学統計学、情報科学、内分泌学

主な著作

「バイオサイエンスの統計学」（㈱南江堂、1990年）
ビジュアル統計ソフト「StatFlex for Windows Ver.6」（㈱アーテック、2009年）
「統計学の基礎」第1版（2006年）　第2版（2011年）（㈱日本教育研究センター）

河口勝憲（こうぐちかつのり）

1981年	川崎医療短期大学　臨床検査科卒業
1981年	川崎医科大学附属病院　中央検査部
1994年	川崎医療短期大学　臨床検査科非常勤講師
2010年	川崎医科大学附属病院　中央検査部技師長補佐
	現在に至る

エビデンスに基づく 検査診断実践マニュアル！

2011年7月7日　初版第1刷発行（定価はカバーに表示してあります）

編　　著：市原清志　河口勝憲
発　　行：株式会社日本教育研究センター
　　　　　〒540-0026　大阪市中央区内本町2-3-8
　　　　　　　　　ダイアパレスビル本町1010
　　　　　TEL:06-6937-8000　FAX:06-6937-8004
制　　作：有限会社ユーミット
印　　刷：有限会社三共印刷

乱丁・落丁本はお取り替えいたします。
ISBN978-4-89026-157-4